HANDBUCH DER ALLGEMEINEN PATHOLOGIE

HERAUSGEGEBEN VON

F. BÜCHNER E. LETTERER F. ROULET

SECHSTER BAND

ENTWICKLUNG · WACHSTUM GESCHWÜLSTE

ERSTER TEIL

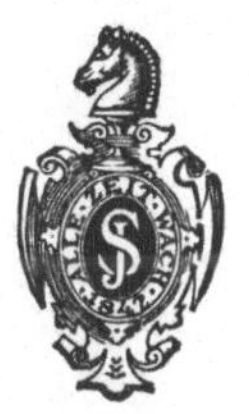

SPRINGER-VERLAG
BERLIN · GÖTTINGEN · HEIDELBERG
1955

ENTWICKLUNG · WACHSTUM
I

BEARBEITET VON

E. BÜNNING · F. DUSPIVA · J. W. HARMS · F. E. LEHMANN
A. J. LINZBACH · M. LÜSCHER · W. MASSHOFF · A. WERTHEMANN

REDIGIERT VON

F. BÜCHNER

MIT 233 ABBILDUNGEN

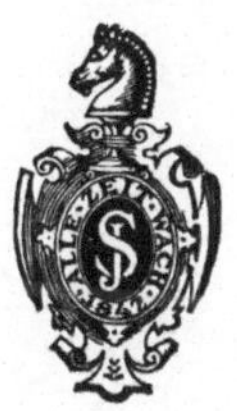

SPRINGER-VERLAG
BERLIN · GÖTTINGEN · HEIDELBERG
1955

SOFTCOVER REPRINT OF THE HARDCOVER 1ST EDITION 1955

ISBN-13: 978-3-642-94650-9 e-ISBN-13: 978-3-642-94649-3
DOI: 10.1007/ 978-3-642-94649-3

Inhaltsverzeichnis.

Seite

Die embryonale Entwicklung. Entwicklungsphysiologie und experimentelle Teratologie. Von Professor Dr. F. E. LEHMANN-Bern. Mit 27 Abbildungen 1

Die Ontogenese des Menschen als biologisches Problem 1

I. Entwicklungsphysiologische Bedeutung von „normal“ und „abnorm“ 3

II. Hauptphasen der Ontogenese in ihrer funktionellen Bedeutung 4
1. Strukturen und Gestalten in der normalen Entwicklung 4
Hierarchie und Integration der Strukturen in der Ontogenese 5
Verwandtschaft und Verschiedenheit der frühen Ontogenesen bei Wirbeltieren 7
Übereinstimmungen in der Organogenese: Die Phase der Rekapitulation . . 7
2. Kernplasmatische Konstitution der Zygote 7
3. Vorbereitung der Keimscheibenbildung 8
4. Entstehung des embryonalen Grundplanes während Gastrulation und Neurulation 10
5. Die primäre Organogenese in der Phase des Schlundspaltenembryos 10
6. Allometrisches Wachstum und histologische Differenzierung während der Fetalphase 11

III. Entwicklungsphysiologisch und teratologisch wichtige Phasen der Ontogenese . 11
1. Harmonische und degenerative Mißbildungstypen 11
2. Die Phase der Reifungsteilungen in ihrer teratogenetischen Bedeutung . . . 12
3. Die normale und abwegige Organisierung der Individualität von der Zygote bis zur jungen Gastrula 14
a) Prinzipien der Genese der Individualität 14
b) Die Bildung des Organisatorfeldes 16
c) Die Rolle des Organisatorfeldes bei der Entstehung von Mehrlingen und Doppelbildungen der Amnioten 19
4. Normale und abwegige Bildung der großen Organsysteme während Gastrulation und Neurulation 23
a) Autonomie und Korrelation der in den Keimblättern lokalisierten Entwicklungsfaktoren 23
b) Cyclopische und otocephale Störungen der Kopfbildung durch abnorme Gestaltung des Organisators und des Vorderdarmes 27
c) Die Genese sirenoider Fehlbildungen als Folge von Störungen der Rumpfschwanzknospe 31
d) Spaltbildungen von Gehirn und Rückenmark in ihrer Abhängigkeit von Störungen der Neurulation 33
e) Störungen im Ventralbereich des Körpers (Omphalocephalie, Strophosomie, Kelosomie) 36
f) Die Genese von Teratomen und Neoplasmen aus Embryonalmaterial . . . 37
5. Das Stadium der primären Organogenese in seiner Bedeutung für die Entstehung autonomer Anormogenesen von Organen 41
Autonome Anormogenesen von Organen und ihre Gesetzmäßigkeiten . . . 41
Die Extremitäten 42
α) Blastematische Komponenten der Anlage und ihre Rolle 42
β) Reduzierte Realisationsstufen der Extremitäten 44
Systemhafte Realisationsstufen bedingt durch Reduktion des jungen Blastems S. 44. — Systemhafte Realisationsstufen bedingt durch Rückbildung der angelegten Extremität S. 46.

Seite
γ) Hypermorphotische Realisationsstufen der Extremitäten 46
δ) Bedeutung der experimentellen Befunde für die Erklärung von Hypo- und Hyperdaktylie bei Säugetieren und Mensch 48
IV. Entwicklungsphysiologisch und teratogenetisch wichtige Faktoren und Prinzipien 48
1. Morphodynamische Prinzipien 48
2. Steuerung und Ablenkung der Morphodynamik durch genetische Faktoren . 50
3. Exogene Störungen des implantierten Keimes 51
4. Realisationsstufen und teratogenetische kritische Phasen 52
Literatur 53

Allgemeine Teratologie mit besonderer Berücksichtigung der Verhältnisse beim Menschen. Von Professor Dr. A. Werthemann-Basel. Mit 41 Abbildungen 58
Einleitung 58
I. Über die Häufigkeit des Vorkommens von Mißbildungen beim Menschen . . . 59
1. Bedeutung der Aborte für die Beurteilung der Mißbildungshäufigkeit 59
2. Einige Statistiken über die Häufigkeit von Mißbildungen 62
a) Mißbildungen des kranialen Körperendes 62
b) Mißbildungen des Gesichtsschädels 62
c) Mißbildungen der Wirbelsäule 62
d) Mißbildungen des Rumpfes 63
e) Mißbildungen des caudalen Körperendes 63
3. Bedeutung des Gebäralters und der Parität der Mutter für das Auftreten von Mißbildungen 67
II. Für den Menschen in Frage kommende Mißbildungsursachen 69
1. Die Bedeutung des Sauerstoffmangels für die Entstehung von Mißbildungen . 70
a) Untersuchungen an Amphibien und Fischen 70
b) Untersuchungen bei Warmblütern 71
2. Virusinfektionen und Entwicklungsstörungen, speziell Embryopathia rubeolosa 78
3. Mangelernährung und Mißbildung 83
4. Mißbildungen im Zusammenhang mit Röntgen- und Radiumstrahlen 85
5. Mißbildungen aus placentarer Beeinträchtigung: Amniogene und andere mechanisch bedingte Entwicklungsstörungen 88
III. Mißbildung und Vererbung 93
IV. Allgemeine Pathologie bestimmter Mißbildungsformen. Versuch einer Systematik auf der Grundlage der Hauptetappen der Normogenese 99
1. Zwillinge, Mehrlinge und Doppelbildungen in ihrer Beziehung zum Organisationsfeld 100
a) Freie Doppelbildungen 102
b) Zusammenhängende Doppelbildungen, Duplizitäten 104
2. Die cyclopen, arhinencephalen und otocephalen (kranialen) Störungen als Folge der abnormen Gestaltung des Kopforganisators und des Vorderdarmes . . . 106
a) Cyclopie und Arhinencephalie 107
b) Otocephalie 108
3. Die sirenoiden Fehlbildungen als Beispiele typischer Anormogenesen des caudalen Körperendes (der Rumpfschwanzknospe) 111
4. Die Spaltbildungen von Gehirn und Rückenmark in Abhängigkeit von Störungen der Neurulation. „Platyneurie“ 115
a) Spaltbildungen im Bereich des Schädels 118
b) Spaltbildungen im Bereich der Wirbelsäule 119
c) Die Craniorhachischisis 122
5. Störungen im Ventralbereich als Ausdruck der Hemmung der topogenetischen Aktivität des Anlagematerials für den ventralen Körperschluß 123
a) Omphalocephalie. 126
b) Kelosomie s. Ectopia viscerum 127
c) Strophosomie 127

Seite
6. Autonome Anormogenesen von einzelnen Organen oder Organsystemen in ihrer Beziehung zum Stadium der primären Organogenese 128
Bulbus-Truncusmißbildungen 130
Atrioventrikulare Mißbildungen 131
Herzferne Mißbildungen 131
Literatur 133

Biologie des Wachstums. Von Professor Dr. J. W. HARMS-Marburg a. d. Lahn. Mit 34 Abbildungen 139
I. Grundproblem: das Zellwachstum 139
II. Zellteilungshemmende (Biostatica) und -fördernde Stoffe 139
III. Die Zellteilung und die Mitose in Beziehung zum Zellwachstum 141
IV. Experimentelle Beeinflussung der Mitose und damit des Zellwachstums 145
V. Wachstumskurven der Einzeller 146
VI. Endomitose und Polyploidie: Riesenzellenwachstum 148
VII. Zellstreckungswachstum bei Pflanzen 149
VIII. Wachstum der Metazoen 151
IX. Wachstum bei Zellkonstanz 161
X. Wachstum und Regeneration 162
XI. Hormone und Wachstum 163
XII. Die Grenzen des Wachstums im Tierreiche und phylogenetische Wachstumsreihen 171
Literatur 178

Quantitative Biologie und Morphologie des Wachstums einschließlich Hypertrophie und Riesenzellen. Von Professor Dr. A. J. LINZBACH-Berlin (jetzt Marburg a. d. Lahn). Mit 46 Abbildungen 180
A. Allgemeiner Teil 180
1. Definition, quantitative und qualitative Eigenschaften des Wachstums . . . 180
2. Anorganisches und biologisches Wachstum 185
3. Der Antagonismus zwischen Stoffwechsel und Wachstum 187
4. Entwicklung, Wachstum und Differenzierung 191
5. Wachstum und Differenzierung im Rahmen der Frühentwicklung 192
6. Theorien der Differenzierung 195
7. Wachstum und Differenzierung in der Gewebezüchtung 196
8. Die gegenseitige Abhängigkeit von Wachstum und Differenzierung 197
B. Das Wachstum der Zellen 199
1. Das Teilungswachstum der Zellen 199
2. Das postmitotische Wachstum der Zellen 202
3. Das postmitotische Wachstum der Zellen und die Kern-Plasmarelation 208
C. Das Wachstum der Organe 210
1. Das absolute Wachstum der Organe 212
2. Das allometrische Organwachstum 212
a) Theorie der Allometrie 217
b) Differenzierung und Wachstum in allometrischer Betrachtung 218
3. Das Organwachstum als Populationswachstum der Zellen und Kerne 219
a) Das Populationswachstum der Organe am Beispiel des Herzens und der Leber 221
b) Zellkonstanz bei Tieren 223
D. Das Wachstum des Gefäßbindegewebsapparates und der bradytrophen Gewebe . 223
1. Das Wachstum der Capillaren und Endothelien 224
2. Über das Wachstum der mechanischen Strukturen des Bindegewebes 225
3. Das Wachstum der bradytrophen Gewebe 226
E. Das Körperwachstum 228
1. Das Körperwachstum vor der Geburt 228
2. Das Körperwachstum nach der Geburt 230
3. Die Formveränderungen während des Wachstums 232
F. Das physiologische und pathologische Anpassungswachstum 233
1. Über Anpassung 233
2. Die strukturelle Anpassung (Hypertrophie, Hyperplasie) 236

Seite

a) Die Arbeitshypertrophie der Skeletmuskulatur, des Herzens, der Gefäße und des Nervensystems . . . 238
α) Skeletmuskulatur S. 238. — β) Herz S. 238. — γ) Arterien S. 244. — δ) Nervensystem S. 246.
b) Die kompensatorische Hyptertrophie und Hyperplasie der Leber, der Nieren und Lungen . . . 247
α) Leber S. 247. — β) Nieren S. 249. — γ) Lunge S. 250.
3. Das chemisch bedingte Anpassungswachstum . . . 251
a) Das hormonal bedingte Anpassungswachstum . . . 251
b) Die entzündliche und parasitäre Hypertrophie und Hyperplasie . . . 251

G. Riesenzellen . . . 254
1. Die natürlichen Riesenzellen . . . 255
2. Die pathologischen Riesenzellen . . . 256
a) Die Fremdkörperriesenzellen . . . 257
b) Die LANGHANSschen Riesenzellen . . . 259
c) Die Riesenzellen bei Masern und anderen Viruskrankheiten . . . 261
d) Durch Zellphagocytose entstehende Riesenzellen . . . 262
e) Die Riesenzellen bei Lymphogranulomatose (STERNBERGsche Riesenzellen) 263
f) Die in bestimmten Organen und Geweben vorkommenden Riesenzellen . . 265
g) Die Tumorriesenzellen . . . 268
3. Herkunft und formale Entstehung der LANGHANSschen und der Fremdkörperriesenzellen . . . 270
4. Kausale Entstehung der Riesenzellen . . . 273
5. Entstehungszeit, Schicksal und Alter von Riesenzellen . . . 275
6. Cytoplasmatische Einschlüsse in Riesenzellen . . . 275
a) Die sternförmigen Einschlüsse in Riesenzellen . . . 276
b) Die SCHAUMANN-Körper . . . 278
c) Die Centrosphären . . . 280

H. Metaplasie . . . 280
1. Die falsche Metaplasie oder Pseudometaplasie . . . 281
2. Die echten Metaplasien . . . 281
a) Die sog. Prosoplasie . . . 282
b) Die sog. direkte Metaplasie . . . 282
c) Die sog. indirekte Metaplasie . . . 283
α) Die sog. indirekten Metaplasien der Schleimhäute S. 283. — β) Die heterotope Knochenbildung S. 284.
3. Die Metaplasie als Anpassungsvorgang . . . 285

I. Anhang: Generalisierte und partielle Wachstumsstörungen . . . 286
1. Der Zwergwuchs . . . 287
2. Der Riesenwuchs . . . 289
3. Der umschriebene Riesenwuchs . . . 289

K. Schlußbetrachtung . . . 290
Literatur . . . 291

Biochemie des Wachstums und der Differenzierung. Von Professor Dr. FRANZ DUSPIVA-Heidelberg. Mit 24 Abbildungen. . . . 307
1. Einleitung . . . 307
2. Die Biochemie des Zellwachstums . . . 310
a) Elementare Wachstumsvorgänge in der Zelle (Synthese der hochmolekularen Zellbestandteile) . . . 310
b) Wachstum komplexer Gefüge von Makromolekülen . . . 316
c) Das Wachstum der Zelle als Ganzes . . . 318
α) Die stofflichen Wechselbeziehungen zwischen den Cytosystemen . . . 318
β) Die biochemischen Funktionen der höheren Organisationsstufen der Zelle . 328
3. Die Biochemie der Entwicklung, Differenzierung und des Wachstums von Geweben und Keimen . . . 337
a) Biochemie der Entwicklung und Differenzierung . . . 337
α) Beobachtungen am Seeigelkeim . . . 339
β) Beobachtungen am Amphibienkeim . . . 345

Seite

b) Die Analogie zwischen Induktion und Virusbefall 356
c) Die biochemische Entwicklung der Organfunktionen 358
4. Das Wachstum des Gesamtorganismus 361
Literatur 374

Regenerationen bei Pflanzen. Von Professor Dr. ERWIN BÜNNING-Tübingen. Mit 38 Abbildungen 383
Einleitung 383
1. Reparationen 383
a) Einzelzellen 383
b) Reparationen an vielzelligen Organen 387
2. Regeneration durch Aktivierung ruhender Organanlagen 390
3. Regeneration durch physiologische und morphologische Umstimmung von Organen 392
4. Regeneration durch Rückgang von Dauergewebe in den embryonalen Zustand . . 393
Literatur 403

Die Regeneration in der Zoologie. Von Professor Dr. MARTIN LÜSCHER-Bern. Mit 11 Abbildungen 405
1. Einleitung 405
2. Das Vorkommen von Regenerationserscheinungen im Tierreich 406
3. Die Regeneration bei wirbellosen Tieren 407
a) Protozoen 407
b) Parazoen und Cölenteraten 409
c) Plathelminthen 411
d) Anneliden 414
e) Arthropoden 415
f) Mollusken, Echinodermen und Tunicaten 418
4. Die Regeneration bei Wirbeltieren mit Ausnahme der Amphibien 419
5. Die Regeneration bei den Amphibien 419
a) Die Auslösung der Regeneration und die Herkunft des Regenerationsmaterials . 420
b) Die Potenzen des Regenerationsblastems 424
c) Das Regenerationsterritorium und das Organisationsfeld 425
d) Die Wachstumsphase 426
e) Die Differenzierungsphase 428
f) Der Verlust der Regenerationsfähigkeit bei den Anuren 428
g) Innere Sekretion und Regeneration 429
h) Nervensystem und Regeneration 430
i) Biochemie und Regeneration 431
k) Teratologie und Regeneration 432
l) Die Regeneration der Linse bei den Urodelen, ein Sonderfall 433
6. Schlußbemerkungen 434
Literatur 435

Die physiologische Regeneration. Von Professor Dr. W. MASSHOFF-Tübingen. Mit 12 Abbildungen 441
Einleitung 441
Die kontinuierliche Regeneration in Geweben mit intermitotischen Zellen 444
Epidermis 445
Die Verhornung und der Materialverlust in der Epidermis 445
Der Ersatz des verhornten Epithels 449
Talgdrüsen 455
Haare 457
Arten der Haare 458
a) Das Flaumhaar (Lanugo) S. 458. — b) Zwischenhaarkleid S. 458. — c) Das Terminalhaar S. 458. — d) Sexualbehaarung S. 458. — e) Kopfhaar S. 458. — f) Kurz- oder Borstenhaar S. 458.
Wachstum und Lebensdauer der Haare 458
Der Haarwechsel 460

Seite
Die Morphologie des Haarwechsels 461
a) Die Orthologie der Haarwurzel S. 462. — b) Die Bildung des Kolbenhaares S. 463. — c) Die Bildung des Ersatzhaares S. 464.
Nägel und entsprechende Horngebilde beim Säugetier 467
Anhang: Hörner und Geweihe 470
Die Samenbildung 472
Blut 472
1. Die Erythrocyten 473
a) Lebensdauer der Erythrocyten S. 474. — b) Umsatz des roten Blutes S. 475.
2. Die Granulocyten 476
3. Thrombocyten 476
4. Lymphocyten 477
5. Monocyten und Plasmazellen 478
Die Regulation der Bluterneuerung 478
Die kontinuierliche Regeneration in Geweben mit postmitotischen Zellen 480
Schweiß- und Duftdrüsen der Haut 481
Das Oberflächenepithel der inneren Organe 483
Schleimhautepithel 483
„Übriges Epithel“ 485
Die epithelialen Organe 486
Die cyclische Regeneration 488
Weibliche Brustdrüse 489
Weibliches Genitale 491
Endometrium 491
Tuben 495
Cervix 496
Vagina 496
Die einmalige Regeneration 498
Der Zahnwechsel 498
Schlußbemerkungen 500
Literatur 505

Namenverzeichnis 515
Sachverzeichnis 533

Die embryonale Entwicklung. Entwicklungsphysiologie und experimentelle Teratologie.

Von

F. E. Lehmann-Bern.

Mit 27 Abbildungen.

Die Ontogenese des Menschen als biologisches Problem.

Der menschliche Organismus erreicht in den Lebensjahren, in denen er die Wachstumsphase abgeschlossen hat und im Vollbesitz der Fortpflanzungsfunktionen ist, einen Höhepunkt seiner gestaltlichen und funktionellen Organisation. Den Weg, den der Mensch von der befruchteten Eizelle bis zu dieser Adultphase zurücklegt, können wir als die *Entwicklung im weitesten Sinne* und die auf die Reifephase folgenden Umgestaltungen und Rückbildungen als Altern bezeichnen.

In allen Phasen der Entwicklung, der Adultphase und des Alterns stellt sich der menschliche, wie auch jeder höhere tierische Organismus als gestaltliche und funktionelle Einheit dar, deren Teilsysteme in einem Gleichgewicht stehen und so zusammenarbeiten, daß die Lebenserhaltung des Individuums unter nicht zu extremen Umweltbedingungen gewährleistet ist. Heute erscheint auch auf dem Gebiete der Ontogenese eine biologische, d. h. morphologisch und funktionell orientierte Betrachtungsweise als angemessen. So ist es am Platze, die *morphologisch-funktionelle* Auffassung der Ontogenese abzugrenzen gegenüber einer ausgesprochen finalistischen. Da die Organismen in der Stammesgeschichte dauernd den Wirkungen von Umweltfaktoren unterworfen sind, ist die Grundannahme wohl gerechtfertigt[1], daß nur solche Organe und Organsysteme bei der Selektion Bestand hatten, die entweder arterhaltend oder zum mindesten nicht schädlich für die Arterhaltung waren, und zwar in einer gegebenen Umwelt. Nach dieser Auffassung kann es keine absolute Zweckmäßigkeit eines Organes oder einer Organfunktion geben, sondern einzig und allein eine relative, die nur unter ganz bestimmten Umweltsbedingungen im Rahmen des Gesamtindividuums wirksam wird. Die in der jetzigen Periode der Stammesgeschichte vorhandene funktionelle Bedeutung von Teilsystemen eines Organismus kann heute in sehr vielen Fällen experimentell ermittelt werden, während über ihr Zustandekommen in der Stammesgeschichte keine bestimmten Aussagen gemacht werden können, da wir die im historischen Selektionsgeschehen wirksamen Faktoren nur vermuten können. Somit stellt sich als biologisches Hauptproblem in der menschlichen wie in der tierischen Ontogenese die Frage: *Welches sind die funktionellen Leistungen und ihre Träger, die an der Entwicklung des vollreifen Individuums aus der befruchteten Eizelle beteiligt sind?* Wir fragen also heute nach der *Entwicklung der biologischen Organisation*, und damit werfen wir eine entwicklungsphysiologische Fragestellung auf. Das gilt für normale wie für abnorme Bildungsprozesse.

[1] Siehe z. B. B. Rensch 1947.

Wir können hier auf der überlieferten morphologischen Grundlage aufbauen. Denn heute ist der formale Ablauf der menschlichen Entwicklung, soweit er makro- und mikroskopisch erfaßt werden kann, in der Hauptsache bekannt[1], und er kann durch Befunde an anderen Säugerkeimen gut ergänzt werden. Der morphologische Ablauf der Entwicklung stellt sich als eine kontinuierliche Reihe von Veränderungen dar. Die experimentellen Befunde der Entwicklungsphysiologie, die an verschiedenen Typen von Wirbeltierkeimen erhoben worden sind, erlauben uns eine *Gliederung der Entwicklung in charakteristische Phasen.* Jede dieser Phasen hat ihre besonderen Reaktionsweisen gegenüber störenden Einflüssen. So dient die Gliederung des normalen Entwicklungsgeschehens auch dem Verständnis *der teratogenetischen Entwicklungsprozesse.*

Für den Beginn der individuellen Ontogenese stellt sich die Frage, welche Anlagen oder Funktionsträger der Keim von seinen Eltern mitbekommt: Hier handelt es sich vor allem um die Chromosomen und die plasmatischen Komponenten der Ovocyte und des Spermas, kurz die *kern-plasmatische Konstitution der Zygote.* Die Zygote, die die Potenz zur Bildung des menschlichen Organismus in sich trägt, gestaltet sich zunächst Schritt für Schritt in einen dreischichtigen Keim um, die Neurula — ein Gebilde, dessen 3 Keimblätter aus histologisch nicht differenzierten Zellverbänden, aus Blastemen bestehen. Diese *Phase der Grundplanbildung* muß nach dem, was entwicklungsphysiologische Experimente an Amphibien- und Hühnerkeimen erwiesen haben, als besonders wichtig angesehen werden. Denn nicht nur die morphologische Ordnung der Keimbereiche erfolgt hier, sondern auch die Festlegung wichtiger formbildender Funktionen des Ganzkeims und verschiedener Keimbereiche. Von der Bildung der Neurula bis zur Entstehung des Embryos mit Schlundspalten wird eine Periode durchlaufen, die bei allen Wirbeltieren eine auffallende Übereinstimmung in den Gestaltungsvorgängen aufweist. Experimentelle Befunde machen wahrscheinlich, daß in dieser *Phase der primären Organogenese* sehr allgemein verbreitete Bildungsgesetze gelten. Die Umgestaltung des Embryos in den Fetus führt morphologisch zu einer immer deutlicheren Ausprägung der menschlichen Gestalt, zugleich erfolgt die histologische Differenzierung der meisten Organsysteme. Allometrisches Wachstum und Differenzierungsprozesse geben der Fetalperiode ihr Gepräge, und unterscheiden sie von der Phase der primären Organogenese. Auch die Entwicklung des Neugeborenen bis zur vollreifen Organisation zeigt noch wesentliche Proportionsverschiebungen und Differenzierungsvorgänge. Auf ihre Bedeutung hat neuerdings PORTMANN (1944) mehrfach aufmerksam gemacht.

Da in der vorliegenden Übersicht in erster Linie nur die allgemeinen Grundlagen der Teratologie behandelt werden sollen, rechtfertigt es sich, in erster Linie auf die Entwicklungsstörungen einzugehen, die *während der Primitiventwicklung* angelegt werden. Dagegen sollen die Störungen, die nur einzelne Organe betreffen, und die meist erst während der Organogenese zustande kommen, hier nicht behandelt werden. Sie können zweckmäßig nur im Zusammenhang mit der speziellen Entwicklung und Pathologie der betreffenden Organe dargestellt werden.

Auch bei der Beschränkung auf einige fundamentale Aspekte kann nur eine Auswahl von Phänomenen gegeben werden. Weitere Einzelheiten sind in den zahlreichen erwähnten zusammenfassenden Darstellungen[2] zu finden.

In den späteren Perioden der Entwicklung spielen neben den Differenzierungsvorgängen Wachstumsprozesse eine Rolle. Diese werden im Anschluß an den Abschnitt Entwicklung in einem besonderen Abschnitt behandelt.

---

[1] HAMILTON, BOYD und MOSSMAN 1946 (eine bildlich hervorragende Darstellung der menschlichen Embryologie).

[2] Durch * im Literaturverzeichnis hervorgehoben.

I. Entwicklungsphysiologische Bedeutung von „normal“ und „abnorm“.

Gestalt und Organisation werden bei Wirbeltieren wie beim Menschen Schritt für Schritt durch ein Gefüge charakteristischer Entwicklungsprozesse aufgebaut. Diese Vorgänge verlaufen in der Regel so, daß ein typischer Endzustand erreicht wird, der für die betreffende Species innerhalb einer gewissen Schwankungsbreite als „*normal*“ bezeichnet wird. Diese normalen Organismen sind in der ihnen gemäßen Umwelt voll lebens- und fortpflanzungsfähig.

Innerhalb einer Art treten relativ selten Individuen auf, deren Entwicklung von der statistisch ermittelten Normalentwicklung abweicht, und die schließlich in Gestalt und Organisation mehr oder weniger vom Normaltypus abweichen. Solche Individuen werden als „abnorm“ bezeichnet. Ihre Lebensfähigkeit ist häufig, aber nicht immer herabgesetzt. Beim Menschen und den Haussäugetieren macht der medizinische Sprachgebrauch einen Unterschied, je nach der Schwere der Entwicklungsstörung. Störungen, die keine wesentliche Behinderung mit sich bringen, gelten als *Anomalien* oder *Abnormitäten*, während schwere morphologische Abweichungen, die die Lebensfähigkeit des Individuums oder die Funktion einzelner Organe stark einschränken, als *Mißbildungen* bezeichnet werden. Für die Entwicklungsphysiologie gibt es diese praktisch begründete Unterscheidung nicht. Anomalien wie Mißbildungen sind graduell, aber nicht prinzipiell verschieden; jedenfalls liegt ihnen ein von der Norm abweichendes Entwicklungsgeschehen zugrunde: Eine *Anormogenese*[1]. Bei den Wirbeltieren ist die Erforschung der Anormogenese nicht Selbstzweck, sondern eine Hauptmethode der physiologischen Embryologie; denn hier können beliebige experimentelle Eingriffe in die Entwicklung vorgenommen werden. Die Wirbeltierembryologie benötigt die Teratologie nicht als eigenen Forschungszweig, wie sie ursprünglich im 19. Jahrhundert existierte. Für die menschliche Teratologie liegen die Dinge etwas anders. Menschliche Anomalien und Mißbildungen können nur als spontan gewordene Bildungen gesammelt, aber nicht systematisch erzeugt werden. So verfügt die menschliche Teratologie wohl über ein reiches kasuistisches Material; dessen Gesetzlichkeiten werden aber erst erkennbar, wenn die Anormogeneseforschung an verschiedenen Wirbeltieren vergleichbare Befunde vorweisen kann, die experimentell gewonnen und deshalb auch analytisch auswertbar sind. Dieser Gesichtspunkt soll auch der vorliegenden Darstellung zugrunde gelegt werden. Eine Übersicht über die Prinzipien der menschlichen Teratologie soll gewonnen werden aus den Erkenntnissen der physiologischen Embryologie der Wirbeltiere.

Ein Grundphänomen, das auch beim Menschen empirisch zu ermitteln und analytisch bedeutsam ist, möge am Anfang stehen: Das ist die Häufigkeit von Mißbildungen überhaupt und die Art der Mißbildungen, die im Rahmen einer Species festgestellt werden können (s. Büchi 1950 für den Menschen)[2]. Bei Amnioten treten relativ häufig auf: Omphalocephalie, Anophthalmie, Anencephalie, Rhachischisis.

Aus diesen Befunden ergibt sich einmal, daß die Gesamtzahl der Abweichungen von der Normalentwicklung nicht unbeträchtlich ist und ferner, daß die Störungstypen aber nicht von beliebiger Mannigfaltigkeit sind, sondern sich zu einigen Typengruppen (z. B. Rhachischisis und Anencephalie) zusammenfassen lassen.

[1] Lehmann 1945.

[2] Weber 1947 für Haussäuger; siehe auch im folgenden Beitrag von Werthemann den Abschnitt „Häufigkeit des Vorkommens von Mißbildungen beim Menschen“.

Wir sehen so, daß das sogenannte normale Entwicklungsgeschehen nicht vollkommen und nicht gleichmäßig gesichert ist. Gewisse Prozesse scheinen relativ stabil zu sein, da sie sehr selten zu Abnormitäten neigen, während andere labiler sein dürften, da sie häufiger zu Störungen führen. Die Häufigkeit der Mißbildungen gibt uns also erste Hinweise auf den Stabilitätsgrad des gesamten Entwicklungsgeschehens sowie auf besonders empfindliche Teilprozesse (z. B. die bei allen Wirbeltieren vorkommende Neigung zu Cyclopie oder Extremitätenmißbildung). So weit lassen sich einige vorläufige Anhaltspunkte für die Genese der Abnormitäten beim Menschen gewinnen. Für eine weiter gehende Analyse aber müssen die Experimentalbefunde an Wirbeltieren herangezogen werden.

Die Entstehung der meisten Entwicklungsstörungen ist nach den übereinstimmenden Befunden nur in zeitlich begrenzten Phasen möglich: Es können entstehen Doppelbildungen von der Zygote bis zur jungen Gastrula, Cyclopie während der Gastrulation, Extremitätenmißbildungen beim jungen Schlundspaltenembryo. *Die Entstehung von Anormogenesen ist phasenspezifisch.* Da die Entwicklungsstörungen in derselben Phase festgelegt werden, wie die entsprechenden Normalprozesse, kommt es darauf an, die Faktoren experimentell zu erfassen, welche für die einzelnen Phasen der Normalentwicklung bestimmend sind. Dann kann der Versuch gemacht werden, die vorhandenen Abnormitäten des Menschen zu interpretieren.

Aus diesen Überlegungen ergibt sich der Plan für die folgende Darstellung. Zunächst sei eine kurze Übersicht der wichtigsten Etappen der normalen Embryonalentwicklung gegeben. Dabei sollen die Abweichungen in der Entwicklung der Amnioten von der Ontogenese des entwicklungsphysiologischen Standardobjekts der Amphibien besonders hervorgehoben werden. Denn die Hinweise mehren sich, daß manche an Amphibien erhobenen Befunde nicht ohne weiteres für die Entwicklung der Amnioten gelten.

Die *Hauptetappen der Normogenese* repräsentieren *die entwicklungsphysiologisch wichtigen Perioden*, die zugleich teratogenetisch entscheidend sind. Deshalb sollen diese Perioden in unserer Darstellung als Grundlage für die Kennzeichnung und Interpretation der Mißbildung dienen. Auch hier sollen soweit als möglich neben den grundlegenden Befunden an Amphibien neuerere wichtige experimentelle Ergebnisse an Amnioten herangezogen werden. Wir können damit eine Grundlage geben für *die Entstehungsprinzipien* und *die Systematik der menschlichen Mißbildungen*, die sich entsprechend unseren fortschreitenden Kenntnissen wohl ohne Schwierigkeit erweitern lassen wird, denn es lassen sich heute für die wichtigsten Störungen in der Genese der Keimanlage wie der großen Organsysteme experimentelle Modellfälle aufzeigen.

Schließlich bleibt noch die Frage nach den Prinzipien und Faktoren, die heute für das Zustandekommen von Normogenese und von Anormogenese als wesentlich erkannt worden sind. Hier ist vor allem die Wirkung chemischer Faktoren mit derjenigen teratogenetischer Erbfaktoren zu vergleichen.

II. Hauptphasen der Ontogenese in ihrer funktionellen Bedeutung.

1. Strukturen und Gestalten in der normalen Entwicklung.

Auch in der heutigen Phase der Embryologie, in der wir zu erkennen beginnen, daß das Formbildungsgeschehen mitbedingt ist durch viele unsichtbare physikalische, chemische und biologische Teilprozesse, bilden *die sichtbaren Wandlungen von Struktur und Gestalt* des Keimes die unerläßliche Grundlage. Denn die Struktur des sich entwickelnden Keimes schafft für den Ablauf der Dynamik das lenkende und begrenzende Gefüge. Gerade für die Fragestellungen der physiologischen Embryologie ist die genaue Kenntnis der sichtbaren Strukturwandlungen, die sich von der Phase des reifen Eies bis zur Phase der differenzierten Organe abspielen, von besonderer Bedeutung. Wir müssen Dimensionen und Struktur der Klein- und Kleinsträume kennen, die Träger des stofflichen und energetischen Geschehens sind. Den Anteil der embryonalen Formbildung, der die Ausbildung von sichtbaren Strukturen im engsten Sinne umfaßt, bezeichnen wir in dieser Darstellung als „*Topogenese*"[1]. Die normale Topogenese umfaßt alle Strukturwandlungen von den nur elektronenmikroskopisch feststellbaren Elementen bis zur Gestalt des ganzen Keimes. Für unsere Betrachtung der Topogenese sind 3 Gesichtspunkte besonders wesentlich: 1. Hierarchie und Integration der Strukturen innerhalb des werdenden Keimes, 2. Verwandtschaft und Verschiedenheit der frühen Ontogenese bei Amphibien, Vögeln und Säugern, 3. Übereinstimmung in der Organogenese: Die Phase der Rekapitulation.

Hierarchie und Integration der Strukturen in der Ontogenese[2].

Charakteristisch für die Vorgänge der Primitiventwicklung der Wirbeltiere ist der Umstand, daß bis zum Stadium der Neurula nur wenige einheitliche Systeme vorhanden sind, aus deren autonomer Leistung und gegenseitiger Beeinflussung das Gefüge der Organsysteme herauswächst. Der systemhafte Charakter großer Keimbereiche tritt bei allen Entwicklungsvorgängen — normalen wie abnormen — in Erscheinung; er wird in der folgenden Darstellung stets stillschweigend vorausgesetzt.

Das einheitliche Gefüge des Eies gestaltet sich Schritt für Schritt in ein Gefüge mehrerer morphogenetischer Einheiten um: die Blasteme, die relativ unabhängig und dementsprechend auch mikrochirurgisch zugänglich sind. Auch die Zellen, die morphogenetischen Elemente der Blasteme, sind experimentell isolierbar und, wie unter anderem Holtfreter (1943/44) zeigte, auch neu kombinierbar. Die Zellkomponenten: Kern und Plasmapartikel können zwar mit den neuesten Methoden der Homogenisierung voneinander getrennt, und auf ihre biochemischen Eigenschaften untersucht, aber noch nicht beliebig lange weitergezüchtet werden.

Somit besteht das primäre, experimentell gut angreifbare Problem der Embryologie in der *Leistungsanalyse von isolierbaren, morphogenetischen Einheiten*, vor allem *der Blasteme*, eventuell auch der Blastemzellen. Diese Einheiten bringen „ab ovo" mit sich eine einheitliche Bekernung und regionalspezifische plasmatische Differenzen. Die Gesamtleistungen der Blasteme (Neuralplatte, Epidermis, Organisator) lassen sich zunächst ohne Rücksicht auf die elementaren Einheiten der Zellen oder gar der Zellkonstituenten ermitteln[3]. Für die Entwicklungsphysiologie war sogar die Lösung von manchen allzu starren Vorstellungen der klassischen Zellenlehre die Vorbedingung für die Gewinnung einer neuen Auffassung über morphogenetische Felder und organbildende Areale.

Erst als es möglich wurde, biochemische Leistungen des Cytoplasmas mit morphogenetischen Vorgängen zu verknüpfen, stellte sich die Frage nach der Rolle der Plasmakonstituenten von neuem und in präziserer Form. Zwei Gruppen von fermenttragenden Plasmapartikeln, die ribonucleinsäurehaltigen *Mikrosomen* oder Chromidien und die lipo-proteidreichen *Mitochondrien* sind heute als wichtige Träger des Zellstoffwechsels erkannt worden. Verschiedene entwicklungsphysiologische Befunde weisen auf die Bedeutung eben dieser Elemente für die

---

[1] Lehmann 1945. [2] Lehmann 1950b, Needham 1942.

[3] Wir behandeln in erster Linie im folgenden diese „morphodynamischen" Phänomene, während die „physiodynamischen" (Substanz- und Feinstrukturwechsel-Physiologie) dem Beitrag von Duspiva zufallen (s. a. Fußnote zu Abschnitt 1, S. 6).

Tabelle 1. *Hierarchie und Integration der Organisationsstufen innerhalb eines jungen Wirbeltierkeimes: Gastrula.* (LEHMANN 1950 b.)

Stufe	Morphogenetische Gesamtleistung
1. *Ganzer Keim* (Individuum) (besteht aus: Blastemen)	Aufbau eines funktionstüchtigen Organismus von typischer Gestalt im Rahmen des Individualcyclus.
2. *Blasteme* (morphogenetische Einheiten) (bestehen aus: embryonalen Zellen); experimentell isolierbar und existenzfähig	Aufbau von Feldern, organogenetischen Arealen und Organanlagen unter Beteiligung von Selbstorganisierung, Induktion und Topogenese, an die später anschließen Differenzierung und allometrisches Wachstum. Stoffwechselcharakteristica: Induktionsstoffbildung und -Resorption durch kompetente Blasteme. *Topogenese* und Kohlenhydratstoffwechsel und ATP-Bildung; *Differenzierung* und Nucleoproteide; *Permeabilität* und Lipoproteide.
3. *Zellen* (morphogenetische Elemente) (bestehen aus Cytosystemen: Rinde, Endoplasma, Kern); experimentell isolierbar und existenzfähig	Vermehrung und Teilung. Verformung und Bewegungen, beteiligt an supracellulären Gebilden: Oberflächenhaut, Affinitäten, Differenzierung, Stoffwechsel. Vieles unter Wechselwirkung der beteiligten Cytosysteme. Genetische Kontinuität.
4. *Cytosysteme* Rinde, Endoplasma und Kern (bestehen aus: komplexen Gefügen kleiner Einheiten); experimentell isolierbar, aber isoliert nicht auf die Dauer existenzfähig	Produktion des Gengefüges. Produktionen des endoplasmatischen Biosomengefüges. Bildung der Struktur- und Stoffwechselträger. Wechselnde Oberflächeneigenschaften der Rinde. Phänomene der Adaptation und der Konkurrenz von Fermenten. Genetische Kontinuität.
5. *Biosomen* (Chromosomen, Mitochondrien, Mikrosomen) (bestehen aus: komplexen Gefügen von Makromolekülen. Vergleichbar der Organisationsstufe von Viren); experimentell isolierbar, aber isoliert nicht existenzfähig	Autoreproduktive (?) elementare Einheiten (Bildung und Lösung gelartiger Gefüge); Stoffumsetzungen und Synthese (Träger von Fermentkombinationen). Genetische Kontinuität, nur für Chromosomen gesichert, nicht aber für Mitochondrien und Mikrosomen.
6. *Makromoleküle*[1]	
Proteine	Fermente
Nucleinsäuren	Sole-Gele
Kohlenhydrate	Fäden und Folien
Lipoide	Grenzflächen.

Morphogenese hin[2]. Als Strukturträger und Träger von Membraneigenschaften ist zudem die *Zellrinde* und das angrenzende Hyaloplasma in Betracht zu ziehen. Es ist sehr wahrscheinlich, daß die Leistungen der Zellrinde und der Zellpartikel bei der Leistung der systemhaften Blasteme in hohem Maße mitbeteiligt sind[3].

Will man aber die Rolle dieser Untereinheiten erfassen, so ist zu bedenken, daß die Blasteme hochintegrierte Systeme sind (s. Tabelle 1). Die Erfahrung zeigt, daß jedes biologische Organisationsniveau von Elementargebilden (Zelle, Cytosysteme, Partikel und Makromoleküle) zum Teil seine eigenen charakteristischen Eigenschaften besitzt. Wenn wir im folgenden in erster Linie die Leistungen der großen morphogenetischen Einheiten darstellen, so sind wir uns

[1] Siehe auch den Beitrag von FREY-WYSSLING. [2] BRACHET 1945, LEHMANN 1952.
[3] Für weitere Angaben über die Struktur des Cytoplasmas s. den Beitrag von ZEIGER in diesem Handbuch, ferner den Beitrag von HIRSCH für Mitochondrien und Mikrosomen.

bewußt, daß diese auf der Integration komplexer elementarer Einheiten beruhen, deren bis heute noch unbekannte biochemische und strukturelle Eigenart das Formbildungsgeschehen mitbestimmt (s. a. Fußnote S. 48).

Verwandtschaft und Verschiedenheit der frühen Ontogenesen bei Wirbeltieren[1].

Wenn man die Eitypen innerhalb des ganzen Stammes der Chordaten vergleicht, so ergibt sich eine Reihe von Verschiedenheiten. Die Eier der am wenigsten evoluierten Formen wie der Ascidien und des Branchiostoma zeigen ein Muster verschiedener Plasmaregionen[2]. Beim Amphibienei kann nur noch der Bereich der chordamesodermalen Randzone (des Organisatorfeldes) einigermaßen sicher vom vegetativen Plasma (Entoderm) abgegrenzt werden, während zwischen dem animal gelegenen künftigen Ektoderm und der Randzone bis heute keine deutliche strukturelle Grenze gefunden werden konnte. Im Eicytoplasma bei Amnioten ließen sich bis heute überhaupt keine Bereiche abgrenzen, die irgendwie den Keimblättern der Gastrula entsprechen. Es scheint, als ob bei den höher evoluierten Chordaten scharfe regionale Plasmadifferenzen im Eicytoplasma mehr und mehr verschwinden. Auffallend sind ferner die Differenzen in der Entodermbildung bei Amphibien und Vögeln. Während das Entoderm der Amphibien aus dem vegetativen Plasma der Eizelle, das schon von Anfang an gesondert ist, hervorgeht, scheinen die Entodermzellen bei Vogelkeimen erst nach Ablauf der Furchung abgesondert zu werden. Ferner ist die Gastrulation beim Blasenkeim der Amphibien wesentlich anders als beim Scheibenkeim der Amnioten. Erst vom Stadium der Neurula bis zum Stadium des Schlundspaltenembryos sind Übereinstimmungen in der Ontogenese von Amphibien und Amnioten besonders augenfällig. Es ist zum vornherein zu erwarten, daß die erwähnten Differenzen in der Gestaltung sich auch in Verschiedenheiten der Dynamik äußern werden.

Übereinstimmungen in der Organogenese: Die Phase der Rekapitulation.

Die auffallende Ähnlichkeit der Keime von Fischen, Amphibien, Vögeln und Säugetieren zwischen der Phase der Neurulation und des Schlundspaltenembryos ist seit v. Baehr vielfach bemerkt und interpretiert worden. Vor allem wurde behauptet, daß die Bildung der Schlundspalten bei den Embryonen der Amnioten die Rekapitulation eines phylogenetisch alten Zustandes bedeute. Unser Vergleich der Topogenesen wird die Ähnlichkeit der wichtigsten Gestaltungsvorgänge bestätigen. Vorweggenommen sei aber die Feststellung, daß es sich bei dieser Erscheinung nicht um eine bedeutungslose Rekapitulation von Formbildungsvorgängen handelt, sondern daß hinter dieser Erscheinung eine weitgehende Ähnlichkeit der entwicklungsphysiologischen Faktoren steht, die in dieser Phase und zwar innerhalb des ganzen Kreises der Craniaten nicht sehr stark voneinander abzuweichen scheinen[3]. Das geht insbesondere aus den experimentellen Untersuchungen an chimärischen Amphibienkeimen hervor (Baltzer 1950). Erst die weitere Umgestaltung des Schlundspaltenembryos führt zum typischen Fisch, Amphib, Vogel oder Säuger. Hier setzen nun die Prozesse des allometrischen Wachstums in den verschiedensten Organen ein. So entstehen mit Hilfe der Proportionsverschiebung und der Histogenese aus dem allgemeinen Wirbeltiergrundplan die speziellen Organisationen, die ja bei den Adultformen der verschiedenen Wirbeltiere große und auffallende Differenzen zeigen.

2. Kernplasmatische Konstitution der Zygote.

Die Ableitung des Ovocytenplasmas aus einem früh gesonderten Bereich des Keimes auf dem Wege der sog. Keimbahn scheint auch für die Wirbeltiere wahrscheinlich zu sein (Nieuwkoop 1950). Damit wäre eine genetische Kontinuität der Elemente (Rinde, Mitochondrien, Mikrosomen) des Ovocytenplasmas prinzipiell möglich. Bis heute liegen allerdings noch keine beweisenden Befunde vor. Die im Follikel heranwachsenden Ovocyten vermehren ihr Cytoplasma, wobei zugleich nach mikroskopischen und cytochemischen Befunden auch eine Differenzierung in chemischer wie in struktureller Hinsicht zu erfolgen scheint. Jones-Seaton (1950) macht für das Ei der Ratte geringfügige regionale Differenzen

[1] Dalcq 1950a, Lehmann 1945, S. 230ff. [2] Siehe Abb. 8a—c, S. 18. [3] Lehmann 1938.

wahrscheinlich (s. Abb. 8c, S. 18); die künftige Dorsalseite des Keimes scheint aus einer Eiregion hervorzugehen, die reich an ribonucleinsäurehaltigen Granula ist (s. auch DALCQ 1950a), diese scheinen bilateralsymmetrisch verteilt zu sein. Der Inhalt des Ovocytenkerns, der bei dieser Zelle von besonderer Größe ist, entleert sich im Moment der Reifungsteilung ins Cytoplasma und wird dabei vermutlich zu einer wesentlichen Komponente des Eicytoplasmas. Auffallend ist, daß bei Säugetieren[1] wie bei Amphibien die erste Reifungsteilung einige Zeit vor der Befruchtung erfolgt, während die zweite Reifungsteilung in engem Zusammenhang mit der Besamung abläuft und bereits die ersten strukturellen Umgestaltungen der beginnenden Embryonalentwicklung einleitet. Die zweite Reifungsteilung hat deshalb ein besonderes morphogenetisches Interesse[2].

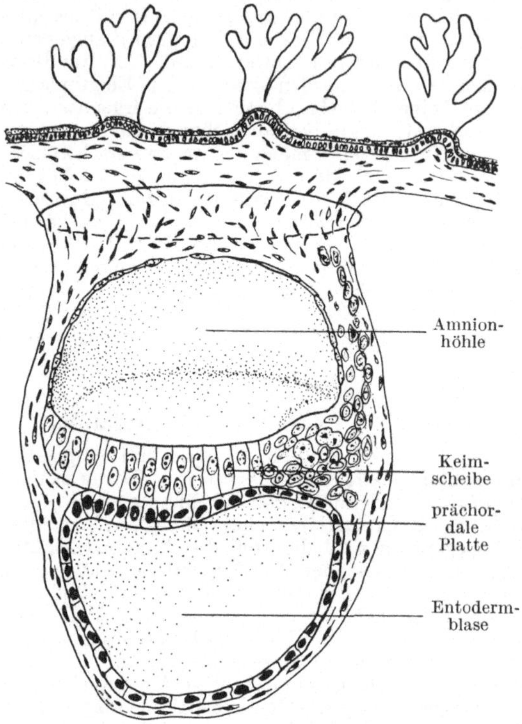

Amnion-höhle
Keim-scheibe
prächor-dale Platte
Entoderm-blase

Abb. 1. Bau einer menschlichen Keimblase (etwa 15tägig). (Nach HAMILTON, BOYD und MOSSMAN 1946.) Primitivstreifen sagittal geschnitten. Prächordale Kopfunterlagerung vorhanden. Man beachte den umfangreichen extraembryonalen Anteil.

3. Vorbereitung der Keimscheibenbildung.

Die Größe des reifen Eies ist innerhalb der Wirbeltiere je nach dem Dottergehalt sehr verschieden. Dagegen scheint die Menge des Cytoplasmas, die sich am Aufbau der ersten Embryonalstadien beteiligt, bei den verschiedenen Typen weniger stark zu variieren. Die Kleinheit der Eier der Säugetiere muß besonders hervorgehoben werden, da aus ihnen ein sehr reich differenzierter erwachsener Organismus hervorgeht und außerdem ein Teil des Ausgangsmaterials für extraembryonale Gebilde verwendet wird.

Als erster Schritt der morphogenetischen Sonderung, der an die Furchung anschließt, erfolgt die Bildung einer turgeszenten Keimblase, in der embryobildendes und extraembryonales Material bereits zu einem Teil gesondert ist. Die zweite Sonderungsphase führt zur Abgrenzung von Amnion und Keimscheibe sowie zur Bildung des Entoderms, das die Keimscheibe unterlagert (Abb. 1). Zugleich wandert extraembryonales Mesoderm aus der Keimanlage aus. Erst jetzt setzen die Gestaltungsvorgänge ein, die dem Keim den Grundplan des Wirbeltierembryos aufprägen. Die Bedeutung der ganzen Periode, in der sich das extraembryonale vom embryonalen Material sondert, darf nicht unterschätzt werden. Es ist zu vermuten, daß das gesamte Keimmaterial während dieser Periode ein sehr großes Regulationsvermögen besitzt, das zudem nicht durch das Vorhandensein von Dotter beeinträchtigt wird.

---

[1] PESONEN 1946, VARA und PESONEN 1947.
[2] LEHMANN 1945, S. 159ff.

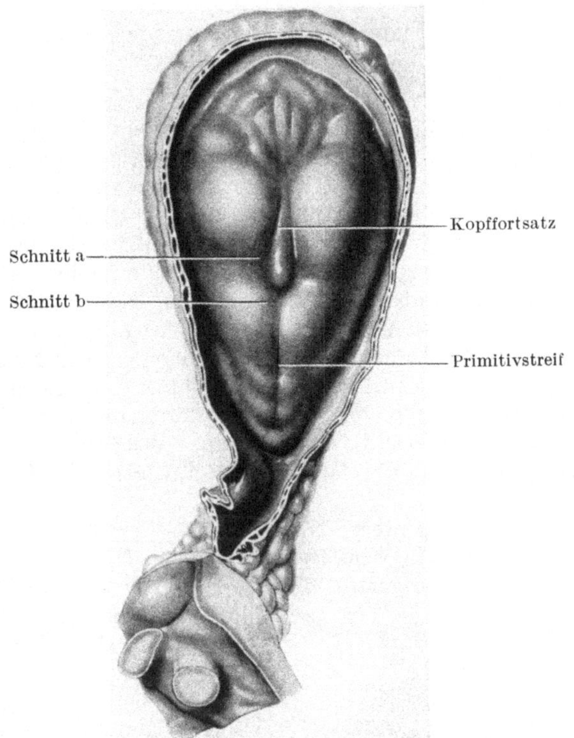

Abb. 2a.

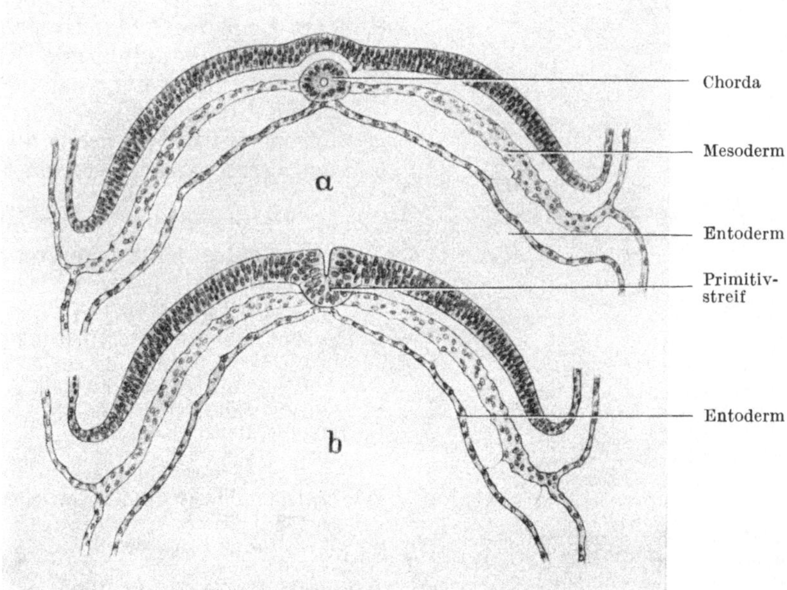

Abb. 2b.

Abb. 2a u. b. a Menschliche Keimscheibe (Modell) in der Phase der Bildung der Kopfneuralplatte mit Primitivstreifen und Kopffortsatz der prächordalen Platte. (Nach HAMILTON, BOYD und MOSSMAN 1946.) b Schnitte durch dasselbe Stadium, das den charakteristischen dreischichtigen Aufbau der dorsalen Keimscheibe zeigt.

4. Entstehung des embryonalen Grundplanes während Gastrulation und Neurulation.

Mit dem Auftreten der Primitivrinne beginnt die Invagination des Chordamesoderms und damit eine Phase, die sehr viel Ähnlichkeit hat mit der Hühnerentwicklung (Abb. 2a). Die Neuralplatte und das unterlagernde Chordamesoderm zeigen die entsprechende räumliche Ordnung, wie sie zudem auch bei den niederen Wirbeltieren (Fischen und Amphibien) auftritt (Abb. 2b). Im kranialen Ende des Keimes ist nun die typische Anordnung der 3 Keimblätter gegeben, aus denen sich die Organe abzusondern beginnen. Die flächenhafte Ausbreitung der Keimblätter auf dem Stadium der beginnenden Neurula ist von großer Bedeutung für das topogenetische wie das induktive Geschehen. Diese vorübergehende Sonderung von 3 Keimschichten darf aber heute nicht mehr dazu verleiten, eine schematische Spezifität der Keimblätter zu postulieren, denn die Tatsachen erlauben dies nicht mehr. Die Zellen der Neuralleiste des Kopfes (also ektodermaler Herkunft) bauen z. B. fast das ganze Viscerocranium, einen großen Teil des Kopfmesenchyms und die Zahnpapillen auf, also alles Organe, die reichlich Stützgewebe bilden[1].

Der Schichtenbau in der hinteren Körperregion entwickelt sich in dem Maße, als sich die Zone des Primitivknotens nach caudal verschiebt. In einem scheinbar einheitlichen Blastem sondern sich nach außen Neuralrohr und Epidermis, nach innen Chorda und Mesoderm ab (HOLMDAHL 1951). Auf dem Stadium, auf dem die Anlage des Schwanzes deutlich ist und gleichzeitig im Kopfe die Schlundbogen und -spalten auftreten, finden die Blastemverschiebungen in großem Maßstabe ein Ende. Es beginnt nun die Phase der Organogenese. Bis zum Ende des Schlundspaltenstadiums besteht eine auffallende Ähnlichkeit zwischen den Embryonen der verschiedenen Wirbeltierklassen, erst in den folgenden Perioden gehen die Entwicklungswege stark auseinander.

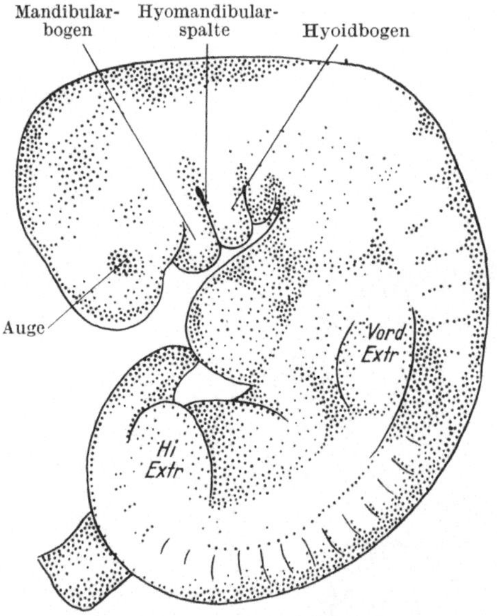

Abb. 3. Menschlicher Keim auf dem Schlundspaltenstadium. (Gez. nach HAMILTON, BOYD und MOSSMAN 1946.) Die wirbeltiertypische Organisation ist gut zu erkennen: Auge, Mandibular- und Hyoidbogen, Extremitätenknospen, Schwanzknospe und Rumpfsegmentierung.

5. Die primäre Organogenese in der Phase des Schlundspaltenembryos (Abb. 3).

Für die Genese von Organmißbildungen kommt dem Schlundspaltenstadium vermutlich eine wichtige Rolle zu, darum sei sein Aufbau im folgenden kurz dargestellt. Der Organisationsplan des Embryos soll nach den Hauptregionen Kopf, Rumpf und Schwanz gesondert betrachtet werden. Alle 3 Regionen sind bis zu einem gewissen Grade natürliche Einheiten innerhalb der ganzen Organisation der Wirbeltiere.

Maßgebend für Form und Topographie des embryonalen Kopfes sind vor allem der entodermale Vorderdarm und das Gehirn. Zum Vorderdarm gehören die Mundbucht und der Pharynx, der die Schlundtaschen trägt. Zwischen dem Kiefer- und Hyoidbogen liegt die Hyomandibulartasche, das Homologon der Spritzlochspalte der Selachier, die sich später zum Gehörgang umbildet. Die anschließenden Taschen werden später völlig reduziert. In enger topographischer Beziehung zum Kiemendarm stehen Herz und große Gefäße. Vom Herzen,

[1] HÖRSTADIUS 1950.

das unmittelbar ventral vom Pharynx liegt, geben die Arterienbogen ab, die zum Teil später die großen Arterien bilden.

Die dorsalen Bereiche des Kopfes werden im wesentlichen durch die umfangreichen Gehirnteile und die mit ihnen verbundenen Sinnesorgane und Ganglienkomplexe eingenommen. In der prämandibularen Zone liegt das Telencephalon mit den Riechorganen sowie das Diencephalon mit der Hypophyse und den Augen. Diese beiden vorderen Gehirnabschnitte können als *Archencephalon* zusammengefaßt werden. Bereits von Chorda unterlagert ist der caudale Gehirnabschnitt des Deuterencephalon, bestehend aus Mes-, Met- und Myelencephalon.

Gegenüber dem Pharynx und dem Gehirn mit seinen Ganglien und Sinnesorganen tritt das Kopfskelet auf frühen Stadien stark zurück. Für die Amphibien steht fest, daß große Teile des basalen Neurocraniums und fast das ganze Viscerocranium von Zellen der Neuralleiste aufgebaut werden, ebenso große Teile des Kopfmesenchyms. Für die Säugetiere liegen noch keine entscheidenden Befunde vor, doch sind entsprechende Leistungen der Neuralleiste sehr wahrscheinlich.

Rumpf. Der formgebende Organkomplex des Rumpfes wird von den dorsalen Achsenorganen aufgebaut, der Chorda und den beiden Reihen der Myotomen. Als die späteren Bildner des Skeletes kommen noch die segmental gelagerten Sklerotome hinzu. Eng verbunden mit diesem Komplex ist das Rückenmark mit seinen Spinalganglien und den Ganglien des Sympathicus. Die Extremitäten sind als deutliche Mesenchymknospen vorhanden. Sie haben zu der segmentalen Struktur des Rumpfes keine primären Beziehungen. Die Derivate des Cöloms sind reichlich entwickelt: Das Nierensystem mit den Anlagen von Vorniere, Urniere und Nachniere, dem primären Harnleiter, Cölom mit Somato- und Splanchnopleura sowie die Anlage der Blutzellen. Das System des Mitteldarmes, das sich aus dem zunächst flächenhaft ausgebreiteten Entoderm entwickelt, beginnt mit der Bildung des Darmrohres und der Darmdrüsen. Im Vergleich zum Rumpf ist der Schwanz einfacher organisiert, es sind vor allem die Achsenorgane Neuralrohr, Chorda, Somiten und Wirbelanlagen vorhanden.

6. Allometrisches Wachstum und histologische Differenzierung während der Fetalphase[1].

Die normale Gestalt eines voll entwickelten Organismus hängt ab von den charakteristischen Proportionen der Einzelorgane. Zugleich ist die Struktur der Einzelorgane gekennzeichnet durch eine bestimmte histologische Organisation. Die Entwicklungsphasen, die sich an die Periode des Schlundspaltenembryos anschließen, sind für Gestalt und Struktur der Einzelorgane von entscheidender Bedeutung. Das gegenseitige Größenverhältnis der Organe entsteht nun auf Grund von Wachstumsvorgängen, die im Verhältnis zum Gesamtorganismus isometrischen oder allometrischen Charakter haben können. Dabei gestaltet sich der charakteristische Formhabitus eines Organismus. Somit kommt den Wachstumsprozessen eine sehr große Bedeutung zu. Es sind vor allem die Werke von Huxley und Rensch sowie Zuckerman, die das zeigen. Es ist einleuchtend, daß auch solche Wachstumsprozesse in wesentlicher Weise von der Norm abweichen können. Es gibt vor allem eine Reihe von Erbfaktoren, die in die Wachstumsphase eingreifen.

III. Entwicklungsphysiologisch und teratologisch wichtige Phasen der Ontogenese.

1. Harmonische und degenerative Mißbildungstypen.

Nachdem heute als feststehend gelten darf, daß bestimmte Entwicklungsstörungen nur in gewissen Phasen der Embryonalentwicklung entstehen können, muß es die erste Aufgabe einer allgemeinen Teratologie sein, Richtlinien für die Zuordnung der wichtigsten Mißbildungen zu den Hauptphasen der Normalentwicklung zu geben. Dabei werden wir uns auf die experimentelle Embryologie

[1] Vergleiche den Artikel von Linzbach, Quantitative Biologie und Morphologie des Wachstums in diesem Band.

der Anamnier wie der Amnioten stützen können. Wenn wir die Gesamtheit der heute bekannten Mißbildungen auf diese Weise ordnen wollen, stoßen wir auf Schwierigkeiten. Eine Gruppe von Mißbildungen, wir wollen sie *harmonische* nennen, wird sich bestimmten Phasen leicht zuordnen lassen. Es handelt sich hier um Störungen der induktiven, topogenetischen und selbstorganisatorischen embryonalen Prozesse, ohne daß spätere gewebe- oder zelletale Vorgänge mitbeteiligt sind.

Bei den *disharmonischen oder degenerativen* Mißbildungen dagegen scheinen Störungen der grundlegenden morphogenetischen Prozesse verbunden zu sein mit späteren Zell- und Gewebedegenerationen, die oftmals erst sekundär eintreten und nicht selten sehr schwer analysierbare Endzustände schaffen. Die Entwicklungsphysiologie liefert hierzu zahlreiche Beispiele von sekundären Degenerationen bei bastardmerogonischen Keimen der Amphibien oder Keimen mit xenoplastischen Transplantaten[1] und etwa bei der Entwicklung genetisch bedingter subletaler Mäuseembryonen[2].

Es scheint uns zweckmäßig, die harmonischen Anormogenesen als Grundlage zu benutzen. Das Schädigungsmuster der dysplastischen und degenerativen Typen läßt sich von dieser Grundlage aus besser erfassen. Dem letzterwähnten Schädigungsmuster kommt bei der Analyse älterer Entwicklungsstadien und vor allem bei genetisch bedingten Störungen eine recht wesentliche Rolle zu.

2. Die Phase der Reifungsteilungen in ihrer teratogenetischen Bedeutung.

Es scheint, daß schon bei jugendlichen Säugetierweibchen die meisten Ovocyten das Leptotän, also die Vorphase der ersten Reifungsteilung erreicht haben[3]. Der voluminöse Inhalt des Kernbläschens ist bereits in das Eicytoplasma entleert worden und die Organisation des Eicytoplasmas scheint schon im wesentlichen vorbereitet zu sein. Es ist bemerkenswert, daß ein ansehnlicher Prozentsatz dieser Eier sich später abnorm entwickelt: solche Abortiveier hat PESONEN (1946, 1949) bei der weißen Maus genauer untersucht. Er findet Störungen der ersten und der zweiten Reifungsteilung sowohl in der Chromosomenverteilung wie in der Teilung des Cytoplasmas, auf die noch weiter unten eingegangen werden soll. Ein Teil dieser Eier scheint entwicklungsunfähig zu sein oder zu abnormen Embryonen zu führen, die später degenerieren. Nach PARKES (1924)[3] sollen bei der Maus rund 11% solcher Embryonen zustande kommen, nach COENEN (1923)[3] entwickeln sich beim Schwein rund 30% der Eizellen überhaupt nicht oder abnorm. SCHULZE[3] führt 25—43% der spontanen Aborte beim Menschen auf abortive Eizellen zurück. Auch bei den von uns jahrelang gezüchteten Formen finden sich analoge Verhältnisse: Beim Oligochäten Tubifex werden rund 13% der befruchteten Eier abnorm und auch beim Anuren Xenopus ist der Anteil der abortiven Eier schätzungsweise 15%.

Zum Teil mag diese Entwicklungsunfähigkeit durch Störungen bei den Reifungsteilungen insbesondere durch abnorme Chromosomenverteilung bedingt sein, wie dies PESONEN für die Maus zeigte. Ob auch Störungen in den cytoplasmatischen Eigenschaften der Ovocyten solche Abortiveier bedingen können, ist noch nicht entschieden, darf aber als wahrscheinlich gelten. Die cytoplasmatischen Vorgänge bei den Reifungsteilungen des Eies von Tubifex können chemisch (durch Chinone) beeinflußt werden (ROETHELI 1950).

Von besonderem Interesse ist der Befund PESONENs, daß die erste Reifungsteilung zur Bildung zweier gleichgroßer Zellen führen kann, die möglicherweise

[1] BALTZER u. Mitarb. s. BALTZER 1949.
[2] DUNN 1949, GLUECKSOHN-SCHOENHEIMER 1950, GRÜNEBERG 1952.
[3] Nach PESONEN 1949.

Anlaß zur Bildung *ovocytärer Zwillinge* geben können, wenn eine normale zweite Reifungsteilung erfolgt (Abb. 4b). Dies ist eine für die Zwillingsforschung wichtige Tatsache. Verschiedene Beobachtungen zeigen[1], daß es im Tierreich 2 Typen von eineiigen Zwillingen geben kann: 1. ovocytäre eineiige Zwillinge aus Doppeleiern, die entweder bei der ersten oder zweiten Reifungsteilung entstanden und die durch zwei verschiedene Spermien besamt wurden; 2. zygotische eineiige Zwillinge, die durch Teilung des normal befruchteten Eies in zwei isogene Hälften zustandekommen.

Metaphaseplatten
Richtungskörper
Vorkerne
a b

Abb. 4a u. b. Richtungskörperbildung beim Ei der Maus (PESONEN 1946). a Zygote mit väterlichen und mütterlichen Vorkernen. Zweiter Richtungskörper von normaler Größe. b Ovocyte, die sich bei der ersten Reifungsteilung in zwei gleichgroße Zellen geteilt hat. Jede der beiden Zellen enthält eine Metaphaseplatte der zweiten Reifungsteilung. Dieses Bild gibt ein Modell für die Genese befruchtungs- und entwicklungsfähiger Riesenrichtungskörper, also ovocytärer Zwillinge.

Würden beim Menschen ovocytäre Zwillinge gebildet, so müßten dies Paare sein, die in bezug auf die vom Sperma übertragenen Eigenschaften so verschieden wären wie gewöhnliche Geschwister, sie könnten zum Beispiel geschlechtsverschieden sein (Abb. 5). In einzelnen ihrer mütterlichen Eigenschaften, aber nur in diesen, müßten solche Paare eine größere Übereinstimmung als gewöhnliche Geschwister zeigen. Der Grad der Übereinstimmung ist von dem Maße abhängig, in dem bei den reifenden Eiern crossing-over auftritt, und die 2. Reifungsteilung für gewisse Gene als Äquationsteilung abläuft[2]. Erfolgt die äquale Teilung der Ovocyte während der ersten Reifungsteilung, dann wird die Genverteilung verschieden verlaufen je nach der zweiten Reifungsteilung. Jedenfalls machen die Befunde von PESONEN die Annahme noch wahrscheinlicher, daß auch beim Menschen ovocytäre Zwillinge auftreten können.

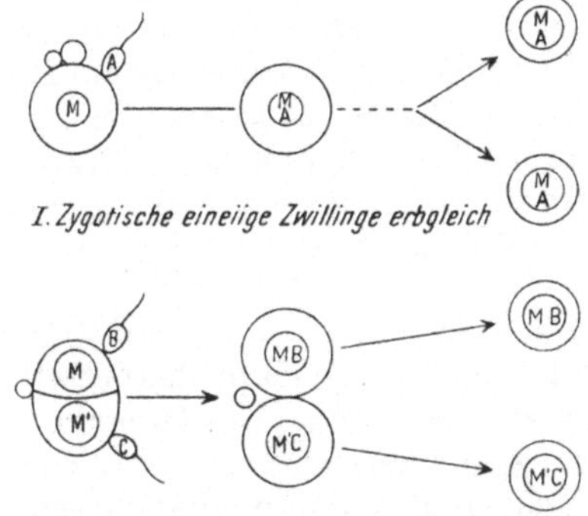

Abb. 5. Schema der Bildung zygotischer (I) und ovocytärer eineiiger Zwillinge (II). (Nach HUBER und LEHMANN 1944.)

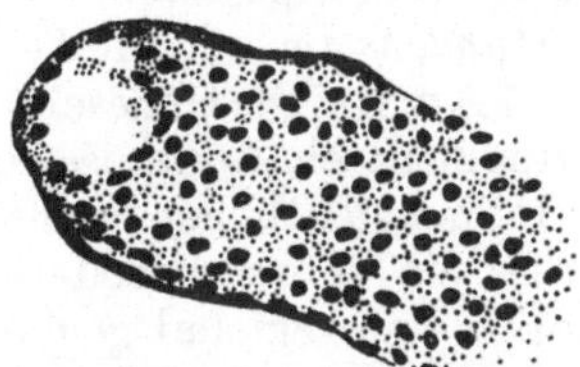

Abb. 6. Parthenogenetisch entstandener Zellhaufen im Ovar der Maus (PESONEN und MARJANEN 1949), gebildet aus einem unbefruchteten Ei der Maus, das durch 2,4-Dichlorphenoxyessigsäure aktiviert wurde.

Neben der Möglichkeit der Entwicklung polyploider Individuen[3] existiert auch die Möglichkeit, daß *parthenogenetische Säugetiere* entstehen, wie PINCUS (1939) am Kaninchen demonstriert hat. Ob diese parthenogenetischen Kaninchen haploid oder diploid waren, ist nicht bekannt. Ferner gelingt es nach den Angaben von PESONEN und MARJANEN durch Injektion von 2-4-Dichlorphenoxy-

[1] Siehe LEHMANN und HUBER 1944. [2] ROSIN 1947. [3] FISCHBERG und BEATTY 1950.

essigsäure in die Bursa ovarica von Ratten kurz vor oder zu Beginn der Oestrusphase unbefruchtete Eier zur Entwicklung anzuregen. Es entwickeln sich innerhalb von 14 Tagen bindegewebige Cysten (Abb. 6) im Ovar oder in der Bursa ovarica. Möglicherweise liegt hier ein Modell vor für die Bildung von Teratomen in menschlichen Ovarien. Es würde so die Annahme von BOSAEUS gestützt, daß solche Teratome aus parthenogenetischen oder normal befruchteten Keimen hervorgehen, die sich am oder im Ovar entwickeln und am abnormen Orte eine atypische Entwicklung einschlagen. Auf diese Erscheinung soll an anderer Stelle noch näher eingegangen werden (s. S. 37ff.).

3. Die normale und abwegige Organisierung der Individualität von der Zygote bis zur jungen Gastrula.

a) Prinzipien der Genese der Individualität.

Schon vor längerer Zeit hat die Entwicklungsphysiologie gezeigt, daß tierische Keime, die normalerweise nur ein Individuum bilden, nach Halbierung auf jungen Stadien sich zu zwei vollständigen Organismen entwickeln können. Das scheint auch für alle bis jetzt untersuchten Wirbeltierkeime und den Menschen zu gelten. Für das Verständnis der Genese von Mißbildungen sind die Prinzipien, die sich bei der Erzeugung von Zwillings- oder Mehrlingsbildungen ergeben haben, wegleitend geworden. Sie seien dem ganzen Abschnitt vorangestellt.

Der Wirbeltierkeim kann vom Stadium der Zygote bis kurz vor Beginn der Gastrulation in Teile zerlegt werden, die der Ganzbildung fähig sind: Das wurde nachgewiesen für den Keim der Forelle[1], der Amphibien[2], des Hühnchens[3] und der Ratte[4,5]. Es ergibt sich eindeutig, daß im jungen Keim das Anlagemuster für eine einzige Individualität noch nicht festgelegt sein kann. Dabei ist für Knochenfische, wie für Amphibienkeime durch vitale Farbmarkierung ein Muster präsumptiver Anlagen ermittelt worden. Dieses Muster bedeutet aber nichts anderes, als daß Zellen eines bestimmten Bereiches des jungen Keimes unter normalen Umständen in eine bestimmte Organanlage des Embryos gelangen; aber es wird nichts darüber ausgesagt, daß die Zellen für ihre künftige Leistung eindeutig festgelegt seien.

Vorhandensein und Rolle eines Organisationszentrums bei Wirbeltierkeimen (s. Abb. 7 A u. B). Die Genese einer Individualität hängt davon ab, ob das betreffende Keimfragment ein Organisationszentrum besitzt oder nicht. Ein Organisationszentrum im eigentlichen Sinne liegt dann vor, wenn während eines Invaginationsprozesses ein chordamesodermales Urdarmdach entsteht, und über diesem Urdarmdach eine regional gegliederte Neuralplatte gebildet wird. So kommen die Grundlagen zustande für ein harmonisch aufgebautes System dorsaler Achsenorgane. Die Hauptrolle bei diesem Prozeß spielt das Urdarmdach. Gleichzeitig mit dem topogenetischen Vorgang der Einstülpung, an der möglicherweise auch das Entoderm wesentlich beteiligt ist, wird ein mehr oder weniger harmonisches chordamesodermales Feld aufgebaut, das sich später in Chorda und Mesoderm gliedert. Dieser Prozeß der Selbstorganisierung ist von grundlegender Bedeutung. Durch die induzierende Wirkung des Urdarmdaches entsteht im Ektoderm ein zweites Blastemfeld, die Neuralplatte, die sich ihrerseits nach den Prinzipien der Selbstorganisierung in neurale Teilbereiche aufgliedert. Selbstorganisierung von Chordamesodermbereich wie der Neuralplatte sind rein biologische Prozesse,

[1] LUTHER 1935, 1937. [2] Literatur s. SPEMANN 1936. [3] LUTZ 1949, WOLFF 1948.
[4] NICHOLAS 1947, NICHOLAS und HALL 1942.
[5] Kürzlich bewies SEIDEL [Naturwiss. **39**, 355 (1952)], daß auch beim Kaninchen aus einer Blastomere des Zweizellenstadiums eine harmonische Ganzbildung hervorgehen kann.

die sich innerhalb der tragenden Blasteme abspielen. Dagegen können stoffliche Wirkungen abgetöteter Gewebe in der entsprechenden Phase sowohl neurale wie chordamesodermale Funktionszustände in ansprechbaren embryonalen Blastemen hervorrufen[1].

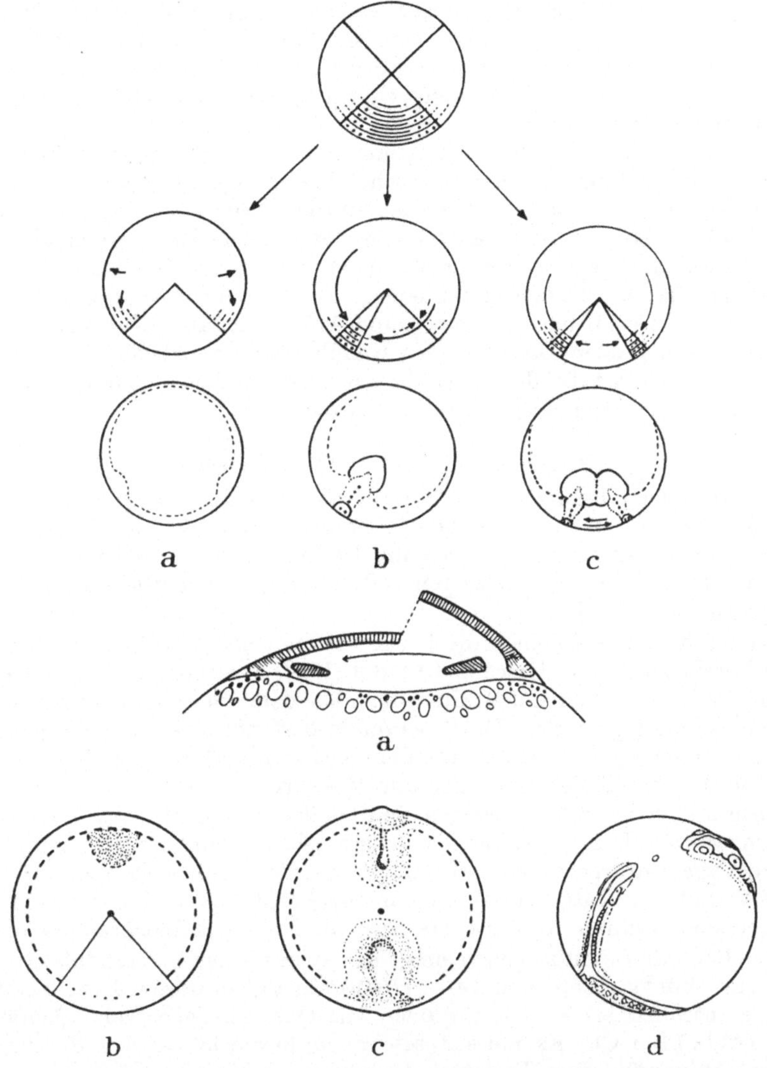

Abb. 7 A. Oben: Doppelbildungen von Forellen, bewirkt durch die Tätigkeit von zwei physiologisch isolierten Organisationszentren. (Nach LUTHER 1937.) Reihe a: Völlige Entfernung des Organisatorbereiches: kein Embryo. Reihe b: Ein stehengebliebener Rest reorganisiert sich zu einem neuen Zentrum. Reihe c: Zwei durch indifferentes Material getrennte Reste bilden je ein neues Zentrum.
Unten: Transplantation eines zweiten Organisatorstückes auf die dem normalen Bereich gegenüberliegende Seite: Es entstehen zwei Embryonalanlagen. a—d: Die verschiedenen Phasen des Experimentes.

Die Fähigkeit zur Selbstorganisierung äußert sich beim Organisationszentrum ferner darin, daß die Hälfte eines normalen Zentrums sich zu einem ganzen harmonischen System umregulieren kann[1]. Umgekehrt können zwei ganze Zentren, die zu einer Einheit verschmolzen werden, einen harmonischen Riesenkeim bilden[1].

[1] Weitere Einzelheiten s. bei LEHMANN 1945, S. 353ff.

Das Organisatorblastem ist demnach der Träger eines eigenartigen morphogenetischen Funktionszustandes. Dieser Funktionszustand ähnelt in seinem Verhalten gegenüber Verschmelzung und Halbierung dem elektromagnetischer Felder. Wir sagen deshalb, der Funktionszustand habe den Charakter eines Gradientenfeldes. Von einem Muster gesonderter Anlagen kann auf diesem Stadium keine Rede sein. Erst nach der Stabilisierung des Funktionszustandes erfolgt schrittweise eine Sonderung oder Segregation des Musters der Anlagenareale. Aus dem quantitativ gestuften Feld entsteht ein qualitativ verschiedenartiges Muster organbildender Bereiche[1].

Dieses Organisationszentrum zeigt nur dann eine optimale morphogenetische Leistung, wenn zahlreiche topogenetische Bedingungen erfüllt sind. Denn nur bei normaler Lagerung der Blasteme laufen die Determinationsprozesse, die sich parallel mit den topogenetischen Geschehnissen abspielen, normal ab und nur dadurch werden auch die Voraussetzungen für die anschließende Genese des Embryos geschaffen. In den verschiedenen Blastemen treten spezifisch verschiedene autonome Gestaltungstendenzen und Affinitäten auf. Nur das Zusammenwirken der drei großen Blasteme der Keimblätter ermöglicht die normale Gestaltung[2]. Das ist stets bei der Beurteilung experimentell wie spontan entstandener Normogenesen aus Keimfragmenten zu beachten.

b) Die Bildung des Organisatorfeldes.

Sehr zahlreiche Befunde am Amphibienkeim führen zum Schluß, daß der Organisatorbereich bereits auf dem Eistadium fest auf der Dorsalseite des Keimes fixiert ist, und daß eine Zerlegung des Keimes nichts an dieser Lage ändert. Die vom Organisatorbereich isolierten Teile zeigen keine deutliche Erhöhung ihrer morphogenetischen Leistung.

Wesentlich anders scheinen die Dinge bei manchen Knochenfischen wie z. B. bei der Forelle zu liegen. Hier hat LUTHER (1937) zwischen der Phase der jungen Blastula und der beginnenden Gastrula eine deutliche Veränderung der Entwicklungspotenzen gefunden. Die Potenzen isolierter Stücke des künftigen Chordamesodermbereiches entsprechen auf dem Gastrulastadium den Leistungen der Randzone der Amphibien: Nur der künftige Organisatorbereich liefert Chordamesoderm und Neuralrohr. Dagegen sind bei der jungen Blastula diese Potenzen noch im ganzen Randzonenbereich nachweisbar. Beim Forellenkeim müssen also die Organisatorpotenzen auf jungen Stadien sehr weit ausgebreitet sein (Abb. 7 A) und erst später eine räumliche Beschränkung auf den dorsalen Bereich der Randzone erfahren, also auf das Ausmaß des Amphibienorganisators.

Diese Befunde LUTHERs geben einige Hinweise für das Verständnis der Experimente von WOLFF (1950) und LUTZ (1949) am unbebrüteten Entenkeim. Hier gelingt es nämlich bis zu 4 Embryonen aus einer einzigen Keimscheibe zu erhalten (Abb. 7 B u. C). Es müssen also auch hier wie bei der Forelle Keimbereiche fähig sein, eine Embryonalanlage zu bilden, die kein präsumptives Organisatormaterial enthalten.

Das Organisationszentrum der Amphibien scheint im Lichte dieser neuen Experimente stärker räumlich beschränkt zu sein, als bei den Keimscheibentypen der Forelle und der Ente. Für die Säugetiere muß wohl ebenfalls angenommen werden, daß der Keim bis zum Stadium des Embryonalknotens in mehrere Anlagen zerlegt werden kann, von denen jede ein vollständiges Organisationszentrum entwickelt. Das Beispiel der Gürteltiere spricht sehr für diese Möglichkeit[3]. Die definitive Lokalisierung des Organisationszentrums könnte auch in

[1] Weitere Einzelheiten s. bei LEHMANN 1945, S. 353ff. [2] HOLTFRETER 1943/44.
[3] HAMLETT 1933.

diesem Falle erst relativ spät d. h. kurz vor der Bildung des Primitivstreifens erfolgen.

Für die späte Lokalisierung spricht zudem der Umstand, daß beim Keimscheibentypus zunächst eine Sonderung der embryonalen und extraembryonalen

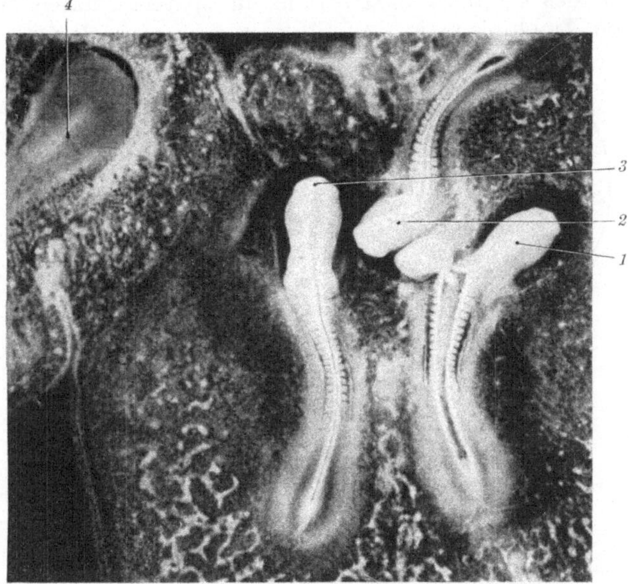

Abb. 7 B.

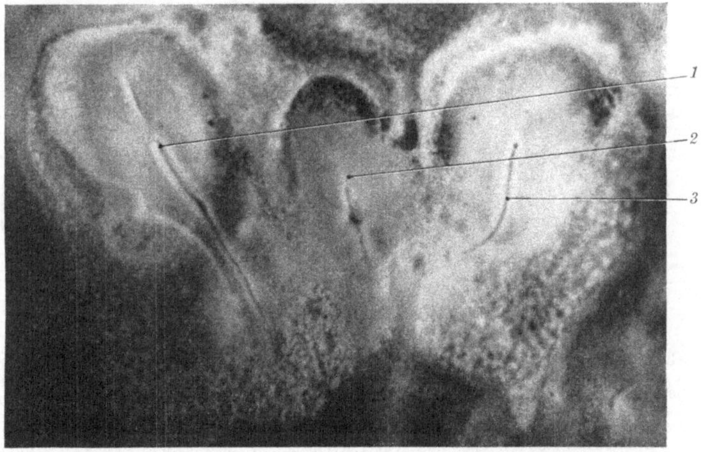

Abb. 7 C.

Abb. 7 B u. C. Mehrfachbildungen des Entenkeimes (nach LUTZ 1949) durch physiologische Isolation von Keimscheibenstücken (Zerschneiden der jungen Keimscheiben). B 4 Anlagen: 3 mit Kopf- und Ursegmenten, eine mit Primitivstreifen (*1—4*). C 3 Anlagen mit Primitivstreifen (*1—3*).

Bereiche erfolgt. Auch wenn vorderhand keine experimentellen Befunde vorliegen, so ist doch anzunehmen, daß dieser Sonderungsvorgang ein gutes Regulationsvermögen der extraembryonalen und der embryonalen Blasteme erfordert.

Eine weitere Erscheinung, die auf die hohe Plastizität des Amniotenkeimes hinweist, ist die relativ verspätete Sonderung des künftigen Entoderms. Während beim Amphibienkeim schon im Ei das vegetative Plasma als Vorläufer des künftigen Entoderms deutlich abgesetzt ist, sondern sich die Entodermzellen bei den Amnioten erst auf dem Stadium der vielzelligen Keimscheibe ab und bauen ein deutliches Keimblatt auf. Die Entodermbildung der Amnioten scheint ebenso wie die Genese des Organisationszentrums in spätere Phasen verschoben zu sein als bei den Amphibien.

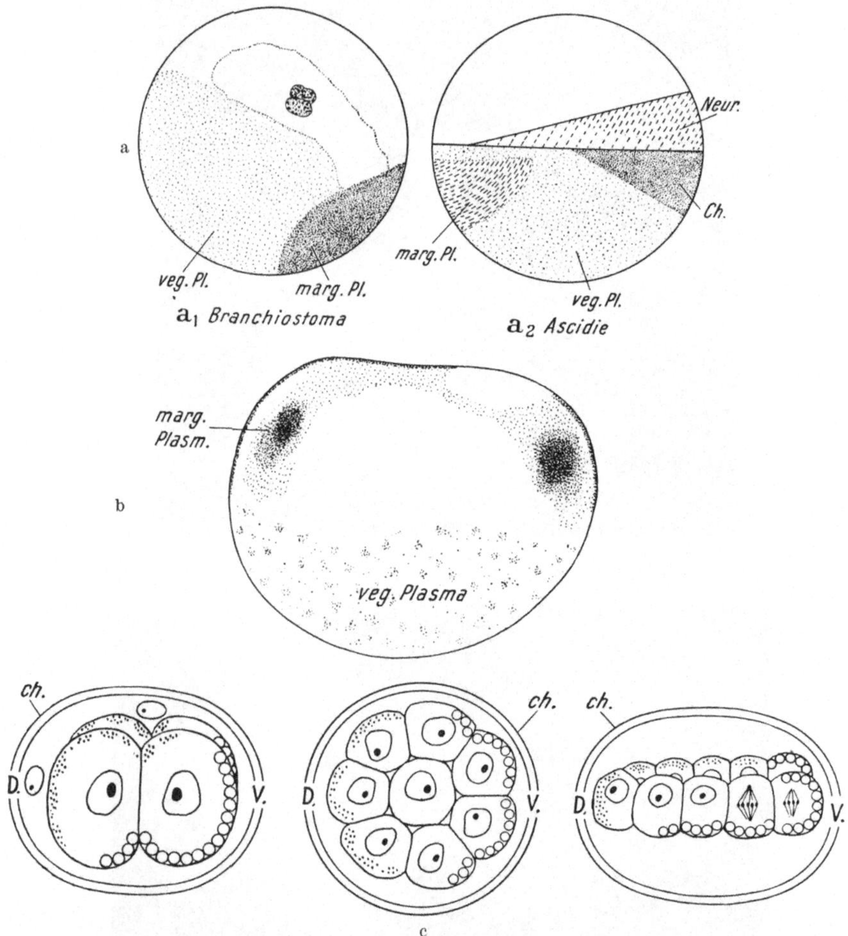

Abb. 8a—c. a Schemata zur Eiorganisation der Chordaten. (Nach LEHMANN 1945.) a_1 Mesodermbereich und Entodermbereich am Ei des Branchiostoma (dicht punktiert) = marginales Plasma. a_2 Plasmabereich am Ascidien-Ei. b Plasmabereiche des Axolotl-Eies: Hier sind nur die Bereiche des künftigen Mesoderms (marginales Plasma) und Entoderms (veg. Plasma) abzugrenzen. c Plasmabereiche des Ratteneies nach JONES-SEATON (1950). 1—3 Verschiedene Furchungsstadien. Feinpunktiert: basophiler Bereich, späterer Dorsalbereich des Keimes. Kleine Kreise: Vacuolenhaltiges Plasma, das später eventuell in die extraembryonalen Hüllen übergeht.

Vergleicht man die *Eiorganisation bei verschiedenen Typen der Chordaten*[1], so gelangt man zum Schluß, daß mit steigender Evolution die Tendenz deutlicher wird, Determinations- und Sonderungsvorgänge von der Eizelle weg in spätere Phasen zu verlagern (Abb. 8a—c). Bei den Ascidien sind die wichtigsten Determinations- und Sonderungsprozesse in die Phasen vor und nach der Eireifung zusammengedrängt, so daß der gefurchte Keim bereits nur ein Mosaik gesonderter Plasmabereiche enthält, aus dem eine kleine und zellarme Larve hervorgeht.

[1] DALCQ 1950.

Bei den relativ großen und zellreichen Keimen der niederen Craniaten (Fische und Amphibien) dehnen sich die grundlegenden determinativen Prozesse über eine viel längere Entwicklungsperiode aus, d. h. bis zum Beginn der Gastrulation. Der Amphibienkeim zeigt dabei noch manche Anklänge an die Verhältnisse der Tunicaten, unterscheidet sich aber prinzipiell durch den Besitz eines Organisationszentrums, das die sehr zellreichen Blasteme von Ektoderm und Chordamesoderm in ihren morphogenetischen Leistungen zusammenfaßt. Es scheint nun, daß dieses Organisationszentrum sich noch weiter evoluiert, vor allem dadurch, daß seine definitive Lokalisation vom Eistadium weg in die Phase der Vorgastrulation hinausgeschoben wird. Klare Hinweise finden sich bei den Keimscheibenkeimen der Forelle wie der Ente, erste Befunde liegen bereits auch für den Säugetierkeim vor. So gelangen wir heute zu der Vorstellung, daß vermutlich auch im menschlichen Keim, aus dem sich später eine besonders komplexe Organisation entwickelt, eine analoge Situation gegeben ist. *Eine sehr kleine Zahl von Bereichen liegt im befruchteten Ei vor, dann folgt wohl die Sonderung des extraembryonalen und des embryonalen Blastems, dann die Abscheidung des Entoderms von der Keimscheibe. Erst an diese Prozesse würde sich die Lokalisierung des Organisatorfeldes anschließen.* Diese Annahme vermag zu erklären, daß auch aus menschlichen Keimen relativ leicht Zwillings- und Mehrlingsbildungen hervorgehen können.

So sehr diese Hypothese den heutigen Befunden entspricht, so wenig genügt sie scheinbar unserer Neigung, das Entwicklungsgeschehen auf ein Anlagemuster zurückzuführen. Denn nach unserer hier entwickelten Vorstellung wäre ja gerade bei den Amnioten mit ihrer besonders komplexen Entwicklung eine eigentliche Sonderung von Anlagenbereichen bis zum Gastrulationsbeginn kaum vorhanden. Für diese Situation läßt sich eine Lösung andeuten, die von den neuesten Vorstellungen über den Bau des Cytoplasmas ausgeht. Das Eicytoplasma scheint neben einer komplex gebauten Zellrinde eine sehr große Population von vermutlich autoreproduktiven Partikeln zu enthalten, aus der später die verschiedenartigen Populationen der differenzierten Organe hervorgehen. Im Ei des Oligochäten Tubifex[1] erfolgt die Sonderung in verschiedenartige Teilpopulationen frühzeitig und zum Teil mosaikhaft, im Ei des Echinodermen Paracentrotus später und vermutlich weniger scharf[2]. Für die Amniotenkeime müßte nun angenommen werden, daß diese von Anfang an zwar eine reiche Population von Biosomen enthalten, daß aber dieser Sonderung in verschiedene Teilpopulationen mit eventuell verschieden strukturierter Zellrinde entsprechend den verschiedenen organbildenden Bereichen relativ spät erfolgt, während sie bei den Ascidien früh vor sich geht. Da die elektronenmikroskopische Technik heute genügend weit entwickelt ist, könnten die kommenden Jahre hier entscheidende neue Tatsachen beibringen.

c) Die Rolle des Organisatorfeldes bei der Entstehung von Mehrlingen und Doppelbildungen der Amnioten.

Die Hauptfrage dieses Abschnittes ist die, wie bei den Amnioten aus einer Keimanlage mehrere vollständige Individuen oder nur Doppelbildungen hervorgehen können. Die klassischen Versuche SPEMANNs haben für den Amphibienkeim den Beweis erbracht, daß er vom Stadium des Eies bis zur jungen Gastrula bei sagittaler Halbierung ein Paar eineiiger Zwillinge liefern kann. Es kommt darauf an, daß jede Keimhälfte ungefähr die Hälfte des künftigen Organisatorbereiches zugeteilt erhält.

[1] LEHMANN 1952. [2] GUSTAFSON u. LENICQUE: Exper. Cell Res. 3, 25—274 (1952).

Für den Amniotenkeim sind nun die Befunde vorzulegen, die beweisen, daß es möglich ist, aus einer Keimanlage mehrere Individuen entstehen zu lassen und die Entwicklungsphase abzugrenzen, innerhalb derer die Vervielfachung geschehen kann.

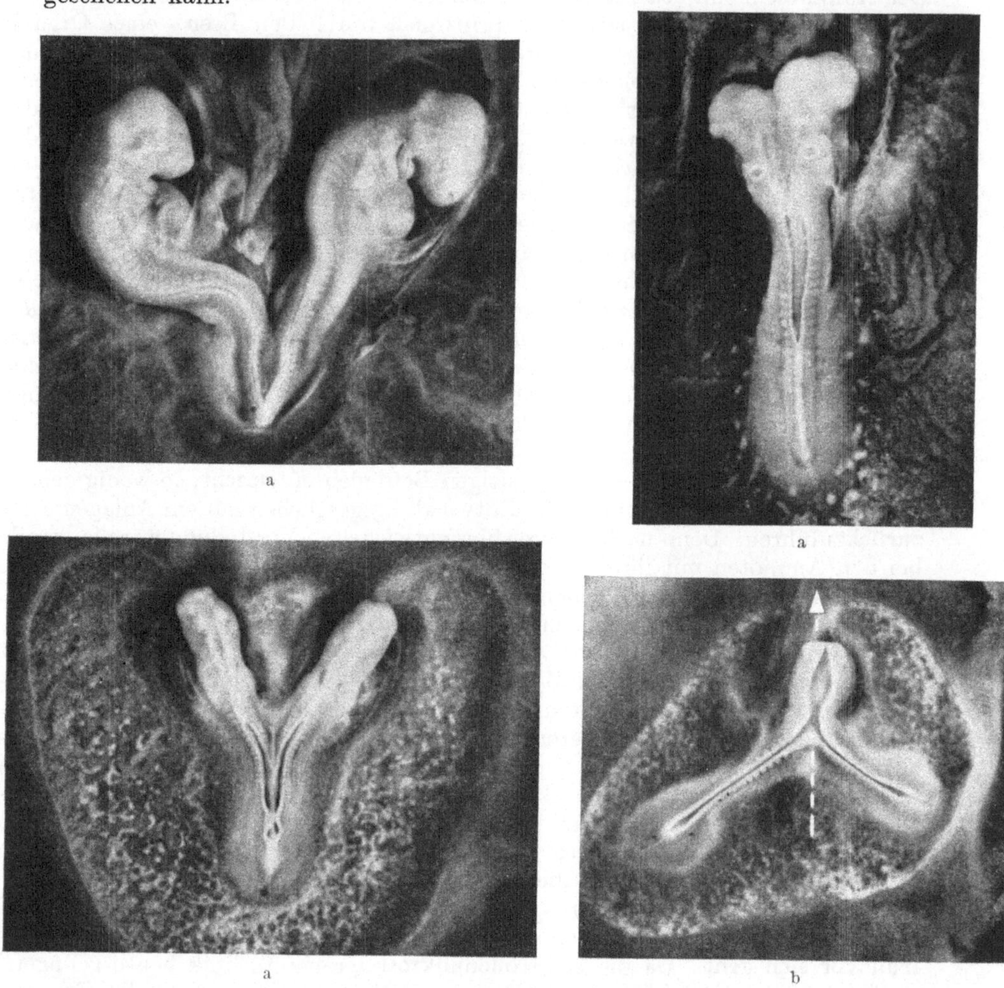

Abb. 9a u. b. Doppelbildungen des Hühnerkeimes durch teilweise physiologische Isolation des Organisatorbereiches. (Nach LUTZ 1949.) a Duplicitas anterior verschiedenen Grades, erzeugt durch verschieden tiefe Spaltung des kranialen Bereiches der Keimscheibe. b Duplicitas posterior, erzeugt durch Einschnitt in den hinteren Rand der Keimscheibe. Pfeil = antero-posteriore Achse.

Experimente am Vogelkeim[1]. Nachdem MORITA (1937) und TWIESSELMANN (1938) bereits gezeigt hatten, daß am Hühnerkeim Mehrfachbildungen experimentell erzeugt werden können, hat LUTZ (1949) im Laboratorium von E. WOLFF an Entenkeimen sehr umfangreiche Versuche über die Genese von Mehrfachbildungen ausgeführt. Das Blastoderm kann kurz nach der Eiablage parallel oder quer zur künftigen Längsachse in zwei oder mehr Stücke zerteilt werden, dabei kann unter Umständen jedes Viertel einer ganzen Keimanlage einen vollständigen Embryo bilden. Bei unvollständiger Durchtrennung der Anlage können die klassischen Formen der Duplicitas anterior und posterior entstehen (Abb. 9a u. b).

[1] WADDINGTON 1952.

Aus diesen Befunden folgt, daß die Keimscheibenfragmente sehr unabhängig von dem Muster präsumptiver Anlagen, wie es von PASTEELS (1937) ermittelt wurde, imstande sind, ein vollständiges Entoderm- und Organisatorsystem neu aufzubauen. Analogien zu diesen Leistungen sind vorhanden im Verhalten der jungen Forellenkeimscheibe, sowie des Seeigelkeimes. Solche Regulationsleistungen beruhen bei den erwähnten Keimtypen auf dem Vorhandensein gefälleartig ausgebreiteter Funktionszustände, die nach Art stationärer Zustände nach Störung ein neues, besonders wahrscheinliches Gleichgewicht anstreben. Erst wenn dieses wieder erreicht ist, beginnen eigentliche Gestaltungsvorgänge einzusetzen, z. B. die Keimstreifbildung beim Hühnchen.

Im einzelnen ist der Anteil des Entoderms, das nach WADDINGTON (1952) die Gastrulationsrichtung mitbestimmt, und der Anteil des im Epiblast liegenden Organisatoranteils bei der Vorbereitung der normalen wie der aus Fragmenten entstehenden Embryonalanlage noch nicht zu fassen. Immerhin zeigen die Drehungsversuche von ABERCROMBIE (1950) an Stücken des Primitivstreifens des Hühnchens, daß das Feld, das für das Gefällesystem des Organisators verantwortlich ist, seitlich weit über den Primitivstreifen ausgreift, ähnlich wie das Organisatorfeld beim sehr jungen Forellenkeim (LUTHER).

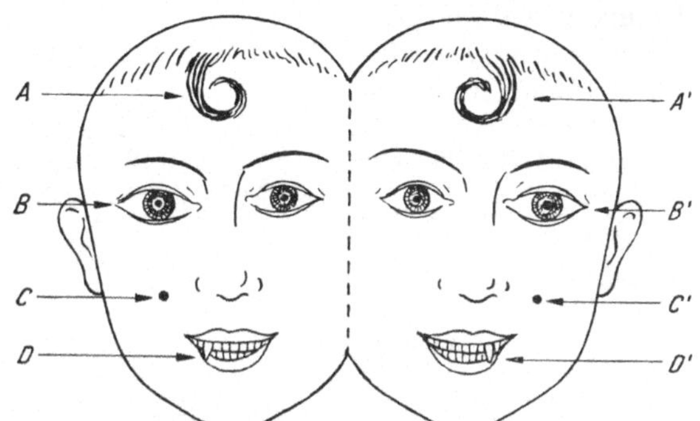

Abb. 10. Spiegelbildliche Lokalisierung von Kleinstrukturen bei eineiigen Zwillingen. (Nach LAMY 1944.) A Locke, B großes Auge, C Leberfleck, D abnormer Zahn.

Aus den Ergebnissen von LUTZ darf aber nicht geschlossen werden, daß der junge Hühnerkeim völlig strukturlos sei. Vielmehr wird aus den Zerteilungsexperimenten deutlich, daß die Keimscheibe eine generelle antero-posteriore Polarität besitzt, die bei jungen Stadien im vorderen Bereich der Keimscheibe invertiert werden kann[1]. Wenn somit eine generelle antero-posteriore Struktur der Anlage gegeben ist, dann ist es auch nicht fernliegend, eine Rechts-Links-verschiedenheit zu erwarten, die beim Huhn bis jetzt noch nicht nachgewiesen wurde. Dagegen zeigen menschliche eineiige Zwillinge spiegelbildliche Asymmetrien, die auf eine primäre Rechts-Linksverschiedenheit der Keimscheibe zurückgehen könnten (Abb. 10).

Ergebnisse am Säugetierkeim. Die Entwicklung des Hühnchens gibt uns somit heute schon ein gut analysierbares Modell für die Erscheinung, daß aus einem ursprünglich einheitlichen Keimscheibenblastem mehrere Embryonen gebildet werden können. Dieses Modell ist von Bedeutung für das Verständnis der Mehrlingsbildungen bei Säugetieren. Auch hier liegen einige wenige Beispiele vor, die zeigen, daß eine ursprünglich einheitliche Keimanlage auf dem Stadium des Embryonalblastems sich in mehrere Individualanlagen aufteilen kann.

Bei Gürteltieren ist die Mehrlingsbildung aus einer Anlage normal (Dasypus novemcinctus und hybridus)[2]. Kurz nach der Bildung der Amnionhöhle wird

[1] *Anmerkung bei der Korrektur:* Neue Versuche von LUTZ [C. r. Soc. Biol. Paris **146**, 1131 bis 1133 (1952)] zeigen, daß die Achsenrichtung des Embryos vom einwuchernden Entoderm aus bestimmt wird, das jeweilen am Hinterrand der künftigen Keimscheibe ein deutliches Einwucherungszentrum bildet.

[2] FERNANDEZ 1903, PATTERSON 1913, zit. nach HAMLETT 1932, 1933.

diese elliptisch. Der Boden der Höhle verdickt sich an den beiden Enden, während er in der Mitte dünner wird. Aus den verdickten Enden entstehen die primären Knospen, die sich ihrerseits in zwei sekundäre Knospen aufteilen. Aus den entstandenen 4 Knospen bilden sich die definitiven Keimschilder der 4 Embryonen. Bei Dasypus hybridus ist der Knospungsprozeß unregelmäßiger. Hier entstehen aus einer Keimanlage 7—12 Embryonen. Aus diesen Befunden an der Normalentwicklung kann mindestens für die Gürteltiere geschlossen werden, daß die Keimanlage noch auf dem Blastodermstadium eine relativ einfache feldartige Organisation besitzen muß, die eine Fragmentierung oder Knospung ähnlich wie beim Hühnerkeim gestattet.

Von besonderem Interesse ist die Feststellung von GLUECKSOHN-SCHOENHEIMER an der Maus (1949), daß eine Aufspaltung einer (Abb. 11) einheitlichen Keimanlage durch genetische Faktoren bewirkt werden kann, und zwar bei Embryonen, die homozygot für das Gen

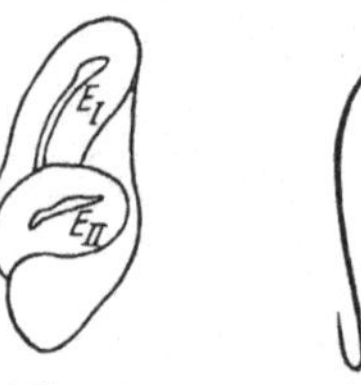

Abb. 11 a.

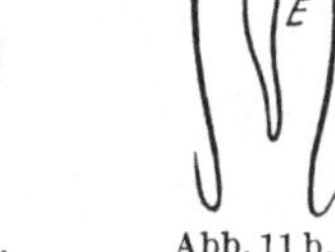

Abb. 11 b.

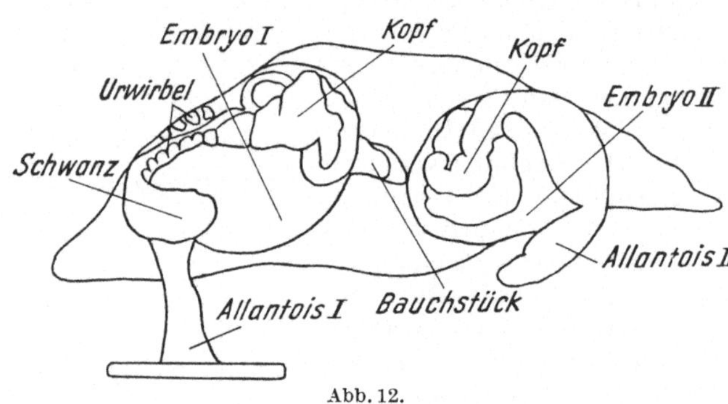

Abb. 12.

Abb. 11 a u. b. Genbedingte Verdoppelung ganz junger Keimanlagen (E) der Maus. (Nach GLUECKSOHN-SCHOENHEIMER 1940.) a Verdoppelung ($E_I + E_{II}$). b Normaler Typ.

Abb. 12. Bildung eines undifferenzierten Blastemballs (Bauchstück, B) inmitten einer Doppelbildung E_I und E_{II} (Nach GLUECKSOHN-SCHOENHEIMER 1949.) Solche Bildungen könnten in Frage kommen als Modell für gewisse Typen der Acardii amorphi.

„kinky tail" sind (ki). Diese Embryonen sind zwar auf späteren Stadien letal (8—10 Tage nach Befruchtung), aber sie zeigen vor ihrem Absterben sehr weitgehende Vervielfachungserscheinungen. Schon kurz nach der Implantation (7 Tage nach Befruchtung) erscheinen bei den abnormen Embryonen mehrfache Embryonalachsen und eine Hyperplasie des Embryonalgewebes (Abb. 12). Manchmal treten sogar mehr als 2 Achsen auf. Neurales Ektoderm und das Mesenchym sind hyperplastisch, die Allantois kann auch allein verdoppelt sein. Wesentlich ist der Befund, daß ab und zu „Bauchstücke", d. h. kugelige Gebilde mit unorganisiertem Gewebe ohne dorsale Achsenorgane auftreten (Abb. 12), wie sie SPEMANN experimentell bei Amphibien durch Schnürung hergestellt hat. Diese Gebilde können sehr wohl als Modell für die Entstehung von *Acardii amorphi* angesehen werden. Keimfragmente mit einem schwachen Organisatorbereich können unvollständige Anlagen liefern.

Nach diesen Beobachtungen sind also auch bei Säugetieren totale und partielle Vervielfachungsvorgänge im Prinzip möglich. Damit erhält die Annahme eine gute Begründung, daß Doppelbildungen und eineiige Mehrlinge bei Säugetieren und Mensch noch auf dem Stadium des Embryonalknotens durch Spaltungs- und Knospungsvorgänge gebildet werden können. Bei solchen Prozessen könnten auch primäre Acardii amorphi entstehen. *Es kommt also eine ziemlich ausgedehnte Entwicklungsphase für die Entstehung von eineiigen Mehrlingen oder Doppelbildungen in Frage, und zwar vom Stadium des Zweizellers bis zur Phase des Embryonalknotens.*

4. Normale und abwegige Bildung der großen Organsysteme während Gastrulation und Neurulation.

a) Autonomie und Korrelation der in den Keimblättern lokalisierten Entwicklungsfaktoren.

Das Endergebnis von Gastrulation und Neurulation ist bei den Wirbeltieren ganz allgemein der Aufbau einer dreischichtigen embryonalen Grundgestalt: die Neurula (s. auch 1.24). Bei diesem Geschehen tritt vor allem die Leistung des *Organisatorbereiches* in den Vordergrund. Im folgenden sei die führende Rolle des Organisators dargestellt, wie sie sich hauptsächlich aus den Experimenten am Amphibienkeim ergibt, wobei auch wesentliche Teilfunktionen der anderen Keimschichten klar werden sollen. Bezeichnend ist wohl für alle Wirbeltiere, daß bei der Gastrulation und der Neurulation gleichzeitig mit den gestaltenden, den topogenetischen Vorgängen in den Keimblättern auch die unsichtbaren determinativen Vorgänge der Selbstorganisierung von Anlagemustern und der Segregation von organbildenden Arealen im Chordamesoderm und im Ektoderm ablaufen. Die Gastrulation schafft die unerläßlichen topischen Voraussetzungen für den normalen Ablauf des Determinationsgeschehens. Es wird eine dreischichtige Keimblase oder Keimscheibe gebildet, in der die Keimblätter des Ektoderms, des Mesoderms und des Entoderms in engem flächenhaftem Kontakt miteinander stehen. Es scheint typisch zu sein für alle kranialen Wirbeltiere, daß die nun einsetzenden Determinationsvorgänge in diesen flächenhaft ausgebreiteten Blastemen ablaufen: z. B. die Sonderung des Chordaareals vom Mesodermbereich, die regionale Gliederung des Mesoderms, die Induktion der Neuralanlage, die Sonderung von Epidermis- und Neuralbereich. Auch *die topogenetische Sonderung der sichtbar werdenden Primitivorgane*, die während der Neurulation einsetzt, spielt sich meist *in epithelial ausgebreiteten Blastemen* ab (s. Abb. 2b), wie die Abschnürung der Chorda und die Abgrenzung der Neuralplatte. So entsteht der Grundplan der embryonalen Organisation mit den wichtigsten Organsystemen als kombinative Einheitsleistung eng verknüpfter determinativer und topogenetischer Prozesse in den 3 Keimblättern. In dieser funktionellen Gleichartigkeit der Gastrulations- und Neurulationsphase bei den Wirbeltieren mag es begründet liegen, daß die gastrulierenden und neurulierenden Keimbereiche bei verschiedenen Typen ähnliche absolute Dimensionen zeigen, auch wenn die Eigröße bei diesen wegen des verschiedenen Dottergehaltes viel stärker schwankt.

Da die Entwicklungsphysiologie von Gastrulation und Neurulation der Amnioten bisher noch wenig bekannt ist, geben wir im folgenden einen *Überblick* über diese Prozesse *bei den Amphibien* (LEHMANN 1945). Es darf vermutet werden, daß manche der bei Amphibien gefundenen Gesetzmäßigkeiten auch für die Amnioten gelten. Besonders die Gleichartigkeit mancher Mißbildungen, wie der Cyclopie, spricht für die Berechtigung dieser Vermutung.

Das animale Blastem oder das Ektoderm zeigt während der Gastrulation relativ einfache topogenetische und sehr komplizierte determinative Veränderungen.

Die *topogenetische Leistung* besteht in flächenhafter Ausbreitung, wobei die Bildung einer glatten Fläche wohlgeordneter Blastemzellen nur möglich erscheint, wenn das Ektoderm rechtzeitig vom Urdarmdach unterlagert wird. Diese ektoblastische Hülle des Keimes bietet ein wichtiges mechanisches Widerlager für die von ihm bedeckten tiefer gelegenen Keimblätter des Mesoderms und des Entoderms[1].

Die *determinative Leistung* des Ektoderms besteht in der zunächst unsichtbaren Herausbildung eines neuralen und eines epidermalen Feldes, das offenbar nur unter dem Einfluß des unterlagernden Chordamesodermbereiches entstehen kann. Der neurale Funktionszustand wird induziert und zwar vermutlich durch stoffliche Wirkungen, die vom Urdarmdach

[1] HOLTFRETER 1943/44.

ausgehen. Wesentlich ist, daß die Bereitschaft zur neuralen Induktion, die *neurale Kompetenz*, nur während einer beschränkten Entwicklungsphase zu Beginn der Gastrulation im Ektoderm sehr stark entwickelt ist und dann rasch abnimmt[1]. Das zunächst unscharf begrenzte neurale

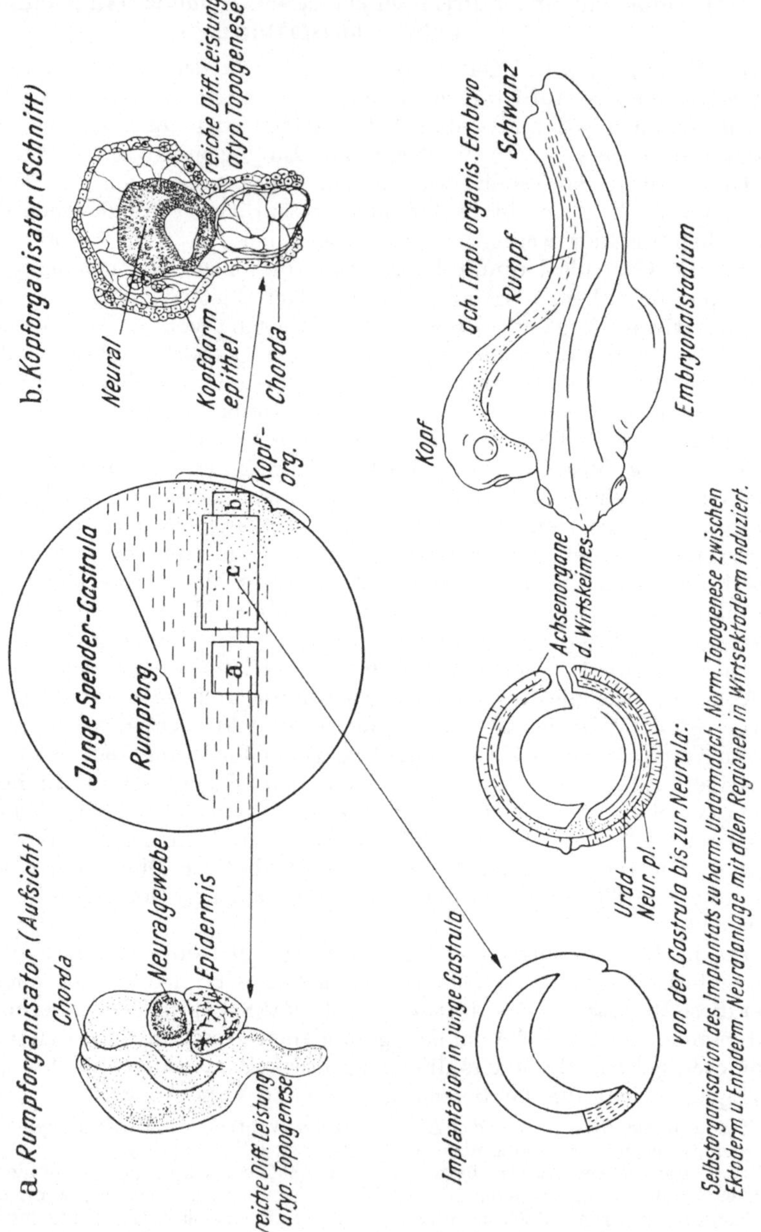

Feld wandelt sich allmählich in ein scharf segregiertes neurales Areal um. Dieses hängt in seiner Größe von den Dimensionen der Unterlagerung ab. Gegen Ende der Gastrulation wird auch eine grobe regionale Gliederung der künftigen Neuralplatte nachweisbar (Abb. 13/*1*). Vermutlich induziert das mesentodermale Pharynxdach den vordersten archencephalen Bereich mit Vorderhirn, Nase und Augen, die Übergangszone zwischen Pharynx und Chorda-

[1] Nieuwkoop 1950a.

mesodermbereich und den deuterencephalen Bereich mit Mesencephalon, Medulla oblongata und Labyrinthanlagen. Der eigentliche Chordamesodermmantel induziert nach Ansicht verschiedener Autoren das Rückenmark[1].

Dieselben regionalspezifischen Neuralkomplexe können aber auch durch verschiedene abgetötete Gewebe, insbesondere Niere oder Leber, im kompetenten Ektoderm hervorgerufen werden[2] (Abb. 13/2). Von wesentlicher Bedeutung ist, daß sog. spinocaudale Induktoren, die Rumpfkomplexe mit Rückenmark im kompetenten Ektoderm hervorrufen, *sämtliche* dorsalen Achsenorgane induzieren, also nicht nur Rückenmark, sondern stets auch chordamesodermale Organe, wie Chorda und Somiten. Der tote Induktor ruft also einen Funktionszustand im kompetenten Ektoderm hervor, der zur Bildung sämtlicher Achsenorgane führt. Dabei ist wahrscheinlich, daß das außenliegende Material neural-epidermal wird, das in der Tiefe liegende chorda-mesodermal. Bei der Bildung des Rückenmarks, insbesondere bei den mehr caudal liegenden Abschnitten könnte also die Induktion des neuralen Bereiches mehr auf einem komplexen Selbstorganisierungsprozeß eines spinocaudalen Blastems beruhen und nicht primär auf der Unterlagerung des Ektoderms durch das Chordamesoderm. Dieser Prozeß könnte möglicherweise auch bei der Genese des Rückenmarks der Amnioten eine wesentliche Rolle spielen[3].

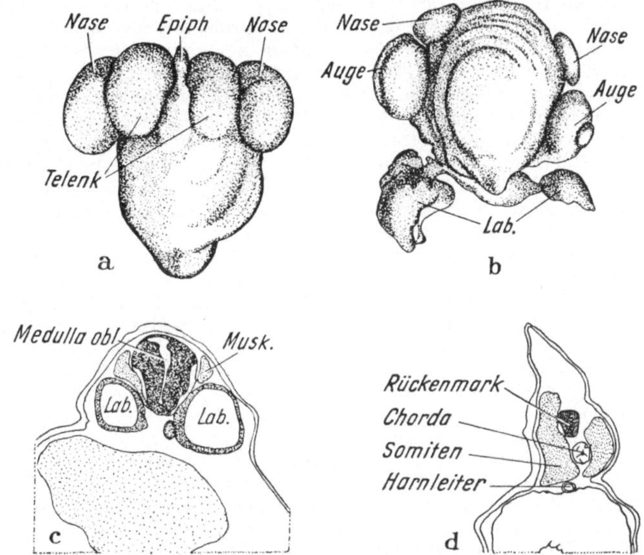

Abb. 13/2 a—d. Typen embryonaler Organkomplexe induziert durch tote Induktoren. (Gez. nach LEHMANN 1945.) a und b Gehirnkomplexe des Vorderende (Rekonstruktion); c Labyrinthregion (Schnitt); d Schwanz (Schnitt).

Im ganzen machen es die Versuche mit den toten Induktoren wahrscheinlich, daß die stofflichen Induktionswirkungen im Ektoderm einen relativ allgemeinen neuralen Funktionszustand hervorrufen, während die Aufgliederung des induzierten Neuralbereiches in die feinere Architektur der Hirnteile weitgehend eine autonome, eine selbstorganisatorische Leistung zu sein scheint, die unabhängig vom ursprünglichen Induktor weiterläuft. So können wir heute sagen, daß die regionale Qualität vom Induktor als Ganzem bestimmt wird, daß aber die spezifische Aufgliederung des betreffenden Neuralbereiches autonom erfolgt.

---

[1] Nach neuesten Befunden von OKADA (1945) und HAMA (1949, 1950) wird zunächst nur der Gehirnteil der Neuralplatte induziert, während der Rückenmarksteil erst während und nach der Neurulation angelegt wird. In ähnlicher Richtung bewegt sich die durch neue Experimente fundierte Hypothese von NIEUWKOOP (erst nach der Drucklegung dieses Manuskriptes erschienen). NIEUWKOOP, P. D. u. Mitarb.: Activation and organization of the central nervous system in Amphibians. I. Induction and activation. II. Differentiation and organization. III. Synthesis of a new working hypothesis [J. of Exper. Zool. **120**, 1—208 (1952)]. Nach NIEUWKOOP scheint das zunächst invaginierende prächordale Material archencephale Tendenzen im ganzen Neuralbereich zu aktivieren. Dieser ersten *Aktivierungswelle* folgt eine zweite Welle von *transformierenden Wirkungen,* die vom unterlagernden Chordamesoderm ausgehen und die nicht so weit nach vorne reichen. Dieser zweite Faktorenkomplex würde erst das definitive Feldmuster der Neuralanlage bewirken. Vgl. ferner WOELLWARTH, C. v.: Die Induktionsstufen des Gehirns. Roux' Arch. **145**, 582 (1952). WAECHTER, H.: Die Induktionsfähigkeit der Gehirnplatte bei Urodelen und ihr median-laterales Gefälle. Roux' Arch. **146**, 201 (1953).

[2] *Tote Induktoren:* Ältere Literatur s. LEHMANN 1945, S. 320ff., neuere Befunde in TOIVONEN (1950) und KUUSI (1951). Die biochemische Seite dieser Phänomene wird behandelt in DUSPIVAS Beitrag in diesem Bande.

[3] Verschiedene Untersuchungen von HOLMDAHL, s. HOLMDAHL 1951.

Das marginale System, die Randzone oder das Mesoderm im weitesten Sinne spielt bei der Gastrulation eine führende Rolle. Der dorsale Bereich funktioniert als „Organisator" zusammen mit der Anlage des Kopfdarmdaches, der mehr ventrale Bereich als Bildner der mesodermalen Eingeweideorgane, Herz, Nieren, Peritoneum und Blutzellen.

Die wichtigste *topogenetische Leistung* des gesamten Mesoderms ist seine Ablösung von der Keimoberfläche und seine Einwanderung zwischen das Ektoderm und das Entoderm. Die Zelloberflächen des einwandernden Mesoderms haben eine positive Affinität zum unterlagernden Entoderm und breiten sich deshalb auf ihm rasch als dünnes Blatt aus. Die Einwanderung des Mesoderms im dorsalen Bereich scheint weiterzugehen, bis ein Sättigungszustand im Keiminneren erreicht ist. Der außen bleibende Überschuß wird zu Ektoderm, je nach der Lage zu Epidermis oder zu Neuralrohr.

Die *determinative Leistung* des dorsalen Mesoderms ist mannigfaltig. Seine Bedeutung für die Induktion des Nervensystems wurde bereits erwähnt. Aus den Experimenten über die Induktionsleistung des künftigen Urdarmdaches wird deutlich, daß das sog. Organisatorblastem zu Beginn der Gastrulation kein einheitliches System ist, das gar, wie SPEMANN zunächst vermutet hatte, „den anderen Bereichen in der Determination vorausgeeilt sei". Es sind vielmehr heute 2 Hauptbereiche erkennbar[1], ein kranialer mesentodermaler der künftigen Kopfdarmzone (Abb. 13/*1*), die Unterlagerung der vorderen Hirnbereiche, und das große chordomyotomale Feld: die künftige Unterlagerung der caudalen Hirnregion und des Rückenmarkes. Beide Bereiche besitzen, abgesehen von ihrer normalen regionalspezifischen Induktionswirkung ein sehr großes Regulationsvermögen[2]. Der kraniale Bereich ist der regulativen Umordnung fähig vor allem mit seiner mesentodermalen Nachbarschaft, während der chordomyotomale nicht nur im Hinblick auf den chorda- und mesodermbildenden Bereich, sondern auch mit den angrenzenden ektodermalen Zonen der Regulation fähig ist. Dieses Regulationsvermögen ist zu Beginn der Gastrulation besonders hoch und geht im Laufe der Gastrulation stark zurück. Charakteristisch für das Regulationsvermögen sind folgende Leistungen: ein symmetrisch halbierter Organisatorbereich kann zu einem symmetrischen Achsensystem regulieren, indem sich die verbliebenen Feldanteile zu vollen Feldern selbst organisieren, benachbarte Zellverbände in ihr System einbeziehen und eventuell Überschuß in Ektoderm übergehen lassen. Mit diesen Fähigkeiten wird die Grundlage gegeben für eine harmonische Ausgestaltung des Grundplanes. Sie sind bezeichnend für die Leistung des Organisators. Die besonderen determinativen Leistungen sind aber nur möglich, wenn das Organisatorblastem die normale Topik einhalten kann.

Parallel mit der Einschränkung des Regulationsvermögens im Mesoderm geht dessen Aufgliederung in Muster verschiedener organbildender Bereiche. Der erste Segregationsprozeß im Chordamesodermmantel ist die Sonderung des chorda- und mesodermbildenden Bereiches. Dieser Prozeß kann durch die Einwirkung von LiCl so verändert werden, daß auch der chordabildende Bereich Tendenzen zur Somitenbildung bekommt. So kann bei Keimen einiger Amphibienarten ein vollkommener Ausfall der Chorda herbeigeführt werden[3].

Das entodermale System[4], das sich bei den Amphibien im wesentlichen aus dem vegetativen Bereich des Eies entwickelt, liefert zwei deutlich verschiedene Regionen: den pharyngealen und den intestinalen. Der dorsale Anteil des pharyngealen Bereiches entstammt dem sog. grauen Halbmond und hat die Funktion des vordersten Kopforganisators.

Bedeutsam in der *Topogenese* ist die Bildung der Urdarmblase, die dem Keime seine Turgescenz verleiht. Insbesondere bleibt der vordere Teil der Pharynxblase längere Zeit erhalten und ist für die Gestaltung der Kopforgane wesentlich. Im ganzen kommt dem Entoderm als Unterlage für das vorwandernde Mesoderm eine sehr große Bedeutung zu, da sich die Mesodermzellen auf dieser Unterlage anzuheften und auf ihr zu wandern vermögen.

Die *determinativen Prozesse* im Entoderm scheinen in der Hauptsache unabhängig von denen im Mesoderm zu verlaufen. Die organisierende Wirkung des Mesoderms bezieht sich in erster Linie auf die dorsalen Bereiche des Körpers. Der dorsale Anteil des pharyngealen Blastems behält bis zum Ende der Gastrulation sein gutes Regulationsvermögen. Seine normale Topik ist maßgebend für die normale Topogenese von Gehirn und Augen, die seiner Seitenwände für die Wanderung der Neuralleistenzellen. Der intestinale Entodermbereich ist schon zu Beginn der Gastrulation im Besitz autonomer Differenzierungstendenzen. Anfänglich scheint noch kein Muster segregierter organbildender Areale vorzuliegen, sondern mehr gefälleartig gestufte Bereiche, die eine weitgehende Regulation ermöglichen.

Betrachtet man die 3 Keimblattblasteme während der Neurulation, so stellen sie nicht nur nach ihrer Topik, sondern auch nach ihrem unsichtbaren Anlagemuster den Grundplan des künftigen Embryos dar. Es liegt in den 3 Keimschichten

[1] Siehe LEHMANN 1945, S. 232ff. [2] HAMA 1949, 1950; OKADA 1945.
[3] LEHMANN 1938, PASTEELS 1945.
[4] HOLTFRETER 1938; s. LEHMANN 1945, S. 222ff. HALTER und DALCQ 1943, BALINSKY 1947.

ein Muster von voneinander gesonderten organbildenden Arealen vor, das zu Beginn der Gastrulation mit diesen Eigenschaften nicht da war. Doch bedarf dieses Muster, wenn aus ihm ein normal gebauter Embryo hervorgehen soll, einer Reihe von topogenetischen oder Gestaltungsvorgängen. Wesentlich ist einmal bei allen Wirbeltieren der vollkommene *Verschluß der Neuralwülste* zum Rohr, ferner die *Wanderung der Neuralleistenzellen*[1] in der ganzen Anlage des Kopfes, sowie bei Amnioten der *Verschluß der ventralen Körperseite*. Wir werden sehen, daß diese Prozesse als sehr wichtige teratogenetische Faktoren eine Rolle spielen, während Störungen des vorangegangenen Determinationsgeschehens seltener zu sein scheinen.

b) Cyclopische und otocephale Störungen der Kopfbildung durch abnorme Gestaltung des Organisators und des Vorderdarmes.

Bei allen Wirbeltieren und beim Menschen können in der Organisation des Kopfes harmonische Störungen auftreten, bei denen verschiedene Komponenten

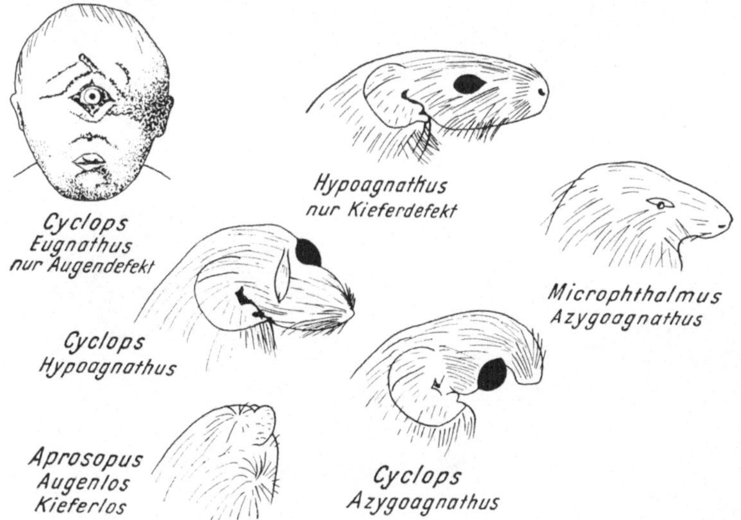

Abb. 14. Cyclopische Realisationsstufen des Kopfes des Meerschweinchens (WRIGHT und WAGNER 1934). Einerseits finden sich Störungen in der Paarigkeit der Augen, andererseits Störungen in der Anlage des entodermalen Vorderdarmes. Beide Störungen scheinen mehr oder weniger unabhängig voneinander zu sein, können aber auch kombiniert vorkommen. Zum Vergleich ist der Typ eines menschlichen Cyclopen abgebildet.

in charakteristischer Weise beteiligt sind, im Falle der Cyclopie ist vor allem die rostrale Kopfregion, insbesondere die Stellung der Augen betroffen, im Falle der Otocephalie ist in erster Linie die caudale Kopfregion in der Gegend des Labyrinthes abnorm gestaltet. Über den speziellen Bau vereinzelt gefundener Mißbildungen liegt eine sehr große Literatur vor. Ein besonders einheitliches Material, das bei bestimmten Inzuchtstämmen von Meerschweinchen auftrat, findet sich in der Arbeit von WRIGHT und WAGNER (1934). Diese Autoren legen kontinuierliche Stufenfolgen von Mißbildungsgraden vor (Abb. 14)[2].

Es ist wahrscheinlich, daß insbesondere die Cyclopie bei den Wirbeltieren in prinzipiell ähnlicher Weise entsteht. Deshalb ist man berechtigt, die entwicklungs-

[1] Neuralleiste: HÖRSTADIUS 1950.

[2] Nach der Drucklegung erschien für Urodelenlarven eine analoge Zusammenstellung. MANGOLD, O., u. H. WAECHTER: Der Einfluß ungünstiger äußerer Bedingungen auf die Ausgestaltung der Larven von Triton alpestris. Naturwiss. **40**, 328 (1953).

physiologischen Befunde an Amphibien zur Interpretation dieser Störungen auch bei den Amnioten heranzuziehen.

Die Kopfbildungsprozesse werden im Laufe der Gastrulation vorbereitet. Der künftige Neuralbereich wird im dorsalen Bereich des Vorderdarmes von der prächordalen Platte und weiter caudal von der Chorda unterlagert (Abb. 15). Von großer morphogenetischer Bedeutung ist die blasige Anlage des Kopfdarmes, in deren Dach das Chordamesodermmaterial zum Teil eingelagert ist, und dem

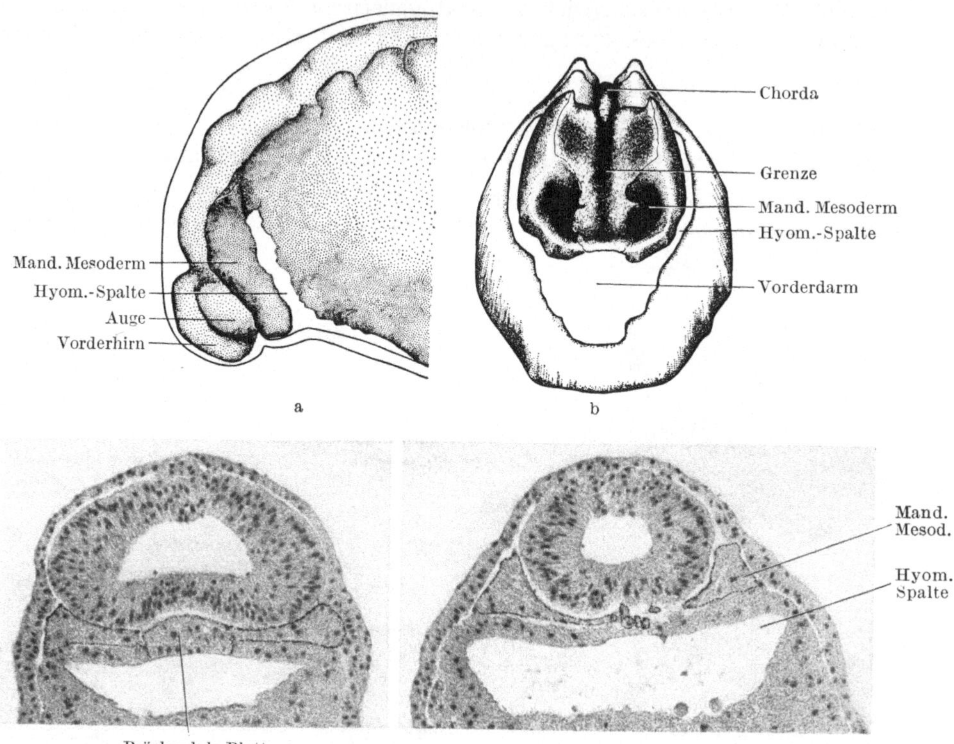

Abb. 15a—d. Bilder zur Topographie der vorderen Kopfregion von normalen Urodelenkeimen kurz nach Schluß der Neuralwülste, zur Darstellung der Lagebeziehung der Kieferbogenregion des Kopfdarmes (Hyomandibularspalte), der prächordalen Platte und des mandibularen Mesoderms. a Lateral- und b Frontalansicht eines Mesodermmodells vom Kopfende eines Amblystomaembryos. (Nach ADELMANN 1933.) a Die Verweislinie „mand. Mesoderm" gibt ungefähr die Grenze zwischen archencephaler und deuterencephaler Zone des Gehirns an. b Frontalansicht nur des Mesoderms der vorderen Kopfregion. Das Gehirn ist abgehoben, so daß seine gesamte mesodermale Unterlagerung sichtbar ist. Die tiefen Gruben im mandibularen Mesoderm, in denen die Augenblasen liegen, sind sehr deutlich. Mit „Grenze" ist die Grenze zwischen archencephaler und deuterencephaler Zone der medianliegenden prächordalen Platte bezeichnet. c Querschnitt durch die archencephale Zone mit Augenblasenvorwölbungen. Die prächordale Platte ist hier ein Bestandteil des entodermalen Darmdaches. d Querschnitt durch die Grenzzone. Prächordale Zellen gelockert, sie liegen nicht im Darmdach. c und d aus LEHMANN 1938.

es zum Teil aufliegt. Morphologische und experimentelle Befunde rechtfertigen es, das apikale Kopfgebiet als eine besondere Einheit abzugrenzen. Es reicht nach caudalwärts bis in die Gegend der ersten Visceraltasche, der Hyomandibulartasche, und umfaßt Vorderhirn, Zwischenhirn, Nasenanlage und Augen, sowie die Derivate des vordersten prächordalen Mesoderms. Dazu kommen später noch die in dieser Region gebildeten mesektodermalen Strukturen, insbesondere des Kieferbogens. Dieses Gebiet nimmt schon nach der Meinung der Morphologen (STARCK 1948) eine Sonderstellung ein[1]. Die neueren experimentellen Befunde

[1] Kopfmorphologie: STARCK 1948, s. ferner MANGOLD, O.: Der Wirbeltierkopf entwicklungsphysiologisch gesehen. Ber. naturforsch. Ges. Freiburg i. Br. 40, 7 (1950).

haben diese Auffassung bekräftigt[1]. Die anschließende deuterencephale Region umfaßt Mesencephalon und Rhombencephalon, sowie das Labyrinth, den hinteren Teil der prächordalen Platte und den caudalen Teil des Kopfdarmes.

Die beiden Kopfbereiche, die sich auf Grund ihrer normalen Entwicklung abgrenzen lassen, zeigen nun auch eine Reihe entwicklungsphysiologischer Besonderheiten, wobei hier in erster Linie die vordere oder archencephale Kopfregion näher besprochen werden muß. Aus den Versuchen SPEMANNs (1936) und MANGOLDs (1950) ergibt sich, daß das Urdarmdach, das die Neuralplatte unterlagert, regionalspezifische Induktionswirkungen ausübt. Isolierte Stücke des vorderen Urdarmdaches induzieren im Gastrulaektoderm stets komplexe Neuralgebilde des Vorderkopfes, die in manchen Fällen eine auffallend normale Organisation zeigen. Die Induktionsleistung des lebenden Urdarmdaches kann durch diejenige toter Induktoren ersetzt werden[2]. Auch in solchen Fällen können symmetrische und wohlorganisierte Vorderkopfkomplexe entstehen. Das führt zum Schluß, daß im Vorderende ein besonderer neuraler Funktionszustand geschaffen wird. Auf der Grundlage dieses Zustandes organisiert sich dieser neurale autonome Zustand und läßt die komplexe Organisation der Vorderhirnregion entstehen. Die stoffliche Induktion hat hier den Charakter einer Auslöserwirkung, die in einem kompetenten Blastem einen komplexen Selbstorganisierungsprozeß von Regionalcharakter in Gang setzt, der dann autonom zu Ende verläuft.

Der archencephale Komplex kann induziert werden entweder durch vordere Teile des lebenden Urdarmdaches oder ebensogut durch abgetötete Gewebesstückchen von differenzierten Wirbeltierorganen, insbesondere Leber oder Niere (s. Abb. 13/2). Die Induktionswirkung in Richtung des Archencephalon scheint dabei vor allem auszugehen vom Ribonucleinsäureanteil des Induktors, wie neueste Versuche zeigen[3].

Gerade die Versuche mit toten Induktoren machen deutlich, daß ein normal gestalteter archencephaler Komplex nur sehr selten auftritt. Auch die isolierten Neuralplattenteile, die vor ihrer Isolation von normal archencephal induzierendem Urdarmdach unterlagert waren, zeigen häufig abnorme Gestaltungsvorgänge, insbesondere ist in vielen Fällen die paarige Ausbildung der Hirnteile und auch der Augen stark gestört, es treten Abnormitäten verschiedenen Grades auf, die über leichte und schwerere Synophthalmie bis zur völligen Cyclopie führen[4]. Insbesondere die Versuche von ALDERMAN (1935, 1938) und zahlreichen anderen Autoren[5] zeigen, daß die *räumliche Ordnung* des normalen Urdarmdaches für die normale bilaterale Gestaltung des Archencephalon von sehr großer Bedeutung ist. Es spielen hier länger dauernde formativ-induktive Wirkungen des Urdarmdaches eine Rolle. Diese Einwirkungen sind nach ALDERMAN an das Muster des vorderen Urdarmdaches gebunden, dort wo die Anlagen des vordersten Mesoderms liegen. Ein mittlerer Bereich scheint unterdrückend, zwei seitliche Bereiche fördernd auf den Augenbildungsbereich in der Neuralplatte zu wirken. So ist es zu erklären, daß trotz eines einheitlichen Augenfeldes in der Neuralplatte zwei median getrennte Augenausstülpungen gebildet werden.

Aus diesen Befunden läßt sich eine Erklärung für die Entstehung der Cyclopie ableiten[6]. Das Vorderdarmdach spielt in verschiedener Hinsicht eine Rolle und

---

[1] LEHMANN 1938b, TOIVONEN 1950.
[2] Tote Induktoren: CHUANG 1938, TOIVONEN 1950, ROTMANN 1949.
[3] Spezifität der archencephalen Wirkung: BRACHET 1945, TOIVONEN 1950, KUUSI 1951.
[4] Isolationsexperimente von MANGOLD 1950.
[5] Räumliche Ordnung des Urdarmdaches: LEHMANN 1928, ADELMANN zit. nach LEHMANN 1945.
[6] LEHMANN 1938b.

zwar als gestaltendes und als induzierendes Element. Vor und während der Neurulation entsteht einer der wichtigsten Formbestandteile der vordersten Kopfregion: die lateral stark ausladende Hyomandibulartasche des Kopfdarmes. Mehr oder weniger ausgedehnte Hemmung dieses Vorganges führt in entsprechendem Ausmaße zu einer Verschmälerung des Kopfes, insbesondere der Mund- und Kieferregion. Die später von der Dorsalseite her einwandernden Zellstränge der Neuralleiste, die die Visceralknorpel bilden, passen sich dieser Topographie des Entoderms an. Damit wird verständlich, warum bei cyclopischen Störungen stets auch das Skelet der Kieferregion mitbetroffen ist.

Durch Materialabspaltung aus dem Vorderdarmdach entsteht wahrscheinlich die prächordale Platte und das mandibulare Mesoderm. Es sind diese Bereiche, die vermutlich als Träger des von ALDERMAN nachgewiesenen Musters von hemmenden und fördernden Faktoren in Frage kommen bei der paarigen[1] Ausstülpung der Augen. Wird nun bei abnormer Entwicklung die mediane volle Entfaltung des mesentodermalen Urdarmdaches verhindert, so werden offensichtlich zunächst die medianen Bereiche, die für eine normale Trennung der Augen verantwortlich sind, an ihrer Entfaltung verhindert. Je vollkommener dieser Bereich fehlt, um so weitgehender wird auch die mediane „Nichttrennung" der sich bildenden Augenanlage sein. Es entstehen Synophthalme und Cyclopen verschiedenen Grades.

Bei den spontan auftretenden cyclopischen Mißbildungen ist wohl in den meisten Fällen der *Sitz der primären Störung im mesentodermalen Bildungsbereich des Kieferbogens* zu suchen. Das erklärt die komplexe Natur dieser Abnormitäten des Vorderkopfes, bei der Gehirn, Chondrocranium, Pharynx und Kiefermuskulatur eine veränderte Anordnung zeigen (s. Abb. 14).

Otocephale Störungen. Bei den schon erwähnten Untersuchungen von WRIGHT und WAGNER (1934) wurden neben cyclopischen auch otocephale Mißbildungen gefunden. Hier zeigt sich der schwächste Störungsgrad zunächst nur an der Mandibula. In den leichten Fällen war sie verkleinert, in den schwersten Fällen fehlte sie. Die Ohren waren gleichzeitig halswärts verschoben, bei extremen Fällen waren Ohrmuscheln und Paukenhöhle median vereinigt. Das Innenohr war nie mißbildet. Das Gehirn war normal, dagegen war der ventrale und caudale Anteil des Kopfdarmes verkleinert, in schweren Fällen konnte er fehlen. Experimentell erzeugte Fälle, die den hier erwähnten genau entsprechen, sind mir nicht bekannt geworden. Auf andere Typen, die ich mit Li-Behandlung bei Amphibien erzeugen konnte, sei weiter unten eingegangen.

Die otocephale Störung beim Meerschweinchen scheint zurückzugehen entweder auf eine Hemmung in der Entwicklung des entodermalen Kopfdarms, caudal von der Palatoquadratregion, es könnte sich aber auch um eine Unterentwicklung der Neuralleiste handeln, deren Zellen das Visceralskelet bilden. Diese Unterentwicklung könnte sekundär auch die Größe des Vorderdarmes beeinflussen. Da jedenfalls Vorderdarm und Neuralleiste für die normale Topographie des Viscerocraniums verantwortlich sind[2], so muß eine der beiden Komponenten die Anomalie verursachen. Bemerkenswert ist, daß das Gehirn in der betroffenen Region normal ist. Es scheint also, als ob der Organisator dieser Zone nicht betroffen worden sei. Aus den Untersuchungen WOLFFs über die Frühstadien experimentell erzeugter, einseitig otocephaler Keime, läßt sich nicht entnehmen, welche Anteile primär betroffen sind, das Entoderm oder die Neuralleiste. Da auch hier, wie in den anderen Fällen das Nervensystem keine

[1] Räumliche Ordnung des Urdarmdaches: LEHMANN 1928, ADELMANN zit. nach LEHMANN 1945.
[2] HÖRSTADIUS 1950.

Störung aufweist, erscheint es eher als unwahrscheinlich, daß die Neuralleiste der Hyoidregion allein von einer Schädigung betroffen worden sei. Somit wäre eher zu vermuten, daß bei der *Schlundtaschenbildung des entodermalen Vorderdarmes* die primäre Störung auftritt.

Durch Li-Behandlung von Gastrulastadien konnte ich[1] bei Urodelen ebenfalls eine Störung der Labyrinthregion erzeugen, die aber wesentlich von dem oben dargestellten Typus abweicht. Hier wurde primär der mediane Bereich des induzierenden Urdarmdaches ausgeschaltet, das führte zur Reduktion der Hirnteile und einer Medianverschiebung der Labyrinthe, während der Pharynx normal blieb. Dieser Typus sollte doch wohl besser nicht als „Otocephalie" bezeichnet werden, um Verwechslungen mit dem klassischen Typus der Teratologie vorzubeugen.

c) Die Genese sirenoider Fehlbildungen als Folge von Störungen der Rumpfschwanzknospe.

So wie die Cyclopie eine besonders typische und komplexe Anormogenese des Vorderendes darstellt, so kann die Sirene als bezeichnende Anormogenese des hinteren Körperendes gelten. WOLFF (1936) ist es gelungen, diese Störungen beim Hühnerembryo experimentell zu erzeugen, indem er bei Embryonen von 15—20 Ursegmenten das Gebiet der Anlagen des hinteren Körperendes, die sich in dieser Periode noch in der Phase des Primitivstreifens befinden, mit Röntgenstrahlen lokal bestrahlte (Abb. 16). Als Folge der Bestrahlung gehen die Bildungsblasteme des Rückenmarks, der Chorda und der Muskulatur zugrunde. Die ursprünglich paarigen Blasteme der Extremitätenanlagen können in der Folge mehr oder weniger zu einer median gelegenen Knospe verschmelzen, das Kloakenlumen fehlt, die Urniere kann caudal unpaar sein, die WOLFFschen Gänge endigen blind, ebenso auch der Darm.

Diese Störungen können in verschiedenen Realisationsstufen auftreten. Dabei hängt die Schwere der Störung ab von der Größe des median liegenden, letal gewordenen Blastemkeils. Je größer dieser Ausfall ist, um so stärker sind die Blasteme der Hinterextremitäten einander genähert. Im extremsten Falle kommt es zur Symmelie, d. h. zur Entwicklung einer einzigen mittelständigen hinteren Extremität. In diesem Falle vereinigen sich die beiden Blastemanlagen frühzeitig und organisieren sich zu einem harmonischen System. Bei den Sirenoiden oder Anchipoden sind zwei Extremitäten in abnormer Orientierung vorhanden. Becken und Hüftgelenke sind atypisch, unter Umständen ist nur ein Acetabulum vorhanden.

Es zeigt sich, daß die spontan bei der Maus und beim Menschen auftretenden Sirenoiden den gleichen Bauplan haben, wie die von WOLFF experimentell erzeugten Formen beim Hühnerembryo. Zusammen mit den Störungen in der Genese der Hinterextremitäten treten Defekte der Niere und des Darmsystems auf. Wie TÖNDURY (1944) mit Recht hervorhebt, muß als Hauptkriterium gelten das Fehlen des caudalen Abschnittes der dorsalen Achsenorgane.

Besonderes Interesse verdienen nun die Fälle (Abb. 17), in denen durch genetische Faktoren eine Unterentwicklung oder eine Degeneration in der Anlage der Rumpfschwanzknospe mitbedingt wird (GLUECKSOHN-SCHOENHEIMER 1945, DUNN 1949). Im Gegensatz zu rein genetisch bedingten und konstant auftretenden Defekten, wie die verschiedenen Typen der Schwanzlosigkeit und Schwanzreduktion, gehören die Sirenen zu den „sporadisch" erscheinenden Formen (ähnlich wie die Cyclopie des Meerschweinchens), immerhin sind sie bei der Maus deutlich mit dem Vorhandensein analog wirkender Gene korreliert. Die gefundenen sirenoiden Bildungen stammten alle ab von Mäusen, die Mutationen in der Nähe

[1] LEHMANN 1938.

des T-Locus trugen, eines Chromosomenlocus, der für Rückbildungsprozesse in der hintersten Körperregion, insbesondere des Schwanzes verantwortlich ist.

Chorda, Mesoderm und Neuralrohr werden bei T-Mäusen wohl zunächst in der hinteren Körperregion angelegt, eine Schwanzknospe wird beim Embryo

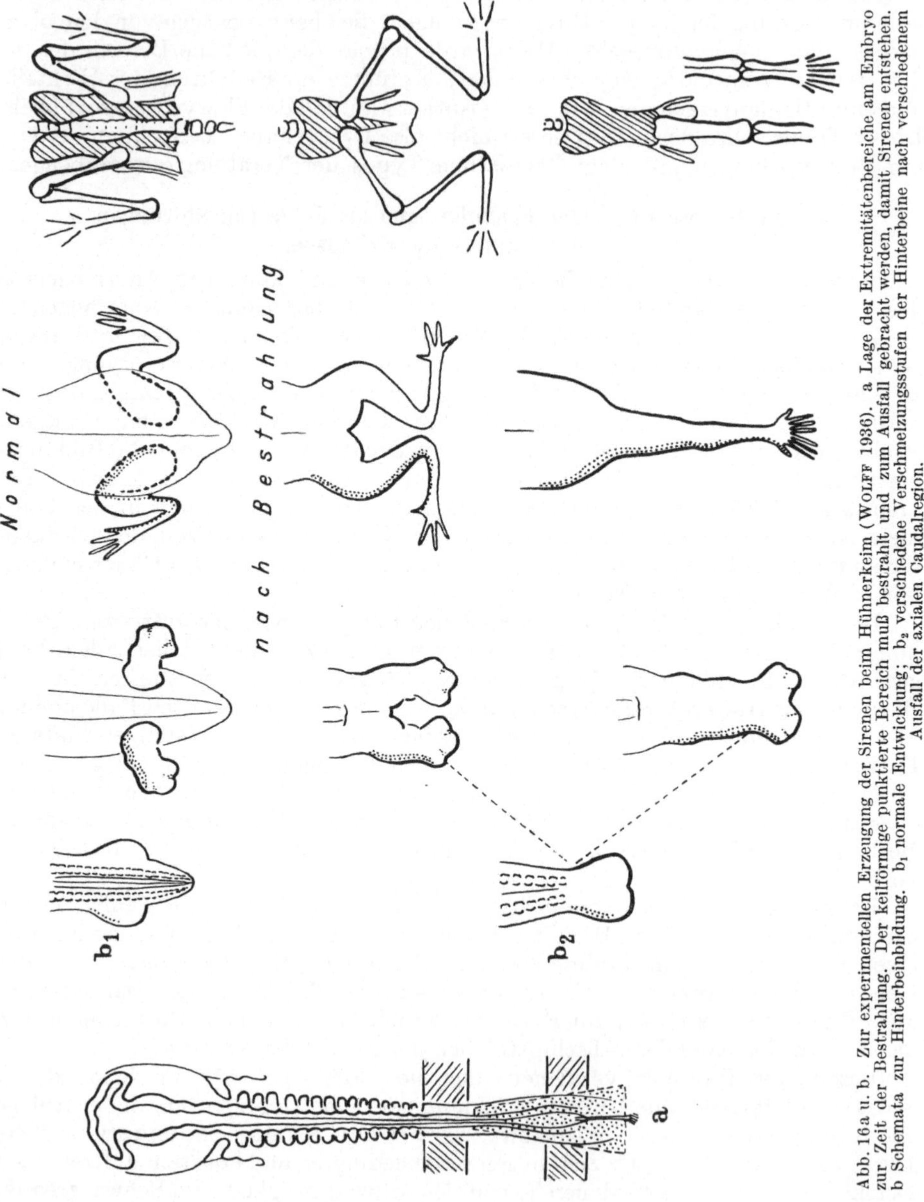

Abb. 16a u. b. Zur experimentellen Erzeugung der Sirenen beim Hühnerkeim (WOLFF 1936). a Lage der Extremitätenbereiche am Embryo zur Zeit der Bestrahlung. Der keilförmige punktierte Bereich muß bestrahlt und zum Ausfall gebracht werden, damit Sirenen entstehen. b Schemata zur Hinterbeinbildung. b_1 normale Hinterbeinbildung; b_2 verschiedene Verschmelzungsstufen der Hinterbeine nach verschiedenem Ausfall der axialen Caudalregion.

gebildet, aber die weiteren Entwicklungsvorgänge verlaufen abnorm. Die caudal gelegenen Achsenorgane stellen ihr Wachstum ein und degenerieren schließlich. Es wird also ein Effekt erzielt, wie er auch durch lokale Röntgenbestrahlung erreicht werden kann: bestimmte Blastemzonen werden vorzeitig zelletal und degenerieren. Der Unterschied zwischen beiden Störungstypen besteht, wie

TÖNDURY hervorhebt, darin, daß bei den Hühnerkeimen die Degeneration sehr frühzeitig, also „primär" noch vor der Bildung der Neuralanlage in der betroffenen Region erfolgt, während bei den Mäusen vermutlich zunächst schwache Achsenorgane erscheinen, die sekundär degenerieren.

Ob man aus dieser sekundären, später ablaufenden Degeneration auf eine später einsetzende letale Determination schließen kann, halte ich für fraglich. Es könnte sehr wohl möglich sein, daß die Grundlagen des letalen Geschehens lange vor ihrer Manifestation festgelegt werden, also eventuell ebenfalls schon auf dem Stadium des Primitivstreifens der caudalen Körperregion. Eine Analogie bei den bastardmerogonischen Amphibienkeimen[1] sei erwähnt. Auch hier kann z. B. Gastrulation bis zur Neurulation und Embryobildung weiterlaufen, bevor der Keim zugrunde geht. Aber schon zu Beginn der Gastrulation erscheinen die ersten faßbaren Störungen.

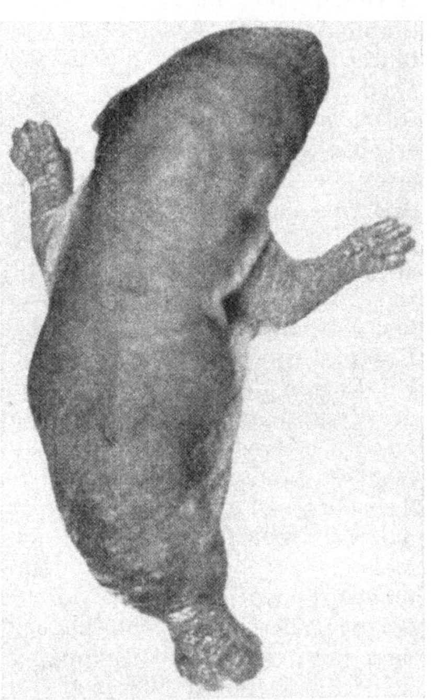

Abb. 17. Genbedingte Sirenie bei der Maus (GLUECKSOHN-SCHOENHEIMER 1945).

Welche Faktoren dafür verantwortlich sind, daß bei entsprechender Genwirkung eine phasen- und regionalspezifische Degeneration embryonaler Blasteme auftritt, ist noch nicht bekannt. Hierfür bieten manche bastardmerogonische Amphibienkeime und letale Drosophilarassen wertvolle Modelle. Denn auch hier tritt ein phasen- und regionalspezifisches Schädigungsmuster auf, das kernbedingt ist[2].

Wertvolle Modelle bieten ferner die Befunde von ANCEL (1950), der durch Kakodylat und Methylarsinat (zwei organische Arsenverbindungen) beim Hühnerkeim eine elektive Degeneration der Schwanzknospe und damit Anurie hervorrufen konnte.

d) Spaltbildungen von Gehirn und Rückenmark in ihrer Abhängigkeit von Störungen der Neurulation.

Die Rolle des induzierenden Urdarmdaches bei der Entstehung der Cyclopie auch der Amnioten ist schon vor längerer Zeit mit Hilfe der experimentellen Befunde an Amphibien richtig gedeutet worden. Dagegen sind die Ursachen für den ausbleibenden oder gehemmten Verschluß der Neuralplatte, der seinerseits zur Cranio- oder Rhachischisis führt, unklar geblieben. Man hat zunächst auch Störungen im unterlagernden Urdarmdach verantwortlich gemacht, obwohl die Ergebnisse der Transplantationsversuche an Amphibien keine Anhaltspunkte für diese Annahme ergeben haben. Dagegen ging aus den Versuchen von GALLERA (1936, 1950) am Hühnchen, und BÜCHNER und Mitarbeitern an Keimen von Amphibien und Vögeln hervor[3], daß durch Störung des Gasstoffwechsels während der frühen Primitiventwicklung eine Hemmung der Neuralrohrbildung

[1] BALTZER 1949. [2] HADORN 1949.

[3] BÜCHNER, MAURATH und REHN 1946, RÜBSAAMEN 1948, 1950, BÜCHNER, RÜBSAAMEN und ROTHWEILER 1951 (Hühnerkeim). Nach der Drucklegung erschien RÜBSAAMEN, H.: Beitr. path. Anat. **112**, 336—379 (1952).

herbeigeführt werden kann, die alle Kennzeichen einer frühen Cranio- und Rhachischisis zeigt[1].

GALLERA stellte in seinen umfangreichen Versuchen fest, daß eine Erhöhung des CO_2-Gehaltes der Atmosphäre, in der die Eier gehalten wurden, auf 20—30% wesentlich wirksamer ist, als eine Herabsetzung des Sauerstoffgehaltes allein. Dabei werden die frühembryonalen Vorgänge, die zur Gestaltung der Achsenorgane führen, sehr stark gehemmt. Wir wissen aus den Versuchen von SPRATT, daß diese Vorgänge in hohem Maße auf die Zufuhr von Kohlenhydraten angewiesen sind. Es ist zu vermuten, daß Sperrung der O_2-Zufuhr und zugleich Stauung des CO_2 starke Störungen in der Verwertung der Kohlenhydrate herbeiführen wird. Ein Teil der behandelten Keime ist überhaupt außerstande, die axialen Partien der Keimanlage, also den Primitivstreifen und den Kopffortsatz zu bilden und bleibt auf dem Stadium des Blastoderms stehen. Keime, die unter erheblicher Verlangsamung der Entwicklung den Beginn der Neurulationsphase erreichen, zeigen mit wenigen Ausnahmen den Zustand der „*Platyneurie*". Bei den platyneuren Keimen ist, im Gegensatz zu den Normalkeimen, der Embryonalkörper stark verkürzt, dafür ist das Somitenmaterial sehr weit nach lateral ausgebreitet, und die darüber liegende Neuralplatte, die keine Wülste besitzt, ist von entsprechend abnormer Breite. Diese abnorme Platte bleibt, je nach den Verhältnissen, auf der ganzen Länge offen, oder nur im Kopf, bzw. im Rumpf (Abb. 18). Da die sensible Periode für die Erzeugung der Platyneurie bei Beginn der Neurulation endigt, sind nach GALLERA 2 Möglichkeiten bei der Verursachung dieser Gestaltungsstörung denkbar. Entweder ist der Chordamesodermbereich, dessen normale topogenetische Leistung schwer gestört ist, nicht imstande, seine normalen formativ-induktiven Wirkungen auszuüben und das neurale Blastem genügend zu aktivieren; oder aber es besteht die Möglichkeit, daß das Neuralblastem zwar normal induziert wurde, daß in ihm aber die normalen, topogenetischen autonomen Kräfte, die stark von oxydoreduktiven Fermentsystemen[2] abhängen, durch die Behandlung blockiert wurden. Die zweite Möglichkeit scheint recht einleuchtend. Denn es ist auffallend, daß das Chordamesoderm solcher Spaltbildungen eine relativ normale Histogenese zeigt und keine Anhaltspunkte für ein abnorm verlaufendes Determinationsgeschehen liefert.

Ein nachträglicher Schluß der platyneuren Teile der Neuralanlage kann vermutlich nicht mehr erfolgen, auch wenn die Behandlung während der Neurulation sistiert wurde. Damit wird das Neuralgewebe, das zunächst einen Ansatz zu normaler Differenzierung zeigt, den Einwirkungen der Amnionflüssigkeit ausgesetzt und degeneriert in zahlreichen Fällen mehr oder weniger stark. Die ventralen Bereiche des Kopfes und des Rumpfes können sich normal weiterentwickeln. So resultiert schließlich das Bild der Cranio- und Rhachischisis.

Die Verursachung der Platyneurie zeigt besonders deutlich, wie wichtig der Ablauf der Gestaltungsbewegungen, der Topogenese für die normale embryonale Formbildung ist. Hier führt eine Hemmung der Neurulationsbewegung zu einer abnormen Lage von differenzierungsbereitem Neuralblastem, ohne daß zunächst die Menge des beteiligten Keimmaterials irgendwie verändert worden wäre. Das Neuralmaterial, das zwar richtig determiniert und angelegt wurde, wird vermutlich durch den Kontakt mit der Amnionflüssigkeit[3] in seiner Entwicklung gehemmt und degeneriert sekundär, so daß schließlich vom zentralen Nervensystem nur noch Reste vorhanden sind, während die peripheren Nerven zum Teil gut erhalten sind.

---

[1] Nach neuesten Befunden kann diese Störung auch durch ein Gen (looptail) bei der Maus erzeugt werden. STEIN, K. F., u. I. A. RUDIN: Development of mice homozygous for the gene for looptail. J. Hered. 44, 59—69 (1953).

[2] FISCHER und HARTWIG 1936; s. Diskussion dazu in LEHMANN 1945, S. 343/344.

[3] HOLMDAHL 1951.

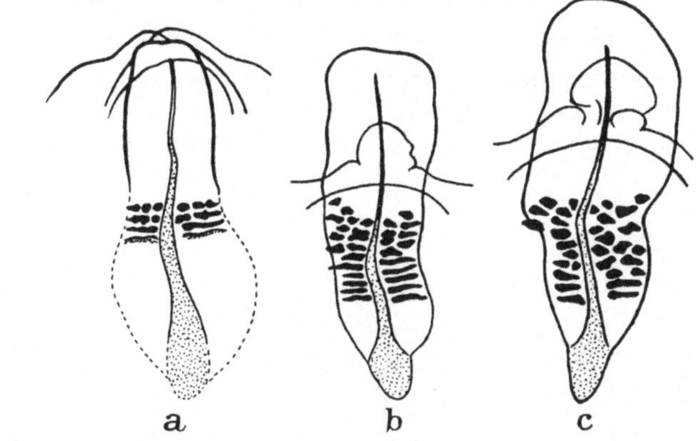

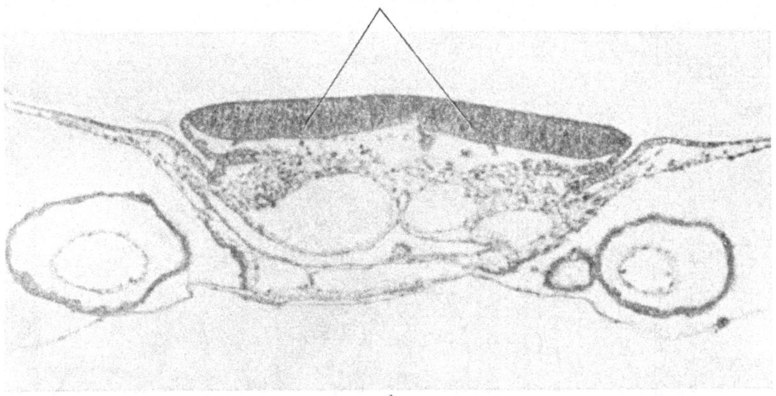

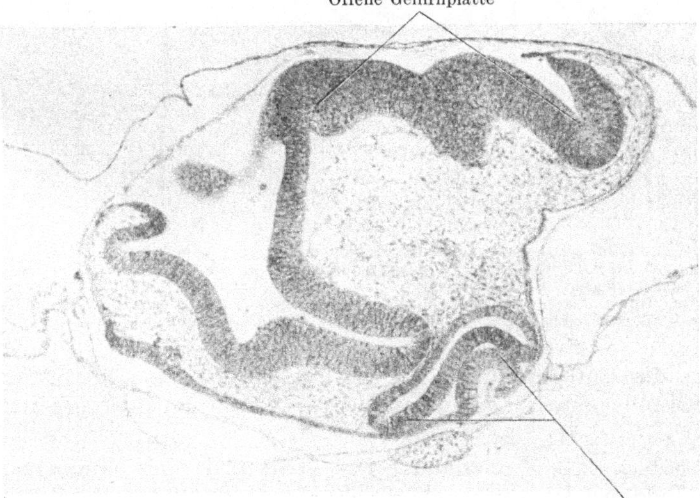

Abb. 18a—e. Experimentell durch O_2-Mangel und CO_2-Überschuß erzeugte Platyneurie beim Hühnerkeim (GALLERA 1951). a—c Platyneure Neurulae mit überzähligen Somiten; 3 verschiedene Typen. d Weit offene Neuralplatte, Querschnitt. e Weit offenes Vorderende, Querschnitt. Beide Typen können als Modelle gelten für die Genese der Cranio- und Rhachischisis.

e) Störungen im Ventralbereich des Körpers (Omphalocephalie, Strophosomie, Kelosomie).

Die Umwandlung des flächenhaft ausgebreiteten Amniotenkeimes in den ventral abgeschlossenen Embryonalkörper stellt an eine Reihe von topogenetischen Prozessen hohe Anforderungen. Im Vorder- wie im Hinterende des Körpers

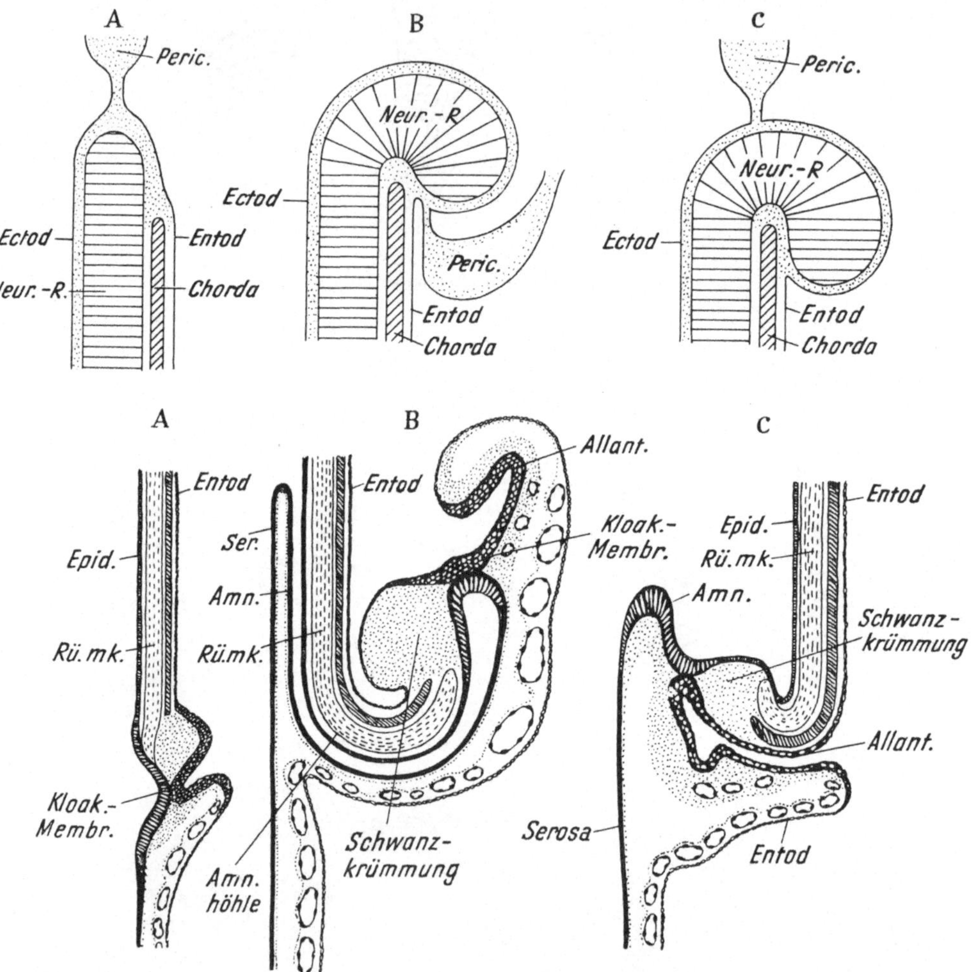

Abb. 19. Schemata zu den Verschlußstörungen des Vorder- und Hinterendes. (Nach ANCEL 1950.) Oben: Omphalocephalie. A. Normales Ausgangsstadium. B. Normales Endstadium mit Einbeziehung von Pharynx und Perikard in das Kopfinnere. C. Omphalocephaler: Perikard und Pharynx bleiben außerhalb des Kopfes. Unten: Strophosomie. A. Normales Ausgangsstadium. B. Normales Endstadium: Caudale Darmregion und Allantois einbezogen. C. Strophosomer: Caudale Darmregion mit Allantois nicht einbezogen.

müssen die Entodermhöhlen durch die epi- und mesodermalen Anlagen der Körperwand umwachsen und in den eigentlichen Körperbereich einbezogen werden[1].

Unterbleibt die Einbeziehung des Pharynx in den Kopfbereich, so entsteht die Mißbildung der Omphalocephalie. Wird der Komplex der caudalen entodermalen Organe (Allantois, Schwanzdarm, Kloakenanlage) nicht rechtzeitig von

[1] Siehe insbesondere die eingehende Darstellung von ANCEL 1950.

der caudalen Anlage der Körperwand umwachsen, so kommt die Strophosomie zustande, die durch eine abnorme Topographie gekennzeichnet ist. Versagen die Anlagen der mittleren Körperwand beim Verschluß, so bleiben Brust- und Bauchorgane unbedeckt — wir bezeichnen diese Erscheinung als Kelosomie oder Ectopia viscerum.

Für alle die hier genannten Störungstypen können die Amphibien keine erklärenden Modelle liefern, da der ventrale Verschluß des Körpers schon durch den Ablauf der Gastrulation gesichert wird. Beim Hühnchen hingegen sind in verschiedenen Experimenten die erwähnten Störungen im Ventralbereich des Körpers hervorgerufen worden.

Die Umwachsung des Pharynx im Vorderende kann verhindert werden durch Röntgenbestrahlung (WOLFF 1936) oder chemische Einwirkungen[1]. Entscheidend

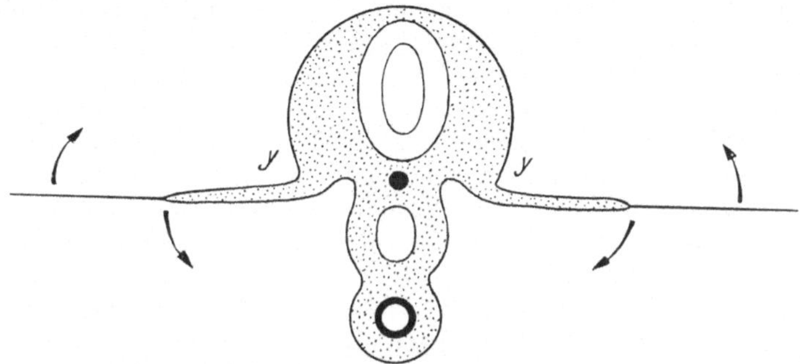

Abb. 20. Schema (Querschnitt) zur Genese ventraler Verschlußstörungen in der Körpermitte. (Nach ANCEL.) Verschiedene Faktoren können die präsumptiven ventrolateralen Körperpartien am Auswachsen und Zusammenschluß hindern. Es resultiert die Ectopia viscerum oder Kelosomie.

ist wohl, daß die Wachstumsintensität der cephalen Epidermis und des Gehirns in der kritischen Phase so gesteuert wird, daß die Pharynxblase kranial zum Gehirnvorderende liegen bleibt (Abb. 19 oben, C.).

Bei der Strophosomie kann ebenfalls durch Faktoren, die in der kritischen Phase zell-letal auf die ventrocaudale Anlage des Hinterendes wirken, die erforderliche Oberflächenvergrößerung der Einzelanlagen verhindert werden. Damit ist der normale Körperverschluß caudal unmöglich (Abb. 19 unten, C.)[2]. Dasselbe gilt auch bei der Genese der Ectopia viscerum. Hier kann ferner eine Unterdrückung der Amnionbildung durch injiziertes Trypaflavin[3] den Verschluß der Ventralseite verhindern (Abb. 20).

Es kommt also generell darauf an, daß die Anlagen der ventralen Bereiche des Körpers in der Phase eine maximale Hemmung erfahren, in der sie die größte topogenetische Aktivität zeigen. Es ist einleuchtend, daß mechanische Eingriffe, Bestrahlung oder chemische Einflüsse in der sensiblen Phase analoge Effekte erzielen können.

f) Die Genese von Teratomen und Neoplasmen aus Embryonalmaterial.

Den *organisierten* und mehr oder weniger harmonisch gebauten Anormogenesen, die in den vorhergehenden Abschnitten dargestellt wurden, stehen gegenüber Bildungen von stark atypischer oder gar chaotischer Art, die zwar verschiedene Gewebe besitzen können, aber in ihrer Struktur kein geordnetes Gefüge erkennen lassen: die *Teratome*[4]. Diese kommen nicht selten beim Menschen im Ovar vor. Bei Amphibien lassen sich analoge Bildungen mit verschiedenen

[1] ANCEL 1950. [2] WOLFF 1936, ANCEL 1950. [3] ANCEL 1950.
[4] HEIJL 1921, zit. nach MILLER 1937.

Methoden experimentell erzeugen. Wird nach HOLTFRETER (1936) Organisatorblastem in einer Blase aus Gastrulaektoderm gezüchtet, so entstehen aus dieser Kombination später unregelmäßig gelagerte und gebaute Hirnteile, denen entweder zu wenige oder zu viele Sinnesorgane angelagert sind, wie Nasen, Labyrinth und Augen. In diesem Falle sind die beiden verwendeten Blasteme normal gewesen, es sind aber die normalen Gestaltungsbewegungen verhindert worden. So resultiert eine abnorme Topographie an sich normaler Blasteme, die zwangsläufig zu chaotischen Bildungen führt. Demnach sind für das Zustandekommen eines normalen Embryos neben den induktiven und selbstorganisatorischen Leistungen vor allem auch die topogenetischen Vorgänge von großer Bedeutung. Somit ist die Genese teratomatöser Bildungen aus Embryonalblastemen oder aus ganzen Keimen kein Beweis für ein Versagen des Organisatorsystems wie NEEDHAM (1942) fälschlicherweise angenommen hat, sondern sehr oft ein Hinweis auf schwere Störungen nur der frühembryonalen Gestaltungsvorgänge.

Die chaotischen Gebilde, die aus Amphibienblastemen nach Transplantation[1] oder nach Zentrifugierung von Blastulae[2] entstehen, vermögen uns kein instruktives plausibles Modell für die Genese menschlicher Teratome zu liefern. Dagegen sind die Experimente, in denen aus zunächst normalen Keimen unter abnormen äußeren Bedingungen ein eigentliches Teratom entsteht, aufschlußreicher. Dieser Fall ist verwirklicht bei zwei verschiedenen Versuchsreihen, die an Amphibienkeimen durchgeführt wurden.

WITSCHI fand 1934, daß *überreife Froscheier* in hohem Maße zur Anormogenese neigen. Die Furchung ist unregelmäßig und es können verschiedene Grade von Doppelembryonen entstehen. Dies wurde 1940 von ZIMMERMANN und RUGH bestätigt[3]. Neben diesen organisierten Anormogenesen traten aber auch Keime mit chaotischer Histogenese auf, also Bildungen von Teratomcharakter. Ferner erschienen in der Haut mancher Keime neoplastische Bildungen in der Form von Papillomen. BRIGGS (1940) fand, daß nur wenige dieser Gebilde nach Transplantation auf gleichalte Wirtskeime sich als infiltrierend erwiesen, indem sie ihre Wirte nach wenigen Tagen töteten.

Die Vorgänge, die sich an stark überreifen Eiern abspielen, und die zu schweren Degenerationen, zu abnormer Topogenese und Determination und schließlich auch zu Neoplasmen führen, scheinen eine Erklärungsmöglichkeit für die Genese von Teratomen im Säugerovar zu liefern. Da heute wenigstens für Nager Hinweise vorliegen, daß sich Eier parthenogenetisch entwickeln können, wäre es vielleicht auch möglich, daß überreife unbefruchtete Eier, die nachträglich noch einen Anlauf zur Entwicklung im Ovar machen, sich zu eigentlichen Teratomen entwickeln, eine Vorstellung, die von BOSAEUS durch seine umfassenden Versuche an Amphibien sehr gut gestützt wird.

Es brauchen aber nicht nur überreife Eier zu sein. Weitere Versuche zeigen, daß auch *Normalblasteme unter atypischen Bedingungen* sich teratomatös oder gar neoplastisch entwickeln können. Die ersten Experimente stammen von DÜRKEN (1926)[4], dessen Methode und Ergebnisse von SPEMANN (1942)[4] weiter entwickelt wurden. Es wurden Blasteme von Gastrulae oder Neurulae entweder in die Augenhöhle von Kaulquappen (DÜRKEN) oder in die Leibeshöhle erwachsener Molche (SPEMANN) transplantiert. In zahlreichen Fällen entwickelten sich die Implantate gut. Sie zeigten keinerlei negative Affinität zum Wirtsgewebe und

[1] HOLTFRETER 1936. [2] PASTEELS 1947.

[3] ZIMMERMANN-RUGH, BRIGGS, DÜRKEN, SPEMANN, BELOGOLOWY s. LEHMANN 1945, S. 364ff.

[4] Nach der Drucklegung erschien WAECHTER, H.: Implantation von indifferentem embryonalem Gewebe in die Leibeshöhle erwachsener Molche. Roux' Arch. **144**, 572 (1951). Diese Untersuchung erweitert und bestätigt SPEMANNS Befunde.

dieses seinerseits ließ keine Abwehrreaktionen erkennen. Die Entwicklung der Implantate wies nicht selten neoplastischen Charakter auf. Es fanden sich unregelmäßige epithelartige und bindegewebige Gewächse, die in manchen Fällen Muskulatur oder Bindegewebe infiltrierten.

Das reiche Material von BOSAEUS (1926) und von ANDRES (1950) an implantierten Ganzkeimen gestattet eine Vervollständigung dieses Bildes und zeigt zugleich, daß sich auch *ganze, ursprünglich normale Embryonen in Teratome* umwandeln können, eine Möglichkeit, die bereits durch die umstrittene Arbeit von BELOGOLOWY angedeutet worden war. BOSAEUS hat ganze Keime von Rana und Bufo, ANDRES solche des Korallenfrosches Xenopus als Gastrulae, als Neurulae oder als Embryonen in Adulte implantiert. ANDRES hat den Lymphraum zwischen den Schichten des Kehlbodens von Xenopus-Kaulquappen benutzt (Abb. 21). Die erste Entwicklung der Keime wird durch die mechanischen Verhältnisse beeinträchtigt, sowie durch das veränderte biochemische Milieu (Lymphraum statt Wasser und zunächst keine Gefäßversorgung). Das Tempo der Entwicklung ist ebenso wie der Abbau des Dotters zunächst erheblich verzögert. Vermutlich werden diese Hemmungen durch O_2-Mangel eventuell auch durch CO_2-Überschuß hervorgerufen. Bei den meisten Keimen degeneriert in dieser Phase einiges Zellmaterial. Sobald die Keime vascularisiert sind, folgt eine Phase beschleunigten Wachstums, wobei in vielen Fällen recht große Geschwülste entstanden (Abb. 21).

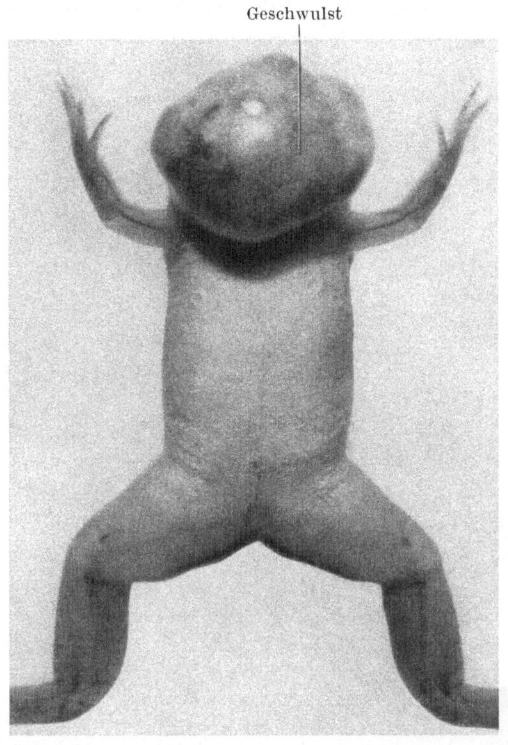

Abb. 21. Jungfrosch von Xenopus mit Geschwulst, die durch Implantation eines ganzen Embryos auf dem Larvenstadium erzeugt wurde (Orig.).

Für uns ist wesentlich, daß auch die implantierten Embryonen von völlig normalem Bau sich im Laufe der weiteren Entwicklung zu stark chaotischen Gebilden umgestalten. Damit ist die Möglichkeit gegeben, daß auch beim Menschen ein Teratom aus einer zunächst normalen Keimanlage hervorgehen könnte, wenn, wie im Ovar, die Vascularisierung und die übrigen Milieufaktoren ungünstig sind.

Bei den implantierten Embryonen löst sich die Epidermis ab und bildet geschlossene Cysten, deren Hornschicht stets nach innen liegt. Es handelt sich also hier um Bildungen, die den einfachen talghaltigen oder behaarten Epidermiscysten des Menschen entsprechen. In dem Überwiegen neuraler Gebilde und in dem Auftreten von Schilddrüsengewebe finden wir einen weiteren auffallenden Parallelismus zu den menschlichen Teratomen, ebenso in der Seltenheit von Niere, Leber oder Darm.

Welche Faktoren bewirken, daß gerade Nervensystem und Schilddrüsen besonders gut gedeihen, sich differenzieren und andere Anlagen auskonkurrenzieren, ist noch ganz unklar. Interessant ist immerhin, daß bei den Teratomen von Xenopus eine ähnliche Rangfolge der Konkurrenz besteht wie bei den Teratomen des Menschen. In zahlreichen Fällen scheint das Wachstum der implantierten Keime nach einer gewissen Inkubationszeit rascher vor sich zu gehen als das des Wirtes. Das ganze Teratom verhält sich wie ein Parasit, der große Mengen von Nähr- und Baustoffen an sich reißt.

Bei menschlichen Teratomen ist in wenigen Fällen gefunden worden, daß sie zu *infiltrierenden Neoplasmen* entarten können. Für die Amphibien war die Situation immer noch umstritten, obwohl die Arbeiten von BELOGOLOWY, DÜRKEN, SPEMANN und BRIGGS deutliche Hinweise bringen, daß auch bei den Amphibien unter gewissen Umständen aus ursprünglichem Embryonalgewebe infiltrierende Neoplasmen hervorgehen können.

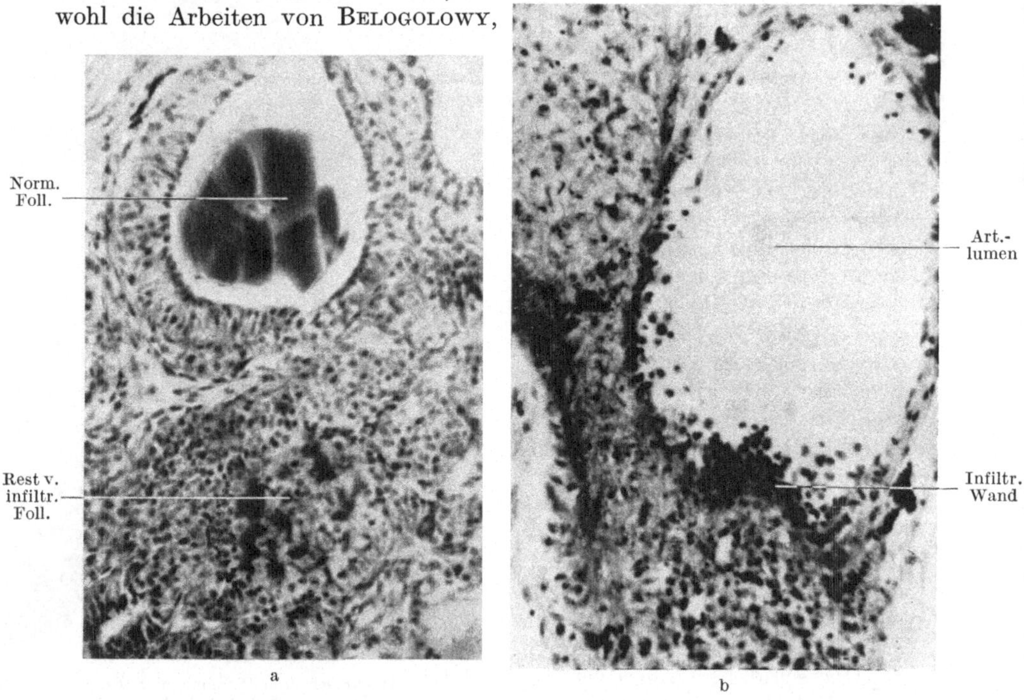

Abb. 22a u. b. Infiltrierendes Wachstum von Teratomzellen. (ANDRES 1950.) a Thyreoidea, Zusammenbruch von infiltrierten Follikeln. b Infiltrierte Kiemenbogenarterie. Die Wand ist einseitig durchbrochen.

Die Befunde von ANDRES bekräftigen die früheren Experimentalergebnisse in eindrucksvoller Weise. Zwar haben die zahlreichen, zum Teil mehrere Monate alten Teratome, die aus *Gastrulae* hervorgingen, nur sehr wenige neoplastische Veränderungen gezeigt, im Gegensatz zu unseren Erwartungen, die sich auf die Befunde von SPEMANN gestützt hatten. Dagegen entwickelten sich aus Keimen, die erst auf dem Stadium des Embryos implantiert worden waren, in größerem Prozentsatz Neoplasmen. Zunächst rechtfertigen die histologischen Bilder diese Bezeichnung: rundzellige Proliferationen von atypischer Struktur, die ohne Rücksicht auf histologische Grenzen wachsen, Nachbargewebe durchwuchern, Bindegewebsmembranen auflösen, in Lumina oder nach außen unter Ulcerationserscheinungen durchbrechen. Charakteristisch ist ferner der Beginn in kleinen Herden (z. B. Epidermis, Blasen oder Nervensystem), die zunehmende Infiltration anderer Organe, ohne entzündliche Reaktion, ohne Auftreten von Granulocyten, die Bildung einzelner Metastasen im Wirt, wobei normale histologische Strukturen (z. B. Schilddrüsenfollikel) aufgelöst werden, schließlich schwere metastatische Schäden und Tod (Abb. 22).

Die Auslösung der Neoplasmen ist im vorliegenden Falle noch nicht genau faßbar. Aber bei der relativen Häufigkeit dieser Gebilde besteht die Aussicht auf eine genauere Analyse der beteiligten Faktoren. Es scheint wesentlich, daß jüngere Keime eine relativ geringere Tendenz zu neoplastischer Entartung zeigen, während die als Embryonen implantierten Keime zur Bildung infiltrierender Gewächse neigen. Bei diesen Stadien liegt histologisch bereits festgelegtes Gewebe mit starken Wachstumstendenzen vor, das offensichtlich in einer besonders kritischen Phase für längere Zeit unter ganz abnormen Bedingungen (anfänglich mangelnde Vascularisation, O_2-Mangel und CO_2-Stauung) existieren muß. Solche subletalen Dauerschäden, die in verschiedenen Fällen bei der Genese von Neoplasmen maßgebend beteiligt zu sein scheinen, könnten auch hier eine Rolle spielen[1].

Somit zeigen dic Experimente an Amphibien, daß Teratome entstehen können, wenn zunächst normale embryonale Zellverbände oder ganze Keime unter atypischen Bedingungen gehalten werden. Solche Teratome können als abgegrenzte Parasiten weiterleben oder aber sich zu infiltrierenden Neoplasmen umwandeln.

5. Das Stadium der primären Organogenese in seiner Bedeutung für die Entstehung autonomer Anormogenesen von Organen.

Autonome Anormogenesen von Organen und ihre Gesetzmäßigkeiten.

Die Entwicklungsphysiologie von Amphibien- und Hühnerkeimen zeigt, daß es möglich ist, durch experimentelle Eingriffe auf dem Stadium des jungen Embryos die Entwicklung bestimmter Organanlagen in abnorme Bahnen zu lenken, ohne daß andere Organe davon betroffen werden (z. B. Labyrinth, Extremität, Hirn u. a.). In diesen Fällen treten also autonome Anormogenesen auf, die nicht korreliert sind mit Störungen der übrigen Organe. In dieser *Autonomie der Anormogenese* ist ein wertvolles Kriterium für die Beurteilung von „spontan" entstandenen Anormogenesen gegeben.

Kann man somit aus dem Umstand, daß eine Abnormität eines Organs autonomen Charakter zeigt, darauf schließen, daß sie erst auf dem Stadium der primären Organogenese angelegt wurde, so stößt eine entwicklungsphysiologische Analyse der bei der Störung beteiligten Komponenten auf erhebliche Schwierigkeiten. Sehr viele Organe sind komplexe Gebilde, bei denen mehrere Gewebekomponenten, oftmals verschiedener Herkunft sich zu einem komplex gebauten Einheitsorgan zusammenschließen: *der Organgestalt.* So arbeiten bei der Genese des Auges mindestens ein epidermaler und ein neuraler Anteil zusammen, und bei der Entwicklung der Extremität sind ebenfalls Anteile der Epidermis und des Mesoderms beteiligt. Die entwicklungsphysiologische Analyse dieser Wechselwirkungen der Komponenten bei der Bildung der Organgestalt steht vielfach noch in den Anfängen. Besonders aufschlußreich scheint hier die Methode der *xenoplastischen Transplantation* zu werden, die es bei Amphibien gestattet, embryonale Anteile von Anuren und Urodelen zu kombinieren und ihre Zusammenarbeit in der Organgestalt bis zur histologischen Differenzierung zu verfolgen[2].

---

[1] Siehe auch FIROR und GEY, zit. nach ROTMANN 1949. Weitere Angaben über Tumorgenese im Beitrag von G. DOMAGK. III. Die experimentell erzeugten Tumoren.

[2] BALTZER u. Mitarb. 1950; siehe auch BALTZER: Exper. 8, 285 (1952).

In zahlreichen Fällen lassen sich die globalen Abweichungen von der normalen Organgestalt analytisch auswerten. Nach einem experimentellen Eingriff können neben normalen Organbildungen auch sehr verschiedene Grade von defekten Organbildungen auftreten. Die Gesamtheit solcher Anormogenesen läßt sich oftmals in einer Reihe ordnen, die allmählich vom extremsten Defekt bis zum normalen Typ führt. Wir können die Norm als Typ betrachten; von diesem ausgehend wären die verschiedenen Defekte als verschieden vollkommene *Realisationsstufen* der Norm zu betrachten.

Untersuchungen am Labyrinth[1] und an der Extremität der Amphibien[2] zeigen, daß nach einem bestimmten experimentellen Eingriff nicht beliebig viele Realisationsstufen auftreten, sondern daß bestimmte Formen bevorzugt erscheinen.

Im ganzen sind wohl die autonomen Mißbildungen von Organen der speziellen Entwicklungsphysiologie und Teratologie zuzurechnen und können deshalb hier nicht dargestellt werden. Allgemeine Züge zeigt nur der Beginn der Organogenese, soweit die organbildenden Blasteme als Felder beteiligt sind. Es sei als einziges Beispiel die Entwicklung der Extremität behandelt, da hier allgemeine Züge besonders deutlich werden, und zudem Mißbildungen der Extremitäten relativ häufig sind.

a) Die Extremitäten.

An den Extremitäten des Menschen ist eine große Mannigfaltigkeit von Mißbildungen beobachtet worden, die zum Teil vermutlich nicht durch besondere äußere Umstände ausgelöst, also genbedingt, entstehen. Für die Interpretation dieser Abnormitäten sind wir auf die Resultate der Entwicklungsphysiologie angewiesen, die sich insbesondere mit den Extremitäten des Amphibienkeimes und neuerdings auch mit denjenigen des Vogelkeims befaßt hat[3].

α) Blastematische Komponenten der Anlage und ihre Rolle.

Beim Menschen, wie bei allen tetrapoden Wirbeltieren, sind die Anlagen der vorderen und der hinteren Extremitäten zunächst relativ selbständige Systeme, die aus einem mesodermalen Blastem und einer darüberliegenden ektodermalen Kappe bestehen. Das Mesoderm, dem das Extremitätenblastem entstammt, gehört zum dorsalen Bereich des Seitenplattenmesoderms, ein für das Verständnis der Entwicklungsphysiologie wichtiger Umstand. Die Entwicklung der äußeren Form, sowie die Phasen, in denen das Knorpelskelet angelegt wird, sind gut bekannt. Doch darüber, in welcher Weise das Bildungsmaterial für die einzelnen Abschnitte der Extremität bereitgestellt wird, sind wir erst in neuester Zeit informiert worden.

SAUNDERS (1948) hat eine Methode der Vitalmarkierung entwickelt, die es gestattet, die Herkunft des Baumaterials beim Hühnerkeim genauer zu erfassen. Die Blastemzellen phagocytieren injizierte feine Kohlepartikel und behalten sie lange Zeit in ihrem Cytoplasma, ohne geschädigt zu werden. SAUNDERS hat nun die ganze Reihe von Entwicklungsstadien der Vorderbeinknospe des Hühnchens mit Kohlepulver markiert und ihr weiteres Schicksal verfolgt. Dabei ergab sich, daß die Blastemzellen sukzessive in proximodistaler Richtung in der Knospe abgelagert werden: also zuerst das Material für den Gürtel und Oberarm, dann für den Unterarm und zuletzt für die Hand und die Finger[4] (Abb. 23).

Experimente von SAUNDERS haben zudem gezeigt, daß dieses Anlagenmuster, das sich beim Vogelkeim in der Knospe sukzessive aufbaut, mosaikartigen

---

[1] ANDRES 1949. [2] BRETSCHER und TSCHUMI 1951.

[3] Zusammenfassung von MANGOLD 1929, hauptsächlich Amphibien; für den Menschen: BIRCH-JENSEN 1949, WERTHEMANN 1952.

[4] SAUNDERS 1948.

Charakter trägt. Die Anlagenteile, die entfernt werden, können nicht ersetzt werden und die entfernten Teile differenzieren sich als Transplantate an geeigneten Stellen des Wirtes in die erwarteten Beinfragmente.

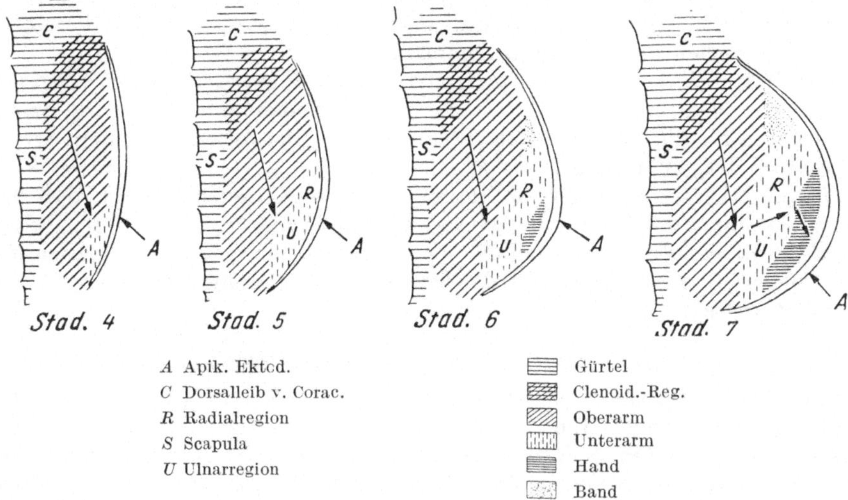

Abb. 23. Topographie der Extremitätenanlagen beim Hühnerkeim nach SAUNDERS (1948). Proximo-distale Bildung der Anlagenbereiche während der Blastemphase. Linkes Stadium jüngstes, rechtes ältestes Stadium.

Bei dem Aufbau des Anlagemusters spielt, entgegen der bisher vorherrschenden Auffassung das apikal verdickte Ektoderm der Knospe, die sog. „*apikale Kappe*" eine entscheidende Rolle. Zunächst hatten die Befunde von STEINER

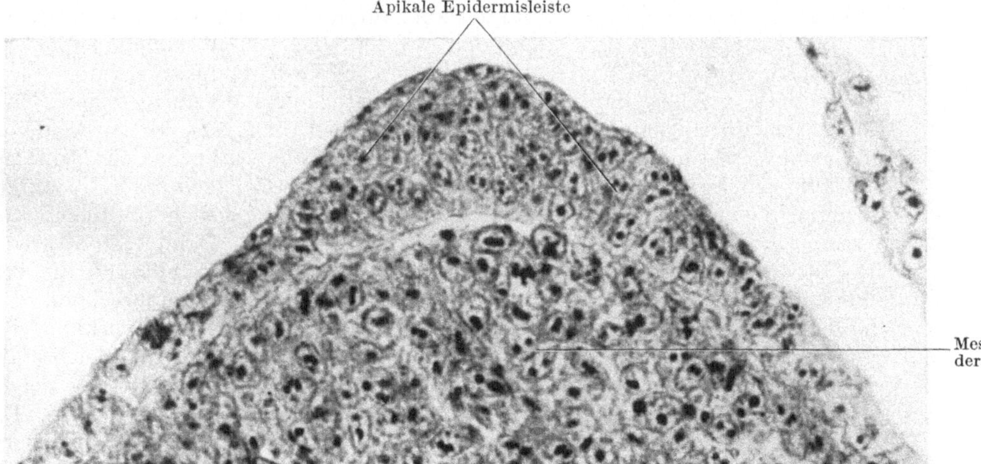

Abb. 24. Die apikale Epidermisleiste auf der Extremitätenanlage des Hühnerkeims, die wichtige morphogenetische Funktion bei der Niederlegung des Extremitätenmusters hat. (SAUNDERS 1948.)

(1928), FILATOW (1928), BALINSKY und später von WILDE (1950) schon für den Amphibienkeim gezeigt, daß der Epidermisanteil einen wesentlichen Einfluß auf die Entwicklungsleistung des Mesoderms hat, das ohne Epidermisbedeckung nach BALINSKY und WILDE nur geringer Differenzierungen fähig ist. SAUNDERS hat für das Hühnchen (Abb. 24) in exakten Versuchen nachgewiesen, daß die Teile, die im distalen Extremitätenmesoderm angelegt werden, unterdrückt werden können, wenn in dieser Phase die apikale Epidermiskappe entfernt wird. Es scheint aber nicht so zu sein, daß die apikale Kappe selbst Material liefert oder selbst Träger eines unumkehrbar festgelegten Musters ist, das sie dem Mesoderm aufprägt. Vielmehr kombiniert sich apikales Mesoderm und Ektoderm zu einem integrierten System, dessen Zustand mitbestimmt wird von den bereits angelegten Bereichen der Extremitätenanlage.

Der Umstand, daß die apikale Epidermiskappe den Aufbau der Extremität regelt, steht nicht im Widerspruch zu den Befunden von HARRISON, wonach die Faktoren für die Lokalisierung, Polarität und Spezifität der Beinanlage vom Mesoderm getragen werden[1].

Für die Analyse der Beinmißbildungen ist es sehr erschwerend, daß heute nicht mehr über die Zusammenarbeit von Epidermis und Mesoderm bekannt ist. Es muß dehalb hauptsächlich das Verhalten der ganzen „Organgestalt" bzw. Anlage ohne Rücksicht auf die besondere Beteiligung der beiden Anlagen behandelt werden.

β) Reduzierte Realisationsstufen der Extremitäten.

Sowohl bei experimentell erzeugten wie bei spontan entstandenen Fehlbildungen von Extremitäten treten Typen auf, die nur auf eine systemhafte Reaktion der gesamten Anlage bezogen werden können. Auf der andern Seite gibt es Störungen, bei denen in erster Linie an eine lokale Wirkung von Faktoren gedacht werden muß, so daß hier mit einem gewissen Recht von mosaikartiger Störung gesprochen werden kann. Es ist naheliegend, Übergangstypen zu erwarten, die zwischen klaren Fällen der beiden Extreme auftreten.

Systemhafte Realisationsstufen bedingt durch Reduktion des jungen Blastems.

Bei regenerierenden Extremitäten von Amphibien sind von verschiedenen Autoren „Realisationsstufen" gefunden worden, die von normalen Typen bis zu sehr stark reduzierten Extremitäten reichen. Angesichts dieser Formen wurde die Idee ausgesprochen, daß das Reduktionsmuster in seine verschiedenen Realisationsstufen durch quantitative Faktoren, nämlich die Masse des vorhandenen Beinblastems bestimmt werde[2]. Auch die Masse des embryonalen Beinblastems läßt sich leicht durch antimitotische Stoffe, wie Colchicin oder N-Senfgas reduzieren[3]. Nach der kurz dauernden Lokalbehandlung gehen zahlreiche Zellen zu Grunde. So wird das Blastem stark verkleinert. Dann treten wieder neue Mitosen auf, die normale Zellschicht wird erneut hergestellt und die verkleinerte Knospe setzt ihre verspätete Entwicklung fort. Entsprechend den Befunden bei regenerierenden Extremitäten entstehen aus den verkleinerten Knospen nicht harmonisch verkleinerte Beine, sondern Beine mit ungleich stark verkürzten oder überhaupt mit fehlenden Abschnitten (Abb. 25, 1). Es neigen dabei gewisse Abschnitte, insbesondere Zehen, eher zum Ausfall als andere. Die 1. Zehe ist die empfindlichste. Sie fällt bei der Reduktion der Knospe zuerst aus. Es folgen dann nach ihrer Ausfallhäufigkeit geordnet die 2., die 5., die 3. und die 4. Zehe. Ähnliches ist bei der Extremitätenregeneration der Fall[4].

Ferner haben BRETSCHER und TSCHUMI (1951) gefunden, daß durch die Verkleinerung der Beinknospen keine beliebig starke Verkürzung der Zehen

[1] SAUNDERS 1948, Extremität des Hühnerkeimes; DETWILER 1929; SWETT 1945; ROTMANN 1933.
[2] GUYÉNOT 1927, BRETSCHER 1947.
[3] BRETSCHER 1947 (Colchicin), BRETSCHER und TSCHUMI 1951 (N-Senfgas).
[4] METTETAL 1939 (s. Abb. 25, 2).

erzwungen werden kann. Unterhalb einer bestimmten Minimalgröße wird die Tendenz einer Anlage, die Entwicklung einzustellen, sehr groß. Dieser Begriff der „*Minimalgröße*“ gilt aber nicht primär für die fertig ausgebildete Zehe, sondern für die eben sichtbare Anlage der Zehenstrahlen in der embryonalen Extremitätenpalette. Für dieses Stadium stellte TSCHUMI fest, daß die Anlage einer Zehe nicht zu klein werden darf im Verhältnis zur Masse der übrigen Anlagen. Hier darf also eine Minimalgröße nicht unterschritten werden, d. h. in der Phase der Segregation der Anlage. In kleinen Anlagen werden schwächere Anteile durch größere und stärker wachsende Nachbarn auskonkurrenziert, indem sie entweder zurückgebildet werden oder mit dem Material des dominanten Konkurrenten verschmelzen. SPIEGELMAN (1945) hat eingehend auf die Rolle der *physiologischen Konkurrenz* in der Morphogenese hingewiesen.

Ähnliche Prinzipien wurden auch bei der Reduktion einzelner Zehen gefunden. Schwach reduzierte Zehen besitzen die normale Phalangenzahl,

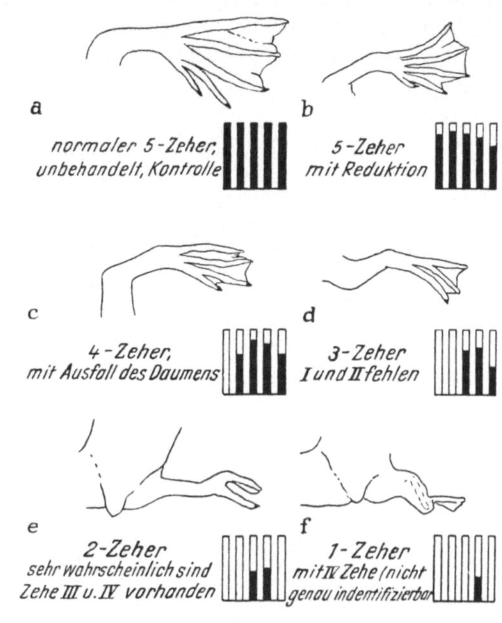

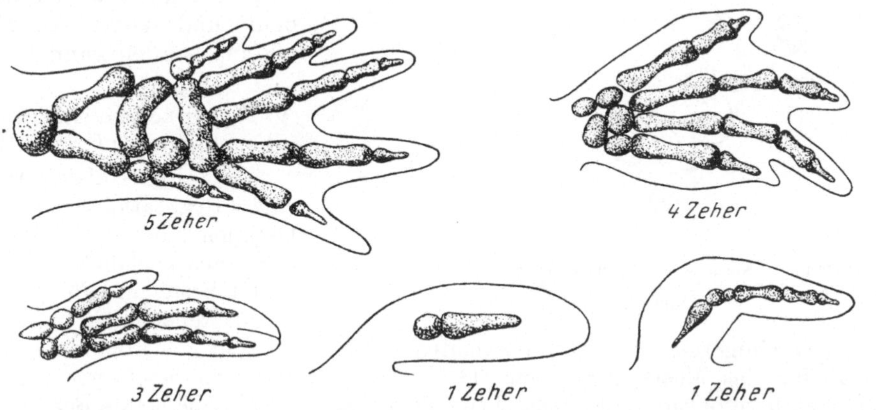

Abb. 25. Realisationsstufen der Extremitätenbildung von Amphibien, in Abhängigkeit von der Masse des Beinblastems entstanden. 1. oben a—f: Realisationsstufen des Hinterbeines von Xenopus nach colchicinbedingter Reduktion des Beinblastems. (BRETSCHER 1949.) 2. unten 5 Zeher bis 1 Zeher: Realisationsstufen regenerierender Extremitätenanlagen von Salamandra maculosa. (METTETAL 1939.)

während bei etwas stärkerer Reduktion der Zehenlänge hauptsächlich Zehen auftreten, denen eine Phalange fehlt. Seltener ist der Ausfall von mehr als einer Phalange. Somit erfolgt die Reduktion der Zehen nicht gleichmäßig. Sie führt über definierte Realisationsstufen, bei denen der sukzessive Ausfall von Phalangen charakteristisch ist. Vermutlich stehen die einzelnen Phalangen untereinander in einem analogen Konkurrenzverhältnis wie die einzelnen Zehen. *Materialmangel während der Segregation hat die Unterdrückung von Konkurrenten zur Folge und nicht harmonische Reduktion der ganzen Organe.*

Systemhafte Realisationsstufen bedingt durch Rückbildung der angelegten Extremität.

Bei Larven von Amblystoma punctatum können *Klumpextremitäten ohne Zehen*[1] entstehen, wenn diese Tiere wochenlang bei 6° C und ohne Nahrung gehalten werden. Dann unterbleibt das zunächst normale Fingerwachstum, die Finger werden rückgebildet. Ober- und Unterarme wachsen weiter, während die Finger so weit verschwinden, daß nur noch eine Klumphand übrigbleibt. Die Resorption beginnt mit dem physiologisch dominanten 4. Finger, es folgen dann der 3. und der 2. Finger. Die Abbauvorgänge schreiten von distal nach proximal fort und ergreifen dabei Muskeln und Knorpeln. Vermutlich bedingt die ungenügende Blutversorgung diesen Rückbildungsvorgang. Dieser Modellfall liegt ähnlich, wie gewisse genetisch bedingte Schwanzreduktionen bei Mäusen. Er zeigt in instruktiver Weise, wie eine zunächst normal gebildete Organgestalt nachträglich unter dem Einfluß gestörter trophischer Faktoren wieder abgebaut und damit zur Fehlbildung werden kann[2].

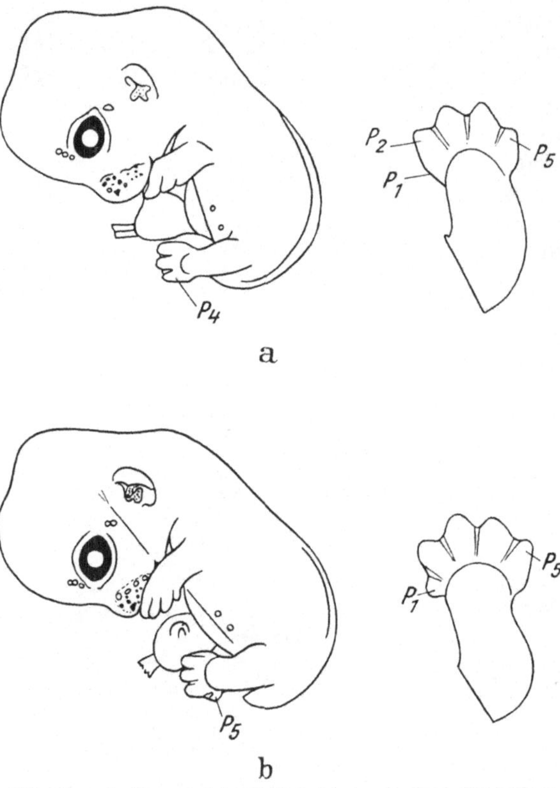

Abb. 26a u. b. Normale (a) und fünfzehige genbedingte Beinanlage beim Meerschweinchen. (SCOTT 1937.) Ein Embryo mit 2 isolierten Hinterextremitäten.

γ) Hypermorphotische Realisationsstufen der Extremitäten.

Viel seltener als reduzierte sind Realisationsstufen bei Organen, die mehr Teile als das entsprechende Normalorgan besitzen. Für die Extremitätenentwicklung ist ein einziges einigermaßen gut untersuchtes Beispiel bekannt geworden. SCOTT hat 1937 für das Meerschweinchen die Wirkung eines Gens beschrieben. Dieses erzeugt heterozygot eine zusätzliche Zehe (Abb. 26b) ohne letale Schädigung. Homozygot dagegen veranlaßt dasselbe Gen die Entstehung von Embryonen mit polydaktylen (8—12zehigen) Extremitäten (Abb. 27). Die Feten sterben kurz vor Ende der Tragzeit ab.

Vom 18. Tage an (nach der Kopulation) erfolgt bei den Embryonen in einigen Organanlagen ein übermäßiges Wachstum. Diese übermäßig groß werdenden Organe zeigen in der Folge ein verlangsamtes Entwicklungstempo. Dazu gehören auch die Anlagen der Extremitäten. Es scheint, daß ungefähr am 18. Tage eine

[1] BLOUNT 1950.

[2] JOST C., [C. r. Soc. Biol. Paris **144**, 1324 (1950)] findet analoge trophische Degenerationen der differenzierten Anlagen der Extremitäten und des Schwanzes bei Feten von Rattenmüttern, denen Präparate des Hypophysenhinterlappens vom Rind implantiert worden waren.

übermäßige Stimulierung der Zellvermehrung in allen Organen, also auch der Extremitäten erfolgt, die in diesem Moment besonders empfindlich auf den Stimulus sind. Die Anlagen werden viel breiter als normal, und vor allem erscheint die epidermale apikale Leiste stark vergrößert. Entsprechend dieser stark vergrößerten Leiste werden 8—12 Zehenanlagen gebildet. Der Autor kommt zur Annahme, daß die Epidermisleiste eine bestimmende Rolle bei der Festlegung der Zehenzahl spiele. Ohne Kenntnis der Befunde von SCOTT entwickelte SAUNDERS (1948) eine analoge Vorstellung für die Extremitätenentwicklung des Hühnchens. BRETSCHER (1950) konnte die gen-bedingte Polydaktylie bei Dorking-Hühnern durch Colchicinbehandlung der embryonalen Beinanlage unterdrücken.

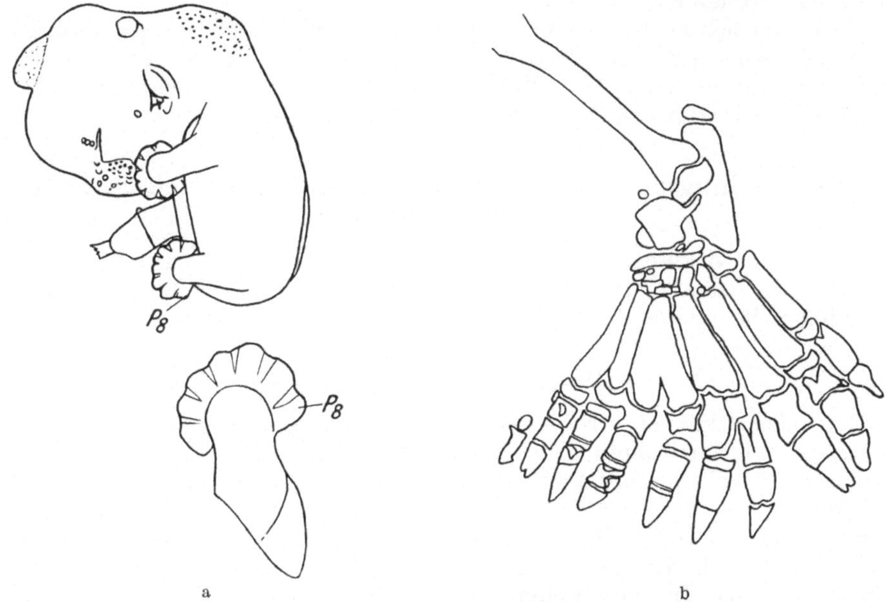

Abb. 27a u. b. a Genbedingte polydaktyle Beine bei letalen Meerschweinchen-Feten. (SCOTT 1937.) b Skelet eines polydaktylen Fußes. (SCOTT 1938.)

BRETSCHER verweist darauf, daß die Zehenzahl beim Hühnerkeim (und vermutlich auch beim Säugerkeim) durch das mesodermale Blastem und dann vor allem durch die apikale Epidermisleiste bestimmt werde. Lokale Defekte der Leiste unterdrücken einzelne, je nach Art des Eingriffs auch mittelständige Zehen. Gleiche Reduktionsmuster wie nach Entfernung der Epidermisleiste kommen auch als Norm bei gewissen Säugern (Nycticebus) vor, ferner auch als erbliche Anomalien: *Spalthand* und *Spaltfuß* beim Menschen, hin und wieder auch bei der Mutante „wing-less“ des Haushuhns, für die ZWILLING (1949) nachweisen konnte, daß bei dieser Mutante die apikale Epidermisleiste früher oder später, ganz oder teilweise ausfällt. BRETSCHER kommt zur Vermutung, daß eine *Anomalie* (morphologische oder physiologische Hypertrophie) *der Epidermisleiste* dafür verantwortlich ist, daß die Polydaktylie überhaupt auftritt. Dagegen würde die Masse des Beinblastems bestimmen, wie stark die Mißbildung ausgeprägt ist.

Die Befunde von SCOTT lassen sich mit dieser Hypothese sehr gut erklären. Denn hier sind Epidermisleiste *und* mesodermales Blastem stark hypertrophiert.

δ) *Bedeutung der experimentellen Befunde für die Erklärung von Hypo- und Hyperdaktylie bei Säugetieren und Mensch.*

Wenn die bis heute vorliegenden Experimentalbefunde auch noch keine ganz schlüssigen Beweise enthalten, so geben sie doch die Grundlage für eine recht wahrscheinliche Hypothese der Hyper- und Hypodaktylie. Bei den Amnioten sind für die Festlegung des Musters der Zehen 2 Komponenten verantwortlich: die Masse des Beinmesoderms und das Muster und die Größe der apikalen Epidermisleiste. Die apikale Epidermisleiste kann gen-bedingte lokale *Defekte* erfahren, die ja nach Lage des Defekts zum Ausfall rand- oder mittelständiger Zehen führen. Sie kann aber auch zu groß sein: das bewirkt, wenn genügend Mesoderm vorhanden ist, Hyperdaktylie.

Es bieten sich heute genügend experimentelle Möglichkeiten (genetischer und embryologischer Art), um diese Hypothese bei Amnioten weiter zu verfolgen und ein recht umfangreiches Material von Mißbildungen auch des Menschen genetisch-entwicklungsphysiologisch weiter abzuklären.

IV. Entwicklungsphysiologisch und teratogenetisch wichtige Faktoren und Prinzipien.

Für die entwicklungsphysiologische Interpretation menschlicher Mißbildungen können wir heute einige allgemeine Gesichtspunkte aufstellen, die sich aus experimentellen Befunden an Anamniern und Amnioten ableiten lassen.

1. Morphodynamische Prinzipien[1].

1. Zunächst können wir die gesamte Entwicklung in einige *Hauptphasen* zerlegen, die sich durch ihre morphodynamischen Besonderheiten auszeichnen. Die Primitiventwicklung läßt 2 Perioden erkennen; eine erste, in der der Keim nur aus wenigen unscharf geschiedenen Bereichen besteht, und in der über die normale oder abwegige *Organisierung* der gesamten Anlage, *der Individualität* entschieden wird. Diese Periode reicht von der Zygote bis zum Stadium der jungen Gastrula. In einer zweiten Periode geht es um die normale oder abwegige *Bildung der großen Organsysteme* aus den sich bildenden Schichten der Keimblätter. Mit der Bildung der embryonalen Grundgestalt schließt die Phase der Primitiventwicklung, und es setzt die Organogenese beim Embryo ein. Nun entstehen Schritt für Schritt aus blastematischen Anlagen differenzierte Organgestalten. Hier liegt die Periode vor, in der über Normo- oder Anormogenese einzelner Organe entschieden wird. Somit sind wir heute imstande, in großen Zügen die „teratogenetische Terminationsperiode" mit bestimmten Phasen der Ontogenese in Beziehung zu setzen. Generell läßt sich wohl sagen: *Harmonische und nicht degenerative Störungen der Individualität wie der großen Organsysteme entstehen phasenspezifisch.* Auch für Bauplanstörungen der Organe dürfte diese Aussage im ganzen gelten.

2. Bei der phasenspezifischen Festlegung von harmonischen Anormogenesen spielen einige weitverbreitete *Grundeigenschaften formbildender Blasteme* eine wesentliche Rolle. Zahlreiche Anlagen entstehen auf der Grundlage eines mor-

[1] Wir verstehen unter „morphodynamisch" in Analogie zu den Gedankengängen Seidels [Fortschr. Zool. **9**, 623 (1952)] die Phänomene, die sich auf der höheren Organisationsstufe der Formwechselphysiologie (Tabelle 1, S. 6, Stufe 1—3) feststellen lassen. Wir stellen dieser Stufe gegenüber die „physiodynamischen" Erscheinungen, die sich auf der niedrigeren Stufe der „substanzwechselphysiologischen" (Seidel) Vorgänge abspielen (Tabelle 1, Stufen 5 und 6, teilweise auch Stufe 4). Für das physiodynamische Geschehen sei auf den Beitrag von Duspiva in diesem Band verwiesen (s. a. Abschnitt II).

phogenetischen *Feldes*, das von einem Blastem getragen wird. Diese Felder sind hochgradig plastisch. Bei Verdoppelung der Blastemgröße, wie bei der Halbierung des Blastems strebt das Feld einer artspezifischen Normgröße zu. Dieses *musterarme Feld ist der Träger des Regulationsvermögens*. Sobald eine bestimmte Altersphase erreicht ist, gliedert sich das Feld unter weitgehender Einschränkung des Regulationsvermögens in ein scharf begrenztes organbildendes Areal mit einem Muster charakteristischer Teilbereiche. Wir bezeichnen diesen Prozeß als „*Segregation*". Feldzentrierung wie Segregation sind typische Erscheinungen der Selbstorganisierung, wie sie etwa im Organisatorbereich ablaufen[1].

Nicht alle Bildungsbereiche bringen autonome Eigentendenzen schon vom Eistadium mit, sondern manche erwerben erst im Laufe der Entwicklung ihre Eigentendenz unter dem induzierenden Einfluß benachbarter Keimbereiche, z. B. die Neuralplatte. Dann geht der Selbstorganisierungsphase voraus die Phase einer phasenspezifischen Kompetenz oder Ansprechbarkeit auf induzierende Wirkungen. In der Regel scheint die stoffliche Induktion den Charakter einer Auslöserwirkung zu haben, die die komplexen Selbstorganisierungsprozesse in Gang setzt. Somit liegt das Schwergewicht der morphogenetischen Leistung auch bei Induktionsvorgängen im induzierten Blastem.

Innerhalb eines Blastemfeldes ist die *physiologische Integration* der Einzelzellen zu einer Einheit von größter Bedeutung. Das feldartige Verhalten von Blastemen ist nur möglich auf dieser Grundlage.

Bei der fortschreitenden Feldorganisierung spielt ferner die artspezifische Größe eines Organmusters eine wesentliche Rolle. Die einzelnen sich bildenden Musterteile konkurrieren um angemessene Bereiche innerhalb des integrierten Ganzen. Bei manchen Organanlagen scheint eine Rangordnung in der *Dominanz der Musterteile* zu bestehen (Gehirn, Extremität, Labyrinth[2]). Aus dem Vorliegen charakteristisch diskontinuierlicher Realisationsstufen bei Organdefekten kann dieser Effekt erschlossen werden. Die Cyclopie ist hierfür als Beispiel zu nennen[3].

3. So wichtig die Phänomene der Induktion und Selbstorganisierung sind, so vermögen sie doch nur unter der Voraussetzung richtig abzulaufen, daß die beteiligten Blasteme in normaler Anordnung vorliegen. Somit sind *die Faktoren der Topogenese* von großer Bedeutung. Bei den amöboiden Gestaltungsbewegungen der Blasteme kommt es auf die Erreichung der angemessenen Schichtdicke an (Neuralplatte, Extremität usw.). Falten, Narben und dünne Stellen können eine vollkommene physiologische Integration verhindern und zugleich eine vorzeitige Isolation von Teilbereichen herbeiführen.

Von ebensolcher Bedeutung sind die Wechselbeziehungen zwischen Blastemen verschiedener Art: Die Ausbreitung des Chordamesoderms auf dem Entoderm, die Wanderung des Neuralleistenmaterials zwischen den Schichten des Kopfes usw. Als topogenetische Störungen sind die Verschlußstörungen des Nervensystems (Cranio- und Rhachischisis) wie der ventralen Körperhälfte aufzufassen.

4. Der weitere Aufbau der *Organgestalten*, zeigt vielfältige Korrelationen zwischen den einzelnen Komponenten. Die meisten *Organe*, die als morphologisch-funktionelle Einheiten der Organgestalten existieren, sind komplex aus recht verschiedenen Gewebeanteilen aufgebaut (Auge[4], Extremität usw.). Die embryonale wie die regenerative Morphogenese von Organgestalten zeigt deutlich, daß

[1] Lehmann 1945.
[2] Zur Rangordnung in der Dominanz der Musterteile. Gehirn: Dalcq, Nieuwkoop s. Lehmann 1948. Extremitäten: Bretscher 1947, Juge 1940, Mettetal 1939. Labyrinth: Andres 1948.
[3] Wright und Wagner 1934.
[4] Auge als Organgestalt Harrison 1935, Rotmann 1939. Extremität (s. Abschnitt 5a).

eine solche Organgestalt kein Mosaik autonomer Komponenten ist, sondern ein System dessen Einzelkomponenten sich gegenseitig beeinflussen. Das geht eben aus dem Auftreten typischer Realisationsstufen[1] hervor. Ferner wird durch die xenoplastischen Amphibienchimären das Zusammenspiel und die Begrenzung korrelierender Faktoren innerhalb von Organgestalten gezeigt[2].

5. Schließlich ist auch das *abgestimmte Wachstum der Organgestalten* innerhalb des ganzen Keimes zu beachten. Das normal proportionierte Wachstum geht nur unter der Voraussetzung vor sich, daß die Blutversorgung der Organe normal ist, und daß diese ein normales morphogenetisches Stoffwechselpotential[3] besitzen[4]. Beide Faktoren lassen sich verändern, und damit kann man unproportioniert kleine oder große Organgestalten erzeugen.

2. Steuerung und Ablenkung der Morphodynamik durch genetische Faktoren.

Fragt man sich, wodurch überhaupt Mißbildungen erzeugt werden können, so kommen als Ausgangspunkt der Störung 2 Faktorenkomplexe in Frage: 1. Solche, die in der biologischen Struktur der Zygote begründet liegen, also *genetische* Faktoren im weitesten Sinne. 2. Solche, die nicht im Keim selber enthalten sind, sondern die von außen her dauernd oder während bestimmter Phasen auf den Keim einwirken: *exogene* Faktoren im weitesten Sinne.

1. Bei den *genetischen Faktoren* kommen einmal die aus dem *Cytoplasma* stammenden teratogenetischen Faktoren in Frage.

Möglicherweise schädigt die Überreife des Eies das Cytoplasma und seine Partikel auch beim Menschen hochgradig. WITSCHI (1934) hat bei Amphibien Verdoppelungen und Organisatordefekte, ja sogar Tumorgewebe aus überreifen Eiern erhalten. In diesen Fällen sind das Determinationsgeschehen und die primitive Topogenese so gestört, daß die physiologische Integration des Ganzkeimes während der ersten Stadien geschwächt ist und Teilsysteme eine abnorme Selbständigkeit erlangen. Als Plasmadefekt könnte auch die Genese von Bauchstücken und von Amorphi angesehen werden. Eine einseitig abgetrennte Keimhälfte erhält das Organisatorplasma, die andere die organisatorarmen Bereiche, die später Keime ohne dorsale Achsenorgane bilden. Vermutlich sind auch manche Verschiedenheiten eineiiger Zwillinge auf Plasmadifferenzen zurückzuführen. Im ganzen bedürfen die Störungen, die auf cytoplasmatische Struktur der Zygote zurückgehen, noch einer gründlichen Erfassung. Unsere Kenntnisse stehen auf diesem Gebiet noch in den Anfängen.

2. Anders liegt es bei den *Genen*. Je weiter die Entwicklung fortschreitet, um so zahlreichere Gene greifen in die Formbildungsvorgänge ein[5].

Immerhin sind schon Gene bekanntgeworden, die bei Säugetieren die Primitiventwicklung beeinflussen, indem sie die Bildung von Zwillings- oder Vielfachbildungen veranlassen (s. S. 14). Doch gehören diese Erscheinungen eher zu den Ausnahmen, und es ist deshalb schon mehrfach die Idee geäußert worden, daß vor allem in der Frühphase der Primitiventwicklung das Entwicklungsgeschehen sehr weitgehend von plasmatischen Faktoren bestimmt wird. Es könnte sein, daß das Cytoplasma der Zygote bereits die wichtigsten Funktionssysteme enthält, die für den Ablauf der ersten spezifischen morphogenetischen Vorgänge bis zur Gastrula erforderlich sind. Je weiter dann die Morphogenese fortschreitet,

---

[1] Extremitätenregeneration: GUYÉNOT 1927 (s. a. S. 45). [2] BALTZER u. Mitarb. 1950.
[3] Potential: HARRISON 1935. TWITTY, V. C.: Growth controlling factors. Growth Suppl. **1940**, 109. TWITTY u. DE LANNEY: J. of Exper. Zool. 81, 399 (1939); s. ferner die Beiträge von DUSPIVA und LINZBACH in diesem Band.
[4] HARRISON 1933. [5] GRÜNEBERG 1951, LEHMANN 1950b.

um so stärker würden dann einzelne Erbfaktoren in die Gestaltungsvorgänge eingreifen. Diese Vorstellung läßt sich auch damit begründen, daß die Vorgänge der Keimscheibenbildung bis zur Bildung der Embryonalgestalt im Bereiche der Wirbeltiere sehr ähnlich ablaufen und offenbar durch verwandte (nach BALTZER homodyname) entwicklungsphysiologische Faktoren gesteuert werden. Das Verschiedenwerden der Entwicklungstypen setzt erst in den späteren Phasen der Entwicklung ein, in der auch immer mehr Gene eingreifen. So mag es einleuchten, daß die bisher gefundenen Genwirkungen auf frühe Stadien relativ grobe Effekte hervorrufen, da die Frühphasen vermutlich nicht so sehr auf feine Gensteuerung angewiesen sind.

Bei jüngeren und älteren Keimstadien können genbedingte *zelletale Herde* in bestimmten Bereichen auftreten und so ganze Organbereiche zum Ausfall bringen[1]. Interessant ist, daß besonders für die hintere Rumpfregion[2], die innerhalb der Wirbeltiere normalerweise stark variieren kann, sehr zahlreiche wirksame Gene gefunden werden.

Zelletale Herde können auch durch Nitrogen Mustard[3] erzeugt werden. Ebenso bedeutsam dürften die Genwirkungen sein, die auf frühen Embryonalstadien die Capillaren bestimmter Organe zur gänzlichen oder teilweisen Rückbildung veranlassen und dadurch auf dem Wege der trophischen Störung Organaplasie oder Hypoplasie erzwingen[4]. Es sei angemerkt, daß lokal applizierte Stoffe, wie Nitrogen Mustard ebenfalls lokale Capillarendegeneration erzeugen können (TSCHUMI, unpubliziert).

3. Exogene Störungen des implantierten Keimes.

Bei den Säugetieren und dem Menschen ist die Chance, daß durch abwegige Geschehnisse bei der Implantation und Ernährung des jungen Keimes Entwicklungsstörungen hervorgerufen werden, zum vornherein als recht hoch zu betrachten, da der Keim keine eigenen Nährstoffreserven besitzt. Aber erst in dem letzten Jahre sind instruktive Modellexperimente in dieser Richtung unternommen worden.

Die Implantation des Keimes am abnormen Ort könnte wesentlich teratogenetisch wirken, insbesondere dann, wenn sich ein Keim im Ovar entwickelt. Als vergleichbares Modell könnten die Xenopuslarven dienen, die sich, unter die Kehlhaut implantiert, entwickeln und dort sehr atypische Teratome entstehen lassen[5].

Wird der Säugerkeim in die Uterusmucosa implantiert, so können vorübergehende lokale Blutungen oder Blutstauungen in der Nähe des Keimes eine zeitlich beschränkte *Störung im Gasaustausch*, eine Herabsetzung der O_2-Zufuhr und zugleich eine CO_2-Stauung hervorrufen[6]. Diese dürften stark auf topogenetische Prozesse einwirken, insbesondere könnte, wie Experimente vermuten lassen, die Cranio- und Rhachischisis dadurch bedingt werden. Von großem heuristischem Wert sind ferner die Versuche, am Hühnchenkeim durch *injizierte Chemikalien*

1 Letale Gene: DUNN 1939, 1941, 1949. GRÜNEBERG 1952. GLUECKSOHN-WAELSCH 1951, nach der Drucklegung erschienen GLUECKSOHN-WAELSCH, S.: Lethal factors in development. Quart. Rev. Biol. 28, 115 (1953). Siehe auch den Beitrag von WERTHEMANN in diesem Band.

2 Gene für Anurie: Rumplessness beim Huhn: s. a. TÖNDURY 1944. Analoge Gene bei der Maus: GLUECKSOHN-WAELSCH 1951.

3 Nitrogen Mustard: BODENSTEIN 1948, NIEUWKOOP und LEHMANN 1952, GRUENWALD 1948.

4 Mikrophthalmie durch mangelnde Blutversorgung bei Amphibienembryonen: WALDER 1950. Phocomelie, als Folge von Hunger bei tiefer Temperatur: BLOUNT 1950; als Folge einseitiger Ernährung: VOGT 1939.

5 BOSAEUS 1926. ANDRES 1950; weitere Angaben s. LEHMANN 1945.

6 Weitere Angaben in BÜCHNER 1952 und RÜBSAAMEN 1952.

Entwicklungsstörungen hervorzurufen (Chimiotératogenèse von ANCEL 1950; s. auch LANDAUER 1948, 1949). Es ist gelungen, die bekannteren Mißbildungen, insbesondere topogenetischer Art (dorsale und ventrale Verschlußstörungen) zu erzeugen. Aber auch die übrigen häufiger vorkommenden Mißbildungen wurden gefunden. Damit ist gezeigt, 1. daß im Prinzip chemische Faktoren bei Amnioten teratogenetisch sind und 2. daß es nur einige wenige Prozesse gibt, die in sensiblen Phasen besonders stark auf solche Eingriffe reagieren[1].

Auch Mangel an bestimmten Vitaminen kann, wie verschiedene Autoren gefunden haben (GIROUD, BOISSELOT, LEFÈBVRES-BOISSELOT u. a.), teratogenetisch wirken: Amelie, Mikrophthalmie, Gaumenspalten usw.

4. Realisationsstufen und teratogenetische kritische Phasen.

Wie diese kurze Zusammenstellung zeigte, können genetische ebensogut wie exogene Faktoren, die in den letzten Jahrzehnten in ihrer Wirkung etwas unterschätzt wurden, teratogenetisch wirken. Es ist deshalb im Einzelfall oft kaum möglich, nachträglich zu ermitteln, ob hier genetische oder exogene Faktoren verantwortlich sind. Dagegen läßt sich heute für viele Fälle aus der Struktur der Mißbildung eine Aussage ableiten über die *Entwicklungsphase*, in der die Störung bewirkt wurde (z. B. Verdoppelung oder Rhachischisis). Das ist insbesondere für alle die Mißbildungstypen möglich, die experimentell bei Amnioten erzeugt werden können. Soll eine gesicherte Aussage möglich sein, so sind einmal die Charakteristiken der untersuchten Abnormität genau zu ermitteln und dann sind diese Befunde möglichst eingehend mit entsprechenden experimentell erzeugten Störungen zu vergleichen. Auf diesem Weg dürfte es möglich sein, auch für menschliche Entwicklungsstörungen zu entwicklungsphysiologisch brauchbaren Interpretationen zu gelangen.

Ferner läßt sich die Mannigfaltigkeit frühembryonaler Mißbildungen auf einige wenige Reaktionen der formbildenden Blasteme zurückführen, die den Mißbildungen zugrunde liegen.

1. Das Determinationsgeschehen selbst kann abnorm werden (Cyclopie s. S. 27).
2. Herabsetzung der Zellzahl eines Blastems durch zelletale, zellteilungshemmende oder trophische Faktoren mit nachfolgender Bildung degradierter Realisationsstufen (Schwanzblastem, s. S. 31 oder Extremitätenblastem, s. S. 44).
3. Die Topogenese von Blastemen kann vorübergehend gehemmt sein (Verschlußstörungen, s. S. 33ff.).
4. Normal angelegte Systeme können durch ungenügende Blutversorgung oder Vitaminmangel sekundär degenerieren (Phocomelie s. S. 46, Mikrophthalmie s. S. 51, Fußnote 4 usw.).

Jeder der genannten Störungsmodi hat seine eigene kritische Phase. In dieser können *physikalische oder chemische Faktoren* wirken, *ebensogut wie auch genetische Faktoren*. Somit wird es die Aufgabe der Mißbildungsforschung sein müssen, an Hand eines umfangreichen Materials für bestimmte Typen den Störungsmodus und die kritische Phase zu ermitteln. Ferner sollte der Versuch gemacht werden, durch Stammbaumanalyse *die Beteiligung genetischer und exogener Faktoren*, das heißt die Frage: *Genmutation oder Phänokopie* abzugrenzen.

Eines der Hauptanliegen der entwicklungsphysiologischen Forschung dürfte es sein, die biochemische Natur der einzelnen kritischen Phasen genauer zu erforschen, um das Eingreifen der schädigenden Faktoren und ihrer eventuellen

[1] Gewisse teratogenetische Agentien wie Eserinsulfat oder Na-Kakodylat können in ihrer Wirksamkeit weitgehend antagonisiert werden durch Nicotinamid (LANDAUER 1948). KATSUNUMA (1949) teilt wenige Befunde mit, die auf eine Antagonisierung der Anencephalie durch $Ca^{\cdot\cdot}$ und $Fe^{\cdot\cdot}$ beim Menschen hindeuten.

Antagonisten klarzumachen. Aber auch hier wird die strukturelle Seite der Prozesse ebenso zu berücksichtigen sein wie die chemische, denn in den Vorgängen der Entwicklung sind stoffliches und strukturbildendes Geschehen untrennbar miteinander verbunden.

Literatur[1].

ABERCROMBIE, M.: The effects of antero-posterior reversal of lengths of the primitive streak in the chick. Philosophic. Trans. Roy. Soc. Lond. Ser. B **234**, 317 (1950). — *ANCEL, P.: La Chimiotératogenèse. Paris: Doin & Cie. 1950. — ANDRES, G.: Realisationsgrade bei der Entwicklung des Amphibienlabyrinths. Arch. Klaus-Stiftg **23**, 562 (1948). ~ Experimentelle Erzeugung von Teratomen bei Xenopus. Rev. suisse Zool. **57**, 1 (1950.

BALINSKY, B. I.: Selbstdifferenzierung des Extremitätenmesoderms im Interplantat. Zool. Jb. **54**, 249 (1935). ~ Über die zeitlichen Verhältnisse bei der Extremitäteninduktion. Roux' Arch. **136**, 250 (1937). ~ Kinematik des entodermalen Materials bei der Gestaltung der wichtigsten Teile des Darmkanals bei den Amphibien. Roux' Arch. **143**, 126 (1947). — *BALTZER, F.: Entwicklungsphysiologische Analyse von Artbastarden. XIII. Congr. int. Zool., Paris 1949, S. 234—248. ~ Entwicklungsphysiologische Betrachtungen über Probleme der Homologie und Evolution. Rev. suisse Zool. **57**, 452 (1951). — BEATTY, R. A., and M. FISCHBERG: Polyploidy in Rabbits. Nature (Lond.) **166**, 238 (1950). — *BIRCH-JENSEN, A.: Congenital deformities of the upper extremities. Opera ex domo biol. hered. human. **19**, 9 (1949). — BLOUNT, I. H.: The effects of prolonged refrigeration upon the limbs of urodeles. J. of Exper. Zool. **113**, 683 (1950). — BLOUNT, ISABEL WESTCOTT HARPER: The anatomy of normal and reduplicated limbs in amphibia, with special reference to musculature and vascularization. J. of Exper. Zool. **69**, 407 (1935). — BODENSTEIN, D.: The effects of nitrogen mustard on embryonic amphibian development. II. Effects on eye development. J. of Exper. Zool. **108**, 93 (1948). — BODENSTEIN, D., and A. A. KONDRITZER: The effect of nitrogen mustard on nucleic acids during embryonic amphibian development. J. of Exper. Zool. **107**, 109 (1948). — BOSAEUS, WILHELM: Beiträge zur Kenntnis der Genese der Ovarialembryome. Experimentelle Untersuchungen über parthenogenetische Ovarialgravidität bei Amphibien. Uppsala: Almquist & Wicksells 1926. — BOUTERWEK, H.: Asymmetrie und Polarität bei erbgleichen Zwillingen. Arch. Rassenbiol. **28** (1934). — *BRACHET, J.: Embryologie chimique. Paris: Masson & Cie. 1945. — BRETSCHER, A.: Reduktion der Zehenzahl bei Xenopuslarven nach lokaler Colchicinbehandlung. Rev. suisse Zool. **54**, 273 (1947). ~ Die Hinterbeinentwicklung von Xenopus laevis Daud. und ihre Beeinflussung durch Colchicin. Rev. suisse Zool. **56**, 1 (1949). ~ Experimentelle Unterdrückung der Polydaktylie beim Hühnchen. Rev. suisse Zool. **57**, 577 (1950). — BRETSCHER, A., u. P. TSCHUMI: Gestufte Reduktion von chemisch behandelten Xenopus-Beinen. Rev. suisse Zool. **58**, 391 (1951). — BÜCHI, E. C.: Über die Abhängigkeit der Mißbildungen vom Gebäralter. Arch. Klaus-Stiftg **25**, 61 (1950). — BÜCHNER, F.: Zur Biologie und Pathologie der Entwicklung. 6. Vortragsreihe Augsburg. Fortbild.-Kurse für prakt. Med. 10. Nov. 1951. Med. Klin. **1952**, 605. — BÜCHNER, F., H. RÜBSAAMEN u. G. ROTHWEILER: Reproduktion fundamentaler menschlicher Mißbildungen am Hühnchenkeim durch Sauerstoffmangel. Naturwiss. **38**, 142 (1951). — BÜCHNER, FRANZ: Über die Veränderungen des Gehirns und seiner Entwicklung nach allgemeinem Sauerstoffmangel. Nervenarzt **19**, 310 (1948).

CHUANG, HSIAO-HUI: Induktionsleistungen von frischen und gekochten Organteilen (Niere, Leber) nach ihrer Verpflanzung in Explantate und verschiedene Wirtsregionen von Tritonkeimen. Roux' Arch. **139**, 556 (1939). ~ Weitere Versuche über die Veränderung der Induktionsleistungen von gekochten Organteilen. Roux' Arch. **140**, 25 (1940).

DALCQ et S. HALTER: Contribution à l'étude expérimentale de la morphogénèse du tractus digestif chez les amphibiens. Archives de Biol. **54**, 477 (1943). — *DALCQ, A. M.: La genèse du complexe inducteur chez les chordés. Rev. suisse Zool. **57**, Suppl. Nr 1, 5 (1950a). ~ L'organisation de l'oocyte et du follicule ovarien chez les mammifères. C. r. Assoc. Anatom. (37. Réun. Louvain, 3.—5. April) **1950**b). ~ New descriptive and experimental data concerning the mammalian egg, principally of the rat. Proc., Kon. nederl. Akad. Wetensch., Ser. C **54**, I, 351—362; II, 364—372; IIb, 469—479 (1951). — DALCQ, A. M., et A. SEATON-JONES: L'organisation cytoplasmique de l'oeuf chez les mammifères et son intérêt pour la compréhension de la morphogenèse. C. r. Assoc. Anat. (**36**. Réun. Lyon, 11.—13. April)

[1] Das Literaturverzeichnis enthält nur eine Auswahl aus der riesigen entwicklungsphysiologischen Literatur. Einerseits wurde eine Zahl instruktiver Bücher und Zusammenfassungen (gekennzeichnet durch *) aus der neuesten Zeit berücksichtigt, andererseits wurden nur die im Text ausdrücklich erwähnten Originalarbeiten zitiert.

1949, 170. — DETWILER, S. R.: Transplantation of anterior limb mesoderm from Amblystoma embryos in the slit-blastopore stage. J. of Exper. Zool. **52**, 315 (1929). — *DUNN, L. C.: Heredity and development of early abnormalities in vertebrates. Harvey Lect. **35**, 135 (1939—1940). ~ *Abnormal growth patterns: With special reference to genetically determined deviations in early development. Growth, Symposium **5**, 147 (1941). ~ *Some relations between mutations and abnormal development. Dep. Zool. Columbia Univ. 20. Aug. 1949. — DUNN, L. C., and S. GLUECKSOHN-SCHOENHEIMER: A new complex of hereditary abnormalities in the house mouse. J. of Exper. Zool. **104**, 25 (1947).

FILATOW, D.: Über die Bildung des Anfangsstadiums bei der Extremitätenentwicklung. Roux'Arch. **127**, 767 (1933). — FISCHBERG, M., u. R. A. BEATTY: Experimentelle Herstellung von polyploiden Mausblastulae. Arch. Klaus-Stiftg **25**, 22 (1950). — FISCHER, F. G., u. H. HARTWIG: Die Vitalfärbung von Amphibienkeimen zur Untersuchung ihrer Oxydation-Reduktions-Vorgänge. Z. vergl. Physiol. **24**, 1 (1936).

GALLERA, J.: Influence de l'atmosphère artificiellement modifiée sur le développement embryonnaire du poulet. Acta anat. (Basel) **11**, 549 (1951). — GIROUD, LELIÈVRE, HANET et LEVENT: Tératomes hautement structurés. Bull. Cancer **37**, 198 (1950). — GIROUD, A.: Sur les formes limitées d'organisation dans les tératomes. J. Cyto-embryol. belgo-néerland. Gand **1949**, 39. ~ Répercussions sur le foetus des déficiences alimentaires et spécialement vitaminiques. XIII. Congr. Pédiatres de langue française, Alger 7.—9. Mai 1951. — GIROUD, A., et J. LEFÈBVRES: Anomalies provoquées chez le foetus en l'absence d'acide folique. Arch. franç. Pediatr. **8**, Nr 6 (1951). — GIROUD, A., G. LEVY, J. LEFEBVRES-BOISSELOT et J. ETTORI: Variations du taux de la riboflavine chez la mère et le foetus, et leurs répercussions. Bull. Soc. Chim. biol. Paris **33**, 1214 (1951). — GLUECKSOHN-SCHOENHEIMER, S.: The effect of an early lethal (t^0) in the house mouse. Genetics **25**, 391 (1940). ~ The effects of a lethal mutation responsible for duplications and twinning in mouse embryos. J. of Exper. Zool. **110**, 47 (1949). ~ Causal analysis of mouse development by the study of mutational effects. Growth, Symposium **9**, 163 (1949). — GLUECKSOHN-SCHOENHEIMER, S., and L. C. DUNN: Sirens, aprosopi and intestinal abnormalities in the house mouse. Anat. Rec. **92**, 201 (1945). — *GLUECKSOHN-WAELSCH, S.: Physiological Genetics of the mouse. Adv. Genet. **4**, 1 (1951). — GRUBER, J.: Versuch einer Entwicklungsmechanischen Analyse menschlicher Kopfmißbildungen. Arch. Klaus-Stiftg **23**, 233 (1948). — *GRÜNEBERG, H.: The genetics of the mouse, 2. Aufl. Den Haag: Martinus Nijhoff 1952. ~ *Embryology of Mammalian Genes. Rev. suisse Zool. **57**, 129 (1950). — GRUENWALD, P.: The development of malformations with median defects of the caudal part of the body. J. of Morph. **81**, 97 (1947). — *GUYÈNOT, E.: Le problème morphogénétique dans la régénération des Urodèles: détermination et potentialités des régénérats. Rev. suisse Zool. **34**, 127 (1927).

HADORN, E.: Begriffe und Termini zur Systematik der Letalfaktoren. Arch. Klaus-Stiftg **24**, 105 (1949). — HAMA, T.: Explantation of the Urodelan organizer and the process of morphological differentiation attendant upon invagination. Proc. Jap. Acad. **25**, 4 (1949). ~ Induction as it is affected by variously paired head and trunk organizers. Annot. Zool. Jap. **23**, 49 (1950). — HAMBURGER, V., and W. BORN: Monstres in Nature and art. Ciba Symposia **9**, 666 (1947). — HAMBURGER, V., and H. L. HAMILTON: A series of normal stages in the development of the chick embryo. J. of Morph. **88**, 49 (1951). — *HAMILTON, W. J., J. D. BOYD and H. W. MOSSMAN: Human Embryology. Cambridge: W. Heffer & Sons Limited 1946. — *HAMLETT, G. W.: Polyembryony in the armadillo: genetic or physiological. Quart. Rev. Biol. **8**, 348 (1933). — HARRISON, R. G.: Correlation in the development and growth of the eye studied by means of heteroplastic transplantation. Roux' Arch. **120**, 1 (1929). ~ Experiments on the development and growth of limbs in the Amphibia. Science (Lancaster, Pa.) **74**, 575 (1931). ~ *Heteroplastic grafting in embryology. Harvey Lect. **29**, 116 (1935). — *HÖRSTADIUS, SVEN.: The neural crest. Its properties and derivatives in the light of experimental research. Oxford University Press 1951. — HOLMDAHL, D. E.: Die Entstehung und weitere Entwicklung der Neuralleiste (Ganglienleiste) bei Vögeln und Säugetieren. Z. mikrosk.-anatom. Forsch. **14**, 99 (1928). ~ Die zweifache Morphogenese des Vertebratenorganismus. Die primäre (indirekte) und sekundäre (direkte) Körperentwicklung. Z. mikrosk.-anat. Forsch. **57**, 359 (1951). ~ Rhachischisis. Eine vom entwicklungsmechanischen Gesichtspunkt lehrreiche Mißbildung. Roux' Arch. **144**, 626 (1951). — HOLTFRETER, J.: Regionale Induktionen in xenoplastisch zusammengesetzten Explantaten. Roux' Arch. **134**, 466 (1936). ~ Properties and functions of the surface coat in amphibian embryos. J. of Exper. Zool. **93**, 251 (1943). ~ A study of the mechanics of gastrulation. J. of Exper. Zool. **94**, 261 (1943); **95**, 171 (1944). — *HUXLEY, J. S.: Problems of relative growth. London 1932.

JONES-SEATON, ALBERTA: Etude de l'organisation cytoplasmique de l'oeuf des Rongeurs, principalement quant à la basophilie ribonucléique. Archives de Biol. **61**, 291 (1950). — JUGE, J.: Les potentialités morphogénétiques des segments du membre dans la régénération du Triton (Autopode). Rev. suisse Zool. **47**, 65 (1940).

KATSUNUMA, S.: Formation of Anencephaly and its Treatment. Proc. Jap. Acad. **24**, No 5 (1949). — *KUUSI, T.: Über die chemische Natur der Induktionsstoffe, mit besonderer Berücksichtigung der Rolle der Proteine und der Nukleinsäuren. Ann. Zool. Soc. „Vanamo" **14**, Nr 4 (1951).

LAMY, M.: Les applications de la génétique à la médecine. Paris: G. Doin & Cie. 1944. — *LANDAUER, W.: Hereditary abnormalities and their chemically induced phenocopies. Growth, Symposium **12**, 171 (1948). ~ *Le problème de l'électivité dans les expériences de tératogenèse biochimique. Arch. Anat. microsc. et Morph. expér. **38**, 184 (1949). — LEFÈBVRES-BOISSELOT, J.: Role tératogène de la déficience en acide pantothénique chez le rat. Ann. Méd. **52**, 225 (1951). — LEHMANN, F. E.: Die morphologische Rekapitulation des Grundplanes bei Wirbeltierembryonen und ihre entwicklungsphysiologische Bedeutung. Vjschr. naturforsch. Ges. Zürich **83**, 187 (1938a). ~ Regionale Verschiedenheiten des Organisators von Triton, insbesondere in der vorderen und hinteren Kopfregion, nachgewiesen durch phasenspezifische Erzeugung von litiumbedingten und operativ bewirkten Regionaldefekten. Roux' Arch. **138**, 106 (1938b). ~ Die Sonderstellung des Zwischenhirns in der vergleichenden und experimentellen Embryologie. Schweiz. med. Wschr. **1941**, 485. ~ *Einführung in die physiologische Embryologie. Basel: Birkhäuser 1945. ~ Über die plasmatische Organisation tierischer Eizellen und die Rolle vitaler Strukturelemente der Biosomen. Rev. suisse Zool. **54**, 246 (1947). ~ Realisationsstufen in der Organogenese als entwicklungsphysiologisches und genetisches Problem. Arch. Klaus-Stiftg **23**, 568 (1948). ~ Entwicklungsphysiologische Analyse von Teratomen. Rev. suisse Zool. **57**, 13 (1950a). ~ Die Morphogenese in ihrer Abhängigkeit von elementaren biologischen Konstituenten des Plasmas. Rev. suisse Zool. **57**, Suppl. Nr 1, 142 (1950b). ~ *Mikroskopische und submikroskopische Bauelemente der Zelle. Aus: Mikroskopische und chemische Organisation der Zelle. Berlin: Springer 1952. — LEHMANN, F. E., u. W. HUBER: Beobachtungen an Tubifex über die Bildung von Doppeleiern bei der zweiten Reifungsteilung und die Frage der Entstehung ovozytärer Zwillinge. Arch. Klaus-Stiftg **19**, 473 (1944). — LUTHER, W.: Entwicklungsphysiologische Untersuchungen am Forellenkeim: Die Rolle des Organisationszentrums bei der Entstehung der Embryonalanlage. Biol. Zbl. **55**, 114 (1935). ~ Potenzprüfungen an isolierten Teilstücken der Forellenkeimscheibe. Roux' Arch. **135**, 359 (1936). ~ Transplantations- und Defektversuche am Organisationszentrum der Forellenkeimscheibe. Roux' Arch. **137**, 404 (1937). — *LUTZ, H.: Sur la production expérimentale de la polyembryonie et de la monstruosité double chez les oiseaux. Arch. Anat. microsc. et Morph. expér. **38**, 79 (1949). ~ L'influence du niveau de la section et du stade de l'incubation sur l'orientation des embryons doubles obtenus experimentalment chez le canard. C. r. Soc. Biol. Paris **144**, 1410 (1950).

MANGOLD, O.: Totale Keimblattchimären bei Triton. Naturwiss. **36**, 112 (1949). — MANGOLD, O., u. C. v. WOELLWARTH: Das Gehirn von Triton. Ein experimenteller Beitrag zur Analyse seiner Determination. Naturwiss. **37**, 365 (1950). — *MANGOLD, O.: Das Determinationsproblem II. Die paarigen Extremitäten der Wirbeltiere in der Entwicklung. Erg. Biol. **5**, 290 (1929). — METTETAL, CHR.: La régénération des membres chez la salamandre et le triton. Histologie et détermination. Archives d'Anat. **28**, 1—214 (1939). — *MILLER, JOHN: Weibliche Geschlechtsorgane, 3. Teil, Die Krankheiten des Eierstocks. In Handbuch der speziellen pathologischen Anatomie und Histologie, Bd. 7. Berlin: Springer 1937.

*NEEDHAM, J.: Biochemistry and morphogenesis. Cambridge: University Press 1942. — *NICHOLAS, J. S.: Experimental approaches to problems of early development in the rat. Quart. Rev. Biol. **22**, 179 (1947). ~ Experiments on developing rats. VII. Transplantations to intestinal mucosa. J. of Exper. Zool. **113**, 741 (1950). — NICHOLAS, J. S., and B. V. HALL: The development of isolated blastomeres and fused eggs. J. of exper. Zool. **66**, 441 (1942). — *NIEUWKOOP, P. D.: Neural competence and neural field. Rev. suisse Zool. **57**, Suppl., 23 (1950a). ~ Causal analysis of the early development of the primordial germ cells and the germ ridges in Urodeles. Archives Anat. microsc. **39**, 257 (1950b). — NIEUWKOOP, P. D., u. F. E. LEHMANN: Erzeugung von zell-letalen Schädigungsmustern durch ein Chloräthylamin (Nitrogen-Mustard). Rev. suisse Zool. **59**, 1 (1952).

OKADA, Y. K., and T. HAMA: Prospective fate and inductive capacity of the dorsal Lip of the blastopore of the triturus gastrula. Proc. Jap. Acad. **21**, 342 (1945). — *OPPENHEIMER, JANE, M.: The Non-Specificity of the Germ-Layers. Quart. Rev. Biol. **15**, 105 (1940).

PASTEELS, J.: Etudes sur la gastrulation des vertébrés méroblastiques. I. Téléostéens. Archives de Biol. **47**, 205 (1936). ~ *Etudes sur la gastrulation des vertébrés méroblastiques. III. Oiseaux. IV. Conclusions générales. Archives de Biol. **48**, 381 (1937). ~ Recherches sur l'action du LiCl sur les oeufs des Amphibiens. Archives de Biol. **56**, 105 (1945). ~ Sur l'apparition d'organes variés dans l'ectoblaste, à la suite de la centrifugation de la blastula et de la gastrula chez les Amphibiens. Experientia (Basel) **3**, 30 (1947). — PESONEN, S.:

Über Abortiveier. Acta obstetr. scand. (Stockh.) **25**, 153 (1946). ~ On abortive ova. Ann. chir. et gynaec. fenn. **38**, Suppl. 3, 337 (1949a). — PESONEN, S., u. P. MARJANEN: Artificial Parthenogenesis of ova of rats. Ann. chir. et gynaec. fenn. **38**, Suppl. 3, 353 (1949b). — PETER, K.: Untersuchungen über die Entwicklung des Dotterentoderms. IV. Das Schicksal des Dotterentoderms beim Hühnchen. Z. mikrosk.-anat. Forsch. **46**, 627 (1939). — PINCUS, G.: The breeding of some rabbits produced by recipients of artificially activated ova. Proc. Nat. Acad. Sci. U.S.A. **25**, 557 (1939). — *PORTMANN, A.: Biologische Fragmente zu einer Lehre vom Menschen. Basel: Benno Schwabe & Co. 1944.

*RENSCH, B.: Neuere Probleme der Abstammungslehre. Die transspezifische Evolution. Stuttgart 1947. ~ Organproportionen und Körpergröße bei Vögeln und Säugetieren. Zool. Jb., Abt. allg. Zool. u. Physiol. **61**, 337 (1948). — ROETHELI, A.: Chemische Beeinflussung plasmatischer Vorgänge bei der Meiose des Tubifex-Eies. Z. Zellforsch. **35**, 62 (1950). — ROSIN, S.: Theoretisches zur Frage der ovozytären Zwillinge. Arch. Klaus-Stiftg **22**, 73 (1947). — ROTMANN, E.: Die Rolle des Ektoderms und Mesoderms bei der Formbildung der Extremitäten von Triton. Roux' Arch. **129**, 85 (1933). ~ Der Anteil von Induktor und reagierendem Gewebe an der Entwicklung der Amphibienlinse. Roux' Arch. **139**, 1 (1939). ~ *Das Induktionsproblem in der tierischen Entwicklung. Ärztl. Forsch. **3**, 209 (1949). — RUDNICK, D.: Prospective areas and differentiation potencies in the chick blastoderm. Ann. New York Acad. Sci. **49**, 761 (1948). — RÜBSAAMEN, H.: Die Wirkung des experimentellen Sauerstoffmangels auf die Entwicklung von Tritonkeimen nach beendeter Gastrulation. Roux' Arch. **144**, 301 (1950). — RUSSELL, LIANE, BRANCH: X-ray induced developmental abnormalitics in the Mouse and their use in the analysis of embryological pattern. I. External and gross visceral changes. J. of Exper. Zool. **114**, 545 (1950).

SAUNDERS jr., J. W.: The proximo-distal sequence of origin of the parts of the chick wing and the role of the ectoderm. J. of Exper. Zool. **108**, 363 (1948). — SAUNDERS, JOHN W.: An analysis of the role of the apical ridge of ectoderm in the development of the limb bud in the chick. Anat. Rec. **105**, 87 (1949). — SCOTT, J. P.: The embryology of the guinea pig. III. The development of the polydactylous monster. A case of growth accelerated at a particular period by semi-dominat lethal gene. J. of Exper. Zool. **77**, 123 (1937). ~ The embryology of the guinea pig. II. The polydactylous monster. J. of Morph. **62**, 299 (1938). — *SPEMANN, H.: Experimentelle Beiträge zu einer Theorie der Entwicklung. Berlin: Springer 1936. — *SPIEGELMAN, S.: Physiological competition as regulatory mechanism in morphogenesis. Quart. Rev. Biol. **20**, 121 (1945). — SPRATT, N. T.: Formation of the primitive streak in the explanted chick blastoderm marked with carbon particles. J. of Exper. Zool. **103**, 259 (1946). — STARCK, D.: Die Bedeutung der Entwicklungsphysiologie für die vergleichende Anatomie, erläutert am Beispiel des Wirbeltierkopfes. Biol. generalis (Wien) **17**, 481 (1948). ~ Vergleichende Entwicklungsgeschichte der Wirbeltiere. Fortschr. Zool., N. F. **9**, 249 (1952). — STEINMANN, P.: Zur Frage der Symmetrie bei eineiigen Drillingen. Rev. suisse Zool. **49**, 211 (1942). — STOCKARD, E. R.: Developmental rate and structural expression: an experimental study of twins, "double monsters" and single deformities, and the interaction among embryonic organs during their origin and development. Amer. J. Anat. **28**, 115 (1921). — SWETT, F. H.: The role of the peribrachial area in the control of reduplication in Amblystoma. J. of Exper. Zool. **100**, 69 (1945).

THEILER, K.: Die Auswirkung von partiellen Chordadefekten bei Triton alpestris. Beitrag zur Entwicklungsmechanik der Wirbelsäule. Roux' Arch. **144**, 476 (1950). — TIEGEL, WALTER: Zur Morphologie und Teratogenese des Holocardius amorphus beim Rind. Diss. Univ-Zürich. Veterinäranat. Inst. 1948. — TÖNDURY, G.: Zur Kenntnis der Fehlbildungen mit Defekten des hinteren Körperendes. Arch. Klaus-Stiftg **19**, 225 (1944). — *TOIVONEN, S.: Stoffliche Induktoren. Rev. suisse Zool. **57**, Suppl., 41 (1950). — TWIESSELMANN, F.: Expériences de scission précoce de l'aire embryogène chez le poulet. Arch. Biol. Liége **49**, 285 (1938).

VARA, P., u. S. PESONEN: Über Abortiveier. II. Untersuchungen über die im Chromosomensatz der Säugetiereizelle während der Reifeteilungen sich abspielenden abnormen Erscheinungen. Acta obstetr. scand. (Stockh.) **27**, 215 (1947). — VOGT, W.: Über alimentäre Unterdrückung der Hinterbeine beim Rippenmolch (Pleurodeles W.). Anat. Anz. 88, Erg.-H., 137 (1939).

*WADDINGTON, C. H.: Organisers and Genes. Cambridge University Press 1939, 1947. — WALDER, P.: Über das Wachstum der Kopforgane und die Entstehung von Mikrophthalmie bei isolierten Kopfstücken und zirkulationslosen Keim von Triton alpestris. Acta Zool. fenn. **31**, 187 (1950). — WEBER, W.: Über Art, Häufigkeit und Genfrequenz der Mißbildungen unserer Haustiere, nebst einem Fall von Agenesie des Geruchsapparates bei einem Kalb. Schweiz. Arch. Tierheilk. 88, 497 (1946). — *WERTHEMANN, A.: Die Entwicklungsstörungen der Extremitäten. In Handbuch der speziellen pathologischen Anatomie, Bd. 9, Teil 6. Berlin: Springer 1952. — WERTHEMANN, A., u. M. REINIGER: Über Augenentwicklungsstörungen bei Rattenembryonen durch Sauerstoffmangel in der Frühschwangerschaft. Acta anat. (Basel) **11**, 329 (1950). — WERTHEMANN, A., M. REINIGER u. H. THOELEN: Untersuchungen über den Einfluß des Sauerstoffmangels auf die fötale Entwicklung von Säugetieren. Schweiz. Z. Path. u. Bakter. **13**, 756 (1950). — WETZEL, R.: Untersuchungen am Hühnchen. Die Entwicklung des Keims während der ersten Bruttage. Roux' Arch. **119**, 188 (1929). — WILDE jr., C. E.: Studies on the organogenesis in vitro of the urodele limb bud. J. of Morph. **86**, 73 (1950). — WITSCHI, E.: Appearance of accessory "organisers" in overripe eggs of the frog. Proc. Soc. Exper. Biol. a. Med. **31**, 419 (1934). — WOLFF, E.: Les bases de la tératogénèse expérimentale des vertébrés amniotes, d'après les résultats de méthodes directes. Archives d'Anat. **22**, 1 (1936). ~ *La duplication de l'axe embryonnaire et la polyembryonie chez les Vertébrés. C. r. Soc. Biol. Paris **142**, 1282 (1948). ~ *La régulation chez l'embryon d'oiseau. Ann. Biol. **26**, 229 (1950). — *WRIGHT, S.: Genetics of abnormal growth in the guinea pig. Cold Spring Harbor Symp. Quant. Biol. **2**, 137 (1934). — WRIGHT, S., and K. WAGNER: Types of subnormal development of the head from inbred strains of guinea pigs and their bearing on the classification and interpretation of vertebrate monsters. Amer. J. Anat. **54**, 383 (1934).

*ZUCKERMAN, S.: A discussion of the measurement of growth and form. Proc. Roy. Soc. Lond., Ser. B **137**, 433 (1950). — ZWILLING, E.: The role of epithelial components in the developmental origin of the "wingless" syndrome of chick embryos. J. of Exper. Zool. **111**, 175 (1949).

Nach der Drucklegung erschien: WADDINGTON, C. H.: The Epigenetics of Birds. Cambridge University Press 1952 (272 S. und 72 Abb.). Enthält die erste einläßliche Darstellung der Entwicklungsphysiologie der Primitiventwicklung der Vögel.

Allgemeine Teratologie mit besonderer Berücksichtigung der Verhältnisse beim Menschen[1].

Von

A. Werthemann-Basel.

Mit 41 Textabbildungen.

Einleitung.

Durch die Ausführungen von F. E. Lehmann im vorausgehenden Teil ist eine Basis geschaffen worden, welche es erlaubt, in die Vielheit menschlicher Mißbildungen Ordnung und Klärung zu bringen. Dabei darf als einer der wesentlichsten Fortschritte der Mißbildungslehre die Erkenntnis vorausgestellt werden, daß für die Mannigfaltigkeit frühembryonaler Störungen verhältnismäßig wenige Reaktionen der formbildenden Blasteme verantwortlich sind und daß jeder Störungsmodus seine *kritische Phase* hat, während welcher genetische sowohl wie umweltbedingte Faktoren ihre Wirksamkeit zu entfalten vermögen. Es kommt weniger auf die Art der schädigenden Einwirkung, als auf den Zeitpunkt und ihre Intensität an.

Schwierigkeiten ergeben sich nun freilich bei der Begriffsbestimmung einer Mißbildung. Eine recht glückliche Bezeichnung hat F. Bamatter eingeführt für jene angeborenen Krankheitszustände, bei denen das exogene, ursächliche Geschehen wenigstens teilweise hat abgeklärt werden können, nämlich den Begriff der *Embryopathie.* So hat sich beispielsweise die Bezeichnung *Embryopathia rubeolosa* für die Rubeolenvirusinfektion der Embryonen bei Erkrankung der Mutter bereits allgemein eingebürgert.

Entscheidend für das Wesen und damit für die Definition einer Mißbildung scheint mir zu sein, daß es sich um eine Veränderung gegenüber der Norm handelt, die durch Störung des normalen Ablaufes der Ontogenese einer oder mehrerer Organe oder Organsysteme oder des ganzen Körpers entsteht, d. h. also zu einer angeborenen Veränderung der Struktur führt.

Demnach können sowohl genetische Faktoren als auch intrauterin wirksame „exogene“ Schädigungen zu Mißbildungsursachen werden, aber nicht jede intrauterin erworbene Krankheit braucht zu einem Endeffekt zu führen, der der Definition einer Mißbildung entspricht.

Wird z. B. bei der Embryopathia rubeolosa die normale Bildung der Herzsepten gehemmt, dann ist dies eine *Mißbildung* des Herzens (Septumdefekt). Die durch Toxoplasmose in der zweiten Schwangerschaftshälfte entstehende Meningo-Encephalo-Chorioiditis ist aber keine Mißbildung, sondern eine *fetale Krankheit* des Zentralnervensystems und der Chorioidea, d. h. eine Embryopathia toxoplasmatica. So billigt Töndury auch der durch das Rubeolenvirus entstandenen Kataraktbildung nicht die Bezeichnung einer Mißbildung zu, weil es sich um eine Störung handelt, welche *sekundär* unter dem Einfluß des Ultravirus

[1] Herrn Prof. E. Freudenberg in Dankbarkeit zum 70. Geburtstag gewidmet.

entstand, das die Differenzierung der Linsenfasern störte und diese schließlich zum Zerfall brachte. Für TÖNDURY verdient die Bezeichnung „Mißbildung" nur eine *primäre* während der embryonalen Entwicklung zustande gekommene morphologische Veränderung eines oder mehrerer Organe, Organsysteme oder des ganzen Körpers.

Könnte man aber den Nachweis erbringen, daß durch eine Frühinfektion mit Toxoplasmose eine Rhachischisis entstünde, dann läge eine Störung des Schlusses der dorsalen Körperachse vor, und wir könnten mit Recht von Mißbildung sprechen, weil dann der normale Ablauf der Neurulation gestört worden wäre.

Ich glaube, daß es zur Zeit müßig ist, im einzelnen um die Begriffe zu streiten, da wir erst im Beginn der Forschung über den Störungsmodus mit den kritischen Phasen für bestimmte Mißbildungen sind. Wir haben jedenfalls schon viel gewonnen, wenn wir eine Mißbildung als „harmonische" erkennen können, d. h. sie als Störung der induktiven, topogenetischen und selbstorganisatorischen Prozesse zu deuten vermögen, oder sie als „*disharmonisch*" oder „*degenerativ*" aufzufassen in der Lage sind, wenn die Störungen der grundlegenden morphologischen Prozesse mit späteren Zell- und Gewebsdegenerationen verbunden sind. (Siehe LEHMANN im vorausgehenden Teil.)

I. Über die Häufigkeit des Vorkommens von Mißbildungen beim Menschen.

Bevor wir auf die eigentlichen Probleme der menschlichen Teratologie eingehen, soll kurz die Häufigkeit des Vorkommens von Mißbildungen behandelt werden, speziell mit der Absicht in Erfahrung zu bringen, welche Mißbildungen mehr allgemeiner Art häufig oder seltener in Erscheinung treten, um daraus zu ersehen, welche Entwicklungsphasen besonders empfindlich, welche hingegen gesicherter sind.

Die normale Fortpflanzung ist abhängig von den genetischen und peristatischen Bedingungen. Unter ungünstigsten Bedingungen resultiert *Sterilität:* zwischen dieser und der normalen Fortpflanzung liegen alle jene Realisationsstufen, welche zwar eine gewisse Fortpflanzung ergeben, aber nicht reguläre Geburten von normalen Nachkommen. Der Embryo kann unerkannt bleiben, weil er früh zugrunde geht und resorbiert wird. Ist er weniger stark geschädigt, so kann er die fetale Periode erreichen und ausgestoßen, oder resorbiert werden. Die am schwersten geschädigten Embryonen werden früh abortiert oder resorbiert; demgegenüber stellen mißgebildete Feten, welche das Ende der Gravidität erreichen, einen gewissen Fortpflanzungserfolg dar, wenn man sie der Sterilität, der frühen Resorption und der Ausstoßung gegenüberstellt. WARKANY zeigte in seinen Experimenten mit Mangeldiäten bei Ratten (Riboflavindefizit), daß durch die Verbesserung der Fortpflanzungsbedingungen eine Vermehrung des Anfalles von Mißbildungen resultieren kann.

Will man sich ein zahlenmäßiges Bild von der Häufigkeit der Fortpflanzungsstörungen beim Menschen machen, so dürfen nicht nur die manifesten Mißbildungen berücksichtigt werden, sondern es müssen auch die *Aborte* in Betracht gezogen werden (KAESER).

1. Bedeutung der Aborte für die Beurteilung der Mißbildungshäufigkeit[1].

In einer von BAUMGARTNER 1949 mitgeteilten Statistik über die Kindersterblichkeit infolge intrauteriner Krankheiten in USA. 1947 ergeben sich folgende

[1] Vgl. auch Statistische Angaben von INGALLS 1947.

Zahlen: Frühgeburten 11,1, kongenitale Mißbildungen 4,6, Pneumonie und Influenza 3,6, Geburtstraumen 3,5, Asphyxie und Atelektase 1,6 auf 1000 Lebendgeburten.

Schon MALL (1908) nahm an, daß die große Majorität von Aborten mißgebildet sei; nur 80% der Schwangerschaften endigten mit der Geburt eines normalen Kindes.

Ebenso betonte SCHULTZE (1939—1943) die Bedeutung von Mißbildungen für die Aborte. In seinem Beobachtungsgut war in 17% der Aborte der Keim mehr oder minder hochgradig mißgebildet.

MACGREGOR (1946) fand, daß etwa 20% der Frühgeburten und 10% der Totgeburten auf grobe Mißbildungen zurückzuführen seien.

KAESER (1949) berichtet eingehend über die Häufigkeit von Fehlgeburten. Eine absolute Zahl kann wohl nicht gefunden werden, 1. weil besonders Frühaborte wie eine verspätete — eventuell verstärkte — Menstruation verlaufen können und deshalb von den Frauen übersehen werden, 2. weil das Verhältnis der spontanen zu den kriminellen Aborten äußerst verschieden bewertet wird. Daher schwanken die Zahlen über die Häufigkeit der Aborte beträchtlich zwischen 13 und 20—25%. Diese Unterschiede sind wahrscheinlich durch verschiedene Häufigkeit der kriminellen Aborte bedingt.

Nach v. PFAUNDLER sterben 23% aller befruchteten Eier ab. Bekannt ist ein starkes Überwiegen der Knabenaborte gegenüber denen der Mädchen im Verhältnis von 33% aller gezeugten Knaben zu 8% aller gezeugten Mädchen. Die Mortalitätskurve der Knaben fällt vom Beginn der intrauterinen Entwicklung bis zum 4. Schwangerschaftsmonat steil ab, während die der Mädchen konstant bleibt. Vom 4.—9. Monat decken sich die Kurven fast ganz. Nach anderen Untersuchungen beträgt die primäre Sexualproportion 134 ♂:100 ♀ (WERDERVANG, zit. bei TÖNDURY).

Für spontane Aborte liegen die Zahlen zwischen 5—18% aller Schwangerschaften. Wie hoch der Prozentsatz nicht befruchtungs- und nicht implantationsfähiger Eier beim Menschen ist, ist unbekannt; Beobachtungen beim Tier zeigen aber, daß dieser Verlust beträchtlich sein kann (Schwein 30%, Frettchen 20%, Kaninchen 40%, Pferd 48%, Rinder 20—25%).

In der Zusammenstellung des Basler Beobachtungsgutes durch KAESER verteilen sich die Abortursachen wie folgt: mütterliche 29,2%, kriminelle 24,8%, ovuläre 35,4%, fragliche 10,6%.

Die weitere Analyse ergab, daß in der Hälfte aller spontanen Schwangerschaftsunterbrechungen in den ersten 6 Monaten die Ursachen in Entwicklungsstörungen des *Eies* zu suchen sind. Der Anteil der Molenaborte machte 34,1% aller Fehlgeburten oder 52,8% der spontanen Aborte mit bekannter Ätiologie aus. Nicht unwichtig scheint uns auch die Feststellung von KAESER, daß der prozentuale Anteil der Molenaborte mit dem Alter der Frauen zunimmt (s. auch Kapitel über die Bedeutung von Gebäralter und Parität der Mutter für das Auftreten von Mißbildungen), und zwar von etwa 25—30% im 20. Lebensjahr auf mindestens 50% bei den Patientinnen von 40 Jahren und mehr. Das Maximum aller Fehlgeburten, d. h. etwa 50% und die gleiche Zahl der Molenaborte traten im 3. Monat ein; an dieser Häufung waren kriminelle und ovuläre Abortursachen beteiligt. Die Häufigkeit der Molenaborte nimmt mit fortschreitender Schwangerschaft rasch ab, d. h. von 46% im 2. Monat auf 0% im 6. Monat. Sehr wahrscheinlich ist der effektive Prozentsatz der pathologischen Eier bei den Aborten im 2. Monat noch viel größer.

Die Ursachen für das Auftreten dürften zum Teil die gleichen sein wie für die Mißbildungen. Wir verweisen diesbezüglich auf unser II. und III. Hauptkapitel. In der Regel handelt es sich nicht um *Dauerschäden*, sondern eher um passagere Faktoren. Das Problem der sog. habituellen Aborte steht hier nicht zur Erörterung. Es sind aber, wie TÖNDURY betont, für die Entstehung von Abortiveiern 2 Möglichkeiten in Betracht zu ziehen. 1. keimplasmatische und 2. dysplasmatische. Für die ersteren wäre die Erblichkeit und für die zweiten die Schädigung des Eies während der Entwicklung nachzuweisen.

Hier sei noch die Beobachtung von KAESER erwähnt, nach welcher Molenaborte bei jeder Frau und in jeder Gravidität vorkommen können; meistens sind sie wahllos zwischen die normalen Schwangerschaften eingestreut. Es zeigte sich, daß die Konzeptionsfähigkeit und die Prognose für die Austragung der übrigen Schwangerschaften bei den Molenträgerinnen die gleichen sind wie bei Frauen, die aus anderen Gründen abortieren. Molenaborte kamen wie die anderen Aborte in etwa 10% vor.

Die verschiedenen *Molenarten* zeigen nach dem Beobachtungsgut von KAESER folgende morphologische Besonderheiten: Bei den Fehleiern oder Molen handelt es sich um 20—22 mm große, knötchenförmige Rudimente. Die Eihäute können auch nach dem Fruchttod noch überleben. In den zu 50—75% hydropisch degenerierten Zotten der Moleneier lassen sich Vascularisationsanomalien feststellen. Der Molenschwangerschaft geht relativ häufig ein steriles Intervall voraus. Im Material von KAESER war dies in 39,1% der Fall mit einer Dauer von 3—23 Jahren.

1. *Blasenmolen*: 3,4%. Meist fehlt der Embryo oder er zeigt starke Hemmungsbildungen und die Eiproportionen sind abnorm. Neben der typischen, zentralhydropischen Zottendegeneration findet sich oft auch eine diffuse Verflüssigung. Die Fehlentwicklung muß hier in einem sehr frühen Stadium erfolgen. Im Zusammenhang mit deutlicher Epithelwucherung steht wohl die gesteigerte Produktion von Choriongonadotropin.

2. *Übergangsformen*: 2,4%. Es handelt sich hier um Formen, welche wegen der Zottenveränderungen zwischen den Blasenmolen und den übrigen Molen stehen. Die Choriongonadotropinausscheidung ist im Gegensatz zu den echten Blasenmolen *nicht* vermehrt, auch fehlt die gesteigerte Proliferation der Zottenepithelien.

3. *Windmolen*: 34,6% (taube Eier oder Windeier nach GROSSER). Das Charakteristikum dieser Form ist das Fehlen des Embryo, eventuell des Embryo und des Amnion. Diese Form findet sich auch häufig in Extrauteringraviditäten. Die Größe variiert zwischen Haselnuß- und Hühnereigröße. Die Zotten sind relativ gut erhalten, im allgemeinen spärlich, dünn, atrophisch, mit kleinen Auftreibungen. Das Stroma ist diffushydropisch oder fibröshyalin degeneriert. Es handelt sich wohl um die schwerste und früheste Mißbildung, bei welcher der Embryo überhaupt nicht entsteht, oder sehr früh resorbiert wird. Dasselbe gilt für die

4. *Blutmolen*: 19,2%. Charakteristisch dafür ist die allseitige Umblutung des Chorion. Die Eihöhle ist leer und kollabiert. Der Embryo fehlt immer, häufig auch das Amnion und der Dottersack. Diese Fehlbildungen können oft wochen- bis monatelang im Uterus retiniert werden (missed abortion). Das Zottenepithel ist meist stark degeneriert. Wie die Umblutung zustande kommt, ist nicht geklärt. Möglicherweise handelt es sich um ein Fruchtkapselhämatom, wie bei der Extrauteringravidität.

5. BREUS*sche Hämatommole*: 2,4%. Hier findet sich ein schwer mißgebildeter, unterentwickelter Embryo mit einer kurzen und dicken Nabelschnur. Das Hämatom liegt subchorial. Die Blutungen finden in den intervillösen Raum statt, vielleicht in die durch Schrumpfung der Eier entstandenen Amnionfalten. Nach BREUS sollen bei den Embryonen häufig die Herzanlagen fehlen, was von anderen Autoren bestritten wird.

6. *Embryonalmolen*: 24,5%. Der Embryo ist in seiner Entwicklung gegenüber der Schwangerschaftsdauer stark zurückgeblieben und zeigt schwerste innere und äußere Mißbildungen. Die Größen variieren zwischen wenigen Millimetern und 20—22 mm langen Gebilden, die eine kurze Nabelschnur zeigen und entweder frei oder sessil sind. Häufig sind die Früchte völlig erweicht. Auch hier werden Retentionen beobachtet.

Bezüglich der hormonalen Aktivität der Moleneier sei auf die Originalarbeit von KAESER verwiesen.

Auch TÖNDURY betont, daß ein genaues Bild vom Vorkommen von Mißbildungen beim Menschen nur zu bekommen ist, wenn auch die Häufigkeit und Verursachung von *Fehlgeburten* berücksichtigt wird. Er unterscheidet mit

SCHULTZE folgende Arten von Fehlgeburten: 1. Aborte durch äußere Einwirkungen infolge Erkrankung der Mutter; 2. Aborte infolge krankhafter Veränderungen des Eies und 3. Aborte unbekannter Ätiologie.

2. Einige Statistiken über die Häufigkeit von Mißbildungen.

Die Frage nach der zahlenmäßigen Häufigkeit der verschiedenartigen Mißbildungen ist deshalb von großem Interesse, weil ihre Beantwortung Aufschluß geben könnte über die besonderen kritischen Phasen der menschlichen Entwicklung. Solche zahlenmäßigen Untersuchungen liegen aus verschiedenen Instituten und Kliniken vor, sind aber schwer in Beziehung zueinander zu setzen, weil das Ausgangsmaterial sehr unterschiedlich ist.

Im folgenden sollen verschiedene Angaben aus der Literatur einander gegenübergestellt werden, um zu einer gewissen Häufigkeitsskala der Fehlbildungen zu kommen.

1939 hat HOLST das große Mißbildungsmaterial der Universität *Göttingen* aus den Jahren 1928—1937 bearbeitet. Im gesamten konnte er 955 Mißbildungen auswerten, 481 weibliche und 466 männliche. Bei 8 Mißbildungen war das Geschlecht nicht angegeben.

a) Mißbildungen des kranialen Körperendes.

α) Acranie, Anencephalie, partielle Cranioschisis. Im gesamten wurden 177 Anencephale gefunden, davon Einzelbildungen 173 (134 ♀, 39 ♂), Doppelbildungen 4 (1 ♀, 2 ♂, 1 ohne Geschlechtsangabe). In 163 dieser Fälle (126 ♂, 37 ♀) wurde eine Nebennierenhypoplasie verzeichnet. 10mal wurden in den Protokollen die Nebennieren nicht erwähnt. Sehr häufig kommen bei den Anencephalien noch andere Mißbildungen vor: Rhachischisis (150mal), Gesichtsspalten, Bauchbrüche, Zwerchfellücken, Extremitätenmißbildungen und mancherlei Störungen weiterer einzelner Organsysteme.

β) Arhinencephalie total 19 Fälle (11 ♀, 7 ♂, 1 ohne Geschlechtsangabe), davon waren 8 Cyclopien (5 ♂, 3 ♀).

Die der Arhinencephalie untergeordneten Mißbildungen betrafen Craniorhachischisis (7mal), Gesichtsspalten (4mal), Polydaktylie (7mal) und verschiedene Einzelstörungen an anderen Organen.

γ) Iniencephalie, 5 Fälle (Spaltbildung des Occiput mit Gehirnvorfall).

δ) Encephalocelen, 29 occipitale (22 ♀, 6 ♂, 1 ♀ Doppelbildung). Relativ häufig Zusammentreffen mit Rhachischisis.

1 ♀ Encephalocele parietalis,
1 ♀, 1 ♂ Encephalocele parieto-occipitalis,
2 ♀, 6 ♂ Encephalocele nasofrontalis + frontalis.

Auch die Encephalocelen zeigen relativ häufig Kombination mit Gesichtsspalten, Zwerchfellücken, Mißbildungen des Herzens, der Lungen, der Nieren, Nabelschnurbruch, Hexadaktylie, Klumpfuß.

ε) Exencephalie. Schädeldefekt mit Verlagerung des Gehirns nach außen. Sieben Fälle (3 ♀, 4 ♂), oft mit Craniorhachischisis kombiniert.

b) Mißbildungen des Gesichtsschädels.

α) Spaltbildungen. 71 nichtamniogene Gesichtsspalten, davon 9 bei Doppelbildungen. 10 Fälle wiesen je 2 Spalten auf.

Sehr oft sind die Gesichtsspalten mit Craniorhachischisis vergesellschaftet. Gelegentlich finden sich auch ventrale Spaltbildungen. Das Geschlechtsverhältnis ♀:♂ war 57:44, eingerechnet auch die Spalten bei Doppelbildungen.

β) Agnathie, Mikrognathie- gleich Otocephalie-Synotie: 2 ♀, 4 ♂.

c) Mißbildungen der Wirbelsäule.

Spaltbildungen 239 Fälle (164 ♀, 73 ♂, 2 ohne Geschlechtsangabe). Davon waren
53 (29 ♀, 24 ♂) Spina bifida aperta,
30 (14 ♀, 14 ♂, 2 ?) Spina bifida occulta,
1 nicht genau bestimmt.

45 (29 ♀, 16 ♂) Spina bifida kombiniert mit Hydrocephalus, eventuell mit gleichzeitiger Meningomyelocystocele.
19 Hydrocephalien (*ohne* Spina bifida), 11 ♀, 8 ♂, zusammen 64 Hydrocephale (40 ♀, 24 ♂).
Spina bifida kombiniert mit Zwerchfellücken, Herzmißbildungen, *Bauchspalten*, Darm- und besonders Nierenmißbildungen, seltener Extremitäten. Siehe einzelne Zahlenangaben bei HOLST.

d) Mißbildungen des Rumpfes.

α) Rippen (mangelhaft beobachtet). Aplasien von oberen Rippen. Clavicula, Gabelungen.
β) Brüche und Spalten der Bauchwand.
1. 19 Nabelschnurbrüche (14 ♀, 6 ♂). (Angabe des Originals!)
2. 16 Bauchwandbrüche (11 ♀, 5♂).
Diese Fälle kombinieren sich teilweise mit Craniorhachischisis, Arhinencephalie, Zwerchfell- und Extremitätenmißbildungen.
3. 13 Schizosomen (6 ♀, 6 ♂ und 1 ?).
Gleichzeitig Spaltbecken, Ektopia vesicae, Atresia ani, Rhachischisis. Hierher gehören noch die Ektopia cordis mit 3 ♂ Fällen und die zum Teil bei den Schizosomen schon aufgezählten Fälle von Ektopia vesicae.

e) Mißbildungen des caudalen Körperendes

(fehlt bei HOLST) als übergeordnete Gruppenbezeichnung.
Atresia ani 29 (10 ♀, 18 ♂, 1 ?).
Atresia ani et recti 6 (2 ♀, 4 ♂).
Atresia recti 2 ♂.
Atresien oder Stenosen an übrigen Darmabschnitten 11 (7 ♂, 4 ♀).
Kombinationen mit Oesophagusatresien relativ häufig.
Anchipodien (nicht erwähnt).
Sirenen und Sirenoide 21 Fälle (8 ♀, 12 ♂, 1 ?).
Sympus dipus,
Sympus monopus,
Sympus apus.
Zu Sirenen gekoppelt finden sich Mißbildungen von Schädel und Gesicht, Rhachischisis, Oesophagusatresie, Herzmißbildung, Zwerchfellücken, Atresien des Darmkanals, Mißbildungen der oberen Extremitäten; Nieren- und Genitalmißbildungen fanden sich in allen Fällen.
Sirenoide Monopodie 2 ♂ (lateraler Mangel).

Die ebenfalls an sich sehr wertvollen zahlenmäßigen Angaben über die Mißbildungen der inneren Organe aus der Arbeit von HOLST können wir in unserem Zusammenhang nicht reproduzieren. Wir gestatten uns nur noch einige wenige Hinweise auf Fragen, welche die allgemeine Teratologie interessieren.

Unter den Mißbildungen der Primitiventwicklung stehen die zusammengehörigen Störungen der Neurulation im Material von HOLST weitaus an erster Stelle:

177 Fälle von Cranioschisis und 239 Fälle von Rhachischisis, geben zusammen 416 Fälle dieser Art, also bei 955 Gesamtmißbildungen beinahe die Hälfte.

Demgegenüber treten die Cyclopien, Arhinencephalien und Otocephalien mit 21 Fällen weit zurück, während die Störungen des caudalen Körperendes (Atresia ani und Sirenoide) mit zusammen 50 Beobachtungen wieder etwas deutlicher hervortreten. Die *ventralen* Spaltbildungen mit etwas über 50 Fällen liegen etwa in der gleichen Größenordnung wie die Störungen des caudalen Körperendes. Man ist geneigt aus diesen Zahlen gewisse Rückschlüsse auf die Sicherung einzelner Entwicklungsphasen zu ziehen.

Im Zusammenhang mit Fragen der allgemeinen Teratologie interessiert noch die Häufigkeit von Organmißbildungen, welche mit dem Leben unvereinbar, oder welche aus therapeutischen (Herzchirurgie) oder sozialen (Krüppelhilfe) Gründen von Wichtigkeit sind. Für folgende innere Organe erwähne ich noch die Zahlen von HOLST.

Oesophagusatresie mit und ohne Trachealfistel 12 Fälle. Dabei war das Geschlechtsverhältnis gleich, die Mißbildung fand sich gelegenlich bei Sirenen, bei Craniorhachischisis und kombiniert mit Darm- und Nierenfehlbildungen.

Doppelseitige Aplasie der Nieren in 17 Fällen im Verhältnis von 7 ♀:10 ♂. Besonders interessant sind dabei die häufigen Kombinationen mit Genitalmißbildungen.

Über die Häufigkeit der *Herzmißbildungen* möchte ich die Zahlen aus der Arbeit meines Schülers F. GLOOR (1953) hier mitteilen:

In *Basel* kamen 0,74% Herzmißbildungen auf 16565 Autopsien. 97 Patienten von 122 erreichten das 1. Lebensjahr nicht.

In *Boston* fanden sich 1,3% auf 34023 Autopsien, davon 60% unter 2 Jahren.

In *Massachusetts* 0,9% auf 7500 Autopsien.

In unserem Basler Beobachtungsgut fanden sich auf 16565 Sektionen der Jahre 1938—1950 122 angeborene Herzmißbildungen, von denen 59 die primäre Todesursache darstellten, 42 in kausalem Zusammenhang mit dem Tode standen und 21 sich als Zufallsbefunde erwiesen. Dieser Arbeit entnehme ich folgende Häufigkeitsskala:

Isolierter Ventrikelseptumdefekt	36 (21 ♂, 15 ♀)
Echte gekreuzte Transposition	22 (13 ♂, 9 ♀)
Vorhofseptumdefekt	17 (6 ♂, 11 ♀)
Pseudoform des Truncus art. comm. persist.	8 (4 ♂, 4 ♀)
FALLOTsche Tetraologie	8 (6 ♂, 2 ♀)
Isthmusstenose	7 (4 ♂, 3 ♀)
Supraaortale Varietäten	7 (4 ♂, 3 ♀)
Aortenstenose	3 (2 ♂, 1 ♀)
Reine Pulmonalstenose	3 (2 ♂, 1 ♀)

Von den restlichen Fehlbildungen liegen nur Einzelbeobachtungen vor. Den TAUSSIG-Komplex haben wir in der erwähnten Beobachtungsperiode nicht festgestellt.

Zahlenangaben über die Häufigkeit von *Extremitätenmißbildungen* sind schwer zu erhalten. Bestimmt kommen viele gar nicht zur Aufzeichnung, weil sie als kosmetische Fehler von den Patienten verheimlicht werden. Dagegen ist über die praktisch wichtigsten Extremitätenmißbildungen die angeborene Hüftluxation und den angeborenen Klumpfuß, einiges bekannt geworden. Diese beiden Fehlbildungen halten sich an der Spitze der angeborenen Deformitäten.

Angeborene Hüftluxation. Im Handbuch der speziellen Pathologie (die Entwicklungsstörungen der Extremitäten) habe ich folgende Angaben gemacht:

Schweiz 0,3—0,4‰ der Bevölkerung (FRANCILLON),
Sachsen 2‰ der Bevölkerung (ISIGKEIT),
Emilia 1,92‰ der Bevölkerung (SCAGLIETTI),
Nordfrankreich ♀ 5‰, ♂ 1‰ der Bevölkerung (LE DAMANY).
Bezüglich der Geschlechtsverteilung verweise ich auf meine oben zitierte Arbeit.

Angeborener Klumpfuß. Nach DEBRUNNER geben folgende Zahlen Auskunft über die absolute Häufigkeit:

LANNELONGUE	0,5‰
MÜLLER	0,6‰
BESSEL-HAGEN	0,9‰
NILSONNE	1,0‰

Doppelseitiges Vorkommen zu einseitigem steht im Verhältnis von 55:45%. Das Geschlechtsverhältnis beträgt 2 ♂:1 ♀ oder 66,2 ♂:33,8% ♀. Sehr aufschlußreich sind auch hier die Kombinationen mit anderen Fehlbildungen. Ich verweise auch diesbezüglich auf die Ausführungen in meiner weiter oben zitierten Arbeit[1]. Bezüglich der Vererbung dieser beiden wichtigen Deformitäten sei auf das Schrifttum verwiesen[2].

[1] WERTHEMANN 1952.
[2] ASCHNER und ENGELMANN 1928, IDELBERGER 1951, WERTHEMANN 1953 u. a.

Eine weitere wertvolle Statistik stammt von EHRAT (1948). Sie umfaßt das Beobachtungsgut der Frauenklinik Zürich aus den Jahren 1921—1944. Auf 49539 Totalgeburten kamen 441 Mißbildungen = 0,89%. Beim Aufteilen der Mißbildungen auf die einzelnen Jahrgänge zeigt sich in den Jahren 1941—1944 ein deutliches Ansteigen von 1,3—1,5%[1]. Zunächst werden einige Literaturangaben untereinander verglichen: die Berliner Statistik von PRAEGER (1940) und SCHENK (1942) ergibt folgende Zahlen: 1928—1937 1,9%, 1938—1941 3,03%.

GREENHILL (1939) kommt auf Grund eines sehr großen Materials von 369597 Geburten auf 0,94% Mißbildungen, PFIFFER (Frauenspital Basel, mit Einschluß von Strumen, Kryptorchismus und Hernien) auf 2,09%.

EHRAT bringt folgende tabellarische Übersicht über die Mißbildungshäufigkeit verschiedener Statistiken:

Tabelle 1.

Autor	Ort und Klinik	Zeitraum oder Datum der Veröffentlichung	Gesamtgeburtenzahl	Zahl der Mißbildungen	Prozent der Gesamtgeburtenzahl
CHAUSSIER		1812	22293	132	0,592
GEOFFROY St. HILAIRE	Paris	1830—1833			0,033
PUECH (nach TARUFFI)			778	7	0,9
SCHWORRER (nach TARUFFI)					0,220
v. WINCKEL	Dresden	1904	10056	156	1,562
v. WINCKEL	München	1904	8149	232	2,8
SCHWALBE		1908			1
SEIKEL	Marburg Univ.-Frauenklinik	1911—1918	4547	133	2,925
STROHHOFER	München Univ.-Frauenklinik und Heb.-Schule	1912—1931	67063	333	0,4964
MAURER	Tübingen Univ.-Frauenklinik	1917—1933	16429	452	2,75
PFIFFER	Basel Frauenspital	1920—1933	25241	530	2,099
GOLDMEIER	Frankfurt a. M. Frauenklinik	1925—1934	14000	36	0,257
DOUS ROSE	Königsberg i. Pr. Univ.-Frauenklinik	1926—1936	13505	101	0,75
RUETHER	Hamburg	1932—1934			1,316
NAUJOKS	Köln	1936	17800	236	1,33
ARCIERI					0,450
MURPHY	Philadelphia	1936	?	?	0,5—1
MALL					0,6
MALPAS	Liverpool	1937	13964	294	2,1
HERRMANN	Stuttgart Städt. Frauenklinik	1915—1937	18830	379	2,013
SZENDI	Debreceen	1938	18731	67	0,352
GREENHILL	Nordamerika Englische Weltliteratur	1939	369597	3474	0,94
PRAEGER	Berlin Univ.-Frauenklinik	1928—1937	23132	447	1,95
SCHENK	Berlin Univ.-Frauenklinik	1938—1941	11077	336	3,03
SIEBENTHAL	Genf Maternitè	1934—1943	11738	339	2,887
EHRAT[2]	Zürich Univ.-Frauenklinik	1921—1944	49539	441	0,890

[1] Siehe auch KLEBANOW und HEGNAUER 1950 in München.
[2] Siehe auch W. STRUPLER.

Nach EHRAT sind folgende Zahlen für die 12 häufigsten Formen gefunden worden:

Tabelle 2.

Art der Mißbildung	Anzahl Fälle	In % aller Mißgeburten	In ‰ der Gesamtgeburtenzahl
Klumpfuß	107	24,04	21,6
Spaltbildungen im Bereiche von Gesicht und Mundhöhle	74	16,63	14,9
Spaltbildungen im Bereiche von Wirbelsäule und Schädel	54	12,13	10,9
Mongolismus	45	10,11	9,1
Vitium cordis	43	9,66	8,7
Aplasien, Defekte, Hypoplasien, „amniotische Abschnürungen" im Bereiche der Extremitäten	36	8,09	7,3
Hydrocephalus	35	7,87	7,1
Anencephalus	27	6,07	5,5
Hypospadie	22	4,94	4,4
Mißbildungen der Niere und der ableitenden Harnwege	21	4,72	4,2
Atresia ani	20	4,49	4,0
Hydrops foetus et placentae	18	4,04	3,6

Aus der Tabelle 7 haben wir folgende uns interessierende Angaben der Arbeit EHRAT entnommen.

Tabelle *3. Häufigkeit der Mißbildungen in ‰ der Geburtenzahl aus Tabelle 7 von* EHRAT.

Art der Mißbildung	Zürich (EHRAT)	Basel (PFIFFER)	Genf (SIEBENTHAL)	Tübingen (MAURER)	Stuttgart (HERRMANN)	München (STROHHOFER)	Marburg (SEIKEL)	Köln (NAUJOKS)	Berlin (PRAEGER)	Berlin (WIEMER PRIEBE)
Anencephalus, Craniorhachischisis	5,5	1,5	11,1	4,3	6,4	6,1	8,8	3,9	9,9	12
Spina bifida, Craniorhachischisis	10,9	3,5		2,4	1,6	4,9	28,6			6,4
Encephalo- und Myelomeningocelen		4,0		1,2	1,5		6,6	14,0		3,5
Atresia ani, Sirenoide } caudales Körperende	4,0	3,5		1,8		0,3	4,4			2,2
Ektopia cordis, ventrale Spaltbildungen		1,5		5,5	1,1	0,4				
Bauchspalten, ventrale Spaltbildungen	3,0	3,0				0,7	11,0			
Ektopia vesicae, ventrale Spaltbildungen		0,8				0,3				
Oesophagusatresie	0,4	3,0				0,3				0,9
Herzmißbildungen	8,7	7,0		7,3	4,8	1,2	6,6	6,7		
Extremitätenmißbildungen (Klumpfuß)	21,6	16,0		11,7	30,3	8,4	28,6			2,1
Mongoloide Idiotie	9,1	1,6		7,3				2,2		

Es ergeben sich starke regionale Unterschiede, z. B. in Zürich besonders zahlreiche mongoloide Idiotien. Anencephalus ist in Genf besonders häufig. In Debreceen (Ungarn) werden auffallend wenig Klumpfüße verzeichnet. Über allgemein teratologisch interessierende Formen wie Cyclopie, Otocephalie und sirenoide Bildungen liegen keine Angaben in dieser Zusammenstellung vor.

R. KLOOGMANN (1947) bearbeitete das Beobachtungsgut der Frauenklinik Basel aus den Jahren 1934—1945. Bei den 28107 Geburten kamen 485 Mißbildungen zur Welt, 390 mit einfachen und 95 mit kombinierten Fehlbildungen. KLOOGMANN vergleicht seine Feststellungen mit denjenigen von L. PFIFFER, welche das Beobachtungsgut derselben Klinik aus den Jahren 1920—1933 bearbeitete. Im gesamten betrug der Prozentsatz der Mißbildungen 1,7%, davon waren 1,4% einfache und 0,3% kombinierte Mißbildungen. Mehrlingsgeburten wurden 6 beobachtet, 1 mit 2 Craniopagen, 3 mit je 2 ☿ Thorakopagen, 1 mit 2 ♂ Zwillingen, 1 mit Vierlingen (3 ♂ 1 ♀).

Die Geschlechtsverteilung aller Mißbildungen betrug 282 ♂:263 ♀.

Die Verteilung der Mißbildungen auf einzelne Körperregionen ergibt für Kopf 23,3%, Hals und Brust 21%, Bauch und Bauchorgane 8,0%, Urogenitalapparat 8,5%, Extremitäten und Wirbelsäule 17,9%, Doppelmißbildungen 1,6%, kombinierte Mißbildungen 19,6%.

Die Mortalität betrug bei 390 einfach Mißgebildeten 13,3% bei 95 mehrfach Mißgebildeten 71,6%. Für alle 485 Mißgebildeten war die Mortalität 24,7%.

R. Dous (1939) berichtet über Häufigkeit und Art der Mißbildungen Neugeborener aus der Universitätsfrauenklinik Königsberg 1926—1936. Aus ihrer Arbeit interessieren folgende Zahlen:

Auf 13505 Geburten wurden 101 Mißbildungen, d. h. 0,75% beobachtet, davon waren 57 ♂ und 44 ♀.

Spaltbildungen nach Art der Craniorhachischisis wurden etwa im Verhältnis von 1:1000 Geburten (15:13505) festgestellt. Wesentlich seltener waren die Störungen des ventralen Körperschlusses. In der Arbeit wurden nur 2 Fälle von Nabelschnurbruch bzw. Bauchspalten erwähnt.

Hasenscharten und Wolfsrachen wurden auf 13505 Geburten 18 gefunden. Kombinationen der Gesichtsspalten mit Klumpfuß, Anencephalus, Mikrognathie, Hydrocephalus, Meningocele, Encephalocele, Syndaktylie und Epispadie werden genannt.

Unter den Extremitätenmißbildungen sollen nur die Klumpfüße erwähnt werden. Dous stellte in ihrem Material 13 Fälle (7 doppelseitig), davon 6 Knaben und 7 Mädchen fest. Auch hier kamen Kombinationsfälle mit Klumphänden, Spina bifida, Hydrocephalus, Anencephalus, Gesichtsspalten usw. vor.

Herzmißbildungen waren nur vereinzelt in der Arbeit von Dous verzeichnet (3 Fälle).

Klebanow und Hegnauer (1950) haben ihr statistisch ausgewertetes Beobachtungsgut in 2 Abschnitte unterteilt, wobei sich für die Jahre 1917—1940 eine Mißbildungshäufigkeit von 1% ergab, die Kriegs- und Nachkriegsjahre 1941—1947 ergaben jedoch eine solche von 1,5%, was einer Zunahme der Mißbildungen gegenüber früher um 50% gleichkommt. Dies dürfte besonderen peristatischen Verhältnissen zuzuschreiben sein (s. auch die Feststellung von Ehrat).

Diese angeführten Statistiken, welche nicht unter einheitlichen Gesichtspunkten ausgearbeitet worden sind, lassen sich nur schwer miteinander vergleichen. Immerhin zeigen sie, daß z. B. Störungen des kranialen und dorsalen Verschlusses wesentlich häufiger vorkommen als etwa Fehlbildungen der Rumpf-Schwanzregion, ferner daß Spaltbildungen der dorsalen Abschnitte wesentlich häufiger sind als solche der ventralen.

Im ganzen ist aber das Zahlenbild deshalb enttäuschend, weil für die Statistiken unterschiedliches Beobachtungsgut und verschiedene Fragestellungen grundlegend waren, und weil die verwendete Systematik den entwicklungsphysiologischen Belangen zu wenig Rechnung trägt (s. unseren IV. Abschnitt). Es wäre wertvoll auf internationaler Grundlage eine möglichst breite Enquête unter gemeinsamen Gesichtspunkten durchzuführen; es ließe sich dann wohl ein klareres Bild über die Mißbildungshäufigkeit aufzeichnen, und es ließen sich damit wohl auch deutlichere Einblicke in die causale Genese gewinnen.

3. Bedeutung des Gebäralters und der Parität der Mutter für das Auftreten von Mißbildungen.

Über die Abhängigkeit der Mißbildungen vom *Gebäralter* der Mutter stellten verschiedene Autoren Untersuchungen an.

BÜCHI (1950) hat an 2619 in Kopenhagen gesammelten Mißbildungen statistisch die in diesem Abschnitt aufgeworfenen Fragen geprüft. Nach dem χ^2-Test wurde das gewonnene Material entsprechend dem Gebäralter in 5-Jahresklassen zusammengezogen und mit analogen Normalgruppen verglichen. Es konnte gezeigt werden, daß die Mißbildungen insgesamt einen statistisch gesicherten Unterschied zur Normalverteilung aufweisen. Nach einem schwachen Absinken bis zu den 20—24jährigen steigt die relative Zahl der Anomalien mit zunehmendem Gebäralter in immer stärker werdendem Grade an. Besonders stark ist der Anstieg nach dem 40. Lebensjahr. Demnach wären Mißbildungen in der ersten Hälfte des fertilen Lebens der Frau seltener als in der zweiten Hälfte (s. auch MURPHY 1940, EHRAT 1948). Betrachtet man nun einzelne Mißbildungen, dann zeigt sich, daß ihr Verhalten gegenüber dem Gebäralter unterschiedlich ist.

Mongolismus, Hydrocephalie, Rhachischisis, Vitium cordis, Cheilo-gnatho-palatoschisis und Pes equinovarus treten bei Kindern von älteren Müttern häufiger auf als bei jüngeren.

Bei Anencephalie und Rhachischisis scheinen die schwereren Formen bei jüngeren Frauen etwas häufiger zu sein als bei älteren.

Hypospadien, Kryptorchismus und die übrigen Geschlechtsanomalien werden mit zunehmendem Alter der Mutter immer seltener.

Für ventrale Spaltbildungen, Hernia inguinalis, Darm-, Extremitäten-, Handmißbildungen scheinen sehr niedriges und ganz hohes Gebäralter ungünstig zu sein, während Nieren-, Harnwege- und Fußanomalien vom Mutteralter mehr oder weniger unabhängig sind.

Bezüglich der Ursachen für die große Häufigkeit von Mißbildungen an der unteren Grenze und am oberen Ende der Fertilitätsperiode der Frau, denkt BÜCHI an folgende Möglichkeiten: a) Ovarielle Insuffizienz im hohen oder ganz jugendlichen Alter, b) Summierung verschiedenster Schädigungen der Eizelle im Laufe des Lebens. Er betont, daß allerdings meistens nicht zu entscheiden sei, ob eine Mißbildung genetischer oder peristatischer Natur ist.

Neben dem Gebäralter spielt möglicherweise auch die *Parität* (d. h. die Anzahl der Geburten einer Frau) eine gewisse Rolle bei der Genese der Mißbildungen. Auch dieser Frage widmete BÜCHI (1950) eine Studie, indem er das gleiche Kopenhagener Beobachtungsgut der Jahre 1911—1949 nach dem Gebäralter und der Geburtenfolge ordnete: die Gruppen 1.- und 2.-Gebärende, 3.—6.-Gebärende und 7.- und mehr Gebärende wurden in Altersklassen von je 5 Jahren unterteilt und dann die relative Häufigkeit von Mißbildungen errechnet. Durch den χ^2-Test konnte die Abweichung von der Normalerwartung in allen 3 Gruppen gut gesichert werden. Mit Ausnahme der Mißbildungen des männlichen Geschlechtsapparates treten „Defektformen" beim höheren Mutteralter relativ häufiger auf, ferner zeigte sich, daß 3.—5.-Gebärende am seltensten, 1.—2.-Gebärende etwas öfter und 6.- und mehr Gebärende am häufigsten mißbildete Kinder bekommen. Junge 1.- und 2.-Gebärende haben 1,35mal häufiger Kinder mit Anomalien der männlichen Geschlechtsorgane als normalerweise zu erwarten wäre.

BÜCHI versucht seine statistischen Feststellungen folgendermaßen zu erklären:

Die etwas erhöhte Mißgeburtenzahl bei 1.- und 2.-Gebärenden könnte darauf beruhen, daß besonders bei jungen 1.-Gebärenden infolge ungenügenden „Eingespieltseins" der Fortpflanzung eher Schädigungen der Frucht eintreten. Primiparae bringen häufiger Knaben zur Welt, welche öfter Anomalien besitzen als Mädchen.

Die stärkere Belastung der „hochnummerigen" Kinder mit Mißbildungen, bestünde auch darin, daß Mütter, die viele Entbindungen durchgemacht haben, rascher alt werden; es scheint jedenfalls, daß neben dem Gebäralter auch die Anzahl der durchgemachten Graviditäten einen Einfluß auf die Entstehung von Mißbildungen hat.

EHRAT (1948) hat sich in ihrer Dissertation ebenfalls mit dem Alter und der Geburtenzahl der Mütter beschäftigt. Sie stellte ein „ganz eindeutiges" Ansteigen des Prozentsatzes mißgebildeter Kinder mit zunehmendem Gebäralter der Mutter fest.

Der niedrigste Prozentsatz für Mißbildungen liegt für die meisten Gebärklassen zwischen 25 und 29 Jahren. Mit 30 Jahren beginnt ein Anstieg, der zwischen 35 und 39 Jahren steil wird. Bei den 1.-, 2.- und 3.-Gebärenden ist eine etwas stärkere Belastung ganz junger Frauen mit Mißbildungen festzustellen: bei 16—24jährigen liegt der Prozentsatz höher als bei 24—29jährigen.

Was die Parität anlangt, so zeigen die Altersklassen zwischen 25—29 Jahren keinen wesentlichen Unterschied. Vom 40. Lebensjahr an hingegen zeigt sich eine Tendenz zu ansteigendem Prozentsatz von Mißbildungen mit zunehmender Parität bis zu den 4.-Gebärenden. Bei den Frauen mit höherer Geburtenzahl finden sich die Mißbildungen wieder etwas seltener.

Hinsichtlich der Verteilung einzelner Mißbildungsformen auf die Altersklassen ergibt sich, daß das *höchste Durchschnittsalter* beim *Mongolismus* mit 34,16 Jahren liegt, darunter sind 40% 1.-Gebärende. Das Alter spielt offenbar eine wichtigere Rolle als die Parität. Auch die kongenitalen Herzvitien mit einem Durchschnittsalter von 32,2 Jahren und diejenigen der Nieren und ableitenden Harnwege mit 31,4 Jahren stellen Mißbildungen mit relativ hohem Durchschnittsalter der Mütter dar.

Das niedrigste Durchschnittsalter mit 22,54 Jahren findet sich bei der Gruppe der Mißbildungen mit Verschlußstörungen der Bauchwand, in 80% waren es 1.-Gebärende. Einen hohen Prozentsatz von 1.-Gebärenden bei mittlerem Durchschnittsalter zeigt die Anencephalie (62,9%), die Atresia ani (65%) und der Klumpfuß (64,5%).

Als Erklärung für die zunehmende Häufigkeit der Mißbildungen mit steigendem Alter und steigender Geburtenzahl wird angenommen, daß die Eizelle beeinträchtigt ist, oder daß die Nidation infolge einer Metropathie geschädigt wurde. Dadurch bekäme auch die höhere Frequenz der Mißgeburten bei den unter 20jährigen eine gewisse Erklärung (s. das spätere Kapitel über die Bedeutung des O_2-Mangels für das Auftreten von Mißbildungen).

Untersuchungen von KLEBANOW und HEGNAUER (1950) an Hand des Münchner geburtshilflich-klinischen Beobachtungsgutes von 1917—1941 (56082 Geburten) haben ebenfalls eine deutliche Abhängigkeit der Mißbildungsquote der Neugeborenen vom Gebäralter der Mutter erkennen lassen. Parallel damit geht eine deutliche Häufung von Spontanaborten und Totgeburten. Diese „Altersbedingte Minderwertigkeit des Keimgutes" läßt sich zum Teil morphologisch zu Änderungen des Ovars in den verschiedenen Zeitabschnitten der Geschlechtsreife in Beziehung setzen (STIEVE).

II. Für den Menschen in Frage kommende Mißbildungsursachen.

Die im vorausgehenden Kapitel von LEHMANN geschilderten Ergebnisse der kausalanalytischen Experimente für die Entstehung von Mißbildungen mit Hilfe verschiedenster mechanischer, chemischer oder aktinischer Mittel zeigen, daß dadurch der sich entwickelnde Keim in mannigfaltiger Weise gestört werden kann mit dem Effekt der Bildung von Entwicklungsstörungen, wie sie in gesetzmäßiger Weise auch beim Menschen vorkommen können.

Überblickt man diese Experimente (speziell beim Hühnchen und bei Amphibien) (TÖNDURY), so muß festgestellt werden, daß die für die verwendeten Versuchsanordnungen benützten Mittel bei der spontanen Mißbildungsentwicklung der Säugetiere oder gar des Menschen kaum eine Rolle spielen können. Trotzdem läßt die Ähnlichkeit des Endeffektes, d. h. des Schädigungsmusters der im Experiment bei niederen Tieren — neuerdings nun auch beim Hühnchen und bei der Maus — erzielten Störungen und den spontan beim Menschen auftretenden Mißbildungen gewisse Analogieschlüsse zu, aber erst in jüngster Zeit mehren sich die Tatsachen, welche zeigen, daß menschliche oder tierische Mißbildungen nicht so ausschließlich erbbedingt sind, wie dies auf Grund genetischer Erkenntnisse der letzten 50 Jahre hauptsächlich angenommen wurde, sondern daß hiefür ebenfalls exogene Faktoren maßgeblich beteiligt sein können.

Vor allem 4 Gruppen von exogenen Faktoren sollen hier besprochen werden, die auf Grund experimenteller Erfahrungen auch für die menschlichen Mißbildungen bedeutsam sind: Sauerstoffmangel, Virusinfektion, speziell Rubeolen, Mangelernährung und Röntgenbestrahlung. Über viele hier nicht erörterte experimentelle Arbeiten existieren bereits eine Reihe übersichtlicher, zusammenfassender Bearbeitungen (speziell WARKANY, GRUENWALD), die das gleiche Ziel verfolgen, das Verständnis der kausalen und teratogenetischen Probleme für die menschliche Mißbildungslehre zu fördern. Wir verdanken solchen Arbeiten wertvolle Hilfe.

1. Die Bedeutung des Sauerstoffmangels für die Entstehung von Mißbildungen.

a) Untersuchungen an Amphibien und Fischen.

Schon 1921 hat STOCKARD an Fischkeimen bei O_2-Mangel Mißbildungen dadurch erzeugt, daß er die normalerweise einzeln abgelegten Eier der Ellritze Eiballen zu mehreren 100 Eiern vereinigte. Während die in der Schale außen gelegenen und daher gut mit O_2 beschickten Eier sich normal entwickelten, zeigten die Eier des Kernes des Eiballens Mißbildungen, z. B. Cyclopien. Diese Fehlbildungen führt STOCKARD auf O_2-Mangel und CO_2-Überschuß in der Mitte des Eiballens zurück.

Von 1946 an berichten nun BÜCHNER und seine Mitarbeiter MAURATH, REHN und RÜBSAAMEN über systematische Untersuchungen an Eiern von Triton taeniatus oder alpestris, die einem gezielten O_2-Mangel durch Verbringung in die Unterdruckkammer oder in ein O_2-armes Stickstoff-Sauerstoffgemisch ausgesetzt worden sind.

Zunächst lassen sich gegenüber den normalen Kontrollen 2 Regulationsvorgänge beobachten: 1. eine allgemeine Entwicklungsverlangsamung, 2. eine Kiemenhyperplasie, sogar verbunden mit der Anlage eines 4. Kiemenpaares, durch welches die Austauschfläche des Kiemenapparates mit dem umgebenden Wasser wesentlich vergrößert wird. Diese Hyperplasie und Vermehrung des Kiemenapparates tritt sogar auf, wenn der Keim nur bis zum Abschluß der Gastrulation dem O_2-Mangel ausgesetzt wird, danach aber wieder unter völlig normalen Bedingungen gehalten wird.

Zusätzlich treten aber charakteristische *Entwicklungsstörungen* auf, die teils zum Absterben der Embryonen führen, teils Anlaß zu schweren Mißbildungen des Gehirns und der Kopfsinnesorgane geben. Am häufigsten ist das Vorhirn, dann Zwischen- und Mittelhirn, am seltensten das Nachhirn betroffen. Ferner sind *Auge* und *Nase* in ihrer Entwicklung häufig gestört. Synophthalmie und Cyclopie werden beobachtet. Auch die paarige Nasenanlage kann zu einer einfachen Riechgrube verschmelzen. Bei einer Minderzahl von Keimen können die ganze Gehirnanlage und die Kopfsinnesorgane fehlen, so daß die Embryonen mit den Kiemen kranial abschließen.

Alle diese Fehlbildungen: Cyclopie, Anencephalie, Arhinencephalie sind charakteristische, fundamentale Fehlbildungen auch des Menschen. Werden demgegenüber die Keime erst nach der Gastrulation unter O_2-Mangel gehalten, kann es nicht mehr zu den erwähnten fundamentalen Störungen, sondern nur noch zu Ausdifferenzierungsstörungen des Gehirns, wie Hydrocephalus, Mikrophthalmie, Fehlen der Linse oder Induktion derselben aus der Netzhaut statt der Epidermis kommen. Ferner kommen hier Mißbildungen des Rückenmarkes vor, wie Hydromyelie, Diplomyelie und Myelocelen, also wiederum bekannte, relativ häufig beim Menschen beobachtete Mißbildungen.

b) Untersuchungen bei Warmblütern.

Als besonders günstiges Objekt erwies sich das *Hühnchen*, das zudem seine Entwicklung nach dem Keimscheibentypus vollzieht und sich von diesem Standpunkt aus der Säugetierentwicklung annähert.

Büchner, Rübsaamen und Rothweiler (1951), sowie Rübsaamen (1952) haben in Weiterentwicklung ihrer Sauerstoffmangelversuche bei Amphibien auch Hühnchenkeime während der Entwicklung einem 24stündigen Sauerstoffmangel ausgesetzt; in der übrigen Bebrütungszeit bis zum 6. Tag verblieben die Keime unter normalen Bedingungen. *O_2-Mangel am ersten Bebrütungstag* führte hauptsächlich zu *Fehlbildungen der Gehirn- und Rückenmarksanlagen*; das Neuralrohr schloß sich nicht normal, und es kam zur Bildung von Anencephalien oder auch zur Rhachischisis, gelegentlich auch zu Cyclopien.

O_2-Mangel erst nach 36 Std vom Beginn der Bebrütung an führte zu *Extremitätenmißbildungen* (Phokomelien und Amelien). Vereinzelt wurden auch Hufeisennieren oder Ektopia cordis gefunden.

Sehr aufschlußreich sind die Untersuchungen von Naujoks (1953), welcher die Hühnerembryonen einem kurzfristigen O_2-Mangel ausgesetzt hat. In 3 Versuchsgruppen wurden folgende Befunde erhoben:

1. In 5 Serien wurden 130 befruchtete Hühnereier nach kurzer Vorbebrütung von 1—8 Std für 3—5 Std einer O_2-Atmosphäre von 3—5% ausgesetzt, nach weiterer Bebrütung wurden Eier am 6. Tag geöffnet: es ergaben sich 106 normale, 10 früh abgestorbene und 15 mißgebildete Embryonen: 2 Fälle zeigten Anencephalie, 1 weiterer Fall Deformierung im Mittelhirnbereich. Ein anencephaler Keim hatte zusätzlich eine Spina bifida in Schulterhöhe. Daneben zeigten ein Keim eine totale Herzektopie, 2 eine geringe Verkleinerung des einen Auges und 10 Verkürzungen des Schwanzes.

2. In 4 Serien wurden 102 befruchtete Eier 13—49 Std normal vorbebrütet und für 3—5 Std unter O_2-Mangel von 3—5% gebracht, nachher wieder normal bebrütet und nach 6 Tagen die Keime untersucht: Es wurden 32 mißgebildete, 60 normale und 10 abgestorbene Embryonen gefunden.

Verkrümmungen der Längsachse standen im Vordergrund. Bei 14 Embryonen waren Verkürzungen der Schwänze deutlich, wobei histologisch eine Verlagerung der Chorda in die Kloake beobachtet werden konnte. Anencephalien konnten in dieser Gruppe nicht festgestellt werden. Fünf Keime hatten in Schulterhöhe eine Spina bifida. Die Augen waren 9mal ohne Seitenbevorzugung verkleinert. Zwei Keime hatten eine totale Herzektopie. Drei Keime ließen geringgradige Veränderungen an den Extremitäten mit atypischer Wachstumsrichtung oder Deformierung der distalen Spitzen erkennen.

3. Sechs Serien mit 117 befruchteten Eiern wurden nach 60—120stündiger normaler Vorbebrütung für 3—5 Std in O_2-Mangel von 3—5%, nachher wieder bis zum 6. Tag normal bebrütet.

Es ergaben sich daraus 7 normale, 28 mißgebildete und 82 nicht vollständig entwickelte früh abgestorbene Keime. In den Serien nach 60—84 Std Vorbebrütung fanden sich gehäuft Extremitätenmißbildungen mit Verkleinerung und Verschmälerung der Anlagen. Die Enden waren zugespitzt oder gegabelt: die *apikalen Epidermisleisten* fehlten an den mißgebildeten Extremitäten.

Ein Fall zeigte Spina bifida in Schulterhöhe mit Ausweitung des Rückenmarklumens ferner war bei diesen Keimen eine Verlegung des normalen Zentralkanals durch Gewebswucherungen von den Seitenwänden des Rückenmarkes her nachzuweisen. 19 Keime, besonders nach 60—72stündiger Bebrütung, zeigten Verkleinerung namentlich des linken Auges.

Keime, welche nach 120 Std kurzfristig durch O_2-Mangel geschädigt wurden, zeigten teils leere, teils mit Erythrocyten angefüllte Blasen der Augengegend und an den seitlichen Körperabschnitten, ferner Nekrosen im Lebergewebe und Hohlraumbildungen im Urnierengewebe.

Zusammengefaßt wird festgestellt, daß je später der kurzfristige O_2-Mangel wirksam wird, desto mehr Keime absterben. Nach Vorbebrütung von 60—120 Std stirbt ein Drittel bis über die Hälfte der Keime ab. Nach Vorbebrütung bis 8 Std ist die Zahl der mißgebildeten Keime gering, von 13—72 Std steigt die

Zahl der Mißbildungen an, nach 60 Std und mehr Vorbebrütung gibt es nur noch wenig normale Keime.

Nach Vorbebrütung bis zu 3 Std finden sich Mißbildungen der Gehirnanlage, später nicht mehr; bis 60 Std und mehr werden keine Rückenmarksmißbildungen mehr getroffen. Dagegen sind Augenmißbildungen in allen Versuchsgruppen nachweisbar, ebenso Schwanzmißbildungen. Extremitätenmißbildungen finden sich von 49—120 Std Vorbebrütung an.

Aus den Versuchen von NAUJOKS geht der phasenspezifische Charakter für bestimmte Mißbildungen besonders klar hervor; dies gilt hauptsächlich für Gehirn und Extremitäten, während für Auge und caudales Körperende, welche von 1—120 Std Vorbebrütung beobachtet werden können, eine Phasenspezifität nicht zu erkennen ist.

Zur Deutung dieser Vorgänge verweisen wir auf die Abschnitte im Artikel von LEHMANN über cyclopische und otocephale Störungen und Spaltbildungen von Gehirn und Rückenmark in ihrer Abhängigkeit von Störungen der Neurulation. NAUJOKS denkt bei der Kurzfristigkeit des O_2-Mangels in den ersten Stunden der Bebrütung am ehesten an eine Hemmung der Unterlagerung und nicht an eine elektive Schädigung einer bestimmten Zellgruppe.

In der 2. Versuchsgruppe von NAUJOKS sind Chordaveränderungen für Störungen des besonders empfindlichen Blastems der Schwanzknospe verantwortlich — „Chordentery“. Eine abschnittsweise Reduktion der Chorda mit Einlagerung von eosinophilen Körnern bei Keimen mit 72 und 84 Std Vorbebrütung werden als sekundäre Störungsprozesse aufgefaßt.

Bezüglich der Deutung der namentlich in der 3. Versuchsgruppe gefundenen Extremitätenmißbildungen verweisen wir wiederum auf den Abschnitt LEHMANN (S. 42). Auf die entscheidende Bedeutung der Epidermisleiste sei auch an dieser Stelle nachdrücklich erinnert (s. auch WERTHEMANN: Die Entwicklungsstörungen der Extremitäten 1952).

Von grundsätzlicher Bedeutung in den Versuchen von NAUJOKS sind auch die *Blasenbildungen* im Bindegewebe von Embryonen, die 84—120 Std vorbebrütet wurden. Die Probleme des Status *Bonnevie-Ullrich* werden dabei gestreift. Währenddem BONNEVIE und ULLRICH die Entstehung der Blasen unter der Haut des Nackens, der Augen und Extremitäten als Folge des Durchtrittes von Liquor cerebrospinalis aus dem Gehirn deuteten, erinnert NAUJOKS an die Auffassungen PLAGENS (1933) über Blasenbildungen am Stamm röntgenbestrahlter Mäuse, die eine polycythämische Umwandlung des Blutes mit Austritt von Plasma aus den Gefäßen zwischen oberflächlichem Ektoderm und Mesoderm (s. auch WERTHEMANN und REINIGER) angenommen hat. NAUJOKS möchte die Blasenbildung in seinen Versuchen als eine durch kurzfristigen O_2-Mangel verursachte Stoffwechselstörung mit Gewebsuntergang und Austritt von Blutflüssigkeit ansehen.

Die durch den O_2-Mangel in verschiedenen Entwicklungsstufen beim Hühnchen gesetzten Mißbildungen zeigen die phasenspezifischen Empfindlichkeiten embryonaler Strukturen und werden als Ausdruck einer Störung determinativer Vorgänge und der Differenzierung an Rückenmark, Auge, Chorda, Extremitäten oder einer sekundären Schädigung schon gebildeter Strukturen gedeutet.

In jüngster Zeit veröffentlichte CH. W. MUSHETT (1953), ebenfalls ein Mitarbeiter von BÜCHNER, Versuchsergebnisse bei kurzfristigem O_2-Mangel beim Hühnchen mit elektiven Differenzierungsstörungen des Zentralnervensystems: Nach 48stündigem Vorbrüten wurden 2mal Störungen der Differenzierung des Auges und 1mal Rosettenbildung aus Medulloblasten in der Kernsubstanz des Rückenmarkes festgestellt. Bei 60stündigem Vorbrüten kamen 4mal Störungen im Augenaufbau vor: Einfaltungen von Retinagewebe und Rosettenbildung in der Retina, desgleichen in der Kernsubstanz des Rückenmarkes. Bei 72stündigem Vorbrüten und 5stündigem O_2-Mangel zeigten 5 Embryonen Rosettenbildungen aus Medulloblasten am Gehirn oder Rückenmark, 4 stark vascularisierte Zellwucherungen im Zentralkanal und 11 Augenveränderungen. Bei 86stündigem Vorbrüten hatten 4 überlebende Embryonen 3 schwere Mißbildungen wie Rosettenbildungen und Gewebswucherungen im Zentralkanal sowie Augenveränderungen.

1950/51 berichtete J. GALLERA aus dem anatomischen Institut von Zürich über die Entwicklung von Hühnchen unter O_2-Mangel. Er konnte besonders zeigen, daß bei einem Anteil von 20—30% CO_2 selbst bei einem O_2-Gehalt, der höher als normal war, die zur Bildung des Primitivstreifens führende Entwicklungsbewegung mehr oder weniger stark gehemmt war, namentlich die Ausdehnung des Chordo-Mesoblastmaterials. Es kam lediglich zur Bildung einer Neuralplatte. Häufig haben sich die axialen Partien der Keimscheibe überhaupt nicht entwickelt, und die Bildung des Primitivstreifens und des Kopffortsatzes war stark verzögert. Es entstand häufig eine Platyneurie und zwar im Zeitpunkt des Zurückweichens des HENSENschen Knotens und der ersten Stadien der Neurulation.

Über den Einfluß des O_2-Mangels auf die *Säugetierentwicklung* liegen Experimente von WERTHEMANN und Mitarbeitern sowie INGALLS und Mitarbeitern vor.

Die eigenen Versuche (WERTHEMANN, REINIGER, THOELEN 1950) bestanden zunächst darin, bei trächtigen Kaninchen durch einseitige Drosselung der Arteria uterina eine Verminderung der Blutzufuhr zu erreichen. Es konnte festgestellt werden, daß auf der gedrosselten Seite die Zahl der resorbierten Embryonalanlagen bedeutend höher war als auf der normalen Seite. Dreimal konnten Gehirnmißbildungen festgestellt werden:

Haematocephalus internus, mangelhafte Entwicklung der Gehirnwandung im Bereich des Mittelhirns und 1mal mangelhafte Mittelhirnentwicklung, Hydrocephalus internus und Hydromyelie.

Der Hauptversuch wurde jedoch an trächtigen Ratten unternommen.

Diese wurden in Gruppen zur Kontrolle im normalen Luftdruck von 760 mm Hg, im mittleren Unterdruck von 460 mm Hg und im starken Unterdruck von 360 mm Hg gehalten. Jede dieser Gruppen wurde sodann in 4 Serien unterteilt, von denen jeweilen je 2 Tiere am 1. 2., 3. 4., 5. 6., und 7. 8. Schwangerschaftstag während 48 Std in der Unterdruckkammer verweilten. Zusammengefaßt ergab sich, daß die durchschnittliche Wurfzahl deutlich reduziert wurde. Die Zahl der Totgeburten ist in diesen Würfen gegenüber der Norm bedeutend erhöht. Die Trächtigkeitsdauer der dem Unterdruck ausgesetzten Tiere war verlängert. An Mißbildungen konnten wir manchmal solche des Auges erkennen und zwar Störungen des Verschlusses der Augenbecherspalte (8mal), Duplikaturen und Faltenbildungen geringeren Grades (9mal), zentrale Linsendegenerationen (6mal), Netzhautelemente im Sehnerven (1mal) und rudimentäre Augenanlage, Anophthalmie (1mal). Nur vereinzelt konnten mißgebildete Anlagen des Gehirns gefunden werden (4mal), die sich auf das Telencephalon bezogen. Solche fanden sich aber nur in der Gruppe der Tiere, welche in der Mitte der Gravidität (am 14. Schwangerschaftstag) getötet wurden, so daß die vorhandenen Embryonen untersucht werden konnten. Dagegen waren in diesem Zeitpunkt die Augenmißbildungen nur vereinzelt, weil zu diesem Zeitpunkt auch normalerweise der Augenbecherstiel noch nicht geschlossen ist.

Bei der gewählten Versuchsanordnung konnten also nicht beliebige fundamentale Entwicklungsstörungen erzielt werden, sondern lediglich solche, welche kritische Phasen der Augenentwicklung betroffen haben und Störungen, welche die Gesamtentwicklung in Frage stellten und zum Absterben bis zur Hälfte der Früchte führten.

Demgegenüber haben INGALLS, CURLEY und PRINDLE folgende Versuchsanordnung gewählt.

Während 5 Std wurde eine Gruppe von graviden Mäusen im Unterdruck von 260 mm Hg (27000 feet) bei Zimmertemperatur gehalten. Eine andere Gruppe bei 280 mm Hg (25000 feet), während eine 3. Gruppe als Kontrolle diente. Die Tiere wurden zwischen dem 6. und 14. Tag dem O_2-Mangel ausgesetzt. Bei 280 mm Hg wurde bei den Tieren des 8., 9. und 10. Tages eine bemerkenswerte Verminderung der Zahl der Embryonen festgestellt. Dies ist noch deutlicher bei 260 mm Hg, so daß bei den Tieren vom 9., 10. und 11. Tag lediglich 2 von 12 Tieren Würfe von zusammen 12 Embryonen zeigten, während normalerweise 83 zu erwarten gewesen wären. Die Uteri der übrigen 10 Mäuse enthielten keine Placentarreste.

Im übrigen konnte gewissermaßen eine Stufenreihe von kleinsten Placentarresten über ausgesprochene fetale Defekte und Mißbildungen bis zu normal erscheinenden Würfen beobachtet werden. Unter anderem konnten 9 Fälle von Gaumenspalten bei 3 graviden Mäusen festgestellt werden, welche am 14. Tag der Gravidität unter O_2-Mangel von 260 mm Hg standen. Interessant ist, daß in den Versuchen von WARKANY mit Riboflavinmangel in der Nahrung der trächtigen Mäuse ebenfalls am 13.—14. Tage Gaumenspalten bei den Jungen gefunden wurden. Die schwerste Mißbildung war Anencephalie, welche 1mal in jedem von 3 Würfen der Mutter gefunden wurde, welche am 8. Tag bei 280 mm Hg während 5 Std gehalten wurden.

Diese verschiedenen O_2-Mangelversuche weisen jedenfalls sehr eindrücklich auf die große Bedeutung der Sauerstoffversorgung in der Frühentwicklung hin und legen es nahe anzunehmen, daß auch beim Menschen dieser O_2-Mangel je nach Stärke und Zeitpunkt des Einwirkens zu Abort, Mißbildung oder wenigstens verzögerter Entwicklung führen kann.

Es sind hier Durchblutungsstörungen der Gebärmutterschleimhaut mit Nidationsstörungen in Betracht zu ziehen, dafür spricht auch die Feststellung von WINCKELS (1912), daß ein großer Teil der Früchte bei Tubargravidität Mißbildungen zeigt, und MALL (1908) beobachtete 84% Fehlentwicklungen bei Eileiterschwangerschaft.

Nach KAESER wurden von verschiedenen Autoren in 88—96% der Tubenschwangerschaften Hemmungsmißbildungen gefunden (DOLFF, MALL), während nur in 7% bei Nidation im Uterus. Auch an den größeren und ausgetragenen Früchten außerhalb des Uterus sind Mißbildungen wie Hydrocephalus, Meningocelen, Anencephalie, verschiedene Spaltbildungen und Deformitäten der Extremitäten wesentlich häufiger als bei den intrauterin ausgetragenen Kindern.

Eine Basler Beobachtung (Abb. 1), von A. IKLÉ und M. REINIGER (1954) publiziert, betrifft eine Zwillingsschwangerschaft mit normalem, intrauterinem und mißgebildetem extrauterinem Kind am Termin.

An dieser Stelle seien auch die Arbeiten von INGALLS (1947) über die *mongoloide Idiotie* erwähnt, nach welchen dieser Autor einem O_2-Mangel während der 8. Schwangerschaftswoche Bedeutung beimißt. Nicht selten äußert sich die Störung in Form von Blutungen bei den Müttern mongoloider Kinder in der Frühschwangerschaft. Neben der Idiotie werden häufig bei den Kindern auch Vorhof- oder Ventrikelseptumdefekte gefunden sowie Brachymeso- bzw. Assimilationshypophalangie des 5. Fingers.

In diesem Zusammenhang möchten wir auch die Beobachtung von OLIM und TURNER (1952) über Anencephalie bei 2 Kindern einer Mutter, welche an FALLOTscher Tetralogie litt, erwähnen:

Eine 18jährige Patientin mit FALLOTscher Tetralogie gebar 1950 eine $6^1/_2$ Monate alte Frühgeburt mit Anencephalie und begab sich 3 Tage später in ärztliche Behandlung. Anamnestisch konnte in Erfahrung gebracht werden, daß die gleiche Patientin schon 1948 eine Frühgeburt im 6. Monat mit Anencephalie hatte. Am 6. Juli wurde die Operation der Herzmißbildung nach BLALOCK ausgeführt, indem eine Anastomose zwischen dem Ende der Arteria subclavia und der Seite der Arteria pulmonalis angelegt wurde. Die Patientin erholte sich gut, wurde 7 Monate nach der Operation wieder gravid und gebar ein normales Kind von 5 Pfund Gewicht, lediglich mit leichter Erythroblastose. Die Autoren vermuten, daß die ungenügende O_2-Sättigung des Blutes wegen des kongenitalen Herzfehlers 2mal zur Entwicklungsstörung beim Feten und zu dessen Ausstoßung im 6. Monat führte.

Nach der Operation mit der Verbesserung der Arterialisation des Blutes konnte die Frau eine normale Schwangerschaft durchmachen und ein gesundes Kind gebären.

Black-Schaffer (1930) berichtet über einen fetalen Zwergwuchs mit Knochenathrepsie beim Neugeborenen einer Frau, welche an schwerer kongenitaler kardio-vasculärer Blausucht litt.

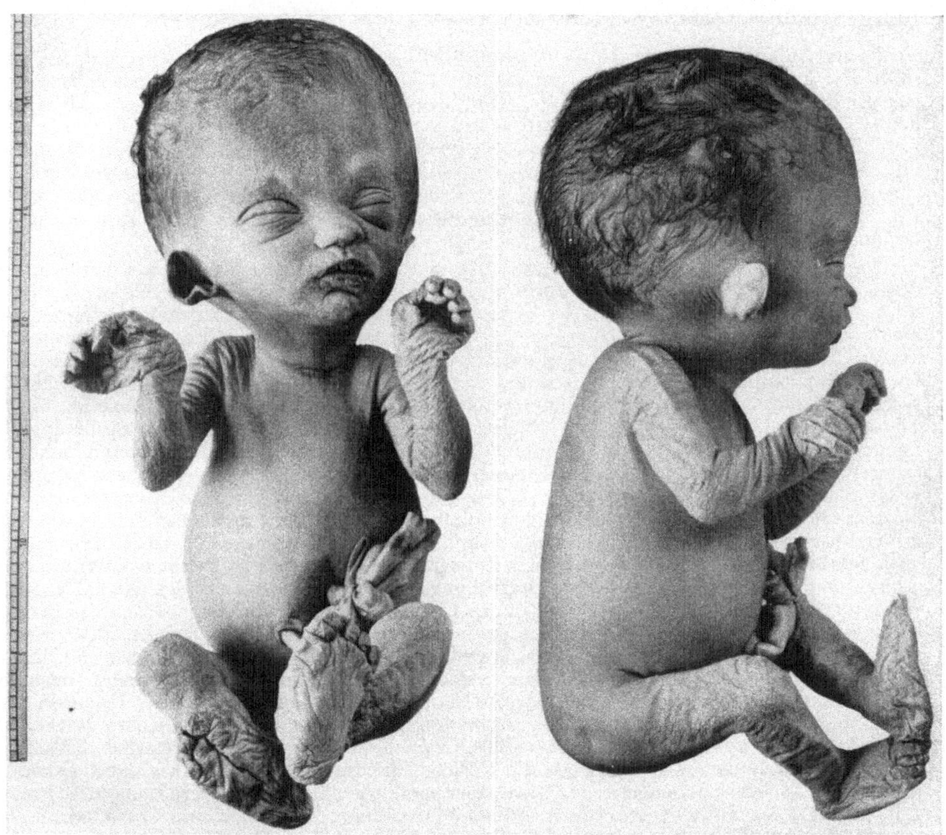

Abb. 1. Ausgetragener Zwillingspartner mit Hydrocephalus internus, doppelseitiger ulnarer Klumphand und Hakenfüßen bei intraabdomineller Fruchtentwicklung mit Inseration der Placenta auf den linken Adnexen (intrauterin normales weibliches Zwillingskind von 45 cm Länge, 2110 g Gewicht). (S. N. 720/50, Pathologisches Institut Basel.) (Veröffentlichung Iklé-Reiniger 1954.)

Schon 1924 wies Talbot auf 20 Beobachtungen hin, bei denen offensichtliche Erkrankungen der Placenta in der Nähe der Nabelschnurinsertion zu Mißbildungen bei den Neugeborenen führte. Sechs von den 20 Kindern waren Anencephale.

Aus all diesen Feststellungen, bei welchen durch Erkrankungen oder Schädigungen der Mutter die Entwicklung des Kindes beeinträchtigt wird, geht die besondere Bedeutung der *Placenta* hervor: Wir haben uns deshalb hier in Kürze mit einigen embryologischen und physiologischen Problemen der Placenta, insbesondere auch mit der Nidation des Eies in der Gebärmutter, zu befassen und können hier auf unsere eigene Darstellung (1948) zurückgreifen, wobei wir uns besonders mit der Frage der Embryopathia rubeolosa und der Toxoplasmose beschäftigten.

1944 haben Hertig und Rock an Hand von 7 normalen und 5 pathologischen menschlichen Eiern die bisher frühesten Stadien der Eiimplantation veröffentlicht. Danach findet diese im Endometrium am 6. Tag nach der Befruchtung (d.h. nach der Kohabitation) statt. Das Alter der Eier wurde nach den Kohabitationsdaten und durch Vergleich mit bekannten Stadien der Macacuseier bestimmt. Dabei bot die Tatsache Schwierigkeit, daß die Affeneier tief ins Endometrium, die Menscheneier jedoch oberflächlich implantiert werden. Die Autoren unterscheiden zwischen prävillösem und villösem Stadium der Eier.

In den Anfangsstadien der Implantation ist der Trophoblast noch solid. Der Embryoblast stellt eine kugelige Masse im Zentrum der etwas abgeplatteten Chorionhöhle dar und zeigt das primitive Entoderm und Ektoderm. Der Beginn der Amnionhöhle stellt sich als Spalt dar zwischen primitivem Ektoderm und dem Trophoblasten. Wenig später (vom 8. Tag an) treten im Syncytiotrophoblasten anastomosierende Lacunen auf, welche die späteren intervillösen Räume darstellen und mütterliches Blut erhalten, während der Embryoblast aus einer bilaminären Keimscheibe besteht und eine umschriebene, aber deutlich entwickelte Amnionhöhle aufweist. Das Endometrium entspricht dem 26. Cyclustag und läßt bescheidene deciduale Umwandlung erkennen.

Die Vorgänge bei der sog. Placentation bilden die Voraussetzung für das Verständnis der Möglichkeiten einer sog. intrauterin wirksamen Schädigung des Embryo.

Schon im jüngsten Stadium ist der Syncytiotrophoblast von der Cytotrophoblastenschicht mehr oder weniger deutlich abzugrenzen, die Differenzierung dieser Elemente ist gewissermaßen die Antwort des Trophoblasten auf den Initialkontakt mit dem mütterlichen Gewebe. Im Syncytiotrophoblasten entstehen dann zunächst solitäre (9.—10. Tag), dann durch Koaleszenz miteinander in Verbindung tretende Lacunen, welche einen funktionellen intervillösen Raum in der Zeit vom 10.—13. Tag bilden. Der Throphoblast, der in Beziehung zu Lacunen steht, eröffnet mütterliche Blutgefäße, so daß Blut zunächst in die isolierten Lacunen (vom 11. Tag an), dann ins Lacunensystem eindringt, Chorionzotten werden von peripher wachsenden Cytotrophoblasten vom 12. Tag an gebildet. Die periphere Syncytiotrophoblastenschicht der prävillösen Eier wird „desquamiert" annähernd zur gleichen Zeit, in welcher der Cytotrophoblast der primitiven Zotten mit der Decidua in Kontakt trit. Die zuerst noch gefäßlosen Zotten werden direkt vom mütterlichen Blut umspült. Dieses zirkuliert in den intervillösen Räumen. Eine sehr gute Darstellung aller dieser Probleme findet sich bei Hamilton und Mitarbeitern. Die Entwicklung der trophischen Apparate des Keimes läßt sich in drei aufeinanderfolgende Phasen teilen. Die erste gefäßlose Phase, während welcher der Keim auf das im Ei mitgegebene Nährmaterial angewiesen ist, spielt bei den dotterarmen — oligolecithalen — Säugetier- und Menschenkeimen eine offenbar rasch vorübergehende und deshalb untergeordnete Rolle. Die Beschaffung von Nährstoffen hat durch resorptive Tätigkeit des Trophoblasten aus dem Zerfall der Uterusschleimhaut im Implantationsbereich zu geschehen und bildet das Stadium der sog. *Histiotrophe.* Nach der Eröffnung der mütterlichen Gefäße setzt die sog. *Hämatotrophe* ein. Auch die 2. Phase, die durch den „Dotterkreislauf" gekennzeichnet ist, spielt bei Säugern und dem Menschen ebenfalls eine nur rudimentäre Rolle. Das im Dottersack-Hüllmesoderm entstehende Gefäßnetz tritt durch die Vasa omphalomesenterica mit dem Embryonalkreislauf in Verbindung. Doch wird der Dotterkreislauf sehr bald durch die 3. Phase, die allantoide bzw. umbilicale Vascularisation des Chorions abgelöst. Beim Menschen wachsen die Umbilicalgefäße selbständig durch das Haftstielmesoderm weiter auf das Chorion zu und in dieses hinein, dadurch kommt der Placentarkreislauf zustande, indem nun auch in den Chorionzotten Gefäße auftreten. Die Placenta, aus einem mütterlichen und fetalen Anteil bestehend, übernimmt beim Säugetierembryo bis zur Geburt die Funktion des Respirations-, Digestions- und uropoetischen Organes.

Die „funktionelle Elementareinheit" der fetalen Placenta besteht aus dem zuerst zwei-, dann einschichtigen Chorionepithel, dem mesenchymalen Zottenstroma und dem Endothel der Chorioncapillaren. Beim Menschen, bei Affen und Nagern besteht eine sog. Placenta haemochorialis, d. h. die Chorionzotten werden direkt vom mütterlichen Blut umspült, nachdem sie in der Durchdringungszone der Decidua die mütterlichen Gefäße arrodierten und dadurch ein System von Lücken und Spalten — die Blutlacunen — die Vorläufer der intervillösen Räume, bildeten. Am Syncytiotrophoblasten spielen sich weitere Umwandlungsprozesse ab, auf die hier nicht eingegangen werden kann. Ein vollständiger geschlossener Blutkreislauf ist schon bei einem 1,3 mm langen menschlichen Embryo, d. h. am Ende der 2. Embryonalwoche, vorhanden. Das Kreislaufsystem besteht in diesem Stadium aus einem unpaar gewordenen Herzen, 2 Aorten, die sich caudalwärts in je 1 Arteria umbilicalis direkt fortsetzen, ferner aus 2 Venae umbilicales. Diese sind im Chorion mit den Arteriae umbilicales durch Capillaren verbunden. Durch den Bauchstiel hindurch erreichen sie seitlich neben der

Allantois den Embryonalkörper, wo sie in der lateralen Partie der Somatopleura nahe der Amnionhaftung kranialwärts zum Herzen verlaufen. Die beiden Aorten gehen vom kranialen Ende der Herzanlage aus, biegen dorsal- und caudalwärts um und verlaufen dann beidseits neben der Chordaanlage zum caudalen Körperende in den Bauchstiel als Arteriae umbilicales.

Die anatomischen Grundlagen für einen Stoffaustausch an der Barriere zwischen Mutter und Kind und für einen Stofftransport im Embryo sind also schon in diesem Stadium gegeben.

Von besonderem Interesse ist nun die Erörterung der Frage, welche Stoffe und wie sie die Placenta von der Mutter aus und eventuell auch umgekehrt vom Kind her passieren können. Nur einige wenige Hinweise sollen die Wichtigkeit dieser Probleme erhellen. Es sei auf die Darstellungen im Handbuch von HALBAN-SEITZ über die Biologie und Pathologie des Weibes, Bd. 6, 1. Teil, 1925, verwiesen. Danach kann das Chorion nur als relativer Schutz gegenüber Mikroorganismen bezeichnet werden. Und es ist von diesem Gesichtspunkt aus möglich, die einzelnen Infektionserreger direkt nach ihrem Durchtrittsmechanismus durch die Placenta zu klassifizieren. Dabei werden unterschieden: 1. die beweglichen Keime, die zum Teil beim Durchtritt nur flüchtige oder geringfügige Epithelveränderungen setzen, etwa wie das Spironema recurrentis, der Typhusbacillus, das Plasmodium malariae und solche, die zu schweren Placentaveränderungen führen können, wie die Syphilisspirochäten; 2. die unbeweglichen Keime, die unter Setzung von Epithelläsionen das Chorion zu zerstören vermögen und so in den kindlichen Kreislauf gelangen können, etwa wie die Tuberkel- oder Leprabacillen und z. B. auch Eiterkokken, und 3. endlich die filtrierbaren Viren, die offenbar durch eine Art Adsorption mit Ultrafiltration von der Mutter auf das Kind übergehen können. Dabei werden Unterschiede in der Durchlässigkeit zum Teil in Abhängigkeit von der Molekulargröße verschiedener Viren gebracht. Am längsten bekannt ist das Übergehen von Varicellen von der Mutter auf das Kind und neuerdings nun auch des Rubeolenvirus und möglicherweise auch noch andere Virusarten.

Besonders zu erwähnen sind in diesem Zusammenhang Arbeiten von FLEXNER und GELLHORN sowie von GOODPASTURE. Gewisse Unterschiede des Durchtrittsmechanismus ließen sich auf die Verschiedenheit der Placentartypen verschiedener Tierarten zurückführen; so zeigte sich, daß die hämochorialen Typen durchlässiger sind als die syndesmochorialen oder gar die epitheliochorialen. Ferner konnte festgestellt werden, daß die hämochoriale Placenta des Kaninchens gegenüber Antikörpern im Laufe der Gravidität durchlässiger wird. Besonders instruktive Versuche wurden durch intravenöse Injektion von radioaktivem Natrium in das Muttertier durchgeführt und 1 Std nach Injektion mit Hilfe der abdominalen Hysterotomie in den veraschten Resten des Feten die übergetretene radioaktive Substanz gemessen und in Beziehung zu den entsprechenden Befunden im mütterlichen Blut gebracht. Der Vergleich der Übertragungsgeschwindigkeit bei Tieren mit verschiedenen Placentaschichten ergab, daß die Übertragungsgeschwindigkeit bei der Nagerplacenta mit 3 Schichten um ein Vielfaches größer ist als bei der epithelio-chorialen Placenta des Schweines mit ihren 6 Schichten. Auch besteht eine Beziehung zwischen der Geschwindigkeit des Überganges physiologischer Substanzen in den Feten parallel mit dessen relativer Wachstumsgeschwindigkeit.

Zum Verständnis des Übertrittes z. B. der Toxoplasmen von der Mutter auf das Kind dürfen die Erfahrungen über intrauterine Übertragung der Malaria bedeutsam sein. In einschlägigen Fällen konnten die Plasmodien schon 1 Std nach der Geburt beim Kinde im Blut gefunden werden. Der Übergang der Parasiten von der Mutter auf das Kind setzt freie Schizonten voraus und ist daher an das Vorkommen von Anfällen gebunden. Offenbar können die Mesozoiten spurlos oder nur unter Hinterlassung schwer nachweisbarer Spuren durch das Chorionepithel durchdringen. Die Placenta ist in solchen Fällen mit Keimen angefüllt. Es liegen auch Beobachtungen vor, die den Durchtritt des Trypanosoma gambiense durch die Placenta für wahrscheinlich erscheinen lassen.

Ein kurzer Hinweis sei hier noch auf die Arbeiten von GOODPASTURE gestattet. In einer experimentellen Arbeit machte er gleichzeitige Implantationen von Amnion und Chorion auf dieselbe Chorioallantois des Hühnchens und beschickte die Implantate gleichzeitig mit demselben infektiösen Material (z. B. Varicellen- oder Herpesvirus). Dabei wurde das Amnion infiziert, während sich das Chorion refraktär verhielt und damit eine gewisse Unempfänglichkeit zu zeigen schien. Es wird ferner hervorgehoben, daß im allgemeinen artfremdes Eiweiß die hämochoriale Placenta nicht passiere, während Antikörper (Agglutinine, Hämolysine, Antitoxine), ob sie artfremden Ursprungs oder durch aktive Immunisierung der Mutter direkt entstanden sind, leicht passieren können. Andere Experimente (WISLOCKI, zit. nach GOODPASTURE) erwiesen die hohe Phagocytosefähigkeit der Chorionzellen, zum Teil gegenüber kolloidalen Farblösungen. Es ließe sich denken, daß artfremdes Eiweiß ebenfalls von diesen Epithelien gespeichert werde, und daß auf diese Weise auch Virusarten und andere infektiöse Agentien aufgenommen werden könnten. Danach bildeten die fetalen Membranen allerdings keine Barriere, sondern böten verschiedenen Virusarten sogar günstige (intracelluläre) Entwicklungsbedingungen.

Sehr deutlich hat schon ANSELMINO die teilweise Membranfunktion der Placenta erkannt; diese muß einmal aus mit Poren durchsetzten protoplasmatischen Flächenstücken aufgebaut sein, welche den Durchtritt von Anelektrolyten und mit Einschränkungen auch von Elektrolyten bis zu einer bestimmten Molekülgröße durch einfache Diffusion ermöglichen. Ferner muß die Placentaoberfläche lipoide Phasen besitzen, welche die lipoidlöslichen Substanzen auf dem Wege der Löslichkeit durchtreten lassen. Für alle Substanzen, die nicht in den Rahmen dieser beiden Durchtrittsmöglichkeiten fallen, von denen aber bereits sichergestellt ist, daß sie durchgehen, muß ein aktiver, mit besonderen Leistungen der Zelle verbundener Transport angenommen werden.

Diese wenigen Hinweise mögen genügen, um einmal die Bedeutung der Placenta für das hier zu erörternde Problem darzutun, andererseits aber auch zu zeigen, wie sehr unsere Kenntnisse hier noch Stückwerk sind. Ich darf nur an die Schwierigkeiten der Erklärung der Passage der Rhesusantigene und Antikörper erinnern, auf die ja besonders FANCONI aufmerksam gemacht hat. Überhaupt bestehen ja innerhalb derselben Species und auch beim Menschen noch ungeklärte Tatsachen, warum in einem Fall ein gewisses Agens die sog. Barriere passiert, im anderen unter scheinbar gleichen Bedingungen aber nicht.

2. Virusinfektionen und Entwicklungsstörungen, speziell Embryopathia rubeolosa.

Zur *Geschichte der Rubeolenembryopathie* möchten wir folgendes ausführen: GREGG (1941—1945) in Sidney hat als erster das gehäufte Auftreten von angeborener Katarakt, die zum Teil mit Herzmißbildungen kombiniert war, in Beziehung zu einer Rubeolenepidemie des Jahres 1940 gebracht. Bei einer ersten Serie von 78 Kindern, die in der Zeit vom Dezember 1939 bis Januar 1941 geboren wurden, waren die Mütter zu Beginn der Gravidität an Rubeolen erkrankt. Von diesen hatten 44 gleichzeitig einen angeborenen Herzfehler. Bei 62 Kindern war die Kataraktbildung doppelseitig, bei 16 einseitig, 11mal war sie mit Mikrophthalmie verbunden. Später wurde dann außerdem über das Auftreten von angeborener Taubheit berichtet. In der Folge bemühte sich eine Reihe australischer Ärzte, wie SWAN mit Mitarbeitern, CONTE, MCCAMMON und CHRISTIE, CARRUTHERS, DOGRAMACI und noch andere, zum Teil in Zusammenarbeit mit GREGG, die ersten Feststellungen durch neue Beobachtungen zu erweitern und die Vorstellungen über den Zusammenhang zwischen den erwähnten Fehlbildungen bei den Kindern mit der Rubeoleninfektion der Mutter in der Frühschwangerschaft zu vertiefen. 1944 wurden dann die ersten ähnlichen Beobachtungen aus Amerika[1] und aus England[2] mitgeteilt. 1946 stellte FRANCESCHETTI[3] die beiden ersten auf dem Kontinent bekanntgewordenen Fälle vor, die 1947 auf 7 erweitert werden konnten. Sie wurden zur Grundlage einer monographischen Darstellung des Rubeolenproblems bei Neugeborenen durch BOURQUIN (1948). 1947 hat VAN GILSE aus Leiden auf der Tagung der Schweizerischen Akademie in Basel über seine Erfahrungen in Holland berichtet[4]. Er teilte damals mit, daß in Holland bereits etwa 80 Fälle von Rubeolenembryopathie bekannt geworden seien, es dürften bis heute wesentlich mehr geworden sein. Diese Mitteilungen wurden die Veranlassung, umgekehrt bei Fällen von Taubstummheit oder angeborenen Herzfehlern und Katarakten katamnestisch zu untersuchen, ob eine Viruskrankheit, speziell Rubeolen, während der Gravidität bestanden habe. VAN GILSE berichtet über eine solche Enquête in Holland in Taubstummenanstalten, nach welcher 35 Fälle ausfindig gemacht werden konnten, bei denen „mit an Sicherheit grenzender Wahrscheinlichkeit" bei der Mutter Rubeolen während der Schwangerschaft bestanden haben. DOGRAMACI und GREEN haben 1947 eine Enquête bei allen Frauen durchgeführt, die 1936—1945 während der Gravidität eine Viruskrankheit hatten. Es wurden dabei 17 Schwangere festgestellt, von denen 6 im 1.—5. Monat krank waren; nur eine dieser Frauen mit Rubeolen brachte ein mißgebildetes Kind zur Welt. Sie haben sodann bei 434 Kindern, die in den Jahren 1936—1945 wegen Herzfehlern in Kinderkliniken Bostons beobachtet wurden, nach möglichen Viruskrankheiten bei den Müttern gefahndet. Neunmal konnten sie eine Viruskrankheit im 1. Trimenon feststellen, 5mal handelte es sich um sichere, 1mal um fragliche Rubeolen, 2mal um Grippe und 1mal um Poliomyelitis. Auch aus Finnland trafen 1947 Berichte über das Vorkommen der Rubeolenembryopathie ein, und GRÖNWALL und SELANDER (1948) faßten die Beobachtungen der Augen- und Frauenkliniken in Schweden zum Problem „Viruskrankheiten und Entwicklung der Frucht" zusammen. Die Untersuchungen erstreckten sich erstens auf die Nachkontrolle von Kindern, deren Mütter in der Frühschwangerschaft eine Virusinfektion durchgemacht hatten, und zweitens auf die Nachforschung nach möglicherweise durchgemachten Viruskrankheiten in der Frühschwangerschaft bei Müttern mißgebildeter Kinder. Sie berücksichtigten auch weitgehend in der Literatur niedergelegte Beobachtungen.

BOURQUIN geht ebenfalls in seiner Monographie auf die Frage der Teratogenese durch Viruskrankheiten in der Frühschwangerschaft ein. Die Untersuchungen erstreckten sich auf Rubeolen, Masern, Parotitis epidemica, Varicellen, Variola, Scharlach, Herpes zoster, Influenza, Poliomyelitis und Hepatitis epidemica. Es würde nun viel zuweit führen, die Ergebnisse im einzelnen hier aufzuzählen. Wir müssen auf die oben erwähnten Arbeiten verweisen. Es zeigte sich aber doch, daß abgesehen von den Rubeolen auch gelegentlich bei anderen Viruskrankheiten in der Frühschwangerschaft die Embryogenese gestört werden kann (z. B. bei

[1] REESE 1944. [2] SIMPSON 1944, ERICKSON 1944 und ALBOUGH 1945.
[3] FRANCESCHETTI 1946, BOURQUIN 1948 und BAMATTER 1949.
[4] Vgl. auch KAMERBEEK 1949.

Masern). Vor allem werden aber auch immer wieder Aborte infolge intrauterinen Fruchttodes im Zusammenhang mit Virosen der Mütter in der Frühgravidität erwähnt. So bei Rubeolen (Australien), bei Masern und bei Poliomyelitis[1]. Die berechtigte und von gewisser Seite kritisch aufgeworfene Frage, ob nun wirklich die Rubeolenvirusinfektion den Symptomenkomplex der Embryopathie verursache, ist im allgemeinen bejaht worden, obwohl auch Zweifel geäußert worden sind. Besonders PARSONS hält die (bis 1946) mitgeteilten Statistiken noch für zu klein; ferner betont er, daß die Diagnose „Rubeolen" nicht in allen Fällen gesichert sei, sondern häufig ja nur katamnestisch und nicht durch direkte Beobachtungen am Krankenbett wahrscheinlich gemacht worden ist. Des weiteren sind mancherorts sichere Rubeolenerkrankungen von Frühschwangeren bekannt geworden, die trotzdem völlig gesunden Kindern das Leben schenkten. In einer Zusammenstellung von FOX und BARTEN (zit. bei PARSONS) aus den Jahren 1942—1944 konnten 11 Geburten von Frauen, die Rubeolen hatten, ausfindig gemacht werden. Einmal fand sich bei einer Frühgeburt Hydrocephalus, sonst keine der bekannten Deformitäten, und in einem Fall mit Rubeolen der Mutter im 2. Monat kam ein normales Kind zur Welt, während das Kind einer vorausgehenden Schwangerschaft ohne Rubeoleninfektion doppelseitige angeborene Katarakte hatte. Trotz dieser Einwände haben die Beobachtungen der letzten Jahre GREGGs grundlegende Feststellungen nicht zu erschüttern vermocht, sondern sie sind durch Mitteilungen ähnlicher Vorkommnisse aus aller Welt bestätigt worden.

Zum Problem der Embryopathia rubeolosa liegen nun eine Reihe bemerkenswerter Arbeiten von TÖNDURY und seinen Mitarbeitern (1951—1953) vor, die für die allgemeine Teratologie von grundsätzlicher Bedeutung sind.

Diesen Arbeiten, auf die wir für Einzelheiten verweisen, entnehmen wir zunächst folgende für die *allgemeine Teratologie* wichtigen Tatsachen, wie sie ähnlich formuliert auch im vorausgehenden Artikel von LEHMANN niedergelegt sind:

Das embryonale Wachstum und seine Störungen zeigen bei den Wirbeltieren, also auch beim Menschen, eine gleichartige „Grundidee" des Entwicklungsplanes. Die *Furchung* leitet die Entwicklung des befruchteten Eies ein, es entsteht die *Blastula* durch fortgesetzte Zellteilung: dadurch kommt eine Aufteilung des Eies in zahlreiche Einzelzellen in rascher Folge, ohne Einschaltung einer Interphase zustande: Die *Furchung* ist daher kein Wachstumsvorgang, sondern ein *vorbereitender Vorgang.*

Die sich anschließende *Gastrulation* führt zur *Umordnung* des bereitgestellten Materials, äußerlich erkennbar am Auftreten des Urmundes, an welchem die Einrollungs- und Streckungsvorgänge die Entstehung der Keimblätter bewerkstelligen. Auch im Verlauf der Gastrulation finden Zellteilungen statt, die aber nicht als Ausdruck von Wachstum angesprochen werden dürfen.

Ebenso ist die unmittelbar an die Gastrulation sich anschließende *Neurulation* ein *Gestaltungsvorgang,* bei welchem Streckungs- und Konvergenzbewegungen nach der dorsalen Mitte das Wesentliche darstellen, während Wachstumsvorgänge zurücktreten. Die Zellen der Medullarplatte, die sich zunächst von präsumptiven Epidermiszellen kaum unterscheiden, ändern gegen Ende der Gastrulation ihren morphologischen und chemischen Charakter *ohne* vorausgehende Mitose.

Das Differentwerden ursprünglich gleichartiger Zellen erfolgt unter der *induktorischen Wirkung des Urdarmdaches — abhängige Differenzierung —*. Nach stattgefundener induzierender Wirkung des Urdarmdaches entwickeln sich die induzierten Organe aus sich selbst heraus weiter. Nach erfolgter *Determination* einer Organanlage geht ihre Entwicklung nach Art einer *Selbstdifferenzierung* autonom vor sich. Die Differenzierung eines Organes verlangt nun *Mitosen,* welche der Ausdruck für *Wachstum* sind.

Alle geschilderten Vorgänge werden von TÖNDURY in seinen klaren Darstellungen am Beispiel der Augenentwicklung demonstriert. Während des Wachstums kommt es in allen Zellen zu Verdoppelungen des Volumens, so daß die

[1] GRÖNWALL und SELANDER 1948.

beiden Tochterzellen der Ausgangszelle entsprechen; die chemischen Bestandteile der Zellen werden aus Rohmaterialien aufgebaut, die im Dotter enthalten sind, welcher im Ei noch während seiner Entwicklung im Ovarium aufgestapelt wird und bei der Furchung weiter verteilt wird.

Zellen, die nun stark wachsen, enthalten große Mengen von *Nucleinsäuren* (Brachet 1944), welche in embryonalen Zellen in 2 Formen vorkommen als *Desoxyribonucleinsäure* des *Zellkerns* und als *Ribosenucleinsäure* im *Cytoplasma*, im *Nucleolus* und im *Heterochromatin* der Zellkerne.

Die systematische Untersuchung beider Nucleinsäuren in den verschiedenen Entwicklungsstadien der embryonalen Entwicklung führt zu folgenden grundsätzlichen Feststellungen (Töndury): Der Gehalt an Ribonucleinsäure ist im Plasma jener Zellen am höchsten, die das stärkste Wachstum aufweisen. Ferner zeigt sich, daß Organe, deren Nucleinsäurestoffwechsel sehr intensiv ist, besonders empfindlich gegen verschiedene Noxen sind, und dies bildet die stoffliche Grundlage für die *phasenspezifische Wirkung schädigender Agentien.*

Diese allgemein gefaßten Feststellungen haben auch ihre volle Gültigkeit für das Verständnis phasenspezifischer Schädigungen an einzelnen Organsystemen, Organen oder Geweben, wie sie beispielsweise durch die *Virusinfektion* bei *Röteln* bekannt geworden sind.

Die Viren als Krankheitserreger und intracelluläre Parasiten finden in embryonalen Zellen mit ihrem Nucleoproteidstoffwechsel besonders günstige Nährböden. Da sie selbst aus Nucleoproteiden bestehen, können sie sich vermehren und dabei in die Entwicklungsprozesse eingreifen.

Die Wirkung verschiedener Virusarten auf die Zellen ist verschieden, diejenige des Rubeolenvirus noch weitgehend unbekannt. Während das Virus bei der Mutter offenbar im Blute kreist und eine allgemeine exanthematische Krankheit erzeugt, vermag es das intakte Chorionepithel zu durchdringen und im Embryo bestimmte Organe zu befallen, so daß eine ausgesprochene *Organaffinität* besteht, die sich in Linsentrübungen, Schädigungen des Cortischen Organes, Entwicklungsstörungen des Herzens und Zahnanomalien äußert, dabei ist die schädigende Wirkung auf das erste Trimenon der Gravidität beschränkt, während besonders frühe und möglicherweise schwere Infektionen zu Aborten führen können. Das Auftreten der Rubeolen bei der Mutter nach Abschluß der Embryogenese, also vom 4. Monat an, führt nicht mehr zur Keimschädigung, kann aber am Ende der Gravidität zur typischen Rubeolenerkrankung des Neugeborenen führen. Fehr hat den Fall eines Kindes beschrieben, das mit dem typischen Exanthem zur Welt gekommen ist.

Dem Zeitfaktor kommt also bei der Rubeolenembryopathie große Bedeutung zu. Es ist hier nicht der Ort im einzelnen die Details der Embryopathia rubeolosa zu beschreiben, wir möchten lediglich auf die Literatur dazu verweisen und die prinzipiellen Ergebnisse zusammenfassen, wie sie besonders von Töndury und seinen Mitarbeitern in den letzten Jahren auf Grund der Untersuchung von 5 menschlichen Keimlingen gegeben worden sind (s. auch bei Bamatter).

1. An den *Augenlinsen* konnte ein Wachstumsrückstand festgestellt werden. Die Linsenfasern zeigten eine vacuoläre Degeneration, welche dadurch zustande kommt, daß das Virus direkt die embryonalen Zellen befällt, von denen es phagocytiert wird, dabei gehen die Zellen zugrunde: Die Linse des Embryo besitzt einen besonders intensiven *Nucleoproteidstoffwechsel,* und somit ist sie ein besonders günstiges Substrat für das Virus. Dabei muß auch die Gefäßlosigkeit der embryonalen Linse eine besondere Rolle spielen. Sie hat eine außerhalb der Kapsel gelegene Tunica vasculosa, welche sich noch vor der Geburt völlig zurückbildet.

Nach BOURQUIN (1948) häufen sich die Fälle von angeborener Linsentrübung, wenn die Mutter in der 5. Woche der Schwangerschaft erkrankt.

2. Die angeborene *Taubheit*, als weitere Erscheinung der Embryopathia rubeolosa, wird auf Erkrankung in der 8.—9. Schwangerschaftswoche zurückgeführt. Auch hier läßt sich in der Anlage der Cochlea in einzelnen Fällen ein allgemeiner Wachstumsrückgang feststellen, wobei die Differenzierung in der Cochlea und im Vestibularapparat zunächst normal abgelaufen ist. Die festgestellten — also sekundären — Störungen äußern sich in einer Atrophie der Stria vascularis und einer Auflösung der Papilla basalis, in fast völligem Schwund der Membrana tectoria und Impression der REISSNERschen Membran. Es scheint, daß sich das Virus schon früh bei den Differenzierungsprozessen in der Cochlea auswirken kann. Die Virusschädigung bleibt aber solange unbemerkt, bis die Zellen das Differenzierungsstadium erreicht haben, welches mit einer starken Aktivierung des Stoffwechsels verbunden ist.

3. Befunde an den *Zahnanlagen* wurden schon von EVANS 1945 und 1947 am Material von SWAN erhoben. TÖNDURY faßt seine Befunde bei Embryopathia rubeolosa folgendermaßen zusammen: als besonders schwerwiegender Befund konnte das vollkommene Fehlen sämtlicher Anlagen der Ersatzzähne und der 6-Jahrmolaren erkannt werden. Ferner konnten histologische Veränderungen am Schmelzorgan und seinen Derivaten gefunden werden, während sich die mesenchymalen Derivate, wie Dentin und Zahnpulpa dem Alter entsprechend normal verhielten. Die Capillaren des Zahnsäckchens waren vermehrt und prall gefüllt, sie hatten das äußere Schmelzepithel auseinanderzudrängen begonnen, und Capillaren drangen aktiv in die Schmelzpulpa ein. Die Aktivierung der Ribonucleinsäuresynthese erfolgt erst in der zweiten Hälfte der Gravidität. Die Virusschädigung äußert sich in Schwellung, Vacuolisierung, Kernpyknose und Austropfen der schmelzbildenden Adamantoblasten. Die Folgen der Rubeolenvirusschädigung am Zahn sind Schmelzhypoplasien, eventuell Schmelzdefekte und eine auffallende Anfälligkeit solcher Zähne gegen Caries.

4. Über *Veränderungen am Herzen* berichtet NICK, ein Mitarbeiter von TÖNDURY. Der Arbeit liegen die gleichen Feten zugrunde, wie für die Studien an Auge, Ohr und Zähnen. Die gefundenen Störungen, Fehlen der Pars membranacea des Septum interventriculorum oder nur rudimentäre Entwicklung des Septum secundum werden als Hemmungsbildungen aufgefaßt, die vermutlich durch das Rubeolenvirus bedingt sind. Es konnten jedoch an keinem der 5 untersuchten Herzen mikroskopisch faßbare Veränderungen gefunden werden. Schon GREGG fand aber unter 78 beobachteten Kindern 44 mit Herzvitien. Schädigungen treten offenbar im Stadium stärksten Wachstums auf. Die Herzstörungen häufen sich, wenn die Mütter in der 6.—7. Woche an Röteln erkranken.

Die besonders interessanten Studien von TÖNDURY und seinen Mitarbeitern, die so wertvolle Einblicke in Störungen der menschlichen Keimesentwicklung vermitteln, lassen den allgemeinen Schluß zu, daß das Virus schon frühembryonal die Epithelien der Linsen, der Hörbläschen und der Zahnanlagen befällt, aber solange unbemerkt bleibt, bis die Zellen ihr Differenzierungsstadium erreicht haben, während welchem eine besondere Aktivierung des Stoffwechsels besteht. Damit ist die Wirkung des Rubeolenvirus phasenspezifisch, indem es in Zellstoffwechselvorgänge eingreift und endlich zu hyalintropfiger Entartung des Cytoplasmas und zu Pyknosen der Zellkerne führt.

Bezüglich des ausführlichen Literaturnachweises über die Rubeolenembryopathie verweisen wir auf die bereits zitierten Arbeiten von TÖNDURY und Mitarbeitern, ferner auf die Referate von BOURQUIN, BAMATTER, WERTHEMANN.

Über den Einfluß anderer Viruskrankheiten während der Schwangerschaft und deren Wirkung auf die Kinder ist noch wenig bekannt. Wir begnügen uns mit dem Hinweis auf die Literaturübersicht in der Monographie von BOURQUIN über Masern, Parotitis epidemica, Varicellen, Variola, Scharlach, Herpes zoster, Influenza, Poliomyelitis[1], Hepatitis epidemica[2].

3. Mangelernährung und Mißbildung.

Über die Bedeutung von Mangelernährung als Ursache von Mißbildungen hat vor allem WARKANY (1940—1951) mit seinen Mitarbeitern systematische Untersuchungen durchgeführt. WARKANY und NELSON begannen ihre Untersuchungen bei Ratten, indem sie die intrauterine Entwicklung durch Änderung des endokrinen Milieus oder der Ernährung zu stören suchten. Die zweite Methode führte zu Erfolgen, indem durch bestimmte Mangeldiäten bei den trächtigen Rattenweibchen Störungen der normalen embryonalen Entwicklung zur Beobachtung kamen. Vollkommener Mangel führt zu Sterilität, Abort oder Frühgeburt: eine Beobachtung, welche während des letzten Krieges in Ländern, die vom Hunger heimgesucht waren, auch beim Menschen gemacht worden ist. Im Experiment konnten bei Riboflavin-, Vitamin D- oder Vitamin A-Mangel kongenitale Anomalien induziert werden.

So bewirkt Mangel an *Vitamin D* Verbiegungen der Knochen des Vorarmes und der Beine; Mangel an *Riboflavin* führt zu verschiedenen Arten von Knochenabweichungen wie Gaumenspalte, Syndaktylie, Verschmelzung von Rippen und Verkürzungen des Kiefers und der Knochen von Vorarmen und Beinen. Mangel an *Vitamin A* schädigt Weichteile und führt zu Augenanomalien, ferner zu Herz-, Zwerchfell- und Nierenstörungen. Herz- und Urogenitalentwicklungsstörungen erzielten speziell J. G. WILSON und Mitarbeiter bei Vitamin A-Mangel.

Auch in den Versuchen von WARKANY konnte eine kritische Phase aufgezeigt werden. Mißbildungen, die durch eine bestimmte Mangeldiät entstehen, können vom 13. Tag an verhindert werden, wenn Leberzusatz zur Diät gegeben wird. Die Mißbildungen waren also vor dem 13. Tag nicht determiniert. Die kritische Phase muß also zwischen dem 13. und 14. Tag bestanden haben.

WARKANY betont, daß er in seinen Experimenten nicht versuchte, Zustände zu schaffen, wie sie etwa unter normalen Ernährungsbedingungen beim Menschen vorkommen könnten. Bei Bevölkerungen aber, deren Ernährung infolge Isolierung, Brauchtum oder Eigenarten der Umwelt eingeschränkt ist, könnten Bedingungen auftreten, die mit denjenigen der Experimente vergleichbar würden. Ein solcher Fall wäre etwa beim endemischen Kretinismus infolge Jodmangels bei der Mutter gegeben. KLEBANOW konnte bei einer großen Zahl von Frauen, die früher viele Jahre inhaftiert waren, auch noch später einen auffallend großen Umfang von Fortpflanzungsstörungen feststellen. Ähnliche Beobachtungen konnte er auch bei Flüchtlingsfrauen machen, die in den vergangenen Jahren „ungeheuere körperliche und seelische Strapazen hatten auf sich nehmen müssen".

Angeregt durch die Beobachtung, daß chronische Unterernährung zu Cyclusstörungen, Senkung der Kinderzahl und des Geburtsgewichtes sowie zur Erhöhung der Säuglingssterblichkeit führt, untersuchten GILLMAN, GILBERT und GILLMAN (1948) systematisch die Stoffwechsellage gravider unterernährter Frauen. Sie glaubten dabei eine Störung des Eiweißstoffwechsels feststellen zu können und versuchten dies experimentell zu reproduzieren. Für die Untersuchungen wurde als Noxe *Trypanblau* gewählt, da dieser Stoff wie das Rubeolenvirus eine gewisse Affinität zum lymphatischen Gewebe aufweist und außerdem plasmaalbuminbindende Eigenschaften besitzt.

[1] FANCONI, ZELLWEGER und BOTSZTEJN 1945. [2] MARTINI 1953, DIBLE 1953.

Es wurde 100 weiblichen Ratten eine wäßrige Lösung von 1% Trypanblau subcutan verabreicht. Teilweise erfolgte die Injektion vor, teilweise nach der Konzeption. Diese Versuchsanordnung führte zu einer großen Zahl von Mißbildungen wie Hydrocephalus, Spina bifida, Augenanomalien und in geringerem Maße Schwanzdefekte, Meningocelen, Wolfsrachen, Klumpfuß usw. Bei Injektion von Trypanblau am 8.—9. Tag der Trächtigkeit entstanden 3% Mißbildungen, wurde vor der Konzeption und noch einmal während der Trächtigkeit injiziert, war die Ausbeute 25%, dagegen 80%, wenn am 6.—7. Tage vor der Konzeption und am 8.—9. Tage danach injiziert wurde. Der Farbstoff konnte noch während Wochen in den Geweben der Weibchen festgestellt werden. Beschwerden verursachte er aber nur in den ersten Tagen nach der Injektion. Auf die Feten ging aber das Trypanblau nie über, hingegen fand man es in den Chorionzotten. Dies läßt die Möglichkeit offen, daß der Farbstoff in eine Leukoform umgewandelt wurde, oder daß er die Placentarmembran nicht durchschreiten konnte. Es kamen gelegentlich Junge zur Welt, die anscheinend normal waren, die aber in ihrer Nachkommenschaft gelb gefärbte Junge aufwiesen. Die Stoffwechselstörung, welche durch das Trypanblau hervorgerufen wurde, konnte solange anhalten, daß in einer erneuten Trächtigkeit, während der keine neuen Injektionen von Trypanblau mehr durchgeführt wurden, gelb gefärbte Junge auftraten, bei den insgesamt 186 Jungen 11mal. Dabei waren diese Tiere auch in ihren Proportionen außerordentlich schlecht und von sehr geringem Geburtsgewicht. An den inneren Organen fiel auf, daß die Leber außerordentlich blaß war, die Milz war 3—4mal vergrößert gegenüber der Norm, ebenso das Herz.

Die Häufigkeit der Mißbildungen verteilt sich wie folgt: Hydrocephalus 51, Spina bifida 43, Schwanzdefekte 35, Augenmißbildungen 30, Ohrenmißbildungen 8, Meningocelen 3, Cranioschisis 1, Umbilicalhernie 5, Hasenscharte und Wolfsrachen 2, Klumpfuß 1, Schädeldefekt 6, andere 7. Diese 192 Anomalien traten bei einer Gesamtzahl von 697 beobachteten Jungen trypanblaubehandelter Mütter auf.

Augenmißbildungen fanden sich bei 30 Jungen (4,2% von 697 Jungen und 22,3% aller Jungen mit Mißbildungen). Fehlen des Bulbus auf einer Seite war meist mit anderen Mißbildungen kombiniert. In einigen Fällen glichen die Bilder solchen, wie sie Warkany durch Vitamin A-freie Diät erzielte. Es scheint, daß alle Teile angelegt, aber nachher wieder zerstört wurden. Einmal wurde Anophthalmie gefunden.

In seiner zusammenfassenden Darstellung über die Ätiologie der kongenitalen Mißbildungen geht Warkany auch auf andere Beobachtungen über ernährungsabhängige Störungen ein.

So setze Moore bei blindgeborenen Kälbern diese Erkrankung in Beziehung zum *Carotingehalt*: Dabei dürfte aber auch ein gleichzeitiges Vitamin A-Defizit eine Rolle spielen: Rinder mit einem Plasmacarotingehalt von 25 μg und einem Vitamin A-Gehalt von 16 μ/100 Milliliter zeigen keine Symptome von Vitamin A-Defizit. Dagegen werfen junge Kühe bei einem Gehalt von 30—60 μg Plasmacarotin und nur 10—20 μg Vitamin A entweder tote, oder schwächliche und blinde Kälber. Gesunde Kälber werden geworfen, wenn der Plasmacarotingehalt 78,96 oder 143 μg und der Vitamin A-Gehalt 22 und 24 μg beträgt.

Hale experimentierte an Schweinen. Die Tiere erhielten eine Mangelernährung (A-Defizit) während 150—200 Tagen vor der Befruchtung und noch während 30 Tagen der Trächtigkeit, von da an Zusatz von Lebertran. Die am Termin geworfenen Ferkel waren infolge einer Anophthalmie oder Mikrophthalmie blind. Daneben wurden noch andere Fehlbildungen wie akzessorische Ohren, Lippen-Gaumenspalten, subcutane Cysten, Nierenfehlbildungen gefunden. Wurde Lebertran von Anfang an gegeben, waren die Jungen alle gesund.

Warkany faßt seine Ansicht über die Entstehung von Mißbildungen folgendermaßen zusammen: Die normale Entwicklung kann sowohl genetisch als auch durch umweltbedingte Faktoren gleichermaßen gestört werden; diese Tatsache zeigt, daß identische Mißbildungen im einen Fall genetisch determiniert und vererbbar sein können, im anderen jedoch akzidentell und nicht vererbbar.

Im Anschluß an die Darstellung der Beziehungen zwischen Mangelernährung und Mißbildung sei noch auf den keimschädigenden Einfluß des *Diabetes mellitus* hingewiesen. Schon seit einiger Zeit ist bekannt, daß bei Frauen, welche in der Geschlechtsreife an Diabetes mellitus sterben, die Ovarien, namentlich der Follikelapparat schwer geschädigt sein können. Ferner sind Menstruationsstörungen bis zur völligen Amenorrhoe beobachtet worden. Vor der Insulinära betrug die Konzeptionsfähigkeit diabetischer Frauen etwa 5%[1]. Die Mißbildungsquote für Kinder diabetischer Frauen schwankt zwischen 3—12%.

[1] Klebanow und Hegnauer 1950.

Auch WARKANY erwähnt in seinem Übersichtsreferat die hohe fetale und Neugeborenensterblichkeit bei diabetischen Müttern. Wohl ist seit der Einführung des Insulins das Schicksal der Mütter gebessert, dasjenige der Früchte aber kaum. Die Letalität der Feten beträgt 40%. In einer Serie von 118 Kindern diabetischer Mütter konnten 3% kongenitale Defekte gefunden werden[1]. Eine Serie von 53 Kindern wies 3 Fälle von kongenitalen Mißbildungen auf: Atresie des Dickdarms, Herzmißbildung und Verkrüppelung[2]. Weiterhin wurden bei 51 Kindern 4 schwere Mißbildungen gefunden: 1. Klumpfuß- und -hand-, Syn- und Ektrodaktylie, 2. Herzfehler, 3. Hüftluxation, 4. Fehlen von Fingern an der linken Hand[3]. In einer anderen Serie fanden sich bei 19 Kindern 7mal Anomalien[4].

In diesem Zusammenhang möchten wir auf eine offenbar hormonalbedingte Störung hinweisen, bei welcher unter anderen Merkmalen eine familiäre Brachymetakarpie und Brachymetatarsie beobachtet wird. In unserem Handbuchbeitrag über die Entwicklungsstörungen der Extremitäten konnten wir verschiedene Angaben über die Familiarität der *Brachymetapodie* mitteilen. Daß diese aber zum Teil in Beziehung zum sog. *Pseudohypoparathyreoidismus* steht, ist uns erst kürzlich bekannt geworden[5]. Die Fälle sind dadurch gekennzeichnet, daß eine bestehende hypocalcämische Tetanie sich gegenüber Parathyreoideahormon refraktär verhält, wobei eine Nichtansprechbarkeit (non response) der Erfolgsorgane des Hormones maßgebend ist. Ferner besteht ein zusätzliches Symptomenbild, welches gekennzeichnet ist durch Kleinwuchs, kurze Spannweite der Arme, Pachydermie und fakultativ plumpe Hände mit Brachymetakarpie oder -tarsie. Letzteres Symptom ist aber auch in solchen Sippen schon isoliert vorgekommen (Fall SELYE).

Über die Anwendung von Sexualhormonen in der experimentellen Entwicklungsphysiologie siehe bei TÖNDURY und WARKANY. Nach TÖNDURY sind die durch Sexualhormone beobachteten Mitosestörungen am ehesten als Folgeerscheinungen des gestörten Nucleinsäurestoffwechsels aufzufassen. Bezüglich der Probleme der Intersexualität verweisen wir auf die Angaben von GRUENWALD.

4. Mißbildungen im Zusammenhang mit Röntgen- und Radiumstrahlen.

Es kann hier keinesfalls die Aufgabe sein, eine systematische Darstellung der verhältnismäßig häufig angewendeten Röntgenstrahlenschädigungen des sich entwickelnden Keimes zu geben, weil diese Untersuchungen zwar großen theoretischen Wert haben, in der Regel aber als Mißbildungsursachen des Menschen nicht vorkommen sollten. Zu Beginn der Röntgenära sind freilich auch beim Menschen Schädigungen der Embryonen beschrieben worden, namentlich im Zusammenhang mit Röntgenkastrationen bei Myompatientinnen, welche zufälligerweise gravid waren[6].

Neuerdings dürften bei der therapeutischen Anwendung von Isotopen bei Nichtbeachtung einer vorhandenen frühen Gravidität Gefahren für die Frucht bestehen, ganz zu schweigen von den Wirkungen radioaktiver Substanzen bei Explosionen von Atombomben. Zum Studium möglicher Mutationen beim Menschen im Anschluß an die Atombombenexplosionen in Hiroshima und Nagasaki wurden Kommissionen eingesetzt, über deren Programm in „Science" 1947 (Nr. 106, S. 331) berichtet wird. Abgesehen von einer geringen Zahl von

[1] Siehe SKIPPER bei WARKANY 1933. [2] HURWITZ und IRVING 1937.
[3] JOSLIN 1940. [4] MILLER 1945.
[5] ALBRIGHT et al. 1942, A. SCHÜPBACH und B. COURVOISIER 1949, H. ZELLWEGER und P. GIRARDET 1951.
[6] ASCHENHEIM 1920.

Mutationen mit dominantem Erbgang dürften bei den meist recessiven Mutationen nach Einwirkung radioaktiver Kräfte in der ersten Generation nur ausnahmsweise genetische Schäden manifest werden. Im übrigen verweisen wir in bezug auf Atombombenschädigungen infolge von Radiation auf eine Arbeit von CH. L. DUNHAM und Mitarbeiter, sowie auf die Monographie von SEARS über „The physician in atomic defense", 1953. Dort finden sich auch noch weitere Literaturhinweise bezüglich genetischer, durch Mutation bedingter Störungen (s. auch S. 98).

Sehr aufschlußreich sind folgende *experimentelle Keimschädigungen durch Röntgenstrahlen:* Bei niederen Tieren kann die Strahleneinwirkung direkt auf den Embryo, bei höheren Tieren nur indirekt durch Bestrahlung der Mutter erzielt werden. Schon die ersten Spaltungsvorgänge der Eier können geschädigt werden.

BARDEEN sah nach Bestrahlen von Fisch- und Kröteneiern im Gastrulationsstadium das Auftreten von Spina bifida; in einem etwas späteren Stadium werden das Nervensystem, die Augen, das Gefäßsystem geschädigt, also Systeme, welche während der Frühentwicklung besonders rasch wachsen. Bei nur 1maliger Strahleneinwirkung kommt es an denjenigen Zellen, die sich eben zu besonderer Aktivität anschicken, entweder zu partieller oder vollständiger Verminderung der Mitosenaktivität, an die sich später ein Wiedererscheinen der Mitoseaktivität anschließen kann. Darauf folgt eine Periode schwerer Kernschädigung und schließlich eine Periode der Regeneration und sogar der Erholung. Die verschiedenen Gewebe sind also in den verschiedenen Phasen der Entwicklung sehr verschieden röntgenempfindlich, und zwar verhält sich diese Röntgensensibilität direkt proportional zur Entwicklungsfähigkeit, dagegen umgekehrt proportional zum Grad der Differenzierung der Zellen (Gesetz von BERGONIÉ-TRIBONDEAU). Die Berücksichtigung der Bestrahlungsdosis und ganz besonders des Zeitpunktes der Bestrahlung ist von Bedeutung, führten diese Untersuchungen doch zur Aufdeckung der sog. kritischen Phasen auch bei der Säugetierentwicklung.

JOB, LEIBOLD und FITZMAURICE (1935)[1] fanden z. B. bei Anwendung von 35—90 Röntgeneinheiten während des 9., 10. und 11. Tages der Gravidität bei Ratten das Auftreten von Augen- und Kieferdefekten sowie von Hydrocephalus. Hingegen fehlten diese Störungen, wenn die gleichen Dosen zwischen dem 12.—18. Tag der Gravidität appliziert wurden. Wurden dagegen Dosen von 95—200 Röntgeneinheiten vom 1.—18. Tag verwendet, dann gingen alle Früchte zugrunde.

KAVEN (1938) bestrahlte trächtige Mäuse mit Dosen von 170—230 Röntgeneinheiten an verschiedenen Tagen und erhielt dadurch neben häufigem Fruchttod folgende Schädigungen: Bestrahlungen während des 8.—13. Graviditätstages bewirkten das Auftreten von Anomalien am cephalen Teil der Körperachse, während die Behandlung während des 9. und 14. Graviditätstages Störungen am caudalen Körperende bewirkte, Betrahlungen vor dem 8. Tag hatten stark letale Wirkung und führten offenbar zur Resorption, Placentarreste konnten gefunden werden. Die kranialen Entwicklungsstörungen bestanden in Meningocelen und extrakraniellen Dysencephalien, die Schwanzveränderungen in Kurz- und Knickschwänzen. Die Bestrahlung am 10.—11. Tage führte auch zu Frühgeburten, und die Bestrahlung vom 15.—17. Tage bewirkte bei den Männchen Sterilität. Endlich konnten bei Bestrahlungen am 18. und 19. Tage auch Katarakte erzielt werden.

WILSON, JORDAN und BRENT führten Röntgenbestrahlungen während der Entwicklung an Ratten durch. Zusammenfassend hat sich folgendes ergeben: Rattenembryonen wurden am 9. Schwangerschaftstag einer Dosis von 25—400 Röntgeneinheiten ausgesetzt und zwar direkt durch eine Abdominalincision hindurch. Bleiplatten wurden in der Weise verwendet, daß die bestimmten Embryonen einzeln bestrahlt werden konnten, ohne daß die Mutter und die übrigen Früchte geschädigt wurden. Die bestrahlten und nichtbestrahlten Embryonen wurden 1—8 Tage später oder am Termin herausgenommen und in bezug auf Gewicht und auf das Vorliegen von Mißbildungen geprüft und es wurde das Verhältnis der intrauterin abgestorbenen zu den lebenden bestimmt.

Dosen von 25 Röntgeneinheiten ergaben in sehr wenigen Fällen Mikrophthalmie, hatten aber keinen weiteren Effekt auf die embryonale Entwicklung. Dosen von 50 Röntgeneinheiten verursachten eine geringe Wachstumshemmung und ließen in 34% der Tiere Augenmißbildungen oder Anophthalmie erkennen. Das Gehirn und das Rückenmark waren ebenfalls in wenigen Fällen mißgebildet. Bestrahlungen mit 100 Röntgeneinheiten ergaben eine bemerkenswerte Zunahme der intrauterin Abgestorbenen und bei den Überlebenden war

[1] Zit. nach WARKANY 1935.

eine starke Wachstumshemmung festzustellen. Verschiedene Augenmißbildungen fanden sich in 90% der Tiere. Mißbildungen an anderen Organen waren weniger häufig, kamen jedoch mit einiger Regelmäßigkeit am Gehirn, am Rückenmark, am Gesicht, am Herzen und den Aortenbogen vor. Situs inversus und Mißbildungen des Urogenitaltractus wurden selten gefunden. Mehrere dieser Mißbildungen wurden ebenso häufig bei Tieren gefunden, die am Geburtstermin wie bei solchen, die vor demselben untersucht worden waren; Mißbildungen am Zentralnervensystem und am Kreislaufapparat waren weniger häufig bei ausgetragenen Tieren, und es scheint, daß diese Mißbildungen zum größten Teil verantwortlich für die hohe Zahl von intrauterinem Fruchttod sind. Beinahe alle Tiere, die 200 Röntgeneinheiten erhielten, starben innerhalb 4 Tagen nach der Behandlung und der größte Teil derjenigen, die 400 Röntgeneinheiten erhielten, starben innerhalb 24 Std. Der Schlußeffekt der Bestrahlung am 9. Graviditätstag ist weitaus stärker als derjenige nach Bestrahlung am 10. Tag, was wahrscheinlich mit der größeren Empfindlichkeit der weniger entwickelten 9-Tageembryonen gegenüber der Mitosenverzögerung und Entwicklungsänderungen zusammenhängt.

WARKANY bestrahlte Ratten am 10.—16. Schwangerschaftstag. Unter 485 von 622 Jungen, die von 144 Müttern stammten, fanden sich folgende Mißbildungen, welche eine gewisse Beziehung zum Bestrahlungstag und der angewendeten Dosis zeigten: Hautdefekte, Encephalocelen, Gaumenspalten, Brachygnathie, Rippenanomalien, Verkürzungen von Extremitätenknochen, Syn- und Polydaktylie.

Auch Röntgenbestrahlung von Männchen kann zu hereditären Störungen führen, die in der 2. Generation zum Ausdruck kommen. So hat SNELL (1941) Männchen von Mäusen mit 600—800 Röntgeneinheiten bestrahlt. Die Tiere blieben 2 Wochen noch fruchtbar, dann wurden sie steril. Die während der anfänglich noch fruchtbaren Periode gezeugten Würfe bestanden durchschnittlich nur aus 3 Jungen je Wurf. Solche männlichen Tiere wurden dann später mit gesunden Weibchen gepaart, etwa $^1/_3$ dieser Kreuzungen wiesen wieder kleine Würfe zwar gesunder Jungen auf, während $^2/_3$ normal große Würfe zeigten.

Diese Tendenz zu kleinen Würfen wird *Semisterilität* genannt und wird auch auf weitere Generationen fortvererbt. Diese kleinen Würfe sind die Folge eines Absterbens angelegter Früchte in utero. Werden nämlich die Muttertiere am 12. Tag untersucht, dann werden Embryonen mit Hirnanomalien gefunden, die dann zugrunde gehen; denn nur selten gelangen mißgebildete Früchte zur Spontangeburt.

Bestrahlungsversuche von SCHAPER (1904) bei Fröschen geben auch einen guten Hinweis dafür, daß der Zeitpunkt der Bestrahlung — neben der Dosierung — für das weitere Schicksal der sich entwickelnden Embryonen von ausschlaggebender Bedeutung ist. Bestrahlung der Eier im Stadium der Furchung führt je nach der Dosis zur Hemmung der Zellteilung oder zum Zelltod. Finden die Bestrahlungen im Stadium der Neurulation statt, dann treten starke Zelldegenerationen auf, die besonders das Neuroektoderm betreffen. In späteren Stadien der Organogenese, bei vermindertem Wachstumstempo, sind die Folgen der Bestrahlung geringer.

In einer mir nicht zugänglichen Dissertation von OTTWEILER (1943)[1] über eine Zusammenstellung von 200 Fällen röntgengeschädigter menschlicher Embryonen wird gezeigt, daß Strahlenschädigungen in den ersten Schwangerschaftswochen schon bei Dosen unter 100 Röntgeneinheiten auftreten. Im 5. Monat liegt die Strahlentoleranzgrenze bei 200—300 Röntgeneinheiten, um selbst im 7. Monat noch um 500 Röntgeneinheiten zu liegen.

Bei entsprechender Dosierung kann auch der gesamte Follikelapparat des Eierstockes geschädigt und weitgehend zur Rückbildung gebracht werden, so daß auch aus diesem Grunde bei späteren Konzeptionen die Abort- oder Mißbildungsquote ansteigen kann.

1926 teilte ZAPPERT 20 Fälle von Mikrocephalie mit. Weitere Beobachtungen stammen von ENGELHARDT und PISCHINGER (1939). Sie stellten fest, daß Mikrocephalie und Verstümmelung der Extremitäten mit Defekt der Röhrenknochen typische Fehlbildungen röntgenbestrahlter Embryonen seien. GOLDSTEIN und MURPHY (1929) konstatierten bei 28 von 75 Kindern (37,3%), welche geboren wurden, nachdem eine postkonzeptionelle Röntgen- oder Radiumbestrahlung der Mutter stattgefunden hatte, psychische oder physische Anomalien.

Wir haben in diesem Abschnitt nur einige Beispiele herausgegriffen, die für das Mißbildungsgeschehen im Zusammenhang mit Einwirkungen durch Röntgenstrahlen und radioaktive Substanzen bedeutsam sind.

[1] Zit. nach KLEBANOW und HEGNAUER 1950.

Eine systematische Darstellung über die Wirkungen „Strahlender Energien“ findet sich in Band X dieses Handbuches.

Auf die Bedeutung der Röntgenstrahlen für die experimentelle Erzeugung von Mutationen wird im Kapitel über Mißbildung und Vererbung noch besonders eingegangen.

5. Mißbildungen aus placentarer Beeinträchtigung: Amniogene und andere mechanisch bedingte Entwicklungsstörungen.

In diesem Abschnitt können wir uns sehr kurz fassen, da bereits erschöpfende und übersichtliche Zusammenfassungen zu diesem Gebiet von Grosser und Gruber als Referate der Tübinger Tagung der Deutschen Pathologischen Gesellschaft 1938 existieren.

An die Spitze stellen wir die noch heute geltenden, von Schwalbe aufgestellten Kriterien, die erfüllt sein müssen, um eine Mißbildung als amniogen entstanden betrachten zu dürfen: 1. Die Amnionfäden oder -adhäsionen müssen am Ort der „Keimverletzung“ nachweisbar sein. 2. Die betreffende Mißbildung muß als durch Stränge oder Verklebungen bedingt mechanisch verständlich sein.

Soweit solche Faktoren für das Auftreten von Extremitätenfehlbildungen in Frage kommen, sind sie von mir im Handbuch der Speziellen Pathologie über die Entwicklungsstörungen der Extremitäten zusammengestellt worden (s. dort S. 397ff.). Von allen Mißbildungen der äußeren Körperform dürften nach Gruber noch etwa 2—6% auf placentare, bzw. amniogene Beeinträchtigung zurückzuführen sein.

Unter den „äußeren Momenten“, die jemals angeschuldigt wurden, gibt es recht unwahrscheinliche neben einwandfrei festgestellten. Während der reine Druck des Uterus, besonders aktive Kontraktionen desselben bei genügend vorhandenem Fruchtwasser kaum einen deformierenden Einfluß ausüben können, spielen die verschiedenen Arten von *Amnionverbildungen,* besonders die sog. Amnionstränge, eine bedeutsame Rolle. Die mangelhafte Bildung der Nabelschnur oder Nabelschnurumschlingungen können zu umschriebenen Störungen *oder zu mehr allgemein wirksamen Zirkulationsstörungen führen.* Besonders auch die verschiedenen Formen *ektopischer Gravidität* sind überdurchschnittlich mit Fehlbildungen verbunden; dies gilt für die *Tubargravidität,* die *Extrachorialgravidität,* bei welcher der Fetus zufolge Zerreißens der Eihäute und Abfließens des Fruchtwassers frei in die Uterushöhle zu liegen kommt und endlich die *Gravidität in einem Uterushorn bei Uterus bicornis.*

Weitaus am wichtigsten erscheinen die mit dem Amnion zusammenhängenden Störungen, welche zu strangartigen oder faltenförmigen Bildungen führen. Wenn wir uns an die ersten Entwicklungsstadien des menschlichen Eies erinnern, so läßt sich das Verständnis für die verschiedenen Möglichkeiten von *Strangbildungen* am ehesten gewinnen. Epitheliale Stränge können beim Bildungsvorgang des Amnions dadurch entstehen, daß die *Lösung des Amnions vom Embryonalschild ungleichmäßig erfolgt* und dann Stränge bestehen bleiben. Dieser Vorgang konnte freilich noch nie direkt beim Menschen beobachtet werden. Nach Grosser dürften Strangbildungen bedeutsamer sein, die durch Kombination von Coelomepithel oder Entodermepithel mit Mesoderm des Magma reticulare entstehen, auch Stränge im Haftstiel müssen der Ausdehnung der Amnionhöhle hinderlich sein. Solche *Magmastränge* könnten auch bei der sog. *Abfaltung des Amnions* in Falten desselben hineingelangen. Durch das Wachstum der Amnionhöhle und des Embryo würden dann solche Stränge gespannt, und sie können in Teile des Embryo einschneiden, oder besonders zu Schlingenbildungen im Bereich der

Gliedmaßen führen, ohne daß Entzündungsprozesse dabei eine Rolle spielen müssen.

Die Wirkung solcher Stränge, der sog. SIMONARTschen *Bänder*, läßt sich teils in Form von Verwachsungen, von Extremitätenverpflanzungen oder von vollständigen Abschnürungen, sog. angeborenen Amputationen nachweisen, indem häufig die Reste der Stränge noch gesehen werden können oder die Folgen der schlingenförmigen Strangulation zu erkennen sind (Abb. 2a und b).

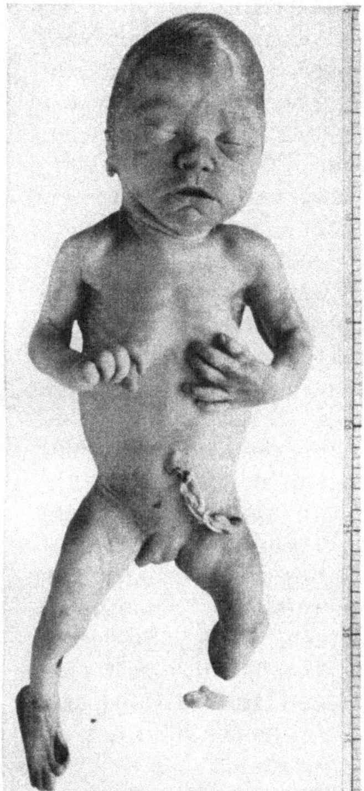

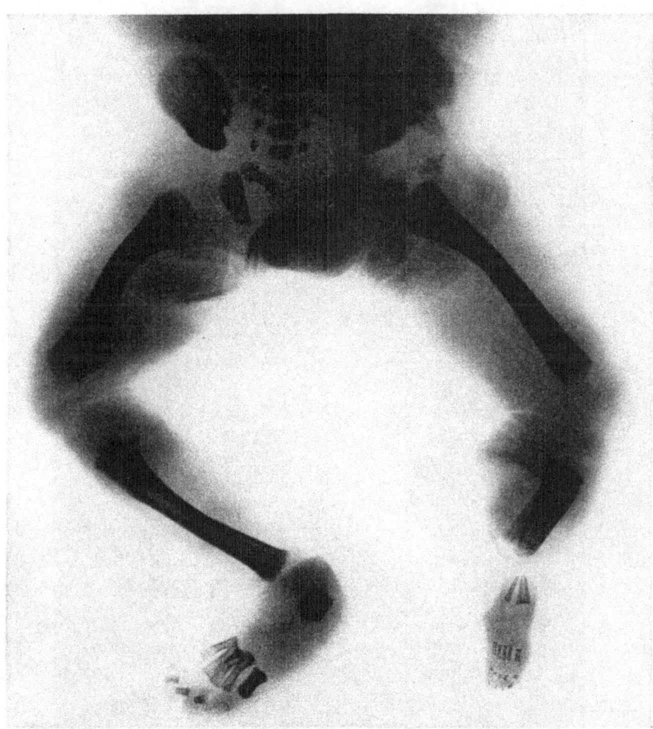

Abb. 2a u. b. Frühgeburt im 7.—8. Monat mit linksseitiger Stummelbildung des Unterschenkels. Amputierter Fuß in den Eihäuten gefunden. (Frauenklinik Basel, Prof. KOLLER.) b Röntgenbild zu a.

In praxi ist es aber durchaus nicht immer möglich die Entwicklungsstörung des Amnions bei der Geburt noch sicher festzustellen und häufig erheben sich dann große Schwierigkeiten bei der Bewertung gewisser Stummelbildungen[1].

Auf eine weitere, für besonders schwere Verunstaltungen verantwortliche Amnionstörung hat CUSTER hingewiesen. An Hand einer schematischen Zeichnung (Abb. 4) soll die *abnorme Faltenbildung* des Amnions erläutert werden. Bei (*a*) der Abbildung von CUSTER ist jenes erste Stadium dargestellt, bei welchem der *Embryonalknoten zwischen Amnionhöhle und Dottersack liegt.* Im folgenden Stadium (*b*) rückt der gemeinsame Ansatzring von Amnion und Dottersack an der Circumferenz der Embryonalscheibe gegen die Ventralfläche des Embryo, wobei er enger wird, um die Weite des Haftstieles zu erreichen. An dieser „Schnürstelle“ werden nun *Falten im Amnion* gebildet (*c*), bei welchen die Faltenblätter miteinander verwachsen können und durch Einschluß von Magmamesoderm zu

[1] Siehe dazu auch die 1930 erschienene Arbeit von STREETER und die kritischen Bemerkungen dazu von GRUBER.

zähen Segeln werden, die besonders am Kopf- und Schwanzende gehäuft sind (*d*). Durch das bedeutsame Wachstum der Hirnanlage bildet sich nun aus einem solchen links- und rechtsseitigen Segel ein *Faltenring* (*e*), der sich enger und enger um den Kopf legen und die Kopfblase auch von dorsal her einschneiden muß. Im weiteren verwächst die Schnürfalte mit der Unterlage, welche in der Weiterdifferenzierung und Volumenzunahme behindert wird. Je nach der weiteren Entwicklung kann dann der rostral vom Schnürring gelegene Amnionteil sich als Haube (*g*) vom Kopf abheben, oder eng anschließend als Kappe (*h*) dem Kopf anliegen. In ähnlicher Weise können solche Schlingenbildungen auch an anderen Körperstellen zur Auswirkung kommen. Auf die große Bedeutung dieser Vorgänge bei der Entstehung der *schrägen Gesichtsspalten* sei hier hingewiesen[1].

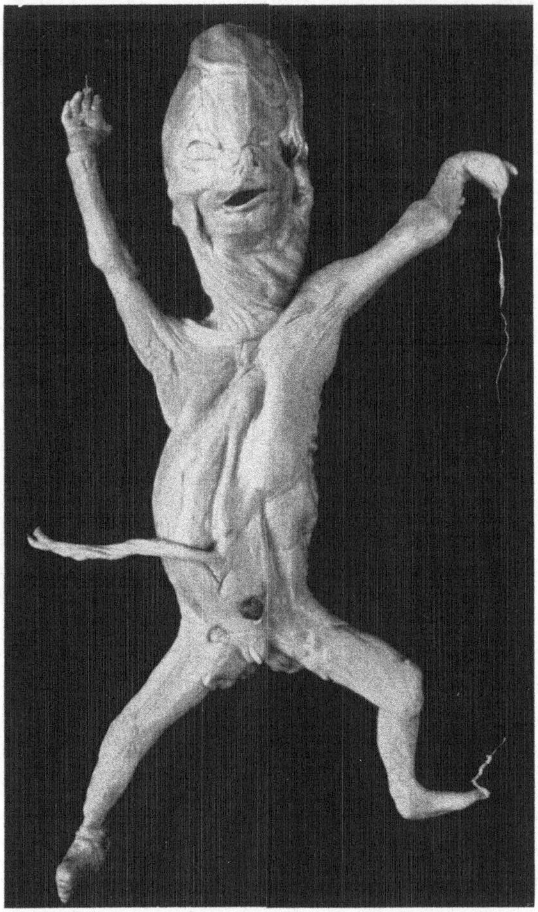

Abb. 3. Schwer mißgebildete Fehlgeburt mit amniotischen Strangresten an beiden Händen und am linken Fuß. Rechtsseitige Klumpfußbildung und Schnürfurche über dem Knöchel. Starke Maceration. (E. N. 2295/51, Pathologisches Institut Basel.)

Abb. 5 zeigt eine Frucht, deren Fehlbildung im wesentlichen durch Störungen der Amnionabfaltung entstanden ist. Auch diese Störungen müssen bezüglich der teratogenetischen Terminationsperiode auf ein frühes Stadium angesetzt werden.

Daß auch allgemein wirksame Zirkulationsstörungen zu schweren Mißbildungen führen können, geht, worauf GRUBER besonders aufmerksam machte, aus der Analyse der *Akardier* hervor. So konnten bei eineiigen Zwillingsschwangerschaften mit Akardiusbildung der einen Frucht auch amniotische Unregelmäßigkeiten wahrgenommen werden, die lediglich die verbildete Frucht betrafen.

Durch Versuche zur Erklärung von Strangulationsdeformitäten bei Kaninchen und Hunden, bei denen durch Eröffnung des graviden Uterus teils lose, teils feste Abschnürungen von Extremitäten vorgenommen wurden, konnte DEBRUNNER (1930) zeigen, daß entweder vollständige Abstoßung und Resorption der festabgeschnürten Extremität oder Verkleinerungen der nur locker geschnürten erfolgt. Es genügt demnach schon eine zarte Umschnürung, um eine starke Zirkulationsstörung zu setzen, so daß die empfindlichen Gewebe langsam zugrunde gehen, während die noch entwicklungsfähigen Teile sich durch normalen Hautschluß abgrenzen.

[1] Zur Frage, wann die Nabelgefäße am Kopf und nicht oder nur zum Teil am Nabel eintreten, äußerte sich ASKANAZY.

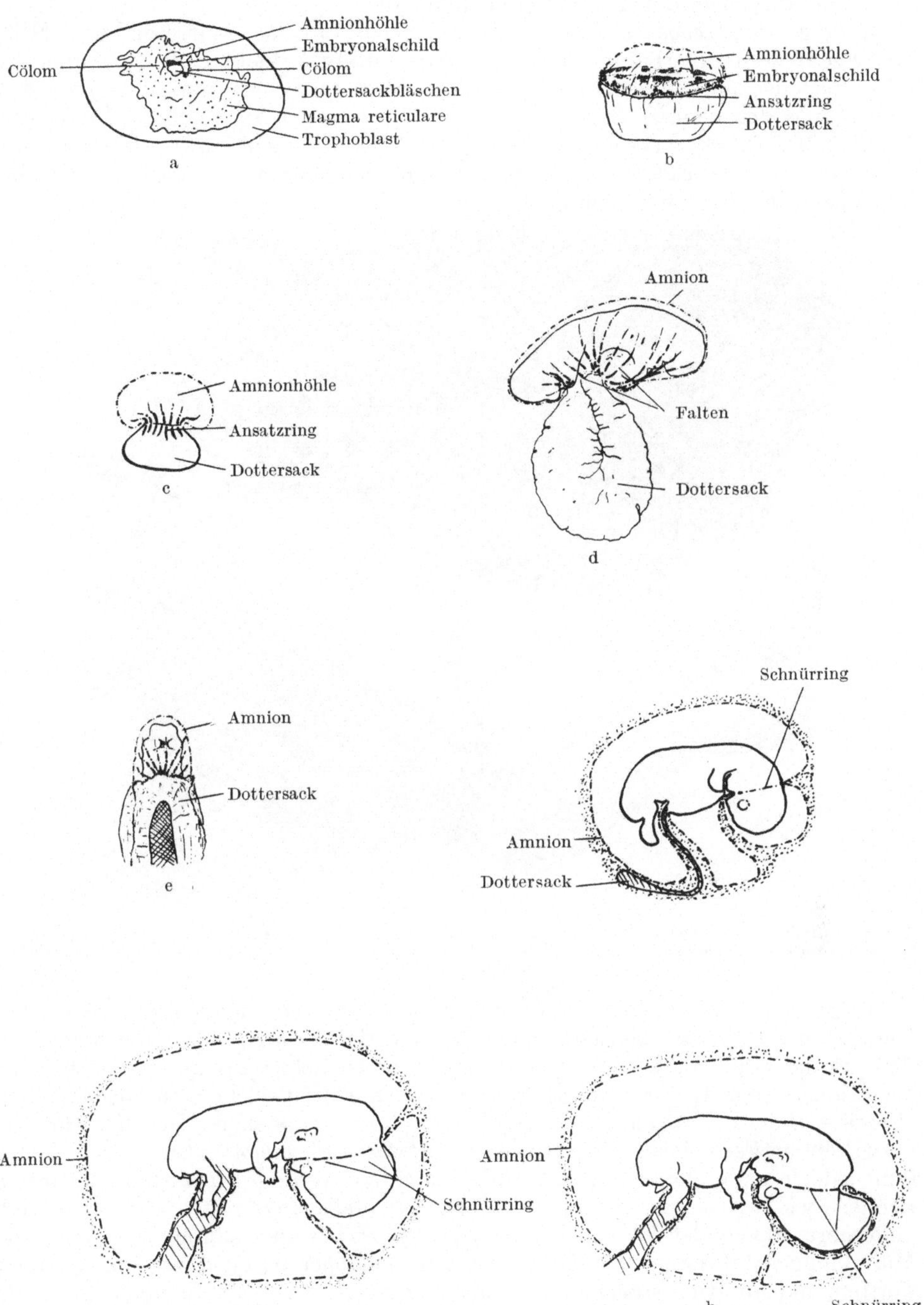

Abb. 4a—h. Schematische Darstellung der „Abfaltungsstörungen" des Amnion (Erklärungen s. Text). (Nach M. CUSTER, Diss. Zürich 1943.)

Auch früh auftretende Nabelschnurumschlingungen können zu Deformierungen und zum Absterben des Feten führen (Abb. 6).

Andere *raumbeengende Einwirkungen* spielen für das Auftreten von Mißbildungen, wenn überhaupt, dann nur eine untergeordnete Rolle. Zu nennen wäre hier das enge Becken, die Zwillingsschwangerschaft und Tumoren des Uterus und des kleinen Beckens. *In der Tat kommen bei eineiigen Zwillingen häufiger Mißbildungen vor als bei zweieiigen.* Auf die Bedeutung der Extrauteringravidität für die Entstehung von Mißbildungen wurde im Kapitel über die Bedeutung des O_2-Mangels hingewiesen[1].

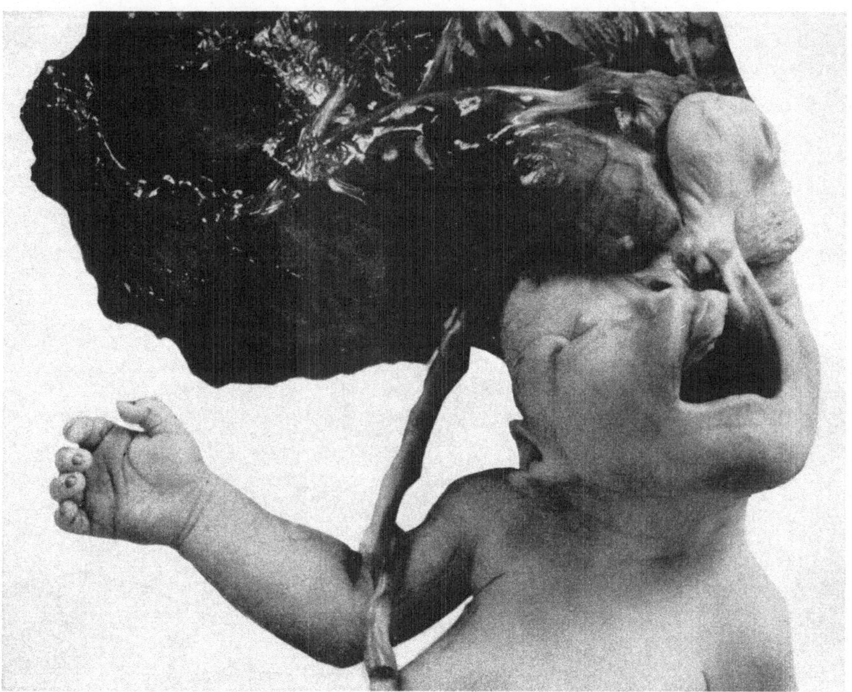

Abb. 5. Mißgebildete Frühgeburt mit Abfaltungsstörungen des Amnion und Insertion der Placenta am Kopf im Bereich eines Schädeldefektes. Schwere sekundäre Gesichtsspalte. (Klumpfuß.) (S. N. 517/47, Pathologisches Institut Basel.)

Es gibt also, wie auch GRUBER und andere Autoren zugeben, immer wieder Vorkommnisse, die eine befriedigende Erklärung durch die Annahme mechanischer Einwirkungen finden. Gewisse Deformierungen, wie Schiefhals, auch gelegentliche Luxationen oder Kontrakturen, können durch irgendwelche raumbeengenden Prozesse, die zu Zwangshaltung des Feten führen, entstehen. Der sich normal entwickelnde Fetus bedarf in utero einer „*Position of comfort*“ (CHAPPLE). Fehlt ihm jedoch eine „komfortable“ Umgebung, so werden Störungen auftreten können, wie wir sie an unserem Material ebenfalls angetroffen und zum Teil andernorts abgebildet haben (WERTHEMANN). Sicher aber können die wenigsten Mißbildungen auf rein mechanische Druckeinwirkungen bezogen werden, meistens dürften Implantationsstörungen, Ernährungsstörungen oder Sauerstoffmangel, wie wir dies in den vorausgegangenen Kapiteln behandelt haben, eine wichtigere und entscheidendere Rolle spielen als der einfache, mechanische Insult, ganz abgesehen noch von den keimbedingten genetischen Störungen.

[1] Siehe auch LELLING 1938.

Die *„fetale Entzündung“* dürfte für das Auftreten von Mißbildungen bei den Entwicklungsstörungen bestimmter Organe (z. B. Leber, Herz oder Gehirn) (s. Toxoplasmose), eher gelegentlich von Bedeutung sein als für die Störungen der Körperentwicklung; die Einwirkung solcher Entzündungen ist aber ebenfalls, wie diejenige sog. raumbeengender Prozesse, zeitweise stark überschätzt worden.

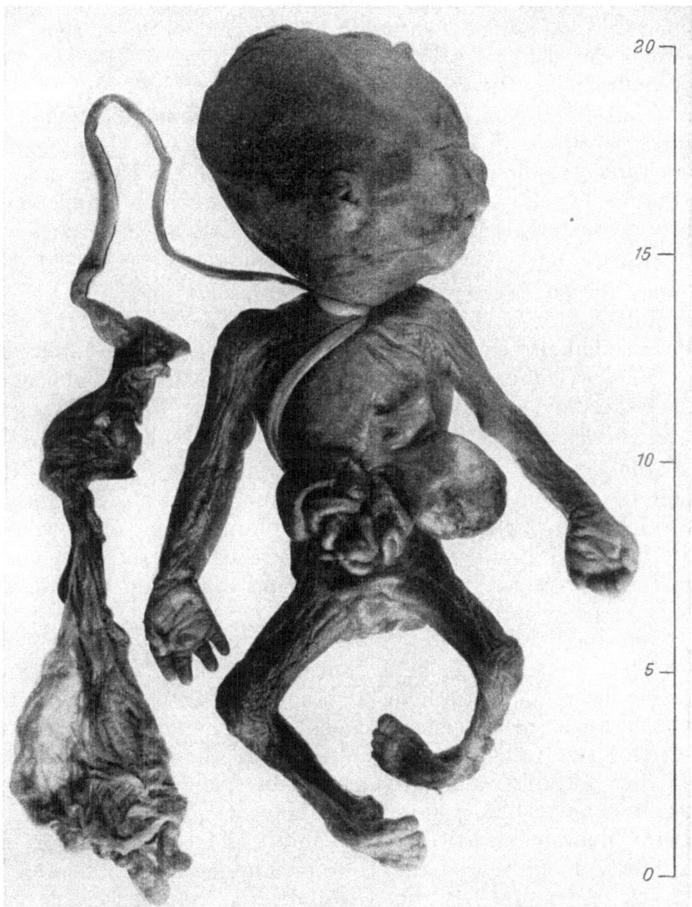

Abb. 6. Macerierte Fehlgeburt mit straffer Nabelschnurstrangulation um Körper und Hals. Kelosomie. Beidseitige Klumpfüße. Hydrocephalus. (E. N. 5636/45, Pathologisches Institut Basel.)

III. Mißbildung und Vererbung.

Die ausgezeichneten Ergebnisse kausalanalytischer Experimente für das Verständnis normaler und pathologischer Entwicklung drohen die nicht minder wertvollen Tatsachen der experimentellen Genetik zu verdrängen. So zeichnet sich bereits wieder eine gewisse Wandlung in der allgemeinen Konzeption über die Mißbildungsursachen ab. Die exogenen, umweltbedingten Faktoren, wie wir sie im Kapitel II geschildert haben, nehmen gegenüber den keimbedingten, vererbbaren einen recht breiten Raum ein. Dies dürfte zum Teil darauf beruhen, daß die Ergebnisse der menschlichen Genetik im wesentlichen auf den oft noch unsicheren Ergebnissen der Stammbaum- und Zwillingsforschung beruhen. Manche Tatsachen der experimentellen Genetik des Tier- oder Pflanzenreiches lassen aber vermuten, daß auch beim Menschen analoge, bisher noch nicht erwiesene Mechanismen am Werk sind.

Es kann im Rahmen dieses Beitrages keineswegs die Aufgabe sein, die Bedeutung der Erblehre auch für die Mißbildungsentstehung umfassend darzustellen. Wir müssen uns vielmehr darauf beschränken einige grundsätzliche Gedanken wiederzugeben und auf einige wichtige Publikationen zu verweisen. Wir möchten aber keineswegs den Eindruck erwecken, daß wir die genetischen Faktoren für geringer einschätzen als die exogenen.

LEHMANN hat in seinem Kapitel über *Steuerung und Ablenkung der Morphodynamik durch genetische Faktoren* die Grundlagen skizziert, welche für die Mißbildungsforschung wegleitend sein müssen, um zu einem Entscheid zu gelangen, ob für bestimmte Typen genetische oder exogene Faktoren maßgebend sind, und ob das Störungsmuster als Genmutation oder als Phänokopie zu betrachten ist.

Auch TÖNDURY hat sich schon 1944 in seinem Vortrag „*Mißbildung und Vererbung*" mit diesen Problemen auseinandergesetzt und erinnert dort an eine vom Drosophilaexperiment stammende Erkenntnis von GOLDSCHMIDT, nach welcher die Gleichheit von Mutante und Phänokopie dadurch verständlich wird, daß z. B. das Temperaturexperiment in ähnlicher oder gleicher Weise die Geschwindigkeit entscheidender Reaktionen bei der Flügelbildung beeinflußt, wie es die polyallele genetische Konstitution der Erbmasse tut.

Bei der Analyse menschlicher Fehlbildungen stößt man aber oft auf große Schwierigkeiten, namentlich bei der Untersuchung von Stammbäumen von Sippen, in welchen die Erblichkeit einer Mißbildung nicht ohne weiteres ersichtlich ist. Hierher gehören alle Beispiele von *recessiver* Vererbung, vor allem aber die Entwicklungsstörungen und der Fruchttod als Folge des Einwirkens von Letalfaktoren.

Letalfaktoren sind im Tierreich sehr verbreitet und dürften auch beim Menschen eine Rolle spielen, sie sind aber beim Menschen nur sehr schwer demonstrierbar, einmal, weil sie in homocygotischem Zustande zum Tode führen, heterocygotisch jedoch klinisch nicht nachweisbar zu sein brauchen. Ferner wirkt für ihren Nachweis erschwerend, daß die menschliche Fortpflanzung monotok (1 Embryo) ist, während bei polytoken Tieren (mehrere bis viele Embryonen je Wurf) nur die homocygoten absterben, während die heterocygoten sich weiter entwickeln können. Beim Menschen wird dann das mißgebildete Ei als Abort ausgestoßen (s. unser früheres Kapitel und die Untersuchungen von KAESER). Abgesehen vom recessiven Erbgang sind die Letalfaktoren häufig geschlechtsgebunden, auch können sie *subletalen* Charakter zeigen und somit erst nach der Geburt wirksam werden.

Es ist besonders das Verdienst E. HADORNs die Kenntnisse der experimentellen Genetik speziell über die Letalfaktoren für das Verständnis gewisser menschlicher Mißbildungen, Aborte und Fehlgeburten dienstbar gemacht zu haben. Wir entnehmen seinen Darstellungen einer vergleichenden Erbpathologie folgende wenige Tatsachen: Man unterscheidet zwischen gametischen in den Keimzellen und cygotischen im befruchteten Keim wirksamen Letalfaktoren; erstere sind im Tierreich bisher noch nicht nachgewiesen worden.

1905 wurde der erste Letalfaktor durch GUÉNOT bei der Hausmaus entdeckt. Ein dominanter Faktor G bedingt die gelbe Farbe einer Hausmausrasse, das recessiv sich verhaltende Wild Allel für die graue Farbe sei $+ g$. Beim Kreuzungsversuch gelber Bastarde von der Formel $G + g$ läßt sich der Faktor G homocygot herausmendeln, er wirkt in GG aber als Letalfaktor (Abb. 7). Die GG-Tiere sterben am 4. Tag nach der Befruchtung ab, sie können während dieser Zeit noch im Uterus gefunden werden, später werden sie resorbiert. Bei der Geburt ist das Resultat der Aufspaltung heterocygotisch gelber Mäuse 2:1. Tod und Entwicklungseinstellung erfolgen also sehr kurz nach der Implantation.

Zu einer späteren Zeit wirkt sich ein Letalfaktor bei der *Dexterrasse* aus. Es handelt sich hier um eine in England gezüchtete Rinderrasse mit stark gedrungenem Wuchs. Diese Rasse kann nicht rein gezüchtet werden: stets gibt es normale Kälber und achondroplastische Aborte, sog. „Bulldog-Kälber". Nach CREW wird angenommen, daß ein Mendelgen in der Heterocygotie die Dexterkonstitution bewirke, in der Homocygotie dagegen wirkt der gleiche Faktor letal und führt zum Bulldoggsyndrom.

In beiden Fällen ist die Wirkung des Letalfaktors ausgesprochen *phasenspezifisch*, sie stört im ersteren Fall eine frühe, im zweiten eine spätere Entwicklungsphase.

Es gibt aber auch Letalfaktoren mit *organspezifischer Wirkung*, d. h. die Schädigung äußert sich nur an einzelnen Organen oder Organsystemen.

So wird z. B. beim „letal giant larvae lgl" Faktor der Drosophila ein hormonales Organ geschädigt, so daß die Verpuppung der Fliegenlarven ausbleibt. Das betreffende Hormon wird durch eine kleine Drüse des Hirnbereiches geliefert. Außerdem wird bei den Fliegen

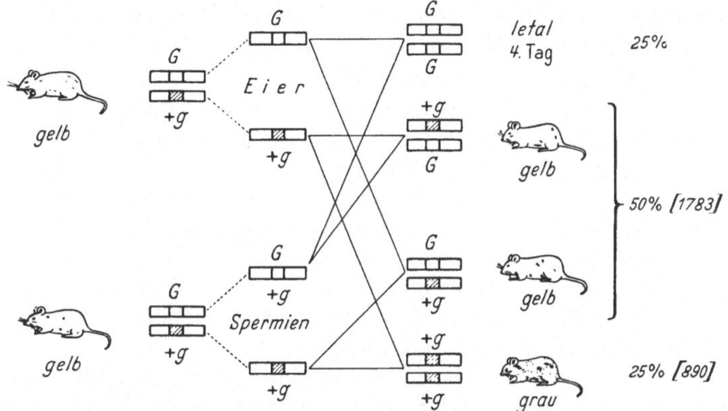

Abb. 7. Die 2:1-Aufspaltung bei der heterocygoten gelben Maus, bedingt durch einen homocygot letal wirkenden Erbfaktor (*G*). (Aus HADORN.)

die Imaginalscheibe durch den „lgl"-Faktor geschädigt, so daß sich die Tiere nicht mehr weiter entwickeln können, auch wenn die Verpuppung durch Transplantation von Drüsen normaler (lgl-freier) Tiere noch eingetreten ist.

Ein weiteres Beispiel liefern die in Norwegen beobachteten *Elchkälber* mit stark verkürzter Wirbelsäule und reduziertem Brustkorb. Die Tiere gehen während oder kurz nach der Geburt zugrunde (subletaler Faktor). Auch hier handelt es sich um ein einfach mendelndes, recessives Gen, das hauptsächlich den Rumpfteil der Wirbelsäule betrifft.

Eines der interessantesten Beispiele liefern die von DUNN, GLUECKSOHN-SCHOENHEIMER (1947) beschriebenen kurzschwänzigen Mäuse. Es sind 4 verschiedene Mutanten bekannt geworden mit der Bezeichnung *T*, *Sd*, t^0 und t^1, welche jede für sich die frühe Entwicklung ähnlich zu beeinflussen vermögen. Bei Homocygoten wirken sie entweder letal oder beeinträchtigen die Lebensfähigkeit, sie stören Wachstum und Differenzierung der hinteren Rumpfregion und des Schwanzes. In allen Fällen sind die lebend geborenen Jungen stummelschwänzig, ferner können sie Störungen der Lendenwirbelsäule, des Rückenmarkes zeigen sowie Atresia ani, Nierenmangel und Fehlen oder Störungen der äußeren Geschlechtsorgane. Es werden also Mißbildungskombinationen gefunden, wie sie beim Menschen bei den sirenoiden Fehlbildungen in analoger Weise beobachtet werden.

Das Gen *T* ist dominant. Heterocygote $T/+$-Tiere sind lebensfähig, aber stummelschwänzig. Tiere, welche durch Bastardkreuzung den Faktor in der Homocygotie erhalten (*TT*), sterben am 10.—11. Tag nach der Befruchtung ab. Sie zeigen ein degeneriertes Hinterende. Ähnlich ist die Merkmalsbildung beim Faktor *Sd*, welcher ebenfalls dominant ist. *Sd Sd*- Tiere durchlaufen aber die ganze Entwicklung und die Neugeborenen sterben erst 24 Std nach der Geburt. Sie zeigen dann caudal eine Spina bifida-Bildung, Fehlen des Schwanzes, Atresia ani und Fehlen der Genitalpapillen.

Tiere, welche in der Heterocygotie Träger des recessiven Gens t^0 oder t^1 sind, verhalten sich vollkommen normal und sind auch lebensfähig. Treten diese Faktoren aber bei Bastardkreuzungen in homocygotischem Zustand ($t^0 t^0$ oder $t^1 t^1$) auf, so wirken sie viel früher letal, die Keime gehen schon im Blastulastadium zugrunde. Mäuse endlich, die neben einem recessiven Faktor t^0 oder t^1 einen dominanten Faktor T oder Sd haben, sind völlig schwanzlos und weisen außerdem Störungen der Beckenregion und Wirbelverschmelzungen mit minderwertiger Verknöcherung auf. Ihre Entwicklung geht bis zum 8.—9. Tag normal vor sich, erst am 10. Tag setzt die Störung an der vorher normalen Schwanzknospe mit normaler hinterer Rumpfregion ein.

In einem Übersichtsreferat hat auch O. L. MOHR (1939) das Vorkommen von Letalfaktoren bei höheren Tieren und beim Menschen dargestellt. Besonders lehrreich ist eine von MOHR und WRIEDT gemachte Beobachtung bei einer Sippe von Brachymesophalangie des 2. Fingers, wobei in einer Verwandtenehe 2 von 3 Kindern die heterocygotische Kurzfingrigkeit hatten, das 3. — offenbar homocygotische — schwere Defektbildung aller Finger und Zehen sowie auch andere Störungen des Skeletsystems. MOHR nimmt an, daß bei der Ichthyosis congenita, der spinalen progressiven Muskelatrophie, der kongenitalen Achondroplasie und der Osteogenesis imperfecta Letal- oder Subletalfaktoren wirksam sein könnten. Er teilt auch Beobachtungen von Peromelien und Amelien aus einer Familie mit, in welcher die Eltern Vetter und Base waren.

Experimentell können Genänderungen durch *Chromosomenbestrahlung* mit kurzen elektromagnetischen Wellen ausgelöst werden. Es eignen sich dazu Röntgen-, γ-Strahlen, ultraviolettes Licht, ionisierte Strahlungen. Die Zahl neu entstandener Letalfaktoren steigt linear-proportional mit der Bestrahlungsdosis an, wobei der Zeitfaktor keine Rolle spielt. Es muß sich daher bei der Mutation um einen physikalischen Elementarprozeß handeln, der direkt am strukturellen Gefüge der Erbsubstanz angreift. Bei niederen Tieren und Pflanzen konnten Mutationen auch durch Temperatureinflüsse, Alkohol u. dgl. erzeugt werden. Sie wurden auch bei Säugetieren mit Alkohol, Coffein und Blei zu erhalten versucht, die Ergebnisse sind aber uneinheitlich.

U. COCCHI, H. GLOOR und H. R. SCHINZ haben als Einleitung zum Kapitel „Erbschäden mit Knochenveränderungen"[1] eine kurze Einführung in die Humangenetik gegeben, welche auf die wichtigsten Probleme auch der Mißbildungsgenetik hinweist.

An dieser Stelle möchten wir auch noch auf die komplexe Natur der physiologischen *Beziehung zwischen Gen und Merkmal* eingehen. Wir beziehen uns auf die von HADORN behandelten Fragen der *Pleiotropie* oder *Polyphänie* der Genwirkung. Sie spielt sicher auch bei den menschlichen Mißbildungen eine wichtige Rolle, wofür die so häufig wiederkehrenden Mißbildungskombinationen sprechen (z. B. Meningocele, Bauchspalten und Extremitätendefekte).

Die Gesetzmäßigkeiten der Pleiotropie sind bei Kaninchen, Maus und der Drosophila erkannt worden. Für das Studium der Polyphänie eignen sich besonders die *Letalfaktoren.* Tatsache ist, daß jedes Gen und sonst auch jede Gen*mutante* durch ihren mehr oder weniger umschriebenen genspezifischen Manifestationsbereich charakterisiert ist. Ein Gen verändert z. B. in einem Organsystem den Pigmentbildungsprozeß, in einem anderen kontrolliert es die Wachstumsrate. Daher stellt das pleiotrope Manifestationsmuster eines Erbfaktors seine arealspezifischen Phäne (Merkmale) dar. Es ist demnach nicht nur der Umfang des Manifestationsbereiches, sondern auch der Modus der Merkmalsbildung genspezifisch, wobei der Bereich der verwirklichten Phäne nach Grad und Art zu unterscheiden ist. Bei Vorliegen eines Letalfaktors wird das Manifestationsmuster zu einem *pleiotropen Schädigungsmuster:* Beim sog. „letal giant larvae, lgl"-Faktor der Drosophila können folgende Gruppen von Phänen angegeben werden: Unverändert bleiben Integument, Tracheensystem, Darmtractus mit MALPIGHIschen Gefäßen, somatische Gonadenzellen und wahrscheinlich Nervenzellen. Entwicklungs- und Wachstumshemmung zeigen: Fettkörper, Ringdrüse und Speicheldrüsen, während fortschreitende Zell- und Gewebsdegeneration an den Imaginalscheiben und Keimzellen der männlichen Gonaden festzustellen sind.

Mit den feststellbaren Merkmalen eines mutierten Gens ist aber dessen Wirkungsbereich noch nicht erschöpft; es könnte auch auf Phäne bestimmend ein-

[1] SCHINZ, BAENSCH, FRIEDL und UEHLINGER, Lehrbuch der Röntgendiagnostik 1952.

wirken, die sich von der Norm nicht unterscheiden. Je tiefgreifender ein Mutationsschritt ist, um so reichhaltiger ist sein Differenzmuster und um so geringer der nicht erkennbare Rest.

Beim Vorhandensein letaler Chromosomendefekte kann die Embryonalentwicklung zusammenbrechen, bevor sich alle Merkmale ausbilden konnten, die in den pleiotropen Wirkungsbereich des betreffenden Gens gehörten. Die ersten Schädigungsdefekte haben den Tod herbeigeführt und somit dem Organismus die Gelegenheit genommen ein vollständiges Schädigungsmuster hervorzubringen. Für das weitere Verständnis dieser Mechanismen ist die Tatsache von Wichtigkeit, daß alle Zellen, Gewebe und Organe in ihrem Genbestand identisch sind. Ein mutiertes Gen oder eine Deficiency ist nicht nur dort vorhanden, wo sie merkmalbestimmend in Erscheinung tritt, sondern überall auch außerhalb ihres Manifestationsbereiches. Es erhebt sich daher sofort die Frage, warum nur bestimmte Zellen oder Zellsysteme gestört werden und andere nicht. HADORN unterscheidet 2 Möglichkeiten für die Entstehung umschriebener Manifestationsmuster.

In einer Gruppe von Fällen ist anzunehmen, daß die zur Merkmalbildung führende Genaktivität eine unterschiedliche ist, so daß sie je nach den Zustandsbedingungen im umgebenden Zellplasma entweder überhaupt nicht oder qualitativ und quantitativ verschieden in Aktion träte (genaktiv bedingte Pleiotropie). In einer anderen Gruppe wäre die primäre Genaktivität für alle Zellen zwar identisch. Merkmale werden aber erst durch das außergenische Zellsystem hervorgerufen. In den einen Zellsystemen hätte die Produktion (oder das Fehlen) eines genbedingten Stoffes keine Wirkung, in anderen Systemen würden die Vorgänge der Merkmalbildung ausgelöst (zellreaktiv bedingte Pleiotropie).

Die Tatsache, daß diffus angreifende Faktoren lokalisierte Effekte erzielen können, wie aus den Ausführungen von LEHMANN im vorhergehenden Beitrag hervorgeht, legt die Annahme nahe, daß in analoger Weise sich auch mutierte Gene verhalten müssen: Bei der Chondrodystrophie z. B. würden auf den überall in gleicher Weise genbedingten Einfluß nur diejenigen Systeme mit Wachstumsstörung elektiv (zellreaktiv) ansprechen, welche sich zur Zeit der Genaktivität in einer Phase starken Wachstums befänden.

Andererseits gibt es aber Fälle, bei denen ohne die Annahme einer primär lokalisierten Gentätigkeit nicht auszukommen ist, z. B. bei der MOHR-WRIEDTschen Form der Brachymesophalangie lediglich des 2. Finger- und Zehenstrahles und bei einer von STOCKARD beschriebenen Erbparalyse von Hundebastarden, bei welcher nur ganz bestimmte Neurone der Lumbalregion zugrunde gehen. Es wäre unmöglich anzunehmen, daß so engbegrenzte Abschnitte der Extremitätenanlage oder des Rückenmarkes allein auf einen generell wirksamen Faktor ansprechen sollten, während sich alles übrige normal entwickelt.

Aus diesen Darlegungen geht hervor, daß bei der genaktiv bedingten Merkmalbildung der primäre Aktionsbereich des Gens mit seinem Manifestationsbereich zusammenfällt, während bei der zellreaktiv bedingten Phänbildung der primäre Aktionsbereich der Gene meist größer als der Manifestationsbereich ist. Greifen dagegen die Erbfaktoren an entwicklungsphysiologisch übergeordneten Zentren, z. B. an Organisatoren oder an Hormondrüsen an, so kann der primäre (auch zellreaktive) Aktionsbereich kleiner sein als der Manifestationsbereich. Bei der Hypophysenzwergmaus z. B. werden durch das mutierte Gen direkt nur die eosinophilen Zellen des Hypophysenvorderlappens geschädigt. Alle übrigen Phäne sind die Folge des Funktionsausfalles der geschädigten Hypophysenzellen, was ex juvantibus durch Injektion von Hypophysensubstanz sichergestellt werden konnte. Diese letztere Art der Polyphänie wird sekundäre oder *Korrelationspleiotropie* genannt.

Eine große Schwierigkeit bei der Genmanifestierung bereitet die Tatsache der Variabilität der Merkmale trotz der Konstanz der Gene. Eine Variabilität der Genmanifestierung ist durch folgende Möglichkeiten gegeben: 1. Bei der Merkmalsprägung ist nicht nur ein Hauptgen, sondern es sind auch Neben- oder Modifikationsgene wirksam (genisches Milieu). 2. Die Genmanifestation ist auch vom Zellplasma und vom cellulären Aufbau des Phäns abhängig (inneres Milieu), und 3. vom äußeren Milieu, d. h. von Ernährung, Temperatur usw. Äußeres und inneres Milieu werden unter dem Begriff der Peristase zusammengefaßt.

Unter Berücksichtigung dieser Tatsachen der Variabilität der Genmanifestierung läßt sich bei manchen Erbkrankheiten, die wegen ihrer seltenen sporadischen Manifestation bisher für recessiv gehalten wurden, ihre Dominanz bei freilich schwacher und variabler Phänbildung erkennen.

Bezüglich der beim Menschen sicherlich eine erhebliche Rolle spielenden *geschlechtsgekoppelten Vererbung* möchten wir auf die prägnante Darstellung von COCCHI, GLOOR und SCHINZ verweisen. Dieser Vererbungsmodus stellt gewissermaßen ein Teilkapitel der *Faktorenkoppelung* oder des sog. *Genaustausches* dar und ist ein integrierender Bestandteil der zur Zeit gültigen Konzeption der Chromosomentheorie (GÜNTHART).

Abschließend sei hier noch die Frage der *Entstehung krankhafter Erbanlagen beim Menschen* erörtert. Unser Wissen darüber ist noch sehr dürftig. Freilich sind seit der Feststellung des amerikanischen Genetikers MULLER, daß durch Röntgenbestrahlung von Fliegenlarven nach ihrer Entpuppung Änderungen zu erreichen sind, welche als *Mutationsschritte* im Inzuchtversuch zu erkennen waren[1], gewisse Einblicke in die Ursachen des Mutierens aufgedeckt worden.

Auch beim Menschen beruhen zahlreiche Mißbildungen wohl auf Mutationen (Idiovariationen). Die heute sich äußernden Erbleiden sind aber schon vor vielen Generationen durch Genänderung entstanden; denn etwa 90% aller Mutationen zeigen, wie wir bereits bei Besprechung der Letalfaktoren gezeigt haben, recessives Verhalten. Daher beweisen auch phänotypisch gesunde Kinder nichts für die Unversehrtheit des elterlichen Erbgutes. Im Phänotypus können recessive Anlagen nur dann als Merkmal in Erscheinung treten, wenn sich zwei solcher Anlagen zur Homocygotie vereinen. Bei Verwandtenehen, z. B. Vetter und Base, würde dieses Ereignis erst den Urenkel eines Erbgeschädigten treffen. HANHART (1940) zeigt durch Untersuchung von Sippen mit Taubstummheit, FRIEDREICHscher Ataxie und Zwergwuchs in Schweizerischen Inzuchtgebieten, daß die zugrunde liegende Genmutation bei dem gemeinsamen Vorfahren nicht später als im 17. Jahrhundert aufgetreten sein kann.

Recessive Erbleiden können beim Menschen dann rascher auftreten, wenn es sich um eine Mutation im Geschlechtschromosom handelt, weil dann schon bei Söhnen aus Ehen von Konduktorinnen mit gesunden Männern das Merkmal in Erscheinung treten kann. Wenn die Mutation ferner beim Menschen durch Röntgenstrahlenschädigung erzeugt wurde, kann die Manifestierung bei jeder Paarung geschädigter Partner und Nachkommen von solchen auftreten. Verwandtschaft ist dann selbstverständlich nicht notwendig.

Daß auch beim Menschen durch Mischung stark verschiedener Sippen oder Rassen Mutationen auftreten können, wird angenommen. Eine Erklärungsmöglichkeit hierfür sehen wir in den Bastardmerogonversuchen BALTZERs (s. bei LEHMANN).

KLEBANOW und HEGNAUER haben 1950 einige experimentell gefundene Tatsachen zusammengestellt, welche ein gewisses Licht auf die Möglichkeiten des

[1] KLEBANOW und HEGNAUER 1950.

Mutierens beim Menschen werfen (s. dazu auch die Abschnitte in Bd. 1/2 des Handbuches der Erbbiologie des Menschen).

In erster Linie wird auf die mutierende Wirkung der Röntgenbestrahlung hingewiesen (s. das frühere Kapitel), durch welche nicht etwa elektive, für radioaktive Strahlung pathognomonische Keimesschädigungen erzielt werden, sondern Mutationsschritte auftreten, wie sie auch beim Spontanmutieren gefunden werden. Die Mutationshäufigkeit steht in einem einfachen, linearen Verhältnis zur angewendeten Strahlendosis, und der auftretende Mutationsschritt muß auf einer durch Ionisation ausgelösten physikalisch-chemischen Strukturänderung des Genes beruhen. Die Frage, ob für die bei Tieren und Pflanzen vorkommenden „Spontanmutationen" die natürliche ionisierende Strahlung der radioaktiven Stoffe der Erdoberfläche und die kosmische Ultrastrahlung eine Rolle spielen könnten, hat noch keine befriedigende Antwort gefunden.

Daß bei der Drosophila die Mutationsquote auch in deutlicher Abhängigkeit von der umgebenden Temperatur steht, und daß auch auf chemischem Wege im Experiment das Idioplasma im Sinne einer Mutation verändert werden kann, weist darauf hin, daß die Genstruktur durch verschiedenartige Umweltfaktoren modifizierbar ist (s. auch bei Letalfaktoren weiter oben).

IV. Allgemeine Pathologie bestimmter Mißbildungsformen. Versuch einer Systematik auf der Grundlage der Hauptetappen der Normogenese.

Dieser Abschnitt soll gewissermaßen die Illustration zu den Regeln darstellen, die LEHMANN in seinem Beitrag über die Probleme der allgemeinen Störungen der Entwicklung aufgestellt hat. Dabei soll an menschlichen Mißbildungen gezeigt werden, wie diese einem Bauplan unterworfen sind und sich weitgehend in den Rahmen der Gesetze der vergleichenden Teratologie einfügen lassen und zu den Hauptetappen der Normogenese in Beziehung zu bringen sind.

Wir halten uns an den von LEHMANN entworfenen und in seinem Beitrag durchgeführten Plan und besprechen der Reihe nach:

1. Zwillinge, Mehrlinge und Doppelbildungen in ihrer Beziehung zum Organisationsfeld.
2. Die cyclopen und otocephalen Störungen des *kranialen* Körperendes als Folgen der abnormen Gestaltung der Kopforganisation und des Vorderdarmes.
3. Die sirenoiden Fehlbildungen als Beispiele typischer Anormogenesen des *caudalen* Körperendes (der Rumpfschwanzknospe).
4. Die Spaltbildungen von Gehirn und Schädel sowie von Rückenmark und Wirbelsäule in Abhängigkeit von Störungen der Neurulation. „Platyneurie."
5. Die Störungen im Ventralbereich des Körpers als Ausdruck der Hemmung der topogenetischen Aktivität des Anlagematerials für den ventralen Körperschluß.
6. Autonome Anormogenesen einzelner Organe oder Organsysteme in ihrer Beziehung zum Stadium der primären Organogenese (s. Zusammenstellung bei GRUENWALD).

Diese Abschnitte berühren durchweg Gebiete, welche an anderer Stelle bereits ihre handbuchmäßige Darstellung gefunden haben. Wir werden uns demgemäß nicht mit Einzelheiten befassen, sondern die fundamentalen Mißbildungen lediglich in einer logischen Ordnung zu bringen trachten.

Die wissenschaftliche Mißbildungslehre beruht auf den Forschungsergebnissen 1. der Entwicklungsphysiologie und der Embryologie, 2. der Genetik und 3. der normalen und pathologischen, makroskopischen und mikroskopischen Anatomie. Letzterer war es vorbehalten durch systematische Untersuchungen bestimmte Mißbildungstypen herauszuarbeiten und *teratologische* Reihen aufzustellen, bei denen am einen Ende der Normalzustand, am anderen die vollausgeprägte, schwere Mißbildung steht.

Besonders aufschlußreich ist auch die exakte Bearbeitung von Mißbildungen bei Tieren, wodurch eine so wertvolle *vergleichende Teratologie* entwickelt werden kann. Dabei darf aber nicht der Fehler gemacht werden, das Mißbildungsgeschehen stammesgeschichtlich-phylogenetisch erklären zu wollen. Es gibt so gut wie keine menschlichen Mißbildungen, die als Rekapitulationen oder Relikte von Zuständen der Stammesgeschichte bezeichnet werden könnten. Was wissen wir schon von der Phylogenie des Menschen? Die Deutung der Genese der Mißbildungen des Menschen — und dies scheint uns die wesentliche Aufgabe dieses Beitrages zu sein — hat von der *Ontogenese* bzw. der *Normogenese* auszugehen, die Entwicklungsphysiologie und die Embryologie bilden dazu die Grundlage. So muß sich denn auch jeder „Teratologe" intensiv mit embryologischen Fragen vertraut machen, und er ist auf gute Lehrbücher der Embryologie angewiesen. Uns hat sich bei der Lösung mancher Probleme die „*Human embryology*" von HAMILTON, BOYD und MOSSMAN (2. Auflage 1952) besonders bewährt.

1. Zwillinge, Mehrlinge und Doppelbildungen in ihrer Beziehung zum Organisationsfeld.

Aus den Ausführungen von LEHMANN geht hervor, daß eine ziemlich ausgedehnte Entwicklungsphase für die Entstehung von erbgleichen, zygotischen (eineiigen) Mehrlingen oder Doppelbildungen in Betracht kommt und zwar die Phase von der zweizelligen Zygote bis zur Embryonalknotenbildung. Wir beginnen unsere Erörterungen zu einigen Problemen der menschlichen Zwillingsforschung mit der Besprechung der *Morphologie der Placenta von Zwillingen.* Bisher wurde die Meinung vertreten, daß bei erbverschiedenen *zweieiigen* Zwillingen die placentaren Kreisläufe getrennt sind, bei den zygotischen (eineiigen) hingegen in Verbindung stehen, wobei sowohl arterielle als venöse Anastomosen vorkommen. Die folgenden Ergebnisse entnehmen wir den Arbeiten von WENNER (1951) und seinen Mitarbeitern.

An Injektionspräparaten mit Röntgenkontrastmassen konnten WENNER und seine Mitarbeiter zeigen, daß 28 von 80 untersuchten Mehrlingsplacenten Gefäßverbindungen aufwiesen. Nur 2 Placenten mit Gefäßverbindungen hatten keine großen arteriellen Anastomosen; sind diese vorhanden, so sind sie nur in der Einzahl ausgebildet. 15 von 28 Placenten zeigten ein bis mehrere gemischte Kotyledonen, in 2 solcher Placenten waren gemischte Kotyledonen die einzige Gefäßverbindung. Große venöse Anastomosen sind selten. Zweimal konnte sie WENNER beobachten und dann immer bei gleichzeitigen anderen Anastomosen.

Welche Bedeutung haben solche Anastomosen? WENNER vermutet Regulationsmöglichkeiten bei Ungleichheit der Herzkraft des einen Partners. Dafür könnte die Tatsache sprechen, daß Zwillingskinder mit Gefäßverbindungen in der Placenta geringere Gewichtsunterschiede aufweisen, als solche *ohne* Anastomosen.

Auf placentare Zirkulationsstörungen der früheren Schwangerschaftsmonate weisen gröbere Mißbildungen hin: sog. *Akardier* könnten bei gemeinsamem arteriovenösem Kreislauf entstehen, vielleicht auch die *foetus papyracei.* Auch das *akute Hydramnion,* welches sich meist im 5.—7. Schwangerschaftsmonat in wenigen Tagen ausbildet, könnte in Beziehung zu Anastomosen stehen: ein solcher Fall zeigte eine in Obliteration begriffene Anastomose. Während arterielle Anastomosen regulierend wirken können, sind venöse Anastomosen für die Feten außerordentlich gefährlich. Das stärkere Herz schöpft mehr Blut durch eine solche venöse Anastomose, so daß das schwache Kind zunehmend geschädigt wird.

Zwillingskinder mit venösen Anastomosen weisen Gewichtsunterschiede bis zu 500 g auf, und bei der Geburt kann das schwächere Kind schwer asphyktisch werden, wenn dann das kräftigere Kind durch die venösen Anastomosen mehr und mehr Blut entzieht. Schematisch gibt WENNER folgende mögliche Varianten von Blutgefäßanastomosen an: 1. Große arterielle Anastomose, 2. große venöse Anastomose, 3. gemischte Kotyledonen mit a) Blutzufuhr und Abfuhr von und nach beiden Feten, b) Blutzufuhr von einem und Abfuhr zum anderen Feten, c) Blutzufuhr vom einen und Abfuhr zu beiden Feten, d) Blutzufuhr von beiden und Abfuhr nur zu einem Feten.

Der Befund von 2 Amnien und 2 Chorien spricht nicht gegen die Zygotie (Eineiigkeit) der Zwillinge: findet die Teilung der Zygote vor der Abgrenzung des Embryoblasten vom Trophoblasten statt, dann werden sicher solche zygotischen Zwillinge Biamnioten und Bichorioten sein. Auch der Gefäßbefund an der Zwillingsplacenta ist allein nicht unbedingt maßgebend für die Eiigkeitsdiagnose. WENNER fand bei monochorioten Zwillingen in 50% der Fälle Gefäßanastomosen. Von 4 Placenten monoamnioter Zwillinge wiesen lediglich 2 Gefäßanastomosen auf.

Die Untersuchung von 4 Drillingsplacenten ergab recht verschiedene Befunde: 1 mal waren alle 3 Kreisläufe vollkommen getrennt, 1 mal waren sie miteinander verbunden und 2mal standen 2 in Verbindung, während der 3. getrennt war. Zur Diagnose der Eineiigkeit genügt also die Prüfung des Verhaltens der Eihäute und der Gefäßanastomosen der Placenten allein nicht, sie muß vielmehr ergänzt werden durch die *„Ähnlichkeitsprüfung“* (s. Handbuch der Erbpathologie des Menschen, Bd. 2).

Eine gute Darstellung der Entstehungsmöglichkeiten von Zwillingen findet sich im Lehrbuch von MARTIUS 1952 (s. auch bei LEHMANN) sowie von WENNER (1951) im Lehrbuch von KOLLER.

Die Bedeutung äußerer Faktoren für die Zwillingsbildung ist sehr wenig geklärt. So ist der Einfluß der *Rasse* zwar möglicherweise wirksam, aber nicht erwiesen. Im allgemeinen werden auf dem Lande mehr zweieiige Zwillinge als in der Stadt beobachtet, die Frequenz der eineiigen Zwillinge ist aber gleich. Die Zwillingsfrequenz nimmt mit dem Alter der Mutter zu. Sie ist bei 15- bis 20jährigen unter 1%, bei 21—35jährigen 2%. Im Alter von 35—40 Jahren ist sie 3—4mal größer als bei den 20—25jährigen. Dabei werden nur die zweieiigen Zwillinge betroffen, die eineiigen Zwillinge bleiben konstant.

Auch die Frage nach der *Vererbung der Anlage zu Zwillingen* ist nicht völlig geklärt. v. PLANTA gibt eine Literaturübersicht über die große Zahl sich oft widersprechender Angaben.

Bezüglich der Vererbung der Anlage zu zweieiigen Zwillingen geht aus einer Gruppe von Arbeiten die Ansicht hervor, daß Zwillinge auf Grund einer erblichen Anlage entstehen können, daß es sich um recessiven Erbgang handle: bei homozygoten Frauen komme es zu doppelter Ovulation, der Vater wirke als Konduktor. Dieser Auffassung ist widersprochen worden. HANHART (1934) wies an Sippen aus dem Friaul und dem Engadin nach, daß auch der Einfluß der väterlichen Erbmasse in etwa 40% der Zwillingsgeburten nachweisbar ist. Nach der Hypothese von CURTIUS (1932) enthalte ein homozygoter Anlageträger im Sperma den Spaltungsfaktor, der die zweite Reifungsteilung so abzuändern vermag, daß an Stelle von Ei und 2. Polkörperchen 2 befruchtete Eizellen entstehen (?). Demnach spiele das väterliche Erbgut nicht nur eine Rolle als Konduktor, sondern es sei imstande, durch direkte Einwirkung selbst die Entstehung von Zwillingen hervorzurufen. Ist die Anlage zu zweieiigen Zwillingen in homozygotem Zustand in der Erbmasse des Mannes vorhanden, dann können seine Spermatozoen auf noch unbekannte Weise zur Entstehung von Zwillingen führen.

Auch bezüglich der Vererbung der Anlage von eineiigen Zwillingen bestehen noch Unklarheiten, die vorliegenden Statistiken sind noch zu klein[1]. Meist

[1] WEINBERG 1913, CURTIUS 1932., v. VERSCHUER 1934.

wird auch hier eine familiäre Häufung eineiiger Zwillinge beobachtet und als Folge einer erblichen Anlage aufgefaßt.

Ob für die Vererbung der Anlage für eineiige Zwillinge und zweieiige Zwillinge eine gemeinsame Anlage verantwortlich ist, ist unklar. Das zur Verfügung stehende statistische Material ist noch zu klein.

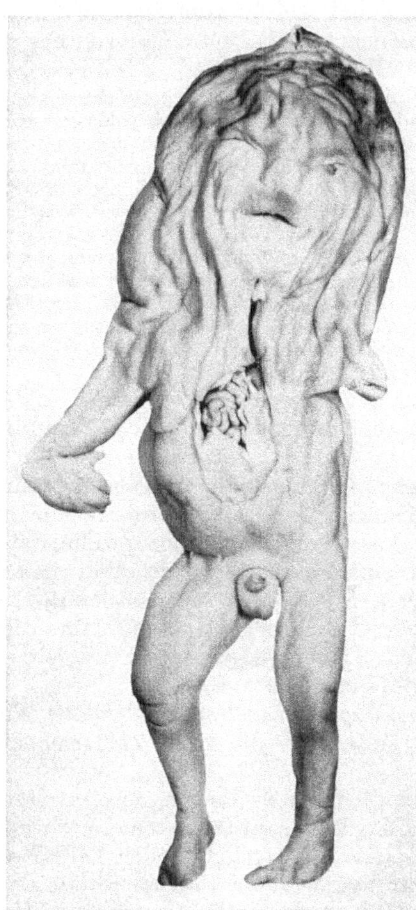

Abb. 8. Hemiakardius (Akardius anceps). (Präparat des Pathologischen Institutes Freiburg i. Br.)

Zusammenfassend kann nach CURTIUS und v. VERSCHUER (1932) bei homozygotem Vorliegen der Anlage zu Zwillingsbildung mit einer Manifestation von 6% gerechnet werden. Für zweieiige Zwillinge ist das Vorliegen eines Erbganges der Anlage zu Zwillingen sehr wahrscheinlich[1].

Die Systematik der Zwillings- und Doppelbildungen umfaßt die folgenden Gruppen.

a) Freie Doppelbildungen.

1. Gemini aequales.

E. Z. = Erbgleiche, zygotische, eineiige Zwillinge.

P. Z. = Ovozytäre, Pärchenzwillinge, nur in mütterlichen Eigenschaften erbgleich.

Z. Z. = Erbungleiche, zweieiige Zwillinge.

2. Gemini inaequales.

a) Fetus papyraceus. Wie schon weiter oben ausgeführt[2], können die Placentargefäße anastomosieren, und es kann dann die Zirkulation beim schwächeren Zwilling gestört werden, so daß dieser abstirbt und zum Fetus papyraceus wird, weil auch kein Fruchtwasser mehr sezerniert wird. Frühzeitig abgestorbene Keimanlagen können resorbiert werden, von älteren Feten können Reste gefunden werden.

b) Akardier. Es handelt sich um freie Zwillingsbildungen, bei denen sich der eine Partner vollkommen normal entwickeln kann, während der andere zur mehr oder weniger herzlosen Mißgeburt wird. Der Formenreichtum der Akardier ist sehr bunt, so daß verschiedene Arten zu unterscheiden sind, die sich morphologisch graduell, nicht aber funktionell trennen lassen; denn für alle ist die Funktionsuntüchtigkeit des Herzens gemeinsam.

Bei einer ersten Form ist die Ausbildung des „ungleichen Individuums“ im ganzen reduziert, die Körperformen und Teile sind aber noch kenntlich, sie wird *Hemiakardius* oder *Akardius anceps* genannt (Abb. 8).

[1] v. PLANTA 1948. [2] WENNER 1951.

Bei der häufigsten Form, dem *Holoakardius acephalus* fehlt ein großer Teil der kranialen Abschnitte vollständig, es können aber auch die angrenzenden caudalen Teile defect sein (Abb. 9).

Eine selten beschriebene rumpflose Abart, bei der die caudale Körperhälfte oder gelegentlich ein noch größerer Teil fehlt, wird *Holoakardius acormus* (acormus = ohne Rumpf) genannt. Mißbildungen endlich, deren Körperformen und Organe gänzlich unkenntlich sind, nennen wir *Holoakardius amorphus* (Abb. 10).

Vom Holoakardius pseudoamorphus und pseudoacephalus sprechen wir, wenn röntgenologisch oder autoptisch Teile des Schädels nachweisbar sind.

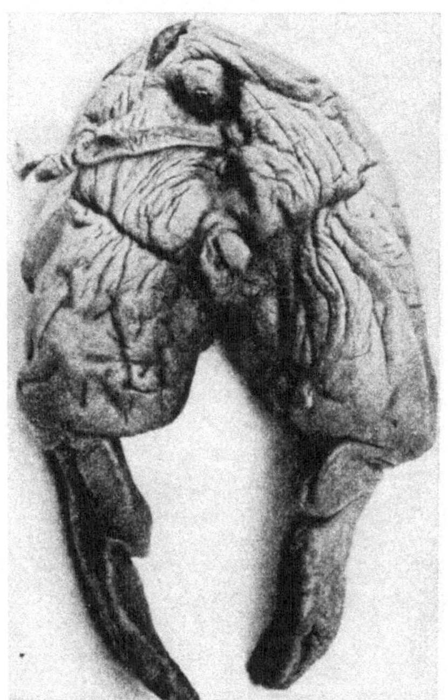

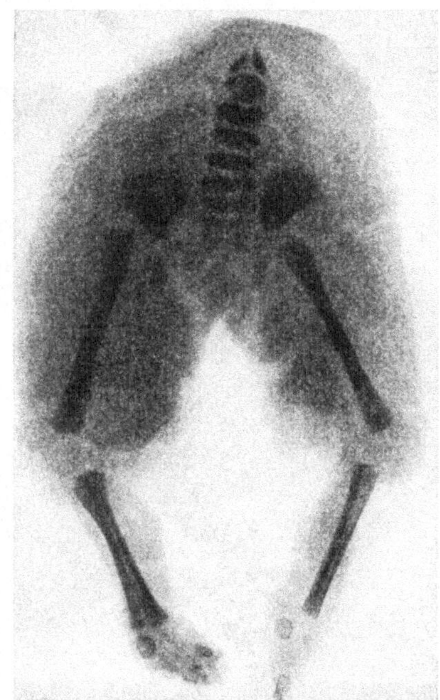

Abb. 9. Holoakardius acephalus. (Aus SCHWALBE: Morphologie der Mißbildungen I—II.)

Das Wesen der Akardier beruht darauf, daß es sich um eineiige Zwillingspartner handelt, die miteinander einen *gemeinsamen Blutkreislauf* haben, dessen Motor das Herz des wohlentwickelten Zwillings ist und, daß eine *Umkehr* des Kreislaufes innerhalb des Körpers der Mißgeburt statthat. Das Blut wird durch die Nabelarterien — in der Regel ist nur eine vorhanden, die gelegentlich als Arteria omphalo-mesenterica gedeutet werden muß — dem Körper zugeleitet und verläßt denselben durch die Nabelvene. In der einheitlichen Placenta kommen 4 Arten von Anastomosen vor: eine rein capillare, wobei gewisse Zottenbezirke beiden Versorgungsgebieten zukommen, eine rein arterielle, eine rein venöse und endlich eine arterielle und venöse. Nur bei den letzteren Formen ist die Akardie[1] möglich. Leistet ein Herz aus irgendeinem Grunde mehr Arbeit als dasjenige seines Partners, so überwiegt schließlich der arterielle Druck im Anastomosengebiet auf der einen Seite so stark, daß der Gegendruck des Blutes auf der anderen Seite überwunden wird. Die Folge davon ist die Stromumkehr im Gefäßsystem des Partners. Das Herz des gut entwickelten Zwillings wird

[1] SCHATZ 1897.

damit gleichzeitig zum Motor des anderen. So viel über das rein Funktionelle. Weit schwieriger ist die Frage zu beantworten, ob beim Akardier anlagemäßig die Hemi- oder Holoakardie besteht, oder ob infolge der arteriovenösen Anastomosen und des dadurch bedingten verschobenen Kreislaufes erst sekundär das ursprünglich richtig angelegte Herz in Mitleidenschaft gezogen wird und dann aus Inaktivität atrophiert, bzw. die Entwicklung einstellt. Diese Probleme müssen, wie alle diejenigen, die mit der Erbbiologie der „gemini monochorii inaequales" im Zusammenhang stehen, und die besonders geeignet erscheinen, den Einfluß der „Umweltfaktoren" auf eineiige Zwillinge zu erhellen, noch

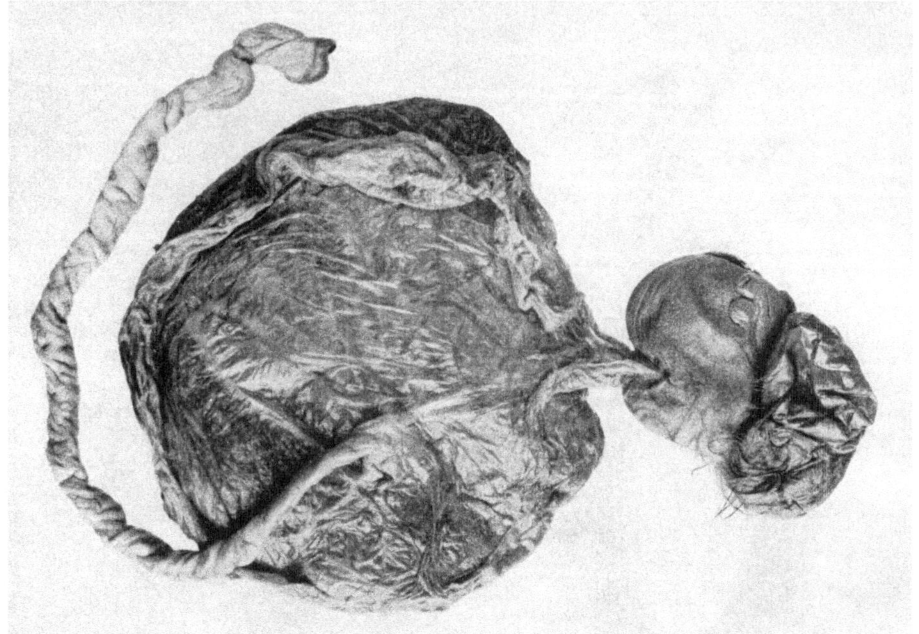

Abb. 10. Holoakardius amorphus. Zwillingsplacenta mit Nabelschnur zum normal entwickelten gesunden Kind, daneben zweite, ganz kurze Nabelschnur zum Holoakardius. (E. N. 3695/42, Pathologisches Institut Basel.)

weiteren gründlichen Studien unterzogen werden[1]. GRUBER hält dafür, daß durch die Zirkulationsstörungen beim Akardier Stauungen, Blutaustritte, Wassersucht, Entwicklungs- und Wachstumshemmung, Rückbildung bestehender Anlagen bis zu vollem Verlust bedingt sein können. Über Akardier als diskordante Mißbildung bei eineiigen Zwillingen berichtet STRUPLER 1947.

b) Zusammenhängende Doppelbildungen, Duplizitäten.

Über die Art der Entstehung dieser zusammenhängenden Doppelbildungen beim Menschen kann nichts Sicheres ausgesagt werden. Auf Grund der Vorkommnisse, die beim Menschen beobachtet und genau beschrieben worden sind (Abb. 11), können solche zusammenhängende Doppelbildungen theoretisch durch die *Teilung eines ursprünglich einfachen Keimes* oder durch verschiedenartige *Verschmelzung zweier Anlagen entstehen.* Beim Tier und durch das entwicklungsmechanische Experiment können Beweise für beide Möglichkeiten beigebracht werden. So wurde z. B. beim Entenkeim festgestellt, daß eine zunächst einfache Embryonalanlage bei ihrem Wachstum des Primitivstreifens caudalwärts auf ein Hindernis (Zellmasse) stieß und dann 2 Hinterenden bildete. Bei Amphibien ist es gelungen durch Einschnürung

[1] Siehe auch bei SCHNORF 1942, WENNER 1951.

der ursprünglich einfachen Anlage in einem frühen Stadium Verdoppelungen der Vorderenden zu erhalten. Die Möglichkeit, daß aus einer sich teilenden, ursprünglich einfachen Anlage vollwertige Verdoppelungen des vorderen oder hinteren Körperendes entstehen,

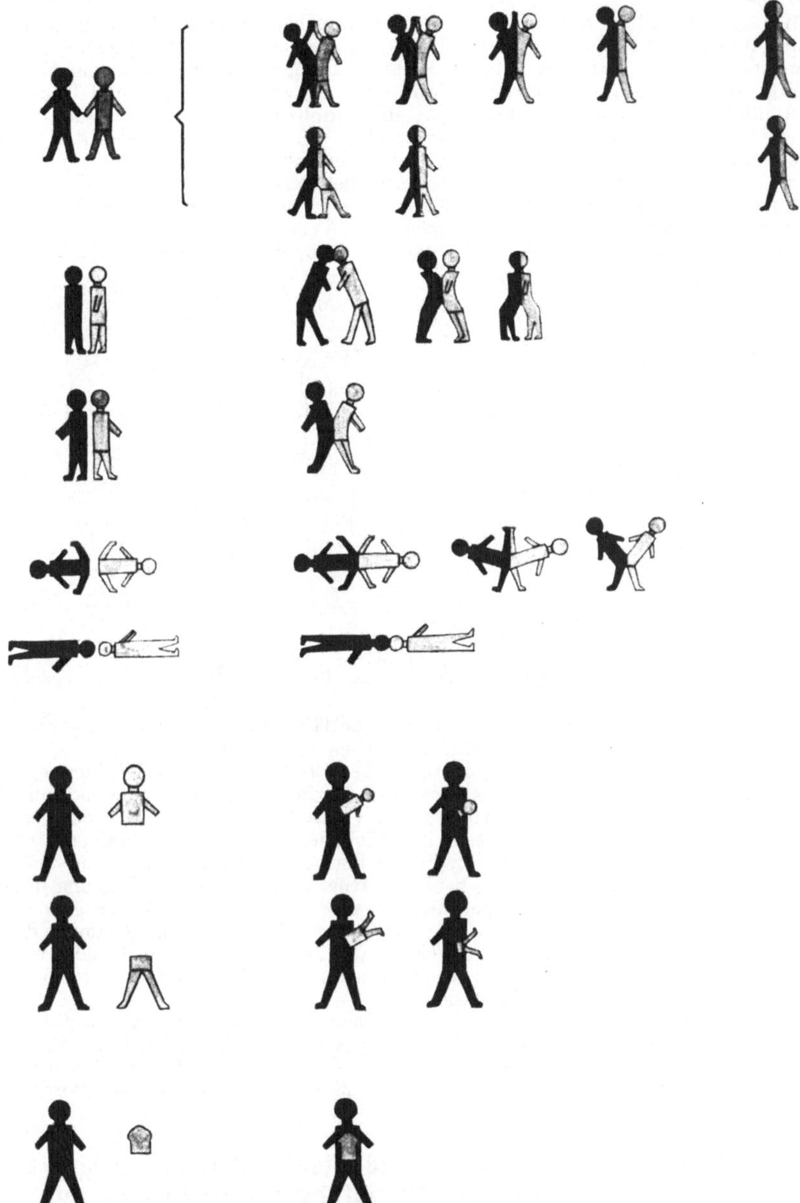

Abb. 11. Schematische Darstellung der zusammenhängenden Doppelbildungen. (Nach WILDER, Americ. J. Anat. **1904**.)

hängt mit der *hohen „Plastizität" des Keimmaterials in den frühen Entwicklungsstadien* und der Fähigkeit der Umwandlung von Halb- zu Ganzbildungen zusammen.

Eine weitere Möglichkeit der Entstehung von Duplizität ist durch die *Verschmelzung* zweier Anlagen gegeben, welche aber gleichzeitig entstehen und von vornherein entsprechend der späteren Verlötungsstelle dicht nebeneinander liegen müssen. Dann bilden wiederum die vielleicht im Überschuß vorhandenen, aber noch nicht zu bestimmten Organen differenzierten Zellmassen ein Ganzes von einheitlicher Prägung. Auch an die Rolle der „Organisatoren" für die Möglichkeit der Induktion einer 2. Keimanlage ist in diesem Zusammenhang zu erinnern.

Wie schon kurz betont wurde, wissen wir noch nicht, wie gerade beim Menschen derartige Doppelbildungen entstehen. Nur das Tierexperiment wird Aufschluß geben können. Hier ist bereits eine Fülle klärender Arbeit geleistet worden, auf die LEHMANN im Abschnitt über die Rolle des Organisationsfeldes bei der Entstehung von Mehrlingen und Doppelbildungen der Amnioten eingegangen ist. Fest steht, daß Duplizitäten leichteren Grades bis zu parasitären Bildungen und formlosen Geschwülsten nur durch Eingreifen der Mißbildungsursache in den allerersten Phasen der Keimentwicklung entstehen können. Es ist anzunehmen, daß auch beim Menschen Abnormitäten der Geschlechtszellen oder des Befruchtungsvorganges (Geneinwirkung) eine unvollkommene Sonderung der ersten Furchungskugeln bewirken und andere Einwirkungen vielleicht eine Verwachsung zweier ursprünglich getrennter, aber nahe beieinander liegender Anlagen hervorrufen können[1].

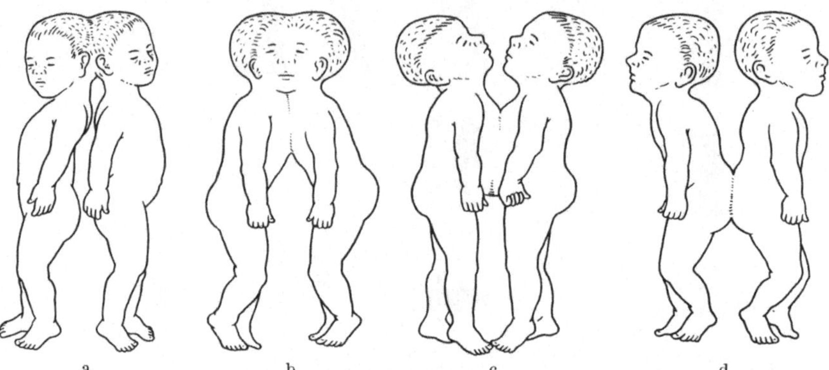

Abb. 12a—d. Darstellung symmetrischer Doppelbildungen. a Kraniopagus. b Cephalothorakopagus (Janusbildung). c Thorakopagus. d Pygopagus. (Aus HAMILTON, BOYD, MOSSMAN: Human Embryology, Abb. 118.)

Ein systematischer Überblick über die Formen läßt sich am kürzesten und abgeschlossensten an Hand der WILDERschen Schemata geben (Abb. 11).

In der senkrechten Reihe a sind die möglichen Stellungen der beiden Partner zueinander dargestellt; dabei können sie *monosymmetrisch* in der Weise zur Verschmelzung kommen, daß sie Seite an Seite (medial), Vorder- gegen Vorderfläche (frontal), Hinter- gegen Hinterfläche (dorsal) oder Gesäß gegen Gesäß bzw. Schädel gegen Schädel (horizontal) zueinander gerichtet sind (s. Abbildung einiger typischer Formen, Abb. 12a—d). Eine *disymmetrische* Beziehung entsteht dadurch, daß die beiden Partner außerdem durch Drehung ihres Körpers in der eigenen Medianachse noch gegeneinander geneigt bzw. verschoben sind. Bei d sind die asymmetrischen Verschmelzungen dargestellt — gewissermaßen das Analogon der Akardier bei den freien Doppelbildungen —, an welchen der Autosit und der mehr oder weniger rudimentäre Parasit unterschieden wird. Endlich gehören hierher die Epignathusbildungen, die Sacralparasiten und die fetalen Inklusionen.

Ich verzichte auf die Anführung der einzelnen Formen und verweise auf die handbuchmäßige Darstellung über Doppelbildungen von SCHWALBE in seiner Morphologie der Mißbildungen, II. Teil, 1907 und auf meine kurze Darstellung im Lehrbuch der Geburtshilfe von KOLLER, II. Auflage, 1952, sowie auf die Monographie von G. B. GRUBER über die Zweiköpfigkeit bei Menschen.

2. Die cyclopen, arhinencephalen und otocephalen (kranialen) Störungen als Folge der abnormen Gestaltung des Kopforganisators und des Vorderdarmes.

Aus der Darstellung von LEHMANN zu diesem Kapitel (S. 27) haben wir festzuhalten, daß bei der Organisation des Kopfes ein rostraler oder apikaler und ein caudaler Bereich abgegrenzt werden können, welche auch einige entwicklungsphysiologische Besonderheiten aufweisen.

[1] HUECK 1931.

a) Cyclopie und Arhinencephalie.

Das apikale Kopfgebiet stellt eine Einheit dar. Es reicht caudalwärts in die Gegend der ersten Visceraltasche — der Hyomandibulartasche — und umfaßt Vorderhirn, Zwischenhirn, Nasenanlage und Augen sowie Derivate des vorderen prächordalen Mesoderm und später gebildete mesektodermale Strukturen des Kieferbogens (Abb. 13, 14).

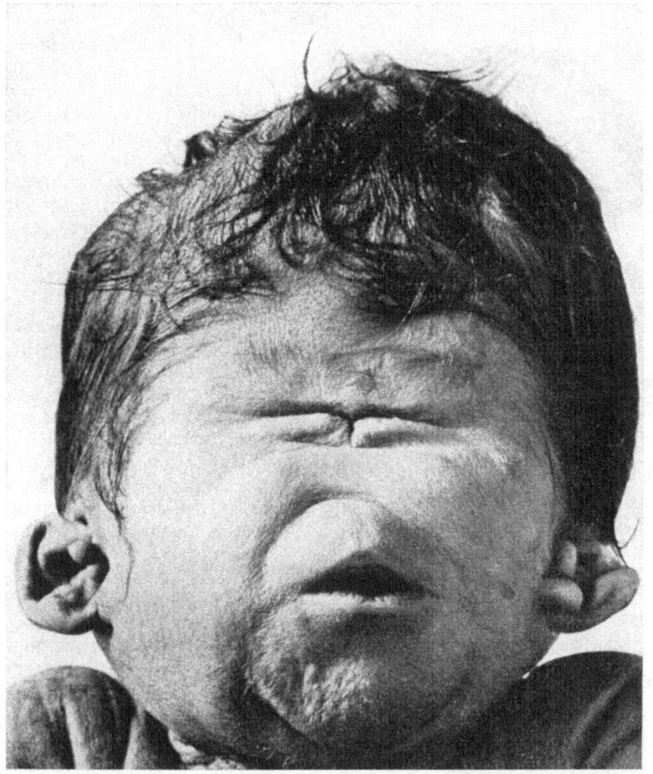

Abb. 13. Cyclopie mit Zweiteilung der Unterlider. Stark genäherte noch doppelte Bulbi in gemeinsamer Orbita. Ohrmißbildungen, Arhinencephalie. (Präparat Pathologisches Institut Basel.)

Bei der *Cyclopie* und der mit ihr in enger Beziehung stehenden *Arhinencephalie* führt offenbar die Hemmung gestaltender und induzierender Vorgänge am Vorderdarmdach zu einer entsprechenden Verschmälerung des apikalen Kopfgebietes besonders der Mund- und Kieferregion. Die später einwachsenden Zellstränge der Neuralleiste passen sich der Topographie des Entodermes an, deshalb ist bei der Cyclopie auch das Skelet der Kieferregion mitbetroffen. Für das Hauptsymptom der Cyclopie, d. h. die mehr oder weniger vollständige Verschmelzung oder besser gesagt „Nichttrennung" der Augenanlagen ist die Verhinderung der vollen Entfaltung des medianen mesentodermalen Urdarmdaches verantwortlich. Dessen mediane Bereiche bewirken die normale Trennung der ursprünglich einheitlichen Augenanlagen. Auch die paarige Ausbildung der Hirnteile hängt davon ab. Je nach dem Schweregrad des medianen Ausfalles lassen sich die verschiedensten cyclopen Mißbildungen in eine teratologische Reihe einfügen, welche von den leichtesten Graden der *Synophthalmie* bis zur völligen Cyclopie mit den entsprechenden Abnormitäten des Vorderkopfes, des Gehirns, des Chondrocranium, des Pharynx und der Kiefermuskulatur alle Stufen zeigen.

Die Cyclopie (Synophthalmie, Synopsie, Cyclocephalie) ist beim Menschen eher selten, beim Säugetier etwas häufiger. Es handelt sich um Stufen von verschieden schweren komplexen Anomalien der ganzen prächordalen Kopfregion, d. h. des Gehirns, der Augen, der Nase und des Schädels. Das Endhirn (Vorderhirn) ist zu einer unpaaren Blase vereinfacht, und eine Differenzierung in die Hemisphären ist nicht mehr oder nur andeutungsweise vorhanden, das rudimentäre Zwischenhirn zeigt ein dünnes Dach des 3. Ventrikels mit häufiger blasenartiger Vorwölbung und unvollkommene Entwicklung des Thalamus. Die Epiphyse ist meistens vorhanden, dagegen *fehlt die Hypophyse* häufig. Riech- und Sehnerven sind in der Einzahl bzw. rudimentär vorhanden oder sie fehlen gänzlich. Mittelhirn und Nachhirn sind normal. Bei diesen medianen Reduktionsprozessen kommen im einzelnen alle Übergänge von noch doppelt erhaltenen Bulbi und einem medianen Bulbus in der gemeinsamen Orbita vor. Die Nase fehlt, häufig findet sich eine *Proboscis* mit zentralem, aber nicht mit dem Rachen kommunizierendem Lumen. Dem Schädel fehlt das Nasenskelet, das Siebbein und der Zwischenkiefer. Einige Bilder, zum Teil von eigenen Beobachtungen, sollen diese Gruppe illustrieren.

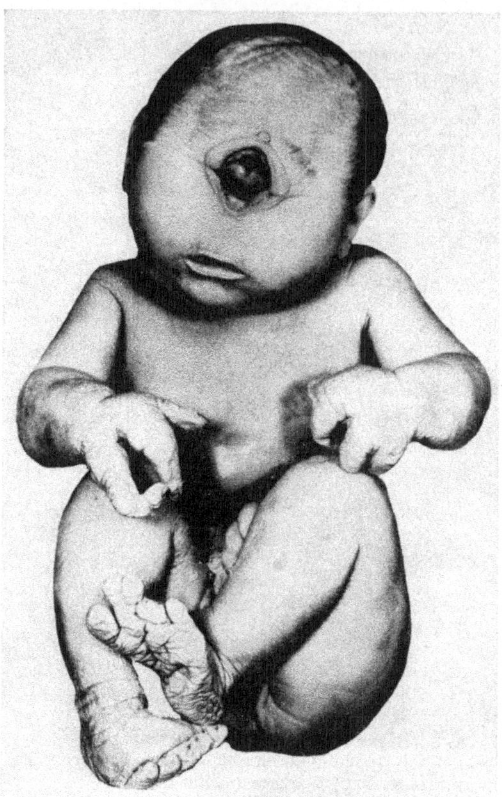

Abb. 14. Schwere Gesichtsmißbildung: Cyclopie, Fehlen der Nase, rechsseitige Spalthand. (Sammlung Pathologisches Institut Würzburg.)

Wie bereits erwähnt, zeigt die Cyclopie mehrfache Berührungspunkte zur *Arhinencephalie*. Äußerlich sind immer zwei getrennte Orbitae und Bulbi vorhanden, freilich einander oft stark genähert. Die Entwicklungsstörung betrifft den Nasen-Kieferapparat sowie das *Riechhirn*. Am konstantesten sind die Gehirnveränderungen, angefangen von leichtesten Fällen, mit nur Teildefekten findet man in schwersten Fällen Störungen des End- und Zwischenhirns wie bei der Cyclopie. Die Nase kann von leichten Störungen alle Stufen der Reduktion bis zum völligen Fehlen zeigen. Sehr charakteristisch ist für die Formen die auf Störung des Zwischenkiefers beruhende breite, mediane Oberlippenspalte, an die sich nach innen auch eine analoge Kiefer- und Gaumenspalte anschließt (Abb. 15, 16).

b) Otocephalie.

Das für diese Mißbildungsformen maßgebende Blastem ist die an die apikale Kopfregion anschließende deuterencephale Region, welche das Mesencephalon und das Rhombencephalon sowie das Labyrinth, den hinteren Teil der prächordalen Platte und den caudalen Teil des Kopfdarmes umfaßt. Wie LEHMANN dazu ausführte, ist noch nicht völlig klar, welche Anteile primär getroffen sind. Da am Nervensystem keine Störungen zu finden sind, vermutet LEHMANN, daß bei der Schlundtaschenbildung des entodermalen Vorderdarmes die primäre Störung auftrete. Nicht nur für die Erforschung der kausalen und formalen Genese dieser Mißbildungsgruppe sind die klassischen Versuche von WRIGHT und WAGNER (1934) bedeutsam, sondern auch als Grundlage für die Aufstellung einer teratologischen Reihe. Es lassen sich nämlich 2 Serien von Mißbildungen in der Nachkommenschaft röntgenbestrahlter Meerschweinchen nachweisen, wobei ein ständig zunehmender Ausfall der mittleren Regionen der Kopffortsatzderivate vorliegt:

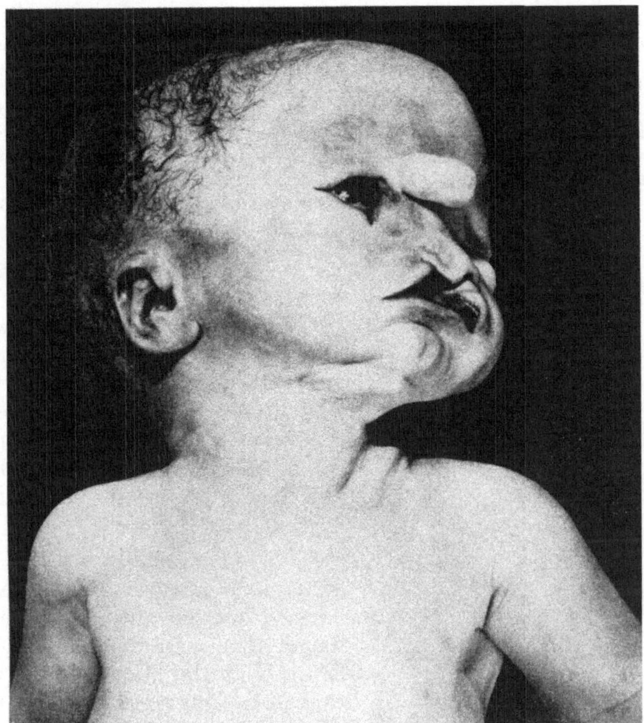

Abb. 15. Arhinencephalie: Cheilognathopalatoschisis der rechten Seite. Spaltbildung am rechten unteren Augenlid. Angeborenes Colobom des rechten Auges, Fehlen der Nase, Proboscis neben dem rechten Auge. (S. N. 503/29, Präparat des Pathologischen Institutes Basel.)

Die erste dieser Serien beginnt mit dem *Brachygnathustyp*, bei welchem die Mandibula zwar kurz, aber noch normal breit ist. Beim Mikrognathus wird die Mandibula klein und die Ohren nähern sich ventral, der Hypognathus ist durch das Fehlen der Mandibula und die Verschmelzung von beiderseitigen Mittelohrknöchelchen gekennzeichnet, während der Syncygognathus außerdem noch eine mehr oder weniger ausgesprochene Verschmelzung der Jochbögen zeigt, fehlen beim höchsten Grad dieser Serie — dem Acygoagnathus auch die Jochbögen gänzlich. Parallel zur Reduktion des Unterkiefers finden sich Unterentwicklungen des vorderen Abschnittes der Schädelbasis und des Kopfdarmes mit zunehmender Verschmelzung des Gehörorganes. Die Mundhöhle fehlt.

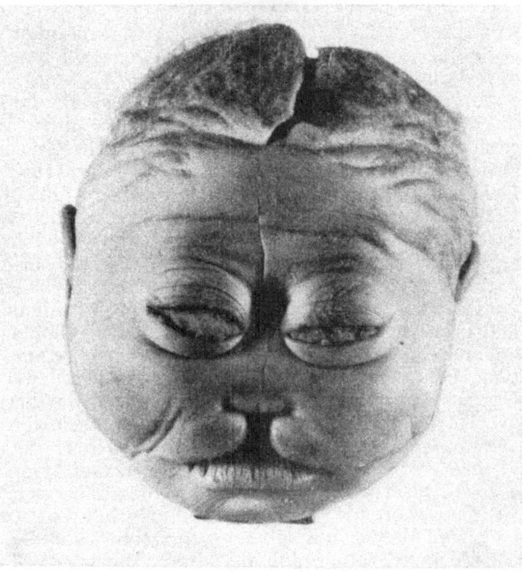

Abb. 16. Arhinencephalie: Fehlen der Nase, Annäherung der Augen. Breite mediane Oberlippen-, Kiefer-Gaumenspalte. (Präparat des Pathologischen Institutes Basel.)

Die 2. buntere Serie beginnt mit dem *Brachyrhynchustyp*. Bei ihm ist das Prämaxillare reduziert oder fehlend, während das Gehirn noch normal gefunden wird. Bei der Arhinencephalie treten nun zunehmende Defekte des Riechhirns hinzu mit mehr oder weniger ausgesprochener Vereinigung der Großhirnhemisphären. Gewöhnlich ist noch ein Nasenloch vorhanden (Monorhinus). Beim Rhinocyclops wird ein blasiges Vorhirn getroffen, die Augen rücken bis zur medianen Vereinigung mehr oder weniger zusammen, und an Stelle der Nase findet sich über der einzigen Orbita ein rüsselförmiger Hautbürzel mit zentralem Lumen, aber ohne Verbindung mit den inneren Luftwegen — eine *Proboscis.* Beim Cyclops arhinus fehlt auch diese Proboscis. Der *Anops* ist eine noch schwerere Verunstaltung durch das Fehlen auch noch der Augen charakterisiert, und beim *Aprosopus* fehlt außer den vorderen Hirnpartien auch das Kleinhirn. Das letzte Glied dieser beinahe kopflosen Mißbildungsreihe stellt der Monotoaprosopus dar, bei welchem sich auch die Ohrblasen vereinigt haben. Bei der *Acephalie* sind die Extremformen beider Serien kombiniert. Es fehlt das ganze Gehirn einschließlich der Medulla oblongata. WRIGHT wies nach, daß diese Mißbildungen beim Meerschweinchen durch beide Eltern übertragen werden, daß aber Weibchen 2mal häufiger befallen sind als Männchen.

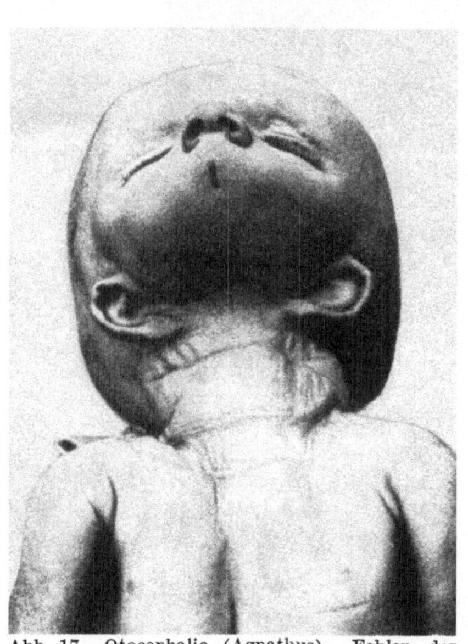

Abb. 17. Otocephalie (Agnathus). Fehlen der Mandibula, Annäherung der Ohren in der Gegend des Zungenbeins, rudimentäre Mundöffnung, Nase und Augen richtig entwickelt. (Sammlung Pathologisches Institut Berlin, publiziert in Handbuch HENKE-LUBARSCH, Bd. IV/2, S. 22.)

Auch beim Menschen ist vereinzelt familiäres Vorkommen schwerer Kopfmißbildungen bei Verwandtenehen beobachtet worden (s. bei TÖNDURY). Es ist daher sehr wahrscheinlich, daß es sich auch beim Menschen in solchen Fällen um das Manifestwerden eines recessiven Letalfaktors handelt.

Die Otocephalie scheint beim Menschen sehr selten zu sein. Es handelt sich hierbei um eine Gruppe, bei welcher infolge des zunehmenden Defektes der Mandibula die Mundbildung verschwindet und das Gehörorgan Verschmelzungstendenz zeigt (Abb. 17).

Die Tuben sind stark reduziert oder fehlen und die Ohrknöchelchen zeigen je nach dem Grad der Verschmelzung bzw. Annäherung der äußeren Ohren im Bereich des Zungenbeins alle Übergänge vom Normalzustand über Reduktion und Verbildung bis zum Auftreten einer querverlaufenden Knochenspange oder völligem Verlust. Am meist gut entwickelten Zungenbein sitzt tief im Schlund eine verkümmerte Zunge. Bei den verschiedenen Gruppen der Otocephalie ist das Gehirn gut ausgebildet. Die Übergänge zum Normalen sind in der ein fachen Reduktion des Unterkiefers (*Mikro-* und *Agenie*) ohne Näherung der Ohren gegeben Bei der *Ageniocephalie* liegt rudimentäre Entwicklung oder Fehlen der Mandibula, Verengerung des Schlundringes und Annäherung der Mittelohren vor. Schädel, Geruchs- und Gesichtsorgan sind richtig gebildet (Abb. 18). Die *Sphenocephalie* stellt einen nächsthöheren Grad dar, bei welcher die keilförmig gedachten medianen Ausfälle auch auf den Oberkiefer übergreifen. Die Jochbogen sind gegen die Mittellinie unten miteinander verbunden, Gaumen und Processus pterygoidei sowie die Paukenhöhle sind einander genähert oder in der Mittellinie miteinander verschmolzen, wobei noch getrennte Ohröffnungen oder bereits eine gemeinsame gefunden wird. Unter *Agnathocephalie* werden jene noch schwereren Grade dieser Gruppe bezeichnet, welche auch noch eine Annäherung der Augen an der ventralen Ohrfläche des Kopfes zeigen. Der Mund fehlt gänzlich, die Maxillae sind entlang dem Alveolarrand vereinigt und die Jochbogen stark genähert oder verschmolzen. Bei der *Strophocephalie* endlich sind die Maxillae verschmolzen und atrophiert, die Jochbogen fehlen und es findet sich nur noch eine breite Orbitalhöhle. Eine wahrscheinlich zu den leichteren Fällen dieser Gruppe gehörende Gesichtsmißbildung hat FRANCESCHETTI als *Dysostosis mandibulo-facialis* bei einem 9jährigen Knaben beschrieben. Diese Form ist charakterisiert durch Schrägstellung der Lidspalten und Colobombildung am Ober- und Unterlid, durch Hypoplasie des Jochbeins und des Unterkiefers, durch Mißbildung des äußeren Ohres, durch hohen Gaumen und Makrostomie mit blinden Fistelgängen zwischen Mund und Ohr sowie Anomalien der Zahn- und Haarimplantation.

Greift die Reduktion dann auch noch auf das Telencephalon oder gar auf das Mesencephalon über, dann kombiniert sich die otocephale Gruppe mit den Reduktionsmerkmalen sowohl der Arhinencephalie mit Proboscis (Ädocephalie) oder ohne Proboscis als auch der Cyclopie mit Verlust beider Augen nach vorheriger Verschmelzung derselben (Opocephalie) und wird zur *Sphärocephalie* mit Fehlen beider Augen, beider Keilbeine, Reduktion des Temporale und Frontale, als einziges Gesichtsmerkmal kann noch eine Proboscis übrigbleiben.

Diese Mißbildungsgruppe der Cyclopen- und otocephalen Kopfverbildungen dürften beim Menschen zum Teil wenigstens auf vererbbarer Grundlage entstehen. Gelegentliches familiäres Vorkommen, die Häufung anderer Degenerationszeichen in den betreffenden Familien, die Kombination mit anderen Fehlbildungen, deren Vererbbarkeit erwiesen ist, und die große Variation in den Erscheinungen dieser Mißbildungen sprechen dafür. Andererseits hat die experimentelle Teratologie den Nachweis erbracht, daß sowohl operative Defektsetzung im Kopforganisationsbereich, wie auch Schädigungen desselben durch chemische Agentien oder durch O_2-Mangel die gleichen Schädigungsmuster hervorbringen können[1].

Für die teratogenetische Terminationsperiode dieser Mißbildungen muß die Angabe bei LEHMANN maßgebend sein, nach welcher *vor* und während der *Neurulation* einer der wesentlichsten Formbestandteile der vorderen Kopfregion entsteht, nämlich die Hyomandibulartasche des Kopfdarmes. In dieser Phase eingreifende endogene oder exogene Noxen können zu den eben behandelten Kopfmißbildungen führen.

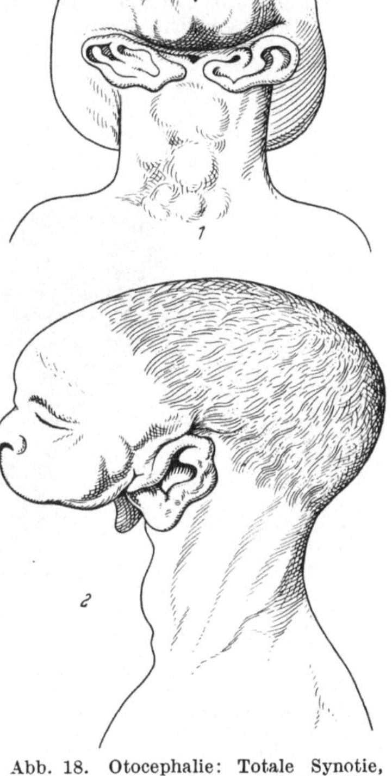

Abb. 18. Otocephalie: Totale Synotie, Fehlen von Zungenbein und Zunge. (Aus AHLFELDschen Tafeln, Blatt 28, Fig. 1 u. 2.)

3. Die sirenoiden Fehlbildungen als Beispiele typischer Anormogenesen des caudalen Körperendes (der Rumpfschwanzknospe).

Wie LEHMANN in seinem Abschnitt über die Genese der sirenoiden Fehlbildungen ausführt, handelt es sich um ebenso komplexe und gesetzmäßige Störungen des caudalen Körperendes, wie diejenigen des kranialen Teiles. Die besten Einblicke in das Wesen dieser Gruppe vermittelten die Bestrahlungsversuche von E. WOLFF (1936) bei Hühnerembryonen und die genetischen Untersuchungen an kurzschwänzigen bzw. schwanzlosen Mäusen von DUNN und GLUECKSOHN-SCHOENHEIMER (1947). Damit ist es möglich geworden, in die scheinbar heterogene Gruppe menschlicher Mißbildungen des caudalen Körperendes eine gewisse Ordnung zu bringen, sie unter einheitlichen Gesichtspunkten zu betrachten und eine morphologisch-teratologische Reihe aufzustellen, deren gemeinsames Merkmal in dem wechselnd intensiven Entwicklungsmangel des hinteren Körperendes beruht. Das Fehlen oder die Störungen der caudalen Abschnitte der dorsalen Achsenorgane ist das Hauptkriterium. An Hand einer schematischen Darstellung der keilförmigen Defekte des hinteren Körperendes, eingetragen im Querschnitt durch das hintere Ende eines Embryo von 6 mm

[1] TÖNDURY 1941, LEHMANN 1954 (dieses Handbuch).

Länge werden die verschiedenen Möglichkeiten sichtbar gemacht. Die Begründung für die im folgenden verwendete Systematik ergibt sich aus neueren Bearbeitungen dieser Gruppe[1].

1. Fälle von einfacher Anus- und Rectumatresie, sofern sich bei diesen der Verschluß der hinteren Körperöffnung mit caudalen Defekten im Bereich der Wirbelsäule kombiniert, gehören gewissermaßen als leichteste Fälle hierher[2]. Wir können dies aus eigenen Untersuchungen bestätigen[3] (Abb. 19, 20).

2. FELLER und STERNBERG (1934) haben als einen nächst schwereren Grad die Gruppe der *Anchipodien* aufgestellt. Bei diesen betrifft der Defekt dorsal gelegene Organe des hinteren Körperendes. Die unteren Extremitäten sind infolge der medianen Wirbelsäulendefekte einander stark genähert und nach hinten gedreht. Daneben finden sich Defektbildungen des Rückenmarkes, häufig auch solche des Darmes und des Urogenitalsystems, sowie gelegentliche Asymmetrie der Beine (vgl. Abb. 21 a u. b).

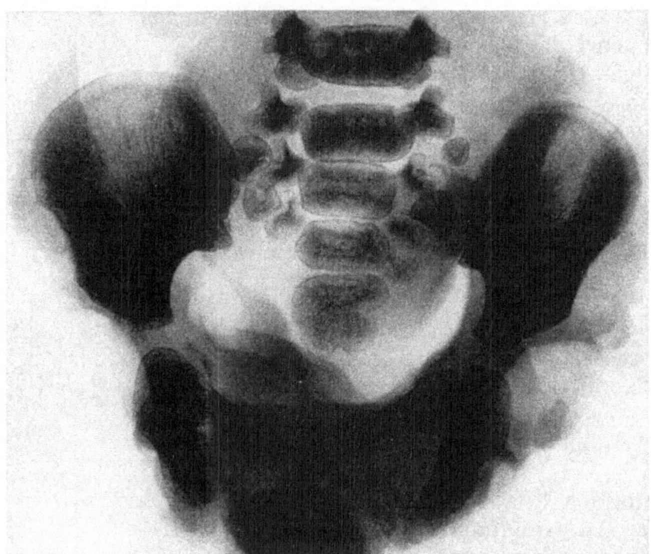

Abb. 19. Röntgenbild des Beckens und der Lumbosacralwirbelsäule bei Atresia ani mit Rectourethralfistel. Blockwirbelbildung des 4. und 5. Sacralwirbels. Fehlen des 1. Steißwirbelkörpers. (S. 60/47, Pathologisches Institut Basel.) (Siehe Publikation LOUSTALOT.)

3. Die *reinen Sirenen*. Diese stellen die Hauptform der ganzen Gruppe dar. Sie sind charakterisiert durch einen bilateral-symmetrischen dorsalen und ventralen Defekt. Ihr hervortretendes Merkmal ist die *Symmelie* oder *Sympodie*, wobei je nach der Fußausbildung a-, mono- oder dipodale Formen unterschieden werden. Unsere beiden eigenen Beobachtungen gehören den dipodalen Symmelien an (Abb. 22 a u. b, 23 a u. b). Die Verschmelzung der unteren Gliedmaßen ist immer so, daß sich die lateralen — fibularen — Ränder berühren und die Beugeseite des Knies nach vorne sieht. Es können getrennte Hüftpfannen, oder solche, die sich nach unten nähern oder nach hinten verschmelzen beobachtet werden (inverses Becken). Wegen der seitlich und rückwärts geklappten frontal nach außen gerichteten Darmbeinschaufeln und deshalb nach rückwärts orientierten Hüftgelenke kommt es zur Auswärtsdrehung der Oberschenkel und daher zur Annäherung und Verschmelzung der Wadenbeine (Abb. 23a u. b).

Die frühzeitig einsetzende Störung am caudalen Körperende findet ihren besonders deutlichen Ausdruck im Verhalten des *Wirbelsäulenendes*. In schweren Fällen können die caudalen Abschnitte der Wirbelsäule und des Rückenmarkes vollkommen fehlen, auch Keil-, Spalt- und Blockwirbelbildungen werden beobachtet.

An weiteren schweren Entwicklungsstörungen der Organsysteme des unteren Rumpfabschnittes sind besonders die Störungen in der Anlage der Abkömmlinge der Kloake zu

---

[1] FELLER und STERNBERG 1934, GRUBER 1937 TÖNDURY 1944, WERTHEMANN 1946, 1952, LOUSTALOT 1950.

[2] TÖNDURY 1944. [3] WERTHEMANN 1946, LOUSTALOT 1950.

nennen: das Fehlen oder Rudimentärbleiben des äußeren Genitale. Ein prolaps- oder bürzelartiges Hautgebilde am Rücken oder in der Perinealgegend ist das Überbleibsel der Mündung des Sinus urogenitalis. Die Keimdrüsen lassen sich fast regelmäßig im Abdomen auffinden.

Sehr variabel sind die Verhältnisse der *Harnorgane*. Es gilt die Regel, daß, je weiter die Symmelie ausgebildet, desto stärker auch die Fehlentwicklung der Harnorgane ist, ja sie können gelegentlich vollkommen fehlen. Die Allantoisanlage fehlt fast immer, und rudimentär kann auch die Harnblasenanlage bleiben. Fast regelmäßig besteht auch Atresia ani und mehr oder weniger weit nach oben reichende Atresia recti. Die Polyphänie der für die Störung verantwortlichen Gene findet ihren Ausdruck in der häufigen Erscheinung noch anderer Fehlbildungen wie Rhachischisis, Bauch- und Nabelschnurbrüchen, Mesenterium commune, Duodenalstenose, Herzmißbildungen, Extremitätenmißbildungen usw.

4. Fälle, bei denen die Mangelhaftigkeit des hinteren Körperendes ausschließlich *ventralen Sitz* hat, zeigen intakte Wirbelsäule und richtig ausgebildeten Mastdarm, jedoch können Teile des Harn- und Geschlechtsapparates fehlen. Sie kombinieren sich eventuell mit Symmelie und weisen namentlich mit Fällen eigentlicher Sirenen, die gleichzeitig Bauch- und Nabelbrüche haben können, auf genetische Beziehungen zur Gruppe der Schizosomen hin. Über eine eigene hierher gehörende Beobachtung verfüge ich nicht.

5. Eine Sondergruppe sirenoider Mißbildungen stellen Monopodien dar, die durch halbseitigen, lateralen — immerhin *medial angenäherten* — Defekt gekennzeichnet sind. Auch sie besitzen meist nur eine Nabelarterie, zeigen aber vorwiegend einseitige Mangelbildung des Harn- und Geschlechtsapparates sowie unsymmetrische Störungen der unteren Lendenwirbelsäulen- und Beckengegend bei Fehlen des Kreuzbeins (Abb. 24). Diese *sirenoide Monopodie* kann mit Bauchspaltenbildung einhergehen. Äußerlich ähnliche Vorkommnisse, bei denen an den Achsenorganen jedoch keine weiteren Störungen gefunden werden, nennt man *amelische Monopodien*. Sie werden nicht mehr zu den „Sirenoiden" gerechnet und können auf fetaler Amputation durch placentare Beeinträchtigung beruhen[1].

6. Eine in ihrer Zugehörigkeit zu den sirenoiden Mißbildungen noch nicht gesicherte Gruppe stellen besonders schwere Störungen des *caudalen Rumpfverschlusses* — Strophosomie (s. Kapitel über ventrale Verschlußstörungen) dar, bei denen ventrale Verschlußstörungen sirenoide Merkmale und Rhachischisis in wechselndem Ausmaß kombiniert gefunden werden können. Es liegen aus den letzten Jahren eine Reihe guter Einzelbeobachtungen vor, welche es gestatten auch bei diesen schwersten Mißbildungen der Rumpfschwanzknospe einen bestimmten Bauplan zu erkennen[2] (Abb. 25).

Schwierigkeiten in der Beurteilung solcher Fälle bereitet die Tatsache, daß meistens gewisse Asymmetrien vorhanden sind; insbesondere zeigen die sirenoiden Merkmale monopodale Tendenzen, wobei das eine (im Fall Stünzi-Züst das rechte) Bein weitgehende Reduktionstendenz aufweist. Ferner kommen starke Krümmungen der Körperachse vor, welche zur Bezeichnung *Schizosoma reflexum*[3] (Abb. 26) geführt haben, sicher aber zur gleichen Gruppe gehören. Formalgenetisch muß es sich bei diesen Fällen um Schädigungsmuster handeln, welche auf einer besonders tiefgreifenden, keilförmigen Zerstörung des caudalen Rumpfendes

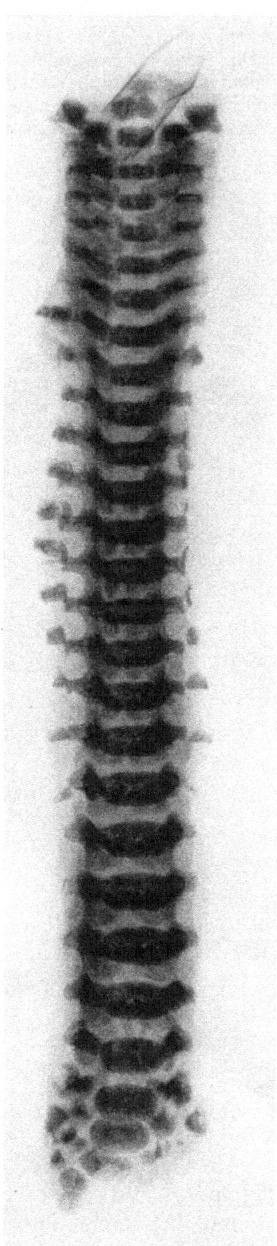

Abb. 20. Atresia ani. (Gleichzeitig Fehlen der linken Niere und linksseitiger Bauchhoden.) Skoliose der Sacralwirbelsäule und Halbwirbelbildung der untersten Sacralwirbelsegmente. (S. 638/52, 6 Tage, ♂, ausgewachsen. Pathologisches Institut Basel.)

[1] Loustalot 1950, Wiederholt 1953.

[2] Best und Gruber 1922, Clausen 1943, Töndury 1944, Werthemann 1946, Stünzi-Züst 1947, Wiederholt 1953, Wustrow 1953.

[3] Herzog 1928.

beruhen und zwar teratogenetisch in einem Zeitpunkt, in welchem unmittelbare topographische Beziehungen von dorsalen Achsenorganen, dem Schwanz-Darm, der Kloakenmembran und dem Bauchstiel bestehen. Es handelt sich sicher um extrem schwere Defekte der Rumpfschwanzknospe, Defekte, wie sie am kranialen Ende noch viel seltener realisiert sind und dort als Acephalie, eventuell kombiniert mit Rhachischisis, auftreten.

TÖNDURY weist mit Recht noch auf die Sonderstellung der caudalen Region in bezug auf die Tatsache hin, daß auch beim Menschen vorübergehend ein aus 3—6 Segmenten bestehender Schwanz angelegt ist (4—12 mm Scheitel-Steiß-Länge). Aber schon frühzeitig treten Rückbildungsvorgänge auf, so daß der Schwanz im Verlauf des 3. Monats wieder völlig zurückgebildet ist. Störungen könnten also auch auf einer über die Norm hinausgehende Rückbildung beruhen (s. dazu auch die Ausführungen von LEHMANN).

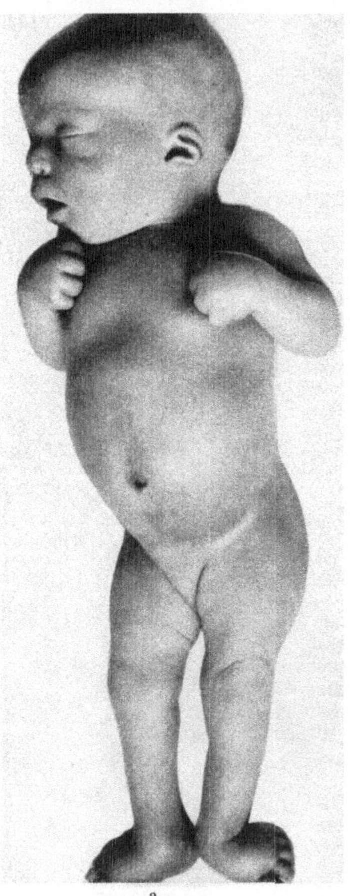

a

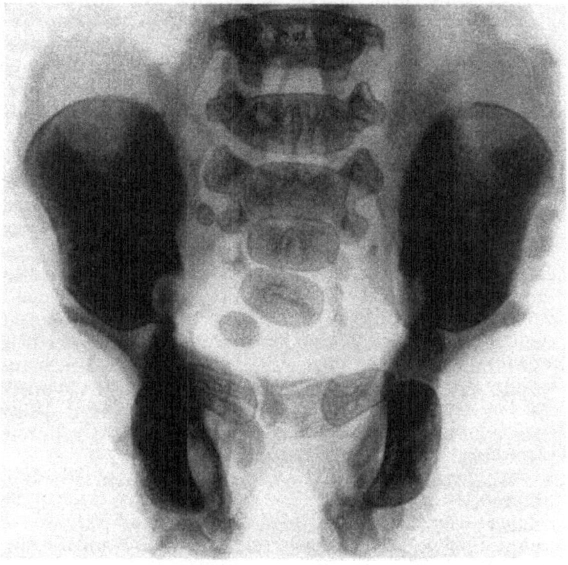

b

Abb. 21a u. b Anchipodie mit starker Außenrotation und Pronation der Beine. Atresia ani und Hypoplasie des Rectum. Nach links gerichtete Skoliose der Sacralwirbelsäule. Ohrmißbildung. (S. N. 931/48, ♀, ausgewachsen. Pathologisches Institut Basel.) (Siehe Publikation LOUSTALOT.)

Über familiäres Vorkommen dieser Mißbildungen ist beim Menschen wenig bekannt. FRÄDRICH (1938) konnte einige Zwillingsbeobachtungen zusammenstellen, bei denen unter anderen 2 Partner sirenoide Züge trugen, einer davon war Akardier.

In Analogie zu den Mißbildungsserien kurzschwänziger Mäuse postuliert TÖNDURY für die sirenoiden Mißbildungen die Wirksamkeit zweier mutierter Gene, die in verschiedenen Perioden der Entwicklung eingreifen, ein in allerfrühesten Stadien der Schwanzknospenbildung angreifendes für die Symmelie, und ein erst nach ihrer Herausbildung wirksames für die Anchipodie. Beide würden Letalfaktoren mit starker Pleiotropie darstellen.

Was die teratogenetische Terminationsperiode dieser Gruppe anlangt, so tritt bei den Experimenten von WOLFF die Degeneration des Blastems bei den bestrahlten Hühnchen frühzeitig, *vor* der Bildung der Neuralanlage auf, während bei den T-Mäusen[1] zunächst Achsenorgane auftreten, die aber sekundär degenerieren.

4. Die Spaltbildungen von Gehirn und Rückenmark in Abhängigkeit von Störungen der Neurulation. „Platyneurie."

LEHMANN schreibt in seinem Beitrag (S. 33), daß die Ursachen für den ausbleibenden oder getrennten Verschluß der Neuralplatte, welche zur Craniorhachischisis führen, noch unklar seien. Dies ist um so bedauerlicher, als es sich

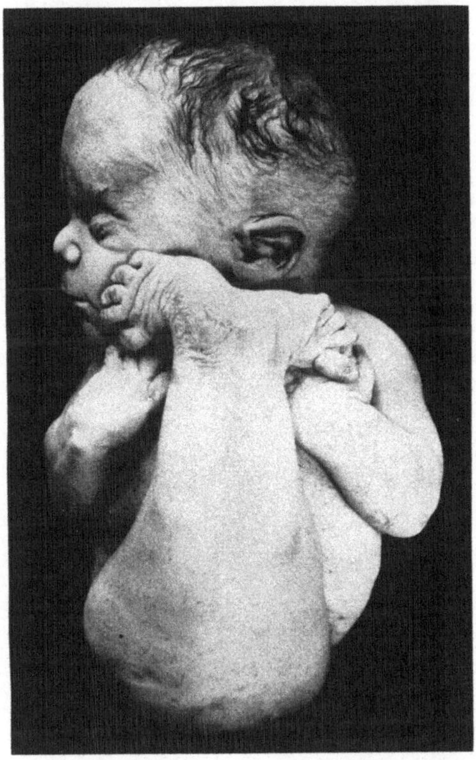

a

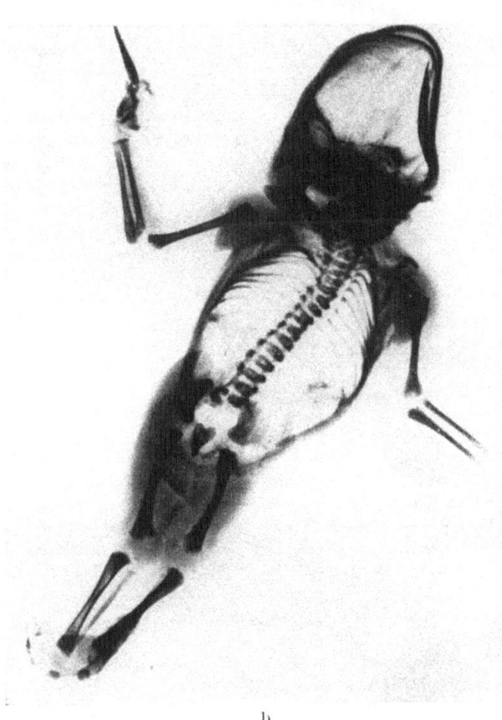

b

Abb. 22a u. b. Dipodale Symmelie in typischer Skiapodenstellung. Röntgenologisch Fehlen des Kreuzbeins und Spaltwirbelbildung der untersten Lendenwirbelkörper. (S. 806/26, Präparat Pathologisches Institut Basel.) (Siehe Publikation LOUSTALOT.)

hier um die häufigste und praktisch wichtigste Gruppe der sog. *fundamentalen* Entwicklungsstörungen handelt. Immerhin vermochten experimentelle Erfahrungen einiges Licht zu bringen (s. das Kapitel über O_2-Mangel). Die teratogenetische Grundlage bilden die gestörten Gestaltungsvorgänge der *Neurulation.* In dieser Weise im Experiment geschädigte Keime zeigen das Bild der *Platyneurie,* d. h. sie sind stark verkürzt, das Somitenmaterial ist weit nach lateral ausgebreitet, und die wulstlose Neuralplatte liegt in abnormer Breite darüber. Die sensible Periode für die Erzeugung der Platyneurie endigt bei Beginn der Neurulation. Ähnlich wie auch bei anderen Störungen kann die Grundlage entweder eine primäre Induktionsstörung des neuralen Blastems durch das Chordomesoderm sein, oder aber das zwar richtig induzierte Neuralblastem degeneriert

[1] DUNN und GLUECKSOHN-SCHOENHEIMER 1947.

sekundär, ohne seine normalen, autonomen, topogenetischen Kräfte entfalten zu können. Nach LEHMANN ist letztere Möglichkeit besonders einleuchtend.

Die beim Menschen vorkommenden, hierher gehörenden morphologischen oder teratologischen Mißbildungsreihen umfassen die leichtesten, mit dem Leben durchaus zu vereinbarenden Brüche der weichen Hirn- oder Rückenmarkshaut bis zur totalen Craniorhachischisis mit Anencephalie und Amyelie. Das Verständnis für die *causale* Genese ist durch die neueren entwicklungsphysiologischen Erkenntnisse über die Vorgänge bei der Neurulation geweitet worden. Grundlegend für den geordneten Schluß des Medullarrohres und die Abtrennung desselben vom Ektoderm ist die von der Primitivrinne von kranial nach caudal fortschreitende Unterlagerung des Ektoderms durch das Chordamesoderm. Die teratogenetische Terminationsperiode für diese Fehlbildungen muß also noch in die Zeit der Primitiventwicklung des Keimes fallen. Schwere und Lokalisation, bzw. Intensität, Quantität und Extensität des Schädigungsmusters bei den *genetisch* bedingten Fällen hängt vom Prävalenzverhältnis des pathologischen Gens gegenüber seinen Allelomorphen ab, sodann aber vom Zeitpunkt des Wirksamwerdens des mutierten Gens während der „kritischen Phasen“ der Rückenmarks- bzw. Gehirnentwicklung. Die schweren Formen dieser Mißbildungen treten meist sporadisch

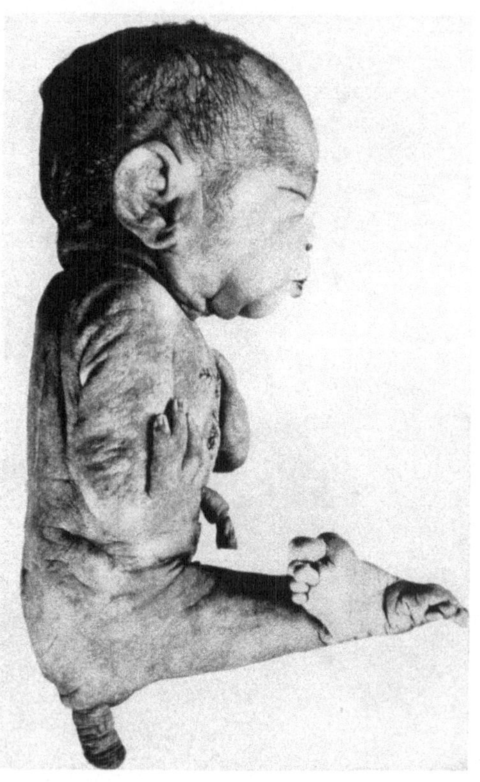

a

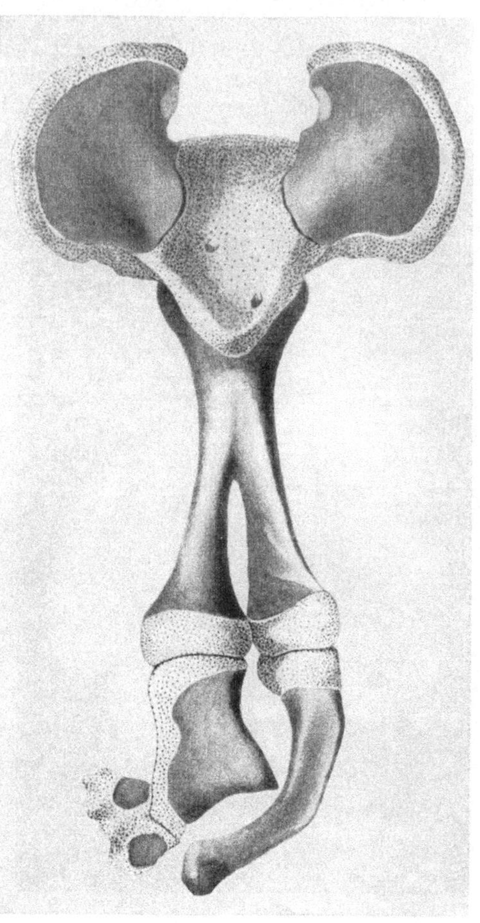

b

Abb. 23a u. b. a Dipodale Symmelie. Bürzelartiges Hautgebilde der Analgegend (Mündung des Sinus urogenitalis). Schwere doppelseitige Klumphand mit Radius- und Daumenstrahldefekt. (S. 67/38, Präparat des Pathologischen Institutes Basel.) (Publikation LOUSTALOT.) b Zeichnung des Skeletpräparates.

auf. Doch sind auch Familien beschrieben worden, in welchen mehrere Geschwister oder auch Individuen in Seitenlinien von der Fehlbildung befallen

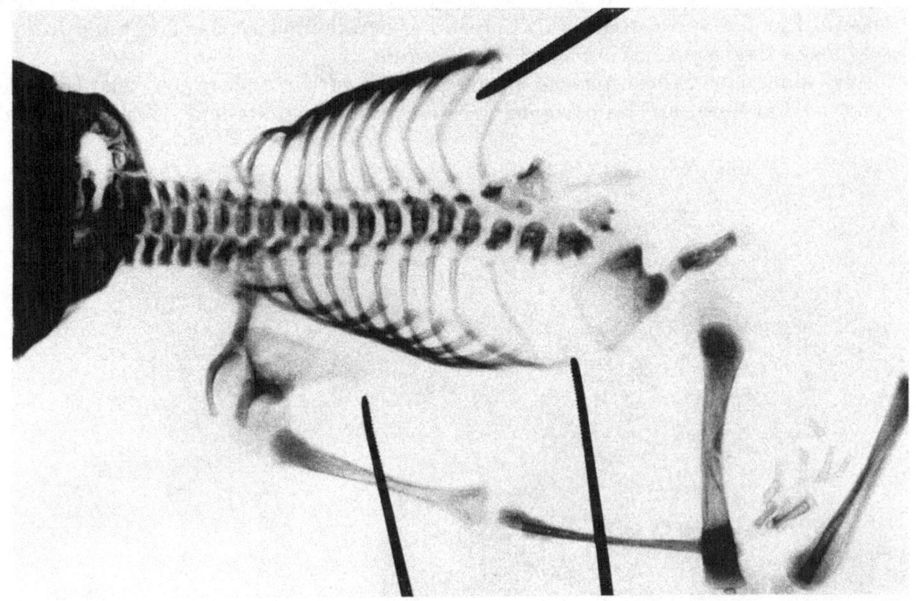

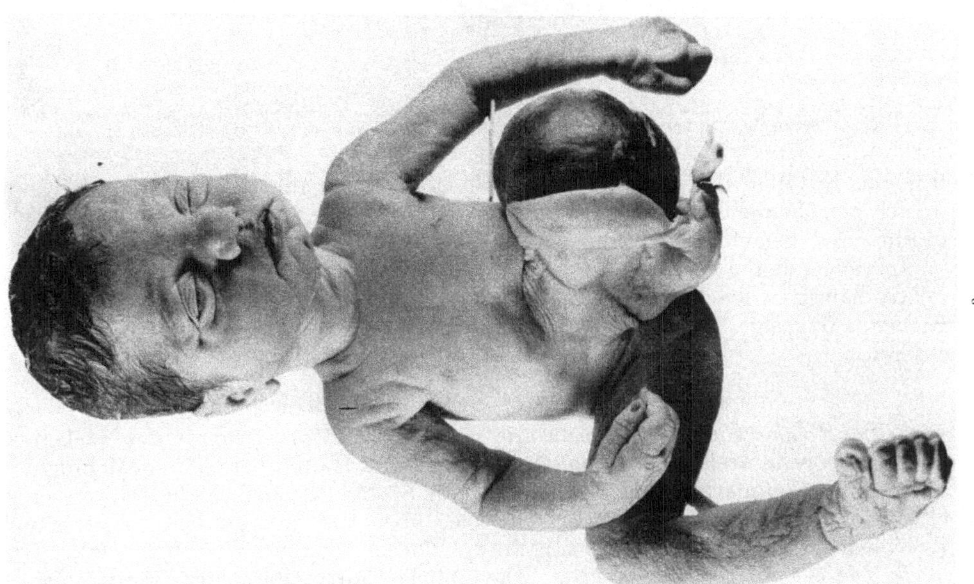

Abb. 24 a u. b. Sirenoide Monopodie.

waren (eigene noch nicht veröffentlichte Beobachtungen aus dem Kt. Appenzell), auch bei Zwillingen ist Craniorhachischisis beobachtet worden. Wichtig, namentlich auch vom Standpunkt der Frage der Polyphänie, sind die Syntropien der dorsalen Spaltbildungen mit anderen Mißbildungen wie Syndaktylie,

Kiefer- und Gaumenspalten und ventralen Spaltbildungen, auch Fehlen oder Hypoplasie der Nebennieren. Mädchen sind etwas häufiger befallen als Knaben. Spina bifida occulta soll sich bei etwa 15—17% röntgenologisch nachweisen lassen. Für die systematische Besprechung empfiehlt sich die Trennung in Spaltbildungen des Schädels und der Wirbelsäule.

In ähnlicher Weise phasenspezifisch müssen wir uns auch das Eingreifen *exogener* Faktoren auf den Ablauf der Neurulation vorstellen. Wir haben in den

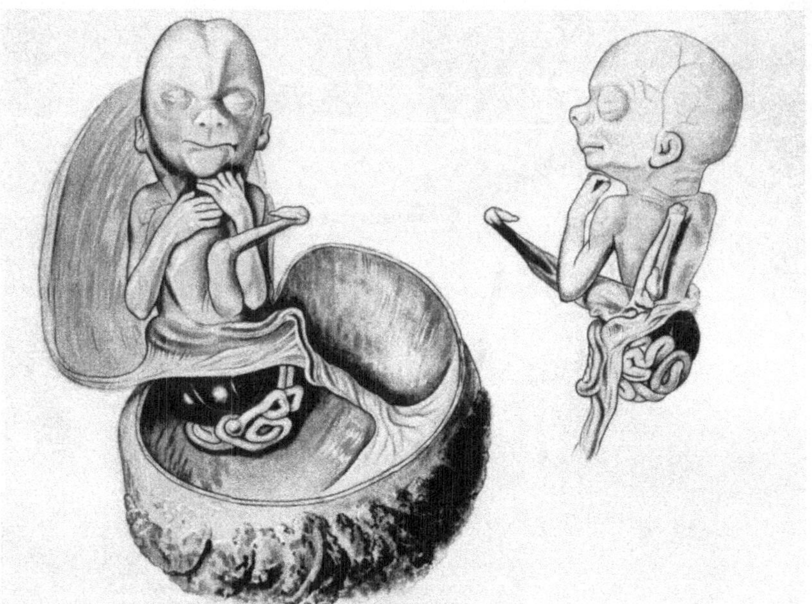

Abb. 25. Schwere Störung des caudalen Körperendes mit Strophosomie; Rhachischisis und sirenoide bzw. anchipode Merkmale. (E. 536/45, Präparat des Pathologischen Institutes Basel.) (Publikation Stünzi.)

früheren Kapiteln darauf aufmerksam gemacht, daß namentlich der O_2-Mangel in der entscheidenden Phase zur Platyneurie und zu den Erscheinungen der Cranio- und Rhachischisis führen kann.

Im folgenden geben wir in Kürze eine Systematik dieser beim Menschen relativ häufig beobachteten Formen, um auch hier das Bestehen teratologischer Reihen aufzuzeigen und die Zusammengehörigkeit dieser Formen zu demonstrieren.

a) Spaltbildungen im Bereich des Schädels.

α) Die *Hirnhaut-* und *Hirnbrüche* mit ihren Prädilektionsstellen in der Nacken- und Stirngegend stellen das Analogon zu den mit Haut überdeckten Meningocelen des Rückenmarkes dar. Es läßt sich eine Staffel von leichten bis schwersten Graden, angefangen mit der Meningocele, über die Encephalocystocele, die Encephalocystomeningocele bis zur Encephalocele aufstellen[1] (Abb. 27, 28).

β) *Die eigentliche Cranioschisis.* Die übliche Unterteilung der Cranioschisis in die Cranioschisis partialis oder Mero-(Hemi)kranie mit Mero- oder Hemiencephalie und die Cranioschisis totalis oder Holoakranie mit vollkommener Anencephalie ist in unserem Zusammenhang nur insofern von Belang, als sie wiederum das Vorliegen einer Staffel von weniger schweren bis zu schwersten

[1] Siehe Werthemann 1953 im Lehrbuch von Koller.

Schädigungen aufzeigt. Für alle Einzelheiten verweisen wir auf die Spezialliteratur[1]. Bei sorgfältiger Sektionstechnik läßt sich die Hypophyse wohl immer auffinden, dagegen können wir die Angabe über Hypolasie der Nebennieren bei der Anencephalie bestätigen. Sehr häufig finden sich Kombinationen mit anderen

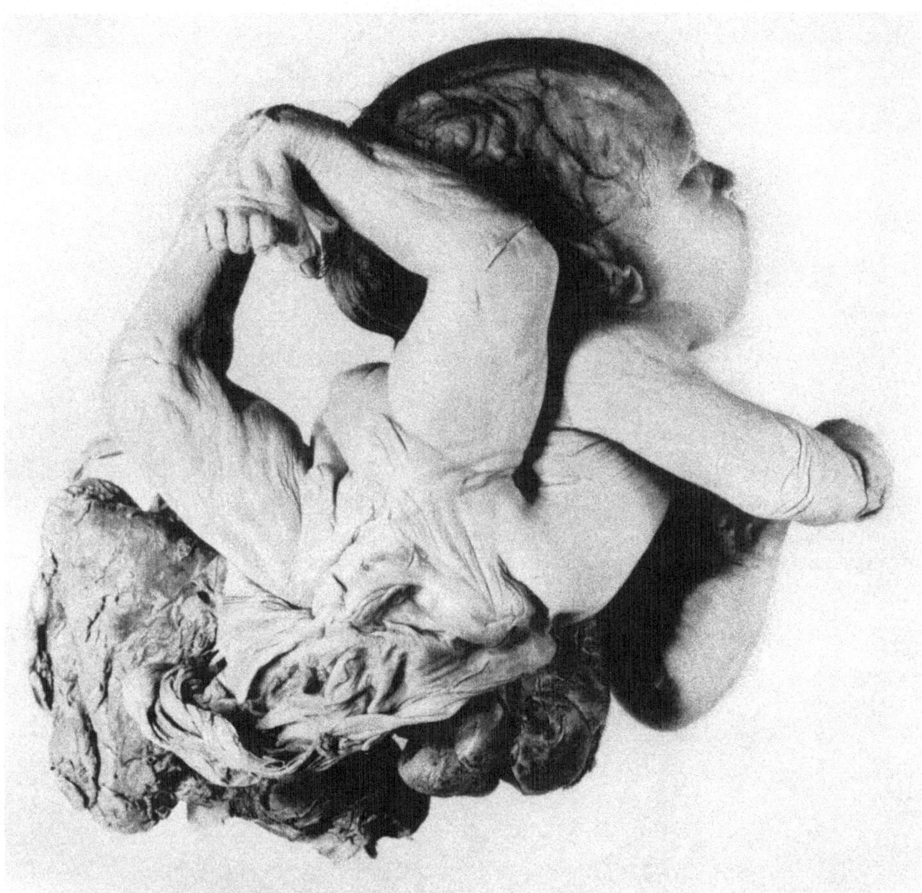

Abb. 26. Schizosoma reflexum: Schwerste Strophosomie mit Fehlen der Genitalöffnungen sowie Atresia ani. Halbwirbelbildungen im Bereich der Thoraxwirbelsäule (röntgenologisch festgestellt). (Präparat des Anatomischen Institutes Basel.)

Fehlbildungen wie Cheilo- und Palatoschisis, Gliedmaßenmißbildungen, Herzanomalien, Bauchspalten, Wirbelsäulenverkrümmungen, Situs inversus usw. (Abb. 29a u. b, 30a u. b).

b) Spaltbildungen im Bereich der Wirbelsäule.

Diese häufigen Störungen des Verschlusses in der hinteren Mittellinie der Körperachse werden meist unter dem Sammelbegriff der *Spina bifida* zusammengefaßt, dabei kommen die verschiedensten Grade der hinteren Verschlußstörung vor, an der sich Haut, Wirbelsäule, Rückenmarkshüllen und Rückenmark vollständig oder partiell beteiligen können. Die Bezeichnungen „Spina bifida“ und

[1] Handbuch von Schwalbe und Gruber 1906, sowie Publikationen meines Arbeitskreises: Roches 1951, Horlacher (im Druck).

„Rhachischisis" werden häufig synonym verwendet, obwohl ursprünglich die partiellen Spaltbildungen, insbesondere die mit Haut bedeckten, geschlossenen

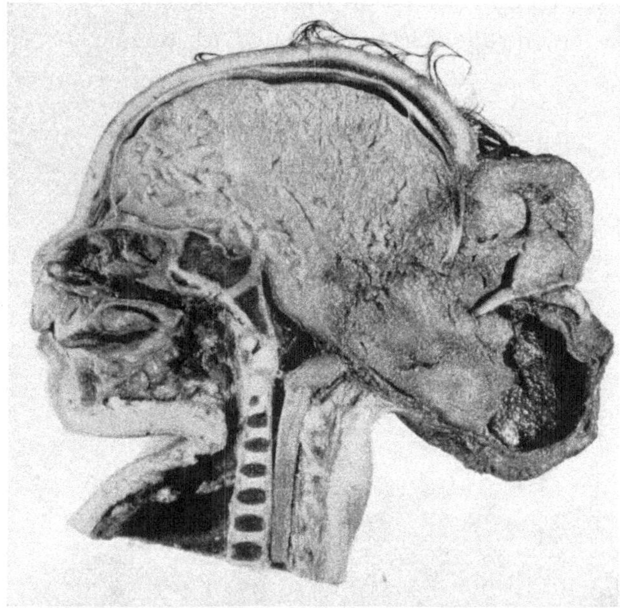

Abb. 27. Sagittalschnitt durch eine Encephalocystocele der Nackengegend. (S. N. 671/41, Präparat des Pathologischen Institutes Basel.)

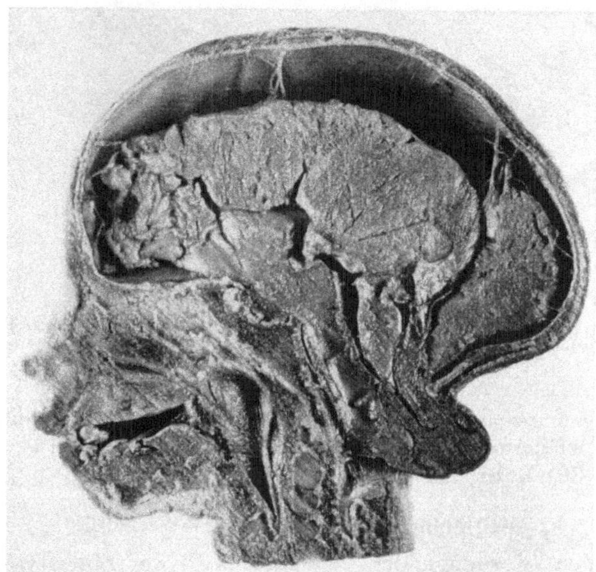

Abb. 28. Querschnitt durch eine Encephalocystocele der Nackengegend, gleichzeitiger Hydrocephalus internus. (E. N. 629/34, Präparat des Pathologischen Institutes Basel.)

Defekte als Spina bifida, die rinnenförmig offenen als Rhachischisis benannt wurden.

Die „morphologisch-teratologische Reihe" dieser Formen läßt sich wie folgt kurz charakterisieren.

α) Bei der leichtesten, mit dem Leben vereinbaren Form der *Spina bifida occulta* findet sich keine cystische Vorwölbung. Erst der tastende Finger oder das Röntgenbild lassen den Defekt in den Wirbelbögen erkennen. Die meist im Bereich des Kreuzbeins oder der Lendengegend lokalisierte Stelle ist äußerlich durch eine umschriebene *Hypertrichosis* (Haarschopf-Haarbüschel) gekennzeichnet. Die Größe des Haarfeldes ist sehr verschieden, bald lediglich aus einer Locke, bald aus einer ganzen Rückenmähne bestehend. In manchen Fällen ist das Rückenmark verlängert und reicht gelegentlich bis zum 2. Kreuzbeinwirbel, so daß die untersten Nerven nach oben rückläufig umbiegen müssen, um aus der Wirbelsäule austreten zu können. Bettnässen, Klumpfußbildungen und trophische Schädigungen der unteren Extremitäten (Decubitus, mal perforant, Parästhesien u. dgl.) können die Folge leichterer (nicht letaler) Grade von Spina bifida sein.

β) Die nächst schwereren Grade in der Reihe der Spina bifida stellen die Meningocelen und die Myelocystocelen dar. Sehr selten sind solche auch an mehreren Stellen des Rückens gleichzeitig beschrieben worden (Abb. 31, 32 a u. b).

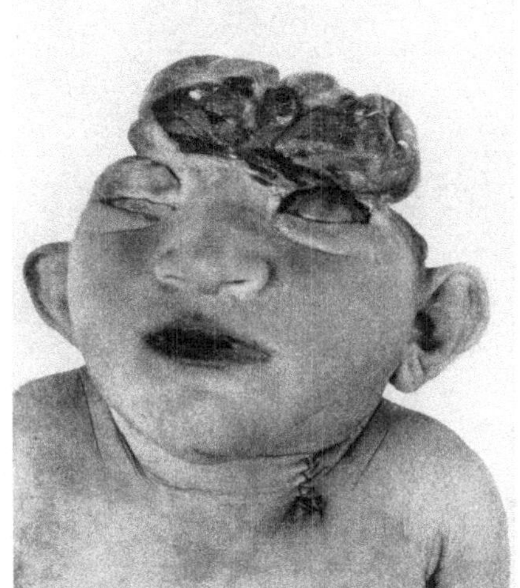
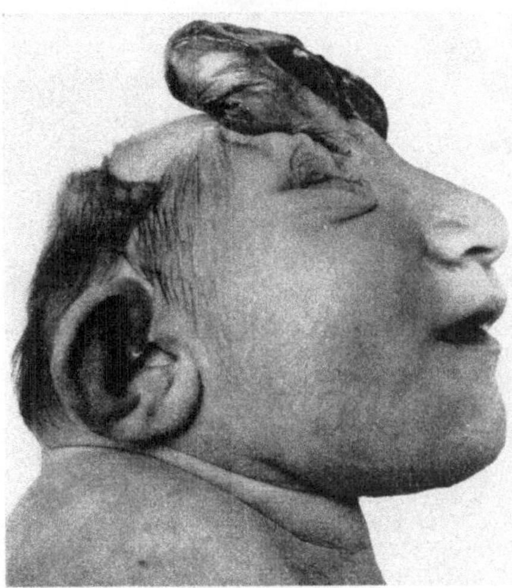

Abb. 29a u. b. Meroanencephalie (Hemicephalie). Beschränkung der Mißbildung des Achsenskeletes auf den Schädel. (S. 209/49, Präparat des Pathologischen Institutes Basel.) (Publikation ROCHES.)

γ) Die folgenden noch schwereren Formen stellen die *offenen* Spaltbildungen der Wirbelsäule dar, die zweckmäßig als *Rhachischisis* bezeichnet werden. Auch hier kann wiederum zwischen partieller und totaler Spaltung unterschieden und eine teratologische Reihe aufgestellt werden (Abb. 33 a u. b).

Bei den Fällen von partieller Rhachischisis wird, wie bei der Spina bifida, je nach dem Sitz eine cervicale, thorakale, lumbale und sacrale Form unterschieden. Die am Boden der Rinne gelegenen Gewebe bestehen aus mehr oder weniger deutlich entwickelten Rückenmarksanlagen und reichlich gebuchteten, dichtliegenden, den Aderhautgeflechten ähnlichen Gefäßen. Bei noch schwererer Entwicklungshemmung kann die sog. Area medullo-vasculosa fehlen, und es liegt lediglich die ventrale Pia vor. Dieser Zustand wird auch *partielle Amyelie* (Abb. 34 a u. b) genannt. In solchen Fällen fehlen meist auch die entsprechenden Wirbelkörper und zugehörigen Rippen, und es finden sich dann meist auch noch weitere schwere Mißbildungen (ventrale Spaltbildungen, sireniforme Mißbildungen, Akranien).

Bei den totalen hinteren Schlußstörungen aller Wirbelbögen, der Häute und des Rückenmarkes spricht man von *Holorhachischisis.* Sie kann mit *totaler Amyelie* verbunden sein, und sie ist gewöhnlich mit hochgradigen Schädel- und Gehirnmißbildungen vergesellschaftet. Interessanterweise sind trotz des Fehlens des Rückenmarkes die Spinalganglien und ihre Nervenausläufer vorhanden, nur die vorderen Wurzeln fehlen. Diese Tatsache ist entwicklungsphysiologisch bedeutsam, weist sie doch auf die befristete, phasenspezifische Schädigungseinwirkung hin, und zeigt sie die weitgehende Selbständigkeit der Ganglienanlage und der hinteren Wurzeln und ihre Unabhängigkeit vom Medullarrohr.

Eine *Spina bifida* oder Rhachischisis anterior kommt viel seltener vor. Aus einer Sammlung von 61 Fällen des Schrifttums waren 60 Individuen weiblichen Geschlechtes. Diese *Rhachischisis anterior* beruht auf dem Vorliegen von Spaltwirbeln, welche auf Gabelungen der Chorda dorsalis oberhalb des Spaltwirbels zurückzuführen sind, so daß die Chorda dorsalis durch die beiden Wirbelkörperhälften hindurchläuft. Um diese beiden Chordae bildet sich ein eigenes Knorpelzentrum[1]. Diese Form dürfte also nichts mit der Gruppe der Rhachischisis zu tun haben.

c) Die Craniorhachischisis.

Den schwersten Grad der Verschlußstörungen der dorsalen Mittellinie des Körpers stellt die Craniorhachischisis dar. Sie ist der Ausdruck der ausgedehntesten

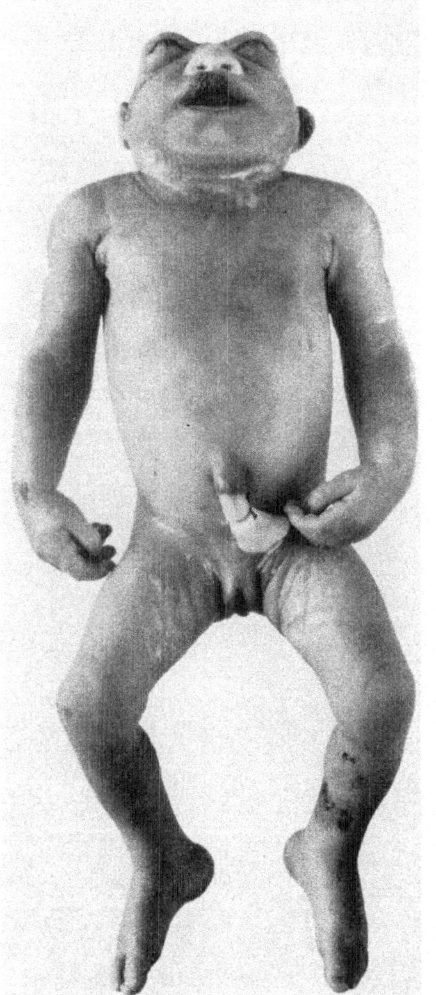
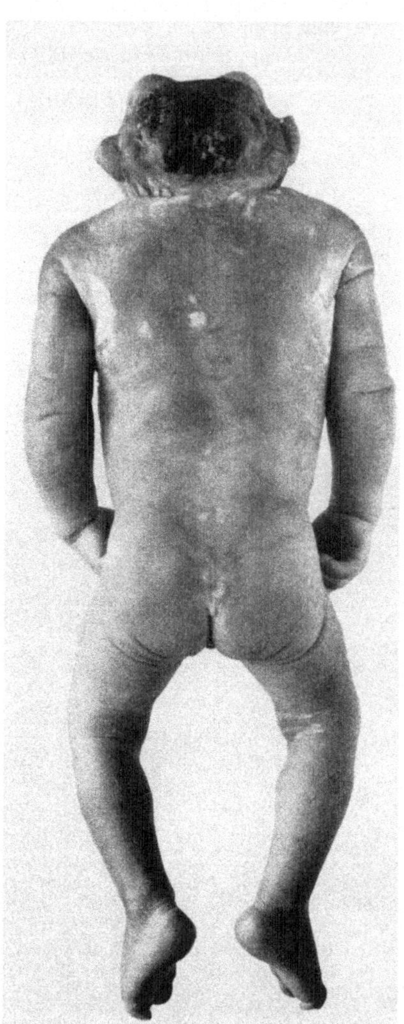

Abb. 30a u. b. Anencephalie (ohne Ayemlie). (S. 932/52 Frühgeburt im 6. Monat, ♀, Präparat des Pathologischen Institutes Basel.)

Blastemstörung bei der Neurulation, und sie bedeutet dementsprechend eine *Anencephalie* und *Amyelie* (Abb. 35). Auch diese schwersten Fälle sind häufig mit anderen Fehlbildungen kombiniert, besonders mit Palatoschisis. Auch die anderen oben erwähnten Begleitmißbildungen sind häufig zu finden, wir haben

[1] TÖNDURY 1949.

aber in unseren Fällen keine Beziehung zwischen Grad der Verschlußstörung und Schwere und Häufung von Mißbildungskombinationen feststellen können[1].

Über die Kombination der Rhachischisis mit dorsaler Ekstrophie des Verdauungstraktes und über die Teratogenese dieser seltenen Fälle berichten POLITZER und STOCKINGER (1953).

5. Störungen im Ventralbereich als Ausdruck der Hemmung der topogenetischen Aktivität des Anlagematerials für den ventralen Körperschluß.

Das Prinzip der Störungen im Ventralbereich beruht, wie LEHMANN in seinem Beitrag (S. 36) ausführt, auf der mehr oder weniger starken Beeinträchtigung der Umwandlung des flächenhaft ausgebreiteten amnioten Keimes in den ventral abgeschlossenen Embryonalkörper. Dabei komme es generell darauf an, daß die *Anlagen* der ventralen Bereiche in *der* Phase eine maximale Hemmung erfahren, in welcher sie die größte topogenetische Aktivität zeigen. Leider liegen nun systematische experimentelle Untersuchungen meines Wissens nur für den Hühnchenkeim[2], nicht aber bei Säugern vor, so daß für eine Reihe menschlicher ventraler Schlußstörungen die Verhältnisse bei der Teratogenese noch unklar sind. Um eine Vorstellung zu gewinnen, welches das *Anlagematerial* für die Bildung der Körperwand und deren ventralen Verschluß ist, müssen wir einige kurze embryologische Feststellungen machen. Wir stützen uns auf die Arbeiten von STERNBERG und POLITZER. Danach dürften sich an der Entwicklung und am Verschluß der ventralen Körperwand mehrere verschiedene Abschnitte beteiligen. Freilich ergibt das Studium bestimmter Formen dieser Fehlbildungen, daß sich am Bauplan solcher immer wiederkehrender Spaltbildungen auch mehrere Abschnitte zugleich beteiligen können; wir denken hier an die sog. Bauch-Blasen-Darmspalten, die oft auch mit Rhachischisis oder Spina bifida und mit sirenoiden Fehlbildungen kombiniert sein können (s. S. 111).

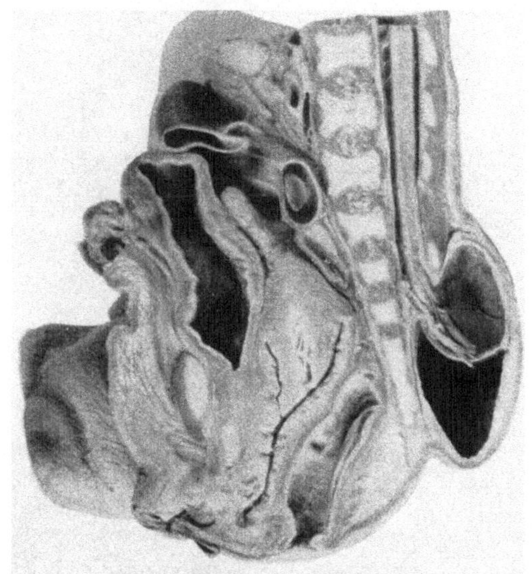

Abb. 31. Sagittalschnitt durch die untere Körperhälfte eines Neugeborenen mit sacraler Meningocele. (Präparat des Pathologischen Institutes Basel.)

Für die in der Mitte des Bauches gelegenen Spaltbildungen spielen die Vorgänge bei der Bildung der Körperwand einerseits und des Nabels andererseits eine wesentliche Rolle.

Die Bildung der Körperwand muß zurückverfolgt werden bis auf die Primitiventwicklung des Keimes. Das mittlere Keimblatt entsteht aus den Zellströmungen nach beiden Seiten von der Primitivrinne aus. Von cranial nach caudal wird der mediale Teil des Chordamesoderms in die Ursegmente eingeteilt. Seitlich gehen die Mesodermsegmente in das nicht gegliederte mittlere Keimblatt über: in die aus 2 Lamellen bestehenden, epithelialen Seitenplatten. Der Übergang erfolgt durch ein Zwischenstück, den Ursegmentstiel oder die Urogenitalplatte. Nun erfolgt die Differenzierung der Myotome und Sklerotome, bei welcher

[1] ROCHES 1951. [2] WOLFF 1934, ANCEL 1950.

die segmentale (metamere) Anordnung nur während eines kurzen Stadiums vorhanden ist. Nachher kommt es zu einer caudal fortschreitenden Verschmelzung der Sklerotome. Inzwischen differenziert sich die laterale Lamelle, die sich von den Ursegmentstielen löst, der Zusammenhang in einer dorsalen und ventralen Urwirbelkante wird aufgegeben, zwischen Urwirbel und Ektoderm bildet sich die Cutislamelle, welche aus embryonalem Bindegewebe besteht. Die dorsale Urwirbelkante wächst gegen die dorsale, die ventrale Urwirbelkante gegen die ventrale Mittellinie vor. Diese verlängert sich im Segmentbereich der Gliedmaßenanlagen in diese hinein. Von den Seitenplatten bildet die parietale das Bindegewebe unter

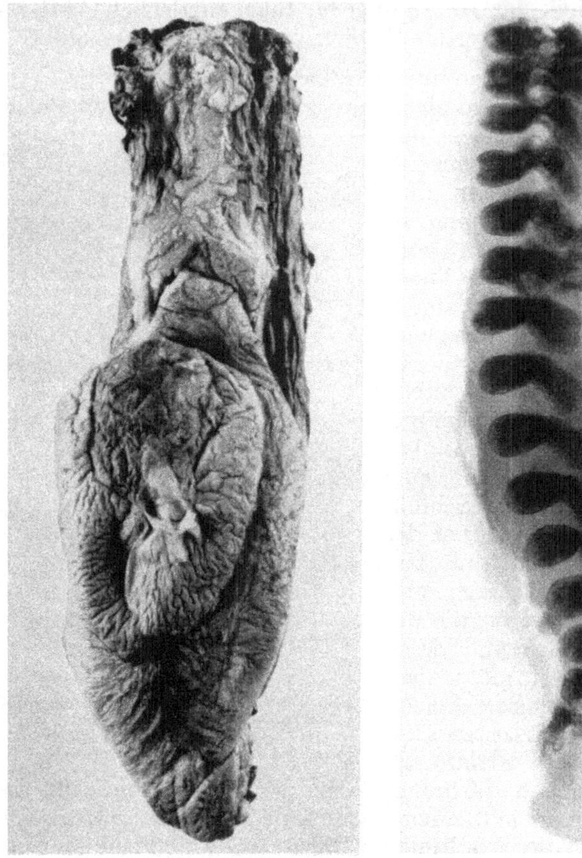

a b

Abb. 32a u. b. a Lumbale Myelomeningocele. Tod an aufsteigender Meningitis. (S. N. 1260/49, 18 Tage, ♀, 45 cm Länge, 2450 g Gewicht.) (Präparat Pathologisches Institut Basel.) b Röntgenbild zu Fall a. (S. 1260/49, Präparat des Pathologischen Institutes Basel.)

dem Ektoderm für Seiten- und Ventralfläche des Körpers und geht dabei in das Bindegewebe der Cutisplatte über. Sie bilden zusammen das parietale Mesoderm. Entsprechend dem von cranial nach caudal fortschreitenden Differenzierungsprozeß entwickeln sich die oberen Segmente früher als die unteren.

Wachstumshemmungen der Bauchdecken müssen also auf Störungen bei der Differenzierung der Seitenplatten zurückzuführen sein. Die gelegentliche Mitbeteiligung des Urogenitalapparates oder gar dorsaler Körperabschnitte sprechen für Mitbeteiligung im Bereich der Urwirbel und Ursegmentstiele. Man kann sich vorstellen, daß die phasenspezifisch kürzer oder länger eingreifende Schädigung (eventuell auch Wirkung eines mutierten Gens) wegen der segmentalen Anordnung der Seitenplatten nur bestimmte, von Fall zu Fall aber wechselnd ausgedehnte metamere Segmente hemmt und dadurch die verschiedenartigen, oft aber sich überschneidenden ventralen Spaltformen hervorbringt.

Bemerkenswert ist die Feststellung, daß die Veränderungen der Rumpfplatten von der Entwicklung der Eingeweide weitgehend unabhängig sind,

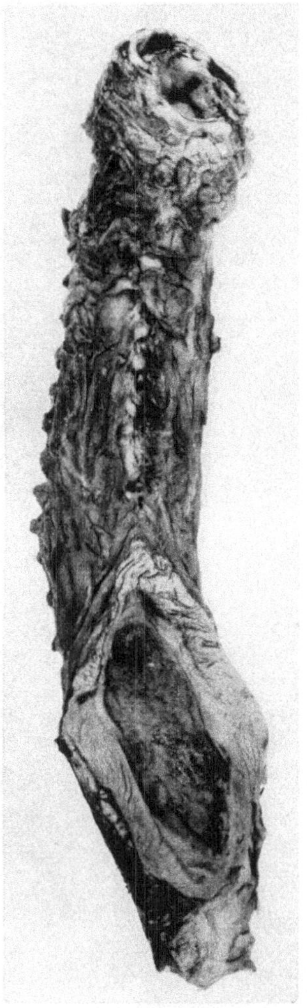
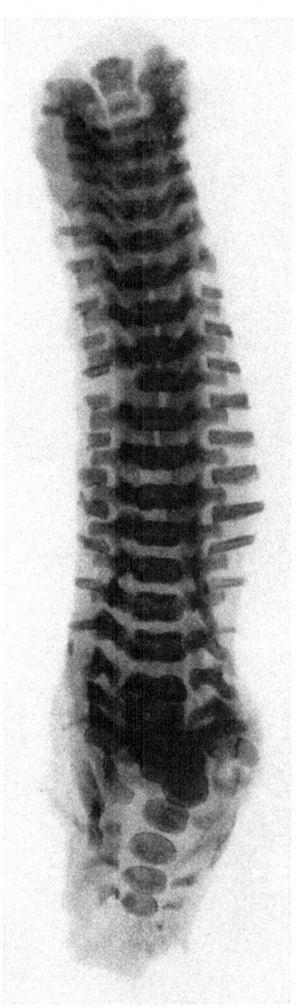

a b

Abb. 33a u. b. a Offene lumbale Spaltbildung mit Meningomyelocele im Bereich der untersten Thorakal- und hauptsächlich der Lumbal-Wirbelsäule (linksseitiger Klumpfuß). (S. N. 707/52, 21 Tage, ♀, Tod an aufsteigender Meningitis, 45 cm lang, 2180 g Gewicht.) (Präparat des Pathologischen Institutes Basel.) b Röntgenbild zu Fall a. (S. N. 707/52.)

dagegen können die Eingeweideanlagen offenbar primär und auch sekundär an den Wachstumsstörungen der Rumpfplatten beteiligt sein. Bei den schwersten Spaltbildungen der Nabelregion kann die Nabelschnur völlig fehlen. Rischpler (1898) hat in einer schematischen Zeichnung dargetan, wie dann in solchen Fällen die Baucheingeweide in der extraembryonalen Cölomhöhle liegen und von der äußeren, mesodermalen Fläche des Amnion begrenzt in direkter Berührung mit dem Chorion stehen (Abb. 36).

Auf Grund der Modellversuche (Bestrahlung und chemische Schädigung) beim Hühnchen (LEHMANN) können 3 regionale Gruppen von Verschlußstörungen des Ventralbereiches unterschieden werden. Auch beim Menschen sind diese, zum Teil wenigstens, realisiert. Wir versuchen, die menschlichen Formen den experimentellen zuzuordnen.

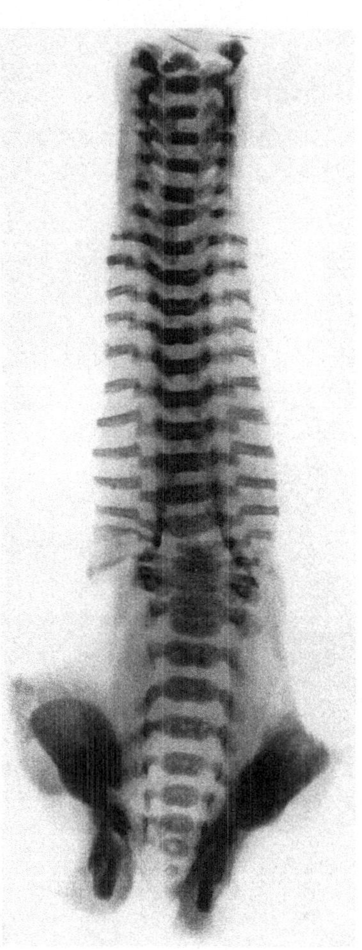

a

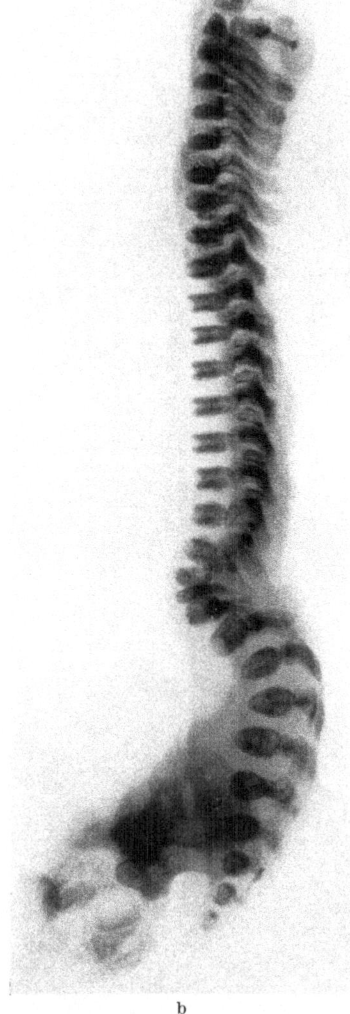

b

Abb. 34a u. b. Rhachischisis der Lumbalwirbelsäule mit gleichzeitigem Hydrocephalus internus. Starke Deformierung der untersten Brust- und Lendenwirbelsäule. (S. N. 879/52, ♀, Totgeburt, 52 cm lang, 3720 g Gewicht.) Präparat des Pathologischen Institutes Basel.) a Dorso-ventrale Aufnahme. b Seitliche Aufnahme.

a) Omphalocephalie.

Bei dieser im Kopfbereich gelegenen ventralen Spaltbildung unterbleibt die Einbeziehung des Pharynx in den Kopfbereich; maßgebend dürfte sein, daß die Wachstumsintensität der cephalen Epidermis und des Gehirns in der kritischen Phase so verändert wird, daß die Pharynxblase cranial zum Gehirnvorderende liegen bleibt. Beim Menschen kommt diese Form meines Wissens nicht vor. Nach WOLFF (1934) bestehen gewisse Beziehungen zur Otocephalie (s. dieses Kapitel). ANCEL charakterisiert die beim Hühnchen experimentell erzeugte Omphalocephalie durch eine abnormale Kopflage, bei welcher der Kopf gewissermaßen durch den Nabel gelangt und deshalb das Herz auf den Kopf in die Nackengegend zu liegen kommt[1].

[1] ANCEL 1950.

b) Kelosomie s. Ectopia viscerum.

Bei dieser großen Gruppe versagen die Anlagen der mittleren Körperwand beim Verschluß. Im Experiment ist auch durch Unterdrückung der Amnionbildung der Verschluß der Ventralseite verhindert worden (s. LEHMANN). In diese Mittelgruppe würden folgende menschlichen Verschlußstörungen zu rechnen sein:

a) Spalten der Brustgegend:
Fissura sterni,
Ectopia cordis (Abb. 37),
Ectopia cordis sterno-epigastrica.

b) Persistenz des Dotterganges.

c) Spaltbildungen der Nabelgegend.

Darunter würde sich die ganze Staffel befinden, welche nach KERMAUNER durch folgende Formen gekennzeichnet ist: 1. kongenitaler einfacher Nabelschnurbruch, 2. angeborener Bauchbruch oder Bauchspalte, 3. Eventration.

d) Fissura und Exstrophia vesicae urinariae (vgl. Abb. 38—40).

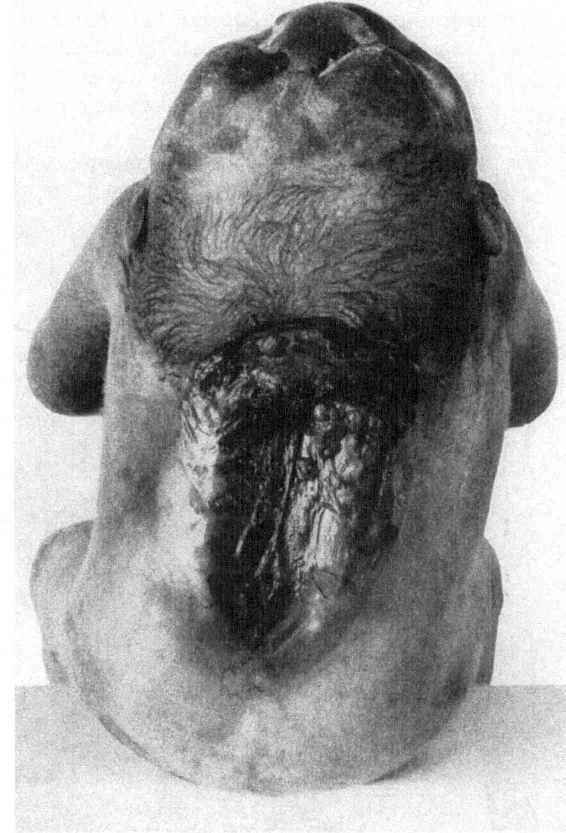

Abb. 35. Craniorhachischisis, Kombination von Anencephalie mit Amyelie. (E. N. 972/49. Präparat des Pathologischen Institutes Basel.)

c) Strophosomie.

Diese ventrocaudale Gruppe verdankt ihre Entstehung dem Umstand, daß der Komplex der caudalen entodermalen Organe (Allantois, Schwanzdarm, Kloakenanlage) nicht rechtzeitig von der caudalen Anlage der Körperwand umwachsen wird. Es sind Faktoren am Werke, welche in der kritischen Phase die ventrocaudale Anlage schädigen, wodurch die erforderliche Oberflächenvergrößerung der Einzelanlagen und der normale caudale Körperverschluß verhindert wird.

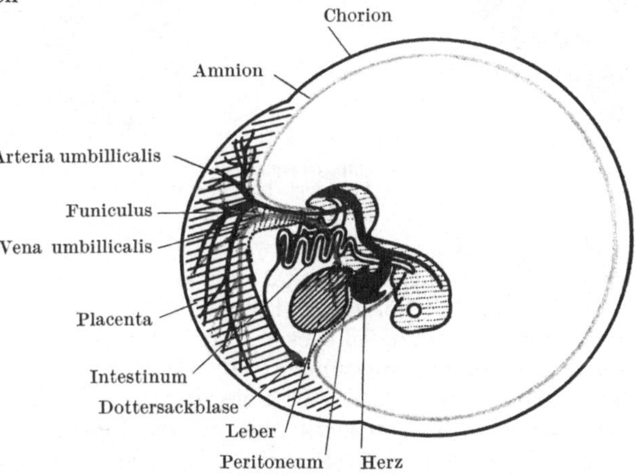

Abb. 36. Schematische Darstellung der Eventration. (Nach RISCHPLER).

Beim Menschen ist auch diese Gruppe beobachtet worden. Die Vorkommnisse werden als *Bauch-Blasen-Darm-Genitalspalten mit und ohne Rhachischisis lumbosacralis* bezeichnet. Ich habe sie als 6. Gruppe der „sirenoiden Mißbildungen" besprochen (s. dort Lit.), weil offensichtlich die Rumpfschwanzknospe mit ihren dorsalen, medialen und ventralen Bezirken ausgedehnt in Mitleidenschaft gezogen ist. Ich bin mir völlig bewußt, daß die Akten über dieses Kapitel noch nicht abgeschlossen sind (Abb. 41).

Sehr häufig ist diese Gruppe auch mit anderen Fehlbildungen vergesellschaftet: so finden sich gleichzeitig dorsale Spaltbildungen, Gesichtsspalten, Extremitäten-, Herz-, Urogenitalmißbildungen, Hydrocephalus u. dgl.

6. Autonome Anormogenesen von einzelnen Organen oder Organsystemen in ihrer Beziehung zum Stadium der primären Organogenese.

Obwohl die autonomen Mißbildungen der einzelnen Organe und Organsysteme der speziellen Teratologie zuzurechnen sind, und somit nicht mehr in den Rahmen vorliegender Abhandlung gehören, so sind doch noch einige Punkte zu erörtern, welche auf gewisse Zusammenhänge zwischen der Primitiventwicklung und der Organogenese aufmerksam machen, und welche das Verständnis erleichtern für die relativ häufigen Kombinationen von Störungen der Primitiventwicklung, wie wir sie in den vorausgehenden Abschnitten geschildert haben, mit solchen einzelner oder mehrerer Organe oder Systeme wie Zentralnervensystem, Extremitäten, Herz, Urogenitalsystem u. dgl. Wie Lehmann wiederum dargestellt hat (S. 41), vollzieht sich in der 2. Periode der Primitiventwicklung die normale oder abwegige Bildung der großen Organsysteme. Aus den sich bildenden Schichten der Keimblätter und mit dem Abschluß der Bildung der embryonalen Grundgestalt entstehen Schritt für Schritt aus blastematösen Anlagen differenzierte Organgestalten, und von dieser Periode hängt das Schicksal der Normo- oder Anormogenese einzelner Organe ab. Mit der feineren Kenntnis der Ontogenese der einzelnen Organe kann „in großen Zügen“ die teratogenetische Terminationsperiode jeweils festgelegt werden. Das entwicklungsphysiologische Experiment hat gezeigt, daß es möglich ist, bestimmte Organanlagen so zu beeinflussen, daß Fehlentwicklungen auftreten können, *ohne* daß andere Organe mitbetroffen werden. In dieser Autonomie der Anormogenese liegt die Bedeutung der Einzelorganmißbildungen für die allgemeine Teratologie. Wir empfehlen zum Verständnis dieser Vorgänge das eingehende Studium des Abschnittes aus dem Beitrag von Lehmann über entwicklungsphysiologisch und teratogenetisch wichtige Faktoren und Prinzipien (S. 48), namentlich das über die morphodynamischen Prinzipien Ausgesagte (S. 48). Des weiteren muß man sich immer klar machen, daß die meisten Organe komplex aus verschiedenartigen Gewebsanteilen aufgebaut sind und ein System darstellen, in welchem sich die Einzelkomponenten gegenseitig beeinflussen. Von unerläßlicher Bedeutung ist auch die

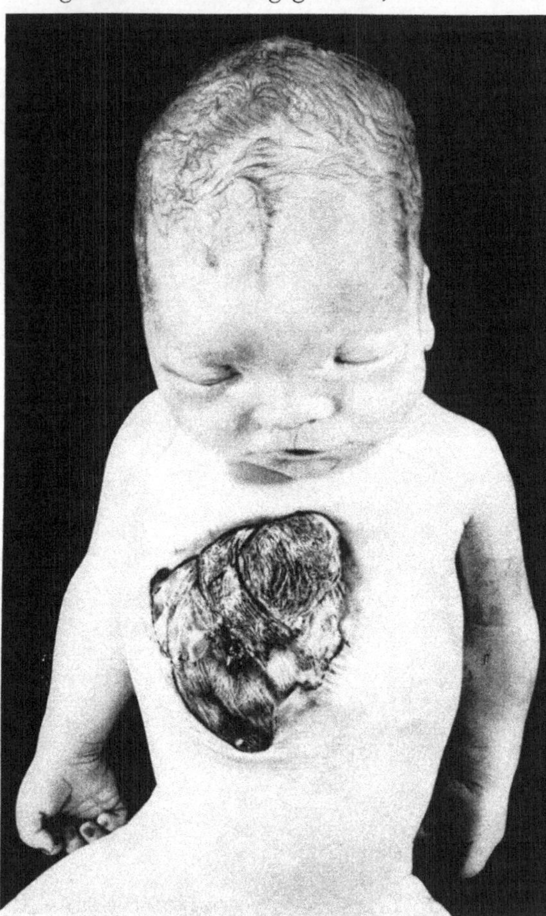

Abb. 37. Ektopia cordis congenita (sternoepigastrica). (S. 106/34, ♂, 25 min, Präparat des Pathologischen Institutes Basel.)

Erreichung angemessener Materialmengen — Schichtdicken — für die Bereitstellung der Blasteme. Endlich ist das abgestimmte Wachstum der Organgestalten abhängig vom richtigen Funktionieren der Blutversorgung und des Stoffwechsels.

Am Beispiel der *Extremitätenmißbildungen* geht LEHMANN ausführlich auf die Probleme der autonomen Anormogenesen ein (S. 42). Gerade hier läßt sich die komplexe Natur des Blastems mit seiner relativen Selbständigkeit besonders eindrücklich in entwicklungsphysiologischen und kausalanalytischen Experimenten untersuchen und aufzeigen. Das Extremitätenblastem besteht aus Mesoderm des dorsalen Bereiches, des Seitenplattenmesoderms und einer darüberliegenden ektodermalen Kappe — der apikalen Epidermisleiste. Apikales Mesoderm und Ektoderm kombinieren sich zu einem integrierenden System, wobei die apikale Epidermisleiste den Aufbau der Extremität regelt. Besonders interessant sind neueste experimentelle Feststellungen, nach welchen die Tendenz zur Plus- oder Minusvariation bei der 5strahligen Extremität im wesentlichen von 2 Komponenten des Extremitätenblastems abhängt: 1. von der Masse des Gliedmaßenmesoderms und 2. vom Muster und der Größe der apikalen Epidermisleiste. Weist die Epidermisleiste Defekte auf, dann entstehen je nach Lage rand- oder mittelständige Ausfälle von Fingern oder Zehen. Ist dagegen das Material der Epidermisleiste zu üppig, so bilden sich Polydaktylien, wenn genügend Mesoderm vorhanden ist.

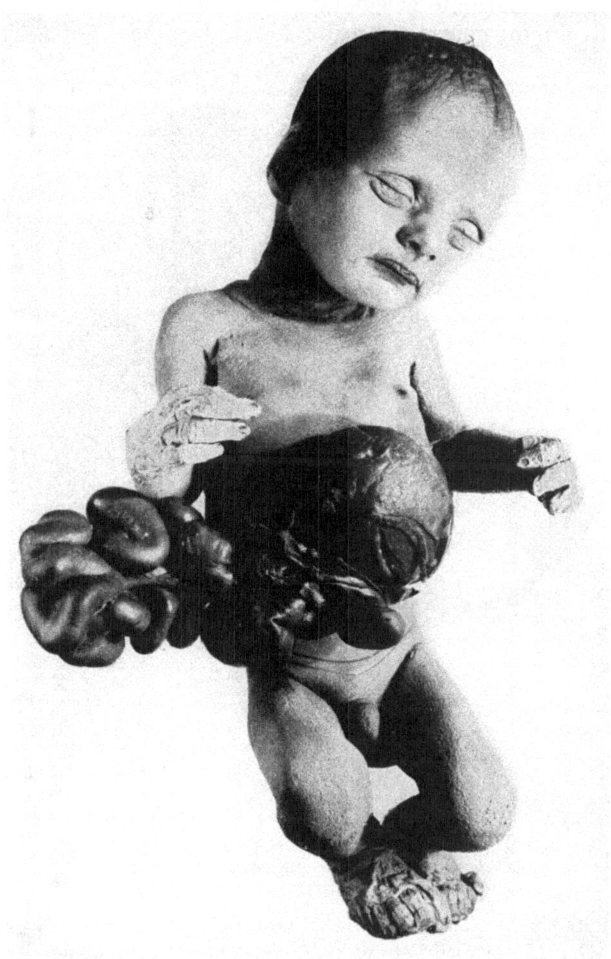

Abb. 38. Angeborene Bauchspalte. Vorfall von Leber und Darm. (E. N. 202/32, ♂, Frühgeburt im 8. Monat.) (Präparat des Pathologischen Institutes Basel.)

Es ist hier nicht der Ort, weiter auf die Beziehungen dieser experimentellen Feststellungen zu den äußerst bunten und komplexen Mißbildungsvorkommnissen der menschlichen Extremitäten einzugehen. Wir haben dies 1952 im Handbuch der speziellen Pathologie im Kapitel über die Entwicklungsstörungen der Extremitäten getan und auf Grund ontologischer Prinzipien eine Systematik der menschlichen Extremitätenmißbildungen gegeben (WERTHEMANN), bei welcher die Variation nach der Plus- und Minusseite von der Norm sowohl für die Abweichungen der Skeletanlage als auch für die Störungen der Weichteilplatte zugrunde gelegt und damit den Ergebnissen der Entwicklungsphysiologie Rechnung getragen werden kann. In dieser Darstellung ist auch auf die häufigen Mißbildungskombinationen zwischen Extremitäten und anderen Organen oder gleichzeitigen Störungen der Primitiventwicklung hingewiesen worden.

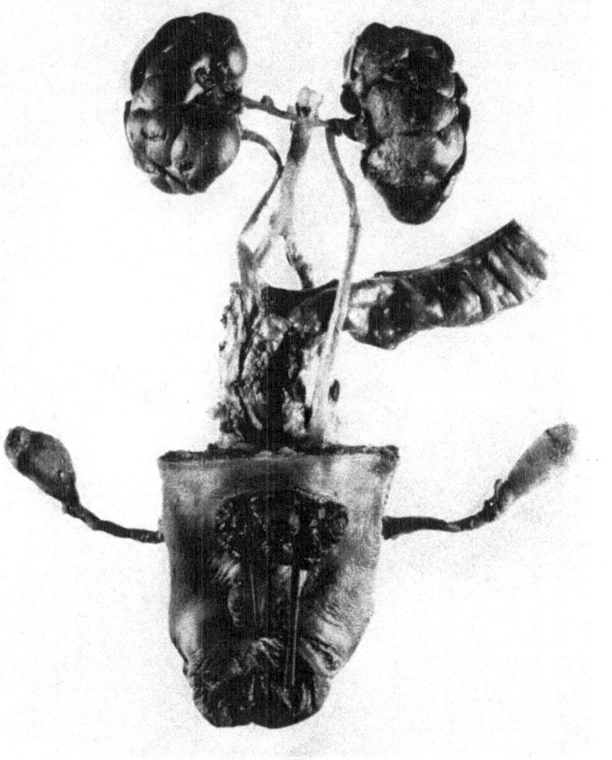

Abb. 39. Exstrophia vesicae. (Die Uretermündungen sind sondiert.) (S. 91/37, Präparat des Pathologischen Institutes Basel.) ($^3/_{12}$ ♂.)

Es wäre wünschenswert, in gleicher Weise die allgemeinen Prinzipien der Anormogenese des *Herzens* und der *Gefäße* hier anzuschließen. Es existieren aber noch keine systematischen Arbeiten über die Verhältnisse beim Herzen, wie etwa für die Extremitäten. Dafür ist die Darstellung der beim *Menschen* vorkommenden *Herz-* und *Gefäßmißbildungen* in den letzten Jahren stark gefördert und zu einem integrierenden Bestandteil der speziellen Teratologie geworden, besonders vorgetrieben durch die bei gewissen Formen möglich gewordenen chirurgisch-therapeutischen Maßnahmen. Die meiner Ansicht nach bisher unübertroffene, auf Grund pathophysiologischer Kriterien aufgebaute spezielle Teratologie des Herzens stammt von H. B. TAUSSIG 1947. Die Bemühungen, die Herzfehler nach morphogenetischen Gesichtspunkten zu gliedern, sind deshalb noch lückenhaft, weil auch die Kenntnisse über die kausale und formale Genese noch mangelhaft sind. Uns hat sich folgende Systematik in Anlehnung an BREDT 1936 und DOERR 1943 bewährt.

Bulbus-Truncusmißbildungen.

1. Truncus arteriosus communis persistens;

2. arterielle Stenosen: a) reine pulmonale Stenosen, b) FALLOTsche Tetralogie, c) Aortenstenosen.

3. Verlagerung der großen Gefäße: a) echte gekreuzte Transposition, b) sog. korrigierte Transposition, c) TAUSSIG-Komplex, d) Eisenmengerkomplex.

4. Mißbildungen der Semilunarklappen: a) Aorta, b) Pulmonalis.

5. Mißbildungen der Coronargefäße: a) Varianten der Zahl und Lage, b) Abgang der Coronarien aus der Pulmonalis.

Atrioventrikulare Mißbildungen.

1. Ventrikelseptumdefekt (ROGER);
2. Vorhofseptumdefekt;
3. Cor biloculare;
4. Mitral-Tricuspidalmißbildungen (Ebstein disease).

Herzferne Mißbildungen.

1. Isthmusstenose der Aorta;
2. Supraaortale Varietäten;
3. Offener Ductus Botalli (über 2 Monate hinaus);
4. Venenanomalien.

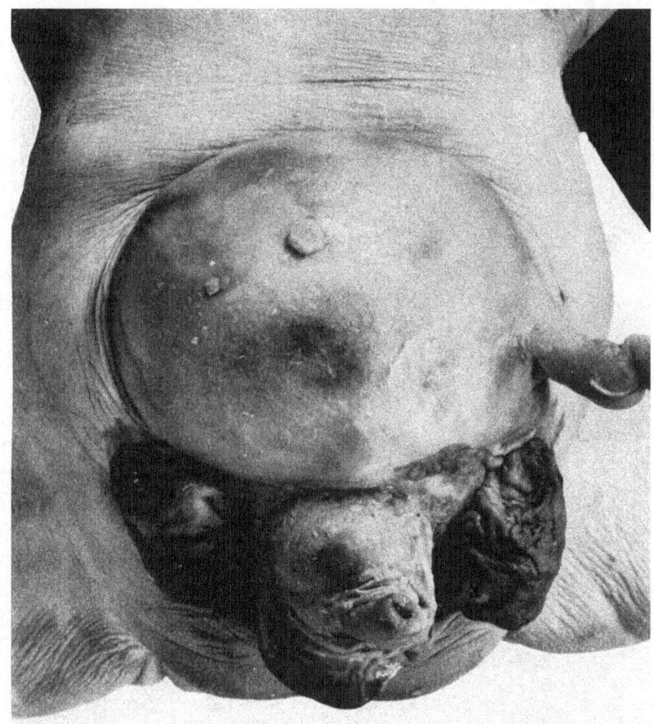

Abb. 40. Exstrophia vesicae beidseits neben der Genitalanlage, kombiniert mit Bauchbruch und Atresia ani. (Doppelseitige Klumpfüße. Spalt- und Blockwirbelbildungen der Brustwirbelkörper.) (S. 982/51, ♂, Frühgeburt im 8. Monat. Präparat des Kantonsspitals Winterthur.)

In didaktisch geschickter Weise haben M. GROB und E. ROSSI (1949) ebenfalls eine Systematik gegeben, welche vom klinisch diagnostischen Standpunkt aus zu werten ist.

In Ermangelung entwicklungsphysiologischer und kausalanalytischer systematischer Untersuchungen über die Anormogenesen des Herzens, wissen wir auch wenig über die teratogenetische Terminationsperiode der einzelnen Formen. Wichtig erscheint mir die embryologische Tatsache, daß sich das menschliche Herz im Prinzip in der Zeit vom 21.—40. Tag des Fetallebens entwickelt. Gewisse Mißbildungskorrelationen mit besser bekannten Formen können daher Fingerzeige für die Entstehung bestimmter Herzmißbildungen geben (s. z. B. die Embryopathia rubeolosa). Um die Bearbeitung solcher Fragen haben sich ABBOTT 1936, LAMY und SCHWEISGUTH 1948, GLOOR 1953 bemüht.

Auch bei den Anormogenesen der übrigen Systeme gelten gewisse gemeinsame — allgemeine — Prinzipien, auf welche besonders GRUENWALD in seiner

1947 erschienenen Übersicht über die Mechanismen abnormer Entwicklung eingegangen ist. Er führt folgende 6 Punkte an: Verhinderung oder Exzeß eines Entwicklungsprozesses, abnormes Entwicklungsmuster (Fehlen, Überzähligkeit, Spaltung, Verschmelzung oder abnorme Lokalisation einer Anlage), qualitativ abnorme Entwicklung, Degeneration primär normal erscheinender Teile, Störungen durch unspezifische Reaktionen auf Schäden, Ausfall von Organteilen.

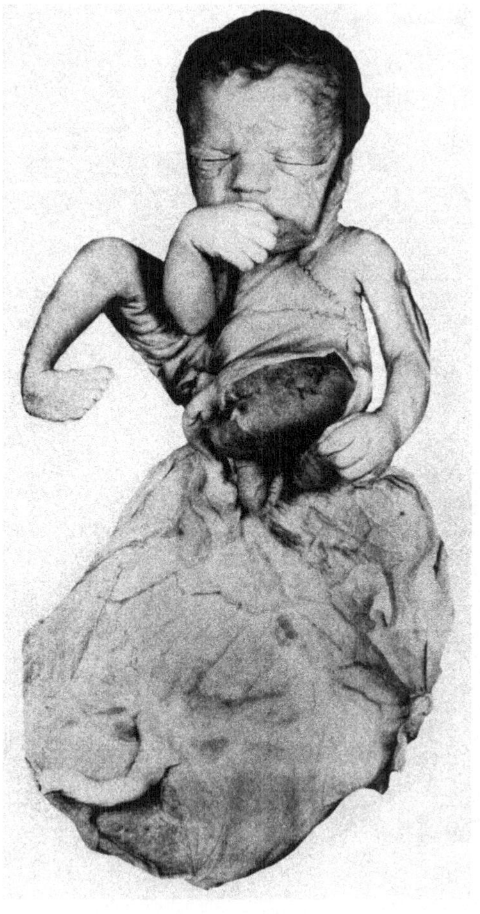

Abb. 41. Große Bauch- und Genitalspalte mit Fehlen des linken Beines, rechtsseitiger Klumpfuß. (Präparat aus Sammlung Pathologisches Institut Freiburg i. Br., Prof. BÜCHNER.)

Wie schon mehrfach betont, ist die Kenntnis von sog. *Mißbildungssyndromen* für das Verständnis allgemein teratologischer Mechanismen besonders aufschlußreich. Über die genetischen Zusammenhänge haben wir in einem früheren Kapitel bereits berichtet. Es besteht aber auch die Möglichkeit, daß durch ein unspezifisches Agens während einer bestimmten Entwicklungsphase mehrere Anlagen gleichzeitig betroffen werden, weil sie sich gerade in einer „kritischen Entwicklungsphase befinden“. Weiter können Beziehungen der Organe untereinander bestehen in dem Sinne, daß ein Organ bei seiner Entwicklung auf ein anderes angewiesen ist; wir denken hier etwa an die Aplasie des Ductus deferens, des Nebenhodens oder der Niere bei Fehlen des WOLFFschen Ganges. Mehr mechanisch scheinen die Beziehungen zwischen WOLFFschem und MÜLLERschem Gang zu sein: So führen Agenesien des WOLFFschen Ganges, der normalerweise dem MÜLLERschen Gang als mechanischer Wegleiter dient, zu dessen Entwicklungshemmung und damit zum Fehlen von Tube und korrespondierendem Uterushorn.

Auf ähnliche Beispiele kann man auch bei der Fehlentwicklung bestimmter Augenabschnitte hinweisen. Alle diese Einzelheiten gehören in das Gebiet der speziellen Pathologie und Teratologie und sollen daher in diesem Zusammenhang nur angedeutet sein. Wir möchten aber einige wichtige Publikationen nennen, auf die im einzelnen zurückzugreifen ist. Für das *Zentralnervensystem* dürfte das 1952 erschienene Buch von BENDA: „Developmental disorders of mentation and cerebral palsies“ eine wertvolle Hilfe sein, für das *Auge* verweisen wir auf das Buch von J. MANN: „The development of the human eye“, 2. Auflage 1950.

Unberücksichtigt bleibt hier auch die Darstellung der Spaltbildungen des Gesichtes, welche wir bereits zu den speziellen Mißbildungen der Mundhöhle rechnen. Eine den modernen Auffassungen entsprechende Darstellung dieser häufig auch kombiniert mit anderen Störungen auftretenden Fehlbildungen habe ich im Kapitel „Mißbildungen des Feten" im KOLLERschen Lehrbuch der Geburtshilfe gegeben[1]. Es ist bedrückend, immer wieder feststellen zu müssen, daß die unhaltbar gewordene Lehre von der Entstehung der Gesichtsspalten als Folge des Ausbleibens der Verwachsung verschiedener Gesichtsfortsätze, immer noch gelehrt und wiedergegeben wird!

Bezüglich der übrigen Organsysteme: Respirations-, Verdauungs- Urogenitaltrakt müssen wir auf die Darstellungen der speziellen Pathologie verweisen.

Literatur.

ABBOTT, M. E.: Atlas of congenital cardiac diseases. Amer. Heart Assoc. New York 1936. — ALBOUGH, C. H.: Congenital anomalies following maternal rubella in early week of pregnancy. J. Amer. Med. Assoc. **129**, 719 (1945). — ALBRIGHT, F., CH. BURNETT, P. SMITH and W. PARSON: Pseudo-hypoparathyreoidisme. An example of Seabright-Bantam-Syndrom Endocrinology **30**, 922 (1942). — ALBRIGHT, F., and E. REIFENSTEIN: The parathyreoid glands and metabolic bone disease. London: Baillère, Tindall a. Cox 1948. — ANCEL, P.: La chimiotératogenèse chez les vertébrés. Paris: Gaston Doinet et Cie. 1950. — ANSELMINO, K. J.: Über die Permeabilität der Plazenta. I. Mitt. Die Grenzen der „physikalischen Permeabilität für Anelektrolyte an der Kaninchenplazenta. Arch. Gynäk. **138**, 710 (1929). — ASCHENHEIM, E.: Schädigung einer menschlichen Frucht durch Röntgenstrahlen. Arch. Kinderheilk. **68**, 131 (1920). ~ Schädigung einer menschlichen Frucht durch Röntgenstrahlen. Münch. med. Wschr. **1920**, 1480. — ASCHNER, B., u. G. ENGELMANN: Konstitutionspathologie in der Orthopädie. Erbbiologie des peripheren Bewegungsapparates. Wien u. Berlin: Springer 1928. — ASKANAZY, M.: Wann treten die Nabelgefäße am Kopf und nicht oder nur zum Teil am Nabel ein? Schweiz med. Wschr. **1938**, 1303.

BALTZER, F.: Entwicklungsphysiologische Analyse von Artbastarden. 13. Kongr. Internat. Zool. Paris 1949, S. 234. ~ Entwicklungsphysiologische Betrachtungen über Probleme der Homologie und Evolution. Rev. suisse Zool. **57**, 452 (1951). — BAMATTER, F.: Répercussions sur l'enfant des maladies infectieuses de la mère pendant la grossesse. Ed. spéc. du Fas. 48, de la Bibliotheca paediatrica. Basel: Karger 1949. — BARDEEN, C. R.: Further studies on the variation in susceptibility of amphibian ova to the x-rays at different stages of development. Amer. J. Anat. **11**, 419 (1911). — BAUER, F., and E. C. ASHBURY: Congenital cardial diseases. Bibliography of the 1000 cases analyzed in Maude Abbott's Atlas. Amer. Heart J. **27**, 688 (1944). — BAUER, J., u. B. ASCHNER: Zur Kenntnis der Konstitutionsdefekte des peripheren Bewegungsapparates. Beitr. Klin. Konstit.path. **12**. — Z. Konstit.-lehre **10**, 592 (1925). — BAUMGARTNER, L.: Infant and childhood mortality. Pediatrics **3**, 722 (1949). — BAUR, E., E. FISCHER u. F. LENZ: Menschliche Erblehre, 5. Aufl. München: J. F. Lehmann 1940. — BAYER, R.: Zur Ätiologie der Fehlgeburt. Arch. Gynäk. **172**. 198 (1942). ~ Die Molenbildung als Abortusursache. Z. Geburtsh. u. Frauenheilk. **12**, 641 (1940). ~ Der habituelle Abort. Münch. med. Wschr. **1941**, 902. ~ Zur Ätiologie der ektopischen Schwangerschaft. Klin. Wschr. **1941**, 1093. — BENDA, CH. E.: Developmental disorders of mentation and cerebral palsies. New York: Grune & Stratton 1952. — BESSEL-HAGEN: Die Therapie und Pathologie des Klumpfußes. Heidelberg 1936. Zit. nach DEBRUNNER. — BEST, E., u. G. B. GRUBER: Beitrag zur Frage der Bauchspaltenbildung. Virchows Arch. **236**, 146 (1922). — BLACK-SCHAFFER, B.: Fetal nanosomia and bone athrepsia in new-born of woman with a severe cyanotic cardio-vascular anomaly. Amer. J. Obstetr. **59**, 656 (1950). — BONNEVIE, K.: Vererbbare Mißbildungen und Bewegungsstörungen auf embryonale Gehirnanomalien zurückführbar. Erbarzt **9**, 135 (1935). ~ Die vererbbaren Kopf- und Fuß-anomalien der LITTLE-BAGGschen Mäuserasse. Z. Abstammungslehre **62** (1932). ~ Tatsachen der genetischen Entwicklungsphysiologie. In Handbuch der Erbbiologie des Menschen, Bd. 1, S. 73. 1940. — BOURQUIN, J. B.: Les malformations du nouveau-né, causées par des viroses de la grossesse et plus particulièrement par la rubéole. Thèse de Genève 1948. — BRACHET, J.: Embryologie chimique. Paris 1944. — BREDT, H.: Die Mißbildungen des menschlichen Herzens. Erg. Path. **30**, 77 (1936). — BREUS, C.: Über Hämatommolen. Zbl. ges. Gynäk. **1897**, 473. — BRUNST, V. V.: Influence of local x-ray treatment on the development of extremities of the young axolotl. J. of Exper. Zool. **114**, 1 (1950). ~ Influence of x-rays on limb regeneration in urodele amphibians. Quart. Rev. Biol. **25**, 1 (1950). ~ The problem of roentgen stimulation. Amer. J. Roentgenol. **68**, 281 (1952). — BRUNST, V. V., and F. H. J. FIGGE: The development of secondary tails in young axolotls after local x-ray irradiation. J. of Morph. **89**, 111 (1951). — BRUNST, V. V., E. A. SHEREMETIEVA-BRUNST and F. H. J. FIGGE: Influence of local x-ray treatment on development of jaws in young

[1] Siehe auch bei VEAU 1938 und TÖNDURY 1948.

axolotl. Proc. Soc. Exper. Biol. a. Med. **79**, 401 (1952). — BÜCHI, E. C.: Über die Abhängigkeit der Mißbildungen vom Gebäralter. Arch. Klaus-Stiftg. **25**, 61 (1950). ~ Die Parität als ein Faktor in der Genese kongenitaler Mißbildungen. Arch. Klaus-Stiftg. **25**, 557 (1950). ~ Hat der Konzeptionsmonat eine ätiologische Bedeutung bei kongenitalen Mißbildungen? Arch. Klaus-Stiftg. **25**, 602 (1950). — BÜCHNER, F.: Zur Biologie und Pathologie der Entwicklung. Med. Klin. **1952**, 605. — BÜCHNER, F., J. MAURATH u. J. REHN: Experimentelle Mißbildungen des Zentralnervensystems durch allgemeinen Sauerstoffmangel. Klin. Wschr. **1946**, 137. — BÜCHNER, F., H. RÜBSAAMEN u. G. ROTHWEILER: Reproduktion fundamentaler menschlicher Mißbildungen am Hühnchenkeim durch O_2-Mangel. Naturwiss. **38**, 142 (1951).

CARRUTHERS, D. G.: Congenital deaf-mutism as sequela of a rubella-like maternal infection during pregnancy. Med. J. Austral. **1**, 315 (1945). — CHAPPLE, C.: Pediatric orthopedics. In MIT HELL-NELSON-Textbook of Pediatrics. Herausgeg. von W. E. NELSON, 4. Aufl., S. 1202. Philadelphia: W. B. Saunders Company 1945. Zit. nach WARKANY. — CLAUSEN, R.: Ein Fall von Bauch-Blasen-Darm-Genitalspalte mit Myelocystocele. Inaug.-Diss. Zürich 1943. — COCCHI, U., H. GLOOR u. H. R. SCHINZ: Kurze Einführung in die Humangenetik. Dtsch. med. Wschr. **1950**, 509. Siehe auch Lehrbuch der Röntgendiagnostik von H. R. SCHINZ, W. BAENSCH, E. FRIEDL u. E. UEHLINGER. 5. Aufl. Stuttgart: Georg Thieme 1950. — CONTE, W. R., C. S. MCCAMMON and B. CHRISTIE: Congenital defects following maternal rubella. Amer. J. Dis. Childr. **70**, 301 (1945). — CREW, F. A. E.: Studies in intersexuality. A peculiar type of developmental intersexuality in the male of the domesticated mammals. Proc. Roy. Soc. Lond., Biol. Sci. **94**, 90 (1923). — CURTIUS, F., u. O. v. VERSCHUER: Die Anlage zur Entstehung von Zwillingen und ihre Vererbung. Arch. Rassenbiol. **26**, 361 (1932). — CUSTER, E. M.: Über das Wesen der schrägen Gesichtsspalten. Inaug.-Diss. Zürich 1943.

DAMANY, P. LE: Die angeborene Hüftgelenksverrenkung. Z. orthop. Chir. **21**, 129 (1908). — DAVENPORT, C. B.: Is there inheritance of twinning tendency from the father's side? Z. Abstammungslehre, Suppl. **1**, 595 (1928). — DEBRUNNER, H.: Einige Ergebnisse aus experimentellen Untersuchungen über Mißbildungsentstehungen. Z. orthop. Chir. **52**, 370 (1930). — DIBLE, J. H.: Foetal and neonatal hepatitis and its sequelae. Schweiz. Z. Path. u. Bakter. **16**, 389 (1953). — DOERR, W.: Über Mißbildungen des menschlichen Herzens mit besonderer Berücksichtigung von Bulbus und Truncus. Virchows Arch. **310**, 304 (1943). — DOGRAMACI, J., and H. GREEN: Factors in etiology of congenital heart anomalies. J. of Pediatr. **30**, 295 (1947). — DOLFF, C.: Unterschiedliche Befunde an den Zotten und der Decidua bei Aborten und ihre klinische Bedeutung. Arch. Gynäk. **175**, 319 (1944). — DOUS, R.: Häufigkeit und Art der Mißbildungen Neugeborener an dem Krankengut der Königsberger Universitäts-Frauenklinik 1926—1936. Inaug.-Diss. Königsberg 1939. — DUNHAM, CH. L., E. P. CRONKITE, G. V. LE ROY and SH. WARREN: Atomic bomb injury: Radiation. J. Amer. Med. Assoc. **147**, 50 (1951). — DUNN, L. C., and S. GLUECKSOHN-SCHOENHEIMER: A new complex of hereditary abnormalities in the house mouse. J. of Exper. Zool. **104**, 25 (1947).

EHRAT, R.: Die Mißbildungen der Neugeborenen an der Universitäts-Frauenklinik Zürich 1921—1944. Inaug.-Diss. Zürich 1948. — ELRICK, H., F. BARTTER, A. SUTPHIN and F. ALBRIGHT: Pseudohypoparathyreoidism, a report of two new cases with special reference to the epiphyseal changes. Endocrinology **45**, 665 (1949). — ENGELHARDT, E., u. H. PISCHINGER: Über eine durch Röntgenstrahlen verursachte menschliche Mißbildung. Münch. med. Wschr. **1939**, 1315. — ERICKSON, C. A.: Rubella early in pregnancy causing congenital malformation of eyes and heart. J. of Pediatr. **25**, 281 (1944). — EVANS, M. V.: Congenital dental defects in infants subsequent to maternal rubella during pregnancy. Med. J. Austral. **1944 II**, 225. ~ Further observations in dental defects in infants subsequent to maternal rubella during pregnancy. Med. J. Austral. **1947 I**, 780.

FANCONI, G.: Klinische Bedeutung des Rhesusfaktors. Rück- und Vorschau. Helvet. paediatr. Acta, Suppl. II **1946**, 9. — FANCONI, G., H. ZELLWEGER u. A. BOTSZTEIJN: Die Poliomyelitis und ihre Grenzgebiete. Basel: Benno Schwabe & Co. 1945. — FELLER, A., u. H. STERNBERG: Zur Kenntnis der Fehlbildungen der Wirbelsäule. Virchows Arch. **280**, 649 (1931). ~ Über Sirenenbildung. Frankf. Z. Path. **47**, 98 (1934). — FLEXNER, L. B., and A. GELLHORN: A comparative study of placenta permeability using radioactive sodium. Anat. Rec. **82**, 411 (1942). — FOX, M. J., and M. BARTEN: Rubella in pregnancy causing malformations in newborn. J. Amer. Med. Assoc. **130**, 568 (1946). — FRÄDRICH, G.: Über die menschlichen sireniformen Mißbildungen. Jena: Gustav Fischer 1938. — FRANCESCHETTI, A., F. BAMATTER u. J. B. BOURQUIN: Embryopathie rubeolose. Helvet. paediatr. Acta **2**, 339 (1947). — FRANCESCHETTI, A., J. E. W. BROCHER u. D. KLEIN: Dysostose mandibulo-faciale unilatérale avec déformations multiples du squelette (processus paramastoide, synostose des vertèbres, sacralisation, etc.) et torticollis clonique. Arch. Klaus-Stiftg. **22**, 373 (1947). — FRANCILLON, M. R.: Zur Kenntnis der angeborenen Hüftgelenksverrenkung. Beil.h. z. Z. orthop. Chir. **66** (1937) ~ Über die Entwicklung des Pfannendaches und ihre Bedeutung für die Entstehung der Luxatio coxae congenita. Schweiz. med. Wschr. **1938**, 341.

Gallera, J.: Influence de l'atmosphère artificiellement modifiée sur le développement embryonaire du poulet. Acta anat. (Basel) 11, 549 (1950). — Gasser, C.: Wechselbeziehungen zwischen Mutter und Kind während der Schwangerschaft und ihre Auswirkung im späteren Leben. Schweiz. med. Jb. **1952**, 31. — *Genetic effects of the atomic bombs*. Genetics conference, committee on atomic casualities, National research council. Science (Lancaster, Pa.) **106**, 331 (1947). — Gillman, J., Ch. Gilbert and Th. Gillman: Hydrocephalus, spina bifida and other congenital anomalies in the rat, produced by trypan blue. S. Afric. J. Med. Sci. **13**, 47 (1948). — Gilse, P. H. G. v.: Kurze Übersicht über Rötelnprobleme. Bull. schweiz. Akad. Med. Wiss. **4**, 89 (1948). — Gloor, F.: Beitrag zur Frage der Mißbildungskorrelationen am menschlichen Herzen. Ann. paediatr. (Basel) **181**, 99 (1953). — Goldschmidt: Zit. nach Töndury. — Goldstein, L., and D. Murphy: Micromelia in a child irradiated in utero. Surgery **50**, 79 (1930). ~ Etiology of ill-health in children born after maternal pelvic irradiation. Amer. J. Roentgenol. **22**, 322 (1929). ~ Microcephalic idiocy following radium therapy for uterine cancer during pregnancy. Amer. J. Obstetr. **18**, 189 (1929). — Goodpasture, E. W.: Virus infection of the mammalian fetus. Science (Lancaster, Pa.) **95**, 391 (1942). — Greenhill, J. P.: The increased incidence of fetal abnormalities in cases of placenta previa. Amer. J. Obstetr. **37**, 624 (1939). — Gregg, N. M.: Congenital cataract following german measles in mother. Trans. Ophthalm. Soc. Austral. **3**, 35 (1941); **4**, 119 (1944). ~ Rubella during pregnancy of the mother with its sequelae of congenital defects in the child. Med. J. Austral. **1945 I**, 313. — Grob, M., u. E. Rossi: Die Diagnostik der angeborenen Angio-Kardiopathien. Helvet. paediatr. Acta **4**, 189 (1949). — Grönwall, H., u. P. Selander: Viruskrankheiten während der Gravidität und deren Einfluß auf den Foetus. Nord. Med. **37**, 409 (1948). — Grosser, O.: Entwicklungsgeschichtliche Grundlagen amniotischer Mißbildungen. Verh. dtsch. path. Ges. **1938**, 213. — Gruber, G. B.: Über Zweiköpfigkeit bei Menschen. Abh. Ges. Wiss. Göttingen, Math.-physik. Kl., III. F. **1931**. ~ Sirenoide Fehlbildungen. In Morphologie der Mißbildungen von E. Schwalbe u. G. B. Gruber, III. Teil, 1. Abt., S. 556ff. 1937. ~ Über Wesen und Abgrenzung amniogener Mißbildungen. Verh. dtsch. path. Ges. **1938**, 228. — Gruenwald, P.: Mechanism of abnormal development. Arch. of Path. **44**, 398, 495, 648 (1947). — Guénot, E.: Le problème morphogénétique dans la régénération des urodèles. Détermination et potentialités des régénérats. Rev. suisse Zool. **34**, 127 (1927). — Günthart, A.: Einführung in die Vererbungslehre. Sammlung Dalp. Bern: A. Francke 1946.

Hadorn, E.: Über letal wirkende Erbfaktoren. Schweiz. med. Wschr. **1940**, 1237. ~ Zur Pleiotropie der Genwirkung. Arch. Klaus-Stiftg. **20**, 82 (1945). — Hale, F.: Relation of vitamin A to anophthalmos in pigs. Amer. J. Ophthalm. **18**, 1087 (1935). — Hamilton, W. J., J. D. Boyd and H. W. Mossman: Human Embryology, 2. Aufl. Cambridge: Heffer 1952. — Hanhart, E.: Die Entstehung und Ausbreitung von Mutationen beim Menschen. In Handbuch der Erbbiologie des Menschen, Bd. 1, S. 228. 1940. ~ Neuere Studien über den Erbgang der Schizophrenie, Schwachsinn, Taubstummheit und Albinismus in schweizerischen Inzuchtgebieten. Sitzung der Naturforsch.-Ges. in Zürich 1934. — Hellin: Die Ursache der Multiparität der unipaaren Tiere überhaupt und der Zwillingsschwangerschaft beim Menschen insbesondere. Zit. nach v. Planta. — Hertig, A. T., and J. Rock: On the development of the early human ovum, with special reference to the trophoblast of the previllous stage; a description of 7 normal and 5 pathologic human ova. Amer. J. Obstetr. **47**, 149 (1944). — Herzog, E.: Eine Übergangsform zwischen totaler Eventration und Schizosoma reflexum beim Menschen. Frankf. Z. Path. **36**, 93 (1928). — Holst, G.: Zahlenmäßige Untersuchungen über Verteilung verschiedener Mißbildungsarten in einem großen teratologischen Anschauungsgut. Inaug.-Diss. Göttingen 1939. — Horlacher, B.: Über das Vorkommen von Kopfmißbildungen bei Geschwistern. Inaug.-Diss. Basel 1952. Erscheint in Gynaecologia 1954. — Hueck, W.: Halbseitiger Riesenwuchs als Doppelbildung. Ein Versuch einer entstehungsgeschichtlichen Klärung. Sächs. Akad. Wiss. Leipzig **83**, 19 (1931). — Hurwitz, D., and F. C. Irving: Diabetes and pregnancy. Amer. J. Med. Sci. **194**, 85 (1937).

Idelberger, K.: Die Zwillingspathologie des angeborenen Klumpfußes. Stuttgart: Ferdinand Enke 1939. ~ Die Erbpathologie der sog. angeborenen Hüftverrenkung. München: Urban & Schwarzenberg 1951. — Iklé, A., u. M. Reiniger: Zwillingsschwangerschaft mit intrauterinem und extrauterinem Kind am Termin. Gynaecologia (Basel) **137**, 17 (1954). — Ingalls, T. H.: Etiology of mongolism; epidemiologic and teratologic implications. Amer. J. Dis. Childr. **74**, 147 (1947). ~ The study of congenital anomalies by the epidemiologic method. New England J. Med. **243**, 67 (1950). — Ingalls, T. H., F. J. Curley and R. A. Prindle: Anoxia as a cause of fetal death and congenital defect in the mouse. Amer. J. Dis. Childr. **80**, 34 (1950). ~ Experimental of congenital production anomalies. New England J. Med. **247**, 758 (1952). — Ingalls, T. H., C. G. Tedeschi, and M. M. Helpern: Congenital malformations of the eye induced in mice by maternal anoxia. Amer. J. Ophthalm. **35**, 311 (1952). — Isigkeit, E.: Untersuchungen über die Heredität orthopädischer Leiden. II. Die angeborene Hüftverrenkung. Arch. orthop. Chir. **26**, 659 (1928).

JOB, T. T., G. J. SEIBOLD and H. A. FITZMAURICE: Biological effects of roentgen-rays; determination of critical periods in mammalian development with x-rays. Amer. J. Anat. **56**, 97 (1935). — JOSLIN, E. P., H. F. ROOT, P. WHITE and A. MARBLE: The treatment of diabetes mellitus. Philadelphia: Lea a. Febiger 1940.

KAESER, O.: Studien an menschlichen Aborteiern mit besonderer Berücksichtigung der frühen Fahlbildungen und ihrer Ursachen. Schweiz. med. Wschr. **1949**, 509, 780, 803, 1050, 1079. — KAMERBEEK, A. E. H. M.: Het Rubella-Probleem in het Licht van Nederlandse Ervaringen. Inaug.-Diss. Leiden 1949. — KAVEN, A.: Auftreten von Gehirnmißbildungen nach Röntgenbestrahlung von Mäuseembryonen. Z. menschl. Vererbgs- u. Konstit.lehre **22**, 247 (1938). — KERMAUNER, F.: Die Mißbildungen des Rumpfes. In SCHWALBE, Morphologie der Mißbildungen, Bd. III/1, S. 41. 1909. — KLEBANOW, D.: Fertilitätsstörungen als Spätfolge chronischen Hungers und schwerer seelischer Traumen. Geburtsh. u. Frauenheilk. **9**, 420 (1949). — KLEBANOW, D., u. H. HEGNAUER: Zur Frage der kausalen Genese von angeborenen Mißbildungen. Med. Klin. **1950**, 1198, 1233. — KLOOGMANN, R.: Die Mißbildungen der Neugeborenen am Basler Frauenspital. Inaug.-Diss. Basel 1947. — KOLLER, S.: Allgemeine statistische Methoden in speziellem Blick auf die menschliche Erblehre. In Handbuch der Erbbiologie des Menschen, Bd. 2, S. 112. 1940. ~ Methodik der menschlichen Erbforschung (mit Ausnahme der Mehrlingsforschung). In Handbuch der Erbbiologie des Menschen, Bd. 2, S. 249. 1940.

LAMY, M., u. O. SCHWEISGUTH: Etiologie des malformations du coeur. Annales paediatr. (Basel) **171**, 245 (1948). — LANNELONGUE: Zit. nach DEBRUNNER. — LEHMANN, F. E.: Die embryonale Entwicklung. Entwicklungsphysiologie und experimentelle Teratologie. In Handbuch der allgemeinen Pathologie, Bd. VI. 1955. — LEHMANN, F. E., u. W. HUBER: Beobachtungen an Tubifex über die Bildung von Doppeleiern bei der zweiten Reifungsteilung und die Frage der Entstehung ovozytärer Zwillinge. Arch. Klaus-Stiftg. **19**, 473 (1944). — LELLING, E.: Über die Ätiologie des Klumpfußes bei lebensfähig ausgetragener Extrauteringravidität. Zbl. Gynäk. **62**, 2209 (1938). — LOEFFLER, L.: Anwendungen der menschlichen Erbbiologie. In Handbuch der Erbbiologie des Menschen, Bd. 2, S. 310. 1940. — LOUSTALOT, P.: Über Mißbildungen des caudalen Körperendes. Ein Beitrag zur Frage der sirenoiden Fehlbildungen. Acta anat. (Basel) **9**, 366 (1950). — LUXENBURGER, H.: Die Zwillingsforschung als Methode der Erbforschung beim Menschen. In Handbuch der Erbbiologie des Menschen, Bd. 2, S. 213. 1940.

MACGREGOR, A. R.: Pathology of still-birth and neonatal death; review of 1053 cases. Brit. Med. Bull. **4**, 174 (1946). — MALL, F. P.: A study of the causes underlying the origin of human monstres. J. of Morph. **19**, 1 (1908). ~ On the fate of the human embryo in tubal pregnancy. Carnegie Inst. Publ. N. 221. Contrib. to Embryol. **1**, 1 (1915). — MANN, I. C.: The development of the human eye, 2. Aufl. New York: Grüne & Stratton 1950. — MARTINI, G. A.: Hepatitis und Schwangerschaft. Schweiz. Z. Path. u. Bakter. **16**, 475 (1953). — MARTIUS, H.: Lehrbuch der Geburtshilfe. Stuttgart: Georg Thieme 1952. — MAURATH, J., u. J. REHN: Beiträge zur experimentellen Erzeugung einfacher Mißbildungen durch Sauerstoffmangel an Tritonen. Frankf. Z. Path. **60**, 495 (1949). — MEIER, A.: Ähnlichkeitsdiagnose bei 100 gleichgeschlechtlichen Zwillingspaaren. Inaug.-Diss. Basel 1951. — MILLER, H. C.: Cardiac hypertrophy and extramedullary erythropoiesis in new-born infants of prediabetic mothers. Amer. J. Med. Sci. **209**, 447 (1945). — MOHR, O. L.: Lethal genes in higher animal and man. Anat. a. Genet. Inst. Oslo 1939. — MOHR, O. L., and CHR. WRIEDT: A new type of heredity brachyphalangy in man. Carnegie Inst. Publ. N. 295 (1919). — MOORE, L. A.: Relationship between carotene, blindness due to constriction of optic nerve, papillary edema and nyctalopia in calves. J. Nutrit. **17**, 443 (1939). — MÜLLER, M. W.: Zur Ätiologie des angeborenen Klumpfußes unter besonderer Berücksichtigung seiner Vererbung. Arch. Klaus-Stiftg. **2**, 1 (1926). — MULLER, H. J.: In MULLER-LITTLE-SNYDER, Genetics, Medicine and Man. Ithaka: Cornell. Univ. Press. 1947. Zit. nach COCCHI, GLOOR, SCHINZ. — MURPHY, D. P.: Congenital malformations. Philadelphia: University of Pennsylvania Press 1940. — MUSHETT, C. W.: Elektive Differenzierungsstörungen des Zentralnervensystems am Hühnchenkeim nach kurzfristigem Sauerstoffmangel. Beitr. path. Anat. **113**, 367 (1953).

NAUJOKS, H.: Der Einfluß kurzfristigen Sauerstoffmangels auf die Entwicklung des Hühnchens in den ersten fünf Bruttagen. Beitr. path. Anat. **113**, 221 (1953). — NEUWEILER, W.: Der intrauterine Fruchttod. Gynaecologia (Basel) **127**, 367 (1949). — NICK, J.: Über die Untersuchung von Herzen menschlicher Keimlinge mit den Zeichen einer Embryopathia rubeolica. Schweiz. Z. Path. u. Bakt. **16**, 653 (1953). — NILSONNE, H.: Eine statistische Studie über den kongenitalen Klumpfuß. Z. orthop. Chir. **48**, 219 (1927).

OLIM, C. B., and H. B. TURNER: Anencephaly in fetuses of mother with tetralogy of Fallot. J. Amer. Med. Assoc. **149**, 932 (1952). — OTTWEILER: Diss. München 1943. Zit. nach KLEBANOW.

PARSONS, L.: Maternal rubella as a cause of congenital defects. Brit. Med. Bull. **4**, 193 (1946). — PATELLANI, S.: Die mehrfachen Schwangerschaften, die Extrauteringraviditäten und die Entwicklungsanomalien der weiblichen Geschlechtsorgane vom anthropogenetischen Gesichtspunkte aus betrachtet. Z. Geburtsh. **35**, 373 (1897). — PFAUNDLER, M. v.: Studien über Fruchttod, Geschlechtsverhältnis und Selektion. I. Mitt. Zur intrauterinen Absterbeordnung. Z. Kinderheilk. **57**, 185 (1936). — PFIFFER, L.: Die Mißbildungen der Neugeborenen am Basler Frauenspital 1920—1933. Inaug.-Diss. Basel 1935. — PLAGENS, G. M.: An embryological study of a special strain of deformed x-rayed mice, with special reference to the etiology and morphogenesis of the abnormalities. J. of Morph. **55**, 151 (1933). — PLANTA, P. v.: Beitrag zur Frage der Vererbung von Zwillingen an Hand eines Stammbaumes. Inaug.-Diss. Basel 1948. — POLITZER, G., u. L. STOCKINGER: Die Entstehung der dorsalen Körperspalte. Frankf. Z. Path. **64**, 381 (1953). — PRAEGER, E.: Schwangerschaftsdauer bei Mißbildungen. Inaug.-Diss. Berlin 1940. — PUECH: Des accouchementes multiples en France et dans les principales contrées de l'Europe. Zit. nach v. PLANTA.

REESE, A. B.: Congenital cataracts following german measles in the mother. Amer. J. Ophthalm. **27**, 483 (1944). — RICKENBACHER, U.: Die Nucleinsäure in der Augenentwicklung bei Amphibien. Rev. suisse Zool. **58**, 456 (1951). — RISCHPLER: Arch. Entw.mechan. **6** (1898). Zit. nach SCHWALBE. — ROCHES, PH.: Zur Frage der Anenkephalie. Inaug.-Diss. Basel 1951. — ROGER, H.: Bull. Acad. Méd. Paris **42** (1879). Zit. nach GLOOR. — RÜBSAAMEN, H.: Mißbildungen am Zentralnervensystem von Tritonen durch allgemeinen Sauerstoffmangel bei Normaldruck. Roux'Arch. **143**, 593 (1948). ~ Die Beeinflussung der Kiemenentwicklung von Triton im experimentellen Sauerstoffmangel. Beitr. path. Anat. **111**, 236 (1951). ~ Über die teratogenetische Wirkung des Sauerstoffmangels in der Frühentwicklung. Beitr. path. Anat. **112**, 336 (1952).

SCAGLIETTI, O.: Studio clinico-statistico sui cosidi lussazione cong. etc. Chir. Org. Movim. **19**, 3 (1934). — SCHAPER, A.: Experimentelle Untersuchungen über den Einfluß der Radiumstrahlen auf embryonal regenerative Entwicklungsvorgänge. Anat. Anz. **25**, 298, 326 (1904). — SCHATZ, F.: Die Gefäßverbindungen der Placentakreisläufe eineiiger Zwillinge, ihre Entwicklung und ihre Folge. III. Die Akardier und ihre Verwandten. Arch. Gynäk. **53**, 144 (1897). — SCHENK, H.: Inaug.-Diss. Berlin 1942. Zit. nach EHRAT. — SCHINZ, H. R.: Erbtypen und Formen bei Brachydaktylie. Arch. Klaus-Stiftg. **18**, 361 (1943). SCHÜPBACH, A., u. B. COURVOISIER: Existe-t-il un pseudohypoparathyreoidisme? Schweiz. med. Wschr. **1949**, 887. — SCHNORF, L.: Über einen Hemiacardius als Beitrag zur Lehre von den Akardiern. Inaug.-Diss. Zürich 1942. — SCHULTZE, K. W.: Über Letalfaktoren, eine wichtige und wenig beachtete Ursache von Fehlgeburten. Münch. med. Wschr. **1939**, 1753. ~ Der intrauterine Fruchttod. Ber. Gynäk. **39**, 225 (1939). ~ Entwicklungsstörungen des Eies (Abortiveies), eine der wichtigsten Ursachen von Fehlgeburten. Zbl. Gynäk. **1941**, 161. ~ Abortiveier und Unfruchtbarkeit. Zbl. Gynäk. **1941**, 2121. ~ Über Abortiveier. Zbl. Gynäk. **1943**, 1073. — SCHWALBE, E.: Allgemeine Mißbildungslehre. In Morphologie der Mißbildungen des Menschen und der Tiere, Kap. X, S. 179. Leipzig: Gustav Fischer 1906. — SEARS, TH. P.: The physician in atomic defense. The Year Book publishers inc. Chicago 1953. — SEGESSER, E. M. v.: Ein Beitrag zur Kenntnis der Akardier. Inaug.-Diss. Zürich 1941. — SELYE: Textbook of Endocrinology 1947. Zit. nach ZELLWEGER u. GIRARDET. — SIMPSON, H. R. E.: Rubella and polyarthritis. Brit. Med. J. **1940 I**, 830. ~ Rubella and congenital malformations. Lancet **1944 I**, 483. — SKIPPER, E.: Diabetes mellitus and pregnancy. Clinical and analytical study with special observations upon 33 cases. Quart. J. Med. **2**, 353 (1933). — SNELL, G. D.: Induction by roentgen-ray of hereditary changes in mice. Radiology **36**, 189 (1941). — SNYDER, L. H.: The principles of heredity, 3. Aufl. Boston: D. C. HEATH 1946. — STERNBERG, H.: Malformazioni multiple delle estremità da irradione Roentgen durante la gravidanza. Chir. Org. Movim. **24**, 231 (1939). — STIEVE, H.: Der Einfluß des Nervensystems auf Bau und Leistungen der weiblichen Geschlechtsorgane des Menschen. Leipzig: Akademische Verlagsgesellschaft 1942. — STOCKARD, CH. R.: The artifical production of a single median cyclopean eye in the fish embryo by means of sea water solutions of magnesium. Roux'Arch. **23**, 249 (1907). ~ Developmental rate and structural expression, an experimental study of twins, double monstres and single deformities and the interaction among embryonic organs during their origin and development. Amer. J. Anat. **28**, 115 (1920/21). — STREETER, G. L.: Focal deficiencies in fetal tissues and their relation to intrauterine amputation. Contrib. to Embryol. **22**, 1 (1930). — STROHHOFER, M.: Die in den letzten 20 Jahren 1912—1931 in der Univ.-Frauenklinik und Hebammenschule München zur Beobachtung gelangten Mißgeburten. Inaug.-Diss. München 1935. — STRUPLER, W.: Diskordante Mißbildungen bei eineiigen Zwillingen. Arch. Klaus-Stiftg. **22**, 169 (1947). — STÜNZI-ZÜST, B.: Zur Frage der Mißbildungen des caudalen Körperendes. Arch. Klaus-Stiftg. **22**, 45 (1947). — SWAN, C.: Rubella in pregnancy as aetiological factor in stillbirth. Lancet **1948 I**, 744.

TALBOT, J. E.: The praenatal infect and the relation to the etiology of deformed babies. Amer. J. Obstetr. 8, 271 (1924). — TAUSSIG, H. B.: Congenital malformations of the heart. The Common Wealth Fund 1947. — TÖNDURY, G.: Neuere Aussichten über die formale Genese der Atresien von Anus und Rectum. Schweiz. med. Wschr. **1941**, 253. ~ Mißbildung und Experiment. Vjschr. naturforsch. Ges. Zürich 88, 245 (1943). ~ Zur Kenntnis der Fehlbildungen mit Defekten des hinteren Körperendes. Arch. Klaus-Stiftg. **19**, 225 (1944). ~ Zur

Genese der Hasenscharte beim Menschen. Rev. suisse Zool. **53**, 459 (1946). ~ Zur Wirkung des Stilboestrols auf die Furchungsteilungen des Axolotl. Acta anat. (Basel) **4**, 269 (1947). ~ Zur Genese der Hasenscharte. Pract. otol. etc. (Basel) **10**, 146 (1948). ~ Die Bedeutung der Chorda dorsalis für die Entwicklung der Wirbelsäule. Arch. Klaus-Stiftg. **24**, 237 (1949). ~ Embryopathia rubeolosa. Zur Wirkung der Rubeolen in graviditate auf das Kind. Rev. suisse Zool. **58**, 476 (1951). ~ Zum Problem der Embryopathia rubeolosa. Dtsch. med. Wschr. **1951**, 1029. ~ Zum Problem der Embryopathia rubeolosa. Bull. schweiz. Akad. Med. Wiss. **7**, 307 (1951). ~ Zur Wirkung des Erregers der Rubeolen auf den menschlichen Keimling. Helvet. paediatr. Acta **7**, 105 (1952). ~ Zur Kenntnis der Wirkung der Sexualhormone auf die embryonale Entwicklung. Vjschr. naturforsch. Ges. Zürich **97**, 12 (1952). ~ Embryonales Wachstum und seine Störungen. Verh. schweiz. med. biol. Ges. Bern **19** (1953). — TÖNDURY, G., u. B. CAGIANUT: Zur Wirkung der Sexualhormone auf Wachstum und Differenzierung. Biol. Rev. **26**, 28 (1951).

ULLRICH, O.: Über typische Kombinationsbilder multipler Abartungen. Z. Kinderheilk. **49**, 271 (1930). ~ Neue Einblicke in die Entwicklungsmechanik multipler Fehlbildungen. Klin. Wschr. **1938**, 185. ~ Der Status Bonnevie-Ullrich im Rahmen anderer „Dyscranio-Dysphalangien". Erg. inn. Med. **2**, 412 (1951).

VEAU, V.: Hasenscharten menschlicher Keimlinge auf der Stufe 21—23 mm SSL. Z. Anat. **108**, 459 (1938). — VERSCHUER, O. v.: Erbpathologie. Dresden u. Leipzig: Theodor Steinkopff 1934.

WARKANY, J.: Etiology of congenital malformations. Adv. Pediatr. **2**, 1 (1947). ~ Congenital anomalies. Pediatrics **7**, 607 (1951), ~ WARKANY, J., and R. C. NELSON: Appearance of skeletal abnormalities in offspring of rats reared on a deficient diet. Science (Lancaster, Pa.) **92**, 383 (1940). — WARKANY, J., R. C. NELSON and U. E. SCHRAFFENBERGER: Congenital malformations induced in rats by maternal nutritional deficiency. Amer. J. Dis. Childr. **65**, 882 (1943). — WARKANY, J., and E. SCHRAFFENBERGER: Congenital malformations induced in rats by Roentgen rays. Skeletal changes in the offspring following a single irradiation of the mother. Amer. J. Roentgenol. **57**, 455 (1947). — WEINBERG, W.: Auslesewirkungen bei biologisch-statistischen Problemen. Arch. Rassenbiol. **1913**, 417. Zit. nach ASCHNER u. ENGELMANN. — WENNER, R.: Zur Frage der Bedeutung von Blutgefäßanastomosen in den Plazenten eineiiger Zwillinge. Gynaecologia (Basel) **132**, 307 (1951). ~ Probleme der menschlichen Zwillingsforschung. Verh. naturforsch. Ges. Basel **62**, 63 (1951). — WERDERVANG, T.: Zit. nach TÖNDURY. — WERTHEMANN, A.: Über Beziehungen sirenoider Fehlbildungen zu Schizosomen. Schweiz. Z. Path. u. Bakt. **11**, 707 (1946). ~ Auswirkungen mütterlicher Infektionen auf die Frucht unter besonderer Berücksichtigung von Rubeolen und Toxoplasmose. Ann. paediatr. (Basel) **171**, 187 (1948). ~ Die Entwicklungsstörungen der Extremitäten. In Handbuch der speziellen pathologischen Anatomie und Histologie, Bd. IX/6. Heidelberg: Springer 1952. ~ Die Mißbildungen des Feten. In Lehrbuch der Geburtshilfe von KOLLER, 2. Aufl. Basel: S. Karger 1953. — WERTHEMANN, A., u. M. REINIGER: Über Augenentwicklungsstörungen bei Rattenembryonen durch O_2-Mangel in der Frühschwangerschaft. Acta anat. (Basel) **11**, 329 (1950). — WERTHEMANN, A., M. REINIGER u. H. THOELEN: Untersuchungen über den Einfluß des O_2-Mangels auf die foetale Entwicklung von Säugetieren. Schweiz. Z. Path. u. Bakt. **13**, 756 (1950). — WHITE, P.: The treatment of diabetes mellitus. Philadelphia: Lea a. Febiger 1947. — WIEDERHOLT, R.: Eine neue Beobachtung gestörten kaudalen Rumpfverschlusses. Zbl. Path. **90**, 257 (1953). — WILDER: Amer. J. Anat. **1904**. Zit. nach HUECK. — WILSON, J. G., H. C. JORDAN and R. L. BRENT: Effects of irradiation on embryonic development. II. x-rays on the ninth day of gestation in the rat. Amer. J. Anat. **92**, 153 (1953). ~ Neoplasia induced in rat embryos by Roentgen irradiation. Cancer Res. **12**, 222 (1952). — WILSON, J. G., and J. W. KARR: Effects of irradiation on embryonic development. I. X-rays on the tenth day of gestation in the rat. Amer. J. Anat. **88**, 1 (1951). — WILSON, J. G., C. B. ROTH and J. WARKANY: An analysis of the syndrome of malformations induced by maternal Vitamin A-deficiency. Effects of restoration of Vitamin A at various times during gestation. Amer. J. Anat. **92**, 189 (1953). — WINCKEL, F. v.: Über die Mißbildung von ektopisch entwickelten Früchten. Wiesbaden 1902. — WISLOCKI, G. B.: In a series of placental stages of a platyrrhine monkey (ateles Geoffroyi) with some remarks upon age, sex and breeding period in platyrrhines. Contrib. to Embryol. **22**, 126 (414) (1930). — WOLFF, E.: Recherches expérimentales sur l'otocéphalie et les malformations fondamentales de la face. Archives d'Anat. **18**, 229 (1934). — WRIGHT, S., and K. WAGNER: Types of subnormal development of the head from inbred strains of guinea pigs and their bearing on the classification and interpretation of vertebrate monstres. Amer. J. Anat. **54**, 383 (1934). — WUSTROW, F.: Über eine monopodale Sirenenbildung. Zbl. Path. **90**, 223 (1953).

ZAPPERT, J.: Über röntgenogene fetale Mikrocephalie. Mschr. Kinderheilk. **34**, 490 (1926). — ZELLWEGER, H., u. P. GIRARDET: Zur Problematik des Pseudohypoparathyreoidismus und des hypoparathyreotischen Kretinismus. Helvet. paediatr. Acta **6**, 184 (1951).

Biologie des Wachstums.

Von

J. W. HARMS-Marburg a. d. Lahn.

Mit 34 Abbildungen.

I. Grundproblem: das Zellwachstum.

Das Wachstum ist eine Grundeigenschaft der lebenden Organismen, ein vegetativer Vorgang, der an die Assimilation geknüpft ist. Er kann nur zustande kommen, wenn die Assimilation größer ist als die Dissimilation; der Biotonus (VERWORN) A:D bedeutet Wachstum, wenn $A > D$ ist; ist $A:D = 1$ (Stoffwechselgleichgewicht), so bedeutet das Wachstumsstillstand; ist $A < D$, so findet ein Abbau organischer Substanz statt und damit eine Größen- oder Gewichtsabnahme. Diese für das Wachstum maßgebenden Stoffwechselfaktoren sind neuerdings mit radioaktiven Stoffen, die in Aminosäuren eingebaut wurden, exakt analysiert worden. Es ergab sich, daß auch in nicht wachsenden Zellen Eiweißkörper ständig synthetisiert und gespalten werden. Aber es besteht hier ein Gleichgewicht zwischen Synthese und Spaltung. In der wachsenden Zelle dagegen dominieren die Syntheseprozesse.

Tiere sind im erwachsenen Zustande meist geschlossene Systeme mit abgeschlossenem Wachstum. Daher tritt beim Baustoffwechsel des erwachsenen Tieres der eigentliche Aufbaustoffwechsel zurück gegen den Erhaltungsstoffwechsel, welcher zur Erhaltung des Systems dient. In der Periode des Wachstums sind die Tiere dagegen offene Systeme; bei Pflanzen ist keine solche scharfe Grenze zwischen wachsendem und ausgewachsenem System vorhanden, daher braucht kein besonderer Erhaltungsstoffwechsel unterschieden zu werden. Nun ist aber das Leben und eines seiner charakteristischsten Merkmale, *das Wachstum*, an die *Zelle* gebunden, welche die letzte biologische Einheit aller Lebewesen, sowohl der Bakterien und Protisten als auch der Metaphyten und Metazoen ist. Die Grunddefinition des Wachstums muß daher an der Zelle selbst gewonnen werden.

Dem Wachstum der Zelle geht bei den meisten Protisten eine äquivalente *Zellteilung* voraus, wobei die Zelle in zwei gleiche Hälften aufgeteilt wird. Die Hälften wachsen zu ihrer artspezifischen Größe heran. Das Wachstum ist also ein phasenhafter Vorgang, der nur vierdimensional zu erfassen ist, linear oder allometrisch. Dieses elementare Zellwachstum nach äquivalenter Zellteilung finden wir bei allen Bakterien und den meisten Protisten, sowie auch bei der mitotischen Vermehrung der Keimzellen, die als freie Zellen nicht im Verbande des Somas stehen. Das Wachstum erfolgt bei Anucleobionten unmittelbar nach der Zellteilung, bei den zu den Nucleobionten gehörigen Protozoen und den Keimzellen nach der Mitose.

II. Zellteilungshemmende (Biostatica) und -fördernde Stoffe.

Die Grundfrage nach der Ursache des Wachstums ist also eng verknüpft mit der Frage nach der *Induktion der Mitose.* Leider wissen wir darüber noch sehr wenig. Wir kennen zwar eine Reihe Biostatica (mitosehemmende Stoffe), aber spezifisch mitosefördernde Substanzen sind bei höheren Tieren kaum bekannt. Nun haben aber alle tierischen Organismen außer den eigentlichen Nährstoffen noch Wirkstoffe, die beim Aufbau, Umbau und Abbau lebensnotwendig sind, die *Fermente, Vitamine* und *Hormone*, die untereinander in engem Zusammenhang stehen. Von den Vitaminen sind für Säugetiere besonders wichtig das Vitamin A, die Vitamin B-Gruppe, sowie Vitamin C und D. B_2 (Lactoflavin) ist ein ausgesprochenes Wachstumsvitamin. Bei Mangel von Vitamin A und B_2 tritt Wachstumsstillstand ein. Für das Wachstum der Pflanzen sind die Biosstoffe (Bios I, Bios II oder Biotin und Bios III) sehr wichtig. Biotin z. B. wirkt in außerordentlich geringer Menge als Wuchsstoff bei manchen Heferassen.

Wir kennen heute außerdem eine Reihe von Naturstoffen und synthetisch zugänglichen Substanzen, die schon in winzigen Mengen ausgesprochene Wuchsstoffwirkung bei Bakterien und höheren Organismen zu entfalten vermögen (z. B. Folsäure, Faktoren der Vitamin B_6-Gruppe oder das „Strepogenin"). Ihr Ausfall führt zu Entwicklungsstörungen, die sich durchweg in einer Verminderung des Wachstums bemerkbar machen. Diesen wachstumsfördernden Stoffen stehen entwicklungshemmende in Wechselwirkung gegenüber. Mit der biologischen Erfassung des „Strepogenins" ist die verbindende Brücke zwischen Vitaminen und Aminosäuren sichtbar geworden.

Für das Wachstumsproblem bei niederen und höheren Organismen ist das sog. „Supravitamin T"[1] besonders wichtig geworden. Bei sozialen Insekten steht es in Zusammenhang mit der Ausbildung des Polymorphismus. Bei Termiten können unter der Einwirkung von T-Substanz *Gigas*formen (großköpfige, sog. Soldaten) gezüchtet werden, und zwar bei Formen, bei welchen normalerweise diese Kaste nicht vorkommt. Das „Supravitamin T" hat eine ähnliche Wirkung wie das Wachstumshormon der Hypophyse der Wirbeltiere, wo ebenfalls eine Überdosierung Riesenwuchs hervorruft. Die Substanz T entfaltet aber ihre Wirkung nur, wenn eine Mindestmenge von Eiweiß zur Verfügung steht. Im Gegensatz zu den Hormonen wird die T-Substanz nicht im Organismus der Insekten gebildet, sondern muß als ein Produkt des Schimmelpilzes *Penicillium notatum* oder von Wuchshefen mit der Nahrung aufgenommen werden. Der T-Stoff steht vielleicht zwischen Hormonen und Vitaminen und wird heute als „Exitatin" bezeichnet; er entfaltet seine Wirkung auch bei Wirbeltieren. Ameisen, Termiten und andere Insekten entnehmen den Wirkstoff verschiedenen Quellen. Besonders reich daran sind Wuchshefen (*Torula utilis*) und niedere Pilze (*Oidium lactis, Penicillium, Hypomyces*). Der Wirkstoff ist bei diesen niederen Organismen vermutlich ein lebensnotwendiger Wuchsstoff, der laufend zum eigenen Bedarf synthetisiert wird.

Experimentell gesichert ist die Wirkung von *morphogenetischen Hormonen*, z. B. der mitosenbeschleunigende Einfluß von Keimdrüsenhormonen. BULLOUGH und VAN OORDT[2] konnten 1950 feststellen, daß Testosteronpropionat und Oestron mitogenetischen Einfluß auf lokalisierte Stellen der Epidermis des Ohres bei der Maus haben. HARMS[3] konnte bei weiblichen Kröten erreichen, daß sich bei diesen Tieren nach Depotbehandlung mit Testosteronpropionat spezifisch männliche Brunstschwielen mit Hornzäpfchen an den 1.—3. Fingern differenzierten, die dem Brunststadium der Männchen entsprechen. Die bei Weibchen glatte dünne Epidermis verdickt sich nach 4—6 Wochen maximal durch sonst hier nur spärlich vorhandene mitotische Teilungen. Bei Pflanzen gibt es nach HABERLANDT zellteilungsauslösende Substanzen, die *Wundhormone*, die ausgewachsene somatische Pflanzenzellen, die sich normalerweise nicht mehr teilen, zur Mitose

[1] GOETSCH 1947. [2] BULLOUGH und VAN OORDT 1950. [3] HARMS 1952.

anregen. Es ist gelungen, den Wirkstoff aus grünen Bohnen zu gewinnen. Er konnte sogar künstlich hergestellt werden. Der Traumatin genannte Teilungsstoff ist eine zweibasische ungesättigte Fettsäure von der Formel $C_{12}H_{20}O_4$ (Mol.-Gewicht 229—232).

Die Teilungsstoffe stammen aus verwundeten Zellen; sie lösen in benachbarten Zellen Teilungen aus. Spült man die Wundflächen, z. B. von Kohlrabiknollen, mit einem Wasserstrahl gründlich ab, so unterbleibt die Induktion zur Zellteilung, weil das Wundhormon mit abgespült wird. Werden aber die Wundflächen nachträglich mit einer dünnen Schicht von Gewebsbrei überzogen, so werden zahlreiche Mitosen induziert und es findet ein regeneratives Wachstum statt.

III. Die Zellteilung und die Mitose in Beziehung zum Zellwachstum.

Die Zellteilung, einerlei ob sie bei Anucleobionten oder einzelligen Nucleobionten auftritt, spielt sich so ab, daß nach der Teilung 2 Individuen von der Masse $^1/_2$ vorhanden sind, die zur Masse 1, dem Vollindividuum heranwachsen. Wir müssen hier also bei jeder teilungsfähigen Zelle eine kurze *Teilungsperiode* und eine längere *Wachstumsperiode* unterscheiden.

Im Gegensatz zu diesen *äquivalenten* Teilungen, bei denen jede Tochterzelle den gleichen prospektiven Wert hat, stehen die *bivalenten* Zellteilungen in der Oogenese, die Reduktionsteilungen, aus denen *eine* Eizelle und 3 Polkörperchen hervorgehen, sowie die Teilungen der ausgewachsenen Metazoen. Bei allen im Wachstum begrenzten Organismen muß, wie ROLSHOVEN[1] mit Recht betont, die physiologische Regeneration abgenutzter Gewebe nur durch bivalente Teilungen erfolgen, d. h. eine Tochterzelle ist determiniert, dem jeweiligen biologischen Bedarf zur Verfügung gestellt zu werden, während die andere teilungsbereit bleibt und dadurch die substantielle Grundlage aller metaplasmatischen Reserven darstellt. In der Epidermis der luftatmenden Wirbeltiere teilen sich nur die Zellen des Stratum germinativum mitotisch bivalent, d. h. eine Tochterzelle bleibt totipotent undifferenziert im Stratum germinativum, die andere rückt in das Stratum spinosum und verhornt. Bivalente Teilungen gewährleisten ein abgeschlossenes Wachstum und ermöglichen trotzdem einen Ersatz verbrauchter Zellen. Nach ROLSHOVEN ergeben 100 *bivalente* Zellteilungen nur 101 Zellen, 100 *äquivalente* Zellteilungen aber $1{,}267 \cdot 10^{30}$ Zellen

$$= 1{,}267 \cdot 239 \cdot 081 \cdot 418 \cdot 569 \cdot 934 \cdot 828 \cdot 622 \cdot 051 \cdot 776.$$

Zur Auslösung der Zellteilungsbereitschaft hinsichtlich der Fortpflanzung muß offenbar ein bestimmter Stoffwechselzustand des Zellplasmas vorhanden sein, denn der Kern teilt sich während der ganzen Periode vom Teilungsende (Masse $^1/_2$) bis zum Heranwachsen zur Masse 1 nicht mehr. Für diese Plasmastoffwechselinduktion spricht ein Versuch von HÄMMERLING[2] an *Acetabularia*, einer mehrere Zentimeter langen Schirmalge mit nur einem Kern im Rhizoid. Mit letzterem sitzt sie an der Unterlage fest. Am Schluß des Wachstums wandern nach Kernvermehrung die Tochterkerne durch den Stiel der Alge in den großen gekammerten Hut und bilden hier Cysten, aus denen später die Gameten hervorgehen. Der Primärkern teilt sich normalerweise nur, wenn der Hut die Maximalgröße erreicht hat. Wenn nun der Primärkern einer vollerwachsenen Alge entfernt wird, und ein noch junger Kern eingepflanzt wird, so teilt sich dieser jetzt genau so wie ein normaler alter Kern. Der physiologische Zustand des Hutplasmas wirkt also teilungsauslösend auf den jungen sonst noch nicht teilungsbereiten Kern, der erst nach monatelangem Wachstum seiner Mutteralge zur Teilung käme.

[1] ROLSHOVEN 1951. [2] HÄMMERLING 1939.

Pflanzt man dagegen einen alten schon teilungsbereiten Kern in eine junge Alge, so unterbleibt die Teilung, bis die Alge vollerwachsen ist. Wie M. HARTMANN mit Recht behauptet, sind Wachstum und Teilung bei Einzellern zwar stark gekoppelte, aber voneinander unabhängige Faktoren, die durch Außen- und Innenbedingungen nach verschiedener Richtung beeinflußt werden können. Die Teilungsfähigkeit des Kernes ist wohl immer vorhanden, sie ist aber durch die Tätigkeit des Plasmawachstums oder sonst auf irgendeine Weise gehemmt.

Das Verhältnis zwischen Teilungs- und Wachstumsfaktor[1] ist bei manchen Protozoen und Zellen höherer Tiere mehr oder minder streng festgelegt. Solche Formen zeigen in typischer Weise die Kernplasmarelation. Die Korrelation läßt sich aber weitgehend verschieben, wie das besonders Versuche von JOLLOS an Paramäcien gezeigt haben, die auch Licht auf das sehr komplexe Wachstumsproblem werfen. Bei Versetzung von Individuallinien von Paramäcien in höhere oder tiefere Temperaturen erfolgte nach einer Periode entsprechenden Kleiner- oder Größerwerdens eine Rückkehr zur Ausgangsnorm. JOLLOS zieht daraus den Schluß, daß der Wachstumsfaktor durch Temperaturveränderungen gleichmäßig und entsprechend der VAN T'HOFFschen Regel beeinflußt wird, während der Teilungsfaktor bei Temperaturerhöhung zunächst eine stärkere Erregung, bei Temperaturerniedrigung eine stärkere Lähmung erfahren kann. Für die dauernde Lebensfähigkeit der Paramäcien ist aber ein bestimmter Gleichgewichtszustand beider Faktoren erforderlich.

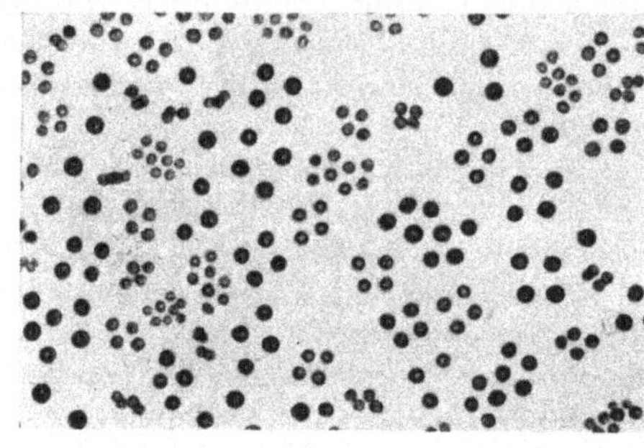
a

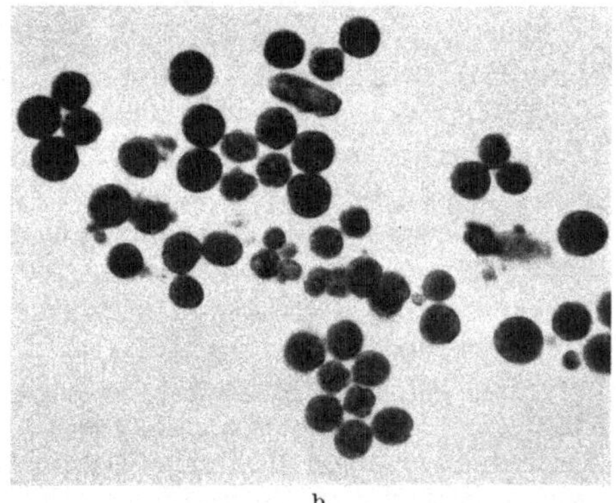
b

Abb. 1 a u. b. *Gonium pectorale* (Volvocale). a Kultur von 4- und 8zelligen Kolonien aus Knoplösung von 0,1%. b Kultur mit 4- und 8zelligen Riesenformen aus Knoplösung von 0,5%. Vergr. 130fach. (Aus HARTMANN.)

Auch bei den Phytoflagellaten *Stephanosphaera*, *Gonium* und *Eudorina* konnte experimentell die Unabhängigkeit des Wachstums- und Teilungsfaktors nachgewiesen werden[2]. Wird *Stephanosphaera* und *Gonium* in stark konzentrierten Nährlösungen von etwa 0,5—1% mit geringer Flüssigkeitsmenge kultiviert, so wird eine Hemmung des Teilungsfaktors erzielt, und es gelingt, Riesenindividuen zu erzeugen, deren Durchmesser bis zur 4fachen Größe ansteigen kann (Abb. 1). Findet rechtzeitig eine Rückversetzung in Nährsalzlösung von geringerer Konzentration statt, dann vermag sich die Zelle normal zu teilen, doch es finden nicht die für *Gonium* normalen 4 Teilungsschritte hintereinander statt, sondern 5 und mehr, wodurch die normale Kernplasmarelation wiederhergestellt wird. Es ergibt sich hier eine gewisse Parallele zum Wachstum dotterreicher tierischer Eier, deren Teilung solange gehemmt ist, bis eine Befruchtung erfolgt oder eine natürliche oder künstliche Parthenogenesis. Darauf

[1] JOLLOS, 1916 s. HARTMANN 1953, [2] HARTMANN 1953.

teilt sich die Eizelle in rascher Folge succedan, d. h. es erfolgen Teilungen ohne Zellwachstum (Furchung).

Das Entgegengesetzte, experimentelle Verkleinerung der Zellen, kann man bei *Eudorina* durch 24stündige Dauerbeleuchtung mit künstlicher Sonne erzielen,

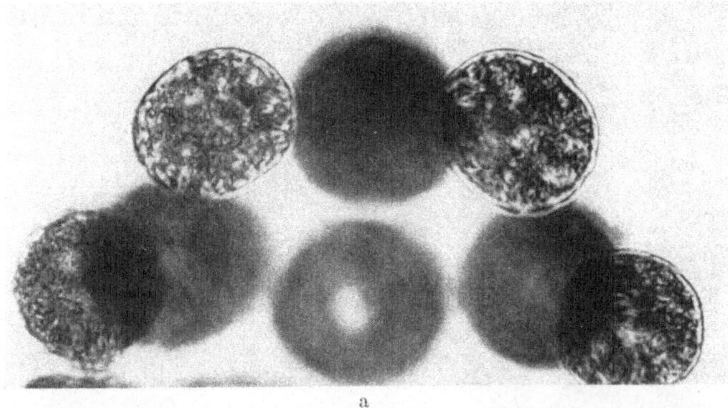

a

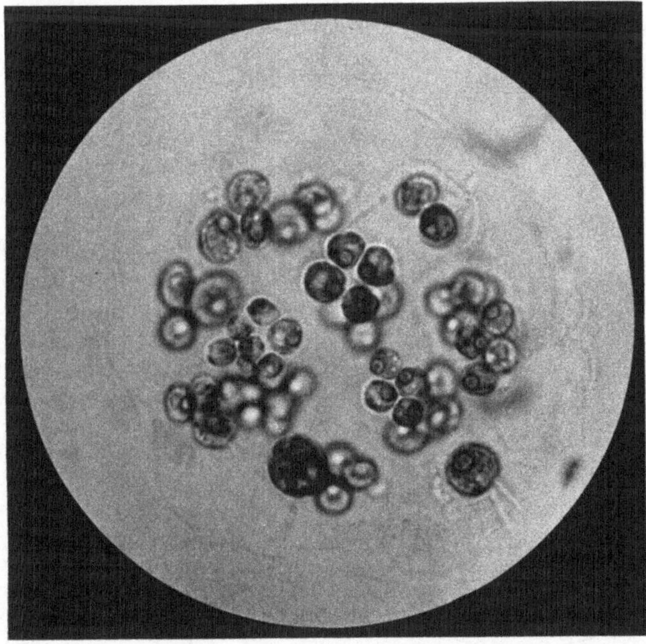

b

Abb. 2 a u. b. *Eudorina elegans* (Volvocale). a Vorderer Teil einer normalen Kolonie. b Ganze Kolonie in Teilung mit Tochterkolonien und teilweise ungeteilten Zellen bei gleicher Vergrößerung. Vergr. 800fach. (Aus HARTMANN.)

wodurch die Zellteilungen rascher aufeinanderfolgen, so daß die Wachstumszeit verkürzt wird, d. h. die normale Zellgröße wird nicht erreicht.

Auf diese Weise lassen sich ganze *Eudorina*-Kolonien von 16 oder 32 Zellen erzielen, die kleiner sind als sonst eine einzige normale Zelle (Abb. 2). Zum besseren Verständnis sei angeführt, daß bei *Eudorina elegans* (Volvocinee) 32 Zellindividuen in einer Gallertkugel zu einer Kolonie angeordnet sind.

Unter normalen, gleichmäßigen Kulturbedingungen erfolgen jede 5. Nacht 5 Zellteilungsschritte rasch hintereinander, so daß aus jeder Zelle 32 Zellindividuen

(Abb. 3) resultieren (Succedanteilung), die in einem kolonialen Zusammenhang bleiben. Die jungen Kolonien werden nach Auflösung der Membran der Elternzelle frei und wachsen soweit heran, daß nach weiteren 5 Nächten dieselben Teilungsschritte von neuem ablaufen.

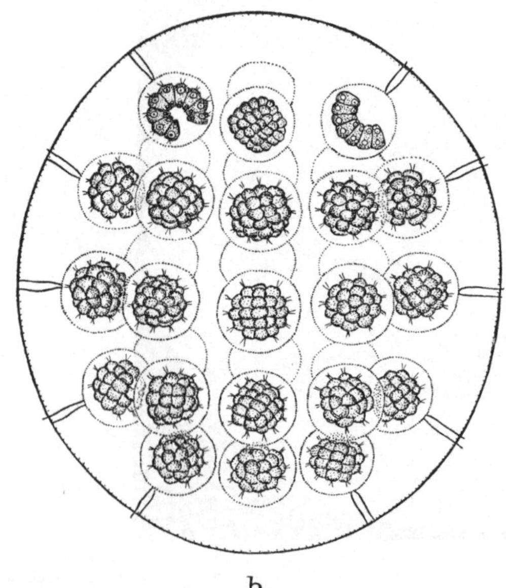

Abb. 3a. u. b. *Eudorina elegans* (Volvocale, Grünalge). a Erwachsene Kolonie, b Teilung am Ende der Wachstumsperiode. (Aus HARTMANN.)

Bei den *Gonium*-Versuchen wird also der Teilungsfaktor über das normale Maß hinaus gehemmt, bei den *Eudorina*-Versuchen dagegen ist die hemmende Wirkung, die normalerweise das Wachstum auf die Teilung ausübt, aufgehoben. Diese Wirkung kann soweit gehen, daß die Zellen sich direkt zu Tode teilen, indem sie zu klein werden.

Nach Untersuchungen von NÖLLER[1] vermehrt sich das kleine Froschtrypanosom (*Tr. rotatorium*) im Zwischenwirt, einem Blutegel, lebhaft durch Zweiteilung. Die Kaulquappen infizieren sich; auch bei ihnen verhalten sich die Trypanosomen noch ähnlich. Dagegen wird ihr Wachstum im heranwachsenden Frosch lebhaft gefördert, während die Teilung gehemmt wird. Dadurch entstehen große einkernige Trypanosomenformen, die sich in der Regel nicht mehr teilen (Abb. 4). Der gegenüber dem Blutegel und der Kaulquappe veränderte Stoffwechsel im Frosch ist wahrscheinlich die Ursache für das Riesenwachstum. Werden die Trypanosomen vom braunen Frosch auf Kaulquappen des Grasfrosches übertragen, so entstehen im artfremden Tiere noch größere Trypanosomen. Interessant ist, daß der gehemmte Teilungsfaktor der Riesentrypanosomen wieder aktiviert werden kann, nämlich im Frosch selbst unter noch nicht bekannten Bedingungen, sowie auch in künstlichen Kulturen und im Blutegelblut. Hier kommt es sofort zur multiplen Vermehrung der Großform.

[1] NÖLLER 1913, s. HARTMANN 1953.

IV. Experimentelle Beeinflussung der Mitose und damit des Zellwachstums.

Einen Beweis dafür, daß bei Protozoen erst bei einem vollausgewachsenen Tier von der Masse 1 die Teilung stattfinden kann, haben HARTMANN, BAUER, GRANOWSKAJA und LUNTZ[1] erbracht. Besonders eindrucksvoll ist der Versuch von M. HARTMANN bei *Amoeba proteus*. Bei ungestörter dauernder Assimilation und Wachstum wurden die Amöben vom 14. Oktober bis 21. Februar, also

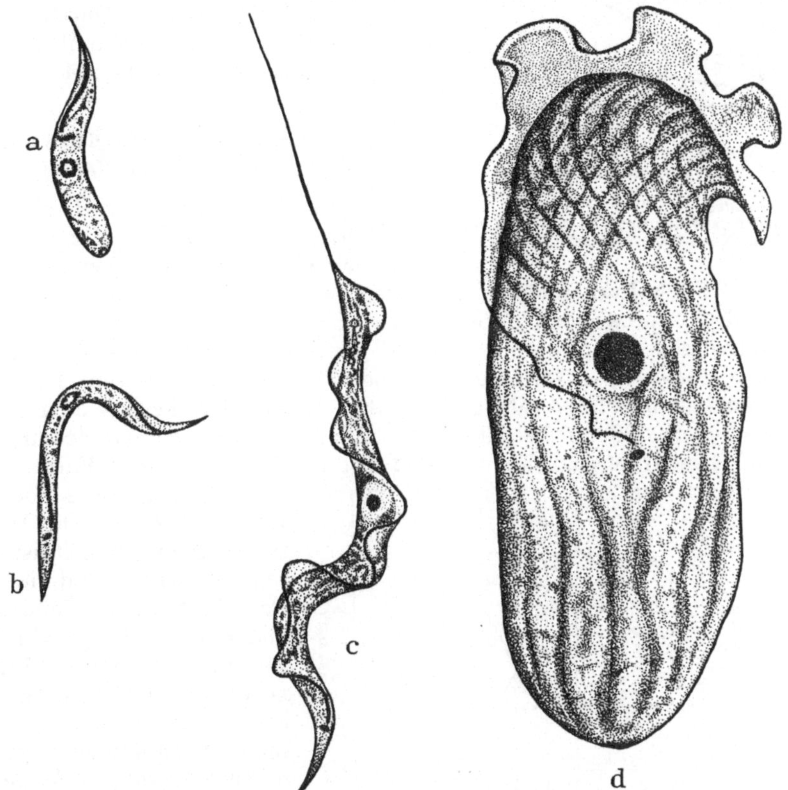

Abb. 4a—d. *Trypanosoma rotatorium* (Flagellat). a und b *Crithidia*-Formen aus dem Magen junger Egel, *c* kleine Trypanosomenform aus der Kaulquappe, d große Trypanosomenform ohne freie Geißel aus dem erwachsenen Frosch. Vergr. etwa 3200fach. Nach NÖLLER 1913. (Aus HARTMANN.)

130 Tage lang, so gehalten, daß ihnen jeden Tag ein kleiner Teil des Plasmas unter Schonung des Kernes amputiert wurde. Eine Kern- und Zelleibteilung trat dabei nie ein, während in den Kontrollkulturen sich jede Amöbe jeden 2. Tag teilte. Die täglich amputierten Amöben haben also ein 65mal so langes individuelles Leben erreicht wie die normalen Kontrolltiere. Man darf wohl annehmen, daß diese Amöben, wie auch gleichartig behandelte Infusorien, auch länger, potentiell ad infinitum, ohne Teilung am Leben geblieben wären. Sie zeigen ein rein plasmatisches regeneratives Wachstum.

Die *Wachstumskurve* des Plasmas ist, wie zu erwarten, verschieden von der des Kernes. Das Plasmavolumen wächst ziemlich gleichmäßig zwischen 2 Zellteilungen (Abb. 5), während das Kernvolumen in seinem Wachstum zunächst

[1] HARTMANN 1953.

zurückbleibt ($6^1/_4$ Std. von 8). Kurz vor der nächsten Teilung steigt das Kernwachstum ziemlich steil an (Teilungswachstum), so daß der Kern vor der Teilung, wie auch das Plasma, etwa die doppelte Anfangsgröße besitzt. In der Anfangsphase besteht nach R. HERTWIG eine Kernplasmaspannung. Ist der Höhepunkt der Spannung erreicht, so wächst der Kern auf Kosten des Plasmas. Durch die hierdurch bedingten Stoffumlagerungen soll die Teilung induziert werden.

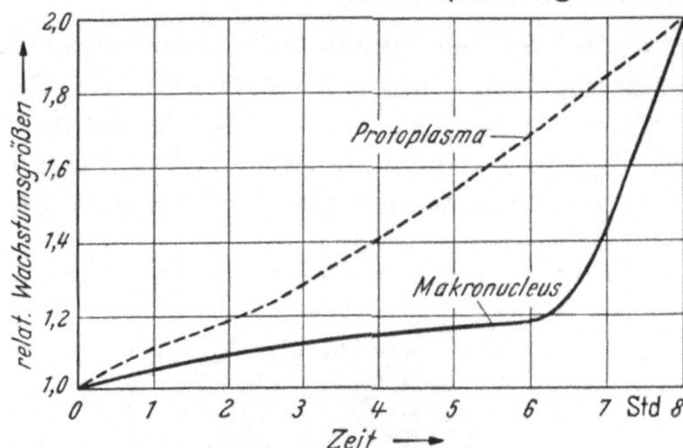

Abb. 5. Wachstumskurve des Protoplasmas (- - -) und des Makronucleus (—) von *Paramaecium caudatum* zwischen 2 aufeinanderfolgenden Teilungen. Auf der Abszisse die Zeit in Stunden, auf der Ordinate die relativen Wachstumsgrößen. Nach POPOFF 1909. (Aus HARTMANN.)

V. Wachstumskurven der Einzeller.

Bei Einzellern wird also normalerweise das Wachstum als Folge einer äquivalenten Teilung ausgelöst. Es läßt sich kurvenmäßig darstellen, wie das aus Untersuchungen von POPOFF und SCHMALHAUSEN[1], sowie deren Schülern, hervorgeht.

Das individuelle Wachstum wurde bei *Proteus vulgaris, Bacterium coli* und *Bacterium dysenteriae* (bei 48, 51 und 31 Individualcyclen) gemessen. Die Resultate waren bei allen Formen sehr gleichmäßig. Die mittlere Lebensdauer beträgt bei *Proteus vulgaris* 38 min bei 30—33° C; alle 3,8 min wurde eine Messung vorgenommen. Die Wachstumskurven sind bei allen untersuchten Formen sehr regelmäßige, etwas gebogene Linien (Abb. 6). Die Wachstumsgeschwindigkeit ist während der ganzen individuellen Periode von einer Teilung zur anderen ziemlich gleichmäßig. SCHMALHAUSEN und BORDZILOWSKAJA geben nur Kurven der Längenmaße. Rechnet man annäherungsweise die entsprechenden 10 Maße der Kurven in Abb. 6 in μ^3 um, so verlaufen diese Kurven geradlinig gleichmäßig aufsteigend, bleiben aber hinter den Längenkurven zurück, d. h. die Länge wächst schneller als das Gewicht zunimmt. Dagegen steigt die ebenfalls geradlinig verlaufende Kurve der Oberfläche in μ^2 mehr als doppelt so stark an wie die Längen- und Gewichtskurven. Die Oberfläche nimmt von 11,26 auf 20,2 μ^2 zu, das Volumen von 2,4 auf 4,7 μ^3, also wird sowohl die Oberfläche als auch das Volumen etwa verdoppelt, genau wie die Länge. Das Wachstum der Mikro-Organismen liefert einen wichtigen Beweis für die Theorie, daß das Wachstum durch das Oberflächen-Volumen-Verhältnis reguliert wird. SCHMALHAUSEN (1930) und ADOLPH (1932)[2] fanden, daß das Wachstum von stäbchen- und kugelförmigen Mikro-Organismen grundlegend verschieden ist. Stäbchenbakterien

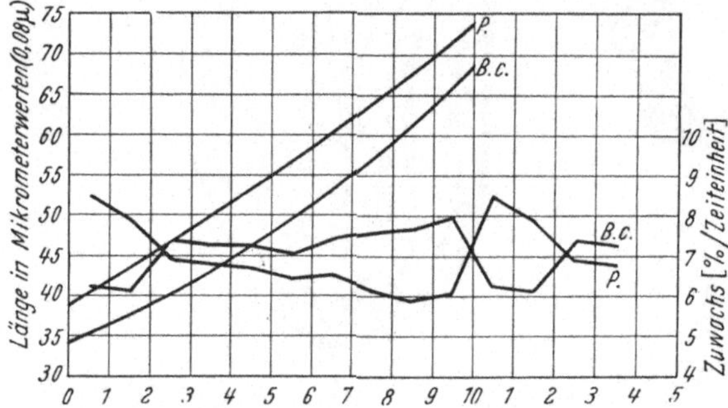

Abb. 6. Die leicht gebogenen Linien stellen Wachstumskurven von *Proteus vulgaris* (P.) und *Bacterium coli* (B. c.) vor. Die gebrochenen Linien zeigen den prozentualen Zuwachs derselben Formen. (Aus SCHMALHAUSEN und BORDZILOWSKAJA.)

[1] SCHMALHAUSEN 1925, 1926,
[2] SCHMALHAUSEN 1930 und ADOLPH 1932 s. v. BERTALANFFY 1951.

wachsen mit fast konstanter relativer Wachstumsgeschwindigkeit, sie zeigen ein einfach exponentielles Wachstum. Im Gegensatz dazu nimmt bei kugelförmigen Bakterien und Hefe die relative Wachstumsgeschwindigkeit ab. Die Erklärung liegt darin, daß Stäbchenbakterien fast ausschließlich in die Länge wachsen. Sie haben ein unproportionales Wachstum im Gegensatz zu den meisten mehrzelligen Tieren, die ein proportionales Wachstum haben: einfaches exponentielles Abklingen der Kurve des Längenwachstums und S-förmige Kurve des Gewichtswachstums (s. Abb. 30). Der Zuwachs als Differenz zwischen Aufbau und Abbau bei Stäbchenbakterien bewirkt also eine konstante Wachstumsgeschwindigkeit. Die kugelförmigen Mikro-Organismen aber haben ein proportionales Wachstum, wobei sich das Oberfläche-Volumen-Verhältnis fortschreitend zu ungunsten der Oberfläche verschiebt. Die Wachstumsgeschwindigkeit nimmt also fortschreitend ab. Die Assimilation geht mit der Oberfläche, die Dissimilation mit dem Volumen. Das Wachstum von Gewebekulturen stellt auch einen einfachen Fall von Wachstumsgesetzmäßigkeit dar. Der Aufbau ist von der Oberfläche abhängig, nur hier erfolgen die Zellteilungen, der Abbau vom Volumen.

Die große und konstante Wachstumsintensität der Bakterien ist wohl dadurch bedingt, daß das Leben dieser Organismen fast nur auf vegetative Prozesse gerichtet ist. Sie haben keine Differenzierung in Kern und Plasma, obwohl nach PIEKARSKI[1] und KRIEG[2] Kernäquivalente in ihnen nachgewiesen worden sind, und ihre Ernährung ist osmotisch. Es ist daher nicht verwunderlich, daß das Wachstum bei hochdifferenzierten Protozoen, z. B. *Paramaecium*, schon viel komplexer ist. Sie sind nicht mehr passiv lebend, sondern in hohem Grade aktiv, d. h. sie stellen sich vermittels ihrer Reizempfindlichkeit in einen Lebensraum ein, in dem sie sich durch ihre Organellen aktiv bewegen, Nahrung aufnehmen und konjugieren. Die Kerndifferenzierung ist eine sehr weitgehende, da neben einem vegetativen Kern (Makronucleus) noch ein Sexualkern (Mikronucleus) vorhanden ist. Die Teilungsphase ist viel komplizierter als bei Bakterien, es ist eine Promitose vorhanden, in welcher der neue Makro- und Mikronucleus auf die beiden Teilungshälften (Querteilung) verteilt werden. Da bei der Querteilung die Polarität des Tieres gestört wird — nur der vordere Teil hat ein Cytostom, der hintere nicht —, so muß nach jeder Teilung ein Differenzierungsprozeß eintreten, d. h. das vordere Tier muß ein neues Hinterende bilden, das hintere ein neues Vorderende mit Cytostom. Die Cytohistogenese erfordert aber Energie, die zunächst aus Reservestoffen geliefert werden muß, da von den beiden Tochterzellen zumindest die hintere sicher noch nicht fressen kann.

Die Wachstumsuntersuchungen von SCHMALHAUSEN und SYNGAJEWSKAJA an *Paramaecium caudatum* ergaben nun folgendes: Bei 42 Individuen wurde das Wachstum lückenlos von einer Teilung zur anderen verfolgt. Die Teilungen dauerten etwa 1 Std. bei 15,3—18,7° C, das individuelle Leben dauert etwa 24 Std. Die Messungen wurden alle 3 Std. ausgeführt.

Es ergab sich, daß der größte Zuwachs immer auf das erste 3stündige Intervall fällt und zwar der größte Anteil auf die erste $^1/_2$ Std. Die gesamte Längenzunahme beträgt im Mittel 100 μ, davon entfallen 30 μ auf die erste $^1/_2$ Std, d. h. 30% des gesamten Zuwachses auf den ersten $^1/_{48}$ Teil des Lebens. Wie die Kurven in Abb. 7 u. 8 zeigen, beginnt das eben durch Teilung entstandene individuelle Leben mit einer starken Wachstumszunahme. Da zumindest die hintere Teilungshälfte nicht fressen kann, da ein Cystostom erst neugebildet werden muß, so ist anzunehmen, daß diese starke Massenzunahme auf *Wasseraufnahme* beruht, wie wir das auch in der 1. Phase der Entwicklung mehrzelliger Tiere beobachten

[1] PIEKARSKI s. HARTMANN 1953, [2] KRIEG 1954.

(s. S. 152 u. 155). Diese 1. Wachstumsperiode ist die Zeit des Aufbaues fehlender Teile der beiden Hälften, wobei ein starker Verbrauch von Reservestoffen erfolgt. Dazu kommt noch der Energieaufwand für die ständig auch jetzt vorhandene Lokomotion. Leider ist bei den Versuchen an *Paramaecium* nur die Länge gemessen worden. Oberflächen- und Kubikinhaltsmessungen müßten noch angestellt werden, obwohl hier nur Annäherungswerte erzielt werden können. Auch

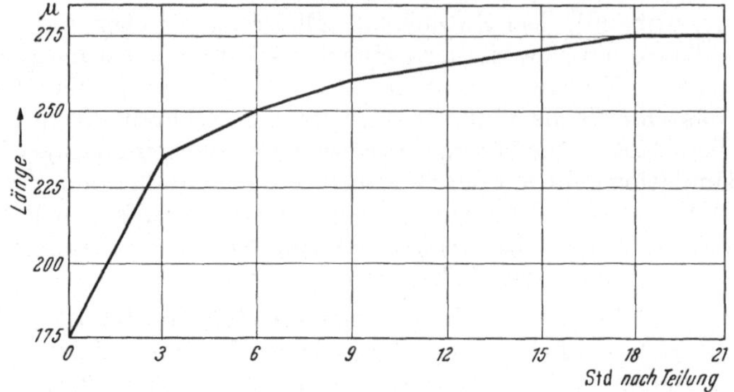

Abb. 7. Wachstumskurve von Paramaecien, die Ordinate zeigt unmittelbar die mittleren Werte der Längenmessungen während des ganzen individuellen Lebens, die Größen nach 3stündigen Intervallen. (Aus SCHMALHAUSEN und SYNGAJEWSKAJA.)

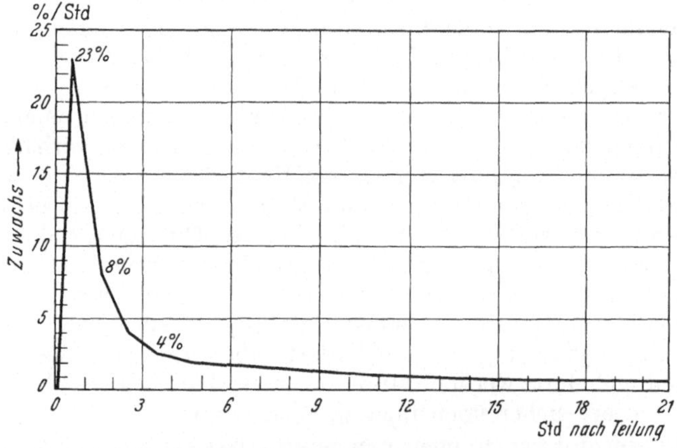

Abb. 8. Wachstumskurve von Paramaecien, die Ordinate zeigt den prozentualen Zuwachs je Stunde, um die Änderung der Wachstumsgeschwindigkeit während des individuellen Lebens zu zeigen. (Aus SCHMALHAUSEN und SYNGAJEWSKAJA.)

ein Vergleich mit Messungen mitotisch sich teilender Zellen im Organismus mehrzelliger Tiere dürfte aufschlußreich sein. Vielleicht führen uns hier die Untersuchungen über die Zunahme der Kerngrößen nach Hypertrophie (BENNINGHOFF und seine Schule) einmal weiter.

VI. Endomitose und Polyploidie: Riesenzellenwachstum.

Neben der Beobachtung des Zellwachstums nach mitotischer Teilung ist auch noch das excessive Wachstum nach *Endomitose* und folgender *Polyploidie* zu erwähnen, also Chromosomenvermehrung ohne Teilung des Kernes und der Zelle. Experimentell kann diese Endomitose durch Mittel, welche die Mitose partiell hemmen, wie Colchicin und Trypaflavin, hervorgerufen werden. Polyploidie und Heteroploidie ist auf diese Weise bei Tritonen und vor allem bei Säugetieren erzielt worden. Die Versuche von HÄGGQVIST[1] bei Kaninchen und Schweinen ergaben ausgesprochenen Riesenwuchs bei Triploidie, und zwar durch Zellvergrößerung. Die Erythrocyten bei Kaninchen z. B. wurden im Verhältnis von 1,34 bzw. 1,40:1 vergrößert. Wie wir wissen, ist Riesenwachstum der Zellen unter Polyploidisierung der Kerne in somatischen Geweben von Tieren weitverbreitet. Die Kerne weisen dabei meist den Zustand von Ruhekernen auf. Besonders deutlich ist das bei einer Wanze, *Gerris lateralis*, zu verfolgen. Das Heterochromosom ist hier beim Männchen in der Einzahl vorhanden (Abb. 9): (1x + 20 Autosomen). In den Mitteldarmzellen (b—d) finden wir nacheinander: b) tetraploide (2x + 40 Autosomen), c) oktoploide (4x + 80 Autosomen), d) 16-ploide, (8x + 160 Autosomen) Kerne bei entsprechender Vergrößerung dieser Kerne und auch des Cytoplasmas.

Die Polyploidie kommt nach Untersuchungen von GEITLER[2] so zustande, daß die Chromosomen den Formwechsel nur bis etwa zur Anaphase durchmachen.

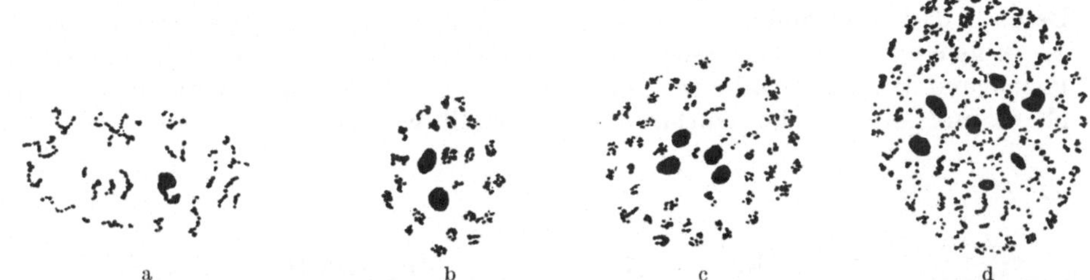

Abb. 9a—d. Übersicht über die Ausbildung der X-Chromosomen und Autosomen in verschiedenen Ruhekernen im Männchen von *Gerris lateralis* (Wanze). a aus Muskelzellen: diploid, 1 x + 20 Autosomen, x gestreckt, zweiteiliger Bau erkennbar (in a optisch verkürzt); b—d Mitteldarm; b tetraploid (2 x + 40 Autosomen), c oktoploid (4 x + 80 Autosomen); nur ein Teil der Autosomen dargestellt), d 16-polyploid (8 x + 160 Autosomen); Alkohol-Eisessig-Kochmethode. Nach GEITLER 1938. (Aus HARTMANN.)

Dabei kommt es jedoch nicht zur Ausbildung des Teilungsapparates. Die Endomitose ist also jeweils nur eine Chromosomenverdoppelung. Bei Insekten kann die Polyploidie in verschiedenen Geweben und Organen ein außerordentliches Maß erreichen. Die großen reich verästelten Speicheldrüsenkerne der Wanzen sind mindestens 1024-ploid.

Bemerkenswert ist, daß auch eine Umkehr der Endomitose stattfinden kann. BERGER[3] fand bei metamorphosierenden Culiciden-Puppen, daß die Epithelzellen des Hinterdarmes durch fortgesetzte mitotische Teilungen ohne Chromosomenteilung wieder zur Diploidie zurückkehrten.

VII. Zellstreckungswachstum bei Pflanzen.

Differenzierendes Wachstum ohne Zellvermehrung ist vor allem bei Pflanzen beobachtet worden. Es gelang F. A. F. C. WENT und KÖGL[4] einen Zellstreckungswuchsstoff zu entdecken, der *Auxin* genannt wurde. Es wurden bei der chemischen Reindarstellung aus menschlichem Harn 2 Auxine (a u. b) festgestellt mit nachstehenden Formeln. Sie sind identisch mit den bei höheren Pflanzen vorkommenden Wuchsstoffen.

Das Auxin findet sich bei höheren Pflanzen in allen Organen, seine stärkste Konzentration hat es jedoch in der Coleoptilspitze. Der Bildungsherd des Auxins des Gramineen-Coleoptils befindet sich im Endosperm. Überraschend war der

[1] HÄGGQVIST 1950. [2] GEITLER 1948. [3] BERGER 1938. [4] s. HARTMANN 1953.

```
                CH3
                 |
CH3·CH2—CH—CH———C—CHOH·CH2·CHOH·CHOH·COOH
              /      ||
           CH2       ||
              \      ||
CH3·CH2—CH—CH———CH
                 |
                CH3
```

Auxin a: $C_{18}H_{32}O_5$

```
                CH3
                 |
CH3·CH2—CH—CH———C—CHOH·CH2·CO·CH2·COOH
              /      ||
           CH2       ||
              \      ||
CH3·CH2—CH—CH———CH
                 |
                CH3
```

Auxin b: $C_{18}H_{30}O_4$

Befund, daß eine andere chemische Substanz, die β-Indolylessigsäure, *Heteroauxin* genannt, dieselbe biologische Wirkung hat wie das Auxin. Es kommt bei Pilzen und Bakterien sehr reichlich vor. Es ist ein Abbauprodukt des Tryptophans und kann leicht synthetisch dargestellt werden.

```
         H
         |
         C
      //   \
   HC        C————C————CH2·COOH
   |         ||   ||
   CH        C    CH
     \\    /   \  /
        C        N
        |        |
        H        H
```

Heteroauxin (= β-Indolylessigsäure)

Heteroauxin wirkt als „Wuchsstoff" nur, wenn bereits inaktives Auxin vorhanden ist, das es aktiviert, es ist also kein Wuchsstoff, sondern nur ein Aktivator des Auxins.

Die Bildung des Auxins im Endosperm ist wesentlich vom *Licht* abhängig. Im Dunkeln verschwindet es, tritt aber nach kurzer Belichtung wieder auf. Die Wirkung des Auxins bei der Lichtwachstumsreaktion und auch bei tropistischen Krümmungen beruht darauf, daß es das *Streckenwachstum der Zellwände* veranlaßt. Es ist also kein eigentlicher Zellplasmawachstumsstoff. Eine Heteroauxinkonzentration von 10^{-4} mol bewirkt eine Erhöhung der *plastischen* Dehnbarkeit der Zellwände der Wurzel von *Vicia faba* nach 2stündiger Einwirkung um 300% und eine Erhöhung der *elastischen* um 100%, so daß sich eine 100%ige Wachstumsbeschleunigung ergibt.

Da die pflanzliche Zelle eine gewisse Turgeszenz besitzt, so muß das zu einem gesteigerten Streckungswachstum führen. Es unterbleibt, wenn man abgeschnittene Coleoptile verhindert, Wasser aufzunehmen. Nachträglich in das Wasser gebrachte Coleoptile, deren Spitzen durch Agarplättchen mit Wuchsstoff ersetzt sind, verlängern sich sehr stark. Die Erhöhung der plastischen Dehnbarkeit der Zellmembranen durch Auxin wird einer Lockerung der Haftpunkte FREY-WYSSLINGs zugeschrieben. Da äußerst geringe Auxinmengen dazu nötig sind, kann die Wirkung nur über die Plasmatätigkeit erfolgen. Von dieser allein hängt auch die außer der Erhöhung der Dehnbarkeit für das Zellstreckungswachstum noch notwendige Bildung von Membransubstanz ab. Damit im Zusammenhang steht, daß für das Zellstreckungswachstum auch Zucker nötig ist. Eine auffallende Erscheinung ist, daß die Coleoptilspitze (bzw. eine entsprechende Auxinmenge) bei der Wurzel keine Wachstumsförderung, sondern eine Hemmung hervorruft. Die Erklärung liegt darin, daß hier schon geringe Auxinmengen fördernd, stärkere aber hemmend wirken. Die Wurzeln von *Zea Mays* werden durch $5{,}72 \cdot 10^{-6}$ mol Heteroauxin um 80% im Wachstum gehemmt, während Konzentrationen von 10^{-10} an wachstumsfördernd wirken. Bei $3 \cdot 10^{-11}$ mol wird ein optimales Wachstum = 100% erzielt. Sprosse und Coleoptile wachsen bei erheblich höheren Auxinmengen, doch wirkt auch bei ihnen eine noch stärkere Konzentration hemmend. Die Kurven in Abb. 10 zeigen die Wirksamkeit verschiedener Auxinkonzentrationen auf Wurzeln, Knospen und Sprossen.

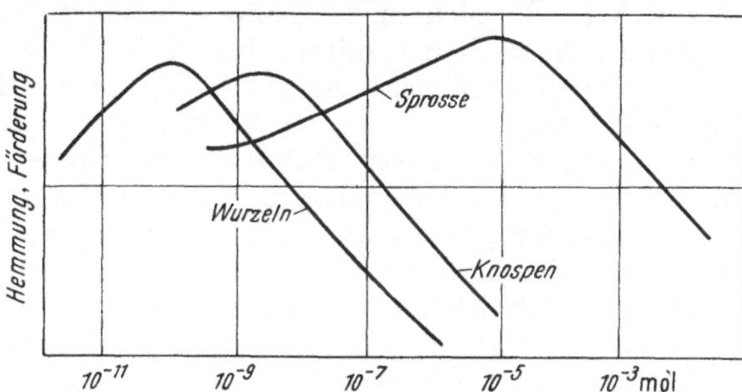

Abb. 10. Fördernde und hemmende Wirkung des Auxins. Es wirkt in geringen Konzentrationen stets fördernd, in hohen Konzentrationen hemmend. Der Umschlagspunkt liegt jedoch für Knospen bei geringeren Konzentrationen als für Sprosse, für Wurzeln bei noch geringeren Konzentrationen. Nach THIMANN 1937, verändert, aus BÜNNING 1939. (Aus HARTMANN.)

Ein Zellstreckungswachstum kommt nur bei Pflanzenzellen mit ihrer typischen Cellulosemembran vor. Es führt natürlich auch zu einem echten Massenwachstum, indem es die Sprosse und Wurzeln auf ihre *artspezifische Länge* streckt und verdickt.

Die *wachstumshemmenden Stoffe* sind erst in neuester Zeit bekannt geworden, sie sind noch sehr wenig erforscht. Das *Antiauxin* scheint eine inaktive Vorstufe des *Auxins* zu sein. Es handelt sich bei beiden Stoffen um Indolderivate. Die Winterruhe der Knospen, die Keimruhe der Samen im Winter beruht auf der Anwesenheit hoher Mengen von Hemmstoff. Die keimungshemmenden Substanzen werden als *Blastokoline* bezeichnet. Wahrscheinlich sind auch in den tierischen Organismen Hemmstoffe vorhanden, was aus Untersuchungen an Kulturen in vitro hervorgeht[1].

VIII. Wachstum der Metazoen.

Auch bei Metazoen müssen wir, wenn wir biologisch das Wachstum erfassen wollen, vom Zellwachstum ausgehen, nur daß die Verhältnisse hier sehr viel unübersichtlicher werden als bei Protisten und Pflanzen. Die bei den Metazoen nicht in den somatischen Zellverband eingehenden *Keimzellen* verhalten sich bezüglich ihres Wachstums in der Vermehrungsphase wie Protistenzellen. Danach erfolgt bei Eizellen ein oft riesenhaftes Wachstum mit Dottereinlagerung ohne mitotische Teilung, so daß z. B. eine Straußeneizelle einen Durchmesser von 7 cm haben kann. Die bei der Eireifung gebildeten 3 Richtungskörper mit reduzierter Chromosomenzahl sind winzig klein und abortiv. Nur die Eizelle selbst behält praktisch ihre Größe, wenn auch mit reduzierter Chromosomenzahl.

Bei der Spermienbildung werden aus jeder Spermatocyte durch zwei aufeinanderfolgende Reifeteilungen ohne nachheriges Wachstum 4 Spermatiden gebildet, die dann durch die Spermiohistogenese zu den sehr kleinen Spermien werden. Hier haben wir nur Differenzierung, aber kein Wachstum.

[1] RIES und GERSCH 1953.

Das *Wachstum des Somas* ist sehr viel schwerer metrisch zu erfassen, weil es sich hier um die Entstehung eines Zellverbandes in vielseitiger Differenzierung zu Organen und damit zu einer spezifischen Formgestaltung handelt. Dieser Zellverband geht entweder aus einer unbefruchteten (Parthenogenesis) oder aus einer befruchteten Eizelle hervor. Diese ist also das totipotente Anfangsstadium sowohl des Soma-Organismus als auch der Keimzellen, die sich früher oder später als Keimbahn vom Soma absondern. Bei ganz ursprünglichen Metazoen kommt auch noch die Entwicklung aus Agameten, d. h. nicht geschlechtlich differenzierten Keimzellen vom Charakter eines Eies vor, das keine Reifeteilung durchmacht und keiner Befruchtung bedarf (*Moruloidea* und primitive *Coelenterata*). Übersehen wir die stammesgeschichtliche Reihe der Metazoen, so ist die 1. Periode überall charakterisiert durch aufeinanderfolgende Teilungen (Furchung) der Eizelle, die sich in der Eihülle befindet. Die Teilungen sind Succedanteilungen, d. h. nach der mitotischen Teilung findet *kein* Wachstum statt. Das Ei verbraucht seinen eigenen Dottervorrat. Dabei treten schon spezifische Differenzierungen ein im Hinblick auf die Bildung von Keimblättern und Organanlagen. Bei dieser „Primitiventwicklung" kommt es zu *keinem* Wachstum. Eine Volumenzunahme verbietet schon die Raumbeschränkung durch die Eihülle. Das eigentliche positive Wachstum beginnt erst mit der Sprengung der Eihülle durch den Keim, der jetzt, als oft dem Reifeindividuum sehr unähnliche und auch viel primitivere *Larve*, zur eigenen Nahrungsaufnahme befähigt ist. Sehr oft setzt aber vor Beginn der Nahrungsaufnahme und damit eines Appositionswachstums (Formwachstum) ein Intussuszeptionswachstum (Massenwachstum durch bloße Volumenzunahme) durch Wasseraufnahme ein, wie das z. B. WURMBACH[1] bei der Kröte zu Beginn der larvalen Entwicklung beobachtete. Aber auch schon der Keim in der Eihülle nimmt durch Osmose Wasser auf[2]. Ebenso zeigt das *Regenerationsblastem*, das einer Regeneration vorausgeht, gequollene Zellen und eine starke Wasseranhäufung in den Intercellularräumen. Erst jetzt beginnt das Wachstum des Regenerates und die Formbildung, z. B. einer Extremität bei Tritonen.

Es scheint so zu sein, daß auch bei Embryonen im Stadium der Keimblattbildung und Larvendifferenzierung die Zellen erst in einen Zustand gebracht werden müssen, der ihnen Zellteilung und Differenzierung ermöglicht. Dieser durch Wasseraufnahme vergrößerte Körper wird instandgesetzt, Nahrung zu verarbeiten und somit eine vermehrte Assimilation einzuleiten, um Differenzierung und Formbildung vor allem in der *Metamorphose* zu ermöglichen. WURMBACH hat an Krötenkaulquappen und weiteren Stadien während und nach der Metamorphose Wasseraufnahme, Entquellung, Entwicklungsförderung und Differenzierung der Gewebe untersucht und so die kausale Analyse der Wachstumskurve in Angriff genommen, deren S-förmiger Verlauf und deren Übereinstimmung mit der Kurve des Wachstums von Populationen ROBERTSON[3] zu seiner Theorie des monomolekularen autokatalytischen Wachstums führte.

Die Faktoren, die zur Trennung von Körper- und Keimzellen, also zum unabhängigen Wachstum von Urgeschlechts- und Ursomazelle führen und weiterhin für die Keimblattbildung und spezifische Differenzierung der Larve (bei Chordaten der Neurula) verantwortlich sind, sind heute schon bei manchen Tierstämmen experimentell gut erforscht. Die Primitiventwicklung als die 1. Phase des biologischen Wachstums des Somas beginnt bei differenzierten Tieren mit der Trennung von Keimzellblastomeren von den Somablastomeren. Schon in der unbefruchteten Eizelle mancher Tierformen finden wir im Plasma eine

[1] WURMBACH 1950. [2] KROGH, SCHMIDT-NIELSEN und ZEUTHEN 1939.
[3] ROBERTSON s. WURMBACH 1950.

besonders gefärbte Substanz, die nur in die Keimbahnzellen übergeht. Nur solche Zellen, die sie bei der Furchung führen, können zu Keimzellen werden. Wir können diese Substanz, die chemisch noch unbekannt ist, als Keimbahnbestimmer oder Keimbahntermon bezeichnen. Wir kennen diese keimbahnbestimmende Substanz bei einer ganzen Reihe von Tieren, so bei *Sagitta*, Crustaceen, Insekten, aber nicht bei Chordaten.

Betrachten wir das Soma, so gibt es eine Reihe von Tieren, bei denen die Eizelle schon alle Zonen zeigt, aus denen die späteren Keimblätter entstehen, so bei manchen Anneliden, Mollusken, Echinoiden und Chordaten. Wir können sie Somabahntermone nennen. Bei Echinodermen (z. B. *Paracentrotus*) gibt es vom animalen zum vegetativen Pol des Eies färberisch zu unterscheidende Segmente: Die animale Kappe läßt die ektodermalen Zellen aus sich hervorgehen, die mittlere Eiregion die entodermalen und die Kappe am vegetativen Pole die Mesenchymzellen. Unter den Chordaten sind es besonders die Tunicaten, die in ihrer Eizelle farblich unterscheidbare Bezirke aufweisen, die sogar schon die Anlagenkomplexe der Neurulalarve erkennen lassen. Sektoren für Ektoderm, für das Nervensystem (Neuralrohr), für Chordamesoderm und Entoderm sind färberisch schon im Leben unterscheidbar, so daß nur durch entsprechende Furchungszellfolge und Differenzierung diese Bezirke in die Larvenorgane überzugehen brauchen. Auch bei Amphibien kennen wir im grauen Halbmond ein ähnliches Zentrum. Das differenzierte Wachstum des Somas wird also bei determinierten Tieren von Somatermonen bestimmt, während die Keimzellen kein organologisches Wachstum zeigen.

Wie bei allen Tieren mit Larvenstadien führt auch bei den Chordaten die 1. Wachstumsphase zur *Larve*, die erst die Formbildung für die verschieden hochdifferenzierten Chordaklassen einleitet. Durch die grundlegenden Untersuchungen von SPEMANN und seiner Schule ist die Morphogenese der jungen Gastrula bis zur Neurula experimentell geklärt worden[1].

Das Phänomen der embryonalen Induktion wurde geklärt, nachdem es SPEMANN bei Triton nachzuweisen gelang, daß Material aus der dorsalen Urmundlippe, wenn es unter die Epidermis einer anderen Gastrula transplantiert wird, hier einen sekundären Embryo zu induzieren vermag, der mehr oder weniger vollkommen sein kann. SPEMANN nannte die dorsale Urmundlippe deshalb einen *Organisator*. Entsprechende Befunde konnten experimentell nicht nur bei anderen Amphibien, sondern auch bei Fischen und Vögeln gemacht werden. Die Gleichartigkeit der Ergebnisse berechtigt uns, von einem allgemeinen Prinzip einer Induktion bei Chordaten zu sprechen. Der Organisator ist es also, der die Grunddifferenzierungslarve aller Chordaten, die *Neurula*, induziert. Wie neuere Befunde ergaben[2], enthält die dorsale Urmundlippe 2 Komponenten. Ein Areal nahe dem Rande der dorsalen Urmundlippe enthält das prospektive Kopf-Ento-Mesoderm, das als Kopforganisator wirkt. Diesem benachbarte dorso-laterale Regionen enthalten prospektives Chorda-Somitenmaterial als Rumpf-Schwanzorganisator. Man kann heute wohl sagen, daß die induzierende Kapazität beschränkt ist auf gewisse ento-mesodermale Teile des Embryos. Das ganze Ektoderm und das ventrale Entoderm der Gastrula ist dagegen nicht imstande, Ektoderm zur Neurulation zu induzieren.

Die Bedeutung der Organisatoren als alleinige Induktoren wurde jedoch eingeschränkt, als man feststellte, daß verschiedene Substanzen, wie totes oder getrocknetes Zellmaterial, sowie chemische Körper, z. B. organische Säuren (Ölsäure, Nucleinsäure), ja auch anorganische Stoffe, ebenfalls zu induzieren

[1] SPEMANN s. HARTMANN 1953. [2] HOLTFRETER 1938.

vermögen. Sehr interessant ist die Tatsache, daß manche induzierende polycyclische Hydrocarbone zur Klasse der carcinogenen Substanzen gehören. Sie wirken schon in außerordentlich geringen Dosen. Die Wirkung der künstlichen Induktoren scheint aber indirekt zu sein. Diese Stoffe erhöhen die Permeabilität der Zellmembran und verursachen Cytolyse, wenn sie überdosiert werden.

Der Mechanismus der Neuralinduktion scheint daher, wie HOLTFRETER annimmt, Ähnlichkeit mit der künstlichen Parthenogenesis und der Induktion von neoplasmatischem Wachstum zu haben. Auch zu den Teratomen und Embryomen scheinen Beziehungen zu bestehen.

Diese entstehen besonders in den Gonaden. Sie sind gemischte Tumoren, die oft alle differenzierten Gewebe enthalten können in einer wenig zugeordneten Weise und werden vielfach als parthenogenetisch sich entwickelnde Keimzellen angesehen. Die meisten dieser Tumoren sind gutartig, nur im Hoden können sie bösartig werden. Große komplexe Tumoren können im Hoden von Hähnen durch Injektion von Zinksalzen erzeugt werden. Der morphogenetische atypische Wachstumseffekt des Metalles scheint durch Autolyse hervorgerufen zu sein[1]. Bei marinen Polychäten rufen degenerierende Eizellen Tumoren hervor[2]. Allgemein kann man sagen, daß die Keimzellen einer Gonade zu normalem Wachstum, das zu mehr oder weniger vollständigen Individuen führt, aber auch zu krebsartigen Wucherungen induziert werden können.

Daß die komplexen Embryome atypisch organisiert sind, ist nicht verwunderlich, denn ihre Individuation wird nicht so sehr durch die unkoordinierte Organisatoraktion gehemmt, sondern mehr durch ihre Einbettung in andere Gewebe der Gonade, so daß eine normale koordinierte Entfaltung der Keimblätter und Organe verhindert wird.

Werden Fragmente von Amphibienembryonen homoplastisch in ein erwachsenes Tier implantiert, so entwickeln sich gleichfalls hochgradig unorganisierte, teratomähnliche Strukturen (BELOGOLOWY, SPEMANN, HOLTFRETER und WAECHTER)[3]. HOLTFRETER gibt als Hauptursache für diese Mißbildungen die Abwesenheit eines wahrscheinlich osmotischen Innen- und Außenweltgradienten an, wie er im natürlichen Wassermedium sowie auch im Amnion der Amnioten existiert. Die Embryonen, die in den Wirt transplantiert werden, verlieren ihre Epidermis, und die verschiedenen Gewebe können jetzt frei ins benachbarte Wirtsgewebe einwuchern.

Eine Induktion sowohl zu embryonaler Entwicklung als auch zur Ausbildung von Krebs kann an irgendeiner Stelle des Organismus zur Auslösung kommen, vorausgesetzt, daß die Zellen des Gewebes teilbar sind. Obwohl bei Embryonen die Determinationskräfte lokal verteilt sind, können doch manche Gewebe auch unabhängig zur normalen Differenzierung gebracht werden, wie Explantationsversuche gezeigt haben.

Exakte Versuche von WAECHTER (1949 und 1951) geben in gewisser Weise weitere Aufschlüsse auf diesem Gebiete:

In Fortsetzung der letzten SPEMANNschen Experimente (1942) schnitt WAECHTER bei erwachsenen Molchen von *Triton taeniatus* und *palmatus* rechts ventral über der Leber aus der Bauchdecke unter Schonung der Somatopleura ein etwa 2 × 3 mm großes Fenster, welches Epidermis, Corium, Muskulatur und Füllbindegewebe umfaßte. Das Fenster wurde caudalwärts durch einen paramedianen Schlitz verlängert, unter dem auch die Somatopleura zu einer mäßig weiten Öffnung aufgeschnitten wurde.

Die durch 4 Wochen schrittweise verfolgte Regeneration war eine typische „Gewebsregeneration", d. h. es wurde immer „Gleiches aus Gleichem" durch mitotische Teilungen in dem Wundrandgebiete gebildet. Störungen und Fehlbildungen des Heilungsprozesses traten in Form von Wucherungen aus Somatopleurazellen, Verwachsungen der Bauchwand mit der Leber und bindegewebigen Stielen aus Regenerationsgewebe zwischen Bauchwand und Leber auf.

Diese Versuche galten als Kontrolle für die eigentlichen Experimente der Implantation von indifferentem embryonalem Gewebe in die Leibeshöhle erwachsener Molche.

Letztere Versuche wurden angestellt, um zu prüfen, wie junges, noch undeterminiertes, aber potenzreiches Material, nämlich präsumptives Ektoderm der frühen Gastrula, in der

[1] FALIN 1940. [2] NEEDHAM 1942. [3] WAECHTER 1949 und 1951.

Leibeshöhle eines erwachsenen Tieres zwischen Leber und Bauchwand sich verhält, und ob in der Leberregion des erwachsenen Organismus ein Determinationsfeld vorhanden ist.

Die von SPEMANN übernommene Operationsmethode brachte es mit sich, daß zeitlich und räumlich nebeneinander die Regeneration eines fensterförmigen, Muskulatur und Haut umfassenden Defekts in der ventrolateralen Bauchwand (s. oben) und die Differenzierung des embryonalen Implantates vor sich gingen. Beide Vorgänge schienen einander nicht wesentlich zu beeinflussen. Das Implantat wurde unter die verbleibende Somatopleura in die Leibeshöhle geschoben. Die Transplantate bestanden aus präsumptivem Ektoderm der frühen Gastrula von *Triton alpestris*. Die Wirte waren erwachsene Weibchen oder auch Männchen von *Triton taeniatus* und *Triton palmatus*.

Die Implantate wuchsen in der Regel an der Bauchwand fest und wurden zwischen dem 4. und 7. Tag von der Somatopleura überzogen. Etwa 14 Tage post operationem wurden sie mit Blutcapillaren versorgt. Die Implantate differenzierten sich 4—7 Tage nach der Operation aus. Sie entwickelten entweder normale Gewebe wie Chorda, Muskulatur, Nervensystem u. a. („differenzierte Implantate", 30% aller operierten Fälle) oder einen geschlossenen Komplex von kubischen Zellen in epitheloider Anordnung („undifferenzierte Implantate", 20% aller Fälle). Ob „differenzierte" oder „undifferenzierte" Gewächse entstanden, hing anscheinend von der Größe des Implantates ab (große Stücke haben eine größere Differenzierungsleistung als kleine).

Die „differenzierten" Implantate enthielten bevorzugt mesodermales Gewebe, weniger häufig ektodermales, *nie* entodermales. Die „undifferenzierten" Implantate waren alle sehr ähnlich. Zellen und Zellordnung waren „epitheloid", d. h. die Zellen glichen sich allmählich den indifferenten Zellen des Wirtsorganismus an. Ihre Lebensdauer war auf 14—21 Tage beschränkt, ältere zeigten deutliche Merkmale der Degeneration.

Bei den „undifferenzierten" Implantaten traten 2 Formen auf: gutartige und bösartige (nur wenige Fälle), letztere hatten längere Lebensdauer und zerstörten benachbarte Wirtsgewebe. Ihr Zentralteil war wie bei den gutartigen undifferenzierten kompakt; in der Peripherie zeigten sie ausstrahlende Ausläufer von lockerem Zellgefüge, welche das Nachbargewebe, vorwiegend Bindegewebe und Muskulatur, zerstörten. Ihr *Wachstum* war außerordentlich stark, im Gegensatz zu dem der gutartigen. Ihre zentralen Teile enthielten nie Capillaren, was im Hinblick auf ihre Größe besonders auffallend war. Die Reaktionen des Wirtes gegen Implantate waren: Einhüllen derselben durch Somatopleura des Wirtes (wohl als Abkapselung zu deuten), Einsprossen von Wirtscapillaren in das embryonale Gewebe, Auftreten und Wirken von phagocytierenden freien Zellen. Die Intensität der Abwehr wechselte von Fall zu Fall sehr, von kaum wahrzunehmender Reaktion bis zu energischer Zerstörung. Es ist bisher noch nicht gelungen, die gewebszerstörenden Gewächse nach Belieben herzustellen, auch ist ihr weiteres Schicksal noch ungewiß.

Verfolgen wir nun als bei einem gut untersuchten Falle das *normale Wachstum der Krötenlarve*[1], so sehen wir, daß es typisch heterogen verläuft. Das 1. Stadium nach dem Schlüpfen (Postembryonal- oder Dotterstadium) dient der Ausbildung der äußeren Form von der Neurulalarve bis zur Kaulquappe. In dieser Phase ohne Nahrungsaufnahme werden die äußeren Kiemen und die Haftnäpfe zurückgebildet; die Umwandlungen sind so groß, daß man von der ersten Metamorphose sprechen kann. Von der Befruchtung bis zum Schlüpfen der Larve (1—3 Tage) findet kein Wachstum statt. Die Furchung und Keimblätterbildung erfolgt durch Succedanteilungen unter spezifischer Verkleinerung der Zellen. Sofort nach dem Schlüpfen ist ein außerordentlich steiler Anstieg der Frischgewichtskurve zu beobachten (Abb. 11), der bis zum 11. Tage *nur* auf Wasseraufnahme zurückzuführen ist. Dabei vermindert sich anfangs die Trockensubstanz, weil Dotter verbraucht und keine Nahrung aufgenommen wird (Abb. 11). Die Wasseraufnahme ist keineswegs eine diffuse Quellung, sondern eine geordnete Wassereinlagerung in die Zellen und Gewebe und führt zu einer bestimmten Formbildung des Rumpfes, zur Streckung des Schwanzes und zuletzt zum Absetzen des rundlichen Kopf-Rumpfabschnittes vom Schwanz.

Aber auch wenn der Dotter aufgezehrt ist und die Kaulquappe zu fressen beginnt, setzt sich der rasche Anstieg des Frischgewichtes unvermindert fort, während das Trockengewicht kaum merklich zunimmt. Die Wassereinlagerung

[1] WURMBACH 1950.

ist es also, welche die endgültige Form und Größe der Kaulquappe bis zur Metamorphosebereitschaft bestimmt.

Beim Schlüpfen von *Bufo* beträgt das Trockengewicht 42%, es sinkt bis zum 39. Tage der Larvenentwicklung auf unter 4%. Es ist so ein maximal hoher Wassergehalt erreicht (etwa 96%), wie wir ihn sonst nur bei den wasserreichsten Tieren, den Medusen, finden.

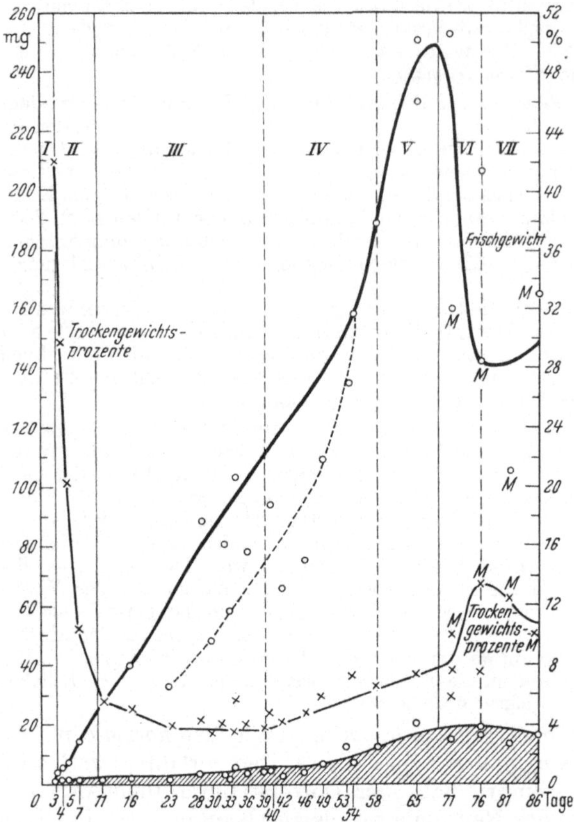

Abb. 11. *Bufo vulgaris*, Frischgewicht, Trockengewicht und Trockengewichtsprozente von *Bufo vulgaris*-Larven. Kombiniert aus den Serien von 1936 (untere punktierte Linie beim Frischgewicht) und 1938. (Aus WURMBACH.)

Erst mit etwa 40 Tagen beginnt das absolute Trockengewicht stärker anzusteigen (Abb. 11, *IV*). Frischgewicht und Trockensubstanz nehmen besonders stark in der Prämetamorphose zu. Die Hinterbeine wachsen jetzt, und die Modellierung des Kopfes und Rumpfes durch die Skeletelemente kommt zustande. Der Schwanz wächst jetzt jedoch noch rapid weiter (Abb. 12).

Zu dem „Wachstumsfaktor", der die Wassereinlagerung bewirkt, kommt jetzt noch ein „Differenzierungsfaktor" hinzu, den man auch als „Entwicklungsfaktor" bezeichnen könnte.

Ist die maximale Größe der Kaulquappe erreicht, so setzt die *Metamorphose* ein. Die Frischgewichtskurve zeigt dabei einen rapiden Abfall durch Wasserverlust des Tieres, dagegen nimmt zunächst das prozentuale Trockengewicht schnell zu. Es tritt also jetzt eine Umkehr der Regel ein, daß den maximalen Frischgewichten die maximalen Trockengewichtsprozente entsprächen. Durch die Metamorphose wird die Wachstumsphase der Larve abgebrochen (regressive Metamorphose). Durch das jetzt wirksam werdende *Thyroxin*, gelenkt durch das thyreotrope Hormon der Adenohypophyse, wird die gesamte Metamorphose eingeleitet und vollendet. Erst nach der Metamorphose erfolgt eine neue Wachstumsphase, die der schwanz- und kiemenlosen Kröte. Das prozentuale Trockengewicht nimmt jetzt ständig zu, z. B. beim Feuersalamander wird es von der Metamorphose bis zum erwachsenen Tier fast verdoppelt. Bei einem so hohen Trockengewichtsprozentgehalt kann offenbar kein Wachstum mehr stattfinden. Das Wasser ist also das erste und primitivste Bauelement des Körpers. Es treten jedoch vor der Metamorphose neuartige höher differenzierte Faktoren hinzu. Das sind bei Insekten und Wirbeltieren die *Hormone*.

Interessant ist, daß auch bei der Froschentwicklung in den ersten wenigen Stunden nach der Befruchtung in den Eiern und bei frischgeschlüpften Kaul-

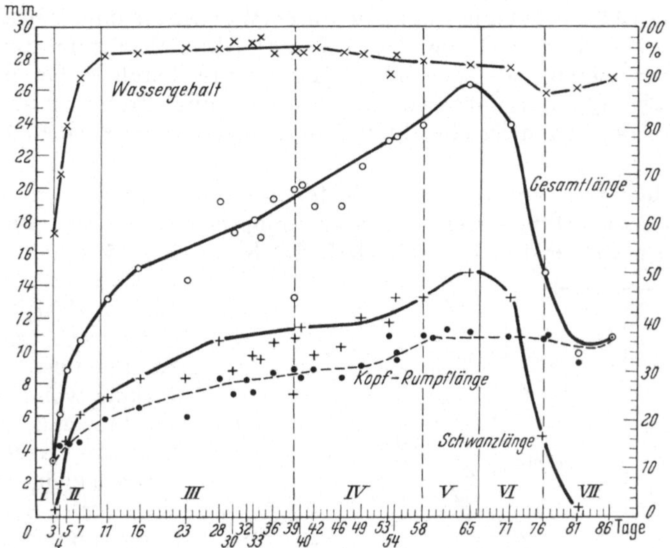

Abb. 12. Gesamtlänge o —, Schwanzlänge + —, Kopf-Rumpflänge — und Wassergehalt der Larven von *Bufo vulgaris*. (Aus WURMBACH.)

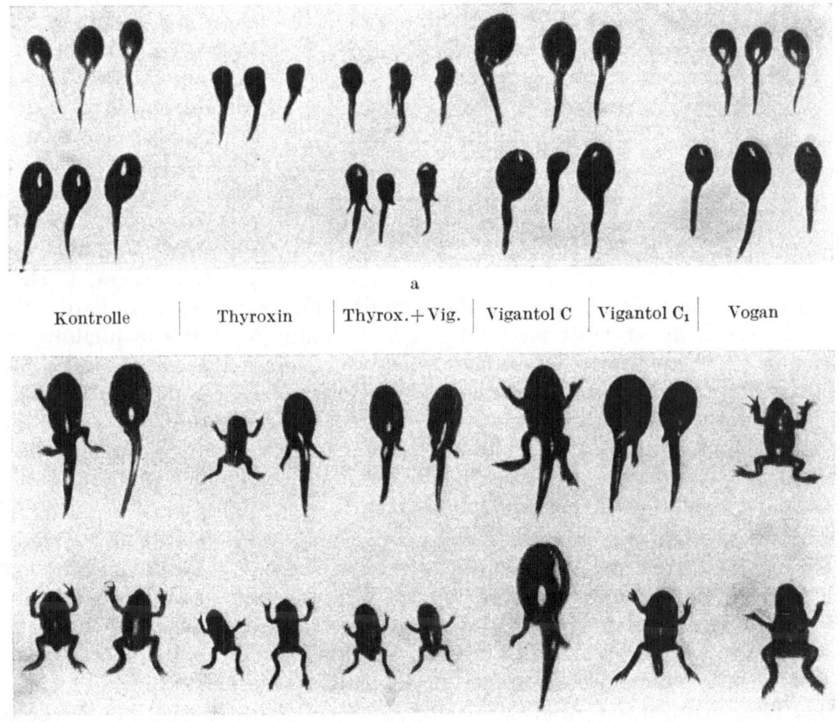

Abb. 13a u. b. a Erster Teil der Versuche mit *Bufo vulgaris*-Larven 1936. Links: Kontrollen. Von links nach rechts: Kontrollen, 1. Serie mit Thyroxin, mit Thyroxin + Vigantol, mit Vigantol (C) und rechts mit Vogan behandelte Tiere. b Fortsetzung von a. Von links nach rechts: Kontrollen, 2. Serie mit Thyroxin, mit Thyroxin + Vigantol behandelte Kaulquappen; 1. Serie mit Vigantol; 2. Serie mit Vigantol; Fortsetzung der mit Vogan behandelten Tiere. (Aus WURMBACH.)

quappen eine 15%ige Volumenzunahme durch Wasseraufnahme eintritt und eine weitere um 5% bis zum Ende des 2. Tages[1]. Das Wachstum durch Wasseraufnahme bei Tieren hat eine schon geschilderte Parallele bei der Pflanze. Hier sind als Quellungsfaktoren die Auxine und Heteroauxine wirksam (s. S. 149ff.). Bei Tieren ist ein ähnlich wirkender Faktor noch nicht gefunden worden.

Es muß hier noch auf die eventuelle Identität des Thyroxins mit dem „Entwicklungs"- oder „Differenzierungsfaktor" eingegangen werden. Für die Thyroxinwirkung muß zuerst eine Bereitschaft der Kaulquappe vorhanden sein, denn wie KRICHEL[2] und WURMBACH (1950) feststellten, gehen aus ganz jungen Kaulquappen durch Einwirkung von Schilddrüsensubstanzen keineswegs verkleinerte Kröten hervor, sondern kleine andersartige Tiere mit Schwanz und kurzen Beinstummeln, die aber nicht lebensfähig sind. Erst bei einer gewissen Reife der Kaulquappen kann auch eine vorzeitige Metamorphose erzwungen werden. Bei den Versuchen zur Herbeiführung der Metamorphose wurde von WURMBACH bei Krötenkaulquappen unter anderem Thyroxin, Thyroxin + Vigantol, Vigantol C und Vogan verwendet. Die Wirkung ist in Abb. 13a, b und 14 dargestellt. Es ergibt sich, daß die Schilddrüse als wesentlicher Differenzierungs-, Entwicklungs- und Entquellungsfaktor anzusehen ist. Eine starke Wachstumssteigerung durch Vitamin A und Vigantol, sowie die Metamorphosebeschleunigung von Vitamin A kommt ebenfalls deutlich zum Ausdruck. Vogan wirkt hauptsächlich durch Wassereinlagerung, Vigantol außerdem noch durch eine beträchtliche Steigerung der Einlagerung von Trockengewichtssubstanz. Thyroxin steigert das Trockengewicht und stellt das *entquellende Prinzip* der Metamorphose dar.

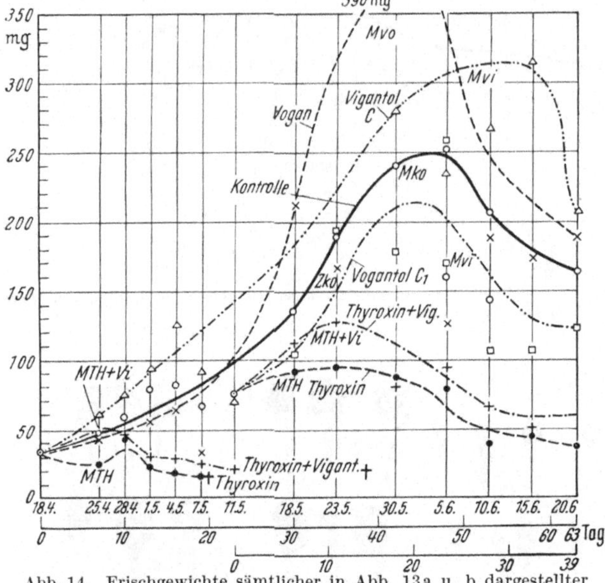

Abb. 14. Frischgewichte sämtlicher in Abb. 13a u. b dargestellter Versuchsserien. (Aus WURMBACH.)

Es kann als ein allgemeines Gesetz angesehen werden, daß das Wachstum des Embryos — auch bei Wirbellosen — zuerst durch Wassereinlagerung erfolgt. Nach Bildung der Hypophyse wird der Quellungsfaktor wohl durch das Wachstumshormon der Adenohypophyse bedingt, aber hierüber liegen noch keine entscheidenden Versuche vor. Unklarheit herrscht auch noch über die Analyse eines als sicher anzunehmenden Zellvermehrungs- oder Mitosefaktors.

Das Wachstum des Embryos durch Wassereinlagerung wird bei Wirbeltieren gesteigert durch das Hinzukommen des Thyroxins als Entwicklungs- und Differenzierungsfaktor. Eine vorübergehende Überfunktion der Schilddrüse führt zur Metamorphose. Dabei darf nie die übergeordnete Lenkung durch die Adeno-

[1] KROGH, SCHMIDT-NIELSEN u. ZEUTHEN 1939. [2] KRICHEL 1931.

hypophyse übersehen werden. In besonderen Fällen, wie z. B. beim Aal, können später auch die Sexualhormone als weitere Differenzierungsfaktoren eine Rolle spielen. Die 1. Metamorphose, gelenkt durch das Thyroxin, macht die *Leptocephalus*larve zum Glasaal und schließlich zum Steigaal, eine 2. bewirkt die Umwandlung vom Gelbaal zum Blankaal (Abb. 15).

Bei allen Wirbeltieren scheint nun eine Übereinstimmung mit den Ergebnissen bei der Kröte zu bestehen. Bei Eidechsen und Vögeln steigt der Wassergehalt

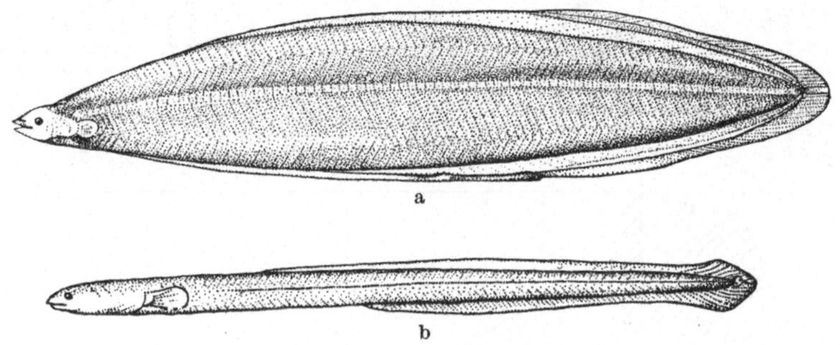

Abb. 15. Metamorphose des *Leptocephalus* (a) zum Aal (b). Aus BOAS. (Aus HESSE-DOFLEIN.)

der Eier zunächst auch stark an. Bei *Lacerta agilis* sinkt der Gehalt an Trockensubstanz auf 5,9% herab, ähnlich wie bei Kaulquappen. WITSCHI[1] hat auch versucht, den Zeitpunkt der „Metamorphose" beim Hühnchen festzustellen, er nimmt dafür den 4.—5. Tag an (Rückbildung der Kiemenspalten). WURMBACH dagegen vergleicht dieses Stadium mit seinen Krötenkaulquappen vom 9.—11. Tage, d.h. zur Zeit der Rückbildung der äußeren Kiemen. Den Eintritt der Prämetamorphose beim Hühnchen legt WURMBACH auf den 9.—11. Tag. Zu dieser Zeit beginnt die Schilddrüse zu funktionieren. Abb. 16 zeigt eine Kurve des Wassergehaltes und des Trockengewichtes vom Hühnchenembryo im Vergleich zu den Larvenstadien der Kröte.

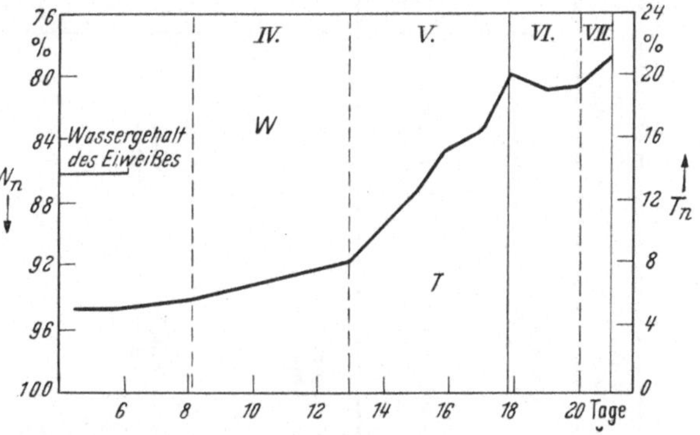

Abb. 16. Wassergehalt in Prozenten des Gesamtgewichts beim Hühnchenembryo. Nach HAARDICK, verändert durch Eintragung der Larvenstadien. (Aus WURMBACH.)

In Abb. 17 ist das Zusammenwirken des postulierten Wachstumsfaktors, der die Wasseraufnahme bewirkt, und des Differenzierungsfaktors schematisch dargestellt. Das Thyroxin (Stadium V, VI) kann erst wirksam werden, wenn die Gewebe in einen gewissen *Bereitschaftszustand* gebracht worden sind, um auf den Entwicklungsfaktor normal zu reagieren. Das geschieht durch eine zuerst sehr schwache Einwirkung von einer sehr geringen Dosis Thyroxin aus der eben gebildeten Schilddrüse. Die Metamorphose wird später durch einen Stoß bewirkt, indem plötzlich eine starke Dosis Thyroxin ausgeschüttet wird. Diese Stoßwirkung wird durch das thyreotrope Hormon der Hypophyse ausgelöst.

[1] WITSCHI 1950.

Stadium	Gewicht	Prozentualer Wassergehalt	Absoluter Wassergehalt	Wachstumsfaktoren	Differenzierungsfaktoren	Differenzierung	Trockengewichtsprozente
VII. Jugend	langsamere Zunahme	langsame Abnahme	schwache Zunahme			Weit. Geschlechtsausbildung, Vermehrung der differenzierten Gewebe	allmähliche Zunahme
VI. Postmetamorphose	sehr starke Abnahme	sehr rasche Abnahme	sehr starke Abnahme			Knorpel-, Muskel-, Kiemen-, Darm-, Schwanz-Resorption	sehr starke Zunahme
Klimax							
V. Prämetamorphose	sehr starke Zunahme	stärkere Abnahme	starke Zunahme			Knochen-, Knorpel-, Muskel-, Drüsenbildung, Zellteilungen	stärkere Zunahme
IV. prämetamorph. Larvenstadium	stärkere Zunahme	schwache Abnahme	starke Zunahme			Knorplige Skeletanlagen Beginn des Extremitätenwachstums	schwache Zunahme
III. Larvenstadium	starke Zunahme	schwache Zunahme	starke Zunahme			Gewebsvermehrung, Ausbildung der Larvengestalt	schwache Abnahme
II. Postembryonales (=Dotter-) Stadium	sehr starke Zunahme	sehr starke Zunahme	sehr starke Zunahme			Erste Gewebsdifferenzierung, Zellteilungen, Dotterresorption	sehr starke Abnahme
I. Embryonalstadium	sehr starke Zunahme	sehr starke Zunahme	sehr starke Zunahme			Organanlagen Zellteilungen	sehr starke Abnahme

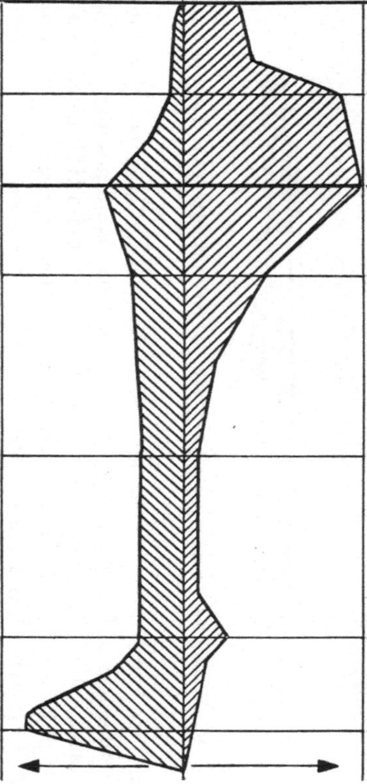

Abb. 17. Schematischer Überblick über die Larvenstadien der Amphibien in Beziehung zu den angenommenen Wachstums- und Entwicklungsfaktoren. (Aus Wurmbach.)

IX. Wachstum bei Zellkonstanz.

Ideale, weil extreme Objekte für das Studium der Wachstumsvorgänge, sind die *zellkonstanten Tiere.* Zu ihnen gehören die Rädertiere (Rotatorien), die Nematoden, die Bärtierchen (Tardigraden) und die Appendicularien unter den Tunicaten.

Nur diese Tiere haben ein wirklich definitiv *abgeschlossenes Wachstum* des Somas, denn mit Eintritt der Reife ist keine Zelle irgendeines Organs weiter teilungsfähig. Es ist also keinerlei Regeneration, auch keine physiologische durch Ersatz verbrauchter Zellen, mehr möglich. Wohl aber kann nach dem abgeschlossenen Teilungswachstum noch ein Streckungswachstum eintreten.

Charakteristisch für diese Tiere ist, daß bis auf die parasitischen Nematoden, alle sehr klein bleiben. Die Rotatorien und die Tardigraden sind mikroskopisch klein. Die Appendicularien werden höchstens, einschließlich Schwanz, 0,5 cm lang, und auch die freilebenden Nematoden erreichen nur eine geringe Körperlänge von einigen Millimetern, während ihre parasitischen Verwandten, z. B. der Spulwurm *Ascaris*, bis zu 35 cm lang werden können.

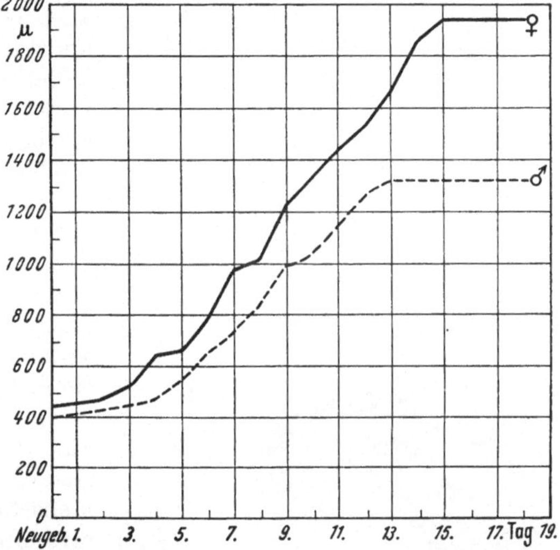

Abb. 18. Längenwachstumskurve von *Anguillula aceti* nach Durchschnittswerten von 20 Weibchen und 20 Männchen, —♀, - - -♂. (Aus PAI.)

Das *Wachstum* eines *zellkonstanten Tieres* hat PAI[1] am Beispiel von *Anguillula aceti* eingehend untersucht. Die 1. Periode ist eine differenzierte Succedanzellbildung durch Furchung, wobei kein Wachstum stattfindet. Das befruchtete längsgestreckte Ei teilt sich in zwei morphologisch fast gleiche Hälften, eine definitive Somazelle S_1 und eine P_1-Zelle = Keimbahnzelle, die noch durch vier weitere Teilungen Somazellen aus sich hervorgehen läßt.

Alle 5 Gruppen von Somazellen (S_1—S_5) liefern bestimmte Zellterritorien in konstanter Zahl für die Organe, so gehen z. B. aus der S_1-Zellgruppe etwa vier Fünftel der gesamten Subcuticula (Epidermis) und die Seitenfelder, ferner die Nerven- und Sinneszellen, das Exkretionsorgan, sowie die Vulva des ♀ und Spicula des ♂ hervor. Am frühesten wird die Zellenzahlkonstanz des Mitteldarmes (18 große Zellen, von S_2 abgeleitet) erreicht, und zwar schon, wenn der Embryo wurmförmige Gestalt annimmt. Dieses Stadium ist etwa 2 Tage nach der Befruchtung erreicht. Von jetzt an wächst der Embryo und entwickelt sich noch 3 Tage lang im Uterus, um nach einer insgesamt 5tägigen intrauterinen Entwicklung bei der Geburt den Mutterkörper zu verlassen (Abb. 18). Nun beginnt das postembryonale Wachstum, das nur noch ein Streckungswachstum ist und bis zur Vollreife dauert. Es hört beim ♀ 15, beim ♂ 13 Tage nach der Geburt auf. Die Reife beginnt mit der Keimzellvermehrung, aber die Tiere wachsen, d. h. strecken sich noch weiter bis zur Vollreife, d. h. bis zum Beginn der Fortpflanzung. Die ♂ sind dann etwa 18, die ♀ 20 Tage alt. Das Wachstum

PAI[1] 1928.

zwischen Reife und Vollreife scheint aber ganz minimal zu sein. Das eigentliche Wachstum scheint auch bei *Anguillula aceti* zuerst durch Wasseraufnahme bedingt zu sein, neben einem späteren spezifisch individuellen Wachstum der Zellen ohne Teilung.

Die Zahl der Zellen bleibt bei zellkonstanten Tieren nach der Reife konstant. So haben die Rädertiere *Hydatina senta* 959 und *Synchaeta triophthalmus* 850 somatische Zellen. Das Wachstum ist hier definitiv abgeschlossen, und eine Zellteilung, auch nach Verletzungen, kann nicht mehr ausgelöst werden. Infolge besonders günstiger Ernährungsbedingungen kann auch bei *Parasiten* (Nematoden) trotz Zellkonstanz ein monströses Wachstum eintreten, aber es wachsen nur die schon vorhandenen Zellen. So ist eine Darmepithelzelle von *Ascaris megalocephala* so groß wie die ganze frisch geschlüpfte Larve (Abb. 19) und die hufeisenförmige Zelle, die zusammen mit 2 Ausmündungszellen das Exkretionssystem bildet, erreicht nahezu die doppelte Länge des *Ascaris*, also bis 60 cm. Auch Nervenzellen (Kabelneurone) werden so lang wie das ganze Tier, selbst bei Säugetieren. Die zellkonstanten Tiere kommen in ihren Organen mit geringen Zellzahlen aus, so besteht z. B. die Pharynxmasse von *Ascaris* (12 mm^3) nur aus 32 Zellen. 12 mm^3 Menschenblut enthält dagegen 60 Millionen rote Blutkörperchen.

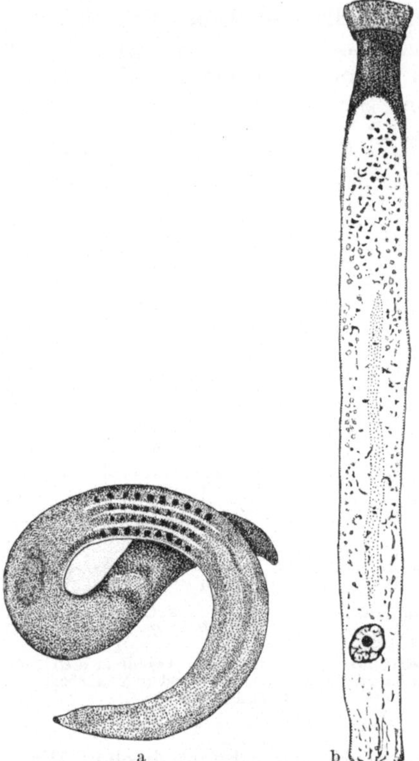

Abb. 19 a u. b. Larve des Spulwurms (*Ascaris*) (a) und Darmzelle des ausgewachsenen Wurms (b) bei gleicher Vergrößerung. Nach GURWITSCH. (Aus HESSE-DOFLEIN.)

Zu den somatischen Zellen, die als erste in der Stammesgeschichte ihre Zellteilungsfähigkeit nach der endgültigen Differenzierung verlieren, gehören die Nervenzellen. Sie sind als enddifferenziert anzusehen, und somit kann das zentrale Nervensystem nicht regenerieren. Wohl aber können plasmatische Teile eines Neurons, z. B. das Axon, regeneriert werden. Da die Neuronen schon bald nach der Geburt beim Säugetier ihr Teilungsvermögen verlieren, so müssen die einzelnen Neuronen mit ihren Dendriten und Axonen mit dem Gesamtkörper wachsen, genau wie die Zellen bei zellkonstanten Tieren.

X. Wachstum und Regeneration.

Im Zusammenhang hiermit sei noch das Problem *Wachstum und Regeneration* erwähnt, besonders die physiologische Regeneration, wozu auch die kompensatorische Hypertrophie und Hyperplasie bilateral-symmetrischer Organe gehört. Je höher ein Organismus differenziert wird, um so mehr wird die Regenerationsfähigkeit eingeschränkt; so kann schließlich nur Gleiches aus Gleichem ersetzt werden, sofern die betreffenden Gewebe nicht zellkonstant geworden sind. Bei Urodelen z. B. kann noch ein ganzes Bein oder ein Auge regenerieren, ein Kopf aber nicht mehr. Alle Gewebe, wie Haut, Muskeln, Bindegewebe, Knochen nehmen an der Regeneration teil, die Axone der Extremitätennerven dagegen wachsen nur in das neugebildete Gewebe hinein. Das regenerierende Bein eines Urodelen macht gewissermaßen ein zweites Mal sein spezifisches Wachstum durch. Bei Fröschen dagegen und allen höheren Vertebraten tritt nach Verlust eines Beines nur noch eine Wundheilung durch die Epidermis und das Corium ein, aber eine Neubildung erfolgt nicht mehr. Nur wenn die Wunde lange genug offen gehalten wird, so daß sich ein Regenerationskegel bilden kann, ist auch bei Fröschen noch eine Beinregeneration möglich. Wird das Wachstum normaler physiologisch regenerierender Zellen in der Epidermis der Säuger durch Antibiotica oder cancerogene Stoffe gestört, so treten atypische mitotische Teilungen ein, die zu gutartigen oder bösartigen Neubildungen führen.

Physiologische Regeneration kommt natürlich überhaupt nicht bei zellkonstanten Tieren vor, da ja alle Somazellen die Fähigkeit der mitotischen Teilung verloren haben. Bei den teilbaren Tieren dagegen, z. B. Coelenteraten, Turbellarien, Nemertinen und einem Teil der Anneliden, werden in der Reifephase alle verbrauchten Zellen ersetzt, so daß dauernd der einmal erreichte Wachstumszustand erhalten wird. Im Laufe der höheren Differenzierung hört die Teilbarkeit mehr und mehr auf, und auch die physiologische Regeneration wird eingeschränkt. Zuerst trifft das für die Neuronen zu, die bei Wirbeltieren nicht mehr teilbar sind, dagegen zeigen bei Säugern die meisten anderen Gewebe und Organe ein Ersatzwachstum und können deshalb nicht nur kompensatorisch hypertrophieren, sondern auch hyperplasieren. In diesem Zusammenhange sei nochmals auf das pathologische Wachstum von embryonalem Amphibiengewebe nach Transplantation in erwachsene Molche hingewiesen (WAECHTER). Hier ergeben sich Beziehungen zu Teratomen, Teilembryonen im Hoden oder Ovar der Säugetiere und des Menschen. Worauf diese Differenzierungs- und Wachstumsstörungen zurückzuführen sind, bleibt zunächst noch unklar.

XI. Hormone und Wachstum.

Unsere Kenntnis vom Einfluß der Hormone auf das Wachstum beschränkt sich bisher auf Insekten, Amphibien und luftatmende Wirbeltiere.

Bei den *Insekten* erfolgt das Wachstum in bestimmten Perioden, die auf die Zeit nach den Häutungen beschränkt sind. Allerdings kommen Häutungen nur bei Larven vor. Die Imagines haben ein streng abgeschlossenes Wachstum, weil sie sich nicht mehr zu häuten vermögen. Bei höheren Insekten (Holometabola: Fliegen, Käfer, Schmetterlinge) erfolgt die eigentliche Formbildung zum geflügelten Insekt erst in der Puppenperiode. Sobald sie aus der Puppenhülle geschlüpft sind, ist ein weiteres Wachstum unmöglich. Wie bei Wirbeltieren sind auch hier in letzter Zeit *Wachstumshormone* entdeckt worden.

Zunächst ist es wichtig, daß die für die definitive Ausbildung eines geflügelten Insektes bei Holometabolen entscheidende Verpuppung und damit die Metamorphose unterbunden werden kann, wenn *vor* der kritischen Periode, in der das Hormon ausgeschüttet wird, das Hirn entfernt wird. *Nach* dieser Periode ist die Exstirpation des Hirnes erfolglos. Wird der Vorderkörper vor der kritischen Periode vom Hinterkörper abgeschnürt, so verpuppt sich nur der Vorderkörper. Bei Abschnürung nach der kritischen Periode tritt die Verpuppung am ganzen Körper ein. Eine parabiotische Vereinigung von einer Larve nach der kritischen Periode kurz vor der Metamorphose, die also als Hormonspender in Frage kommt, mit einer dekapitierten jüngeren Larve vor der kritischen Periode bewirkt, daß der Spender das andere Tier induziert und eine konforme Häutung erzwingt. Die jüngere Larve metamorphosiert vorzeitig und gleichzeitig mit dem Spender und wird zur Zwergimago. Bluttransfusion von einem Tier nach der kritischen Periode bewirkt bei einer jungen Larve, die vor der kritischen Periode geköpft wurde, die Häutung[1]. Das Hormon wird im Kopf, und zwar im Hirn, produziert (bei der Wanze *Rhodnius* etwa 10—16 Std vor der Verpuppung) und breitet sich auf dem Blutwege nach hinten aus. Exstirpation des Hirnes vor der kritischen Periode bewirkt Dauerraupen, durch Bluttransfusion von Tieren nach der kritischen Periode kann aber auch hier eine Verpuppung hervorgerufen werden. Das Metamorphose-Hormon ist 1954 von Butenandt und Karlson[2] in kristallisierter Form dargestellt worden.

Häutung und Metamorphose wird also auf hormonalem Wege gesteuert. Die Hormone sind nicht artspezifisch.

Da hirnlose Raupen Dauerraupen bleiben, hirnlose Puppen Dauerpuppen bleiben, lag es nahe, das Hormon im Hirn zu suchen. Man stellte fest, daß es sich hier um eine *Neurosekretion* in der dorsalen Hälfte der zentralen Hirnmasse handelt. Daneben spielen noch spezifische inkretorische Organe eine Rolle, die *Corpora allata*. Exstirpation dieser Organe bei jugendlichen Larven bewirkt Entstehung von Zwergpuppen, junge Stabheuschrecken (*Dixippus*) machen 2 Häutungen weniger durch als normale Larven. Zusätzliche Transplantation von Corpora allata junger Larven in die Kopfkapsel älterer Larven (5. Stadium), hat zur Folge, daß drei überzählige Häutungen erfolgen, so daß Riesenlarven entstehen[3].

Wachstum und Differenzierung konnte gleicherweise von Wigglesworth bei *Rhodnius*, einer blutsaugenden Wanze, weitgehend geklärt werden. *Rhodnius* macht 5 larvale Häutungen durch, bevor es durch eine Metamorphose zur Imago wird. Nach jeder juvenilen Häutung findet ein Wachstum statt. Die Häutung wird auch hier durch ein Hormon induziert, welches in der dorsalen Region des Hirnes gebildet wird. Es induziert, indem es in das Blut gelangt, das Wachstum nach der Häutung. Durch das Hormon werden die Zellen der Epidermis, die nach der Häutung die neue Chitinschicht bilden, aktiviert. Die Zellen schwellen an und teilen sich mitotisch so stark, daß mehr Zellen als nötig sind, für die neue Epidermis gebildet werden. Die überflüssigen Zellen werden eliminiert. Das Hormon wird als *Häutungshormon* bezeichnet. Bis zum 4. Larvenstadium wird noch ein weiteres Hormon in den Corpora allata produziert, welches eine vorzeitige Verpuppung verhindert, es wird als Juvenilhormon bezeichnet. Werden die Corpora allata entfernt, so tritt ähnlich wie bei der Stabheuschrecke eine vorzeitige Metamorphose ein, also *Zwergenwuchs*. Werden Corpora allata von jungen Nymphen in das Abdomen einer Nymphe im 5. Stadium implantiert, so wird die Metamorphose unterbunden. Es resultiert eine Nymphe des 6. Stadiums, die *Riesenwuchs* zeigt und in der Natur nicht vorkommt.

Wenn normalerweise das 5. Nymphenstadium zur Metamorphose kommt, so hört nicht nur die Sekretion des juvenilen Hormons aus den Corpora allata auf, sondern diese absorbieren und eliminieren nach Wigglesworth *möglicherweise* alle Spuren des Hormons, das noch von der vorigen Häutung her im Blute vorhanden ist.

Andererseits kann eine *Rhodnius*-Imago sogar zu einer neuen Adulthäutung gebracht werden, wenn man ihr Blut aus einer Larve des 5. Stadiums injiziert. Normalerweise häuten Insekten-Imagines nie. Wird einer Imago juveniles Hormon durch Transplantation junger Corpora allata in das Abdomen zugeführt, so kann die Metamorphose partiell rückgängig gemacht werden, indem wieder gewisse larvale Charaktere zur Entfaltung kommen.

Das Wachstum wird also bei *Rhodnius* durch ein *Häutungshormon* und ein *juveniles Hormon* induziert, die beide ausgesprochen morphogenetische Hormone sind. Das gleiche gilt auch für *Dixippus* und für Raupen von Schmetterlingen.

Wie die oben geschilderten Versuche ergeben haben, geben die Corpora allata den Häutungen ein larvales Gepräge und verhindern die Metamorphose. Die Corpora allata haben weiterhin noch eine gonadotrope Wirkung. Sie spielen offenbar auch eine Rolle bei dem verschiedenen Größenwachstum der Klassen der sozialen Insekten. Bei der Biene verhalten sich die Volumina der Corpora allata bei Arbeitsbiene, Königin und Drohne wie 21:17:10. Nach der Metamorphose vergrößern sie sich um das Siebenfache bei der Arbeitsbiene, um das Fünffache bei der Königin und um das Dreifache bei der Drohne.

---

[1] Wigglesworth 1951, s. Pflugfelder 1952. [2] Butenandt und Karlson 1954.
[3] Pflugfelder 1952.

Als Produzenten des *Metamorphosehormons* haben bei einigen Insekten die *Prothorakaldrüsen* zu gelten. Diese werden wohl aktiviert durch ein glandotropes Hormon des Gehirns. Bei *Dixippus* wird das Metamorphosehormon von den Perikardialdrüsen produziert. Da die Corpora allata das Metamorphosehormon hemmen, können Riesenlarven von *Dixippus*, durch Transplantation von überzähligen juvenilen Corpora allata erzielt, metamorphosieren, wenn ihnen viele Perikardialdrüsen transplantiert werden.

Während die Corpora allata, soweit wir wissen, als juvenile Häutungshormonproduzenten unabhängig vom Hirn funktionieren, haben wir für die Prothorakaldrüsen, die das Metamorphosehormon produzieren, ein in der neurosekretorischen Partie des Hirns gelegenes übergeordnetes glandotropes Hormon, ähnlich wie wir es bei der Hypophyse der Vertebraten kennen.

Die *Chordaten*, mit Ausnahme der Tunicaten und Acranier, haben ebenfalls ein schon lange bekanntes wohldifferenziertes inkretorisches System, von dem besonders die Hypophyse und die Thyreoidea entscheidenden Einfluß auf Formbildung, Metamorphose und Wachstum haben, wobei die Adenohypophyse das übergeordnete Organ ist.

Die *Gonadenhormone* (andro- und gynogene Stoffe) bewirken unter der Lenkung von Gonadotropinen der Adenohypophyse die Differenzierung nicht nur der zunächst sexuell indifferenten Gonaden selbst in Hoden und Ovarien, sondern auch die Differenzierung und das Wachstum der zur Funktionsbereitschaft nötigen sekundären Geschlechtsmerkmale. Sie prägen weiterhin den spezifisch männlichen oder weiblichen somatischen Habitus. Darüber hinaus bewirken sie die cyclische Differenzierung dieser Organe vom Ruhezustand bis zur Begattungsreife. Die sekundären Geschlechtsorgane zeigen also einen cyclischen Wechsel von Wachstum und Rückbildung in der Reifephase, wie wir ihn sonst bei reifen Organen nicht kennen.

Sehr frühe Exstirpation der Gonaden bewirkt den Kastratenhabitus ohne sekundäre Geschlechtsmerkmale und ein sexuell mehr indifferentes Soma. Die Ausfallserscheinungen können durch die heute synthetisch gewonnenen Oestrone und Testosterone behoben werden.

Wie stark die Gonaden das sexuelle Wachstum über die Norm des Erwachsenen noch zu induzieren vermögen, zeigen Versuche an der Erdkröte (*Bufo vulgaris*)[1]. Werden bei erwachsenen Krötenmännchen die Hoden exstirpiert, so entwickeln sich die BIDDERschen Organe zu Ovarien. Die Tiere werden jetzt voll ausdifferenzierte Weibchen, die sich auch fruchtbar fortpflanzen können. Die männlichen sekundären Merkmale bilden sich zurück, wie z. B. die Daumenschwielen, die bei der Begattung zur Umklammerung des Weibchens dienen, und die weiblichen Merkmale, die überall bei Wirbeltieren in der Anlage vorhanden sind, wachsen jetzt zu voll funktionsfähiger Größe heran. Auch psychisch werden die Tiere weiblich. Erstaunlich ist, daß die um ein Drittel kleineren Männchen jetzt im Laufe von 2—3 Jahren zur Größe der Weibchen heranwachsen, sogar der schmälere männliche Schädel geht in die breitere weibliche Form über. Die aus den BIDDERschen Organen neuentstandenen Ovarien haben also eine ausgesprochene morphogenetische Wirkung auf den ganzen Körper, wahrscheinlich unter der neugeschaffenen Korrelation zwischen Adenohypophyse und Ovarien.

Die *Schilddrüsenentfernung* bewirkt bei Amphibien, wie schon erwähnt, Verhinderung der Metamorphose. Die Larven wachsen über das normale individuelle Maß hinaus und werden Riesentiere. Andererseits kann Behandlung der Larven mit Thyroxin oder Transplantation von Schilddrüse jederzeit eine Metamorphose induzieren. Selbst der mexikanische Axolotl, der normalerweise neoten ist, kann auf diese Weise zur Metamorphose gebracht werden.

[1] HARMS 1921.

Bei jugendlichen Amnioten dagegen bewirkt Thyreoidektomie ausgesprochene Wachstumshemmung. Die Tiere werden Zwerge und zeigen Disproportionen. Das Gewicht ist nur etwa halb so groß wie bei normalen Tieren (Abb. 20). Die Röhrenknochen sind verkürzt, plump und brüchig. Die Haarentwicklung ist meist spärlich. Das Federkleid der schilddrüsenlosen Vögel entwickelt sich verspätet und unvollkommen. Oft lernen die Vögel weder fliegen noch selbständig fressen (Abb. 21). Bei allen operierten Tieren kommt es, wie auch bei Schilddrüsenmangel des Menschen, zu einem ausgesprochenen Kretinismus. Durch Schilddrüsen- oder Thyroxingaben können diese Ausfallserscheinungen weitgehend behoben werden. Bei Fischen kann nur die „chemische Thyreoidektomie" durch Thioharnstoffe ausgeführt werden. Wird auf diese Weise die Schilddrüse junger Tiere ausgeschaltet, so tritt auch hier eine deutliche Hemmung des Wachstums ein.

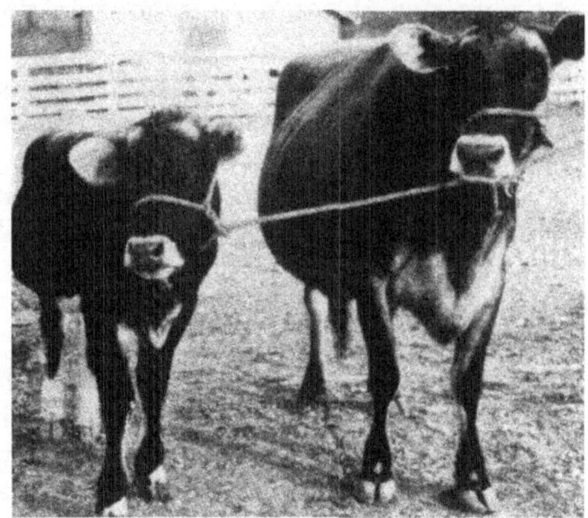

Abb. 20. Zwei gleichaltrige Kühe, die rechte normal, die linke thyreoidektomiert. Nach Brody und Frankenbach. (Aus v. Buddenbrock.)

Bei Zusatz von Antithyroxinstoffen, Thioharnstoff, Phenylthioharnstoff und Thiouracil zum Wasser unterbleibt bei Amphibienlarven die Metamorphose; besonders wirksam erwies sich N-Allylthioharnstoff und N-Benzoylthioharnstoff. Neuerdings[1] ist jedoch nach Thioharnstoffgaben in gewissen Konzentrationen bei Kaulquappen von *Rana temporaria* auch eine ausgesprochene Förderung der Metamorphose beobachtet worden.

Für das Wachstumsproblem ist es besonders interessant, daß während der Metamorphose nicht nur wesentliche neue Formbildungen in Hinblick auf das luftlebende Stadium bei Amphibien erfolgen, sondern daß auch regressive Prozesse gleichzeitig induziert werden, z. B. die Resorption des Schwanzes bei Kaulquappen, der Verschluß der Kiemenspalten, die Rückbildung der Kiemen und die Umwandlung des langen Spiraldarmes in einen kürzeren, nur wenig gewundenen Daß die Schilddrüse bei der Metamorphose mitoseinduzierend wirkt, sei hier nur erwähnt. Diese Wirkung ist durch die Steigerung des Stoffwechsels, besonders der O_2-Rate erklärlich, wie aber gleichzeitig Zelleinschmelzungen erfolgen können, bleibt einstweilen rätselhaft.

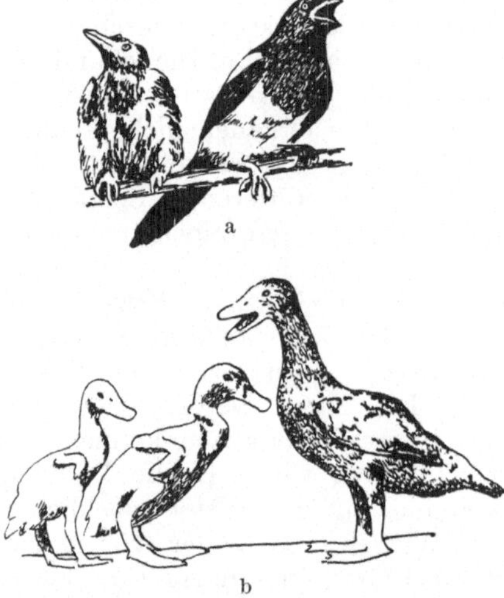

Abb. 21 a u. b. a *Pica pica*. Rechts normal, links in der Jugend thyreoidektomiert, 12 Monate nach der Operation. b Ente, 56 Tage alt, links in verschiedenem Alter thyreoidektomiert (links am 17., Mitte am 35. Tage). rechts gleichaltriges Kontrolltier. Nach Woitkewitsch. (Aus v. Buddenbrock.)

Hier ist auch der Ort, etwas über das Wachstum bei *Neotenie* zu sagen, worunter das Stehenbleiben auf einem Differenzierungsstadium vor der Metamorphose zu

[1] Roth 1947, s. v. Buddenbrock 1950.

verstehen ist, derart, daß diese Tiere über das Larvenstadium hinaus nur noch in der Länge weiterwachsen und sich auf dieser Stufe fortpflanzen.

Eine ausgesprochen neotene Form ist der mexikanische *Axolotl*, der als kiementragende Larve im Wasser geschlechtsreif wird. Die Larve wächst über das metamorphosebereite Stadium hinaus. Wie schon erwähnt, kann sie auch noch in geschlechtsreifem Zustande durch Thyroxin zur Metamorphose gebracht werden, wächst aber dann nicht weiter. Das Tier ist jetzt ein Haut-Lungenatmer geworden. In der Natur kommen auch gelegentlich vollständig oder teilweise neotene Formen vor, wie sie HARTWIG und ROTMANN[1] bei *Triton taeniatus* beobachtet haben. Ob die Perennibranchiaten neotene Formen oder ursprünglich wasserlebende Molche sind, ist noch nicht entschieden. Eine Metamorphose ist bei ihnen jedenfalls bisher mit Thyroxin nicht erzielt worden. Man muß allerdings bedenken, daß das übergeordnete Wachstumshormon in der Adenohypophyse produziert wird, wie weiter unten noch ausgeführt werden soll. Es müßte neben Thyroxin auch das thyreotrope und das Wachstumshormon gleichzeitig verabreicht werden.

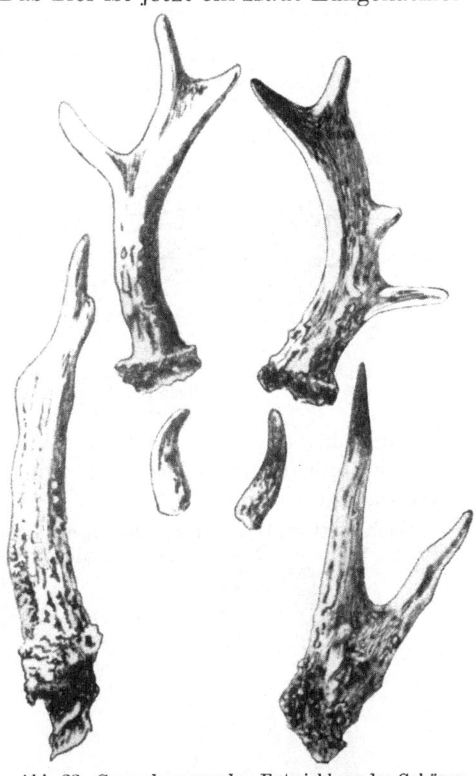

Abb. 22. *Capreolus capreolus*, Entwicklung des Gehörns junger Rehböcke nach Injektion von Thyroxin. Das kleine Paar in der Mitte: Gehörn des gleichaltrigen unbehandelten Kontrolltieres. Nach LEBEDINSKY. (Aus v. BUDDENBROCK.)

Es ist bemerkenswert, daß auch bei Säugetieren die Schilddrüse morphogenetische Prozesse und Wachstumserscheinungen hervorrufen kann. LEBEDINSKY[2] injizierte 2 Monate alten Rehböcken Thyroxin unter die Bauchhaut. Die Folge war, daß in der Ausbildung des Gehörns mehrere Jahre übersprungen wurden. Es entwickelte sich sofort das Gehörn eines Bockes im vierten Sommer (Abb. 22).

Ähnlich wie PFLUGFELDER[3] bei *Dixippus* hat HARMS[4] bei *Periophthalmus*-Arten (luftatmende, auf dem Lande lebende Fische) ein Wachstum über das artspezifische Maß hinaus bei erwachsenen Tieren erzielt, und zwar durch langandauernde Thyroxingaben (Abb. 23). Arten, die noch weitgehend an die Feuchtluftzone angepaßt waren, gingen immer mehr an das trockene Land, wobei nicht nur die Gesamtgröße zunahm, sondern auch eine morphologische Veränderung aller Organe eintrat, welche die Tiere befähigte, in der trockenen Zone zu leben. So wurden z. B. die aus Brustflossen umgebildeten Hebelextremitäten, die zur Fortbewegung auf dem Lande dienen, maximal um $^1/_3$ länger als die der Ausgangsstadien (Abb. 24a, b). Die Haut bekam eine stark verhornte Schicht. Verursacht wurden diese Abänderungen durch die Thyreoidea, die sich zu einem kompakten Organ entwickelte, während sie bei den Kontrollen aus einzelnen Follikeln bestand, welche die ventrale Aorta und die Venae jugulares begleiten.

[1] HARTWIG und ROTMANN 1940, s. v. BUDDENBROCK 1950. [2] LEBEDINSKY 1939.
[3] PFLUGFELDER 1952. [4] HARMS 1935.

Die so hyperplasierte Schilddrüse ist hochaktiv (Abb. 25a, b). Daneben ist aber auch die Adenohypophyse wesentlich vergrößert.

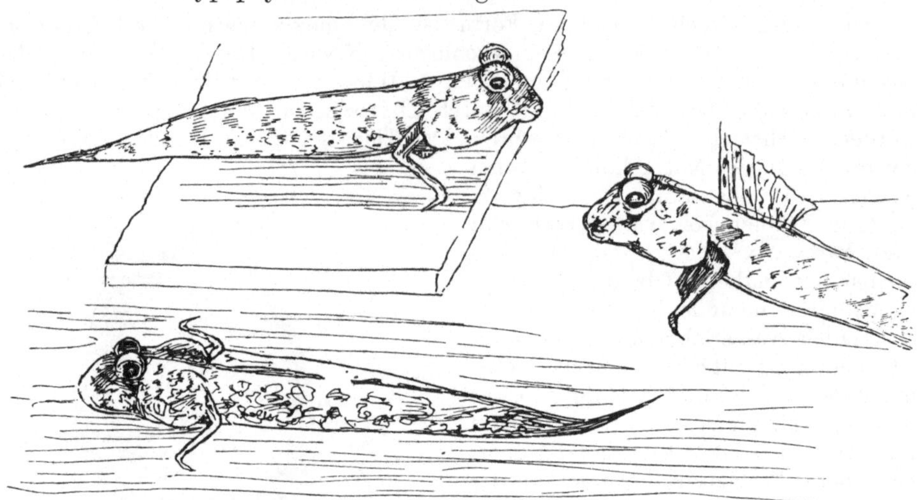

Abb. 23. Mit Thyroxin behandelte *Periophthalmus vulgaris* in verschiedenen Stellungen nach dem Leben skizziert. Vordere Flosse als dreiteiliger Hebel umgebildet. Zwei Monate nach Versuchsbeginn. (Aus HARMS.)

Die elektive morphogenetische Wirkung der Schilddrüse auf die verschiedenen Organe haben MANGOLD und SCHULZE[1] bei *Rana fusca* und *Bombinator pachypus* aufgezeigt.

Nach Exstirpation der Schilddrüse bei jungen Kaulquappen blieben in der Entwicklung zurück: periphere Nerven, Sympathicus, Retina und Linse; Larvencharakter behielten die Riesenlarven bezüglich des Darmepithels, der inneren Kiemen, Lunge, Leber, des Pankreas, Gehirns, Rückenmarkes, der Cornea, des Sinnesepithels, der Hautdrüsen, Epidermis, des larvalen Freßapparates (Hornzähnchen) und des Schwanzes. Die übrigen Organe zeigten normale Ausbildung.

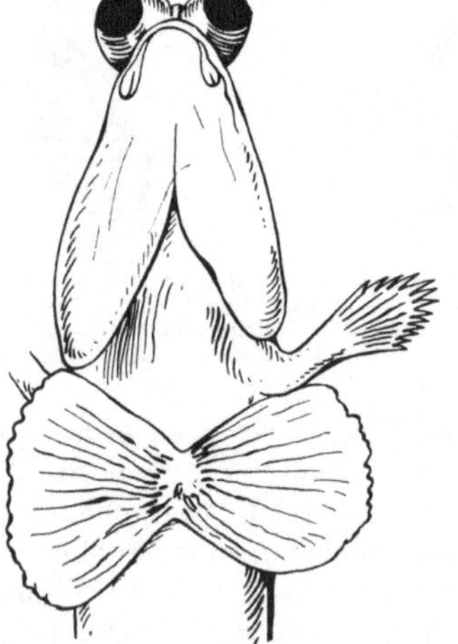

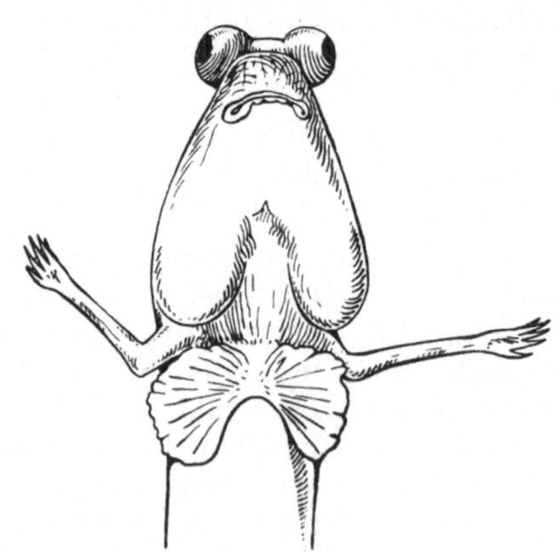

a b

Abb. 24a u. b. *Periophthalmus variabilis*, nach dem Leben gezeichnet. a Normal, b mit Thyroxin behandelt. Dauer des Versuches: 18. 1. bis 1. 4. 1929. (Aus HARMS.)

Das umgekehrte Ergebnis wurde bei Kaulquappen erzielt, denen außer ihrer eigenen Schilddrüse noch zusätzlich homoplastisch Schilddrüsen von ausgewachsenen Tieren implantiert wurden. Es erfolgte eine vorzeitige Metamorphose. In der Entwicklung waren stark

[1] MANGOLD (und SCHULZE) 1925.

gefördert: Darmepithel, Thyreoidea, Thymus, Hypophyse, innere Kiemen, Lungen, Leber, Pankreas, Vorniere, Gehirn, Rückenmark, Cornea, Sinnesepithel, Hautdrüsen, Epidermis,

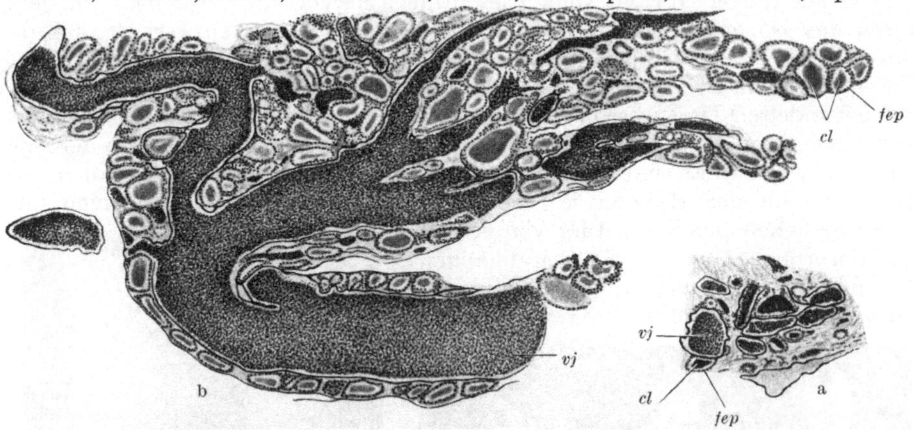

Abb. 25a u. b. a Schilddrüsenpartie aus dem linken seitlichen Jugulariswinkel mit schwach gestautem Kolloid von einem normalen *Periophthalmus chrysospilos*. Susa, Azan. *cl* Kolloid, *fep* Follikelepithel, *vj* Vena jugularis. Vergr. etwa 38fach. b Dieselbe Schilddrüsenpartie wie in a von einem mit Thyroxin behandelten *Periophthalmus chrysospilos*, 36 Tage nach Versuchsbeginn. Stark aktivierte und vergrößerte Schilddrüse mit körnigem Kolloid. Susa, Azan, Bezeichnungen wie in a, Vergr. desgleichen. (Aus HARMS.)

Freßapparat; das übrige Organsystem war annähernd normal, d. h. entsprach dem Zustande, wie er bei noch nicht metamorphosierten gleichaltrigen Kontrolltieren gefunden wurde.

Es werden also diejenigen Organe, deren Entwicklung bei der Athyreose gehemmt ist, bei der Hyperthyreose gefördert. Dem Einfluß der Schilddrüse scheint besonders das ektodermale und entodermale Gewebe zu unterstehen. Es sind diejenigen Organe, die durch den Mediumwechsel von Wasser zu Land am meisten betroffen werden, d. h. die Oberflächenorgane. Die Schilddrüse wirkt also selektiv.

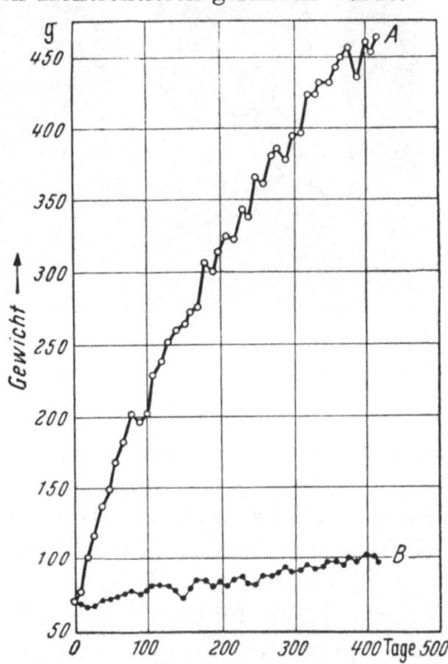

Abb. 26 A u. B. Wirkung des vollkommen gereinigten Wachstumshormons auf erwachsene weibliche hypophysenlose Ratten. Behandlung 432 Tage. A Täglich 0,1 mg, vom 140. Tag ab 0,20 mg; B Kontrolle. Nach LI und EVANS 1947. (Aus v. BUDDENBROCK.)

Ein eigentliches echtes *Wachstumshormon* kennen wir als eines der vielen Hormone der Adenohypophyse. Da außerdem die Schilddrüsenfunktion durch das thyreotrope Hormon der Hypophyse reguliert wird, müssen beide Hypophysenhormone in Beziehung zum Wachstum stehen. Das Wachstumshormon wurde von LI, EVANS und Mitarbeitern[1] rein isoliert. Es ist ein im Wasser unlösliches Protein. Es wird hauptsächlich in den eosinophilen (α-)Zellen der Adenohypophyse gebildet. Durch Behandlung junger Säugetiere mit dem Wachstumshormon wird eine Umstellung des Stoffwechsels erreicht. Das Eiweiß wird geschont und für den Baustoffwechsel aufgespart, das Fett wird dafür mehr zum Betriebsstoffwechsel herangezogen. Bei hypophysenlosen jungen Ratten setzt nach Injektion von Wachstumshormon das Körper- und Knochenwachstum wieder ein. Die Blutphosphatase wird verdoppelt. Seit 1921

[1] LI, EVANS 1947, s. v. BUDDENBROCK 1950.

(EVANS und LONG[1]) wissen wir, daß Injektion von zerriebenem Vorderlappengewebe bei jungen Ratten stets Riesenwuchs hervorruft. Dasselbe kann jetzt durch das isolierte Hormon erreicht werden. Sehr bemerkenswert ist, daß das Hormon auch bei schilddrüsenlosen, nebennierenlosen und hypophysenlosen Tieren wirksam ist. Bei hypophysektomierten Ratten ist der Unterschied zu den behandelten Tieren besonders krass, wie Abb. 26 zeigt. Riesenwuchs, auch beim Menschen, tritt nach krankhafter oder angeborener Hyperplasie der Adenohypophyse ein. Es sind Menschen von 2,50 m Größe beobachtet worden. Bei Unterfunktion der Hypophyse ist Zwergenwuchs die Folge. Wir kennen auch Fälle, in denen das Wachstum von einem einzigen erblichen mendelnden Gen abhängig ist und durch ein von diesem gebildeter Hormon, das als echter Genwirkstoff zu

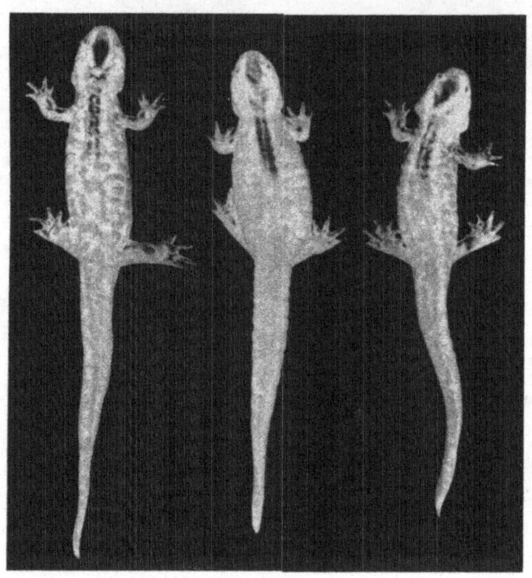

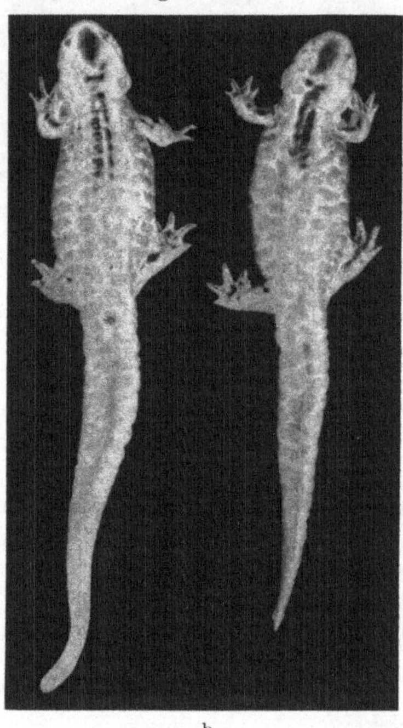

a b

Abb. 27 a u. b. *Amblystoma tigrinum*, a nach Wurmfütterung, b nach Fütterung mit Hypophysenvorderlappen Nach UHLENHUTH. (Aus V. BUDDENBROCK.)

bezeichnen ist, gesteuert wird. Zum Beispiel ist der Zwergenwuchs der Hypophysenzwergmäuse durch ein recessives Gen einer Mäuserasse mit erblichem Zwergenwuchs bedingt. Die direkte Ursache ist die Unterfunktion des Hypophysenvorderlappens. Injektion von Vorderlappenhormon normaler Tiere regt das Wachstum der Zwerge an, so daß sie fast die normale Größe erreichen. Zwergmäusen fehlt das Wachstumshormon der eosinophilen (α-)Zellen des Vorderlappens. Bei Hunderassen finden wir ähnliche Zustände (STOCKARD[2], KLATT[3]). Der Riesenwuchs der Dinosaurier ist vielleicht durch die übermäßige Entwicklung der Hypophyse bedingt, wie Schädelausgüsse wahrscheinlich machen.

Bei Amphibien scheinen nach Hypophysektomie die Wachstumserscheinungen viel weniger gestört zu sein als bei Säugetieren. Bei *Amblystoma tigrinum* wachsen operierte Tiere genau so schnell wie normale. Froschlarven dagegen, die in sehr frühen Stadien hypophysektomiert wurden, wachsen zunächst im normalen Tempo weiter bis zu einem mittleren Larvenstadium, von dem an sich das Wachstum

[1] EVANS und LONG 1921, s. v. BUDDENBROCK 1950. [2] STOCKARD 1934.
[3] KLATT 1941 und 1948.

verlangsamt. Allerdings sind diese Versuche nicht mit den an Säugetieren angestellten zu vergleichen, da sie vor der Metamorphose ausgeführt wurden. Das Wachstum scheint um so weniger behindert zu werden, je jünger der Organismus ist.

Der Axolotl, der normalerweise nicht metamorphosiert, wächst nach *Hypophysenfütterung*, die bei Säugetieren kein Ergebnis zeigt, schneller als die Kontrollen, wie in Abb. 27 dargestellt.

Daß Hypophyse und Thyreoidea in enger Korrelation stehen, beweist die Tatsache, daß schilddrüsenlose Tiere nach Injektion von Wachstumshormon wieder normales Wachstum zeigen.

Auch zwischen *Thymus* und Wachstumshormon bestehen Beziehungen. So soll der atrophische Thymus hypophysenloser Tiere nach Injektion von Wachstumshormon zur

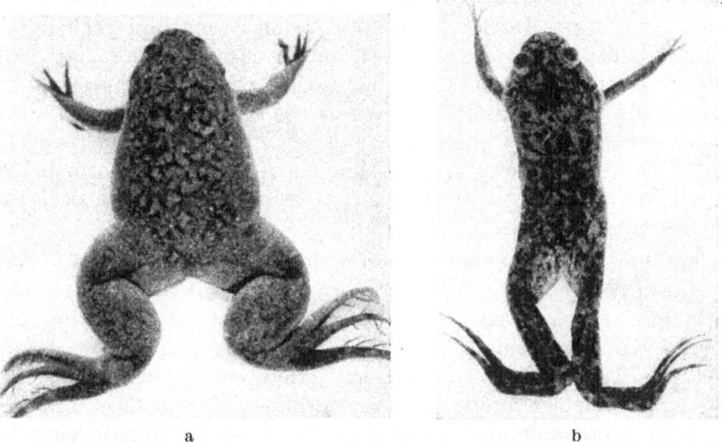

a b

Abb. 28 a u. b. Photographien a eines normalen *Xenopus* von etwa gleicher Größe wie in b. b Eines thymektomierten *Xenopus* in Ruhestellung, die hinteren Extremitäten zeigen Parese und sind unvollständig abduzierbar. Thymektomiert als Larve am 17. 8. 46, photographiert 12. 5. 47. (Aus HARMS.)

Hypertrophie gebracht werden können. Frühzeitig thymektomierte Kaulquappen von *Xenopus laevis* zeigen erhebliche Wachstumshemmungen (Abb. 28a, b). Auch sonst treten schwerwiegende Veränderungen ein, auf die hier jedoch nicht eingegangen werden kann. Nach Autotransplantation des Thymus bei thymektomierten Tieren treten diese Wachstumshemmungen nicht ein. Nach der Metamorphose führt Thymektomie bei *Xenopus* nicht mehr zu Ausfallserscheinungen.

Über den Einfluß der *Epiphyse* auf das Wachstum ist noch nichts Definitives bekannt. Nach neuesten Versuchen von PFLUGFELDER[1] bei *Lebistes* (Knochenfisch) scheint nach Exstirpation der Epiphyse bei Neonaten eine starke Verkrümmung des Achsenskeletes und mangelhafte Verknöcherung einzutreten. Die Gewichtszunahme wird vom 10. Tag ab gehemmt. Die Hemmung hält bis zum natürlichen Tode an. Da die Schilddrüse und die Adenohypophyse stark vergrößert werden, liegt hier wohl der Einfluß auf das Wachstum. Alle Versuche, die bisher an Amphibien, Sauropsiden und Säugern angestellt worden sind, widersprechen sich, was auch aus einer Zusammenstellung von PFLUGFELDER hervorgeht.

XII. Die Grenzen des Wachstums im Tierreiche und phylogenetische Wachstumsreihen.

Wir sprechen allgemein von einer Grenze des Wachstums, also von einem abgeschlossenen Wachstum. Ein wirklich abgeschlossenes Wachstum finden wir allerdings nur bei Einzellern und den zellkonstanten Tieren. Es ist aber auch bei allen anderen Tieren die Körpergröße in der Reifephase ein charakteristisches

[1] PFLUGFELDER 1953.

Merkmal. Alle Tiere beginnen ihre Entwicklung mit der befruchteten Eizelle, die z. B. bei zellkonstanten Rädertieren nicht viel kleiner ist als ein Säugetierei. Aber bei ersteren hört das Wachstum, d. h. mitotische Teilung und Differenzierung, schon nach 10 aufeinanderfolgenden Teilungen auf, aus denen bei *Hydatina senta* 959 Zellen hervorgehen. Beim Menschen aber sind allein, um das Hirn zu bilden, etwa 30 Teilungen, d. h. schätzungsweise 1 Milliarde Zellen nötig, und noch mehr Teilungen, um die vielen Billionen Zellen eines menschlichen Körpers zu bilden.

Wenn nun auch bei den heute lebenden Tieren im allgemeinen die Körpergröße mehr oder weniger erblich fixiert ist, so ist doch eine große Abhängigkeit des abgeschlossenen Wachstums von vielen Faktoren vorhanden. Allerdings stehen Bauplan und Größe in strenger Beziehung zueinander. „Ein Wirbeltier kann nicht unter eine gewisse Größe herabsinken, ohne aufzuhören, ein Wirbeltier zu sein" (LEUCKART 1886)[1]. Es ist das schon durch sein gegliedertes inneres Knochenskelet bedingt, im Gegensatz zu den Arthropoden, die ein viel leichteres *äußeres* Chitinskelet haben, das mit einer geringeren Masse dieselben Leistungen erfüllt. So ist die Minimalgröße z. B. eines Insektes viel geringer als die eines Wirbeltieres. Unter den Wirbeltieren hat die Homöiothermie bei Vögeln und Säugern ein höheres Minimalmaß zur Folge, als es die poikilothermen Vertebraten aufweisen. So ist das kleinste Wirbeltier ein Fisch, und die kleinsten Säuger und Vögel sind bedeutend größer.

Sehen wir von den inneren Faktoren des Wachstums ab, so können auch *äußere* Faktoren das individuelle Wachstum und damit die Körpergröße wesentlich beeinflussen. Der am besten bekannte Faktor ist die *Ernährung*. Nahrungsmangel ergibt Kümmerformen, gute Ernährung dagegen ergibt maximal große Tiere, aber nie Riesenwuchs. Letzteren finden wir besonders oft bei polaren Meerestieren und Tiefseetieren, also bei *niederer Temperatur*. *Anonyx nugax*, ein Krebs, wird in borealen Meeren 18 mm lang, in arktischen dagegen bis 50 mm. Die arktischen Wale erreichen unter den rezenten Säugern die größten Längen und Gewichte. Es ist nach HESSE höchstwahrscheinlich, daß bei diesen Tieren infolge niederer Temperatur der Eintritt der Geschlechtsreife verzögert wird und sie bei guter Ernährung über das Reifemaß hinauswachsen. Innerhalb der gleichen Art nimmt daher bei homoiothermen Tieren die Körpergröße um so mehr zu, je kühler die Umwelt ist.

Von Einfluß auf die Körpergröße scheint auch die *Größe des Lebensraumes* zu sein, die dem Tier zur Verfügung steht; denn je kleiner der Lebensraum ist, um so kleiner werden die Tiere der gleichen Art. Welche Faktoren aber hier wirksam sind, ist noch nicht geklärt. Ob Inzucht, Temperatur, gegenseitige Störung oder Ernährung eine Rolle spielen, weiß man nicht. Experimente, Tiere in einem minimal kleinen Lebensraum zu züchten, führten zwar zu Zwergenwuchs trotz guter Ernährung, aber die Bedingungen sind so komplex, daß keine einwandfreie Erklärung erzielt werden konnte.

Dagegen hängt die Größe der Tiere zweifellos von dem Verhältnis zwischen der Oberfläche des resorbierenden Darmepithels und der Oberfläche des Körpers ab. Allerdings müssen hier allometrische Methoden angewandt werden, wie das v. BERTALANFFY[2] und ZEUTHEN[3] fordern, und nicht arithmetische. Ferner spielen Puls und Atemhäufigkeit eine Rolle. Puls und Atmungsgrad verringern sich mit zunehmender Größe. Eine qualitative Analyse, ausgehend von den Oberflächenrelationen zum basalen Metabolismus und Einbeziehung der Allometrie der Herzgröße und des Pulsumfanges führt zu guten Resultaten, die mit empirischen

[1] LEUCKART, s. HESSE 1927. [2] v. BERTALANFFY 1951. [3] ZEUTHEN 1947.

Befunden einer großen Reihe von Größenklassen übereinstimmen. Die Zwergfledermaus mit 4 g Körpergewicht z. B. hat einen Pulsschlag von 1000 je Minute, der Elefant mit 2000 kg Gewicht nur 25 je Minute. Es ist weiterhin wohl mit Recht anzunehmen, daß die Körpergröße eine Funktion (im mathematischen Sinne) der Darmoberfläche ist, namentlich, wenn es sich um einfache Organismen handelt, die nur aus Ektoderm = Hautepithel und Entoderm = Darmepithel bestehen, wie z. B. die Coelenteraten. Es kann aber auch die Darmoberfläche eine Funktion der Körperoberfläche sein. Eine solche funktionelle Anpassung der Darmoberfläche an das Nahrungsbedürfnis beweisen Versuche von YUNG und BABÁK[1]: Kaulquappen, die (normalerweise) mit Pflanzenkost ernährt werden, haben einen Darm, der 7 Körperlängen lang ist, solche, die mit Fleisch gefüttert werden, einen von nur 4 Körperlängen. Da aber im allgemeinen die Vergrößerung der Darmoberfläche dem Größenwachstum der Körperoberfläche weit vorauseilt, ist sie wohl das Primäre und kann nicht durch funktionelle Anpassung bedingt sein.

Unter den Coelenteraten finden wir, daß besonders die Polypenformen mit einem glatten zylindrischen Darm sehr klein sind, etwa bis 1 cm lang. Bei den Aktinien dagegen wird der Darm gegliedert, es bilden sich Septen mit der geringsten Zahl 6, dann 8 und mehr zur Oberflächenvergrößerung aus, während die Körperoberfläche ungegliedert bleibt. Die Höhe nimmt bei Aktinien von 1 cm bis 25 cm zu. Die größten Formen sind Arten der Gattung *Stoiknactis*, bei denen ein Mundscheibendurchmesser von 1 m vorkommt. Die kleinen Formen vermehren sich ungeschlechtlich durch Knospung, wie z. B. auch *Hydra*, wenn die maximale Größe erreicht ist. Ihre individuelle Wachstumsgrenze ist bedingt durch die Größe der Darmoberfläche, aber ihre Wachstumstendenz ist nicht erschöpft, weil die Zellen, besonders die totipotenten interstitiellen Zellen, ihr Teilungsvermögen behalten. So wachsen sie linear über das individuelle Maß hinaus unter Einhaltung der Beziehung von Körpermasse zur Darmoberfläche und vermehren sich ungeschlechtlich, indem die Knospen abgeschnürt werden oder am Körper zur Stockbildung bleiben.

Auch bei den *Turbellarien* zeigt sich eine auffallende Beziehung zwischen Körpergröße und Darmoberfläche, obwohl hier zwischen der Haut, dem Ektoderm und dem Darmepithel eine Zwischenschicht als Mesenchym entwickelt ist. Die kleinsten Formen bis zu etwa 3 mm Länge haben einen stäbchenförmigen Darm (rhabdocoele Turbellarien). Die Formen mit verzweigtem Darm (dendrocoele) sind viel größer (5 mm und länger). Besonders einwandfrei zeigen ektoparasitische *Trematoden* die Zunahme der Darmoberfläche bei vergrößerter Körperoberfläche. Bei diesen Ektoparasiten, die fast nur bei Wirbeltieren vorkommen, ist die Ernährung aus Stoffen des Wirts gleichartig. Jedoch scheint es einen Unterschied zu bedeuten, ob sie im Meere oder Süßwasser leben, denn die an Meerestieren schmarotzenden erreichen im allgemeinen größere Höchstmaße als die an Süßwassertieren lebenden. Abb. 29 zeigt den Parallelismus zwischen Darmoberfläche und Körpergröße bei vier solchen ektoparasitischen Trematoden, die auf gleiche Länge gebracht sind. Ihre wirklichen Maße betragen $0{,}5 \times 0{,}08$; $3{,}5 \times 0{,}45$; 10×1 und 24×13 mm. Der Darm vergrößert sich zuerst linear (b), dann durch beginnende Verästelung (c), und schließlich kommt es zu einer weitgehend verzweigten Form (d). Die Vergrößerung der Darmoberfläche eilt der Vergrößerung der Körperoberfläche voraus, denn junge Tiere der Art *Polystomum integerrimum* haben schon bei 0,45 und 0,6 mm Länge einen deutlich verästelten Darm, der das Maximum seiner reichen Verästelung (ähnlich wie bei Abb. 29 d) bei der maximalen Größe der Tiere von $9—11 \times 2{,}8$ bis 4 mm erreicht. Dieselben Relationen finden wir auch bei verschieden großen Leberparasiten unter den Trematoden. Alle diese erwähnten Tierstämme haben einen sackförmigen Darm ohne After und Enddarm.

Es ist klar, daß die Relationen schwieriger in der Beurteilung werden, wenn, wie bei allen höheren Tierstämmen, ein durchgehender zylindrischer Darm auftritt mit Differenzierung in Mund, Oesophagus, Mitteldarm (entodermaler verdauender Darm) und Enddarm mit Afteröffnung. KLATT und VORSTEHER[2] haben bei verschieden großen Hunderassen die Länge von Dünndarm, Dickdarm und Blinddarm gesondert gemessen und in Beziehung zur Körperlänge der Tiere gesetzt. Bei der artlichen Identität ist eine gleichartige Zottenbildung in der Darmschleimhaut der verschiedenen Rassen anzunehmen, weshalb die Länge des Darmes als Maßstab für die resorbierende Darmoberfläche gelten kann. Es ergab sich, daß kleine Hunde eine relativ weit geringere Entwicklung der resorbierenden Oberfläche haben als große Hunde. Ein entsprechendes Ergebnis erhielt MÜLLER[3] bei verschieden großen Kaninchenrassen,

[1] YUNG und BABÁK, s. HESSE 1927. [2] KLATT und VORSTEHER 1923.
[3] MÜLLER s. HESSE 1927.

die er in 3 Größengruppen einteilte. Es betrug das Verhältnis der Länge von Dünn- und Dickdarm zur Körperlänge für:

I. Gruppe: 78—61 cm Körperlänge, 4816 g durchschnittliches Körpergewicht = 9,71:1
II. Gruppe: 60—51 cm Körperlänge, 2482 g durchschnittliches Körpergewicht = 9,07:1
III. Gruppe: 50—43 cm Körperlänge, 1767 g durchschnittliches Körpergewicht = 8,73:1

Die kleineren Tiere haben also auch hier die geringere Darmlänge, und die Körpergröße ist eine Funktion der Darmoberfläche.

Bei den vorerwähnten wenig differenzierten Metazoen, den Schwämmen, Coelenteraten und Turbellarien, ist die Körperoberfläche gleichzeitig das einzige Respirationssystem. Hier sind, wie das v. BERTALANFFY[1] für Mikroorganismen (Bakterien) nachweist und für Turbellarien für wahrscheinlich hält, die anabolischen Prozesse abhängig von der resorbierenden Oberfläche, während sie nach

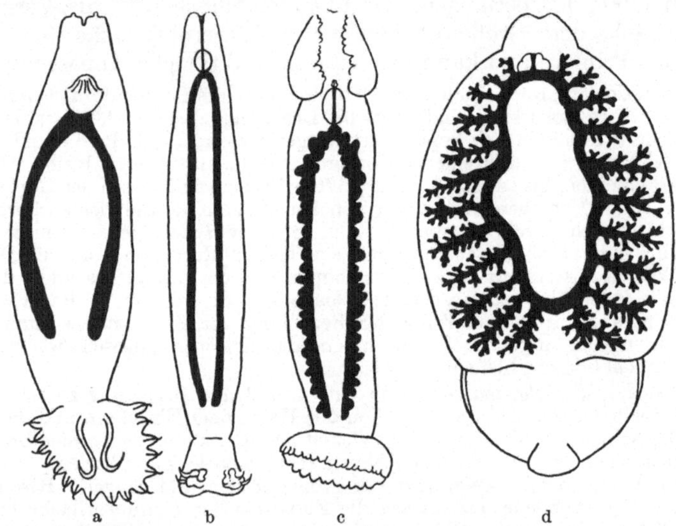

Abb. 29a—d. Ektoparasitische Trematoden. a *Gyrodactylus elegans* (0,5 × 0,08 mm). b *Amphibdella torpedinis* (3,5 × 0,45 mm). c *Calceostoma elegans* (10 × 1 mm). d *Epibdella hippoglossi* (24 × 13 mm). Auf gleiche Länge gebracht. Nach LÜHE, PERUGIA und PARONA, VAN BENEDEN. (Aus HESSE.)

v. BERTALANFFY bei Lamellibranchiaten, Fischen und Säugern von der respiratorischen Oberfläche, also den Atmungsorganen, abhängig sind.

Wenn wir wohl mit Recht annehmen, daß das Verhältnis von Synthese, Abbau, Anabolie und Katabolie nur so lange ein Wachstum erlaubt, als die Synthese überwiegt und der Organismus in der Größe konstant bleibt, wenn sie sich ausgleichen, läßt sich das nach v. BERTALANFFY in einer relativ einfachen Formel ausdrücken:

$$\frac{dy}{dt} = n\,y^n - X^m,$$

d. h. die Veränderung des Körpergewichtes y wird hervorgerufen durch die Kräfte n, m in Beziehung zum Körpergewicht, y und X sind konstant in Ana- und Katabolismus. Der Exponent m kann l gleichgesetzt werden, weil sich der ununterbrochene Verlust von Aufbaustoffen bei höheren Tieren mit der Abnutzungsquote (Quote of weaning out)[2] deckt und in einem Annäherungsverhältnis zum Körpergewicht steht.

Das Wachstum kann also als eine Folge von gekoppelten Reaktionen definiert werden, die phasenhaft in der Entwicklung bis zum erwachsenen Stadium ablaufen.

[1] v. BERTALANFFY 1951. [2] RUBNER, s. v. BERTALANFFY 1951.

Das Grundproblem, die Beziehung zwischen Stoffwechsel und Körpergröße, ist seit RUBNER (1883) als Oberflächenregel immer wieder diskutiert worden. Die Regel besagt, daß die Stoffwechselrate per Gewichtseinheit mit der Größenzunahme eines Tieres abnimmt. Sie ist aber konstant zur Oberflächeneinheit. Die Regel wurde zunächst nur auf Tiere mit konstanter Temperatur angewandt. v. BERTALANFFY und seine Schüler wiesen jedoch nach, daß die Regel auch auf poikilotherme Vertebraten und auf einige Wirbellose Anwendung finden kann, auf andere jedoch nicht. Es muß also noch verschiedene andere metabolische Typen geben, die v. BERTALANFFY in folgenden Gruppen zusammenstellt:

Stoffwechseltypus	Wachstumstypus	Beispiel
I. Die Respirationsquote ist proportional der Oberfläche oder der $^2/_3$-Potenz des Gewichtes. Die Stoffwechselrate verhält sich allometrisch zum Gewicht.	a) Lineare Wachstumskurve gerade ansteigend. b) Gewichtskurve sigmoid.	Lamellibranchiaten, Fische, Säugetiere (Abb. 30).
II. Die Respirationsquote ist direkt proportional dem Gewicht.	Lineare und Gewichtskurve sind exponential. Das Wachstum wird durch die Metamorphose oder durch jahreszeitliche Cyclen unterbrochen.	Insektenlarven, Orthopteren, Heliciden (Abb. 31).
III. Die Respirationsquote liegt in der Mitte zwischen der Proportionalität der Oberfläche und der Gewichtsproportionalität.	a) Lineare Wachstumskurve erreicht nach einer Beugung einen stetigen Grad. b) Die Gewichtskurve ist sigmoid, wie bei I, b.	*Planorbidae* (Abb. 32).

Erwähnt seien hier auch noch die rein metrischen Untersuchungen von VOY[1]. An Hand von 24 Kurven in meist logarithmischer Darstellung werden die Wachstumsgesetzmäßigkeiten von *Blatta* und *Carausius* aufgezeigt (Gewicht und Länge des Körpers, der Beine und ihrer Glieder). Beim ♀ von *Blatta* ist eine Verminderung des Wachstums während der Imaginal-, beim ♂ bereits während der Präimaginalhäutung festzustellen. Das Wachstum der Extremitäten erfolgt bei ♀ und ♂ in annähernd geometrischer Progression. Die Koeffizienten des verschiedenen Wachstums der einzelnen Glieder der Beine geben die Möglichkeit einer Darstellung von Wachstumsprofilen oder -gradienten der Einzelextremität. Bei *Blatta* verhalten sich die 3 Beinpaare verschieden, wie die graphische Darstellung der Positionsgradienten ergibt. Die Wachstumsprofile von *Carausius* dagegen ergeben ein wesentlich anderes Bild. Die Vorderextremitäten von *Carausius* zeigen ein viel stärkeres allometrisches Wachstum als die Mittel- und Hinterextremitäten. VOY bestätigt auch die auf S. 164 geschilderten Versuche über die Beeinflussung des Wachstums durch Exstirpation der Corpora allata und über die verstärkte Wirkung dieser Organe nach Transplantation.

Obwohl mathematische Methoden nur in beschränktem Maße auf das sehr komplexe Wachstum der Organismen angewandt werden können, so ist doch z. B. die Zunahme der relativen Kopfgröße bei Ameisen zu der absoluten Körpergröße allometrisch zu erfassen. Auch in der *Phylogenie*, z. B. in der Reihe der fossilen Pferde und in anderen Tierreihen kann eine mathematische Voraussage von der Ursprungsform zu rezenten Formen ermöglicht werden. Wie D'ARCY THOMPSON[2] ausführt, kann man z. B. den Schädel eines Urpferdes (*Hyracotherium*, *Eohippus*, aus dem Eocän) in ein rechtwinkliges Cartesianisches Koordinatensystem einzeichnen. Wenn wir in diesem System die Achsen ändern oder die Funktion von X—y, so erhalten wir ein neues System von Koordinaten, das gleitend

[1] VOY 1951. [2] THOMPSON 1948.

von dem ursprünglichen System abgeändert werden kann. Konstruiert man, von dem rechtwinkeligen cartesianischen Koordinatensystem ausgehend (Abb. 33 a) eine Reihe von künstlichen oder imaginären Typen zwischen A und H (Abb. 33 b), dem rezenten Pferd, entsprechend den verschiedenen Größenverhältnissen beider, so entspricht der Schädel von *Mesohippus M* dem Koordinatensystem C und Pa. *Parahippus D*, P. *Protohippus E*, wie das Abb. 33 a zeigt. In dasselbe Koordinatensystem können wir auch die Schädel von rezenten Menschen und Affen

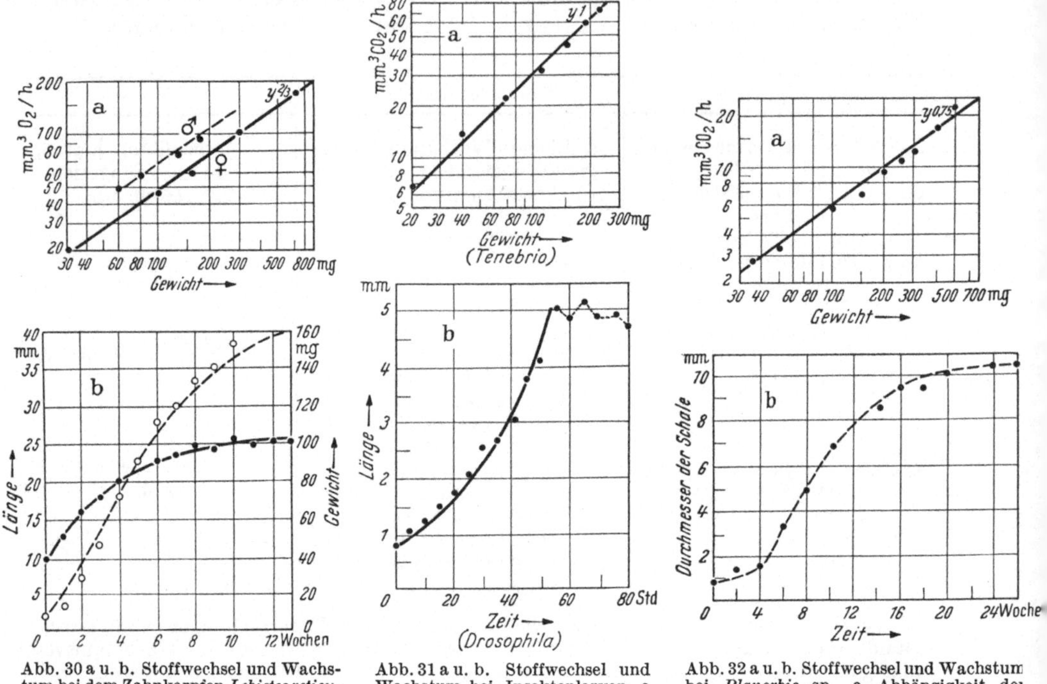

Abb. 30 a u. b. Stoffwechsel und Wachstum bei dem Zahnkarpfen *Lebistes reticulatus*. a: Abhängigkeit der Atmung von der Körpergröße in allometrischer Darstellung; b: Wachstumskurven (♂). — Längenwachstum, - - - Gewichtswachstum. Nach v. Bertalanffy und I. Müller „Erster Typus" des Stoffwechsels und Wachstums. (Aus v. Bertalanffy.)

Abb. 31 a u. b. Stoffwechsel und Wachstum bei Insektenlarven. a Abhängigkeit der Atmung von der Körpergröße bei der Mehlkäferlarve; b Wachstum der Larven von *Drosophila*. Nach v. Bertalanffy und I. Müller. „Zweiter Typus" des Stoffwechsels und Wachstums. (Aus v. Bertalanffy.)

Abb. 32 a u. b. Stoffwechsel und Wachstum bei *Planorbis* sp. a Abhängigkeit der Atmung von der Körpergröße; b Wachstumskurve (lineares Wachstum). Der theoretische Wendepunkt ist mit • bei 4 bezeichnet. Nach v. Bertalanffy und I. Müller „Dritter Typus" des Stoffwechsels und Wachstums. (Aus v. Bertalanffy.)

(Schimpanse und Pavian) einzeichnen, wenn wir davon ausgehen, daß der Hirnschädel bei Affen kleiner ist im Gegensatz zu dem beim Menschen sich vergrößernden Hirnschädel bei kleiner werdenden Kiefern (Abb. 34).

Gerade durch die Pferdereihe werden sehr gut die Beziehungen zwischen Formwandlung und Wachstum in stammesgeschichtlichen Reihen dargelegt. Man darf jedoch diese etwas simplifizierende Methode nicht überschätzen. Der Sinn der Transformation eines Koordinatensystems ist, daß phylogenetische Artunterschiede zu einem wesentlichen Teil auf Proportionsänderungen des Bauplanes beruhen. Es gilt auch hier das Gesetz der Allometrie; im Falle positiver Allometrie besagt es: je größer der Körper wird, desto größer wird das allometrisch wachsende Organ nicht nur absolut, sondern auch relativ zur Körpergröße. So steht der ontogenetischen Allometrie der individuellen Entwicklung die evolutionäre Allometrie beim Vergleich verwandter Typen gegenüber.

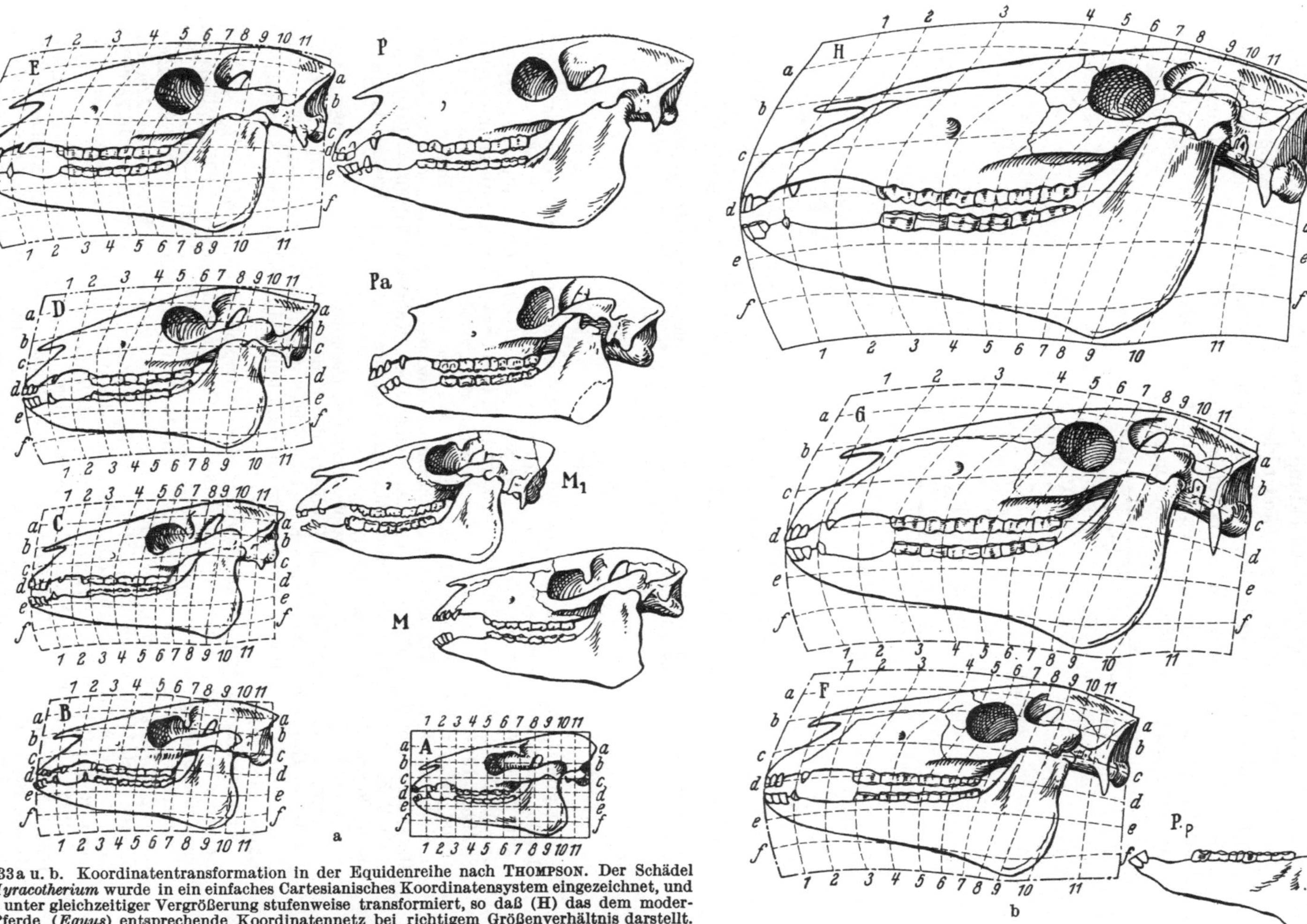

Abb. 33a u. b. Koordinatentransformation in der Equidenreihe nach THOMPSON. Der Schädel von *Hyracotherium* wurde in ein einfaches Cartesianisches Koordinatensystem eingezeichnet, und dieses unter gleichzeitiger Vergrößerung stufenweise transformiert, so daß (H) das dem modernen Pferde (*Equus*) entsprechende Koordinatennetz bei richtigem Größenverhältnis darstellt. Dabei ergeben sich durch Interpolation theoretische Schädelformen, von denen hier C, D, E, F und G gezeigt werden. Den theoretisch konstruierten Zwischenstufen C und E entsprechen genau die fossilen Schädel von *Mesohippus* (M) bzw. *Protohippus* (P), die auch all-

In gewisser Weise ist die Gesamtentwicklung der Lebewesen in den geologischen Perioden analog der Entwicklung und dem Wachstum der Einzelindividuen. So ist das Größerwerden der zunächst kleineren Vorfahren unserer heutigen Tiere (z. B. Elefanten-, Pferdereihe) und das Aussterben von Riesenformen (z. B. Saurier) dem Wachstum und Tod eines Einzellebewesens zu vergleichen. Geht doch auch die Entwicklung neuer Baupläne von phylogenetisch jungen, wenig differenzierten Bauplänen aus (BEURLEN)[1].

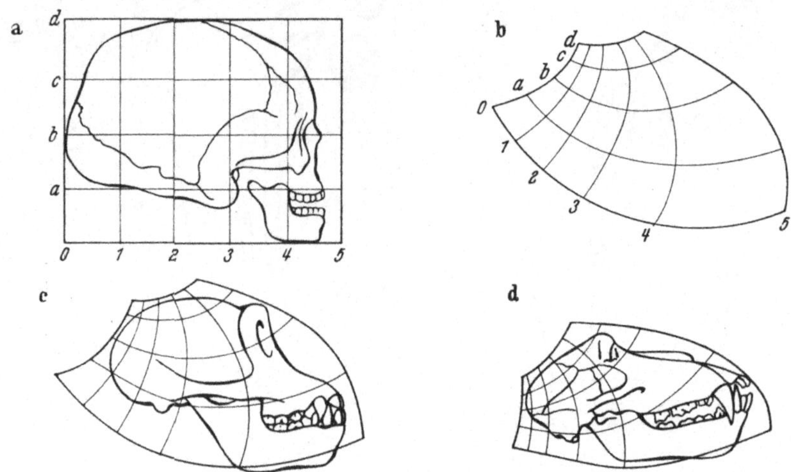

Abb. 34a—d. a Schädel eines Menschen; b aus a transformiertes Koordinatensystem für den Schimpansenschädel; c desgleichen, Schimpansenschädel eingezeichnet; d eines Hundsaffen, als Beispiel einer Cartesianischen Koordinatentransformation. (Nach THOMPSON.)

Literatur.

BERGER, C. A.: Multiplication and reduction of somatic chromosome groups as a regular developmental process in the mosquito, *Culex pipiens*. Publ. Carnegie Inst. **1938**. — BERTALANFFY, LUDWIG v.: Problems of organic growth. Nature (Lond.) **163** (1949). ~ Theoretische Biologie, Bd. 2. Bern: Francke 1951. — BEURLEN, KARL: Urweltleben und Abstammungslehre. Stuttgart 1949. — BRODY, SAMUEL: Bioenergetics and growth. New York 1945. — BUDDENBROCK, W. v.: Vergleichende Physiologie, Bd. IV, Hormone. 1950. — BULLOUGH, W. S., u. G. J. VAN OORDT: The mitogenetic actions of Testosteronpropionate and of Oestrone on the epidermis of the adult male mouse. Acta endocrinol. (Københ.) **4** (1950). — BUTENANDT, A., u. P. KARLSON: Über die Isolierung eines Metamorphose-Hormons der Insekten in kristallisierter Form. Z. Naturforsch. **9**b (1954).

FALIN, L. T.: Experimental teratoma testis in the fowl. Amer. J. Canc. **38** (1940).

GEITLER, L.: Ergebnisse und Probleme der Endomitoseforschung. Österr. bot. Z. **3** (1948). — GOETSCH, W.: Ein neuentdeckter Wirkstoff (Vitamin-T-Komplex). Experientia (Basel) **3** (1947). — Growth in relation to differentation and morphogenesis. Symposia Soc. Exper. Biol. **1948**.

HÄGGQVIST, G., and ALLAN BANE: Studies in triploid rabbits produced by colchicin. Hereditas (Lund) **36** (1950). — HÄMMERLING, J.: Über die Bedingungen der Kernteilung und der Zystenbildung bei *Acetabularia mediterranea*. Biol. Zbl. **59** (1939). — HARMS, J. W.: Verwandlung des BIDDERschen Organs in ein Ovarium beim Männchen von *Bufo vulgaris* LAUR. Zool. Anz. **53** (1921). ~ Die Realisation von Genen und die konsekutive Adaption. Z. wiss. Zool. **146** (1935). ~ Der Thymus bei *Xenopus laevis* DAUD. Verh. dtsch. Zool. Kiel **1948**. ~ Wirkstoffe als Realisatoren im Lebensablauf der Tiere und des Menschen. Jen. Akad. Reden **1948**, H. 30. ~ Testosteronpropionat-Wirkung bei Erdkröten. Z. Naturforsch. **7**b (1952). — HARTMANN, MAX: Allgemeine Biologie, 4. Aufl. Stuttgart: Gustav Fischer 1953. — HESSE, RICH.: Über Grenzen des Wachstums. Jena: Gustav Fischer 1927. — HESSE, R., u. F. DOFLEIN: Tierbau und Tierleben, 2. Aufl, Bd. 1. Jena: Gustav Fischer 1935. — HOLTFRETER, J.: Differenzierungspotenzen isolierter Teile der Urodelengastrula.

[1] BEURLEN 1949.

Arch. Entw.mechan. **138** (1938). ~ Concepts on the mechanism of embryonic induction and its relation to parthenogenesis and malignancy. Symposia Soc. Exper. Biol. **1948**, No 2.

JOLLOS, V.: Die Fortpflanzung der Infusorien und die potentielle Unsterblichkeit der Einzelligen. Biol. Zbl. **36** (1916.)

KLATT, B.: Kreuzungen an extremen Rassetypen des Hundes. Z. menschl. Vererbgs- u. Konstit.lehre **25** (1941). ~ Wuchsform und Hypophyse. Roux' Arch. **143** (1948). — KLATT, B., u. H. VORSTEHER: Studien zum Domestikationsproblem, Bd. II. Leipzig 1923. — KRICHEL, W.: Der Einfluß thyreoidaler Substanzen auf Larven von *Bufo viridis* und die Bedeutung dieser Stoffe für die Entwicklung der Keimdrüsen bis zur Metamorphose. Zool. Jb., Abt. allg. Zool. u. Physiol. **48** (1931). — KRIEG, A.: Zur Zytologie und Enzymatik der Bakterien. Z. Naturforsch. **9** b (1954). — KROGH, A., K. SCHMIDT-NIELSEN u. F. ZEUTHEN: The osmotic behaviour of frog eggs and young tadpoles. Z. vergl. Physiol. **26** (1939).

LEBEDINSKY, N. G.: Beschleunigung der Geweihmetamorphose beim Reh durch Schilddrüsenhormon. Acta biol. Latwig **1939**.

MANGOLD, O.: Hauptprobleme der Entwicklungsmechanik. Verh. dtsch. zool. Ges. **30** (1925).

NEEDHAM, J.: Biochemistry and morphogenesis. Cambridge Univ. Press 1942.

PAI, SITSAN: Die Phasen des Lebenscyclus des *Anguillula aceti* EHRBG. und ihre experimentell-morphologische Beeinflussung. Z. wiss. Zool. **131** (1928). — PFLUGFELDER, O.: Entwicklungsphysiologie der Insekten. Leipzig: Akademische Verlagsgesellschaft 1952. ~ Wirkungen der Epiphysektomie auf die Postembryonalentwicklung von *Lebistes reticulatus* PETERS. Roux' Arch. **146** (1953).

RHUMBLER, L.: Wachstum der Tiere. In Handbuch der Naturwissenschaften, Bd. 10. Jena: Gustav Fischer 1935. — RIES, E., u. M. GERSCH: Biologie der Zelle. Leipzig: Teubner 1953. — ROLSHOVEN, ERNST: Eine Kritik der Zellteilungslehre als Schlüssel zum Krebsproblem. Med. Welt **1951**. — RUDOLPH, W.: Wuchsstoffe und Antiwuchsstoffe. Beih. z. Internat. Z. Vitaminforsch. **1948**, Nr 5.

SCHMALHAUSEN, J., u. E. SYNGAJEWSKAJA: Studien über Wachstum und Differenzierung. I. Die individuelle Wachstumskurve von *Paramaecium caudatum*. Arch. Entw.mechan. **105** (1925). — SCHMALHAUSEN, J., u. N. BORDZILOWSKAJA: II. Die individuelle Wachstumskurve der Bakterien. Arch. Entw.mechan. **107** (1926). — STOCKARD, CH.: Internal constitution and genic factors in growth determination. Cold Spring Harbor Symp. Quant. Biol. **2** (1934).

TEIR, H.: Growth **16** (1952). — THOMPSON, D'ARCY WENTHWORTH: On growth and form. Cambridge 1948.

VOY, ANDRÉ: Etude de la croissance chez deux espéces d'orthoptéroides: Blatta orientalis L., Carausius morosus BR. Bull. biol. France et Belg. **85** (1951).

WAECHTER, HILDEGARD: Regeneration eines kleinen Stückes der ventralen Bauchwand bei erwachsenen Molchen. Roux' Arch. **144** (1949). ~ Implantation von indifferentem embryonalem Gewebe in die Leibeshöhle erwachsener Molche. Roux' Arch. **144** (1951). — WURMBACH, H.: Untersuchungen über die Rolle des Wassers beim Wachstum und der Metamorphose der Amphibienlarven. Verh. dtsch. Zool. Marburg **1950**.

ZEUTHEN, ERIK: Body size and metabolic rate in the animal kingdom with special regards to the marine micro-fauna. C. r. Trav. Labor. Carlsberg **26** (1947).

Quantitative Biologie und Morphologie des Wachstums einschließlich Hypertrophie und Riesenzellen.

Von

A. J. LINZBACH-Berlin.

Mit 46 Abbildungen.

A. Allgemeiner Teil.

1. Definition, quantitative und qualitative Eigenschaften des Wachstums.

Das Verbum „wachsen“ und seine Abstraktbildung „Wachstum“ erfreuen sich im allgemeinen und wissenschaftlichen Sprachgebrauch einer sehr großen Beliebtheit. Nicht nur die Lebewesen, Tiere, Pflanzen und Bakterien wachsen, sondern auch unbelebte Dinge. Der Kristall wächst, die zu Tal donnernde Lawine wächst, die Flut eines Stromes wächst. Der englische Astronom HOYLE (1951) beschreibt das Wachstum der Fixsterne, die durch den kosmischen Staub dahintreiben und hierbei Staubmassen auffegen und anlagern. Außer materiellen Dingen wachsen auch Energien, Kräfte und Gefühle.

Das Wörterbuch der Brüder GRIMM widmet der Ableitung und Erläuterung des Verbums „wachsen“ über 50 große Spalten. Wir erfahren, daß das Wort mit dem altindischen „vaks“ verwandt ist. Es *bedeutet größer werden*, im Sinne von *erstarken*, als *Folge einer natürlichen Entwicklung*. Die Bedeutung des Wortes bezog sich sehr wahrscheinlich ursprünglich auf das Größerwerden von Lebewesen und wurde erst später auf ähnliche Prozesse in der anorganischen Welt übertragen.

Eine wissenschaftliche Definition des biologischen Wachstumsvorganges ist sehr schwierig. NEEDHAM (1942) versteht unter Wachstum eine Zunahme der räumlichen Dimensionen oder des Gewichtes eines Organismus. Er unterscheidet ein Wachstum durch Kern- und Zellvermehrung, ein Wachstum durch Zellvergrößerung und ein Wachstum von nicht lebendem organischem Material. Nach RICHARDS und KAVANAGH (1945) ist das Wachstum eine grundlegende Eigenschaft lebender Organismen. Es offenbare sich in der Änderung der Größe eines Individuums oder in der Änderung der Anzahl von Organismen in einer abgegrenzten Einheit. Das Wachstum gehe gewöhnlich mit einer Größenzunahme einher. Unter ungünstigen Bedingungen könne ein sog. negatives Wachstum mit Größenabnahme vorkommen.

Nicht jede Vergrößerung eines Lebewesens oder eines seiner Teile ist auf ein natürliches Wachstum zurückzuführen. Ebenso bedeutet nicht jede Verkleinerung ein negatives Wachstum. v. BERTALANFFY (1951) möchte „die bloße Wasseraufnahme durch Quellung und die Ablagerung von Reservestoffen“ aus dem Wachstumsbegriff ausschalten, sofern sie das „normale Maß“ überschreiten. Er betont, daß eine exakte Abgrenzung dieser Vorgänge nicht leicht sei und definiert schließlich das Wachstum als: „. . . die Größenzunahme eines lebenden Systems, welche durch die Assimilationstätigkeit desselben erfolgt.“ Nach WAYMOUTH (1952) ist die Zahl der Meinungen über das Wachstum angenähert so groß wie die Zahl der Untersucher. P. WEISS (1949) behauptet: "Growth is a word — a popular label."

RÖSSLEs Standpunkt (1923) ist vermittelnd. Seine einleuchtende Definition lautet: „Wachstum ist Zunahme durch Ansatz von strukturell und funktionell vollwertiger lebender Masse." Er fügt hinzu, daß andere, ältere Definitionen, die hier nicht im einzelnen angeführt werden können, „nicht schlechter und nicht besser sind". Wie schwierig und wie relativ im Einzelfall die Entscheidung sein kann, ob man eine Massenzunahme eines Lebewesens als Wachstum bezeichnen soll oder nicht, mögen folgende Beispiele erläutern.

Die Entwicklung einer Fettsucht oder der Fettansatz des alternden Menschen darf, im Hinblick auf den gesamten Organismus, nach RÖSSLE, nicht als Wachstum bezeichnet werden, da der einseitige Fettansatz, in Beziehung zum gesamten Menschen, keine funktionell vollwertige, lebende Masse darstellt. Eine solche Person wird dicker, aber sie wächst nicht. Im Hinblick auf das Fettgewebe lautet die Entscheidung jedoch anders. Das Fettgewebe wächst. — Die Vergrößerung eines Gliedes durch Wassereinlagerung in die Gewebe, infolge eines sich entwickelnden Ödemes, wird niemand als Wachstum bezeichnen, obwohl der Wassergehalt des Gliedes „wächst". Wenn später jedoch ein chronisches Ödem der Haut, durch Neubildung von Bindegewebsfasern, in eine Elephantiasis übergeht, wird der Eindruck erweckt, daß das Glied oder zumindest die Haut gewachsen ist. — Im Hungerzustand kann das jugendliche Längenwachstum bei gleichzeitiger Gewichtsabnahme fortschreiten. — Bei der Hydronephrose und beim Hydrocephalus bleiben nur noch Umfänge und Oberflächen übrig, bei welchen man vielleicht von Wachstum sprechen könnte.

Man muß RÖSSLE recht geben, daß man mit der Definition des Wachstums schon bei den einfachsten Beispielen in Schwierigkeiten gerät. Wir möchten noch einen Schritt weiter gehen und sagen, daß unser heutiges Wissen keine endgültige Definition des Wachstums gestattet. Die gegenseitige Verständigung der Menschen verlangt jedoch, daß wir unseren Worten einen angenähert richtigen und ausbaufähigen Ansatz einer Bedeutung beilegen, um überhaupt zu einer „verbindbaren" Aussage im Sinne R. VON MISES (1939) zu kommen.

Die angeführten Definitionen weisen auf eine zweifache Problematik des Wachstums hin: *1. eine quantitative, 2. eine qualitative.* Der Wachstumsvorgang muß daher nicht nur dimensional, als Größenänderung eines Organismus in Raum und Zeit, sondern auch qualitativ, stofflich charakterisiert werden.

Die *quantitative* dimensionale Seite des Wachstumsvorganges wurde in neuerer Zeit umfassend und grundlegend von D'ARCY WENTWORTH THOMPSON (1948) dargestellt in seinem Werk: "On Growth and Form." Danach handelt es sich beim Wachstum um Größenänderungen, die in bestimmten Zeitintervallen zustande kommen. Die Größenänderungen können z. B. auf eine Länge (cm), auf eine Oberfläche (cm^2), auf ein Volumen (cm^3), oder ein Gewicht (g) bezogen werden und sind daher exakt meßbar. Für die Zeit (t) gilt das gleiche. Setzt man nun den Maßwert (W) eines Organismus in einer der genannten Dimensionen in Beziehung zur Zeit, so erhält man den Ausdruck $W \cdot t^{-1}$, der dann die *physikalische Dimension* einer *Geschwindigkeit* hat, wenn W ein eindimensionales Maß, z. B. eine Länge, bedeutet. Durch diesen Ausdruck ist der quantitative Charakter des Wachstums definiert, und man spricht von *Wachstumsgeschwindigkeit* oder *Wachstumsrate.* Beobachtet man einen Wachstumsprozeß über längere Zeiträume, so ist die Wachstumsrate nur selten konstant. In den meisten Fällen ändert sich ihr Wert ständig und kann sogar negativ werden. Es ist daher nur sinnvoll, den Wert der Wachstumsrate (W_t) für einen unendlich kleinen Zeitraum (d_t) anzugeben. Während dieses kleinen Zeitraumes ändert sich W ebenfalls nur um einen unendlich kleinen Betrag dW und wir erhalten

$$W_t = \frac{dW}{dt}.$$

Da die Wachstumsrate die Dimension einer Geschwindigkeit hat, können Änderungen der Wachstumsrate als *Beschleunigung* bzw. *Verlangsamung* definiert werden und durch eine zweite Differenzierung erhält man $d^2 W/dt^2$ (Abb. 1b u. c).

Die jeweilige Gesamtgröße des Objektes zum Zeitpunkt t_x erhält man durch die Summe der einzelnen differentiellen Wachstumsschritte zwischen Zeitpunkt t_0 und t_x. Trägt man auf der Abszisse die Zeit und auf der Ordinate die entsprechenden Gesamtgrößen (W) des Objektes ein, so ergibt sich in den meisten Fällen eine S-förmige, charakteristische Kurve, die man *Wachstumskurve* nennt (Abb. 1a).

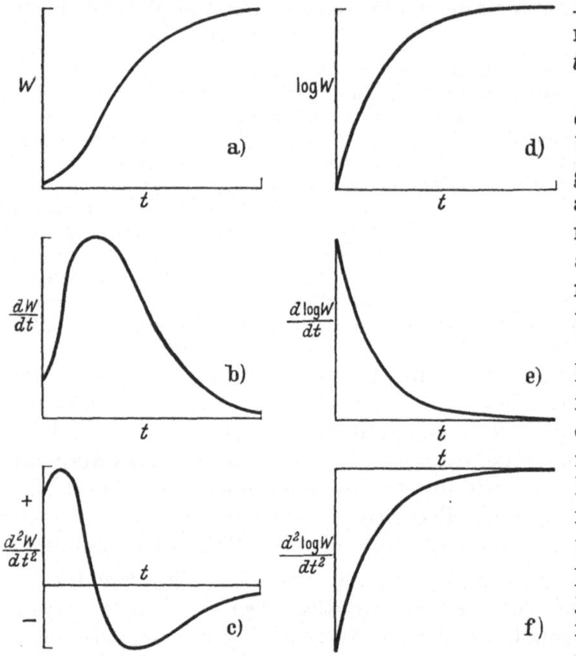

Abb. 1a—f. Verschiedene Schreibweisen einer Wachstumsfunktion. a Wachstumskurve; b Wachstumsrate; c Wachstumsbeschleunigung; d spezifisches Wachstum; e spezifische Wachstumsrate; f spezifische Wachstumsbeschleunigung. (Nach P. B. MEDAWAR.)

Eine weitere, wichtige, interessante und lehrreiche Beschreibung des Wachstumsvorganges[1] gewinnt man dadurch, daß man auf der Ordinate nicht die unmittelbaren Größen des Objektes abträgt, sondern deren Logarithmen. Die logarithmische Schreibweise ergibt die sog. *spezifische Wachstumskurve*. Die ursprünglich S-förmige Wachstumskurve nimmt jetzt einen einfachen, nach der Abszisse zu konkaven bogenförmigen Verlauf an (Abb. 1d). Diese Darstellung offenbart einen neuen Charakter des Wachstums und besagt, daß der jeweilige, prozentmäßige Zuwachs des Objektes in gleichen Zeitintervallen im Verlauf des Wachstums ständig abnimmt. Man kann auch sagen: die Zeit, in der sich die Größe des Objektes verdoppelt, wird immer länger. Durch einmalige Differenzierung erhält man die *spezifische Wachstumsrate* $d \log W/dt$. Die spezifische Wachstumsrate ist, wie Abb. 1e zeigt, im Beginn des Wachstums am größten und nimmt im weiteren Verlauf ständig ab, um sich schließlich asymptotisch dem Wert Null zu nähern. In entsprechender Weise erhält man durch eine zweite Differenzierung die *spezifische Beschleunigung* bzw. *Verlangsamung* $d^2 \log W/dt^2$. Diese Kurve (Abb. 1f) entspricht einer Spiegelung der spezifischen Wachstumsrate um die als Achse gedachte Abszisse und besagt, daß die spezifische Verlangsamung (deshalb negative Werte) zu Beginn des Wachstums am größten ist. MINOT (1908) hat als erster auf die Charakteristik des spezifischen Wachstums hingewiesen.

Das Wachstumsproblem hat aber nicht nur eine quantitative, sondern auch eine *qualitative Seite*. Mit Recht betont RÖSSLE (1923) in seiner, auf das normale Wachstum der Lebewesen bezogenen Definition, daß hierbei ein Ansatz von „strukturell und funktionell vollwertiger lebender Masse“ erfolgen müsse. Es kommt also darauf an, die Größenänderungen durch Quellung, Speicherung, trübe Schwellung, Atrophie usw. gegen echte Wachstumsprozesse abzugrenzen. Das ist für die pathologisch-anatomische Betrachtung sehr bedeutungsvoll.

[1] MEDAWAR 1945.

Die neue Schwierigkeit besteht darin, daß die Definition von RÖSSLE ein Werturteil enthält, was aber auch für andere Wachstumsdefinitionen zutrifft, die die stoffliche Qualität des Wachstums berücksichtigen. Praktisch lautet daher die Frage: Ist es möglich, das Werturteil aus der Definition zu eliminieren oder eine brauchbare, vorläufige Übereinkunft zu finden, die besagt, was man als vollwertige lebende Masse bezeichnen soll? Man müßte gleichzeitig versuchen, eine allgemeinere Lösung zu finden, die auch das Geschwulstwachstum mit einbezieht, obwohl die lebende Masse eines Tumors, vom anthropomorphen Standpunkt aus, keineswegs als vollwertig bezeichnet werden kann.

Durch die Feststellung, daß der Wachstumsvorgang mit einer Assimilation verknüpft sei, ist nicht viel gewonnen. Insbesondere ist von diesem Standpunkt aus keine sichere Abgrenzung gegen die nicht zum Wachstum gehörenden Speicherungsvorgänge möglich. Auch die Aussage, das Wachstum sei durch eine Umwandlung von Nahrungsstoffen in lebendes, atmendes Protoplasma gekennzeichnet, führt in dem hier erörterten Zusammenhang nicht weiter, weil hierdurch nicht mehr gesagt wird, als bereits in der Definition von RÖSSLE enthalten ist.

Durch die Ergebnisse der Virusforschung[1], der Biochemie[2] und der Cytologie[3] ist es möglich geworden die Qualität des Wachstums genauer zu kennzeichnen (vgl. die Beiträge von DUSPIVA und FRIEDRICH-FRESKA in diesem Handbuch). In Viren, Bakterien und Zellen wurden Gruppen hochmolekularer, zusammengesetzter Verbindungen von Eiweißstoffen und Nucleinsäuren nachgewiesen, die für alle Lebewesen charakteristisch sind. Nach der Beschaffenheit der Kohlenhydratkomponenten werden Ribonucleoproteide und Desoxyribonucleoproteide unterschieden. Die desoxyribonucleinsäurehaltigen Verbindungen wurden in den Zellkernen innerhalb der Chromomeren nachgewiesen, wo sehr wahrscheinlich die Gene lokalisiert sind[4]. In den Bakterien sind die gleichen Stoffe in kernähnlichen Strukturen nachgewiesen worden[5]. Die Ribonucleoproteide dagegen kommen sowohl im Nucleolus, als auch in den geformten Elementen des Cytoplasmas vor, insbesondere in den Mikrosomen[6] und lebhaft wachsende Zellen sind meist durch einen hohen Gehalt des Cytoplasmas an Ribonucleinsäure ausgezeichnet. — Im Inneren lebender Zellen besitzen sowohl die Viren, als auch die desoxyribonucleinsäurehaltigen, geformten Elemente des Kernes (Gene), die Fähigkeit zur „identischen Reproduktion“[7]. Das heißt bei Anwesenheit bestimmter Vorstufen und unter Mitwirkung der Zellfermente vermögen diese Riesenmoleküle im strukturierten Milieu der Zelle aus einfacheren Bausteinen ihresgleichen zu bilden[8]. Das gleiche gilt vielleicht auch für solche geformten Elemente des Cytoplasmas, die Ribonucleinsäuren enthalten und als Plasmagene bezeichnet wurden[9]. Es liegt sehr nahe den Wachstumsvorgang mit der identischen Reproduktion elementarer Lebenseinheiten zu verknüpfen und zu sagen, daß die Vermehrung der natürlichen, nucleinsäurehaltigen Moleküle, insbesondere der Desoxyribonucleoproteide, gleichbedeutend mit Wachstum sei.

WEISS (1949) unterscheidet demnach 2 Arten von Zellsubstanzen, reproduktive und nichtreproduktive. Als Wachstum bezeichnet er nur die Vermehrung desjenigen Teiles der „molekularen Population“ einer Zelle, der zu weiterer,

[1] Zusammenfassungen: R. DOERR 1944; SCHRAMM 1953; WEIDEL 1953.

[2] Zusammenfassungen: Symposia Soc. Exper. Biol. No 1, Cambridge 1947; v. EULER 1948; GRASSMANN u. TRUPKE 1951; FELIX 1952; SCHRAMM 1952.

[3] Zusammenfassungen: Symposia Soc. Exper. Biol. No 1, Cambridge 1947; CLAUDE 1949; CLAUDE 1950; LEHMANN 1952.

[4] GEITLER 1942; STRAUB 1943; CASPERSSON 1941, 1950. [5] PIEKARSKI 1952.

[6] MENKE 1940; CASPERSSON 1950; LANG 1952.

[7] BUTENANDT 1953; vgl. dieses Handbuch Bd. 2. [8] NORTHROP 1949; CASPERSSON 1953.

[9] DARLINGTON 1944, 1951; WRIGHT 1945; MATHER 1948; SPIEGELMAN 1948; EPHRUSSI 1951.

kontinuierlicher, identischer Reproduktion befähigt ist. Meines Erachtens wachsen aber auch nichtreproduktive Zellstrukturen, zu welchen WEISS unter anderen Membranen und Fasern rechnet. Das gilt nicht nur für intracelluläre, funktionelle Strukturen, wie z. B. Myofibrillen und Neurofibrillen, sondern auch für extracelluläre Substanzen, wie kollagene und elastische Fasern. Selbst die natürliche Vergrößerung toter, extracellulärer Hilfsstrukturen müssen wir als Wachstum bezeichnen, wie das Beispiel des Schalenwachstums der Muscheltiere zeigt. Ebenso wie es einseitig ist, das Wachstum ohne Rücksicht auf seine Qualität, nur als Größenveränderung in der Zeit, zu definieren, ebenso einseitig ist es, das Wachstum mit der identischen Reproduktion bestimmter Moleküle gleichzusetzen.

Im Gegensatz zu WEISS, der das Wachstum mit einem elementaren Vermehrungsvorgang von Molekülen identifiziert, glauben wir, daß das Wachstum kein elementarer, sondern ein zusammengesetzter und komplexer Vorgang ist. Die Vermehrung reproduktionsfähiger Moleküle ist zunächst nur, wie das Wort besagt, eine Vermehrung. Dieser Vermehrungsprozeß bekommt erst dadurch die Bedeutung eines grundlegenden Teilvorganges des Wachstums, daß die vermehrungsfähigen Einheiten zu einem biologischen Gebilde höherer Ordnung, zu einer Zelle oder einem Organismus, im Sinne einer funktionellen und strukturellen Einheit verbunden sind.

Wenn man von Polymerisationsprozessen absieht, so können wohldefinierte Moleküle nicht heranwachsen. Denn das Wachstum setzt voraus, daß die Individualität des wachsenden Gebildes sich während des Wachstums nicht grundlegend ändert. Jedes bestimmte Molekül besitzt aber ein charakteristisches Molekulargewicht. Ein Einbau weiterer Atomgruppen würde nicht zu einem Wachstum des Ausgangsmoleküls führen, sondern zur Bildung eines neuen Moleküls mit anderen Eigenschaften und einem anderen Namen. Da auch die Desoxyribonucleinsäureproteide als Moleküle nicht wachsen, sondern nur aus einfachen Bausteinen entstehen und sich vermehren können, ist es nicht sinnvoll, diese Molekülvermehrung mit dem biologischen Wachstumsvorgang zu identifizieren. R. DOERR (1944) drückt einen ähnlichen Gedanken aus. Er sagt: „. . . daher muß auch die Vermehrung der Virusarten einen anderen Mechanismus haben, sie kann nicht auf dem Wachstum der Elemente auf Grund ihres eigenen Stoffwechsels und auf einer durch immanente Potenzen bedingten Teilung der herangewachsenen Elemente beruhen.“

Aus der Erkenntnis, daß einerseits Moleküle mit charakteristischem Molekulargewicht deshalb nicht wachsen können, weil sie elementare Einheiten sind, andererseits aber die Vermehrung reproduktionsfähiger Moleküle eine Conditio sine qua non des biologischen Wachstums ist, läßt sich ein wichtiger Schluß ziehen. Es folgt hieraus, *daß nur solche biologischen Objekte wachsen können, die aus kleineren und teilweise vermehrungsfähigen Einheiten zusammengesetzt sind und einen eigenen Stoffwechsel besitzen.*

Wenn es aber ein biologisches Wachstum nur im Hinblick auf zusammengesetzte Einheiten, höherer als molekularer Ordnung, gibt, dann gehört zum Wachstum nicht nur der grundlegende Vorgang der Vermehrung reproduktionsfähiger Moleküle, sondern auch die Vermehrung derjenigen Stoffe und Strukturen, die die reproduktiven Elemente in einer Einheit höherer Ordnung zusammenhalten und enzymatisch eine Reproduktion überhaupt erst ermöglichen. Vermutlich besteht zwischen den reproduktiven und den nichtreproduktiven Strukturen eines Lebewesens ein sehr enges Abhängigkeitsverhältnis. Der spezifische Charakter und wahrscheinlich auch die Anzahl der reproduktiven Elemente in Kern und Plasma bestimmen unter gegebenen Bedingungen Art und Menge der nichtreproduktiven Stoffe und Strukturen, die ihrerseits wieder die Voraussetzungen für eine identische Reproduktion schaffen. Ist dieser Zirkel geschlossen, so erfolgt eine Größenzunahme des Lebewesens, die wir in ihrer Art als „vollwertig" bezeichnen müssen. Denn die „Vollwertigkeit" der individuell verschiedenen Arten der Nucleoproteide ist ja gerade dadurch gekennzeichnet, daß sie sich auf Grund ihrer spezifischen Konstitution identisch vermehren können und gleichzeitig die Bildung von Hilfsstrukturen lenkend beeinflussen, die ihre eigene Vermehrung fördern. Die Qualität des Wachstums wird deshalb dadurch hinreichend gekennzeichnet, daß man nur solche Größenveränderungen eines Lebewesens als Wachstum bezeichnet, die gleichzeitig mit einer Vermehrung reproduktionsfähiger Nucleoproteide (nur Thymonucleoproteide?) einhergehen.

Diese Formulierung, die das Wachstum nicht der identischen Reproduktion gleichsetzt, sondern diese nur als Conditio sine qua non betrachtet, bezieht nicht nur das Geschwulstwachstum, sondern auch die Vermehrung und Vergrößerung der funktionellen, lebensnotwendigen, intra- und extracellulären Strukturen in das Wachstum ein. Außerdem gestattet die Formulierung eine scharfe Abgrenzung derjenigen Größenveränderungen, die durch reine Speicherungsvorgänge von anorganischem oder organischem Material hervorgerufen werden. Reine Speicherungsvorgänge, wie z. B. die Fettspeicherung der Leberzellen oder die Glykogenspeicherung der Nierenepithelien gehen nicht mit einer Vermehrung reproduktionsfähiger Substanzen einher. Dafür spricht nicht nur die Passivität der Kerne, sondern auch das Verhalten des Cytoplasmas.

Unter Berücksichtigung der quantitativen und qualitativen Seite des Wachstums kann daher folgende, vorläufige Definition des Wachstums gegeben werden: Wir bezeichnen als *biologisches Wachstum jede Größenveränderung eines Lebewesens, die mit einer identischen Reproduktion von strukturierten Nucleoproteiden einhergeht. Diese Größenveränderung ist während des Ablaufes der natürlichen Entwicklung durch charakteristische Beschleunigungen bzw. Verlangsamungen gekennzeichnet.* Im Verlauf des Wachstums ist das Mengenverhältnis von reproduktiven und nichtreproduktiven Stoffen keineswegs konstant, sondern verschiebt sich in der Regel zunehmend zuungunsten der reproduktiven Stoffe.

Die gegebene Definition des Wachstums stellt im Grunde nichts anderes dar als eine neue Interpretation der alten Wachstumsdefinition von Rössle (1923). Das Werturteil „vollwertig" ist zwar aus der endgültigen Formulierung verschwunden. In der Voraussetzung ist es jedoch durchaus enthalten. Denn die Fähigkeit zur identischen Reproduktion von hochmolekularen chemischen Verbindungen mit Molekulargewichten zwischen 10^5 und 10^6, sowie die Entstehung eines entsprechenden Milieus, in welchem eine identische Reproduktion stattfinden kann, müssen zunächst als Grundeigenschaften des Lebens hingenommen werden, die wir noch nicht erklären können.

2. Anorganisches und biologisches Wachstum.

Auch in der anorganischen Welt sind Größenveränderungen, die man als Wachstum bezeichnen kann, nur an solchen Systemen bekannt, die aus gleichartigen oder ähnlichen, kleineren Einheiten zusammengesetzt sind. Als Beispiele seien genannt: Polymerisationsvorgänge bei Makromolekülen[1], Wachstum der Kristalle[2], Quellung von Gallerten. Der früher erhobene Einwand, anorganische und biologische Wachstumsprozesse seien deshalb nicht miteinander vergleichbar, weil das anorganische Wachstum durch Apposition, das biologische dagegen

[1] Staudinger 1950; Grassmann u. Trupke 1951. [2] Spangenberg 1935; Wolf 1948.

durch Intussuszeption von Teilchen erfolge, ist nicht mehr stichhaltig[1]. Es sind zahlreiche anorganische Modelle denkbar, die durch Intussuszeption von Teilchen wachsen.

Grassmann und Trupke (1951) weisen auf die Ähnlichkeit der identischen Reproduktion der Nucleoproteide mit dem Kristallwachstum hin. Bei der identischen Reproduktion bestimmt das gegebene Molekülmuster die Art der reproduzierten Eiweißstoffe. Ebenso kann das Muster des Impfkristalles ausschlaggebend sein, „ob aus einer an Calcium- und Carbonationen übersättigten Lösung Kalkspat oder Aragonit auskristallisiert".

Zwischen dem biologischen und dem anorganischen Wachstum, z. B. eines Kristalles, bestehen aber auch grundsätzliche Unterschiede.

1. Der Kristall wächst infolge Ablagerung der gelösten Teilchen der Mutterlauge nach dem vorgegebenen Muster des Ionen- oder Molekülgitters des Impfkristalles. Der Kristall besteht daher aus den gleichen stofflichen Teilchen, die in der Mutterlauge gelöst sind.

2. Obwohl bei der Kristallbildung die Teilchen aus der statistischen Unordnung der Lösung in die Ordnung des Kristallgitters eingefügt werden, wird hierbei Energie in Form der Kristallisationswärme frei. Die starken nahen Bindungskräfte der Teilchen verleihen dem Kristall, von einer bestimmten Größenordnung an, eine zunehmende Stabilität[2]. Die ungeordnete Wärmebewegung der Moleküle des Lösungsmittels und der noch in Lösung befindlichen Teilchen ist nicht in der Lage die Ordnung des Kristallgitters zu zerstören.

3. Das Wachstum eines Kristalles wird exogen durch die Beschaffenheit des Milieus gesteuert. Er wächst so lange, wie es die äußeren Bedingungen, z. B. Temperatur und Konzentration der Mutterlauge, gestatten.

Die vergleichende Betrachtung von Punkt 1—3 ergibt beim biologischen Wachstum folgendes Bild:

Ad 1. Ein Lebewesen baut nicht wie der Kristall die aus der Umgebung aufgenommenen Stoffe unverändert in sein System ein, sondern wandelt diese Stoffe durch komplizierte Synthesen in arteigene Verbindungen um. Gleichzeitig werden bestimmte Produkte von seiten des Lebewesens an die Umwelt abgegeben. Aus diesem Stoffwechsel, der mit chemischen Umwandlungen einhergeht, gewinnt das Lebewesen freie Energie, die für die Synthesen, die Erhaltung einer bestimmten Temperatur, die Reizbeantwortung und Funktion notwendig ist.

Ad 2. Der Kristall kann sich mit seiner Umgebung in einem stabilen Gleichgewicht befinden. Zur Erhaltung seiner Struktur ist keine Zufuhr von Energie notwendig. Bei den meisten Lebewesen ist aber die Struktur im thermodynamischen Sinne derart unwahrscheinlich, daß auch bei völliger Ruhe eine dauernde Zufuhr von freier Energie notwendig ist, um den hohen Ordnungsgrad der Strukturen und damit das Leben über eine längere Zeitspanne aufrechtzuerhalten.

Mit Schrödinger (1946) können wir sagen, daß die Existenz eines Lebewesens nur möglich ist, wenn es *Ordnung* = „*negative Entropie*" aus seiner Umgebung „aufsaugt". Mit dieser von außen aufgenommenen Ordnung wird im Inneren des Lebewesens die komplizierte und unwahrscheinliche Ordnung der Strukturen aufrechterhalten, die, entsprechend dem zweiten Hauptsatz der Wärmelehre, dauernd in den wahrscheinlicheren und ungeordneten Zustand übergehen möchte. Während labile, unbelebte Systeme sich sehr bald dem wahrscheinlichsten Zustand, dem der maximalen Entropie, nähern, besitzen die Lebewesen die Fähigkeit, den Zeitpunkt des Eintritts der maximalen Entropie ständig herauszuzögern und erreichen ihn erst nach dem Tode.

[1] Verworn 1922. [2] Lettré 1951.

Betrachtet man die Lebewesen ohne ihre Umgebung, so scheinen sie sich der Zunahme der Entropie zu entziehen. BÜNNING (1939) stellte aber fest, daß der zweite Hauptsatz der Wärmelehre auch für die Lebewesen allgemeine Gültigkeit besitzt. Dieser Widerspruch ist daher nur ein scheinbarer. Er löst sich auf, wenn wir das Lebewesen nicht für sich, sondern mitsamt seiner Umwelt betrachten, die nach BÜCHNER (1949) letzten Endes bis in den gesamten Kosmos hineinreicht.

Die Untersuchungen mit radioaktiven Isotopen haben gezeigt, daß die lebenden Strukturen einer ständigen und schnellen Mauserung im Sinne eines „*Fließgleichgewichtes*" unterworfen sind[1]. Abgesehen von jeder funktionellen Belastung erfordert allein dieser „Strukturumsatz" einen erheblichen Energiebetrag, der für die Hirnrinde eines Säugers schätzungsweise $^1/_{10}$ derjenigen Energie beträgt, die das tätige Gewebe umsetzt[2].

Ad 3. Aus der Notwendigkeit eines Stoffwechsels für die Funktion und die Erhaltung der Struktur eines Lebewesens ergibt sich, daß die Lebewesen im Gegensatz zu den Kristallen nicht alle entsprechenden Stoffe ihrer Umgebung ausschließlich zum Einbau in ihr System bzw. zur Selbstreproduktion verwenden können. Die Lebewesen müssen ständig einen bestimmten Betrag des aufgenommenen Materials zur Energiegewinnung abbauen. Einen Teil dieser Stoffe oder die aus ihrem Umsatz gewonnene Energie könnten sie ebensogut zum Aufbau verwenden, wenn sie nicht schon im Ruhezustand dauernd ihre innere Ordnung, und damit ihre Bereitschaft zur Funktion, aufrechterhalten müßten. Nur der Überfluß kann angebaut werden. Hieraus folgt aber, daß das Wachstum der Lebewesen, im Gegensatz zum Kristallwachstum, nicht nur durch äußere, sondern insbesondere auch durch innere Ursachen begrenzt und gesteuert wird.

3. Der Antagonismus zwischen Stoffwechsel und Wachstum.

Der Antagonismus zwischen Wachstum und Stoffwechsel, Synthese und Abbau, Ana- und Katabolismus, wurde zuerst von PÜTTER (1911 und 1920) herausgearbeitet. In neuerer Zeit sind diese Gedanken insbesondere von L. v. BERTALANFFY (1940, 1949, 1950, 1951) u. a. weiterentwickelt und untersucht worden.

Als typisches Beispiel eines solchen Ansatzes, der die Wachstumsrate als Differenz der angebauten und abgebauten lebenden Masse beschreibt, sei die Wachstumsgleichung von v. BERTALANFFY genannt. Die neuere und allgemeine Formulierung, die nach v. BERTALANFFY keine Hypothese enthalten soll (!) lautet:

$$\frac{dg}{dt} = \eta \cdot g^n - x \cdot g^m. \quad (1)$$

Das Produkt $\eta \cdot g^n$ bedeutet den Aufbau eines Organismus an lebender Substanz in Gramm während einer bestimmten Zeitspanne; das Produkt $x \cdot g^m$ den in der gleichen Zeit erfolgenden Abbau, der sinngemäß mit der Abnutzungsquote RUBNERS (1909) identisch ist. Die Konstanten des artspezifischen Auf- und Abbaues sind mit η und x bezeichnet. Die Exponenten n und m bedeuten, daß Auf- und Abbau bei einer Tierart bestimmten Potenzen des Körpergewichtes proportional sind. Das Wachstum kommt dann zum Stillstand, wenn beide Produkte gleich groß sind, und ihre Differenz gleich Null ist. Diese Möglichkeit ist während eines Wachstumsvorganges immer dann gegeben, wenn $n < m$ ist. Der Exponent der Abnützungsquote (m) soll in erster Annäherung den Wert Eins besitzen, während der Exponent des Aufbaues, je nach Tierart, verschiedene Werte haben kann und dem Stoffwechseltyp des Lebewesens entsprechen soll.

Obwohl der Weg von der Calorienproduktion oder der Atmungsgröße eines Lebewesens bis zur aufgebauten lebenden Masse in Gramm, rein dimensionsmäßig betrachtet, gar nicht einfach ist, glaubt v. BERTALANFFY, daß sich der

[1] v. BERTALANFFY 1940; SCHOENHEIMER 1947; v. BERTALANFFY 1951.
[2] OPITZ u. SCHNEIDER 1950.

Wert des Exponenten n aus dem Stoffwechseltyp berechnen lasse. Für den Fall, daß der Stoffwechseltyp der RUBNERschen Regel folgt, nach welcher die Stoffwechselgröße eine Funktion der Oberfläche des Lebewesens ist, besitzt n den Wert $^2/_3$. Das Produkt des Anbaues lautet dann: $\eta \cdot g^{\frac{2}{3}} = \eta \cdot o$, wobei o die Oberfläche bedeuten kann. Besitzt m den Wert 1, so ergibt sich für diesen speziellen Fall die Gleichung:

$$\frac{dg}{dt} = \eta \cdot o - x \cdot g. \tag{2}$$

Dieser Ausdruck entspricht sinngemäß der alten Oberflächenregel, nach der das Wachstum von der relativen Größe der resorbierenden Oberfläche abhängt. Da die Masse in dreidimensionalen Schritten wächst, die Oberfläche in zweidimensionalen, strebt die Gleichung einem Grenzwert zu, bei welchem die Differenz der beiden Produkte gleich Null ist. Es besteht dann unter konstanten äußeren und inneren Bedingungen ein der Art des Systems entsprechendes, finales, „quasistationäres Gleichgewicht“ oder „Fließgleichgewicht“, wie es v. BERTALANFFY nennt. Obwohl v. BERTALANFFY in vielen Fällen und bei verschiedenen Tierarten eine gute Übereinstimmung der theoretischen Voraussetzungen mit den empirischen Messungen fand und die Gleichung in ihrer Anschaulichkeit sehr lehrreich ist, dürfen insbesondere solche kritischen Einwände nicht verschwiegen werden, die durch ihre Diskussion weitere Einblicke in den Wachstumsvorgang ermöglichen.

1. v. BERTALANFFY weist selbst darauf hin, daß die Gleichung und die damit verbundenen theoretischen Vorstellungen nur für den Gesamtorganismus und nicht für das Organwachstum Gültigkeit haben. Die Organe wachsen teils ebenso schnell wie der Gesamtorganismus, teils schneller oder langsamer. Angenommen man würde den Gleichungstyp 1 mit jeweils entsprechenden Exponenten auf das Zell- oder Organwachstum anwenden, so würde die Summe des Wachstums der einzelnen Zellen oder Organe, die doch ohne Zweifel das Wachstum des Gesamtorganismus ausmacht, niemals wieder eine solch einfache Grundgleichung vom Typ 1 ergeben können, sondern einen wesentlich komplizierteren Ausdruck. Umgekehrt ist es aber auch sehr unwahrscheinlich, daß für das Wachstum dieser einfachen Einheiten andere oder gar viel schwieriger darstellbare Gesetze Gültigkeit haben sollen, als für das Wachstum des zusammengesetzten und daher viel komplizierteren Gesamtorganismus. (Vgl. hierzu Abschnitt: Organwachstum.)

2. Im finalen Gleichgewichtszustand ist die Nahrungsaufnahme eben ausreichend, den augenblicklichen Bedarf zu decken. Ein solcher Gleichgewichtszustand muß als kritisch bezeichnet werden, weil eine Anpassung an unvorhergesehene Beanspruchungen nicht einkalkuliert ist. In der Regel werden kritische Gleichgewichtszustände aber möglichst vermieden und herausgezögert und meist nur von besonderen Geweben oder unter krankhaften Bedingungen erreicht und überschritten.

3. Ein weiterer interessanter Einwand ist von DEHLINGER und WERTZ (1942) diskutiert worden. Das System von v. BERTALANFFY setzt voraus, daß die aufgenommenen Nahrungsstoffe auch gleichmäßig im Inneren des Lebewesens verteilt werden. Wenn eine solche Verteilung, z. B. in einer Zelle, nur auf dem Diffusionswege erfolgen kann, muß man erwarten, daß die zentralen Bezirke der Zelle mit zunehmendem Wachstum schließlich zu kurz kommen, da sie am weitesten von der Oberfläche entfernt liegen. Um das Absterben der zentralen Teile zu vermeiden, bliebe die Teilung als Ausweg.

DEHLINGER und WERTZ schlagen folgende Gleichung vor:

$$\frac{dg}{dt} = \eta \cdot o - x \cdot \delta \cdot o. \tag{3}$$

In dieser Formel ist der Verbrauch an Nahrungsstoffen nicht mehr proportional der gesamten Masse des Lebewesens, sondern proportional einer äußeren Schale, deren Dicke δ ist und deren Masse $\delta \cdot o$ beträgt.

Ein Endzustand wird in diesem System überhaupt nicht erreicht. Entweder wächst die Schale bei gleichbleibender Dicke weiter und umschließt die allmählich absterbenden Massen des Inneren oder es tritt eine Teilung ein und das System wächst erneut an die kritische Größe heran — und so fort.

Unabhängig davon hat RASHEVSKY (1938) aus der Stoffwechselgröße sowie aus den Diffusionsgeschwindigkeiten der Betriebsstoffe und der Stoffwechselschlacken den durchschnittlichen kritischen Zelldurchmesser einer kugeligen Zelle mit etwa $100\,\mu$ berechnet. Die kritische Zellgröße besitzt nicht für alle Zellarten den gleichen Wert. Bei hochdifferenzierten Zellen mit einem großen Funktions- und Strukturumsatz müßte der kritische Durchmesser kleiner sein als bei wenig differenzierten Zellen mit trägem Stoffumsatz. Außerdem hängt der kritische Durchmesser von der Konzentration der Betriebsstoffe und der Güte der Schlackendrainage in der unmittelbaren Umgebung der Zelle ab. Durch den kritischen Durchmesser ist die maximale Zellgröße und damit die obere Wachstumsgrenze einer Zellart gekennzeichnet. Nur bis zu diesem Wert ist die Stabilität der zelligen Organisation gewährleistet. Oberhalb dieser Grenze sind die Diffusionswege für Betriebsstoffe und Stoffwechselendprodukte so groß geworden, daß die Korrelation zwischen innerer Ordnung und Strukturumsatz nicht mehr aufrechterhalten werden kann. Außerdem ist die Möglichkeit einer inneren Vergiftung durch Stoffwechselprodukte gegeben.

Auch das Wachstum der zusammengesetzten Gewebe ist durch den Stoffwechsel kritisch begrenzt. Für Gewebe und Organe die sich in einer Nährlösung mit bestimmter Sauerstoffkonzentration befinden, wurde 1923 von WARBURG eine Methode der Berechnung derjenigen maximalen *Schnittdicke* angegeben, bei welcher eben noch eine ausreichende Versorgung mit Sauerstoff in allen Schichten des Schnittes gewährleistet ist. Die Berechnung der sog. kritischen „Grenzschnittdicke" setzt nicht nur die Kenntnis der Sauerstoffkonzentration an der Oberfläche des Schnittes, sondern auch die Kenntnis der Diffusionsgeschwindigkeit des Sauerstoffes und des Sauerstoffverbrauches in dem betreffenden Gewebe voraus. Bei zellarmen Geweben mit niedrigem und trägem Stoffumsatz (z. B. Knorpel und Bindegewebe) ist die Grenzschnittdicke größer als bei zellreichen Geweben mit hohem und lebhaftem Stoffumsatz (z. B. Leber, Herz, Gehirn).

Die Berechnung der Schnittdicke bezieht sich zwar ursprünglich auf den Sauerstoff als begrenzenden Faktor, läßt sich aber entsprechend auch auf andere, diffusionsfähige, am Stoffwechsel beteiligte Betriebsstoffe und Stoffwechselprodukte anwenden. Diese Erweiterung des Begriffes der Grenzschnittdicke auf das gesamte Spektrum der zu- und abdiffundierenden Stoffe wird insbesondere dann bedeutungsvoll, wenn man die für das kurzfristige Stoffwechselexperiment in vitro ausgedachten Beziehungen auf den langdauernden Stoffaustausch innerhalb der Gewebe und Organe eines lebenden Organismus übertragen will. Man spricht dann nicht mehr von Schnittdicke, sondern von *Schichtdicke*. Als Modellvorstellung dient das Dreikammersystem von SCHADE (Capillare, Interstitium, Zelle).

Mit OPITZ und SCHNEIDER (1950) kann man die Schwellenschichtdicke und die kritische Schichtdicke unterscheiden. Unter Schwellenschichtdicke versteht man diejenige maximale Schichtdicke, die ein Gewebsbezirk zwischen zwei benachbarten Capillaren haben darf, damit seine Versorgung in bezug auf Zufuhr von Betriebsstoffen einschließlich Sauerstoff und Abtransport der Stoffwechselprodukte, eben ausreichend ist, um über längere Zeiträume den Grundumsatz, d. h. den Strukturumsatz und die Funktionsbereitschaft, aufrechtzuerhalten.

Oberhalb dieser Schwelle treten zunächst reversible Veränderungen auf, die jenseits der kritischen Schichtdicke in irreparable Schäden übergehen. Die kritische Schichtdicke gibt dann denjenigen Wert an, bis zu welchem der Strukturumsatz noch eben aufrechterhalten werden kann, während die Funktionsbereitschaft bereits oberhalb der Schwellenschichtdicke schwindet. Die obere Wachstumsgrenze eines intercapillären Gewebsbezirkes muß daher unterhalb seiner Schwellenschichtdicke liegen. Für den Fall, daß zwischen 2 Capillaren jeweils nur eine „Zelle“ eingelagert ist, wie z. B. im Herzmuskel, ist die gewebliche Schichtdicke praktisch mit dem Zelldurchmesser identisch.

Trotz der sehr weitgehenden Vereinfachung liegt der Gedanke nahe, mit KNAKE (1950) anzunehmen, daß „in WARBURGs Gleichgewicht die mathematische Formulierung des Capillarmusters der Organe“ gegeben ist. Die Zwischenräume des dreidimensionalen Capillarrasters sind jedoch in der Regel erheblich enger, als die Werte der auf den Sauerstoff bezogenen Grenzschnittdicken der gleichen Organe, selbst wenn man einen hoch über dem Grundumsatz liegenden durchschnittlichen Funktionsstoffwechsel veranschlagt. Das spricht gegen die Annahme, daß dem Sauerstoff unter natürlichen Bedingungen eine wesentliche Bedeutung als begrenzendem Faktor des Wachstums zugesprochen werden kann.

Nur unter krankhaften Bedingungen, z. B. bei Infarkten, können überlebende oberflächliche Gewebsbezirke erhalten bleiben, deren Dicke fast der Grenzschichtdicke entsprechen kann. Aus der Dicke einer solchen funktionslosen Schicht, die nach eigenen Messungen am Herzen etwa 280 μ beträgt, läßt sich retrospektiv die Größe des Strukturumsatzes bei Körpertemperatur berechnen. OPITZ und SCHNEIDER (1950) fanden für solche Schichten rechnerisch einen Sauerstoffverbrauch von etwa 0,5 cm^3 je 100 cm^3 Herzgewebe und Minute, und dieser Wert entspricht der Atmung des ruhenden Skeletmuskels. Schichtdicken ähnlicher Größenordnung sind sonst nur bei überlebenden Organtransplantaten und bradytrophen Geweben bekannt.

Was für den Sauerstoff gilt, gilt sehr wahrscheinlich auch für die Nahrungs- und Betriebsstoffe wie Fett, Kohlenhydrate, Eiweiß, Mineralien, Wasser usw., deren Bedarf für den wachsenden Wirbeltierfeten in Beziehung zu Angebot, Transport und placentarer Oberfläche von BARCROFT (1946) eingehend untersucht wurde. Für die Funktion der Zellen, der Gewebe und Organe wäre es sehr unzweckmäßig, wenn ihr Wachstum ausschließlich vom Angebot der lebenswichtigen Betriebsstoffe kontrolliert und begrenzt würde. Es ist viel wahrscheinlicher, daß unter natürlichen Bedingungen und bei ausreichendem Angebot von Nahrungs- und Baustoffen das Wachstum außerdem noch von ganz besonderen Stoffen reguliert und begrenzt wird, durch Substanzen, die nicht unmittelbar am Energie- und Strukturumsatz beteiligt sind. Die Annahme eines oder mehrerer spezifischer Wuchsstoffe, die selbst nicht Betriebs- oder Baustoffe im üblichen Sinne sind, kann die Erklärung dafür abgeben, daß lebende Systeme in der Regel nicht die gefährlichen kritischen Gleichgewichte erreichen, sondern einen Anpassungsspielraum behalten. BARCROFT (1946) sagt hierzu: "This 'something' need not necessarily be food in the gross sense. It implies merely some substance necessary to the growth of the foetus—it might be a growth hormone of some kind—but in the minds of most people it is regarded as food."

Daß die Diffusionsstrecken und das Verhältnis von Oberfläche zu Volumen sowie das Angebot von Betriebs- und Baustoffen nicht die einzigen Faktoren sind, die das Wachstum regulieren, beweist das Verhalten der Endothelien der Blutgefäße. Diese Zellen stellen ihr Wachstum im erwachsenen Organismus fast vollständig ein, obwohl sie mit allen im Blut kreisenden Substanzen, Hormone eingeschlossen, ständig in inniger Berührung stehen und zeitlebens wegen ihrer topographischen Lage und auf Grund ihrer flachen Zellkörper optimal versorgt werden. Dabei ist ihr latentes Wachstumsvermögen keineswegs aufgehoben, wie ihre sehr lebhafte Regenerationskraft beweist.

Abgesehen vom Wachstumshormon der Hypophyse, der Wirkung der spezifischen „tropen" Hormone innerhalb des innersekretorischen Systems und der Sexualorgane, wissen wir über das Vorhandensein oder Nichtvorhandensein anderer Organ- oder gewebsspezifischer Wachstumsfaktoren sehr wenig[1]. Das gleiche gilt auch für die rein physikalischen Faktoren, wie z. B. den Gewebsdruck, auf den RIBBERT bereits hinwies.

Schon die bisherigen allgemeinen Betrachtungen über den Antagonismus von Stoffwechsel und Wachstum weisen auf eine äußerst komplexe Natur der Wachstumsvorgänge innerhalb eines Organismus hin. Allgemeine Prinzipien, wie maximale Diffusionsstrecken, Oberflächenregel, Erhaltung der Strukturen und LIEBIGs Satz, nach welchem das Wachstum durch diejenigen notwendigen Ingredienzien der Umgebung begrenzt wird, die in geringster Konzentration darin enthalten sind, behalten ihre Gültigkeit. Bei Anwendung auf die Detailvorgänge des Zell- und Organwachstums erfahren sie jedoch erhebliche Abwandlungen. Solche Abwandlungen sind nicht nur auf das Eingreifen spezifischer Wachstumsfaktoren mit spezifischen Reaktionsbereitschaften entsprechender Gewebe zurückzuführen, sondern hängen auch mit der phylo- und ontogenetischen geschichtlichen Entwicklung der Lebewesen und ihrer Organe zusammen.

4. Entwicklung, Wachstum und Differenzierung.

Den zeitlichen Ablauf der gesamten, schicksalsmäßig wahrscheinlichen, erbmäßig und exogen bedingten Veränderungen eines Lebewesens nennt man seine natürliche Entwicklung. Der Entwicklungsprozeß ist ein äußerst komplizierter und zusammengesetzter Vorgang, an dem quantitative, formale und qualitative Veränderungen beteiligt sind. Die rein quantitativen entsprechen dem Wachstum, die formalen und qualitativen der Differenzierung (vgl. hierzu auch die Beiträge von HARMS, LEHMANN und DUSPIVA in diesem Handbuch).

Wachstum und Differenzierung sind als Entwicklungsprozesse so innig miteinander verzahnt, daß es sehr schwer ist, sie einzeln und gesondert zum Gegenstand einer speziellen wissenschaftlichen Untersuchung zu machen. Trotzdem soll unsere Aufgabe darin bestehen, das Wachstum als einen Teilprozeß aus dem komplizierten Vorgang der Entwicklung gewissermaßen herauszupräparieren und zu beschreiben. Dieses Unterfangen muß deshalb auf große Schwierigkeiten stoßen, weil es nicht nur an einer endgültigen und anerkannten Definition des Wachstums mangelt, sondern auch die Ansichten über das, was man Differenzierung nennen soll, weitgehend auseinander gehen. LEHMANN (1945) versteht unter Differenzierung: „Ausgestaltung der embryonalen Mannigfaltigkeit durch Determinationsvorgänge, Topogenese, Histogenese und Wachstum." Sein Differenzierungsbegriff beinhaltet eigentlich das, was man Entwicklung nennt, da er auch das Wachstum mit einbezieht. Im Gegensatz dazu verstehen WEISS (1949) u. a.[2] unter Differenzierung eine mehr oder weniger irreversible Änderung des Zellcharakters, die mit der Synthese "of a new compound by an irreversible reaction chain" verglichen werden könne. Für die reversiblen Zellveränderungen während der Entwicklung wird dagegen der Ausdruck Modulation oder Modifikation verwandt.

[1] TEIR 1951; FRIEDRICH-FREKSA, ZAKI 1954; vgl. auch den Beitrag von HARMS in diesem Handbuch.

[2] RIES 1943; MATHER 1948; SPIEGELMAN 1948; WADDINGTON 1948; DARLINGTON 1951; EPHRUSSI 1951; MIRSKY 1951.

Nach BRACHET (1944) ist die Entwicklung die Resultante dreier mehr oder weniger unabhängiger Prozesse: 1. der Unterhaltung des Lebewesens durch den Stoffwechsel, 2. des Wachstums und 3. der Differenzierung. Obzwar NEEDHAM (1942) an vielen Beispielen eine mögliche ,,Dissoziation" und Unabhängigkeit dieser 3 Teilprozesse aufgezeigt hat, glauben wir doch, daß in der Regel eine gegenseitige Abhängigkeit besteht. Die innigen Beziehungen zwischen Stoffwechsel und Wachstum wurden bereits dargestellt. Bezüglich der Abhängigkeit zwischen Morphogenese und Wachstum sagt BRACHET (1944): „Il ne semble pas que la morphogenèse puisse s'accomplir s'il n'y a une certaine croissance."

Wenn Entwicklung gleich Wachstum und Differenzierung ist, so dürfte in der begrifflichen Formulierung der Differenzierung, d. h. der formalen und qualitativen Veränderungen eines Lebewesens während seiner Entwicklung, das Wachstum nicht als wesentlicher Faktor enthalten sein. Die große Unschärfe unserer üblichen Definitionen wird aber schon offensichtlich, wenn man die Veränderungen der Form gegen das Wachstum abgrenzen will.

Formveränderungen eines in der Entwicklung befindlichen Keimes können nicht nur, wie bei der Gastrulation, durch fließende Bewegungen ganzer Keimbezirke zustande kommen[1], sondern lassen sich in der Regel nach ALBRECHT v. HALLER (1762) und THOMPSON (1948) aus dem Wachstum herleiten. Sie können dann eintreten, wenn die Wachstumsgeschwindigkeit eine oder mehrere Richtungen des Raumes gegenüber anderen bevorzugt. Um überhaupt zu einer begrifflichen Klarheit zu kommen, könnte man geneigt sein, die Formveränderungen eines Lebewesens während seiner Entwicklung nicht mehr als Differenzierung zu bezeichnen, sondern neben dem Wachstum und der Differenzierung als dritten selbständigen Entwicklungsprozeß. Die Differenzierung würde sich dann nur mehr auf die qualitativen, reversiblen und irreversiblen Veränderungen der Zellen und der von ihnen abhängigen intercellulären Strukturen beziehen. Eine solche Betrachtung würde es ermöglichen, jeden der 3 Entwicklungsprozesse bevorzugt in der ihm gemäßen Sprache zu beschreiben: Das Wachstum in der Sprache der Biophysik, die Formveränderungen in der Sprache der Geometrie, die Differenzierung in der Sprache der Biochemie.

5. Wachstum und Differenzierung im Rahmen der Frühentwicklung.

Die Entwicklungsvorgänge setzen mit der *Furchung* kurz nach erfolgter Befruchtung der Eizelle oder nach Einwirkung eines Reizes mit folgender parthenogenetischer Entwicklung ein. Durch die Furchung wird die Eizelle in zahlreiche Blastomeren zerlegt, deren Anzahl für die einzelnen Tierarten charakteristisch ist. Während der Furchung wandeln sich die soliden, isolecithalen, totalfurchenden Eier der Amphibien in eine exzentrische Hohlkugel, in die *Blastula*, um. Die äußere Wand der Blastula besteht aus einer Schicht immer kleiner werdender und an Zahl zunehmender Blastomeren, deren Anordnung und Aussehen schließlich einem kontinuierlichen, epithelialen Verbande entspricht. Nach W. VOGT[2] verlaufen die Zellteilungen, bis zum 10. oder 12. Teilungsschritt, in einer rhythmischen Ordnung und so schnell ab, daß die Furchung beim Amphibienei bereits nach 24 Std abgeschlossen ist. Nimmt man nur 12 Teilungsschritte an, wodurch etwa 4000 Zellen entstehen, so verbleiben für die Ruhepausen zwischen 2 Teilungen nur 90 min, wenn man für die Teilung selbst 30 min veranschlagt. Während der Furchung nimmt das Ei nicht an Größe zu, so daß man die Frage stellen kann, ob diese frühen Entwicklungsvorgänge überhaupt mit Wachstum gekoppelt sind. TÖNDURY (1953) sieht in der Eifurchung keinen Wachstumsvorgang, da im

[1] VOGT 1929; GOERTTLER 1950. [2] Zit. nach GOERTTLER 1950.

Gegensatz zu den Zellteilungen in späteren Entwicklungsphasen zwischen die Teilungen kein Interphasenwachstum der Zellen auf doppelte Größe eingeschaltet sei. Während der Furchung des Tritoneies nimmt jedoch die gesamte Desoxyribonucleinsäure des Keimes zu, während die Ribonucleinsäure um 10—15% abnimmt (vgl. hierzu die Beiträge von HARMS und DUSPIVA in diesem Handbuch). Obwohl während der Furchung die einzelnen Kerne ebenso wie die Blastomeren immer kleiner werden, verschiebt sich die Kern-Plasmarelation während der Furchung laufend zugunsten des Kernes. Die Relation beträgt beim reifen Seeigelei 1:391, im unreifen Ei und in den Blastomeren etwa 1:6,6[1]. Die Kern-Plasmarelation der embryonalen menschlichen Leberzellen hat etwa den Wert 1:6, die der Herzmuskelfasern des Säuglings 1:8—1:10. R. HERTWIG (1926) sieht in der hohen „Kernplasmaspannung", die durch das Wachstum und die Dotterspeicherung der reifenden Eizelle zustande kommt, die Ursache ihrer Bereitschaft, auf einen adäquaten Reiz hin, durch den Furchungsprozeß das übliche Kern-Plasmaverhältnis wieder herzustellen. Über Kerngrößen und DNS-Messungen an Furchungskernen des Mäuseeies berichtet ALFERT (1950).

Die Eizelle zeichnet sich nicht nur durch ihre hohe Kern-Plasmaspannung, sondern auch durch ihre Größe aus. Der Eidurchmesser beträgt bei Wirbeltieren 100—200 μ, der Durchmesser des Kernes etwa 30 μ. Bei Amphibien schwankt der Durchmesser zwischen 1—2 mm[2]. Diese Durchmesser liegen über den kritischen Werten, die RASHEVSKY (1938) für Körperzellen berechnet hat. Daß die Eizellen trotzdem eine gewisse Stabilität besitzen, könnte mit ihrer geringen Atmung zusammenhängen, die erst nach der Befruchtung bei vielen Tieren rapide ansteigt[3]. Wenn die Atmungssteigerung nach der Befruchtung die Ursache der Überschreitung eines kritischen Gleichgewichtes wäre, würde teleologisch betrachtet, die Furchung einen sinnvollen Vorgang darstellen, mit Auflockerung der soliden Eizelle, „Kernausstreuung" [SPEMANN 1936] und Verlagerung der Blastomeren an die für den Stoffaustausch günstige Oberfläche des Keimes. Obwohl durch diese Betrachtung der eigentliche, auslösende Mechanismus der Furchung unbekannt bleibt, ergeben sich doch enge Beziehungen zwischen Wachstum der reifenden Eizelle, Stoffwechsel, Kern-Plasmarelation, Zellvermehrung und gestaltlichen Veränderungen bereits im Beginn der frühen Embryonalentwicklung.

Gastrulation und *Keimblattbildung*[4] gehen mit tiefgreifenden, formbildenden und qualitativen Entwicklungsprozessen einher. Wachstumsprozesse treten hierbei an Bedeutung zurück und werden teilweise geleugnet.

Während der Gastrulation der Amphibienkeime und den entsprechenden Vorgängen an Vogel- und Wirbeltierkeimen kommt es zu Einstülpungen und Faltenbildungen mit fließenden und gleitenden Bewegungen ektodermaler Zellverbände, durch welche die 3 Keimblätter gebildet werden. Die Ergebnisse, die mit der vitalen Farbmarkierungsmethode von W. VOGT (1929) an Amphibienkeimen erzielt wurden, sprechen dafür, daß den fließenden Zellverschiebungen keine Wachstumsvorgänge zugrunde liegen. Die Mitoserate der einzelnen Keimbezirke ist bei der Kröte, Bufo cognatus, im Blastulastadium sowie im frühen und späteren Gastrulastadium jedoch verschieden groß[5].

Gleichzeitig mit diesen formbildenden Entwicklungsabläufen wird das spätere Entwicklungsschicksal der einzelnen Keimbezirke durch qualitative Veränderungen ihrer Zellen festgelegt und damit werden die Entwicklungsmöglichkeiten der embryonalen Keimbezirke weitgehend eingeschränkt. Das künftige Entwicklungsschicksal der Keimbezirke wird bei den Mosaikkeimen bereits während der Furchung, bei den Regulationskeimen dagegen erst im Verlauf der Gastrulation bestimmt[6]. Die irreversible Änderung des Zellcharakters durch das Determinationsgeschehen ist zunächst morphologisch nicht faßbar. Nach E. RIES (1943) soll aber dieser qualitative Entwicklungsschritt mit einer Änderung des Oxydasen- und Peroxydasengehaltes der Zellen einhergehen.

[1] GODLEWSKI 1918. [2] GROSSER 1927. [3] BROCK, DRUCKREY, HERKEN 1938; NEEDHAM 1942.
[4] Vgl. LEHMANN: Entwicklungsphysiologie (in diesem Handbuch).
[5] BRAGG 1938, zit. nach NEEDHAM. [6] RIES 1937.

Die bereits erfolgte Determination eines Keimbezirkes kann durch das Transplantationsexperiment nachgewiesen werden, nachdem sich das Transplantat im Wirt nicht mehr ortsgemäß, sondern herkunftsgemäß weiterentwickelt[1]. Erst die weitere Ausgestaltung der einzelnen Keimbezirke und ihrer Zellen geht dann mit sichtbaren Strukturveränderungen einher.

Die klassischen Experimente von SPEMANN (1936) und die durch seine Entdeckungen und Experimentierkunst induzierten neuen Ergebnisse der Entwicklungsphysiologie haben ergeben, daß dem Keimbezirk der dorsalen Urmundlippe, der im Laufe der Gastrulation zum Urmunddach wird und die Neuralplatte unterlagert, eine wichtige Bedeutung für die Ausgestaltung und Differenzierung des Keimes zukommt. Dieses Blastem organisiert sich nicht nur selbst, sondern übt außerdem auf die anliegende überdeckende Neuralplatte eine induzierende Wirkung aus, durch welche die Neuralplatte ihrerseits zur Differenzierung angeregt wird. Bezüglich der Frage, ob die Induktionsstoffe oder Evokatoren des Organisators die abhängige Differenzierung der Neuralplatte von Grund auf verursachen oder nur auslösen, sei auf die entsprechende Fachliteratur verwiesen[2].

Für die pathologische Anatomie sind aber vor allem diejenigen Untersuchungen bedeutungsvoll, die sich zum Ziel gesetzt haben, den induzierenden Stoff zu erforschen. Es fand sich, daß nicht nur die vom natürlichen Organisator abgegebenen Evokatoren eine induzierende Wirkung ausüben, sondern daß die gleiche Wirkung auch durch Transplantation von verschiedenen Fremdgeweben, von abgekochten Gewebsstücken und durch verschiedenartige chemische Substanzen hervorgerufen werden kann. NEEDHAM (1942) vermutet, daß die natürliche und künstliche Induktion auf der Anwesenheit steroider Substanzen beruht und weist auf die Ähnlichkeit zwischen der Induktionswirkung und dem Mechanismus der Krebsentstehung durch cancerogene Stoffe hin. BRACHET (1944) leugnet dagegen den Steroidcharakter der aktiven Substanz des Organisators. Er wies nach, daß in der Induktionsphase der Reichtum des Organisatorblastems an Ribonucleinsäuren abnimmt, während der Nucleinsäuregehalt der Neuralplatte zunimmt. Er vermutet daher, daß die Nucleinsäuren des Organisators durch Hydrolyse in Mononucleotide umgewandelt werden und in den Neuroblasten übertreten, wo sie zur Synthese der Nucleinsäuren verwandt werden. Bei der Überpflanzung von totem Gewebe würden die Nucleasen des Wirtes ebenfalls die eingeführten Nucleinsäuren hydrolysieren, wodurch eine Akkumulation von „nucleotides evocateurs“ zustande käme. Den hydrolytischen Prozessen im Organisator oder im toten Transplantat oder im anliegenden Gewebe wird hier also eine wesentliche Bedeutung für die Entstehung der Evokatoren beigemessen. Ebenso wie BRACHET (1944) sieht auch HOLTFRETER (1948) in einer „milden Cytolyse“ die Voraussetzung zur Bildung von Evokatoren, die in Geweben mit entsprechender Kompetenz ihre Wirkung entfalten können. Er bemerkt weiterhin, daß kein Transplantationsexperiment ohne Schädigung des Gewebes möglich sei. Damit wird aber eine Veränderung, die wir in der Pathologie als degenerativ bezeichnen, als wesentlicher Entwicklungsfaktor herausgestellt. Vom Standpunkt der quantitativen Anatomie kann gesagt werden, daß die Topographie des Organisatorblastems im Zusammenhang mit Schichtdicke und Stoffumsatz durchaus dafür sprechen kann, daß sich dieses Blastem im Bereich eines geweblichen kritischen Gleichgewichtszustandes befindet, und daß hierin die Ursache für das Zustandekommen einer „milden Cytolyse“ innerhalb des Organisatorblastems erblickt werden könnte. In diesem Zusammenhang sei auf ältere Arbeiten hingewiesen, in welchen bereits degenerative Prozesse

[1] SPEMANN 1936. [2] SPEMANN 1936; HUXLEY, DE BEER 1934; NEEDHAM 1942; LEHMANN 1945; HOLTFRETER 1948.

während der Ontogenese beschrieben und in Beziehung zu Differenzierung und Wachstum gesetzt wurden[1]. GLÜCKSMANN (1930) spricht direkt von morphogenetischer Degeneration.

6. Theorien der Differenzierung.

Es liegen zahlreiche ältere und neuere Versuche vor, das Wesen der Differenzierung zu deuten[2]. Die berühmte Keimplasmatheorie von AUGUST WEISMANN (1902) nahm als Ursache der Zelldifferenzierung eine ungleiche Kernteilung an. Die sog. „Theorie der organbildenden Substanzen" macht dagegen die ungleiche Beschaffenheit des Cytoplasmas für den Differenzierungsprozeß verantwortlich[3]. Beide Theorien sind insofern präformistisch, als die Eizelle alle möglichen Determinanten entweder im Kern oder im Cytoplasma besitzt. Nach der Biogenesistheorie von O. HERTWIG (1923) bleibt dagegen die Erbmasse der sich differenzierenden Zellen während der Entwicklung eines vielzelligen Organismus konstant. In dieser Theorie, die epigenetisch ist, wird die Differenzierung als Reaktion der Zellen auf die wechselvollen Bedingungen ihrer unmittelbaren Umgebung betrachtet, wie sie insbesondere durch das Wachstum der Zellen während der Entwicklung zustande kommen. Der Vorteil dieser Theorie beruht darin, daß sie epigenetisch ist, aber in ihrer sehr allgemeinen Fassung sagt sie nichts über den Mechanismus der Zelldetermination bzw. der Zelldifferenzierung aus.

Im Vordergrund der modernen Diskussion über die Zelldifferenzierung steht die Irreversibilität der „echten" Differenzierungsprozesse, die streng von reversiblen Anpassungserscheinungen durch Modulation oder Modifikation unterschieden werden[4]. Ob eine reversible, adaptive Zellveränderung Vorläufer eines irreversiblen Differenzierungsvorganges sein kann, ist unbekannt[5].

Die Ähnlichkeit mit den Fragestellungen der Stammesgeschichte ist offensichtlich, und es liegt nahe, die echte Zelldifferenzierung, d. h. die Entstehung eines neuen Zelltypes, mit einer Mutation zu vergleichen und als somatische Mutation zu kennzeichnen. Gegen diese Annahme[6] spricht die Tatsache, daß auf 10^5 — 10^6 Zellen nur eine Genmutation entfällt, deren Charakter ein zufälliger und in der Mehrzahl der Fälle letal ist. Die Differenzierung dagegen erfolgt planmäßig und gerichtet, oft in vielen tausend Zellen eines Blastems zugleich.

Die Annahme, daß die Nachkommen einer mutierten Zelle mit positiv selektionistischen Eigenschaften innerhalb eines Blastems alle anderen Zellen auf dem Wege der Selektion im Laufe der Zeit ersetzen, erscheint für die Ontogenese deshalb unwahrscheinlich, weil für diese Annahme die Mitosen während der Embryonalentwicklung viel zu spärlich sind. Vieles spricht dafür, daß die irreversiblen Differenzierungsschritte der Zellen eines Organismus bei konstantem Genotypus erfolgen und auf exogen ausgelösten aber genabhängigen, relativ stabilen Veränderungen cytoplasmatischer Elemente beruhen. Während RIES (1943) die entsprechenden Veränderungen in das ungeformte Cytoplasma lokalisiert, haben sich andere Autoren für die geformten Elemente des Cytoplasmas ausgesprochen, die als Plasmagene bezeichnet wurden. Diese Elemente, die ihrerseits in Abhängigkeit von den Genen stehen, sollen das Enzymmuster des Cytoplasmas und damit den Charakter der Zellen beherrschen[7].

---

[1] LOOSS 1889; VOGT 1909; ERNST 1926. [2] DRIESCH 1928; DÜRKEN 1936.
[3] HIS 1874; RABL 1915.
[4] RIES 1943; HOLTFRETER 1948; MATHER 1948; SPIEGELMAN 1948; WADDINGTON 1948; WIGGLES WORTH 1948.
[5] WEISS 1949. [6] WADDINGTON 1948.
[7] SPIEGELMAN 1948; MATHER 1948; DARLINGTON 1951; EPHRUSSI 1951; MIRSKY 1951.

7. Wachstum und Differenzierung in der Gewebezüchtung.

Die Gewebezüchtung hat wertvolle Beiträge zum Problem der Zelldifferenzierung geliefert. Nach Explantation von Geweben in das übliche Medium aus Embryonalextrakt und Plasma oder in besondere Nährböden können selbst solche Zellen ihre Teilungsfähigkeit und ihr Vermögen zum Wachstum wiedererlangen, die in einem ausgewachsenen, mehrzelligen Organismus nicht mehr proliferieren[1]. Hierbei verlieren die Zellen meist ihre charakteristischen, sichtbaren, spezifischen Strukturen, so daß man in proliferierenden Gewebekulturen nur 4 Zelltypen unterscheiden kann: 1. Nervengewebe, 2. Epithelien, 3. Fibroblasten, 4. Wanderzellen oder Makrophagen[2]. Fibroblastenkulturen können z. B. aus den verschiedenen Arten von Muskulatur entstehen, aus Bindegewebe, Knorpel- oder Knochengewebe.

Ebensowenig wie man an den Fibroblastenkulturen die Herkunft der Zellen mit Sicherheit morphologisch nachweisen kann, ebensowenig ist dies bei Epithelkulturen verschiedener Herkunft möglich. Die Vereinfachung des Zelltypus in der Kultur hat man früher als Entdifferenzierung bezeichnet. Heute glaubt man jedoch, daß es sich bei dieser Vereinfachung des morphologischen Zellbildes in der Gewebekultur nicht um eine Entdifferenzierung in dem Sinne handelt, daß irreversible Differenzierungsschritte rückgängig gemacht werden, sondern um reversible Modulationen oder Anpassungserscheinungen der Zellen an die besonderen Bedingungen der Gewebekultur.

Züchtungsergebnisse unter besonderen Versuchsbedingungen[3] haben ergeben, daß die Entdifferenzierung in der Kultur reversibel sein kann. Wenn man die Zellen zur „Rückdifferenzierung" zwingt, so erhält man nur den Ausgangstyp und nicht einen benachbarten oder gar neuen Zelltyp. Fibroblasten aus Herzmuskelgewebe können in der Kultur noch pulsieren, obwohl sie ihre Querstreifung verloren haben. Die Kontraktion ist also keineswegs an die sichtbare fibrilläre und quergestreifte Struktur geknüpft. Unter besonderen Bedingungen soll ein Wiederauftreten der fibrillären Struktur beobachtet worden sein. Dieses Beispiel zeigt, daß aus dem vereinfachten Zelltyp bestenfalls der Ausgangstyp wieder in Erscheinung treten kann. Eine Entstehung von Chondroblasten, Osteoblasten oder Skeletmuskelfasern aus Herzfibroblasten ist in der Gewebekultur niemals beobachtet worden. Das gleiche gilt auch für die übrigen Zellarten. Die Zellen behalten somit ihre Determination bei. Wenn jedoch eine echte Entdifferenzierung in der Gewebekultur vorläge, müßte man eine Multipotenz der vereinfachten Zellen erwarten, wie bei embryonalen Zellen, mit der Möglichkeit, unter entsprechenden Versuchsbedingungen in verschiedene Zellarten auszudifferenzieren. Das ist aber keineswegs der Fall. Mit Hilfe der Gewebezüchtung müßte es prinzipiell möglich sein, einen Stammbaum der Zellen eines vielzelligen Organismus mit reversiblen und irreversiblen Differenzierungsschritten im Laufe der Entwicklung herauszuarbeiten[4].

Nach Untersuchungen von FELL (1951) und älteren Beobachtungen gilt als Regel, daß ein organisiertes Wachstum und eine Differenzierung durch Modulation in der Gewebekultur dann am leichtesten zustande kommt, wenn die Migration und die Proliferation der Zellen möglichst gedrosselt wird, und der Embryonalextrakt von einem nicht zu jungen Embryo stammt. Von GAILLARD (1948) wurde zu diesem Zwecke die Methode des "ascending range" angewandt. Er züchtete seine Kulturen, auch Gewebe innersekretorischer Organe, in einem Medium, dessen Säfte von solchen Embryonen und Tieren stammten, deren

[1] KNAKE 1940. [2] LEVI 1934; KNAKE 1940; WILLMER 1945.
[3] J. FISCHER 1942; WILLMER 1945; A. FISCHER 1946; FELL 1951. [4] WILLMER 1945.

Alter dem ebenfalls zunehmenden Alter des Explantates entsprach. Mit dieser und anderen Methoden sind Differenzierungen an den verschiedensten Geweben in der Kultur erzielt worden. Auch die sog. "roller tube"-Methode, die eine fortlaufende Züchtung ohne eine Umsetzung der Kulturen ermöglicht, verspricht Erweiterung unserer Kenntnisse.

Die häufigen Beobachtungen von organisiertem Wachstum in den Mutterstücken der Gewebekulturen (FELL), die erheblich dicker sind als die einzellige Schicht der sog. Wachstumszone, könnten dafür sprechen, daß erschwerte Diffusionsbedingungen ein kritisches Gleichgewicht herbeiführen und eine Differenzierung durch Modulation begünstigen können.

In diesem Zusammenhang sei auch das eindrucksvolle Beispiel von *Dictyostelium mucoroides* BREFELD erwähnt[1]. Das den Schleimpilzen nahestehende Lebewesen entwickelt sich aus Sporen auf einem geeigneten Nährboden und bildet zunächst einkernige amöbenartige Gebilde, die sich teilen. Sie wandern in der Kultur umher und teilen sich solange, bis die Nahrung erschöpft ist. Dann wird die Pseudopodienbewegung mehr und mehr eingeschränkt, und es bilden sich kleine Häufchen von Individuen nach Art von Sammelstellen. Aus der Mitte eines solchen Hügels wächst schließlich ein säulenartiges, nach oben knaufartig verdicktes Gebilde hervor, das aus eingewanderten Amöben besteht. Einige Amöben wandeln sich hierbei zu feinen Häutchen im Bereich des Stieles um. In der Spitze des Gebildes, die kugelige Gestalt annimmt, runden sich die Amöben ab und bilden Sporen. Diesen stehen neue Ausbreitungswege und neue Nährböden offen. Hier führt also der Nahrungsmangel der Lebewesen zu einer Neuschöpfung im Bereich des Amöbenhügels, in Form eines Differenzierungsfeldes. Aus dieser Neuschöpfung wächst dann eine neue Ganzheit höherer Ordnung hervor, der Sporenträger (vgl. Abb. 6 des Beitrages von BÜNNING in diesem Handbuch).

8. Die gegenseitige Abhängigkeit von Wachstum und Differenzierung.

Ähnlich wie in dem Beispiel von Dictyostelium stellen wir uns auch die Selbstorganisation eines Blastems in einem werdenden Keim vor. Ein primär mehr oder weniger homogenes Blastem wird durch Wachstum, Nahrungsmangel (im weitesten Sinne des Wortes) oder Verschlechterung des Abtransportes der Schlacken zunächst an die Grenze eines kritischen Gewebsgleichgewichtes herangeführt, nach dessen Überschreitung herdförmige Inhomogenitäten durch eine milde Cytolyse im Sinne von HOLTFRETER (1948) zustande kommen. Infolge dieser Inhomogenität des Systems ist einerseits die Möglichkeit zur Selbstorganisation, andererseits die Möglichkeit zur Produktion von Evokatorstoffen gegeben, die in den Nachbargeweben eine abhängige Differenzierung bewerkstelligen können[2]. In vielen Fällen führt die Differenzierung zu einer neuen Gleichgewichtslage, die ein weiteres Wachstum gestattet. Daß für die normale Ausdifferenzierung der Gewebe auch die ausreichende Versorgung mit Sauerstoff wichtig ist, wird durch die experimentelle Erzeugung schwerer Mißbildungen im Sauerstoffmangel erwiesen[3].

Unter ganz anderen theoretischen Gesichtspunkten wird die gegenseitige Abhängigkeit von Wachstum und Differenzierung in den Theorien von MINOT (1908, 1913), ENRIQUES (1909), FRIEDENTHAL (1914) und SCHMALHAUSEN (1931) dargestellt. In diesen Theorien erscheint die Differenzierung als Antagonist des

[1] KÜHN 1943. [2] BRACHET 1944.
[3] STOCKARD 1920/21; BÜCHNER 1946, 1948, 1952; MAURATH, REHN 1949; RÜBSAAMEN 1949, 1950, 1951; BÜCHNER, RÜBSAAMEN, NAUJOKS 1953; MANGOLD, WAECHTER 1953.

Wachstums. Nach SCHMALHAUSEN ist nur das sog. indifferente Protoplasma zum Wachstum befähigt, das bei konstanten äußeren Bedingungen dann mit gleichbleibender Geschwindigkeit wächst, wenn sich während des Wachstums des Lebewesens seine Oberfläche nicht verkleinert. Als Beispiel dient das Wachstum der Stäbchenbakterien. Bei Kugelbakterien kommt dagegen ein Abfall der Wachstumsgeschwindigkeit infolge kleiner werdender relativer Oberfläche zustande. Bei diesem Wachstum ohne Differenzierung liege ein rein exponentiales Wachstum vor. Ganz anders soll dagegen die Wachstumskurve bei solchen Lebewesen verlaufen, bei denen während der Entwicklung eine Differenzierung stattfindet. Hierbei soll sich ein Teil des indifferenten, allein zur Assimilation befähigten Protoplasmas in Differenzierungsprodukte umwandeln, die nicht mehr selbständig am Wachstum teilnehmen. Die ständige Zunahme von differentem Protoplasma im Laufe der Differenzierung soll dann eine entsprechende Verminderung der Wachstumsgeschwindigkeit verursachen. Grund für die Verlangsamung des Wachstums ist auch, nach FRIEDENTHAL, die „Abnahme der aktiven Substanzen" im Rohgewicht des Lebewesens oder die Zunahme der festen „Maschinenteile". Nach ENRIQUES entzieht die Differenzierung die organische Substanz dem „Vermehrungsgetriebe". SCHMALHAUSEN geht schließlich so weit, daß er in seinen Wachstumsgleichungen die Differenzierungsgeschwindigkeit als mathematisch formulierten Ausdruck einsetzt, derart, daß der Differenzierungsgrad proportional der Zeit ist bzw. die Differenzierung mit konstanter Geschwindigkeit fortschreitet, und damit die Masse des indifferenten Protoplasmas entsprechend abnimmt.

Obzwar diese Theorien etwas Richtiges enthalten, erscheint eine Kritik, insbesondere ihrer mathematischen Formulierung, deshalb dringend notwendig, weil ihr Inhalt auch heute noch vielfach als richtig anerkannt wird und als selbstverständliches Wissensgut gilt. Wir haben die Differenzierung als einen Entwicklungsvorgang beschrieben, von dem man mit Fug und Recht behaupten kann, daß er ein sehr komplizierter und komplexer Vorgang ist, den wir auch nicht angenähert durchschauen. Die Ergebnisse der Entwicklungsphysiologie haben weiterhin gezeigt, daß die Differenzierungsprozesse sicher nicht kontinuierlich, sondern diskontinuierlich, sprunghaft und wechselvoll während der Entwicklung ablaufen. Deshalb kann es nicht richtig sein, daß die Differenzierungsgeschwindigkeit während der Entwicklung konstant und durch einen einfachen Bruch (!) zu beschreiben ist. Außerdem kann der Gehalt an indifferentem Protoplasma und an Differenzierungsprodukten, wenn wir die Ausdrücke gelten lassen wollen, zeitweilig sehr wechselvoll sein. Wir wissen nicht, ob die Differenzierungsprodukte direkt am Wachstum teilnehmen und wie groß ihre Wachstumsgeschwindigkeiten sind. Außerdem läßt die Formulierung der Wachstumsgleichungen eine Kritik zu. Sie ist ausgedacht für den gesamten Organismus, kann dann aber aus mathematischen Gründen nicht mehr für die Organe oder Zellen zutreffen, an denen sich letzten Endes die Differenzierung und das Wachstum vollziehen. Dabei soll gerade hierauf die Formel ausgerichtet sein. Schließlich wissen wir, daß z. B. die hochdifferenzierten Leberzellen unter besonderen Bedingungen schneller wachsen können als der bösartigste Tumor, und ebenso schnell wie ein Embryo in der Frühzeit seiner Entwicklung. Was von der Theorie übrigbleibt ist nicht viel. Richtig ist hingegen, daß die Fähigkeit zur Mitose durch die Differenzierung eingeschränkt werden kann. Aber die Mitose ist kein Wachstum, sondern ein Vorgang, der zur Zellvermehrung führt.

In den Entwicklungsperioden der Neurulation, der Bildung des Schlundspaltenembryo, der Embryonal- und Fetalentwicklung nehmen die Wachstumsprozesse mehr und mehr an Bedeutung zu, insbesondere auch in bezug auf die

Formbildung. Der menschliche Embryo mit 15 Ursegmenten hat seine Primitiventwicklung abgeschlossen und die Organanlagen sind ausgebildet. Wachstum und Vermehrung der bereits determinierten und in Differenzierung befindlichen Zelltypen sind, wie RÖSSLE (1926) sagt, das Werkzeug des Wachstums der Organe und des Organismus. In den folgenden Abschnitten soll daher zuerst das Wachstum der Zellen, dann das der Organe und schließlich das Wachstum des Organismus dargestellt werden.

B. Das Wachstum der Zellen.

1. Das Teilungswachstum der Zellen.

Während die Zellen im Verlaufe der Furchungsteilungen zunächst immer kleiner werden, ist in den späteren Entwicklungsstadien die Größe der einzelnen Zelltypen angenähert konstant, obwohl fortgesetzt Zellteilungen stattfinden. Das ist aber nur möglich, wenn die Zellen im Zeitintervall zwischen 2 Zellteilungen, in der sog. Interphase, auf das doppelte Volumen heranwachsen. Wenn man somit von Zellwachstum spricht, so meint man damit das Interphasenwachstum. Die Zellteilung hingegen ist ein Vermehrungsvorgang, der mit einer Verkleinerung der Zellen einhergeht. Die Dauer der Interphase ist somit, unter vielen anderen, ein sehr wesentlicher Faktor, der den Betrag des Zellwachstums bestimmt.

Charakterisieren wir die Wachstumsintensität einer Zelle durch die Verdoppelungszeit, d. h. diejenige Zeit, die notwendig ist, damit eine der Tochterzellen nach erfolgter Zellteilung auf die ursprüngliche Größe heranwächst, so lassen sich folgende Aussagen machen: Ist die Interphase ebenso lang wie die Verdoppelungszeit, so bleibt die mittlere Zellgröße, trotz Vermehrung der Zellen, konstant. Ist die Interphasenzeit kleiner als die Verdoppelungszeit, so erfolgt durch Teilung der Zellen eine ständige Verkleinerung, ist die Interphasenzeit größer, so erfolgt trotz Teilung eine zunehmende Vergrößerung der Zellen.

Während der Furchung ist die Interphasenzeit in der Tat sehr kurz. Zwischen erster und zweiter Furchung liegen bei *Rana fusca* 30 min, zwischen zweiter und dritter Furchung 45 min[1]. Bei *Rana pipiens* liegt zwischen zweiter bis vierter Furchung eine Zeitdauer von etwa 1 Std[2]. Beim Kaninchen wurden Zeiträume von 8—9 Std gemessen[3]. Nach WASSERMANN (1929) nimmt im Laufe der Entwicklung nicht nur die Interphasenzeit, sondern auch die Mitosenzeit zu. Diese Angaben stehen im Widerspruch zu Beobachtungen in der Gewebekultur, nach welchen größere Zellen längere Mitosezeiten haben können als kleinere (vgl. Beitrag ALTMANN und MARQUARDT in diesem Handbuch).

Veranschlagen wir in grober Annäherung für die Furchung etwa 10 schnell aufeinanderfolgende Teilungswellen, so sind, unter Vernachlässigung des Sterbeindex der Embryonalzellen, nur etwa 30 weitere Zellgenerationen bis zur Geburt notwendig. Hieraus ergibt sich eine durchschnittliche mittlere Interphasenzeit von etwa einer Woche, wobei die Zeiten in den frühen Entwicklungsstadien kürzer als in den späteren sind. Da die Zellen der meisten Organe während der vorgeburtlichen Entwicklung eine angenähert konstante, mittlere Größe beibehalten, ergibt sich schon allein hieraus eine gewaltige Abnahme der Wachstumsintensität der Zellen, auf der MINOT (1913) seine Wachstumstheorie aufgebaut hat. Da man die mittlere Mitosenzeit mit etwa 50 min veranschlagen kann[4], ergibt sich, daß die Mitoserate, d. h. die Anzahl der Mitosen im Schnittpräparat auf 1000 Zellen berechnet, auch in fetalen Organen sehr klein ist. Durch Bestimmung der Mitoserate läßt sich die Interphasenzeit berechnen und hieraus,

[1] O. HERTWIG 1898. [2] RUGH, zit. nach HUGHES 1952.
[3] LEWIS, GREGORY, zit. nach HUGHES 1952.
[4] WASSERMANN 1929; HUGHES 1952; BUSCHKE 1949.

bei konstanter Zellgröße, die Wachstumsintensität[1]. Solchen scheinbar einfachen Feststellungen stehen aber sehr große methodische Schwierigkeiten entgegen, da in Gang befindliche Mitosen nicht nur sehr schnell nach Gewebsentnahme bis zu ihrem Ende ablaufen können[2], sondern auch in vielen Organen ein zeitlicher Mitoserhythmus beobachtet werden konnte[3].

Es erscheint sehr unwahrscheinlich, daß die diskontinuierlichen Differenzierungsprozesse die hauptsächliche Ursache einer mehr oder weniger kontinuierlichen Wachstumsverlangsamung sein sollen. Die Wachstumsverlangsamung während der Entwicklung geht zwar mit einer zunehmenden Differenzierung einher, aber hieraus kann man nicht den Schluß ziehen, daß die Differenzierung die Ursache der Wachstumsverlangsamung ist. Es besteht durchaus die Möglichkeit, daß die Ursachen der Wachstumsverlangsamung gleichzeitig auch eine zunehmende Differenzierung auslösen. Für eine solche Koppelung sprechen auch die Erfahrungen der Gewebezüchter. Wenn das Wachstum von Gewebekulturen durch seltenes Umsetzen und Verminderung des Zusatzes von Embryonalextrakt verlangsamt wird, so können Differenzierungen in den explantierten Geweben erzielt werden[4].

Über den Ablauf des Interphasenwachstums von Zellen, die sich regelmäßig teilen, wie die fetalen Zellen, ist sehr wenig bekannt. Zu solchen Aussagen wären direkte, fortlaufende, räumliche Vermessungen der Kerne und Zellkörper notwendig. Innerhalb eines lebenden, fetalen Organismus sind solche Messungen bis heute nicht durchführbar, ganz abgesehen davon, daß man hierbei mit Interphasenzeiten von einer Woche und mehr zu rechnen hat. Außerdem ist eine räumliche Vermessung von Kernen und Zellen, die nicht genaue Kugelgestalt besitzen, kaum möglich. Die Capillarrotatormethode[5], bei der einzelne Zellen in einer Capillare eingeschlossen und unter dem Mikroskop gedreht werden können, gestattet zwar eine angenäherte, einmalige, räumliche Vermessung von Zellen, ist aber zu fortlaufenden Messungen unbrauchbar und für die Praxis zu zeitraubend.

Direkte Messungen des Interphasenwachstums liegen bisher nur an Pflanzenzellen[6], an Einzellern, an Embryonen von *Crepidula* und aus der Gewebezüchtung vor. Die Untersuchungen von POPOFF (1908) am Infusorium *Frontonia leucas* haben folgende Einzelheiten über den Ablauf des Interphasenwachstums gegeben. Während das Cytoplasma in der Interphase gleichmäßig an Masse zunimmt, soll der Kern zunächst nach der Teilung etwas kleiner werden und dann langsamer als das Cytoplasma heranwachsen, so daß das Zellenwachstum mit einer Veränderung der Kern-Plasmarelation zuungunsten des Kernes einhergeht. Erst kurz vor der Teilung wurde eine schnelle Vergrößerung des Kernes beobachtet, durch welche auch nach der Teilung die Kern-Plasmarelation zugunsten des Kernes verschoben wird. WASSERMANN (1929) glaubt allerdings, daß es sich hierbei nicht um ein echtes Kernwachstum, sondern nur um ein prämitotisches Kernödem handle.

Nach neueren histochemischen und quantitativen Untersuchungen[7] ist jedoch in der frühen Prophase eine Vermehrung der Desoxyribonucleinsäure im Kern und eine gleichzeitige Abnahme der Ribonucleinsäure im Cytoplasma nachzuweisen, die wahrscheinlich mit der Verdoppelung der Chromonemata in der frühen Prophase zusammenhängt. Hiernach könnte es sich sehr wohl bei der von POPOFF beobachteten Kernvergrößerung kurz vor der Teilung um einen echten Wachstumsvorgang handeln. Andere Untersucher verlegen den Zuwachs der Desoxyribonucleinsäure des Kernes in die Telophase und fanden, daß bei Erythroblasten, bei Epithelien der LIEBERKÜHNschen Krypten und in Fibroblastenkulturen der Gehalt der Kerne an Desoxyribonucleinsäure in der Interphase nicht geringer war als in der Metaphase[8]. Die Kernvergrößerung vor der Mitose wurde an *Crepidula* bereits von

[1] HUGHES 1952. [2] BULLOUGH 1950a. [3] WASSERMANN 1929; KORNFELD 1922; KLEIN, GEISEL 1947; GOLDECK 1849; BULLOUGH 1949, 1950b.
[4] DOLJANSKI 1929; RIES 1937, 1947; A. FISCHER 1946; FELL 1951 (dort älteres Schrifttum).
[5] v. VOLKMANN, v. MARCK 1943. [6] HOFMEISTER, PFEFFER, zit. nach WO. OSTWALD 1908.
[7] DARLINGTON 1947; BRACHET 1947, 1950; CASPERSSON 1941, 1951.
[8] LISON, PASTEELS 1951.

CONKLIN (1912) beobachtet. An Hühnergeweben wurde in der Gewebekultur durch fortlaufende Filmaufnahmen ein ansteigender, wellenförmiger Verlauf des Kernwachstums über 300 min auf etwa das Dreifache der Ausgangsgröße mit folgender Amitose beobachtet. Die Länge der Wachstumswellen schwankte dabei zwischen 50 und 100 min[1].

In Kulturen von Mäusemilzen beträgt die Dauer der Interphase 8—18 Std. Bereits in den ersten 3 Std nach der Mitose wachsen die Zellen auf $^2/_3$ ihrer endgültigen Größe heran, ohne daß hierbei rhythmische Wachstumswellen wie an den Kernen beobachtet wurden[2].

Diese Befunde sprechen für ein mehr oder weniger kontinuierliches zuerst schnelles und dann langsamer werdendes, interphasisches Zellwachstum. In neueren Untersuchungen von WARREN H. LEWIS (1948) an abgerundeten Zellen von Rattensarkomen wird auf Grund der variationsstatistischen Verteilung der Zellgrößen in Interphase und Mitose ein Interphasenwachstum der Zellen überhaupt abgelehnt. Die Verteilung der Größen der Sarkomzellen spricht dafür, daß erst unmittelbar vor der Mitose eine plötzliche Verdoppelung des Zellvolumens zustande kommt. Vielleicht ist diese Art des Wachstums nur für Tumorzellen charakteristisch und kann nicht verallgemeinert werden.

Nach den spärlichen vorliegenden Befunden müssen wir also annehmen, daß die Zelle in der Interphase etwa auf die doppelte Größe heranwächst, wobei das Kernwachstum zunächst hinter dem Wachstum des Cytoplasmas zurückbleibt und erst kurz vor der Mitose bzw. in der Prophase ein schnelleres Kernwachstum einsetzt, so daß die Kern-Plasmarelation der jungen Tochterzellen in allen Generationen konstant bleibt. Dieser Modus des Teilungswachstums gilt nur für den Fall, daß die Interphasendauer ebenso groß ist wie die Verdoppelungszeit. Wie es die Zellen fertig bringen, während des Teilungswachstums eine mittlere Größe nicht zu überschreiten, ist ebenso unbekannt wie die Ursache, die zur Auslösung des Mechanismus der Mitose führt. Die Mehrzahl der Forscher ist sich darüber einig, daß die Zellgröße nicht alleinige Ursache einer Mitoseauslösung sein kann[3]. Wir möchten jedoch darauf hinweisen, daß der Gleichgewichtszustand einer wachsenden Zelle sich allein aus dem Grunde ändern muß, weil das Gebilde wächst. Ob dabei tatsächlich ein kritischer Zustand durch den Volumzuwachs der Zelle oder durch Änderung der Kern-Plasmarelation erreicht werden muß, sei dahingestellt. Manche teilungsfähigen Zellen und Kerne können ihr Volumen vervielfachen (Abb. 23), ohne zu einer Mitose zu schreiten. Es besteht die Möglichkeit, daß die Zellen einen sehr fein abgestimmten Auslösungsmechanismus besitzen, der während des Teilungswachstums eine Mitose einleitet, lange bevor ein gefährliches kritisches Gleichgewicht erreicht wird. Wir stimmen mit VERWORN (1922) überein, der gesagt hat: „. . . der Stoffwechsel muß bei dem engen Ineinandergreifen der einzelnen Zellteile tiefgreifende Veränderungen erfahren, die sich immer mehr steigern, je mehr die Zelle wächst. Der Stoffwechsel der Zelle ist daher, solange die Zelle stetig wächst, in keinem Zeitdifferential genau derselbe wie im vorhergehenden und wie im folgenden."

Das Teilungswachstum der Zellen ist nicht nur der vorgeburtlichen Entwicklungsperiode vorbehalten. Die sog. *Wechselgewebe*, wie blutbildende Organe, Lymphgewebe, die Epithelien der Haut und Schleimhäute behalten die Fähigkeit zur Mitose zeitlebens bei. Zellwachstum und Zellvermehrung sind bei den Wechselgeweben quantitativ so einreguliert, daß sie genau dem Verbrauch an Zellen durch die Mauserung die Waage halten. Durch indirekte Methoden ist es möglich, die Sterbe- und Neubildungsquote zu berechnen. Diese Methoden sind besonders in der Hämatologie wichtig[4] (vgl. Beitrag von MASSHOFF: Die physiologische Regeneration).

Auch am Plattenepithel der Haut ist es möglich, unter Berücksichtigung der von BULLOUGH (1949) bestimmten Kriterien, am toten, gefärbten Schnittpräparat Interphasendauer und Lebenszeit der einzelnen Epithelien in den verschiedenen

[1] WERMEL, PORTUGALOW 1935. [2] FELL, HUGHES 1949; HUGHES 1952.
[3] WAYMOUTH 1952. [4] HEILMEYER, BEGEMANN 1951.

Schichten zu berechnen, wenn die Mitoserate und die Mitosedauer bekannt sind[1]. Bei einer Mitosedauer von 30 min verweilt z. B. eine Epithelzelle im Stratum basale 3100 Std, im Stratum spinosum 2900 Std, im Stratum granulosum 190 Std. Die Teilungsrate der Stachelzellen ist dann dreimal so groß wie die der Basalzellen. Die weitere Ausarbeitung dieser Methode würde es gestatten, über die Wachstumsgeschwindigkeiten von bösartigen Geschwülsten aus Schnittpräparaten Aussagen zu machen.

2. Das postmitotische Wachstum der Zellen.

Im Gegensatz zu den Zellen der Wechselgewebe verlieren die Zellen der höher differenzierten Organe und Gewebe mehr und mehr die Fähigkeit zur mitotischen Teilung. Das gilt für die Ganglienzellen des Zentralnervensystems, für die Skeletmuskulatur, den Herzmuskel und in gewissem Maße auch für Leber- und Nierenepithelien. Viele hochspezialisierte Drüsenepithelien, z. B. der Schleimhäute, sowie die Zellen der Drüsen mit innerer Sekretion, behalten trotz weit fortgeschrittener Spezialisierung die Fähigkeit zur mitotischen Zellvermehrung bei.

Von COWDRY (1942) stammt eine neuere Einteilung der Zellen nach Differenzierungsgrad und Vermögen zur Zellteilung, die über die Versuche zur Klassifizierung in 3 Typen und der einfachen Einteilung in Wechselgewebe und perenne Gewebe hinausgeht[2]. Es werden 4 Klassen unterschieden:

1. Vegetative intermitotische Zellen. Sie teilen sich dauernd und produzieren teils Zellen, die sich wieder teilen oder solche, die sich zur Gruppe 2 ausdifferenzieren. Hierzu gehören: basale Epithelzellen, Spermatogonien, Hämatoblasten.

2. Differenzierte intermitotische Zellen. Es sind Zellen, die in der Interphase eine Differenzierung durchmachen und in Typ 3 oder 4 übergehen können. Hierzu: Spermatocyten, Spermatiden, nicht ausgereifte weiße Blutzellen usw.

3. Reversibel postmitotische Zellen. Es sind terminal ausdifferenzierte Zellen, gewöhnlich ohne Teilung bis zum Tode verharrend. Nur bei besonderen Ereignissen, wie Hypertrophie und Regeneration, sind sie zur Teilung befähigt (z. B. Leberzellen, Nierenepithelien und Endothelien der großen Blutgefäße).

4. Fixierte postmitotische Zellen. Ausgezeichnet durch höchste Differenzierung und Spezialisierung. Sie altern ohne Teilung bis zu ihrem Untergang (Ganglienzellen, Herz- und Skeletmuskelfasern, Erythrocyten).

Im allgemeinen verlieren die fixierten, postmitotischen Zellen schon während der Fetalentwicklung endgültig ihre mitotische Teilungsfähigkeit. Gelegentliche Ausnahmen scheinen unter besonderen Bedingungen vorzukommen. MACMAHON (1937) beobachtete vereinzelte Mitosen im Herzmuskel eines 6jährigen Kindes bei Diphtherie und GRUNDMANN (1950) berichtet über Mitosen in den Muskelfasern des linken Vorhofes einer Katze in unmittelbarer Nachbarschaft von hypoxischen Nekrosen. Ich selbst habe bei sehr genauer Durchmusterung zahlreicher jugendlicher Herzen niemals eine Mitose in Herzmuskelfasern beobachten können.

Das postmitotische Zellwachstum ist dadurch gekennzeichnet, daß das Wachstum der Zellen nicht mehr durch Einschaltung von Mitosen unterbrochen wird. Während in der Leber des erwachsenen Menschen ganz vereinzelte und seltene Mitosen vorkommen, ist das bei den fixierten postmitotischen Zellen, z. B. bei den Ganglienzellen und den Herzmuskelfasern der Ventrikel nicht beobachtet worden. Wenn diese Zellen ihre letzte Mitose in der späten Fetalperiode abgeschlossen haben, so dauert die folgende „Interphase", die niemals mehr von einer Mitose begrenzt wird, solange wie das Leben des Organismus. In dieser

[1] THURINGER 1924; HOFFMAN 1949. [2] LEVI 1925.

letzten „permanenten Interphase" differenzieren die funktionellen cytoplasmatischen Strukturen und Enzymmuster aus. Sie dienen entweder der Bewegung und der Kontraktion, der Fortleitung und Umformung von Reizen, dem Funktionsstoffwechsel oder der Produktion von Sekreten.

Es wird angenommen, daß die Fähigkeit zur Mitose in den postmitotischen Zellen deshalb eingeschränkt wird, und schließlich zum Stillstand kommen muß, weil die von diesen Zellen im Laufe ihrer Entwicklung ausdifferenzierten cytoplasmatischen Strukturen nicht nur an Masse zunehmen, sondern auch eine relativ hohe physikalische und chemische Stabilität besitzen. Während der Nekrobiose von Herzmuskelfasern können die Kerne schon längere Zeit aufgelöst sein, die Querstreifung der überdehnten toten Muskelfasern kann aber noch lange erhalten bleiben[1].

In den langgestreckten Muskelfasern und in den Ganglienzellen wäre ein schneller Abbau der Myofibrillen bzw. der intracellulären Neurotubuli, zum Zwecke der Einleitung einer Mitose äußerst unökonomisch und weder mit dem Fortleben der Zellen, noch des Organismus, zu vereinbaren. Der hohe Erhaltungs- und Funktionsstoffwechsel der hochdifferenzierten Zellen[2] läßt weder eine Durchmischung des Cytoplasmas, noch eine Abrundung der Zellen, noch eine Auflösung der Kernmembran, noch eine Verminderung der Atmung zu, die nach Lettré (1951) als charakteristisch für den Mitosestoffwechsel anzusehen ist.

Die Einschränkung der Teilungsfähigkeit der differenzierten Zellen bedeutet jedoch keineswegs, daß die Einschränkung der Wachstumsfähigkeit primär mit der Differenzierung zusammenhängt. In der postmitotischen Wachstumsphase ist zwar die Wachstumsrate der Zellen im Vergleich zur Periode des Teilungswachstums der Zellen vermindert, aber dieses Phänomen braucht nicht unbedingt kausal mit der Differenzierung in Zusammenhang zu stehen. Die Ursache kann auch z. B. darin liegen, daß die Zellen in der postmitotischen Wachstumsphase ein Vielfaches der Volumina der Teilungsperiode erreichen, oder daß die Produktion und Diffusion seltener Stoffe behindert ist, die zum Wachstum notwendig sind. Wir werden im Abschnitt über das normale und krankhafte Anpassungswachstum Beispiele kennenlernen, wo hochdifferenzierte Gewebszellen des erwachsenen Organismus schneller wachsen als in der späten Fetalperiode und dabei nicht nur jeden Differenzierungsverlust vermissen lassen, sondern sogar gleichzeitig funktionelle cytoplasmatische Strukturen neu bilden. Diese Tatsachen sprechen eindringlich gegen die Theorie der Cytomorphose Minots (1913) und die Differenzierungstheorie Schmalhausens (1931). Wir leugnen keineswegs einen kleinen, wahren Kern dieser primären Zellalterungstheorie, glauben aber, daß sie aus physikalischen Gründen für die kurze Zeitspanne des Lebens eines Einzelwesens keine Bedeutung haben kann und von ursächlichen Faktoren, die außerhalb der Zelle liegen, praktisch vollständig überspielt wird.

In der postmitotischen Phase ist die Verdoppelungszeit trotz zunehmender Verminderung der Wachstumsrate kürzer als die Interphasendauer. An dem Wachstum sind sowohl die Kernsubstanzen als auch die enzymatischen und funktionellen Strukturen des Cytoplasmas beteiligt. Bezüglich der Vermehrung der Enzyme[3], der Ausbildung der Enzymmuster[4], der Vermehrung der Mitochondrien und Mikrosomen[5] und ihrer Teilung muß auf die entsprechenden Abschnitte des Handbuches hingewiesen werden. Wachstum und Vermehrung der intracellulären, fibrillären Strukturen kommen wahrscheinlich durch Verdickung und nachfolgende Längsspaltung der Fibrillen zustande[6], die schon Maurer (1894) an den Myofibrillen beobachten konnte[7].

Weil das postmitotische Wachstum ohne Unterbrechung der Zellfunktion abläuft und gleichzeitig mit einer Vermehrung der funktionellen Strukturen einhergeht, spricht man auch von *Funktionswachstum* und *Leistungswachstum*[8].

[1] Linzbach 1952. [2] Opitz, Schneider 1950. [3] Northrop 1949. [4] Spiegelman 1948.
[5] Danneel, Güttes 1951. [6] Vgl. Abschnitt von Frey-Wyssling in diesem Handbuch, Bd. 1953.
[7] Asai 1915; Godlewski 1902; Wassermann 1929; Studnicka 1929; Heidenhain 1913, 1919; Häggqvist 1931; Ruska 1954.
[8] Jacobj 1925, 1926, 1931, 1935, 1942; Peter 1929, 1929; Ries 1943.

Die herrschenden Anschauungen über das Leistungswachstum fußen auf den quantitativen Arbeiten von JACOBJ, die durch die Protomerentheorie und die Theorie des Wachstums in konstanten Proportionen von HEIDENHAIN inspiriert wurden. Die meisten Nachuntersucher haben die Ergebnisse JACOBJs bestätigt[1]. Von THOMAS (1938) und LEWIS (1948) werden sie abgelehnt.

Das echte Leistungswachstum ist nach JACOBJ ein Verdoppelungswachstum von Kern und Cytoplasma, das in rhythmischen Stufen erfolgt und möglichst Zwischenstufen vermeidet. Die Kernmassen (MK) und die Plasmamassen (MP) sollen in aufeinanderfolgenden Größenklassen jeweils eine Verdoppelung erfahren. Die Variationskurve der Größen einer bestimmten Zellart soll daher keine glattgeschwungene symmetrische oder schiefe Glockenkurve sein, sondern eine mehrgipfelige schiefe Variationskurve. Der Abstand der Gipfel soll dabei einer geometrischen Reihe entsprechen. Da das Gesetz des Verdoppelungswachstums sich auf Kern und Cytoplasma beziehen soll, ist in ihm noch ein weiteres „Gesetz" enthalten, nämlich das der Konstanz der Kern-Plasmarelation, das von R. HERTWIG (1903) postuliert wurde. Das Verdoppelungswachstum gestattet also die folgenden, bevorzugten, quantitativen Kombinationen der Plasma- und Kernmassen einer Zellart:

$$\frac{1\,MK}{1\,MP};\ \frac{2\,MK}{2\,MP};\ \frac{4\,MK}{4\,MP}\ \text{usw.}$$

Das nächstfolgende Glied dieser Reihe entsteht durch Verdoppelung des Zählers und des Nenners des vorhergehenden.

Den mehrgipfeligen Variationskurven, die von JACOBJ und vielen Nachuntersuchern abgebildet werden liegen als empirisches Substrat, bis auf wenige Ausnahmen[2], keine Zellmessungen, sondern lineare Messungen von Kerndurchmessern in vielen Organen verschiedener Tiere und Menschen, insbesondere aber an Mäuse- und Rattenlebern zugrunde. Die linearen Meßwerte werden in die 3. Potenz erhoben und als Volumenäquivalente auf der Abszisse abgetragen, während die Ordinate die Häufigkeit der einzelnen Größenklassen angibt. Zwischen den Gipfeln erreichen die Täler der Variationskurve niemals die Abszisse bzw. die Häufigkeit Null. Die Variationskurven der einzelnen Größenklassen müssen sich somit überlappen, um durch Summierung die *mehrgipfelige Variationskurve* zu erzeugen. Hieraus folgt, daß die kleinsten Kerne einer folgenden Größenklasse erheblich kleiner sein müssen als die größten Kerne der vorhergehenden. Man muß somit, wie das JACOBJ schon tat, auch funktionelle Vergrößerungen und Verkleinerungen von Kernen annehmen, die nichts mit einem Verdoppelungswachstum zu tun haben und z. B. durch kurzdauernde funktionelle Belastungen hervorgerufen sein können. BENNINGHOFF (1951) und Mitarbeiter haben solche reversiblen, funktionellen Kernvergrößerungen (funktionelles Kernödem) in neuerer Zeit untersucht, z. B. an den Kernen der Retina nach Belichtung und an den Nervenzellen des Rückenmarkes[3].

Läßt man noch andere Proportionalitätsfaktoren gelten, als sie der oben angeführten Reihe entsprechen, so würde dies die Theorie erschüttern, weil sie dadurch in meßtechnische Schwierigkeiten gerät. WERMEL und IGNATJEWA (1932) fanden bei Hühnerfibroblasten ein Klassenverhältnis von 1:1,5. G. HERTWIG (1938, 1942) fand bei gesteigerter funktioneller Beanspruchung die Oberflächenfaktoren $1\sqrt{2}$; $2\sqrt{2}$ usw. von Bedeutung. PETERS (1952) läßt schließlich alle Verhältniszahlen gelten, die sich aus der Entwicklung des Ausdruckes $2^n \cdot 3^m$ ergeben, wenn für n und m ganze Zahlen eingesetzt werden. Dieser Ausdruck entspricht der von BERGMANN und NIEMANN aufgestellten molekularen Bildungsregel der Eiweißkörper. Schließlich sollen außerdem nicht ganzzahlige Perioden von 1:1,5:2,25:3,37 Gültigkeit haben, denen im molekularen Bereich die Anlagerung bestimmter Molekülbruchstücke an ein Makromolekül entsprechen soll.

---

[1] CLARA 1930, 1931, 1933; LEISTNER 1937; MÜLLER 1937; v. VOLKMANN, v. MARCK 1943; VOSS 1928, 1948; FISCHER 1935; RIES 1937, 1943.

[2] v. VOLKMANN, v. MARCK 1943. [3] WENDT 1951.

Eine solch große Zahl möglicher Verhältniszahlen der Kernvolumina festzustellen würde meines Erachtens eine Meßgenauigkeit des Kerndurchmessers voraussetzen, die nur noch in Bruchteilen von Ångström-Einheiten auszudrücken wäre. Die dreifache Potenzierung der linearen Maße der Kerndurchmesser ist die Achillesferse der Theorie des Verdoppelungswachstums, denn dadurch werden auch die Fehler in die 3. Potenz erhoben.

Es bleibt daher zu prüfen, ob wenigstens das urtümliche Prinzip des Verdoppelungswachstums der Kerne aus den vorliegenden Meßwerten abgelesen werden kann. HUGHES (1952) hat zur statistischen Prüfung die Maßzahlen der Kerndurchmesser der Mäuseleber [von JACOBJ (1925), VOSS (1928), HEIBERG (1907) und MÜLLER (1937)], die von diesen Autoren als Beweis des Verdoppelungswachstums angegeben wurden, als Prozentsummen in ein Wahrscheinlichkeitsraster eingetragen. Hierbei konnten keine Zeichen für das Vorhandensein markanter Gipfel festgestellt werden. Nur die späteren Kernmessungen von BEAMS und KING (1942) an der normalen Rattenleber zeigen nach HUGHES eine ausgesprochene zweigipfelige Verteilung, die einer Verdoppelung entspricht, und die im Wahrscheinlichkeitsraster durch eine S-förmige Kurve mit ausgesprochenem Wendepunkt gekennzeichnet ist. Hieraus ergibt sich aber die sehr eigentümliche Tatsache, daß eine Theorie, die sich nachträglich als richtig herausstellte, zuerst von solchen Meßwerten abgeleitet und „bewiesen" wurde, durch welche die Theorie, strenggenommen gar nicht bewiesen werden konnte. Dies beeinträchtigt aber keineswegs den Wert der Entdeckung JACOBJs. D'ARCY THOMPSON (1948) erinnert daran, daß irgend jemand gesagt hat: " .. that if TYCHO BRAHE's instruments had been ten times as exact there would have been no KEPLER, no NEWTON, and no astronomy."

Die Untersuchungen von GEITLER (1938, 1939, 1940, 1940, 1942, neue zusammenfassende Darstellung 1953) geben einen exakten Hinweis, wie das Größenwachstum der Kerne nach der Geburt vor sich gehen kann, so daß schließlich Kernvolumina entstehen, die erheblich größer sind als die der urtümlichen kleinen Regelklasse. Am Wasserläufer *Gerris lateralis* konnte GEITLER zeigen, daß eine *somatische Polyploidie*, also eine Vermehrung der Chromosomensätze einer Zelle, durch eine sog. Endomitose oder innere Kernteilung zustande kommen kann. Er versteht darunter eine Chromosomenspaltung ohne Spindelbildung und ohne Auflösung der Kernmembran.

Bei *Gerris* ließ sich dieser Mechanismus eindeutig durch die Anzahl der heterochromatischen X-Chromosomen in den polyploiden Zellen nachweisen. Abgesehen von modifizierenden Nebenumständen wird hier die Zellgröße mit der Anzahl der in ihr enthaltenen Chromosomensätze in Beziehung gebracht. GEITLER fand in den Geweben von *Gerris* folgende Vielfache der Chromosomensätze: Muskel 4mal, Fettkörper 4—32mal, Vasa Malpighi 32- bis 64mal, Speicheldrüsen 1024—2048mal.

Da die somatische Polyploidie mit einer Vergrößerung der Kerne einhergeht, könnte dem Verdoppelungswachstum JACOBJs eine somatische Polyploidie zugrunde liegen. Außerdem sind Polyploidieformen bekannt, deren Chromosomenzahlen nicht, wie in dem angeführten Beispiel, aus ganzzahligen Vielfachen des haploiden Satzes bestehen (Euploidie), sondern auch solche, deren Anzahl größer oder kleiner ist (Aneuploidie)[1]. Die sich hieraus ergebenden kombinatorischen Möglichkeiten von geometrisch gestaffelten und einfachen ganzzahligen Vielfachen der haploiden Chromosomenzahl sowie die Aneuploidie könnten die große Mannigfaltigkeit der Volumina der Kernklassen und die Variation innerhalb der Kernklassen aber nur dann erklären, wenn eine einfache Abhängigkeit oder Proportionalität zwischen der Anzahl der Chromosomensätze und der Kerngröße bestände.

[1] DE ROBERTIS, NOWINSKI, SAEZ 1948.

In der Rattenleber wurden zwar 3 Kernklassen nachgewiesen, deren Desoxyribonucleinsäuregehalt sich wie 1:2:4 verhält, aber die Kerngröße soll wesentlich vom Proteingehalt abhängen[1]. Die Spermatocytenkerne von *Arvelius punctatus* schwanken in ihrer Größe zwischen 4:1, obwohl sie gleichviel und gleichgroße Chromosomen besitzen[2]. Dagegen soll in den Epidermiszellen polyploider Amphibienlarven eine angenäherte lineare Korrelation zwischen dem Grad der Ploidie und der Kernoberfläche bestehen[3]. Diese Angaben würden die Ergebnisse von BOVERI (1905) bestätigen, der ebenfalls eine Beziehung zwischen der Anzahl der Chromosomensätze und der Kernoberfläche nachweisen konnte. Das gleiche gilt für den Proportionalitätsfaktor $\sqrt{2}$, den G. HERTWIG (1938, 1942) bei verschiedenen Kerngrößenklassen fand. Nach HERTWIG besteht deshalb eine Proportionalität zur Oberfläche, weil die entspiralisierten Chromosomen des Ruhekerns der inneren Kernmembran in einem dichten Netz anliegen sollen.

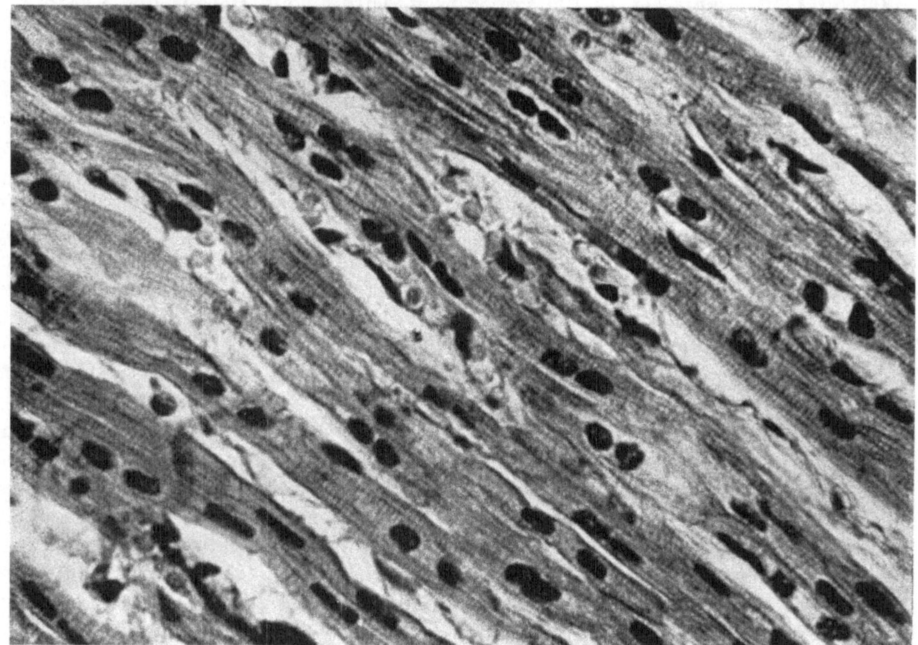

Abb. 2. Verdoppelung der Anzahl der Herzmuskelkerne durch quere Amitose. Neun Monate alter Säugling.

Eine Abhängigkeit der Kerngröße von der Anzahl der Chromosomen kann nicht bezweifelt werden, aber über die quantitativen Gesetzmäßigkeiten können einstweilen keine bindenden Aussagen gemacht werden.

Eine Vergrößerung der Kerne wird auch bei der sog. *Polytänie* beobachtet. Hierbei liegt eine Vermehrung der einzelnen Chromonemata innerhalb eines Chromosoms vor, ohne daß die Anzahl der Chromosomen vermehrt ist. Das bestbekannte Beispiel sind die entspiralisierten Riesenchromosomen in der Speicheldrüse von *Drosophila*[4] (vgl. auch Abb. 41).

Eine weitere als richtig anerkannte Regel des postmitotischen Zellwachstums besagt, daß nicht nur eine somatische Polyploidie, sondern auch in vielen Geweben gehäufte *Amitosen* ohne gleichzeitige Zellteilung beobachtet werden. Nach PETER (1924, 1929, 1929) wird die amitotische Kernteilung, die mit einer relativen Vergrößerung der Kernoberfläche einhergeht, deshalb während des Funktionswachstums der Zellen bevorzugt, weil sie im Gegensatz zur Mitose ohne Störung des Funktionsstoffwechesls ablaufen kann. Wenn den Amitosen Verdoppelungen

[1] LEUCHTENBERGER, SCHRADER 1951: vgl. auch PASTEELS, LISON 1951.
[2] SCHRADER, zit. nach HUGHES 1952.
[3] FRANKHAUSER 1945; FRANKHAUSER, HUMPHREY 1943, zit. nach HUGHES 1952.
[4] BALBIANI 1881; HEITZ, BAUER 1933; PAINTER 1934.

der Chromosomensätze vorangehen, was sehr wahrscheinlich ist, so entsprechen solche vielkernigen Zellen polyploiden Zellen. Ihre Chromosomenbestände sind jedoch auf mehrere Kerne verteilt. Hierbei braucht nicht unbedingt jeder Kern euploid zu sein.

Eigene Untersuchungen[1] machten für den Herzmuskel eine gesetzmäßige Verdoppelung der gesamten Herzmuskelkerne durch Amitose beim Menschen nach der Geburt wahrscheinlich (Abb. 2). Dieser Befund wurde bestätigt[2]. Danach besitzt also das Neugeborene halb soviel Herzmuskelkerne wie der Erwachsene. Erst in der folgenden Wachstumsphase nehmen die Kerne, bei gleichbleibender Gesamtzahl, an Volumen zu. Das gilt solange bis das Gewebsgleichgewicht des Herzens durch ein krankhaftes Anpassungswachstum überschritten wird.

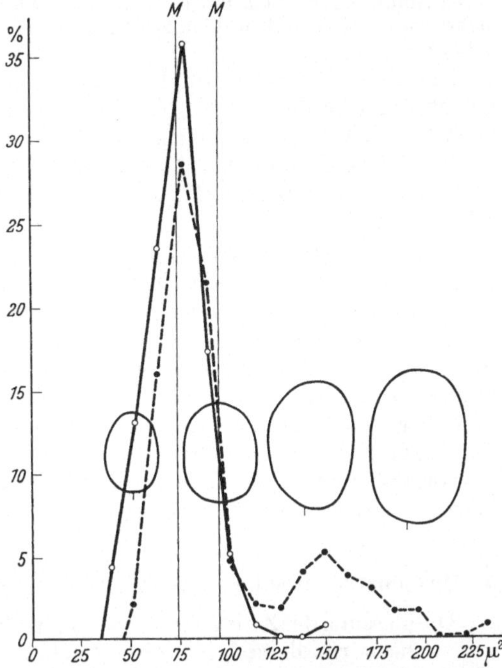

Abb. 3. Variation des Flächeninhaltes der Endothelkerne der menschlichen Aorta in μ^2 (Abszisse). Ordinate gibt Anzahl der Kerne in Prozent an. *M* Mittelwerte. ○ 33-jährige Frau. Glatte Aorta. Umfang der Aorta im Brustteil 4,4 cm. ● 72jährige Frau. Schwere Arteriosklerose. Umfang der Aorta im Brustteil 6 cm.

In der *Leber* scheint die Bildung polyploider Elemente und die Entstehung mehrkerniger Zellen keiner so strengen zeitlichen Gesetzmäßigkeit unterworfen zu sein wie am Herzen. Nach JAKOBJ (1925, 1942) überwiegt in der fetalen Leber die kleinste Regelklasse. Nach eigenen Beobachtungen sind aber schon bei 18 cm langen menschlichen Feten doppelkernige Leberzellen und wahrscheinlich auch polyploide Einzelkerne nachzuweisen. Zweikernige Leberzellen sollen nicht nur durch Amitose polyploider Zellen entstehen können, sondern auch durch abortive Mitosen ohne folgende Zellteilung[3]. Solche Kerne können sich später zu Großkernen vereinigen. Auch können Doppelkerne zu gemeinsamer Mitose verschmelzen, aus der dann bei Diploidie der Ausgangskerne tetraploide Tochterkerne entstehen. Durch Wiederholung des Vorganges kommen dann hochploide Tochterzellen zustande[4]. Der gleiche Vorgang wurde auch an Milzzellen der Maus in der Gewebekultur beobachtet und photographiert[5]. Ganz ungewöhnlich große polyploide Leberzellen können durch Endomitose bei krankhafter Anpassung des Wachstums infolge kompensatorischer Hypertrophie entstehen (Abb. 23). Über polyploide Stammzellen des Blutes vgl. die Lehrbücher der Hämatologie.

In eigenen, zum Teil noch unveröffentlichten Untersuchungen wurde festgestellt, daß auch das Wachstum der sehr reaktionsfähigen Endothelien der Blutgefäße und der Deckepithelien der Bauchhöhle, entgegen aller Erwartung, dem reversiblen postmitotischen Wachstumsmodus folgt, der für hochspezialisierte Gewebe charakteristisch ist[6]. Beim erwachsenen Menschen kommen Mitosen, auch multipolare, am Endothel der Herzklappen vor, sind aber sicher ebenso selten wie in der Leber der Erwachsenen.

Für die Endothelien gilt das erst für die Periode nach Wachstumsabschluß. Die Endothelzellen der Aorta und ihre Kerne sind beim jugendlichen Erwachsenen etwa ebenso groß wie beim Säugling. Daraus läßt sich schließen, daß die Endothelauskleidung der Aorta in der Wachstumsphase mitotisch wächst. Bei einer 33jährigen Frau mit glatter Aorta fanden sich schon einige Kerne, deren Projektionsfläche fast genau doppelt so groß war wie der häufigste Wert. Wenn nun die Aorta infolge einer Arteriosklerose weiter wird, so

[1] LINZBACH 1952. [2] HORT 1953. [3] PFUHL 1938.
[4] BEAMS, KING 1942; WILSON, LEDUC 1950. [5] FELL, HUGHES, bei HUGHES 1952.
[6] LINZBACH 1951, 1952.

wachsen die Endothelien meist nicht mitotisch, sondern ausgesprochen postmitotisch. Die Zellen und Kerne werden größer, und es kommt zur Bildung einkerniger und mehrkerniger Riesenzellen infolge Amitose. Abb. 3 zeigt in punktierter Linie die Werte der Kernflächen bei einer 72jährigen Frau mit schwerer Arteriosklerose im Vergleich zu einer jugendlichen Aorta. Hier tritt der zweite Gipfel mit doppelter Fläche besonders auffällig in Erscheinung. Da die Projektionsflächen der Kerne bei körperlicher Ähnlichkeit der Kerne untereinander proportional den Kernoberflächen sind, könnten diese Messungen auch für den Oberflächenfaktor G. HERTWIGS (1938, 1942) sprechen. Neben diesen Beobachtungen konnte weiter festgestellt werden, daß der Prozentsatz der mehrkernigen Endothelzellen, die wahrscheinlich durch Amitose entstehen, mit dem Alter zunimmt. Der Befund wurde bestätigt[1]. Ähnliche mehrkernige Riesenzellen können auch häufig am Peritonealepithel beobachtet werden (Abb. 25).

Die Beobachtungen an den Endothelien sind deshalb interessant, weil die morphologische Bestimmung des Wachstumsmodus eine Klassifizierung der Zellen nach ihrem Differenzierungsgrad gestattet, und wir haben deshalb auch den Schluß gezogen, daß die Aortenendothelien sich wie hochdifferenzierte Zellen verhalten und in dieser Hinsicht zumindest in einer Rangstufe mit den Leberzellen stehen.

In diesem Zusammenhang müssen auch die Arbeiten von KNAKE (1935), RIES (1937, 1943) und I. FISCHER und RIES (1936) Erwähnung finden. An der Pankreaszelle des Hühnchens wird nach Einsetzen des Arbeitsrhythmus ein Sistieren des mitotischen Wachstums mit Umschlag in das Verdoppelungswachstum der Funktionsperiode beobachtet. Dabei sind die Zellen im Endstadium der mitotischen Wachstumsphase und im Beginn der postmitotischen besonders gut in der Kultur züchtbar, eine Eigenschaft, die später erlöschen soll. Die allgemeine Gesetzmäßigkeit der Änderung des Wachstumsmodus geht daraus hervor, daß auch am Follikelepithel im Ovar der Läuse und Federlinge die gleichen Regeln nachgewiesen worden sind[2].

3. Das postmitotische Wachstum der Zellen und die Kern-Plasmarelation.

Die Messung des Zellvolumens ist ungleich schwieriger als die Größenbestimmung von nahezu rundlichen Kernen. Deshalb liegen über das postmitotische Zellwachstum kaum Untersuchungen vor. Die Verdoppelungstheorie behauptet zwar eine Konstanz der Kern-Plasmarelation, aber zwingende empirische Gründe für die theoretische Annahme einer einfachen Volumabhängigkeit von Plasma und Kern, die für alle Zelltypen Gültigkeit haben soll, bestehen nicht.

Bei dem mehrkernigen Protisten *Actinosphärium*, dessen Entwicklung an ein postmitotisches Wachstum erinnert, wurde nachgewiesen, daß Kernzahl und Masse sich proportional zur Oberfläche der Zelle verhalten[3]. Nach TEISSIER (1941) gilt das gleiche für verschiedene Zelltypen von Säugetieren. Der allometrische Exponent der Kerne (vgl. Abschnitt: Allometrie unter Organwachstum) soll etwa 0,6—0,7 betragen, d. h. das Kernwachstum ist etwa der 0,66ten Potenz bzw. der $^2/_3$ Wurzel des Zellwachstums, also der Zelloberfläche proportional. Für die Mäuseleber liegen hingegen Untersuchungen vor, nach welchen eine einfache Volumabhängigkeit besteht[4]. Diese Angaben werden für die Menschenleber im wesentlichen durch Untersuchungen von Frau GERDA APITZ an unserem Institut bestätigt. Die Messungen, die mit der „Treffermethode" von CHALKLEY (1943) durchgeführt wurden, sprechen dafür, daß das Verhältnis von Kern zu Plasma in der fetalen Leber etwa bei 1:6, in der Erwachsenenleber dagegen in der Größenordnung von etwa 1:9—10 liegt. Dieses Verhältnis in den Leberzellen des Erwachsenen wird anscheinend auch in krankhaft kompensatorisch hypertrophen Leberzellen aufrechterhalten. In sehr grober Annäherung beträgt die Kern-Plasmarelation in den in Abb. 23 wiedergegebenen stark hypertrophen Leberzellen ebenfalls 1:10. Vielleicht gilt eine konstante Kern-Plasmarelation nur für diejenigen differenzierten Zellen der Gruppe 3 des COWDRYschen Schemas, die unter bestimmten Verhältnissen noch zur Mitose befähigt sind.

---

[1] SINAPIUS 1953. [2] I. FISCHER 1935. [3] NOZAWA 1940, zit. nach v. BERTALANFFY 1951.
[4] v. VOLKMANN, v. MARCK 1943; SIESS, STEGMANN 1950.

Ganz andere Relationen ergeben sich bei den fixierten postmitotischen Zellen. Aus eigenen Volummessungen an vielen Tausenden von Herzmuskelsegmenten und Herzmuskelkernen ergibt sich, daß beim Herzen im Bereich des physiologischen Wachstums und des physiologischen Anpassungswachstums, bis zum sog. kritischen Herzgewicht von 500 g oder kritischen Kammergewicht von etwa 220 g, das Wachstum der Kerne erheblich langsamer als das Faserwachstum erfolgt. Während die Herzmuskelfasern des Säuglings bis zum kritischen Kammergewicht vergleichsweise von der Größe eines Streichholzes bis zur Größe eines dicken Farbbleistiftes heranwachsen, wachsen die Kernvolumina nur etwa entsprechend der 3. Wurzel des gesamten Herzmuskelsegmentes[1]. Der allometrische Exponent beträgt hier angenähert nur etwa $^1/_3$ oder 0,33. Das Volumwachstum der Kerne ist im Herzmuskel also nicht der Oberfläche, sondern nur einem linearen Maß der Herzmuskelsegmente proportional und kann daher entweder auf die Segmentlänge oder den Faserradius bezogen werden. Für die Funktion kann dies nicht bedeutungslos sein. In Abb. 4 sind die Verhältnisse in allometrischer Darstellung wiedergegeben, aus Abb. 21 und 22 ergibt sich der gleiche Befund.

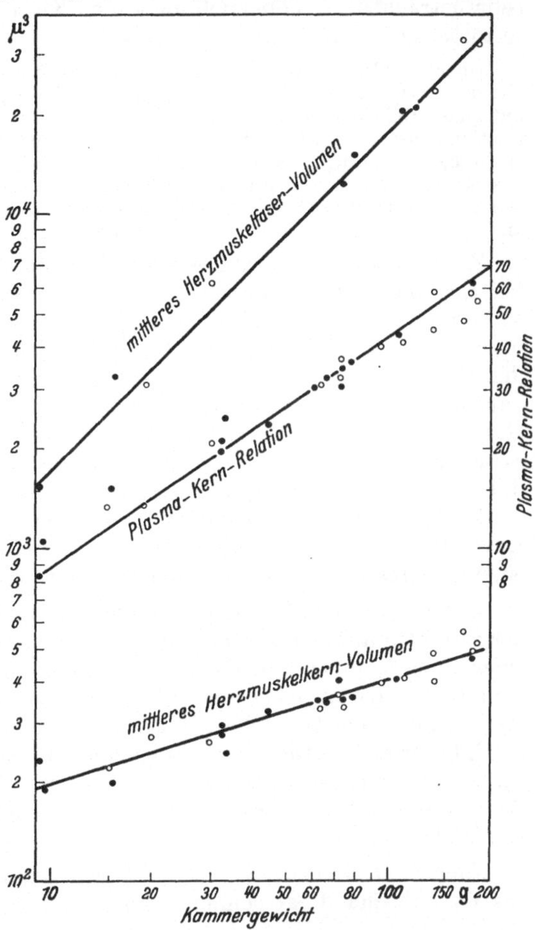

Abb. 4. Isometrie des mittleren Herzmuskelfaservolumens: oben ($\alpha = 1$). Negative Allometrie des mittleren Herzmuskelkernvolumens: unten ($\alpha = \sim 0,3$). Zunehmende Plasma-Kernrelation: Mitte. Die Isometrie des mittleren Volumens der Herzmuskelfasern bzw. der Herzmuskelsegmente mit dem Kammergewicht ist ein Beweis dafür, daß die Anzahl der Herzmuskelsegmente in allen untersuchten Kammern, linken wie rechten, gleich groß ist. Das gilt aber nur bis zum kritischen Kammergewicht. ● Rechte Kammer; ○ linke Kammer.

Besonders interessant ist der Nachweis, daß in mehreren Fällen von Atrophie des Herzmuskels nicht nur eine Kernvermehrung im Herzmuskel stattfinden kann, sondern auch eine wahre Kernvergrößerung.

In einem Falle von Addisonscher Erkrankung konnten wir in beiden Kammern eine wahre Kernvergrößerung nachweisen, die deshalb als wahre Kernvergrößerung bezeichnet werden muß, weil sie über das Maß einer relativen Kernvergrößerung durch einseitige Atrophie der contractilen Elemente und des Sarkoplasmas, bei Erhaltung der ursprünglichen Kerngröße, hinausgeht. Die starke Basophilie der Kerne spricht dafür, daß ein echtes Wachstum und kein Kernödem — trotz der allgemeinen Atrophie — vorliegt (Abb. 21f). Aus diesem Befund müssen wir ableiten, daß der einmal erreichte Bestand an Kernsubstanzen von den Zellen auch unter abnormen Bedingungen, wie bei allgemeiner Atrophie, nicht nur zäh festgehalten wird, sondern auch vermehrt werden kann. Diese Befunde stehen in

[1] Linzbach 1952, 1952.

Übereinstimmung mit biochemischen Ergebnissen[1] und könnten wahrscheinlich damit zusammenhängen, daß die „wertvollen“ Stoffe der Kerne dem fermentativen Abbau weitgehend entzogen sind.

An den Ganglienzellen des Zentralnervensystems der Säugetiere sind ebenfalls sehr beträchtliche Verschiebungen der Kern-Plasmarelation im Laufe des intermitotischen Wachstums beschrieben.

Über die ältere Literatur berichtet LEVI (1925) zusammenfassend. Nach KAISER (1891, zit. bei LEVI) wachsen die Vorderhornzellen, deren Größe in der Fetalperiode 700 μ^3 beträgt, auf eine Größe bis zu 160700 μ^3 beim Erwachsenen heran. Hierbei wird die Kern-Plasmarelation umso ungünstiger für den Kern, je größer die Zelle wird. Neue quantitative Untersuchungen[2] kommen zu dem Ergebnis, daß die Kerne der Ganglienzellen der Hirnrinde des Meerschweinchens etwa vom 45. Tag der Fetalentwicklung an überhaupt nicht mehr wachsen, während das Volumen des Cytoplasmas über die Geburt hinaus in linearer Progression an Masse zunimmt, bis das Tier ausgewachsen ist (Abb. 8).

Zusammengefaßt ergibt sich eine Konstanz der mittleren Kern-Plasmarelation bei intermitotischen und nicht fixierten postmitotischen Zellen mit einfacher Volumabhängigkeit und einem allometrischen Exponenten der Kerne von 1, über Werte von 2/3, die einer Oberflächenrelation entsprechen zum Wert von 1/3, der ein lineares Verhältnis bezeichnet, und von uns am menschlichen Herzen nachgewiesen wurde und wahrscheinlich auch für Ganglienzellen gilt. Bei den Ganglienzellen des Meerschweinchens erreicht der allometrische Wachstumsexponent, von einem bestimmten Tag der Entwicklung an, sogar den Wert 0, d. h. die Kerne wachsen überhaupt nicht mehr, während beim Meerschweinchen die Zelle von diesem Zeitpunkt an ihr Volumen noch verdoppelt (Abb. 8). Nach LEVI (1925) gehen alle postmitotischen, cellulären Differenzierungsprozesse mit einer progressiven Abnahme der Kern-Plasmarelation einher.

Wir möchten auf Grund der eigenen Untersuchungen und der Angaben in der Literatur auf eine Beziehung hinweisen, nach welcher der Differenzierungsgrad einer Zellart, im Vergleich zu einer anderen, durch den allometrischen Exponenten des Kernwachstums gekennzeichnet werden könnte, der für die postmitotische Wachstumsphase ausschlaggebend war. Danach ist der im adulten Stadium erreichte Differenzierungsgrad um so höher, je kleiner der allometrische Exponent des Kernwachstums ist. In unseren Beispielen hatten die allometrischen Kernexponenten für verschiedene Gewebszellen Werte zwischen 1 und 0, nämlich 1, 2/3, 1/3 und 0.

Nach I. G. HOFFMAN (1953) wächst jedoch auch bei dem dbr Mäusetumor das Cytoplasma 3mal schneller als das Kernvolumen.

C. Das Wachstum der Organe.

Das Organwachstum beruht in frühen Entwicklungsstadien auf einem intermitotischen Zellwachstum, das mit Vermehrung der Zellen einhergeht. Die mittlere Zellgröße und die mittlere Kern-Plasmarelation bleiben hierbei angenähert konstant. Diesen Wachstumsmodus behalten die Wechselgewebe im adulten Zustand bei, und die Neubildung der Zellen ist bei ihnen so einreguliert, daß die Zellneubildung den durch die natürliche Mauserung entstehenden Zellverlust ausgleicht. Das gilt z. B. für die blutbildenden Gewebe, die Lymphknoten und die Haut. Im Gegensatz dazu wird bei den hochdifferenzierten Organen, wie z. B. Skeletmuskulatur, Herz, Zentralnervensystem, das intermitotische Vermehrungswachstum mehr und mehr durch das postmitotische Funktionswachstum der Zellen ersetzt. Dem Organwachstum liegt dann schließlich nur noch eine

[1] LANG 1952. [2] FLEXNER, FLEXNER 1950; PETERS, FLEXNER 1950.

Vergrößerung der Zellen und eine gleichzeitige Vermehrung der zwischenzelligen Gewebe und Strukturen zugrunde. Wenn die herrschende Ansicht zuträfe, nach welcher die Differenzierung ein Antagonist des Wachstums ist, dann müßte der Umschlag des intermitotischen Vermehrungswachstums der Organzellen in den postmitotischen Typ des Funktionswachstums eine zunehmende Verlangsamung

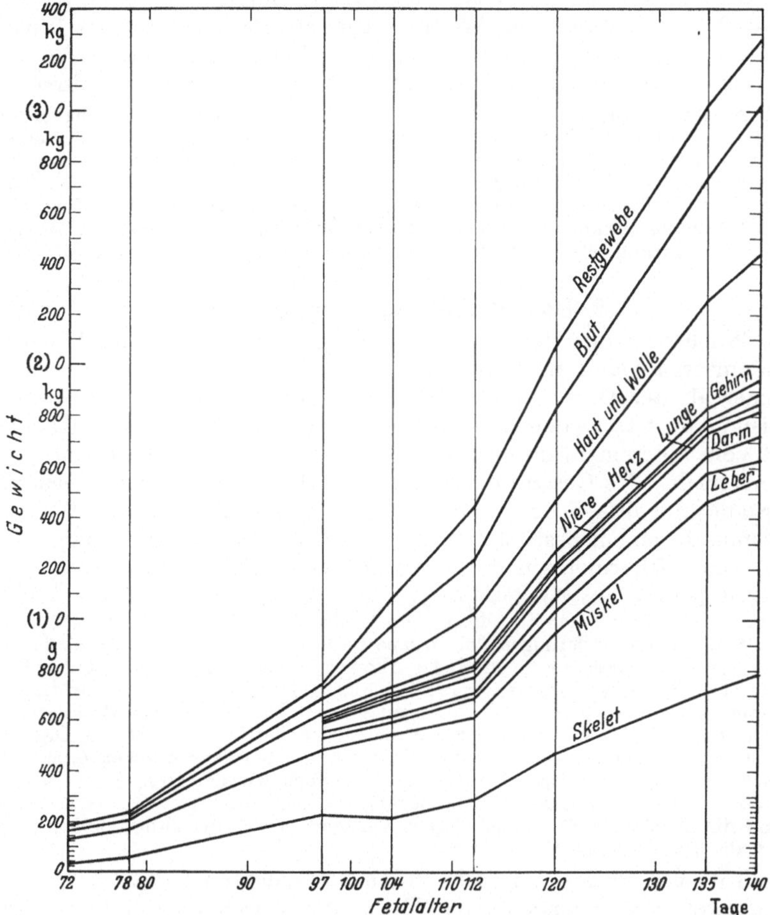

Abb. 5. Wachstum der Organgewichte des Schafembryos. Ein Organgewicht ist zum anderen hinzuaddiert. Die obere Linie entspricht dem Gesamtgewicht. (Aus BARCROFT: Researches on Pre-Natal Life.)

der Wachstumsrate der Organe herbeiführen, die außerdem in den einzelnen Organen zu verschiedenen Zeitpunkten des Entwicklungsablaufes einsetzen müßte. Das trifft aber nicht zu.

Für die Darstellung des Organswachtums ergeben sich drei grundsätzliche Gesichtspunkte:

1. Registrierung der absoluten Größenveränderungen der Organe im Laufe der Entwicklung in tabellarischer Ordnung oder als zeitliche Wachstumskurven.

2. Darstellung der relativen Wachstumsgeschwindigkeiten der Organe im Vergleich zum Gesamtorganismus: Allometrisches Organwachstum.

3. Das Organwachstum als Populationswachstum der Zellen.

1. Das absolute Wachstum der Organe.

Die Charakteristik des absoluten Organwachstums ist in Form von Wachstumskurven und übersichtlichen Tabellen, denen auch zahlreiche sehr wertvolle Musterfälle beigefügt sind, in dem Werk von RÖSSLE und ROULET (1932) „Maß und Zahl in der Pathologie“ dargestellt. Außerdem enthalten die 1941 erschienenen *Tabulae Biologicae* Bd. XX “Growth of man” von W. M. KROGMAN das gesamte Zahlenmaterial der Weltliteratur mit fast sämtlichen Tabellen der Originalarbeiten. Zur Orientierung in speziellen Fragen muß auf diese beiden Werke verwiesen werden, die auch gute Literaturangaben enthalten.

Abb. 5 gibt zusammenfassend die absoluten Organgewichte des Schafembryos nach BARCROFT (1946) wieder. Ein Organgewicht ist zum anderen hinzuaddiert, so daß schließlich die obere Linie dem Gesamtgewicht entspricht. Man erkennt deutlich die Änderungen der Wachstumsraten zu verschiedenen Zeitpunkten. Besonders deutlich sind die Verlangsamungen der Wachstumsraten des Skeletes und der Muskulatur zwischen 97 und 112 Tagen, die Beschleunigung der inneren Organe und des Gehirns vom 112. Tag an und die Beschleunigung der Vermehrung des Blutes zu erkennen, um nur einige wichtige Punkte zu nennen.

2. Das allometrische Organwachstum.

Die Wachstumsrate der einzelnen Organe braucht nicht der Wachstumsrate des Gesamtorganismus zu entsprechen. Einige Organe wachsen schneller, andere langsamer als der Organismus. Außerdem kann sich die Wachstumsrate eines Organismus in verschiedenen Zeitperioden ändern. ALBRECHT V. HALLER (1762) spricht vom „incrementum inaequale“ der Organe im Vergleich zum „incrementum universale“ des Gesamtorganismus. Da die verschiedenen Wachstumsraten der Organe und ihre Schwankungen in der Zeit, zum gesamten Wachstum des Organismus in einem bestimmten, harmonischen Verhältnis stehen, ist es nicht richtig, vom disharmonischen Wachstum der Organe zu sprechen.

Zur Zeit sind folgende *Terminologien* gebräuchlich: Nach JULIAN HUXLEY (1932), REEVE und HUXLEY (1945), hat sich als allgemeiner Ausdruck das Wort „Allometrie“ durchgesetzt, es umfaßt die Größenänderungen der Organe in Vergleich zum Gesamtorganismus, sowohl während der Ontogenese (ontogenetische Allometrie), als auch während der Phylogenese (absolute size-allometry). NEEDHAM (1942) schlägt als gleichbedeutend für die Ontogenese den Namen *Heterauxesis*, für die Phylogenese den Namen *Allomorphosis* vor. RENSCH (1947) spricht von intra- und interspezifischer Allometrie. Wächst ein Organ schneller als der Organismus, so spricht man nach HUXLEY von positiver Allometrie, nach NEEDHAM von *Tachyauxesis*, wächst das Organ genau so schnell wie der Organismus, von *Isometrie*, *Isoauxesis*, wächst es langsamer, von negativer *Allometrie* bzw. *Bradyauxesis*. Für den Fall, daß die absolute Größe eines Organs während der Entwicklung kleiner wird, schlägt HUXLEY die Bezeichnung *Enantiometrie* vor.

Die Tatsache, daß sich in sehr vielen untersuchten Fällen die verschiedenen Möglichkeiten des allometrischen Wachstums durch eine einfache Formel beschreiben lassen, hat diesem Spezialzweig der Wachstumsforschung einen großen Aufschwung gegeben. Die sog. *einfache allometrische Wachstumsformel* lautet:

$$y = b \cdot x^{\alpha}.$$

Darin bedeuten für den Fall, daß Gewichte oder Längen des gesamten Organismus und eines seiner Teile vergleichend betrachtet werden: y = Organgewicht oder Länge eines Gliedes, b = eine Konstante, als *initialer Wachstumsindex* bezeichnet, x = Körpergewicht oder Länge, α = die *Gleichgewichtskonstante* oder *Wachstumskonstante*.

Die Beziehung gilt nicht nur für den Fall einer vergleichenden Betrachtung von Gesamtorganismus und Organ, sondern auch für die entsprechenden Beziehungen zwischen Organ und Organteil sowie zwischen Zelle und Zellteil (vgl. Kern-Plasmarelation). Man kann somit sagen, x sei die Maßgröße der Ganzheit, y die Maßgröße eines Teiles der Ganzheit. Als Ganzheit kann z. B. der Organismus, das Organ, die Zelle, je nach Fragestellungen gelten. Die Gleichung kann auch in der folgenden Art geschrieben werden, eine Schreibweise, die für die praktische Benutzung von Bedeutung ist und ihre Anwendung wesentlich erleichtert:

$$\log y = \log b + \alpha \cdot \log x.$$

Hieraus läßt sich ableiten, daß die Werte der Funktion in einem doppellogarithmischen Koordinatensystem auf einer geraden Linie liegen müssen. Umgekehrt kann man sagen, liegen bei einer entsprechenden Untersuchung die empirischen Punkte im doppellogarithmischen Raster auf einer geraden Linie, so entspricht die formelmäßige Beziehung der allometrischen Wachstumsformel.

Die Formel hat durch die Untersuchungen von HUXLEY (1932) eine gewisse Berühmtheit erlangt, nachdem sie bereits früher von anderen Forschern zur Beschreibung von Wachstumsrelationen benutzt worden ist[1]. Sie besagt, daß das Maß eines Teiles der Ganzheit einem

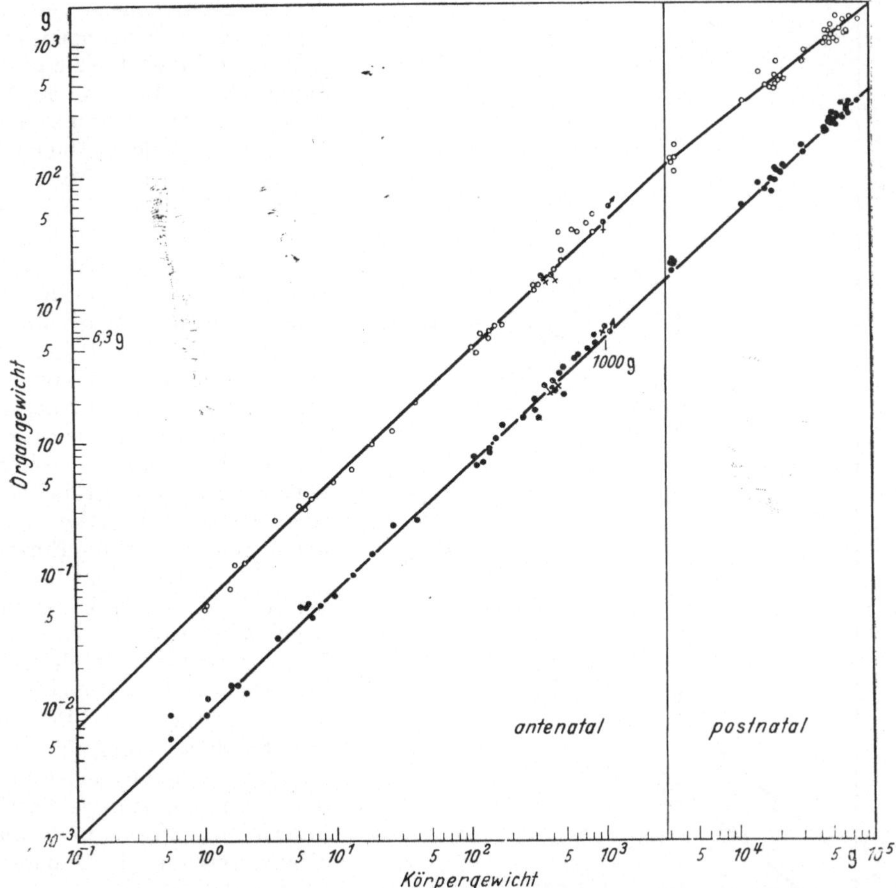

Abb. 6. Allometrisches Wachstum von Herz und Leber. Vor der Geburt eigene Wägungen, nach der Geburt, Musterfälle aus RÖSSLE und ROULET. ○ Leber; ● Herz; ♂♀ Zwillinge. Leber vor der Geburt $\alpha = \sim 0{,}9$, Leber nach der Geburt $\alpha = \sim 0{,}8$, Herz vor und nach der Geburt $\alpha = \sim 0{,}9$.

bestimmten Wurzelausdruck des Maßes der Ganzheit proportional ist. Beim isometrischen Wachstum hat der Exponent α den Wert 1, und das Maß des Teiles ist in diesem Falle der Ganzheit einfach proportional. Beim positiven allometrischen Wachstum ist $\alpha > 1$, beim negativen ist $\alpha < 1$, also ein Bruch. Bei einem Vergleich der Volumina kann bei negativer Allometrie α z. B. den Wert 0,66 haben. In diesem Spezialfall ist das Volumen des Teiles der $^2/_3$ Potenz des Volumens der Ganzheit proportional. Die Dimensionen der $^2/_3$ Potenz entsprechen einer Fläche. Nur wenn die Ganzheit während des Wachstums ihre geometrische Form beibehält, kann der allometrische Exponent von 0,66 auf die tatsächliche Oberfläche der Ganzheit oder auf einen konstanten Teilbetrag derselben bezogen werden. Wenn daher in der Allometrielehre von einer Oberflächenproportionalität die Rede ist, so ist dies strenggenommen nur dimensionsmäßig zu verstehen. Wird die $^2/_3$ Potenz eines Gewichtes als

[1] SNELL 1891; DUBOIS 1898; LAPIQUE 1898; KLATT 1919.

„Oberflächenproportionalität" bezeichnet, so wird hierbei stillschweigend das Gewicht, bei Annahme eines konstanten spezifischen Gewichtes, auf das Volumen umgerechnet und dann die 0,66te Wurzel gezogen.

Die Abb. 6 gibt in allometrischer Darstellung, im doppellogarithmischen Raster, das Gewichtswachstum von Herz und Leber im Vergleich zum Körpergewicht vor und nach der Geburt wieder. Den Werten der vorgeburtlichen Periode liegen eigene Wägungen zugrunde, während für die postnatale Zeit die ersten 35 Musterfälle aus RÖSSLE und ROULET (1932) der Reihe nach eingetragen wurden. Mit einer eindringlichen Konsequenz behält das *Herz* seine allometrische Gleichgewichtskonstante, $\alpha = 0{,}95$, in einem Gewichtsbereich von 5 Zehnerpotenzen! bei. Von $^1/_{100}$ g bei einem Körpergewicht von 1 g bis zu 300 g bei einem Körpergewicht von 75 kg. Diese Zähigkeit erscheint um so bemerkenswerter, als es sich bei den eingetragenen Gewichten nicht um Mittel-, sondern um Einzelwerte handelt. Das gilt für die Werte der Fetalzeit ebenso wie für die Musterfälle von RÖSSLE. Diese Konstanz ist deshalb bemerkenswert, weil das Herz im untersuchten Bereich von Stecknadelkopfgröße bis Faustgröße heranwächst und dabei äußere und innere Wandlungen der Form und Zusammensetzung durchmacht.

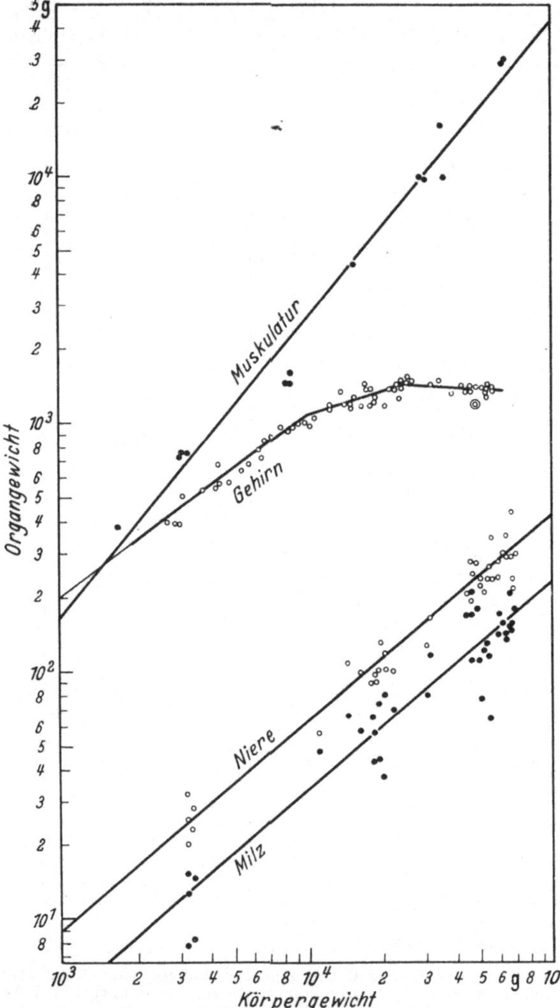

Abb. 7. Postnatale Allometrie von Milz, Niere, Gehirn, Muskulatur des Mannes. Zusammengestellt nach Werten von RÖSSLE-ROULET für Milz und Niere. Gehirn: Werte von RÖSSLE-ROULET und SIWE. Muskulatur: Werte von THEILE und White House Conference 1923. (Tabulae Biol. Bd. 20.)

Von den inneren Wandlungen der Herzwand im Laufe der Entwicklung seien genannt: Die Umstellung der mitotischen Vermehrung auf die Amitose und das endgültig fixierte postmitotische Wachstum, der Übergang der embryonalen Fasern in adulte, die Gefügeverschiebungen der Herzmuskelfasern in der rechten Kammerwand[1], das Einwachsen der Coronararterienäste, das Heranwachsen und Ausreifen des Bindegewebes auf den Betrag von fast 25% des Herzgewichtes[2].

Als zweites Beispiel sei die *Leber* genannt. Ihre allometrische Wachstumskurve wurde für die postnatale Periode, ebenfalls durch Musterfälle RÖSSLEs,

[1] LINZBACH 1950; BOELLAARD 1952. [2] ASHLEY 1945; BACON 1948.

ergänzt. Im antenatalen Bereich unterscheidet sich die Leber vom Herzen nur durch einen höheren „initialen Wachstumsindex“ *b*, der wahrscheinlich damit zusammenhängt, daß die Zellpopulation ihrer Organanlage größer ist als die des Herzens. Erst nach der Geburt sinkt der Wert der Gleichgewichtskonstanten von $\alpha = 0{,}95$ auf $\alpha = 0{,}81$. Wir wissen, daß die Leber nach der Geburt ihre wichtige Blutbildungsfunktion einbüßt[1].

Auf Abb. 7 ist die *postnatale Allometrie von Milz, Nieren, Skeletmuskulatur und Gehirn* nach Daten von RÖSSLE u. a. eingezeichnet. Trotz sehr großer Schwankungsbreiten lassen Niere und Milz eine Tendenz zu einfacher Allometrie erkennen ($\alpha = 0{,}84$). Die großen Gewichtsschwankungen der Milz hängen sicher nicht nur mit dem jeweiligen Blutgehalt

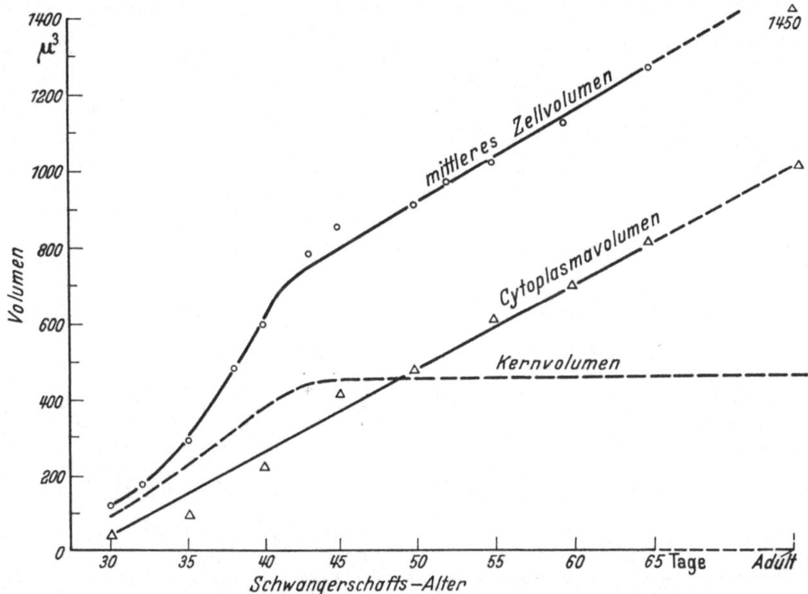

Abb. 8. Wachstum der Ganglienzellen der Hirnrinde des Meerschweinchenembryos. Obere Kurve: mittleres Zellvolumen. Mittlere und untere Kurve: Cytoplasmavolumen und Kernvolumen bei mittlerer Zellgröße. (Nach PETERS und FLEXNER 1950.)

zusammen, sondern viel mehr mit der Zellzahl und der Masse des Bindegewebes, die von der Reaktion des Organs auf bestimmte krankhafte Zustände abhängen. Das Wachstum der einzelnen Gewebsanteile der gesunden und kranken Milz ist sehr genau untersucht worden[2], Es besteht ein prozentueller Anstieg des lymphatischen Gewebes bis zum 5. Lebensjahr. danach ein fast ebenso steiler Abfall, von 21% (5 Jahre) auf 7% (50 Jahre). Das Bindegewebe zeigt einen ständigen prozentuellen Zuwachs, von 2% (Fetalleben) auf 10% (50 Jahre); letztgenannter Wert ist vermutlich viel zu niedrig.

Die gesamte Masse der *Skeletmuskulatur* zeigt im Grundzug ein einfach positives allometrisches Verhalten. Der Wert für α beträgt 1, 2.

Das *Hirnwachstum* hingegen läßt sich durch die einfache allometrische Formel nicht beschreiben. Wahrscheinlich liegt dem allometrischen Wachstum des Gehirns, im doppellogarithmischen Raster, ein kurvenmäßiger Verlauf zugrunde, dem die 3 geraden Linien unseres Bildes angeglichen sind. Diese Annäherung gestattet aber recht interessante Einblicke in den relativen Wachstumsverlauf. Er kommt in den ersten Lebensjahren einer einfachen Allometrie gleich, verläuft während der Kindheit und in der Pubertät abgeflacht, um schließlich nach dem frühen Abschluß des Hirnwachstums, mit etwa 20 Jahren, eine leicht abfallende Tendenz zu zeigen.

Nicht jedes Organwachstum läßt sich durch so schöne gerade Linien darstellen, wie das von Herz und Leber. Manche Organe besitzen mehrere ausgeprägte

[1] BARCROFT 1946.
[2] HELLMAN 1926; v. HERRATH 1935; GORDON, HOLDER, FEITELBERG 1948.

Wachstumscyclen, Umbau- und Rückbildungsperioden, und lassen sich nicht durch eine einfache allometrische Funktion beschreiben (Nebenniere[1], Thymus, Uterus).

Ebenso wie die Organe ungleich zum Körpergewicht wachsen, zeigen auch die *verschiedenen Komponenten eines Organs* verschiedene Geschwindigkeiten ihrer Vermehrung[2]. Abb. 8 zeigt in der oberen Kurve die mittlere Zellgröße der Hirnrinde des Meerschweinchens im Vergleich zu mittlerem Kern- und Cytoplasmavolumen. Man sieht deutlich den Wachstumsstillstand der Zellkerne etwa vom 45. Tage an, bei einseitiger Vermehrung des Cytoplasmas und kontinuierlicher

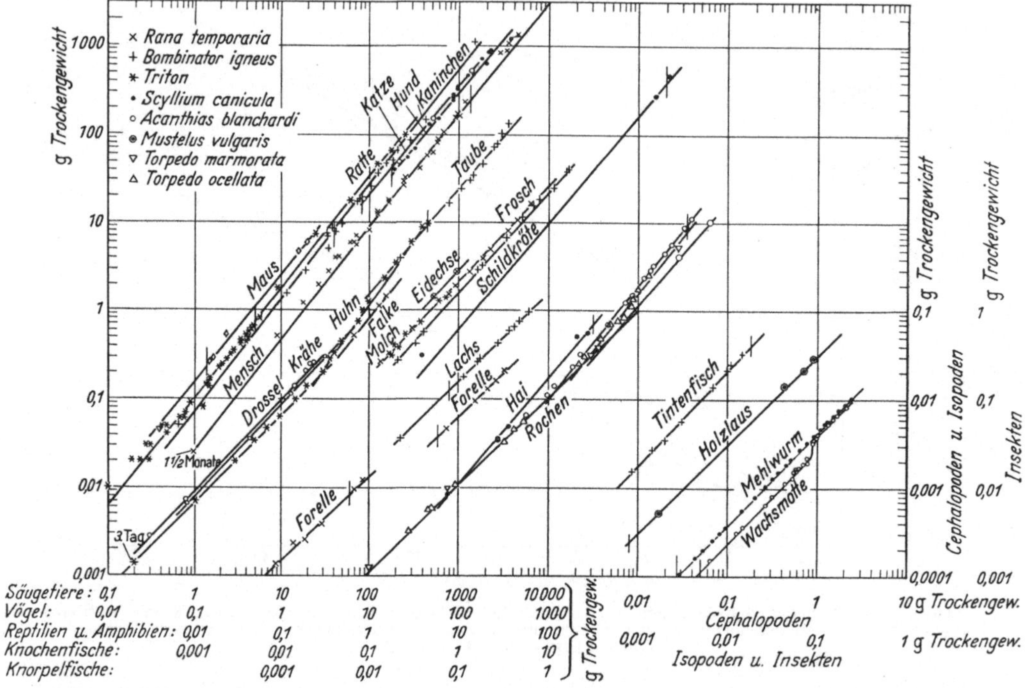

Abb. 9. Relation von Trockengewicht (Ordinate) und Feuchtgewicht (Abszisse) bei verschiedenen Tieren und dem Menschen während der Entwicklung. Allometrische Darstellung. (Aus NEEDHAM, Biochemistry und Morphogenesis 1942.)

Abnahme der Kern-Plasmarelation. Diese quantitativen Veränderungen gehen mit eindeutigen qualitativen und funktionellen einher. Am 41. Tage der Schwangerschaft sind 5 Zellagen in der Hirnrinde vorhanden, wie beim erwachsenen Tier. Gleichzeitig treten die ersten NISSL-Schollen auf. Vom 41.—45. Tage wachsen die Zellfortsätze gewaltig in Zahl und Größe. Sie zeigen im Phasenkontrastbild mehr und mehr den gleichen Brechungsindex wie beim adulten Tier. In dieser Zeit differenzieren sich die Neuroblasten zu Neuronen und der Gehalt an Enzymen (Adenylpyrophosphatase) nimmt zu[3]. Am 48. Tage lassen sich die ersten elektrischen Potentiale im fetalen Meerschweinchengehirn nachweisen[4]. Dieses Musterbeispiel quantitativ-anatomischer Betrachtung demonstriert zwingend die wundervolle Korrelation zwischen Wachstum, Struktur und Funktion.

Die allometrische Formel hat sich nicht nur in der morphologischen Wachstumsforschung bewährt, sondern auch in der chemischen. NEEDHAM (1942) spricht

[1] ROTTER 1949. [2] FLEXNER u. FLEXNER 1948; PETERS u. FLEXNER 1950.
[3] FLEXNER u. FLEXNER 1950. [4] JASPER, BRIDGMAN, CARMICHAEL 1937.

von *chemischer Heterauxesis*. Hierbei kann z. B. y das Trockengewicht der Ganzheit oder eines Teiles bedeuten, x das Feuchtgewicht (Abb. 9).

Die Untersuchungen über das Trockengewicht als Funktion des Feuchtgewichtes ergaben bei vielen Tierarten Werte für α zwischen 1,1 und 1,3. Die Trockensubstanz verhält sich positiv allometrisch oder der prozentuale Wassergehalt nimmt während des Wachstums immer mehr ab. Gute tabellarische Zusammenstellungen der Werte von α für die verschiedenen chemischen Stoffe finden sich bei NEEDHAM (1942) und TEISSIER (1937).

a) Theorie der Allometrie.

Während die bisher beschriebenen Wachstumsfunktionen folgerichtig aus elementaren und grundlegenden Vorstellungen über das Wachstum entwickelt worden sind und daher „verstandene Funktionen" sind, ist dies bei der allometrischen Wachstumsfunktion nicht der Fall. Es handelt sich also hier um eine rein *empirische Funktion*, die eine ausgezeichnete angenäherte Beschreibung fast sämtlicher allometrischer Wachstumsprobleme durch die eine Zahl α gestattet. Die Tragik der Sache liegt darin, daß eine Funktion, die wir nicht verstehen, die natürlichen Verhältnisse weit besser beschreibt als Funktionen, die wir verstehen. TEISSIER (1937) hat versucht, das ungleiche Wachstum der Organe durch ihren verschiedenen Appetit zu erklären. Es scheint sich aber hier nur um eine Verschiebung unseres Nichtverstehens zu handeln. Man kann nicht verstehen, weshalb die Appetite der Organe gerade so und so groß sind. Auch REEVE und HUXLEY (1945) geben zu, daß trotz vieler Versuche bisher keine befriedigende theoretische Basis für die einfache Allometrie gefunden worden ist.

Die allometrische Wachstumsfunktion unterscheidet sich von den bisher angegebenen Wachstumsfunktionen außerdem dadurch, daß die *Zeit eliminiert* ist. Da Wachstum eine Funktion der Zeit ist, kann die *allometrische Formel* gar keine echte Wachstumsfunktion sein. Wenn z. B. das Wachstum eines Lebewesens zeitweilig durch Hunger zum Stillstand kommt und nachher durch Fütterung wieder in Gang gebracht wird, so kann ein solches Ereignis von der allometrischen Funktion nicht registriert werden, es sei denn, daß gleichzeitig durch den Hunger Verschiebungen der Relationen zustande gekommen sind. Die allometrische Funktion verdankt aber ihre Präzision gerade der Ausschaltung exogener störender Momente. Versuche, die Zeit in die Betrachtung einzubeziehen, sind gescheitert.

Außer diesen *theoretischen Schwierigkeiten* weisen REEVE und HUXLEY (1945) auch auf die formalen hin. Nach NEEDHAM (1942) ist die allometrische Funktion dimensionsmäßig nur dann richtig, wenn α den Wert 1 hat. HALDANE[1] machte folgenden Einwand: Wenn 2 Teile eines Organes, wie es häufig der Fall ist, sich im Vergleich zur Körpergröße einfach allometrisch verhalten, aber einen verschiedenen Wert für α haben, dann kann das ganze Organ nicht mehr der einfachen Allometrie folgen. Summen von Ausdrücken $b \cdot x^{\alpha}$, in welchen α verschiedene Werte besitzt, entsprechen nicht mehr dem einfachen Ausdruck $b \cdot x^{\alpha}$.

Diese Abweichungen können so geringgradig sein, daß sie nicht ohne weiteres bei der graphischen Darstellung zu erkennen sind. Im ganzen müssen wir uns also damit begnügen, daß die einfache allometrische Formel nichts anderes ist als eine mögliche, kurze und nur angenähert richtige Formel für äußerst komplizierte und zusammengesetzte Vorgänge.

[1] HALDANE, zit. nach REEVE u. HUXLEY 1945.

Die angeführten Beispiele unseres Wissens über die quantitativen Vorgänge bei der Organbildung geben nur ein grobes Bild des in Wirklichkeit sehr komplexen Geschehens. Es findet ja nicht nur ein Wachstum und eine Differenzierung der in der Organanlage vorhandenen, determinierten Zellen statt. Im Verlauf der Organentwicklung werden auch ganz neue Gewebssysteme innerhalb des Organs gebildet, die mit in den Wachstumsprozeß einbezogen, zeitweilig schneller oder langsamer wachsen können als die spezifischen Organzellen. Später erhält das Organ Anschluß an den Blutkreislauf, wird durchblutet, also von Säften und fremden Zellen durchströmt. Der Anschluß an das Lymphnetz und das Nervensystem, mit organeigenem Relais, muß ebenfalls eingearbeitet werden. Nach alledem ist es sehr verwunderlich, daß trotz der ineinandergeschachtelten Vielfalt von Einzelvorgängen das Wachstum des Organs in manchen Fällen so gut durch eine nicht ganz richtige Funktion im Sinne der einfachen Allometrie beschreibbar ist. Man muß aber immer berücksichtigen, daß auch einer geraden Linie auf unserem logarithmischen Papier in Wirklichkeit recht komplizierte Abhängigkeiten zugrunde liegen können, obwohl der Eindruck erweckt wird, als sei mit einer Funktion vom Typ $y = b \cdot x^{\alpha}$ der Kern der Sache gefunden.

b) Differenzierung und Wachstum in allometrischer Betrachtung.

Der Nachweis einer negativen Allometrie bedeutet absolut gesehen eine *zunehmende* Verlangsamung der Wachstumsrate des Teiles im Vergleich zur Ganzheit. Wenn die Ganzheit in einer bestimmten Zeitspanne ihr Volumen verzehnfacht, so würde sich im gleichen Zeitraum, das Volum des Teiles bei einem allometrischen Exponenten von 0,66 nur angenähert verfünffachen. Obwohl bei den meisten angeführten Beispielen über das Organwachstum der allometrische Exponent kleiner als 1 ist, läßt sich aber hieraus nicht der Schluß ziehen auf eine direkte Abhängigkeit zwischen Wachstumsgeschwindigkeit und Differenzierungsgrad. Eine indirekte Abhängigkeit wäre auch unter konstanten äußeren Versorgungsbedingungen möglich, weil durch die zunehmende Differenzierung die Fähigkeit der Zellen zur Mitose mehr und mehr eingeschränkt wird. Durch die Zellteilung kommt immer wieder eine relative Oberflächenvergrößerung zustande, durch welche die interphasische Wachstumsgeschwindigkeit der Zellen eine Beschleunigung erfahren kann. Das postmitotische Zellwachstum geht dagegen mit einer zunehmenden relativen Oberflächenverkleinerung einher, wenn nicht die Zelle in der postmitotischen Wachstumsphase ihre geometrische Form so verändert, daß eine relative Oberflächenvergrößerung resultiert.

Die vorgetragenen Ergebnisse über das allometrische Organwachstum sprechen aber nicht nur gegen eine direkte, sondern auch gegen eine indirekte Abhängigkeit zwischen Wachstum und Differenzierung. Man müßte nicht nur sprunghafte Verlangsamungen des Organwachstums erwarten, sondern allometrische Exponenten, die etwa der Länge der intracellulären Diffusionsstrecken entsprechen und damit proportional einer linearen Größe sind und den Wert 0,33 haben. Wenn die meisten differenzierten Organe über sehr lange Entwicklungsperioden allometrische Wachstumskonstanten von über 0,8 kontinuierlich beibehalten, so ist dies ein schwerwiegender Einwand gegen Abhängigkeit von Wachstum und Differenzierung. Wir sind davon überzeugt, daß solche hohen relativen Wachstumsgeschwindigkeiten in postmitotisch wachsenden Organen überhaupt nur deshalb möglich sind, weil die Organe sich fortschreitend differenzieren und im Verlauf dieses Differenzierungsprozesses gleichzeitig intracelluläre Fermentsysteme „ausdifferenziert“ werden[1], die nicht nur die Erhaltung der großen,

[1] BARCROFT 1946.

differenzierten, postmitotischen Zellen und ihrer Strukturen garantieren, sondern auch außerdem, trotz der Zellgröße, ein weiteres Wachstum ermöglichen.

Für diese Annahme sprechen folgende Befunde: Das Herz behält von sehr frühen Entwicklungsstadien an einen konstanten allometrischen Exponenten bei. Die Skeletmuskulatur und das Skelet verlangsamen nach BARCROFT (1946) beim Schafe zwischen dem 97. und dem 112. Tage des Embryonallebens ihre Wachstumsrate, um in späteren Entwicklungsstadien, trotz zunehmender Differenzierung, ihr Wachstum zu beschleunigen. Die hochdifferenzierte Skeletmuskulatur des Menschen wächst in der postnatalen Entwicklungsperiode schneller als der Organismus. Herz und Leber wachsen schneller als die Milz, deren Zellen zeitlebens die Fähigkeit zur mitotischen Teilung behalten. Die geringe postnatale Verringerung der Wachstumsallometrie der Leber könnte mit dem Abbau der Erythropoese zusammenhängen. Nur das Gehirn vermindert zunehmend seinen allometrischen Exponenten. Diesen Befund könnte man aber nur dann für die Theorie des Antagonismus zwischen Wachstum und Differenzierung in das Feld führen, wenn das Gehirnwachstum nicht aus baulich-architektonischen Gründen, die sich auf die räumliche Einordnung der Ganglienzellen in der Rinde und ihrer Fortsätze in Rinde und Mark beziehen, in seiner Wachstumsmöglichkeit begrenzt wäre[1].

Die zunehmende Verlangsamung des Organwachstums in den untersuchten Beispielen erlaubt den Schluß, daß andere Gewebssysteme, über deren Quantität wir aus methodischen Gründen schlecht unterrichtet sind, schneller wachsen als der Organismus. Hierzu gehören die Skeletmuskulatur, das Knochensystem und der Gefäßbindegewebsapparat mit den cellulär hochdifferenzierten Endothelien.

3. Das Organwachstum als Populationswachstum der Zellen und Kerne.

Die Organe und Gewebe können als Populationen spezifischer Zelltypen aufgefaßt werden. Die methodischen Möglichkeiten, durch Bestimmung der Zell- und Kernzahlen eines Organs Aussagen zu machen über das Populationswachstum der Organe, wurde durch eigene Untersuchungen am Herzen eingeleitet[2]. Das Populationswachstum steht im Brennpunkt des Interesses in bezug auf das normale und das krankhafte Organwachstum.

Es ist selbstverständlich, daß ohne Kenntnis des Verlaufes des Populationswachstums der Organe keine konkrete Aussage darüber möglich ist, ob im normalen Bereich ein intermitotischer oder postmitotischer Wachstumstyp vorliegt, oder ob es sich im krankhaften Bereich um eine Hypertrophie oder Hyperplasie handelt. Die direkte Bestimmung der Kern- und Zellzahlen eines Organes zu verschiedenen Zeitpunkten der Entwicklung oder im Vergleich zum Organgewicht ist deshalb zur Lösung der genannten Probleme unumgänglich notwendig, weil die indirekten Methoden durch Ableitungen aus dem Mitoseindex viel zu ungenau sind, zumal wenn es sich um Interphasenzeiten von Wochen und Monaten handelt. Abgesehen davon ist die Mitosendauer, deren Kenntnis zu solcher Berechnung nötig ist, von keiner einzigen Organzelle in vivo et situ bekannt.

Die grundlegenden theoretischen Arbeiten über das Populationswachstum gehen auf die 1798 erschienene Schrift von THOMAS ROBERT MALTHUS "Essay on the Principle of Population" zurück. Sie bezogen sich auf die mathematische Behandlung des Wachstums von Bevölkerungen, biologischen Lebensgemeinschaften und Bakterienkulturen. In diesem Zusammenhang sollen die Theorien nicht abgehandelt werden, obwohl sie meines Erachtens, auf Grund ihrer bewundernswerten logischen Ableitungen und ihrer allgemeinen Fassung, zum zukünftigen Kernstück einer allgemeinen Theorie des Wachstums werden

[1] LE GROS CLARK 1945. [2] LINZBACH 1947, 1950, 1952.

können. Die logistische Theorie des Wachstums ist im Verlauf von 100 Jahren zweimal mit gleicher Formulierung (von VERHULST 1838 und PEARL 1925) unabhängig voneinander abgeleitet worden. In neuerer Zeit wurden die Grundlagen des Populationswachstums insbesondere von VOLTERRA (1931) und LOTKA (1925, 1945) sowie KOSTITZIN (1937) weiterentwickelt. Die Leistungsfähigkeit der Berechnungen für das Bevölkerungswachstum geht aus Abb. 10 hervor.

In den Gleichungssystemen ist der Wachstumskoeffizient keine konstante Größe, sondern vermindert sich in dem Maße, wie die Anzahl der Individuen den Lebensraum ausfüllt.

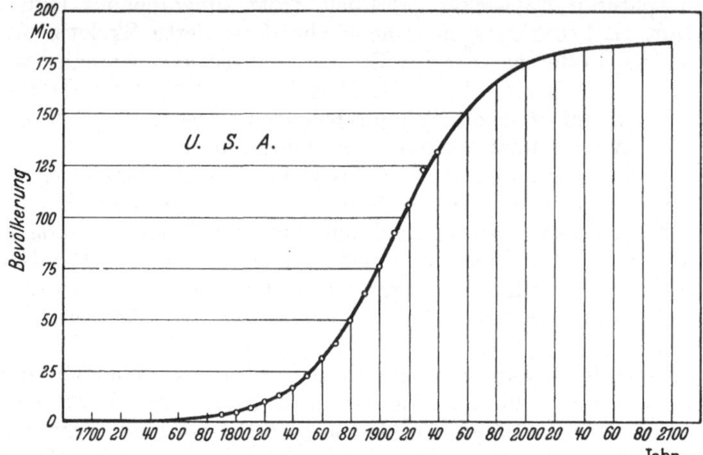

Abb. 10. Logistische Wachstumskurve im Vergleich mit den Bevölkerungszahlen der Vereinigten Staaten von 1790—1940. Vgl. Abb. 12. (Aus LOTKA, nach R. PEARL, J. L. REED und J. F. KISH.)

Durch diesen Retardierungskoeffizienten (VERHULST-PEARL-Effekt) kommt eine Verminderung des Wachstums zustande, dessen Typ in Abb. 11 A dargestellt ist.

VOLTERRA (1934) hat in sein Gleichungssystem schließlich noch den Fall eingebaut, daß das Nährmedium im Laufe der Zeit mit giftigen Abscheidungsprodukten der Individuen einer Population durchtränkt wird. In diesem Falle bleibt die Anzahl der Individuen nach Erreichung des Maximums nicht konstant. Die Kurve der reinen Intoxikation führt bald zu einem steilen Abfall und Untergang der Population. Die ziemlich komplizierte Kombination der Intoxikation mit dem VERHULST-PEARL-Retardierungseffekt ist in Abb. 11 C wiedergegeben. Im Experiment an Bakterienkulturen ist die Übereinstimmung der Theorie mit der Empirie mehrfach bestätigt worden[1].

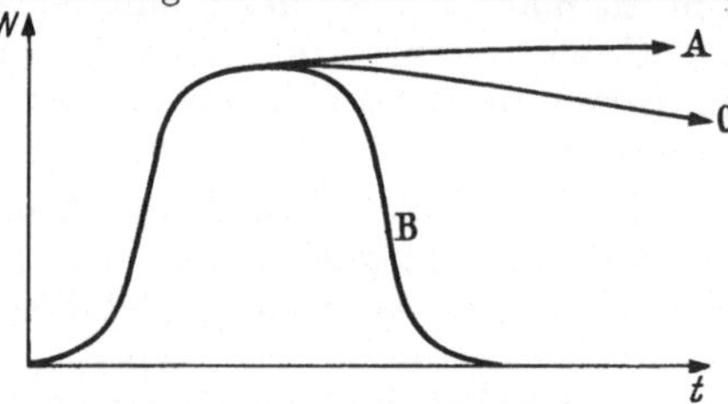

Abb. 11. Erklärung im Text.

Der Theorie der sukzessiven Intoxikation ist wahrscheinlich eine sehr große Bedeutung für die Pathologie des Knorpels und der Arterien sowie für die Beschreibung des Altersabbaues der Organe und Gewebe zuzusprechen, die nicht mit einer mathematischen Analogie abgetan werden kann. Man vergleiche z. B. die Wachstumskurve des Milzgewichtes [Abb. 14 in RÖSSLE und ROULET (1932), Maß und Zahl], die angenähert der Zellpopulation der Milz proportional sein muß, mit dem Verlauf der Kurve C in Abb. 11 (vgl. auch Abb. 12).

Weitere Ableitungen VOLTERRAs beziehen sich auf die Berechnungen der kleinstmöglichen kritischen Populationszahlen, die erreicht werden müssen, damit überhaupt eine Vermehrung der Anzahl der Individuen einer Population stattfinden kann. Wird dagegen die kleinstmögliche Populationsgröße einmal unterschritten, so stirbt die Population aus. Erst seit sehr kurzer Zeit werden ähnliche

[1] MCKENDRICK, PAI 1911; CARLSON 1913 (GAUSE 1937); D'ANCONA 1939; VAN NIEL 1949; HILLER, SPIELMAN, STRAUSS, JACOB 1951.

bedeutungsvolle Gedankengänge in der Pathologie der Infektionskrankheiten, der Geschwülste, der Krebsmetastasierung[1] und in der Entwicklungsphysiologie[2] diskutiert.

a) Das Populationswachstum der Organe am Beispiel des Herzens und der Leber.

Über das Populationswachstum des menschlichen Herzens liegen eigene größere Untersuchungen vor[3].

Die Methode, die zunächst für das Herz ausgearbeitet wurde, aber auch entsprechend auf andere Organe angewandt werden kann, gestattet es, die gesamte Anzahl definierter oder natürlicher Herzmuskelsegmente und Herzmuskelkerne in einer Herzkammer auszuzählen, etwa ebenso wie in der Hämatologie die Anzahl der cellulären Blutelemente in einer Volumeinheit Blut ausgezählt werden können.

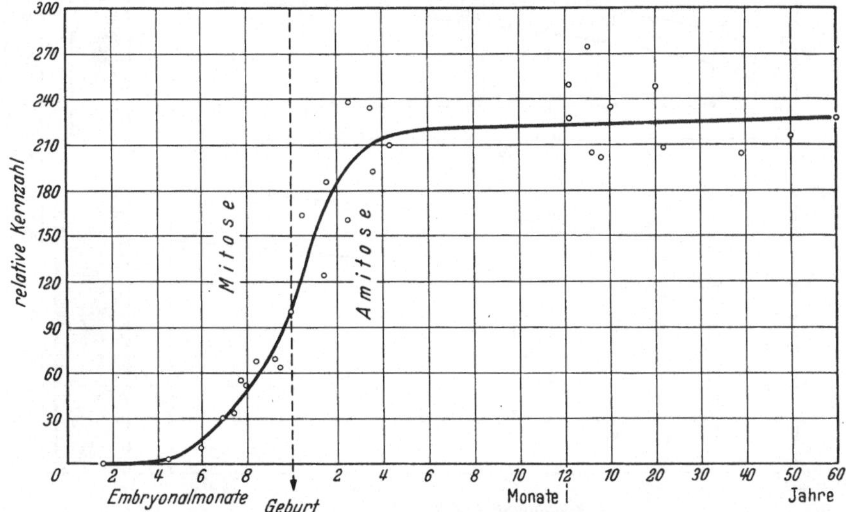

Abb. 12. Relative Anzahl der Herzmuskelkerne des Menschen in verschiedenen Lebensaltern. Die ausgezogene Kurve ist nicht berechnet, sondern wurde den empirischen Werten zeichnerisch angepaßt. Das „Populationswachstum" der Kerne des Herzmuskels wird in der Norm während der ersten Monate nach der Geburt zum Abschluß gebracht, während sich das Geburtsgewicht des Herzens, bis zum Alter von 20 Jahren, verzehnfacht. Der Charakter des Ablaufes des Populationswachstums der Herzmuskelkerne scheint unabhängig davon zu sein, ob die Kernvermehrung durch Mitose oder Amitose erfolgt. Vgl. Abb. 10 und 11. (Nach HORT 1953.)

Nach Vollendung der amitotischen Kernverdoppelung im Säuglingsalter kann das menschliche Herz als ein zellkonstantes Organ betrachtet werden. Die gesamte Anzahl der Herzmuskelfasern und auch der Herzmuskelkerne bleibt nicht nur während des normalen Wachstums konstant, sie ist auch in allen gesunden menschlichen Herzen, bei verschiedenen Individuen und in verschiedenen Altersklassen gleich groß. Außerdem besitzt die linke Kammer angenähert ebensoviel Herzmuskelfasern und Kerne wie die rechte. Das gilt nicht nur für das normale Wachstum des Herzens bis zu einem mittleren Herzgewicht von 300 g, sondern auch für einen weiteren Spielraum des Anpassungswachstums, dessen Grenze bei einem Herzgewicht von 500 g bzw. einem Kammergewicht von etwa 200 g liegt. Diese Gewichtsgrenzen wurden von mir als kritisches Herzgewicht bzw. kritisches Kammergewicht bezeichnet. Sie können erreicht werden von Berufssportlern[4]. Bei krankhaftem Anpassungswachstum treten oberhalb dieser Gewichtsgrenzen tiefgreifende Umbauvorgänge im Myokard auf, die wir mit BÜCHNER (1939) ursächlich auf eine beginnende Coronarinsuffizienz

[1] DRUCKREY, KÜPFMÜLLER, TRAPPE 1949; BUTENANDT 1952. [2] BERILL 1945.
[3] LINZBACH 1947, 1950. [4] KIRCH 1938; DIETLEN 1951.

beziehen. Die Faserkonstanz wurde bestätigt für das Herz des Meerschweinchens[1], Faser- und Kernkonstanz für das Herz der Ratte und des Menschen[2]. Von HORT (1953) wurde außerdem das Populationswachstum der menschlichen Herzmuskelkerne in der Embryonalzeit und nach der Geburt untersucht. Seine eindrucksvollen Ergebnisse sind in Abb. 12 dargestellt (vgl. Abb. 2).

Auf Grund der eigenen variationsstatistischen Untersuchungen und der Bestimmung der Größe der kleinstmöglichen Herzmuskelfaser konnte berechnet werden, daß die gesamte Anzahl der Herzmuskelfasern in *kleinen Tierherzen* erheblich kleiner sein muß als beim Menschen. Die Muskelfasern solch kleiner Herzen sind also nicht wesentlich dünner als die des Menschen. In der Arbeit von ASHLEY (1945) sind die in der Literatur bekannten

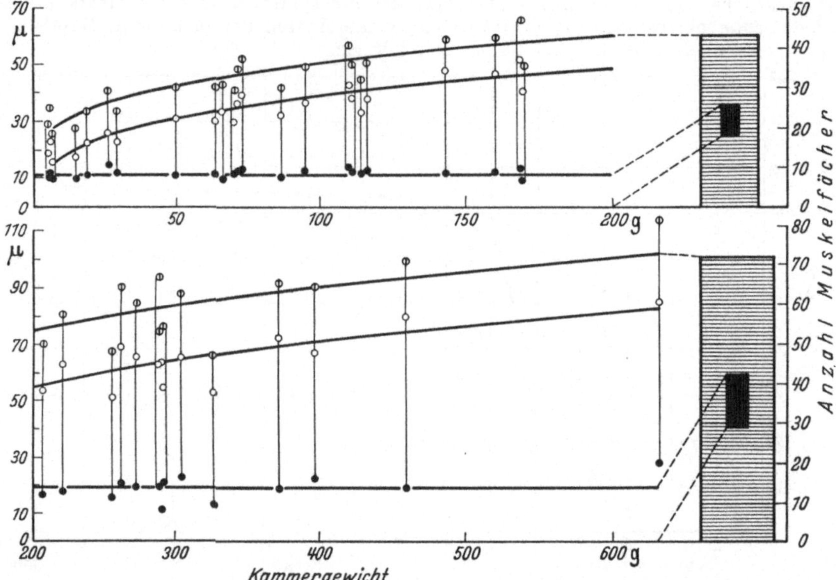

Abb. 13. Mittlere Länge der Herzmuskelsegmente, der Herzmuskelkerne und mittlere Anzahl der 1,4 μ langen Herzmuskelfächer des Menschen. Oben: Bis zum kritischen Kammergewicht. Unten: Oberhalb des kritischen Kammergewichtes. Linke Herzkammern. Eigene Messungen.

Durchmesser der Herzmuskelfasern bei verschiedenen Tierarten zusammengestellt, die im gleichen Sinne sprechen. ASHLEY weist darauf hin, daß die in Deutschland viel benutzten Zahlen von HARRISON[3] Mittelwerte sind, die aus 12 (!) Muskelfasermessungen je Herz gewonnen wurden. Nach meinen Erfahrungen sind zur Berechnung eines brauchbaren Mittelwertes mehrere hundert Messungen je Herzkammer notwendig.

Es wurde die Frage aufgeworfen, ob die gesamte Anzahl der Herzmuskelfasern bei verschieden großen Säugetieren ganzzahlige Vielfache einer kleinstmöglichen Zahl von Herzmuskelfasern darstellen. Der Grobtrieb des Organwachstums innerhalb der Phylogenese wäre danach eine Mutation, durch welche die Anzahl der Zellgenerationen in einem Organ festgelegt wird. Der Feintrieb wäre dagegen durch den Wachstumsspielraum bestimmt, den die einzelnen Zellelemente eines Organes, bei festgelegter Zellzahl, außerdem besitzen. RENSCH (1947) diskutiert in diesem Zusammenhang die Untersuchungen über die Cephalisationsstufen während des phylogenetischen Hirnwachstums[4].

Darüber hinaus zeigt die Herzmuskelfaser noch mehr Gesetzmäßigkeiten, sowohl inter- als auch intraspezifischer Art, die sie zum Studium quantitativer

[1] FRANK 1950; FRANK, SCHOTTE 1950. [2] HORT 1951, 1953.
[3] HARRISON, ASHMAN, LARSON 1931, 1935.
[4] DUBOIS 1930; BRUMMELKAMP 1939; vgl. auch VERSLUYS, POETZL, LORENZ 1939, sowie Kritik von GRÜNTHAL 1948.

Wachstumsprozesse sehr geeignet machen. Die Abstände der Z-Membranen sind in menschlichen Herzen unter gleichen physiologischen Bedingungen konstant[1]. Ihr Abstand beträgt sowohl im Säuglingsherzen als auch im Cor bovinum bei mittlerer Totenstarre durchschnittlich 1,4 μ. Auf Abb. 13 sind die mittleren Längen der Herzmuskelfasern und die im Mittel 11 μ langen Herzmuskelkerne[2] und die Anzahl der Muskelfächer unterhalb und oberhalb des kritischen Kammergewichtes eingetragen. Hieraus ist ersichtlich, daß das Längenwachstum der Herzmuskelfasern durch Einschaltung neuer Muskelfächer in den Faserabschnitten zwischen den Kernen zustandekommt. Die konstante interspezifische Länge der Skeletmuskelfächer[3] legt es sehr nahe, auch eine interspezifisch festgelegte Länge der Herzmuskelfächer anzunehmen[4].

Die konstante Länge der Herzmuskelfächer führt zu einem der interessantesten Wachstumsprobleme. Es ist mir in Herzschnitten nie gelungen, ein nicht ausgewachsenes Muskelfach zu finden, gleichgültig in welcher Altersklasse. Die Muskelfächer, die sich im Laufe des Herzwachstums beträchtlich vermehren, wie aus den Längenmessungen der Abb. 13 hervorgeht, scheinen einem morphologischen Alles-oder-Nichts-Gesetz zu unterliegen.

Die ursprünglich für das Herz entwickelten Rechnungen wurden auch zur quantitativen Bestimmung der Zellpopulation der Mäuseleber angewandt[5]. Auch hier wurde eine Zellkonstanz nachgewiesen, die noch weniger als am Herzen zu erwarten war, weil in der Leber immer wieder Mitosen beobachtet werden können. Auch für die Mäuseleber gilt die Zellkonstanz nur bis zu einem Gewicht von 1400 mg, das entsprechend als „kritisches Lebergewicht der Maus" bezeichnet wurde. Jenseits dieser Gewichtsgrenze kommt es, ebenso wie beim Herzen, zu Umbauvorgängen[6].

b) Zellkonstanz bei Tieren.

Die quantitative Ordnung bezüglich der Zellzahlen der Organe und der ganzen Organismen geht bei manchen Tieren soweit, daß ihre Zellzahlen sehr genau festgelegt sind. APATHY fand bereits 1897 im mittleren Ganglion von *Hirudo* 350—400 Zellen. GOLDSCHMIDT wies 1908 die Zellkonstanz im Nervensystem von *Ascaris lumbricoides* und *megalocephala* nach. MARTINI (1924) gibt für *Hydatina senta* 122 Eingeweidemuskelzellen, 247 Nervenzellen und eine Gesamtzahl von 959 Zellen an. Für *Fritillaria* lauten die Zahlen:

Oikoplasten der Epidermis	446
Oesophagus	65
Darm- und Magenepithelien	65
Nervenzellen	87
Muskelzellen	20
Chordazellen	16
Herzzellen	6
Rest	49
Insgesamt:	754 Zellen

Nematoden, Acanthocephalen, Rotatorien, Anneliden, Ascidien gelten als zellkonstant[7]. (vgl. Beitrag HARMS in diesem Handbuch).

Nun sind diese Zellzahlen sehr gering im Vergleich zu mehreren Milliarden in einem größeren Organ des Menschen. Man muß sich aber immer vergegenwärtigen, daß nur wenige Mitosewellen notwendig sind, um solche Zellzahlen zu erreichen.

D. Das Wachstum des Gefäßbindegewebsapparates und der bradytrophen Gewebe.

Die bisher besprochenen Organe stellen zu verschiedenen Zeitpunkten des Lebens ihr Wachstum ein. Ihre Wachstumskurven zeigen einen deutlichen Wendepunkt, nach dessen Überschreitung das absolute Organgewicht kleiner,

[1] A. J. LINZBACH, M. LINZBACH 1951. [2] Vgl. hierzu SCHIEFFERDECKER 1919.
[3] FENEIS 1953. [4] HORT 1953. [5] SIESS, STEGMANN 1950.
[6] GÖSSNER, SCHNEIDER, SIESS, STEGMANN 1951. [7] LEVI 1925.

und damit ihr Wachstum negativ wird. Nach den Tabellen von RÖSSLE und ROULET (1932) liegen die Wendepunkte für Herz und Lungen bei 60 Jahren, für Leber und Nieren bei 40, für Milz und Gehirn bei 25 und für den Thymus bei 15 Jahren.

Die in bezug auf den Stoffwechsel sehr anspruchslosen Bindegewebszellen und ihre zwischenzelligen Strukturen behalten dagegen ihre Wachstumsfähigkeit während des ganzen Lebens bei. Infolgedessen nimmt der Gewichtsanteil der Zellen des Gefäßbindegewebsapparates und seiner zwischenzelligen mechanischen Strukturen im Laufe des Lebens mehr und mehr zu[1]. Das Bindegewebe muß daher in seiner Gesamtheit ein stark positiv allometrisches Wachstum zeigen und die negative Allometrie der Organe ausgleichen. Eine Überschlagsrechnung der Summe der Organgewichte, einschließlich Muskulatur und Blut, ergibt etwa die Hälfte des Körpergewichtes. Berücksichtigt man weiterhin, daß der Gefäßbindegewebsanteil der Organe ebenfalls etwa 25% beträgt, wie z. B. Messungen am Herzen ergeben haben[2], die LESCHKE an unserem Institut bestätigen konnte, so folgt hieraus, daß das Körpergewicht eines Menschen zu 65% aus Bindegewebe besteht. Theorien über den Mechanismus des Wachstums der Organismen, der Organe und Gewebe, die diesen gewaltigen Anteil an lebender und teilweise inerter Masse unberücksichtigt lassen, können daher wenig sinnvoll sein.

1. Das Wachstum der Capillaren und Endothelien.

Über den Anteil der einzelnen Strukturen des Gefäßbindegewebsapparates am Wachstum sind wir äußerst mangelhaft unterrichtet. Spezielle Untersuchungen liegen über das Wachstum der Capillaren und des Bindegewebes am Herzmuskel vor[3].

Im Herzen des Neugeborenen werden 6 Muskelfasern von einer Capillare versorgt. Während des kindlichen Wachstums nimmt die Anzahl der Capillaren bei gleichbleibender Anzahl der Herzmuskelfasern derart zu, daß das Verhältnis der Muskelfasern zu Capillaren mit 10 Jahren etwa 1:2 und beim Erwachsenen etwa 1:1 beträgt (vgl. Abb. 21 und 22a—c). Wahrscheinlich ist der Capillarisierung des kindlichen Herzens und ihren Störungen eine sehr wichtige Bedeutung für die ärztliche Beurteilung kindlicher Herzen beizumessen (Adoleszentenherz).

Überschlagsrechnungen auf Grund eigener Messungen ergeben sehr interessante Einblicke in das gewaltige Massenwachstum der Capillarendothelien. Wenn man für den gesamten Organismus eine durchschnittliche Capillardichte veranschlagt, die um 20% geringer ist als die ermittelte Capillardichte des Herzens im Bereich des kritischen Kammergewichtes, so ergibt sich eine innere capillare Oberfläche je Kilogramm Körpergewicht von 33 m². Bei einem Körpergewicht von 60 kg beträgt dann die gesamte innere capillare Oberfläche eines Menschen 2000 m², fast $^1/_4$ Hektar! Bei einer gering veranschlagten Dicke der Endothelien von 2 μ ergibt sich ein Gesamtgewicht der Capillarendothelien von etwa 4 kg! Die gesamten Endothelien eines Menschen wiegen also etwa dreimal soviel wie die Leber. Zu Werten gleicher Größenordnung kommt man auch, wenn man den Berechnungen Capillaren zugrunde legt, deren durchschnittliche lichte Weite zwischen 8 und 12 μ schwanken kann und deren Endothelbelag ebenfalls 2 μ dick ist. Das Gewicht bzw. das Volumen des Endothelrohres entspricht dann etwa dem Gewicht oder dem Volumen der darin enthaltenen Blutsäule. Da sich etwa 4 Liter Blut ständig in Capillargefäßen befinden, ergibt sich ein Endothelgewicht von 4 kg, dem größenordnungsmäßig etwa $5—6 \cdot 10^{12}$ Endothelzellen entsprechen.

Aus diesen Überschlagsrechnungen lassen sich 2 wichtige Rückschlüsse ziehen:

1. Das große Gesamtgewicht der Endothelien deutet im Zusammenhang mit einer zunehmenden Capillarisierung der Gewebe und Organe auf eine positive Allometrie der Endothelien während des Embryonallebens und während der Wachstumsperiode hin, die später in eine angenäherte Isometrie (Leber[4]) und beim Herzen sogar zeitweilig in eine negative Allometrie übergehen kann.

[1] ELSTER, LOWRY 1950; BACON 1948. [2] ASHLEY 1945.
[3] ROBERTS 1950; WEARN 1939/40; WEARN 1941; LINZBACH 1947, 1950.
[4] SIESS, STEGMANN 1950.

2. Da sehr wahrscheinlich eine angenäherte Proportionalität zwischen Gesamtblutmenge und Endothelgewicht besteht, läßt sich aus Bestimmungen der Gesamtblutmenge das Wachstum der Capillaren und Endothelien berechnen. Weil die Capillaren des Feten das gleiche Baumuster wie die Capillaren des Erwachsenen besitzen und nach eigenen Kernmessungen die Endothelien des Säuglings ebenso groß sind wie die des Erwachsenen, sind diese Beziehungen sowohl für das antenatale, wie auch für das postnatale Wachstum gültig. Die Daten von BARCROFT (1946) sprechen für eine positive Allometrie der Blutmenge innerhalb des fetalen Organismus, während die placentare Blutmenge in der zweiten Schwangerschaftshälfte bei gleichbleibendem Capillarnetz konstant bleibt.

2. Über das Wachstum der mechanischen Strukturen des Bindegewebes.

Nach neueren Untersuchungen entstehen und wachsen die kollagenen Fasern in den zwischenzelligen Räumen[1]. RÖSSLE wies eine Faserbildung in chronischen Ödemen und in länger bestehenden zwischenzelligen, serösen Exsudaten bei thyreotoxischen Schädigungen des Herzmuskels und der Leber nach, die schließlich in eine diffuse Fibrose der Organe übergehen kann. Auch in der Gewebekultur wird im zwischenzelligen Medium Faserbildung beobachtet[2]. Elektronenoptisch sind in der Gewebekultur wesentlich mehr Fasern nachweisbar als lichtoptisch zu vermuten wäre[3]. Nach ROULET (1947) handelt es sich bei der extracellulären Faserbildung um einen physikalisch-chemischen Prozeß, der mit der Umwandlung eines Sols in ein Gel vergleichbar ist. Für die Gliafaserbildung wird ebenfalls eine extracelluläre Entstehung angenommen[4].

Von GROSS und SCHMITT (1948) wurde in der menschlichen Haut eine mittlere Breite der kollagenen Fasern von 1000 ÅE gemessen. GALE (1951) fand beim Kaninchen und beim Menschen in Narben und Tumoren ähnliche Faserbreiten. Die Fasern bestehen wahrscheinlich aus eindimensionalen Strukturen, die mit ihren axialen Perioden phasisch geordnet sind, so daß eine Querstreifung entsteht[5]. Die Querstreifungsperioden haben in allen bisher untersuchten Objekten eine einheitliche Länge von durchschnittlich 640 ÅE[6].

Bezüglich der Entstehung der Fasern werden 2 Möglichkeiten diskutiert. Entweder sezernieren die Bindegewebszellen eine Vorstufe des Faserstoffes, das Präkollagen, aus dem extracellulär dann Kollagen entsteht oder die Zellen produzieren die fertigen eindimensionalen Einheiten, die nur aus wenigen Polypeptidketten bestehen und in das Interstitium abgegeben werden, um sich dort zu Fasern zu ordnen[7]. Die im Interstitium entstehenden oder von der Zelle gelieferten Elementarpartikel ordnen sich zunächst zu Protofibrillen, deren Durchmesser mit 50—100 ÅE veranschlagt wird[8]. Erst aus den Protofibrillen entstehen die kollagenen Faserbündel, die durch fortschreitende Anlagerung an Dicke zunehmen und wahrscheinlich auch eine Längsspaltung durchmachen können.

Der Mechanismus des extracellulären Fibrillenwachstums erinnert sehr an anorganische Wachstumsprozesse, die jedoch in unserem Spezialfall wahrscheinlich unter Kontrolle lebender Zellen stehen. Prinzipiell ist wichtig, daß hier ein Wachstumsprozeß vorliegt, der nicht kontinuierlich, sondern diskontinuierlich erfolgt, indem ganzzahlige Vielfache kleinstmöglicher Einheiten an die wachsende Faser angelagert werden. BEYERSDORFER (1951) zeigte, daß wahrscheinlich weitreichende molekulare Kräfte für die periodische Anordnung der Elemente verantwortlich sind. Das Wachstum der intracellulären Myofibrillen mit ihren konstanten Perioden[9] vollzieht sich sehr wahrscheinlich in ähnlicher Weise.

[1] DOLJANSKI, ROULET 1933; RÖSSLE 1934; HUZELLA 1941; ROULET 1947.
[2] DOLJANSKI, ROULET 1933; HUZELLA 1941; KNAKE 1939. [3] PORTER, VANAMEE 1949.
[4] WILKE 1951. [5] SCHMITT 1949. [6] SCHMITT, HALL, JAKUS 1942; WOLPERS 1944.
[7] SCHMITT 1949; GROSS 1950; RUSKA 1954. [8] PORTER, VANAMEE 1949; BAUD 1953.
[9] FENEIS 1951; A. J. LINZBACH, M. LINZBACH 1951.

Bezüglich der Entstehung und des Wachstums der Basalmembranen sei auf die Arbeit von GERSH und CATCHPOLE (1949) hingewiesen.

3. Das Wachstum der bradytrophen Gewebe.

Vom pathologisch-anatomischen Standpunkt aus ist das Wachstum der bradytrophen Gewebe (Gewebe mit trägem Stoffwechsel) ganz besonders interessant, weil bei ihnen bereits durch den „normalen" Wachstumsablauf schicksalsmäßig degenerative Veränderungen ausgelöst werden[1]. Der Mechanismus der Entstehung solch degenerativer Prozesse und der nachfolgenden Umbauvorgänge ist deshalb von grundlegender pathogenetischer Bedeutung, weil uns die Natur bei diesen relativ einfach gebauten Geweben die Abhängigkeit von Wachstum, Diffusion und Degeneration fast modellmäßig vor Augen führt. Die gewonnenen Erkenntnisse können mit enstprechenden Erweiterungen auf die Pathologie des Anpassungswachstums hochdifferenzierter Organe übertragen werden.

BÜRGER bezeichnet diejenigen Gewebe als bradytroph, die kein eigenes Capillarsystem besitzen. Sie bewerkstelligen ihre Ernährung und den Abtransport der Schlacken auf dem Diffusionswege mit den nächstgelegenen Capillaren. Zu den bradytrophen Geweben werden z. B. die Linse, das Knorpelgewebe, die Zwischenwirbelscheiben, die Wand der Aorta und der großen Arterien gerechnet.

An den Trachealknorpeln und an der Arteria femoralis konnte nachgewiesen werden, daß die Volumina der Knorpel und der Arterienwand zeitlebens an Masse zunehmen[2]. Dieser Massenzuwachs ist angenähert einfach proportional der Querschnittsfläche, die durch planimetrische Messungen bestimmt wurde. Da diese Gewebe ständig an Masse zunehmen, überschreiten sie schon während des normalen Wachstums ihre kritische Schichtdicke. Die Trachealknorpel haben ihre kritische Schichtdicke für das mittlere Lebensalter erreicht, wenn ihre Querschnittsfläche etwa 4,8 mm^2 beträgt. In jüngeren Lebensaltern ist wegen besserer Diffusionsbedingungen die Schichtdicke höher, in späteren Lebensaltern entsprechend niedriger zu veranschlagen. Bei einer Querschnittsfläche von 6 mm^2 sind im Durchschnitt für alle Lebensalter bereits 50% der Trachealknorpel verkalkt oder teilweise knöchern umgewandelt.

Die kritische Schichtdicke der Arteria femoralis entspricht einer Kreisringfläche von etwa 12 mm^2, die der Mann mit 42 Jahren, die Frau mit 55 Jahren erreicht. Jenseits des genannten Wertes sind immer degenerative Veränderungen der Media mit Intimapolsterbildung und Umbau der Arterienwand nachweisbar. Diese Veränderungen der Arterienwand nennen wir Arteriosklerose. Der Massenzuwachs, auch der kranken Arterienwände, steht im Mittel in einfacher Proportionalität zum Herzgewicht. Dieser Befund wurde durch gleichartige Messungen an anderen Arterien bestätigt[3]. Auch für die Aorta wurde ein kritisches Gewicht bestimmt, das für die Entstehung der Arteriosklerose der Aorta von Bedeutung ist[4].

Das Gesagte gilt nicht nur für die großen Arterien und die Trachealknorpel. Nach SCHMORL und JUNGHANNS (1951) entspricht z. B. die Altersverteilung der Spondylosis deformans weitgehend der Altersverteilung der Arteriosklerose und der degenerativen Prozesse an den Trachealknorpeln. Es liegt daher nahe, auch bei dieser Erkrankung ursächlich an eine absolute oder relative Überschreitung eines kritischen Gewebsgleichgewichtes zu denken.

Die quantitativen Untersuchungen über Knochenwachstum[5] weisen ebenfalls auf eine Abhängigkeit des Knorpelumbaues in Knochen von der Schichtdicke

[1] BÜRGER 1947; LINZBACH 1943. [2] LINZBACH 1943. [3] SCHOENMAKERS 1948, 1949.
[4] MEYER 1951. [5] HARRIS 1933; SILBERBERG, SILBERBERG 1939, 1949, 1950.

hin. Das gleiche gilt für die mit abnormem Knorpelwachstum einhergehende und auf einem recessiven letalen Gen beruhende, sog. Dyschondrogenese[1].

Modellmäßig läßt sich das Wachstum der bradytrophen Gewebe sehr gut nach dem System von DEHLINGER und WERTZ (1942) beschreiben, wenn man darin die Möglichkeit einer Teilung ausschließt, wie es bei den bradytrophen Geweben der Fall ist (vgl. S. 188). Es resultiert dann ein System, bei welchem nach Überschreitung der kritischen Dicke die zentralen Bezirke langsam im Sinne eines „protrahierten Infarktes“ (LINZBACH) zugrunde gehen, während die lebendige äußere Schale, deren Dicke der kritischen Schichtdicke des Gewebes entspricht, weiterwachsen kann. Das Gebilde schließt dann im Bereich des

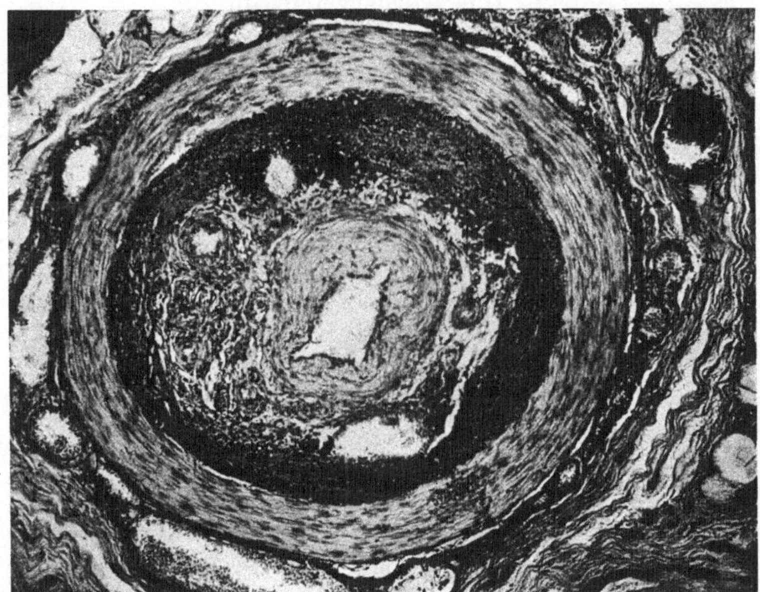

Abb. 14. Neubildung einer Arterie in der Lichtung einer Magenarterie nach früherer Thrombose bei chronischem Magenulcus. ♂, 45 Jahre.

inneren Diffusionsschwerpunktes zunehmend inerte Massen ein, die aus Zelldetritus und Schlackensubstanzen bestehen. Da die Wand der Blutgefäße von einem äußeren und einem inneren Diffusionsstrom versorgt wird, muß man hier in entsprechender Weise zwei ineinandergesteckte Schalen in Form von Zylindermänteln annehmen. Der Diffusionsschwerpunkt liegt dort, wo sich die äußere und die innere Diffusionsschale berühren. Er entspricht bei den großen Arterien dem inneren Drittel der Media, wo auch die ersten degenerativen Veränderungen im Laufe des Lebens nachzuweisen sind.

Bei den bradytrophen Geweben läßt sich somit die Beziehung zwischen Wachstum und Stoffwechsel, Wachstum und kritischer Schichtdicke, Wachstum und Krankheit in eindrucksvoller Weise demonstrieren. Während ein bradytropher Gewebsbezirk im Bereich des kritischen Gleichgewichts in den äußeren Bezirken ausreichend versorgt wird, können im Inneren durch Cytolyse Stoffe entstehen, die eine Vascularisation und einen Umbau des Systems im Sinne einer Neuorganisation mit einer neuen stabilen Gleichgewichtslage herbeiführen. Daß diese organisatorischen Kräfte auch unter krankhaften Bedingungen in bradytrophen Geweben erhalten bleiben, beweist die Abb. 14. Hier bildete sich

[1] GRÜNEBERG 1947; LINZBACH 1950.

innerhalb der alten Gefäßlichtung einer Magenarterie nach thrombotischem Verschluß bei chronischem Magenulcus eine vollständig neue Arterienwand aus, mit Endothel, Intima, glatter Muskulatur und Vasa vasorum in einer neuen Adventitia. Ein solcher Entwicklungs- und Wachstumsvorgang läßt sich nicht allein durch „Zug und Druck" erklären, sondern hieran sind wahrscheinlich, ebenso wie während der Ontogenese, örtlich entstandene, induzierende Substanzen beteiligt. Wesentlich für die Einleitung von Umbauvorgängen ist es, daß keine akute Nekrose zustande kommt, sondern eine milde Cytolyse im Sinne von HOLTFRETER (1948) und BRACHET (1947).

E. Das Körperwachstum.

1. Das Körperwachstum vor der Geburt.

Man sollte annehmen, daß unser Wissen über die Zunahme des Gewichtes, der Oberfläche und der Länge des Menschen vor und nach der Geburt längst in Standardtabellen niedergelegt ist, die gar keine wesentliche Diskussion zulassen. Das ist aber keineswegs der Fall. Die Angaben über das embryonale Längenwachstum des Menschen weichen sehr weitgehend voneinander ab. Eine vergleichende Zusammenstellung der Mittelwerte verschiedener größerer Untersuchungsreihen von A. W. MEYER, die von RÖSSLE und ROULET in „Maß und Zahl" abgebildet ist, zeigt zwischen dem 6. und 7. Schwangerschaftsmonat eine maximale Schwankung von 25%! Die absoluten Mittelwerte zu diesem Zeitpunkt betragen 30 cm und 37,5 cm.

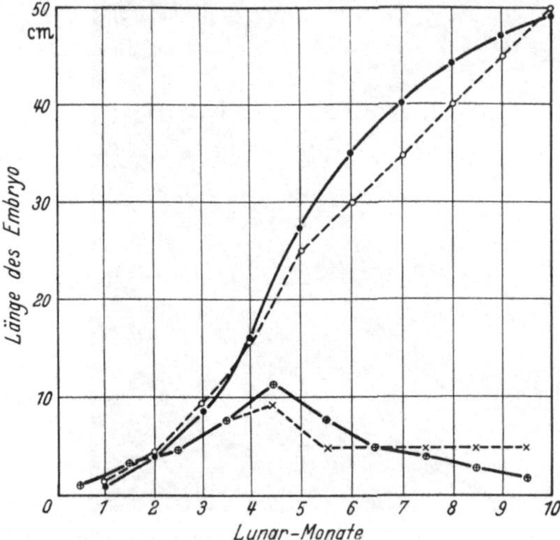

Abb. 15. Längenwachstum des menschlichen Embryos. ● Werte von HIS; ⊕ monatliche Wachstumsrate nach den Werten von HIS; ○ Werte von WYLIE und AMIDON; × monatliche Wachstumsrate nach den Werten von WYLIE und AMIDON.

Unter den mir zugänglichen Arbeiten über das embryonale Längenwachstum fanden sich immer wieder zwei sich widersprechende Typen des kurvenmäßigen Ablaufs, deren Charakteristik in Abb. 15 dargestellt ist. Die älteren Angaben ergeben meist einen glatten, S-förmigen Verlauf des Wachstums mit einer zunehmenden Verkleinerung der Wachstumsrate. Die neueren Daten stimmen im wesentlichen mit den älteren nur während der ersten 4 Monate überein[1]. Vom 5. Monat an ergeben die neueren Daten einen geradlinigen Verlauf. Der grundlegende Unterschied zwischen den alten und den neuen Längenmaßen besteht darin, daß die auf Grund der neuen Messungen ermittelte Wachstumsrate vom 5. Monat an konstant bleibt. Obwohl die Werte der neuen Längenbestimmungen in der zweiten Schwangerschaftshälfte erheblich kleiner als die alten sind, liegt die „neue Wachstumsrate" vom 6. Monat an über der alten. Die neuen Messungen ergeben am Ende der Schwangerschaft eine größere Wachstumsgeschwindigkeit als die alten Werte.

STREETER (1920), RÖSSLE und ROULET (1932) weisen auf die methodischen Schwierigkeiten der Längenmessungen und der exakten Altersbestimmung hin. Es ist jedoch

[1] SCAMMON, CALKINS 1929; WYLIE, AMIDON 1951.

unwahrscheinlich, daß die Differenzen nur auf methodischen Fehlern beruhen. Rein methodische Meßfehler müßten sich im ersten Schwangerschaftsdrittel am stärksten ausprägen, da Längenmessungen bei kleinen Feten erheblich schwieriger sind als bei größeren. Wenn dagegen methodische Unterschiede der Altersbestimmung vorlägen, müßten die größten Differenzen im mittleren Drittel der Schwangerschaft liegen, da in diesem Zeitraum die Wachstumsgeschwindigkeit am größten ist. Da aber die größten Differenzen in der zweiten Schwangerschaftshälfte zu verzeichnen sind, so spricht dies gegen eine ursächliche Bedeutung methodischer Fehler.

Es ist schwierig, eine befriedigende Erklärung für die beobachteten Wachstumsdifferenzen zu geben. Da die Werte von His aus dem Jahre 1874 stammen, könnte man in Erwägung ziehen, daß sich der Charakter des antenatalen Längenwachstums in den letzten 75 Jahren geändert habe. Exogene Einflüsse sind insofern sehr unwahrscheinlich, als zahlreiche Tierversuche und Beobachtungen am Menschen in den letzten Kriegsjahren[1] zwar eine geringe exogene Beeinflussung des Gewichtswachstums vor der Geburt ergeben haben, nicht aber des Längenwachstums. Ein Zusammenhang mit der in den letzten Jahrzehnten allgemein beobachteten Acceleration des kindlichen Längenwachstums[2] läßt sich nicht sicher ausschließen.

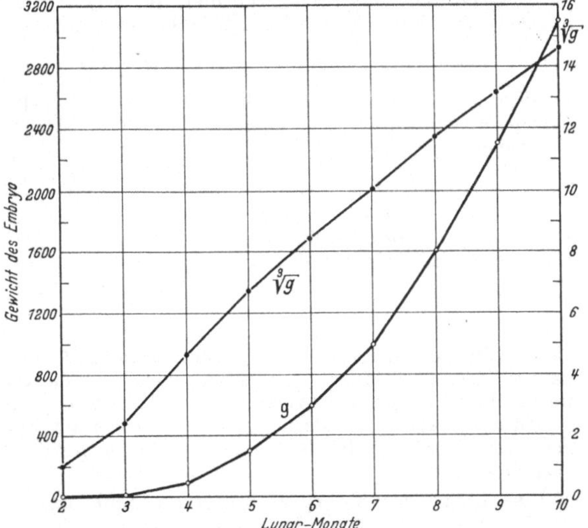

Abb. 16. Gewichtswachstum des menschlichen Embryos im Vergleich zu der 3. Wurzel aus dem Körpergewicht. (Nach den Werten von Wylie und Amidon.) Ordinate: links Gramm, rechts 3. Wurzel des Gewichtes.

Die Beobachtung von Rössle, nach der die 6jährigen Schulkinder Jenas im Jahre 1921 um 4—6 cm größer waren als die gleichaltrigen Schulkinder des Jahres 1880, könnte sehr wohl damit zusammenhängen, daß die Neugeborenen bei gleichbleibender Geburtslänge mit einer größeren inhärenten Wachstumsgeschwindigkeit zur Welt kommen. Da die Acceleration vorwiegend bei der Stadtbevölkerung in Erscheinung tritt, wird sie mit einer bevorzugten Abwanderung des großwüchsigen Teiles der Landbevölkerung in die Stadt ursächlich in Zusammenhang gebracht.

Für einen linearen Verlauf des Längenwachstums sprechen die sehr genauen Messungen an Schafembryonen von Barcroft (1946), der eine ganz ausgesprochen lineare Beziehung zwischen Körperlänge und Zeit nachweisen konnte. Das gleiche gilt für die neueren amerikanischen Standardmessungen an verschiedenen Laboratoriumstieren[3]. Man muß jedoch berücksichtigen, daß sich das Längenwachstum vierbeiniger Tiere praktisch nur auf das einförmige Wachstum der Wirbelsäule und der Kopflänge bezieht, während beim Menschen noch die ausgesprochen positiv allometrische Beinlänge hinzukommt. Man kann also nicht erwarten, daß das Längenwachstum „über Alles“ beim Menschen ebenso streng linear verläuft wie bei den Vierbeinern.

Die Gewichtszunahme des menschlichen Embryos geht aus Abb. 16 hervor, die nach den Angaben von Wylie und Amidon (1951) gezeichnet wurde. Besonders interessant ist der fast geradlinige Verlauf der 3. Wurzel aus dem Körpergewicht.

[1] Übersicht bei Barcroft 1946; Solth, Abt 1951.
[2] Rössle, Böning 1924; Rössle 1925; Bennhold-Thomsen 1949; Stifter 1949.
[3] Webster, Liljegren 1949; Purdy, Hillemann 1950; Hugget, Widdas 1951.

HUGGET und WIDDAS (1951) haben gezeigt, daß sich aus dem Geburtsgewicht und aus der Kenntnis einer bestimmten Zeitspanne der Tragzeit die fetale Wachstumsgeschwindigkeit einer Tierart in sehr guter Annäherung berechnen läßt. Die Wachstumsgeschwindigkeit a ist einfach proportional dem Tangens des Winkels, den die Linie der 3. Wurzel des Körpergewichtes mit der Abszisse bildet. Das rechnerisch einfache Verfahren gestattet die fetalen Wachstumsgeschwindigkeiten einzelner Tierarten miteinander zu vergleichen.

$a = 0{,}05$:	Mensch, Schimpanse und verschiedene Affen,
$a = 0{,}12$—$0{,}15$:	Wolf, Puma, Löwe, Schwein, Schaf, Hirsch, Pferd, Rind, Kamel,
$a = 0{,}2$:	z. B. Nilpferd,
$a = 0{,}5$:	Wal.

Was ein Walfischembryo in bezug auf das Gewichtswachstum im Vergleich zum menschlichen Embryo leistet, kann man nur dann ermessen, wenn man berücksichtigt, daß sich die 10fach höhere Wachstumsgeschwindigkeit des Wales auf die Längen bezieht, das Volumen aber der 3. Potenz entspricht.

Aus der rein empirischen Formel von HUGGET und WIDDAS ist eine theoretisch sehr interessante Ableitung möglich. Die Formel lautet:

$$W^{\frac{1}{3}} = a \cdot t.$$

In Worten: Die 3. Wurzel des Gewichtes ist gleich dem Produkt aus Wachstumsgeschwindigkeit (a) und Zeit (t). Differenziert nach der Zeit ergibt sich der Gewichtszuwachs in der Zeiteinheit

$$\frac{dW}{dt} = 3a \cdot W^{1-\frac{1}{3}}.$$

Bei Annahme eines gleichbleibenden spezifischen Gewichtes kann man an Stelle des Gewichtes W das Volumen V setzen und der konstante Wert 3a wird zur Konstanten K

$$\frac{dV}{dt} = K \cdot V^{\frac{2}{3}}.$$

Da $V^{\frac{2}{3}}$ die Dimensionen einer Fläche hat, ergibt sich aus diesen rein empirischen Daten, daß die Geschwindigkeit des embryonalen Volumwachstums von einem bestimmten Zeitpunkt der Embryonalentwicklung an proportional einer Fläche (innere Oberfläche ?) ist.

In der Praxis wird die Länge des Embryos am Ende der Schwangerschaftsmonate nach der alten Regel von HAASE berechnet, die nach dem 5. Monat einen linearen Wachstumsverlauf ergibt.

Die Länge des Embryos beträgt am Ende des

1. Schwangerschaftsmonats	$1 \cdot 1 = 1$ cm
2. „	$2 \cdot 2 = 4$ cm
3. „	$3 \cdot 3 = 9$ cm
4. „	$4 \cdot 4 = 16$ cm
5. „	$5 \cdot 5 = 25$ cm
6. „	$6 \cdot 5 = 30$ cm
7. „	$7 \cdot 5 = 35$ cm
8. „	$8 \cdot 5 = 40$ cm
9. „	$9 \cdot 5 = 45$ cm
10. „	$10 \cdot 5 = 50$ cm

2. Das Körperwachstum nach der Geburt.

Seit QUETELETS Veröffentlichung (1835) der Daten über das Wachstum des menschlichen Organismus hat es nicht an Versuchen gefehlt, das Wachstum der Tiere und die einzelnen Wachstumscyclen des Menschen durch einen mathematischen Ausdruck zu beschreiben. Der S-förmige Verlauf der Wachstumskurven lädt direkt dazu ein, nach einer entsprechenden Funktion zu suchen. Da das Wachstum des Organismus sehr komplexer Natur ist und sich aus der Summe des Wachstums der Organe bzw. der Zellen und der Zwischensysteme zusammensetzt, ist es sehr unwahrscheinlich, daß in naher Zukunft eine richtige und allgemein gültige, logische Wachstumsfunktion gefunden wird. Bisher sind über 150 verschiedene Wachstumsfunktionen vorgeschlagen worden[1]. Es handelt sich hierbei nicht nur um logische Funktionen, denen eine begründete theoretische Vorstellung zugrunde liegt [Beispiele: VERHULST (1838), PEARL (1927), Ana- und Katabiose: PÜTTER (1920) und v. BERTALANFFY (1951)], sondern auch um rein empirische Funktionen. Hierbei wird eine Funktion gesucht, die mit einer gegebenen Punktfolge gut übereinstimmt[2] und sich möglichst noch in ein

[1] RICHARDS, KAVANAGH 1945. [2] Vgl. die Wachstumsfunktion von PFAUNDLER 1916.

scheinbar verständliches theoretisches Gewand einkleiden läßt. Beispiele dieser Art sind: die Einführung der „organischen Zeit"[1], die Formulierung der Differenzierungsgeschwindigkeit als Antagonist des Wachstums[2], der Vergleich der Wachstumsgeschwindigkeit mit dem Ablauf autokatalytischer chemischer Reaktionen[3]. Zum Vergleich des Wachstums mit der Autokatalyse bemerkt THOMPSON (1948): "When the same curve depicts the growth of an individual and of a population and the velocity of a chemical reaction, it is enough to shew that the analogy between these is a mathematical and not a physico-chemical one."

NEEDHAM (1931) gibt in seiner chemischen Embryologie eine ausgezeichnete geschichtliche Entwicklung und Beschreibung der verschiedenen Versuche wieder, auf die an dieser Stelle nur verwiesen werden kann. In "Biochemistry and Morphogenesis", etwa 10 Jahre später, kommt NEEDHAM (1942) zu dem Schluß, daß alle Bemühungen, das Wachstum eines

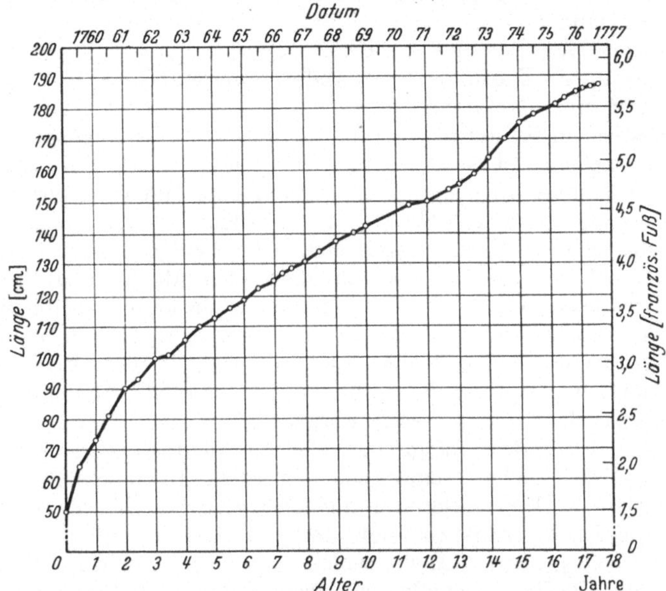

Abb. 17. Längenwachstum eines französischen Knaben aus dem 18. Jahrhundert. [Aus THOMPSON (1948), nach SCAMMON und BUFFON].

ganzen Organismus mathematisch zu erfassen, fruchtlos gewesen sind und keine wesentliche Erleuchtung gebracht haben.

Das postnatale Wachstum des Menschen läßt sich schon deshalb nicht durch eine einfache Funktion beschreiben, weil sich mehrere Wachstumscyclen von verschiedenem Charakter in zeitlicher Folge ablösen[4]. Dem embryonalen Wachstum folgt das Wachstum des Säuglings, das kindliche Wachstum mit erster Streckung, dann das Pubertätswachstum mit zweiter Streckung. Schließlich findet nach dem 40. Lebensjahr bei den meisten Menschen noch ein Gewichtszuwachs statt ohne gleichzeitiges Längenwachstum. Zu dieser Zeit ist das Organwachstum mit Ausnahme von Herz, Gefäßen und bradytrophen Geweben zum Stillstand gekommen. Deshalb liegt dem späten Gewichtsanstieg vorwiegend eine Vermehrung des Fettgewebes zugrunde, das man als teilweise inerte Masse bezeichnen kann. Die Beschreibung dieser Wandlungen, die auf Wachstumsprozessen beruhen und mit Änderungen des Habitus einhergehen, sind ein Teilgebiet der Konstitutionsforschung[5].

An Stelle der üblichen Wachstumstabellen ist in Abb. 17 die Längenwachstumskurve eines französischen Knaben aus dem 18. Jahrhundert wiedergegeben. Der Vater des Knaben, Comte Philibert Gueneau de Montbeillard, hat seinen Sohn 17 Jahre lang alle 6 Monate gemessen. Die schöne Kurve ist nicht nur ein geschichtliches, sondern auch ein biologisches Dokument von großem Wert. Das schnelle Wachstum in der Kindheit, mit folgender Verlangsamung und erneutem Anstieg in der Pubertät sind deutlich zu erkennen.

[1] DU NOÜY 1916, 1919, 1936; CARREL, HARTMANN 1916; BACKMANN 1943.
[2] SCHMALHAUSEN 1931; vgl. auch GOMPERTZ 1825.
[3] WO. OSTWALD 1908; ROBERTSON 1908. [4] ZELLER 1940.
[5] ZELLER 1940; KRETSCHMER 1940; CONRAD 1941.

Tabellen über Längen- und Gewichtswachstum des Organismus und seiner Teile finden sich bei RÖSSLE und ROULET und insbesondere in den Tabulae Biologicae Bd. XX, wo auch zahlreiche Tabellen über Wachstumsmessungen bei verschiedenen Völkern und Rassen abgedruckt sind.

3. Die Formveränderungen während des Wachstums.

Nach ALBRECHT V. HALLER (1762) und D'ARCY W. THOMPSON (1948) kommen Formveränderungen eines wachsenden Organismus immer dann zustande, wenn sich das Verhältnis seiner Wachstumsraten zueinander in den einzelnen Richtungen des Raumes ändert. Das gilt sowohl für die Zellen wie für die Organe und den gesamten Organismus.

In stationären Geweben des erwachsenen Organismus kann sich die Form der Zellen allein durch Zug und Druck ändern, wie man es z. B. an Leberzellen in Nachbarschaft einer Metastase oder an den Lymphocyten in Nachbarschaft eines hyperplastischen Keimzentrums im Lymphknoten beobachten kann. Aber bei wachsenden Zellen und Geweben bedeutet Zug und Druck in irgendwelchen Richtungen des Raumes auch immer gleichzeitig eine Änderung der Wachstumsraten in den entsprechenden Richtungen. Die urtümlich kugelförmigen Blastomeren wandeln sich in flache Epithelien, die Myoblasten in langgestreckte Muskelfasern, die Neuroblasten in die Ganglienzellen mit ihren zahlreichen Fortsätzen um. Bei diesen cellulären Formveränderungen kann man in den meisten Fällen die Regel beobachten, daß die Zellform um so mehr von der Kugelform abweicht, je größer die Zellen in der postmitotischen Wachstumsphase werden. Da alle Abweichungen von der Kugelform mit einer relativen Vergrößerung der Oberfläche einhergehen, kann diesen Formveränderungen eine sehr große Bedeutung zur Erhaltung des biologischen Gleichgewichtes der großen Zellformen mit hohem Eigenstoffwechsel zugesprochen werden. In diesem Zusammenhang sei auf die riesigen, stark verästelten und gefensterten Ganglienzellen von Fischen hingewiesen, die LEVI (1925) abbildet, und auf den Befund von BARGMANN[1], der innerhalb von großen Ganglienzellen capillarhaltige Kanäle nachweisen konnte. Hypertrophe Herzmuskelfasern haben oft tief in die Faser einschneidende und längsverlaufende Rillen, die Capillaren enthalten können (Abb. 20 u. 22e).

Tiefgreifende Änderungen der Form des Organismus, die mit einer relativen Vergrößerung der äußeren Oberfläche einhergehen, finden beim Menschen nur während der Frühentwicklung statt, wenn sich das kugelförmige Ei in den Embryo umwandelt. Die zunehmende innere Organisation, die mit der Entwicklung des Hämoglobins, der Zellenzyme und der Vergrößerung der inneren Oberfläche einhergeht, gestattet in späteren Entwicklungsstadien eine angenähert gleichbleibende Form mit relativer Verkleinerung der äußeren Oberfläche während des Wachstums.

Bei einfachen geometrischen Körpern wird die Form hinreichend bestimmt durch Angabe ihrer Art, z. B. ob Würfel, Kugel, Zylinder usw. und der Proportionen kennzeichnender linearer Maße, wie Kanten, Durchmesser, Höhen, Achsen usw. Bei biologischen Formen verlangt die Kennzeichnung der Art der Form meist eine ausführliche Beschreibung. Charakteristische lineare Maße und ihre Proportionen sind dagegen selbst bei komplizierten Körpern relativ leicht einer Messung zugänglich. Die exakte Grundlage der Beschreibung der Formveränderungen eines Organismus während des Wachstums ist daher durch Proportionsstudien gegeben.

Solche Proportionsstudien wurden bereits von ALBRECHT DÜRER, GALILEI, LEONARDO DA VINCI und ALBRECHT V. HALLER durchgeführt. In neuerer Zeit

[1] Siehe OPITZ, SCHNEIDER 1950.

hat D'ARCY THOMPSON (1948), ähnlich wie DÜRER, die Transformation oder Überführung einer äußeren Form in eine andere vorgenommen und hieraus seine mathematische Theorie der Transformation entwickelt.

Das Prinzip der Methode beruht auf folgendem: Zunächst wird entweder ein zweidimensionales Projektionsbild eines Organismus in ein zweiachsiges Koordinatensystem oder die dreidimensionale, körperliche Form in ein dreiachsiges räumliches Koordinatensystem übertragen. Durch Transformation einer oder mehrerer Achsen, nach mitunter einfachen Rechenregeln, kommen Formveränderungen der Modelle zustande, die weitgehend den Formveränderungen der natürlichen Vorbilder während des Wachstums entsprechen. Zur Anschaulichkeit sei gesagt, daß der Konstruktion der sog. Lachspiegel auf Jahrmärkten genau solche Transformationen, aber meist nur einer Achse, zugrunde liegen. Die Methode läßt sich sowohl auf phylogenetische, interspezifische[1] als auch auf ontogenetische, intraspezifische Formveränderungen anwenden[2].

Die wichtigste Proportionsregel ist die HALLERsche Wachstumsregel, die besagt, daß Augen und Gehirn bei kleinen Säugetieren relativ viel größer sind

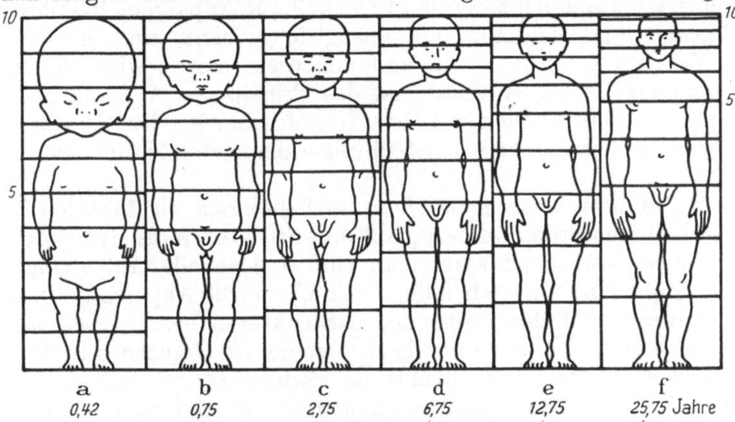

Abb. 18. Transformation eines menschlichen Embryos in einen erwachsenen Menschen. (Aus MEDAWAR nach STRATZ.)

als bei großen Säugetieren. Die Regel ist innerhalb gewisser Grenzen nicht nur für die Stammesentwicklung, sondern auch für die Individualentwicklung gültig. Für den Menschen ist es weiterhin charakteristisch, daß die Beine und die untere Rumpfhälfte relativ schneller wachsen als Kopf und obere Rumpfhälfte. Als Beispiel ist in Abb. 18 die Transformation der embryonalen Körperform in die des Erwachsenen wiedergegeben.

F. Das physiologische und pathologische Anpassungswachstum.

1. Über Anpassung.

Unsere bisherigen Ausführungen haben ergeben, daß man ein Lebewesen als ein System betrachten kann, das sich sowohl während seiner Entwicklung, als auch im Endzustand in einem Fließgleichgewicht mit seiner Umgebung befindet[3]. Seine Strukturen befinden sich nur scheinbar in einem stationären Zustand, denn das Lebewesen wird dauernd von gelösten Materialteilchen durchströmt. Einige Teilchen treten als energiereiche Verbindungen ein, werden ihrer Energie beraubt und verlassen das Lebewesen als energiearme Produkte. Andere Teilchen werden durch die ordnenden Kräfte der Gene und ihrer Abkömmlinge zeitweilig in die bestimmte strukturelle Ordnung des Lebewesens gebannt.

[1] MEDAWAR 1945; RICHARDS, KAVANAGH 1945; THOMPSON 1948; RENSCH 1947, 1948; v. BERTALANFFY 1951.
[2] STRATZ 1928; CONRAD 1941. [3] v. BERTALANFFY 1951.

Die Isotopenforschung in der Biologie[1] hat ergeben, daß der materielle Austausch innerhalb der lebenden Strukturen ständig vor sich geht, so daß ein Lebewesen nur in unendlich kurzen Zeiträumen aus den gleichen Atomen zusammengesetzt ist. Nur die stabilen Gene sind als ruhende Pole wahrscheinlich nicht dieser materiellen Mauserung unterworfen (vgl. Beitrag von FRIEDRICH-FREKSA in diesem Handbuch). Wir haben auch festgestellt, daß die Lebewesen in der Regel nicht jene kritischen Endzustände des Wachstums erreichen, die in einigen Gleichungen postuliert werden. Es bleibt ein Spielraum übrig, der es gestattet, daß das Gleichgewicht auch bei unvorhergesehenen Änderungen innerer oder äußerer Art, allein durch quantitative Verschiebungen, aufrechterhalten werden kann, ohne daß tiefgreifende, qualitative Änderungen notwendig sind. Diese Eigenschaft der Lebewesen deckt sich mit dem, was wir Anpassung nennen. Der Spielraum der Anpassung entspricht der Anpassungsbreite. Sehr wahrscheinlich hängt die Fähigkeit zur Anpassung damit zusammen, daß die biologischen Gleichgewichte Fließgleichgewichte sind, die noch keinen kritischen Zustand erreicht haben und außerdem eine gewisse Stabilität und Trägheit besitzen. Nach STARLING[2] ist das Prinzip der Anpassung die einzige Formel, die alle Phänomene der Lebewesen einschließt. Der Biologe müsse es vorläufig genau so hinnehmen wie der Physiker den ersten Hauptsatz der Wärmelehre.

In bezug auf ihre Leistung können die Lebewesen als funktionelle Gleichgewichte betrachtet werden, in bezug auf ihre Strukturen als strukturelle Gleichgewichte. Dementsprechend kann man eine funktionelle Anpassung und eine strukturelle Anpassung unterscheiden. Die funktionelle Anpassung besteht darin, daß ein Lebewesen mit den vorhandenen Strukturen mehr Arbeit in der Zeiteinheit leisten kann. Die strukturelle Anpassung ist dagegen mit einem Anbau und eventuellem Umbau der Strukturen verbunden, so daß das Lebewesen schließlich als Ganzes eine erhöhte Leistung vollbringen kann, ohne daß dabei die Volumeinheit der lebenden Masse mehr zu leisten braucht. Die Begriffe decken sich also teilweise mit dem, was W. ROUX (1881, 1912) unter funktioneller Anpassung und gestaltlicher Anpassung verstanden hat.

Zunächst ist jede Anpassung eines Organismus in einer veränderten Gleichgewichtslage funktioneller Art. Erst wenn die veränderte Gleichgewichtslage anhält, und es sich lohnt, geht die funktionelle Anpassung in eine strukturelle über. Hierbei gilt nicht nur die Zweckmäßigkeit, sondern auch ein Ökonomieprinzip[3]. Da die strukturelle Anpassung bauliche Veränderungen mit Wachstum oder Neubildung von Zellen bzw. Zwischensubstanzen notwendig macht, kommt sie nur dann zustande, wenn sie auf die Dauer gesehen zweckmäßiger und ökonomischer ist als die rein funktionelle Anpassung, die mit einer Überlastung der vorhandenen Einrichtungen einhergeht.

Wir haben nun die schwierige Frage zu entscheiden, was im Hinblick auf die Anpassung als normal und was als pathologisch bezeichnet werden muß. Ohne bewertende Beurteilung ist das nicht durchführbar. Alle funktionellen und materiellen Eigenschaften von Lebewesen einer Art oder gleichen Musters zeigen eine *Variation* ihrer Eigenschaften, die durch eine symmetrische oder schiefe Verteilung in Form einer Glockenkurve dargestellt werden kann. Vom quantitativen Gesichtspunkt aus kann man sich einstweilen mit RAUTMANN (1921) und WACHOLDER (1952) dahin einigen, daß man als Norm die mittleren 95% eines Kollektivs bezeichnet, die zwischen den ersten 2,5% und unterhalb von 97,5%

[1] SCHOENHEIMER 1947.
[2] EVANS, C. L. STARLINGS Principles of human Physiology, 10. Aufl. London 1949.
[3] HESS 1930; LINZBACH 1947.

liegen. Die „oberen“ und „unteren“ 2,5% sind mit sehr großer Wahrscheinlichkeit als abnorm anzusehen. BURKHARDT (1948) tritt dagegen für eine „Individualität der Norm“ ein.

Krankheit und *Norm* haben aber einen *mehr qualitativen als quantitativen Charakter.* Die Beziehung zur quantitativen Variation besagt nur, daß ein „normales Muster“ eines Lebewesens mit größter Wahrscheinlichkeit nur innerhalb eines gewissen quantitativen Bereiches möglich ist, und es sehr unwahrscheinlich ist, daß ein quantitativer Grenzwert, ohne gleichzeitige Änderung des qualitativen Musters, überschritten werden kann. Wir möchten daher sagen, daß nach Abschluß der Entwicklung die *Grenze der Norm* für ein Organ oder einen Organismus in der Erreichung des *kritischen funktionellen oder strukturellen Gleichgewichtszustandes* zu sehen ist. In diesem Zustand ist die *Anpassungsbreite* bei gleichbleibendem Muster erschöpft und besitzt theoretisch *den Wert Null.* Die biologischen Gleichgewichte sind dann derart „sensibilisiert“, daß jeder zusätzliche, unvorhergesehene, auch unspezifische Reiz, die Qualität des Gleichgewichtes stört und zur Ursache einer qualitativen Veränderung mit neuer Ausgangslage werden kann. Man kann dabei nicht immer voraussagen, ob die neue Art des Gleichgewichtes mit derjenigen materiellen Kombination verknüpft sein wird, die wir Leben nennen. Im schlimmsten Fall kommt es zur Katastrophe mit Untergang des Gewebes, im besten zu einem neuen, lebenden Gleichgewicht.

Von *physiologischer Anpassung* sprechen wir nur dann, wenn im Verlauf der funktionellen oder strukturellen Anpassung der kritische Gleichgewichtszustand nicht überschritten wird und der Anpassungsvorgang ohne wesentliche qualitative Änderungen einhergeht.

Unter *pathologischer Anpassung* verstehen wir dagegen diejenigen Anpassungsvorgänge, bei welchen ein kritischer Gleichgewichtszustand überschritten wird, und die Art des geweblichen Gleichgewichtes eine qualitative Änderung erfährt, z. B. durch Umbau oder Untergang des Gewebes.

Wie aus dem alltäglichen Leben und den Erfahrungen des Sporttrainings bekannt ist, spielt bei der Anpassung nicht nur die Anpassungsbreite, sondern auch die *Zeit* eine sehr große Rolle. Bei einer plötzlichen Belastung kann die funktionelle Anpassungsbreite eines Lebewesens so schnell überschritten werden, daß eine strukturelle Anpassung gar nicht eingeleitet wird, durch welche vielleicht weitere Anpassungsreserven mobilisiert werden könnten. Erfolgt jedoch die Belastung eines Lebewesens oder Organs sehr langsam und derart, daß die belastenden Reize nur ganz langsam im Laufe der Zeit an Stärke zunehmen, so können Anpassungserfolge erzielt werden, die an das Wunderbare grenzen.

Für die Anpassung eines Organs ist die Zeit deshalb bedeutungsvoll, weil jedes Organ als ein Teil des Gesamtorganismus mit anderen Organen und Geweben in enger funktioneller und struktureller Abhängigkeit steht. Wird ein Organ einmalig von einem belastenden Reiz getroffen, so hat dieses Organ zunächst die Hauptlast des Ausgleiches zu tragen. Trifft dagegen derselbe Reiz immer wieder dasselbe Organ, so werden im Laufe der Zeit, nach Art eines bedingten Reflexes, die korrelierten Organe und Systeme das betroffene Organ mehr und mehr unterstützen, indem sie sich auf ihre Art den neuen Bedingungen anpassen und damit den Ausgleich einer Belastung wesentlich erleichtern. Ein trainierter Sportler besitzt nicht nur eine leistungsfähige Skeletmuskulatur. Herz, Gefäße, Leber, Nervensystem und innersekretorischer Apparat sind bei ihm ebenso in ihrer Art angepaßt wie die Skeletmuskulatur. RÖSSLE (1926) spricht in diesen Fällen von korrelativer Anpassung.

Eine Anpassung liegt auch dann vor, wenn ein Lebewesen oder ein Organ unter krankhaften Bedingungen seinen Gleichgewichtszustand aufrechterhält, obwohl sich z. B. seine Versorgung verschlechtert. Auch hierbei ist die Zeit bedeutungsvoll. So beobachteten wir kürzlich bei einem alten Menschen eine sehr hochgradige verkalkte Coronarsklerose mit völliger Obliteration sämtlicher Äste, ohne makroskopisch nachweisbare Veränderungen am Myokard.

Weiterhin hängt die Anpassung vom *Lebensalter* ab. Funktionelle und strukturelle Anpassung sind im Greisenalter bei den meisten Organen erheblich eingeschränkt. Es ist aber keineswegs erwiesen, daß die Anpassungsfähigkeit im Kindesalter bei allen Organen besser ist als beim Jugendlichen oder Erwachsenen. Das Wachstum vieler Organe kann man während der kindlichen Wachstumsperiode als ein Anpassungswachstum betrachten, so daß eine zusätzliche Belastung Schaden bringen kann. Das gilt sehr wahrscheinlich für das Herz (vgl. Adoleszentenherz S. 224). Dem Tierzüchter ist bekannt, daß eine frühzeitige körperliche Belastung von Pferden schädlich ist und das Wachstum einschränken kann.

Von der strukturellen Seite gesehen decken sich diese Mechanismen ziemlich mit dem was SELYE (1949, 1951) im funktionellen Bereich als *Adaptationssyndrom* bzw. als *„stress“* bezeichnet hat.

Wann ein lebendes System sein kritisches Gleichgewicht erreicht hat, können wir nicht errechnen, das muß einstweilen für jedes Lebewesen, jedes Organ und jedes Gewebe empirisch erkundet werden. Für den menschlichen Trachealknorpel, die Arteria femoralis und das Herz sind die kritischen Gewichte bzw. die Grenzschichtdicken aus eigenen Untersuchungen bekannt, ebenso für die Aorta und die Mäuseleber[1].

2. Die strukturelle Anpassung (Hypertrophie, Hyperplasie).

Die strukturelle Anpassung der Organe und Gewebe geht im physiologischen Bereich mit einer Hypertrophie oder Hyperplasie einher, wobei das Muster oder die typische Struktur der Organe und Gewebe erhalten bleibt. Unter *Hypertrophie* verstehen wir diejenige Vergrößerung eines Organs oder Gewebes, die durch eine Vergrößerung seiner spezifischen Elemente bedingt ist, unter *Hyperplasie* diejenige Vergrößerung, die durch eine Vermehrung der spezifischen Elemente bedingt ist. Unter spezifischen Elementen versteht man bei den Organen entweder die Zellen oder charakteristische, aus Zellen zusammengesetzte Einheiten höherer Ordnung, wie z. B. die Nephren in der Niere, die Inseln des Pankreas, die Läppchen der Leber, die Keimzentren der Lymphknoten usw. In den Geweben kann es sich um Zellen, Muskelfasern, Nervenfasern, kollagene und elastische Fasern usw. handeln. Hieraus geht hervor, daß eine genaue Formulierung sehr schwierig sein kann und immer das Bezugssystem genannt werden muß. So spricht man z. B. von einer Hypertrophie der Niere, obwohl hierbei die einzelnen vergrößerten Nephren hyperplastisch sind.

Im Gegensatz zur physiologischen Hypertrophie und Hyperplasie wird bei *krankhafter Hypertrophie und Hyperplasie* das kritische Gewebsgleichgewicht erreicht und überschritten. Im krankhaften Bereich liegt dann nicht nur eine Vergrößerung oder Vermehrung der spezifischen Elemente vor, sondern gleichzeitig auch ein *Umbau mit qualitativer Veränderung des normalen Baumusters der Organe und Gewebe.* Bei den parenchymatösen Organen können z. B. Gewebsuntergänge durch Bindegewebe ersetzt werden. Bei den Drüsen mit innerer Sekretion können aus diffusen Hyperplasien tumoröse Hyperplasien entstehen[2].

Es steht außer Zweifel, daß Hypertrophie und Hyperplasie auch gleichzeitig in einem Organ vorkommen können. Eine exakte Abgrenzung der Hypertrophie

[1] W. W. MEYER 1951; SIESS, STEGMANN 1950.
[2] BÜNGELER 1951; ROTTER, DONTENWILL 1952.

von der Hyperplasie ist im Einzelfall nur möglich, wenn die relative oder absolute Größe der Zellpopulation eines Organs bekannt ist. Den meisten Arbeiten über den Fragenkomplex: Hypertrophie-Hyperplasie liegen jedoch keine oder nicht ausreichende Messungen zugrunde.

Ist die Hypertrophie die Folge einer aufgezwungenen Leistungssteigerung, so spricht man von *Arbeits-* oder *Aktivitätshypertrophie*. Ist die erzwungene Leistungssteigerung bei paarig angelegten Organen auf den Verlust des Partners zurückzuführen, so spricht man von *kompensatorischer* oder *vikariierender Hypertrophie*. Eine vikariierende Hypertrophie liegt auch dann vor, wenn größere Zellkomplexe innerhalb eines Organes zugrunde gegangen sind, und die restlichen erhaltenen Zellen an Größe zunehmen. Die bekanntesten Beispiele solcher vikariierender Hypertrophien sind die ungewöhnlich großen Herzmuskelfasern in unmittelbarer Nachbarschaft von Herzmuskelschwielen und die großen Leberzellen in Nachbarschaft cirrhotischer Narben (Abb. 23).

Im gleichen Sinne wie bei der Hypertrophie kann man auch von *Aktivitätshyperplasie* und *kompensatorischer Hyperplasie* sprechen. Die vermehrte Blutbildung als Ausdruck der Höhenanpassung oder nach Blutverlusten kann man als kompensatorische Hyperplasie auffassen. Das gleiche gilt für die Vergrößerung der überlebenden Nephren bei chronischer Glomerulonephritis. Die leukämischen Reaktionen entsprechen einer Aktivitätshyperplasie. Der echten Leukämie liegt dagegen ein neues Muster zugrunde mit einem neuen Gleichgewichtszustand, der nach APITZ (1940) einem irreversiblen Tumor entspricht.

Viele Organvergrößerungen, die man früher als idiopathische Hypertrophien bezeichnete, werden heute teils der Arbeitshypertrophie, teils der Mißbildungslehre, teils den Speicherungskrankheiten zugerechnet, z. B. die Vergrößerung der Milz bei GAUCHERscher Krankheit, die sog. idiopathische Herzhypertrophie bei der Glykogenspeicherkrankheit. Bezüglich dieser Formen sei auf die entsprechenden Kapitel dieses Handbuches verwiesen.

Vom Standpunkt der Gleichgewichtsbiologie aus, welche die Lebewesen, die Organe und Zellen ökologisch betrachtet — in ihrer Abhängigkeit vom jeweiligen Milieu — sind Hypertrophie, Hyperplasie und Umbau immer als Ausdruck einer strukturellen Anpassung zu werten. Das gilt sowohl für die Aktivitäts- und Arbeitshypertrophie, bei welcher der Zusammenhang mit einem Anpassungsvorgang scheinbar offensichtlich ist, als auch für jene Fälle von Hypertrophie, Hyperplasie und Umbau, bei denen wir den Sinn einer solchen Anpassung nicht ohne weiteres erkennen können. Hierzu gehören die Wachstums- und Umbauprozesse, die durch chemische, entzündliche, parasitäre und neurogene Veränderungen der unmittelbaren Umwelt ausgelöst werden. Wir müssen daher STARLING recht geben, der in dem Anpassungsvermögen der Lebewesen ein fundamentales biologisches Prinzip erblickt.

Ob ein Organ seine strukturelle Anpassung vorwiegend mit einer Hypertrophie oder einer Hyperplasie durchführt, hängt zunächst davon ab, zu welcher Differenzierungsgruppe des COWDRYschen Schemas seine Zellen gehören (vgl. S. 202). Man kann die angenähert richtige Regel aufstellen, daß die Wechselgewebe mit ihren teilungsfähigen Zellen zur Hyperplasie neigen, die perennen Gewebe mit ihren reversiblen und fixen postmitotischen Zellen mehr zur Hypertrophie. Die folgenden Einzelbeispiele werden zeigen, daß viele Ausnahmen von dieser Regel möglich sind und daß sie nur innerhalb bestimmter Grenzen der geweblichen Gleichgewichtslagen Gültigkeit besitzt. Da wir über den letzten kausalen Mechanismus der Hypertrophie und Hyperplasie kaum etwas wissen, sind die folgenden Beispiele teils nach gebräuchlichen allgemein-pathologischen Gesichtspunkten, teils nach Organen geordnet. Die Reihenfolge erhebt also nicht den Anspruch auf eine streng kausale Ordnung.

a) Die Arbeitshypertrophie der Skeletmuskulatur, des Herzens, der Gefäße und des Nervensystems.

α) Skeletmuskulatur. Das bekannteste Beispiel der Arbeitshypertrophie ist die Massenzunahme der Skeletmuskulatur durch Sport oder schwere körperliche Arbeit. Hierbei ist bemerkenswert, daß nur solche Anstrengungen zu nennenswerter Hypertrophie der entsprechenden Muskeln führen, die bis an die Grenze der möglichen Kraftentfaltung des Muskels heranreichen. Solche Bedingungen sind beim sog. Kraftsport gegeben. Eine Dauerbelastung, bei welcher die einzelnen Kontraktionen nicht mit der größtmöglichen Kraftentfaltung einhergehen, wie z. B. beim Langstreckenläufer, führt nur zu einer geringgradigen Hypertrophie. Das stimmt auch mit experimentellen Beobachtungen überein. Durch Lauftraining ließ sich bei Ratten nur eine sehr geringe Muskelhypertrophie erzeugen, die sich nach Abschluß des Trainings bald zurückbildete[1].

Die bei körperlicher Belastung gleichzeitig auftretende, korrelative Vergrößerung von Leber und Herz wurde an Ziehhunden untersucht und unter Einschluß der Nebennieren an Ratten[2]. Eine Lebervergrößerung wurde bei den Ratten nicht nachgewiesen. Nach Abschluß des Trainings trat in der Leber eine Glykogenverarmung auf, die sich nach einiger Zeit wieder ausglich.

Der Gewichtsvermehrung der Skeletmuskulatur liegt eine echte Hypertrophie zugrunde, bei welcher die einzelnen Muskelfasern an Größe zunehmen, ohne sich zu vermehren. Die ursprünglich dünnen Muskelfasern wachsen schneller als die ursprünglich dicken. Hierdurch kommt im Laufe der Hypertrophie eine Verschiebung der Variation der Fasergrößen zugunsten des Anteiles der dicken Fasern zustande[3]. Eine Faservergrößerung wurde auch in neueren Untersuchungen nachgewiesen[4].

Es ist unbekannt, auf welchem Wege die Arbeitsbelastung des Skeletmuskels ein Wachstum der Fasern auslöst. KROGH (1929) wies nach, daß im arbeitenden Skeletmuskel mehr Capillaren durchblutet sind als im ruhenden. Die vermehrte Durchblutung könnte mit der Hypertrophie ursächlich in Zusammenhang stehen. Das bevorzugte Wachstum der kleinen Fasern weist auf die Bedeutung der Größe der relativen Oberfläche hin. Unwahrscheinlich ist es jedoch, daß es sich hierbei um einen nutritiven Reiz im gewöhnlichen Sinne handelt. Viel wahrscheinlicher ist es, daß die vermehrte Durchblutung gleichzeitig mit einem größeren Angebot seltener Stoffe einhergeht, im Sinne von LIEBIG und BARCROFT (1946), die nicht gewöhnliche Nahrungs- oder Baustoffe sind. Es ist unbekannt, ob die vermehrte Funktion auf direktem Wege ein Wachstum auslösen kann. Ebenso wissen wir nichts über die Ursache der sog. Spannungshypertrophie[5], bei der die Muskeln im Dehnungszustand durch Gipsverbände fixiert werden und nach einigen Wochen eine echte Hypertrophie zeigen[6]. Ein kritisches Gewicht ist bei der Skeletmuskulatur nicht beobachtet worden.

β) Herz. Das normale mittlere Herzgewicht des Mannes beträgt etwa 300 g. Bei Schwerarbeitern und Berufssportlern kann das Herz infolge korrelativer, struktureller Anpassung bis zum kritischen Herzgewicht von 500 g heranwachsen, für die einzelne Kammer gilt ein kritisches Gewicht von 200 g. In einem beobachteten Fall betrug das Herzgewicht eines Berufsradrenners 460 g. Damit ist die Grenze der korrelativen Anpassung des Herzens erreicht, die von seiten der ruhebedürftigen Skeletmuskulatur dem nicht ermüdenden Myokard aufgezwungen werden kann[7].

Nur krankhafte Bedingungen, die das Herz primär und pausenlos beeinflussen wie Hypertonus und Klappenfehler, führen zu einem Anpassungswachstum

[1] HORT 1951. [2] KÜLBS 1915; HORT 1951. [3] MORPURGO 1897.
[4] THÖRNER 1930, 1934; HOFFMANN 1938, 1948. [5] A. W. MEYER 1921, 1922.
[6] FROBOESE 1922. [7] LINZBACH 1948, 1950, 1952.

des Herzens, das weit über das kritische Herzgewicht hinausgehen kann. Ich schlug vor, die korrelative Arbeitshypertrophie, die ohne krankhafte Veränderungen einhergeht, als *physiologische Hypertrophie* zu bezeichnen, im Gegensatz zur *pathologischen Hypertrophie* jenseits des kritischen Herzgewichtes. Die physiologische Hypertrophie würde somit am Herzen einem Gewichtszuwachs von etwa 60% des Gewichtes eines ausgewachsenen normalen Herzens entsprechen können. Für die physiologische Hypertrophie von Leber und Pankreas nimmt Rössle (1926) einen Wert von 30% an.

Kirch (1938) und Dietlen (1926, 1951) haben zuerst die früher angezweifelte Sporthypertrophie des Herzens sichergestellt. Kirch sieht in der tonogenen Dilatation den Schrittmacher der Hypertrophie. Er stellte eine Verlängerung der Aus- und Einflußbahnen fest, denen sich erst später eine Erweiterung hinzugesellt. Reindell und Delius[1] verdanken wir die Entdeckung der regulativen Dilatation des Sportherzens, die mit einer vermehrten Restblutmenge in der Ruhe verbunden ist.

V. v. Weizsäcker (1921) wies zuerst nach, daß nicht jede vermehrte Arbeitsleistung des Herzens zur Hypertrophie führt, wie z. B. erhöhte Schlagfolge. Die Leistung der einzelnen Herzaktionen ist maßgebend. Dies deckt sich praktisch mit den Ableitungen Bohnenkamps (1929), der die Faserspannung verantwortlich macht. Die Ableitung von Bohnenkamp erlaubt auch die Erklärung einer Herzhypertrophie bei myogener Dilatation, deren Vorkommen ich bestätigen kann (vgl. auch Weitz 1952).

Die ersten quantitativ-biologischen Untersuchungen, durch welche die Fragestellung entschieden werden sollte, ob dem Anpassungswachstum des Herzens eine Hypertrophie oder eine Hyperplasie zugrunde liegt, stammen von Tangl (1889) und Goldenberg (1886). Der Mangel einer Berechnungsmethode ließ keinen endgültigen Schluß zu. Karsner, Saphir und Todd haben im Jahre 1925 drei Herzen gemessen und erstmalig Berechnungen der Faserzahl angestellt, die jedoch nicht fehlerfrei sind.

Wearn und Mitarbeiter[2] bestimmten in mehreren Arbeiten das Verhältnis der Capillarzahl zur Faserzahl und stellten bei Mensch und Tier nach Abschluß des Wachstums und bei Herzvergrößerungen ein konstantes Verhältnis von etwa 1:1 fest. Gleichzeitig wurde bei der Anpassung eine Vergrößerung der Herzmuskelfasern festgestellt und hieraus ohne entsprechende Berechnungen der Schluß gezogen, daß die Vergrößerung des Herzens nur mit einer Faserverdickung einhergehe. Durch die von mir in den Jahren 1947—1950 entwickelten Rechenmethoden, die auch Schlomka (1949) nach anfänglichen Zweifeln jetzt anerkennt, konnte der Beweis erbracht werden, daß der *physiologischen, strukturellen Anpassung unterhalb des kritischen Herzgewichtes,* in allen bisher untersuchten Fällen eine Hypertrophie ohne wesentliche Faservermehrung zugrunde liegt. Das gleiche gilt für die Herzmuskelkerne, deren Anzahl bis zum kritischen Kammergewicht konstant bleibt. Die Ergebnisse wurden durch Experimente an Meerschweinchen und Ratten bestätigt[3]. Die Kern-Plasmarelation nimmt bis zum kritischen Gewicht laufend ab (Abb. 4). (Eigene, noch nicht veröffentlichte Untersuchungen.)

Die Untersuchungen bei *krankhaftem Anpassungswachstum* oberhalb des *kritischen Herzgewichtes* ergaben eine weitgehende Bestätigung der von Büchner (1939, 1950) entwickelten Auffassung von der Bedeutung der relativen und absoluten Coronarinsuffizienz, für die Insuffizienz des hypertrophierten Herzmuskels, obwohl meine Messungsergebnisse zu den allgemein anerkannten, einfachen Vorstellungen der amerikanischen Autoren im Widerspruch stehen. Nach der alten Vorstellung werden die Muskelfasern des Herzens beim krankhaften Anpassungswachstum immer dicker und dicker, bis sie schließlich ersticken, weil der Diffusionsweg von der nächstgelegenen Capillare zur Fasermitte immer größer wird. Diese Lehre, die ich auch im Beginn meiner Untersuchungen, bis auf einige Ausnahmen, als richtig anerkannt habe, gilt auch heute noch,

[1] Reindell 1940; Delius, Reindell 1949.
[2] R. E. Shipley, L. J. Shipley, Wearn 1937; Wearn 1941.
[3] Frank 1950; Frank, Schotte 1950; Hort 1951, 1953.

Dabei ist erwiesen, daß die mittleren Faserdurchmesser auch nach den Berechnungen von OPITZ und THEWS (1952) nicht diejenigen Radien erreichen, die für eine ausreichende Sauerstoffversorgung als kritisch angesehen werden müssen.

Die eigenen Untersuchungen haben ergeben, daß jenseits des kritischen Herzgewichtes ein weiteres Anpassungswachstum ohne Änderung des vorhandenen strukturellen Organmusters des Myokards nicht mehr möglich ist. Es kommt zu einem Umbau. Als Ursache des Umbaues ist sehr wahrscheinlich eine latente oder relative Coronarinsuffizienz im Sinne BÜCHNERs anzusehen. Das im Umbau befindliche Myokard kann weiterwachsen, solange die Coronarinsuffizienz nicht

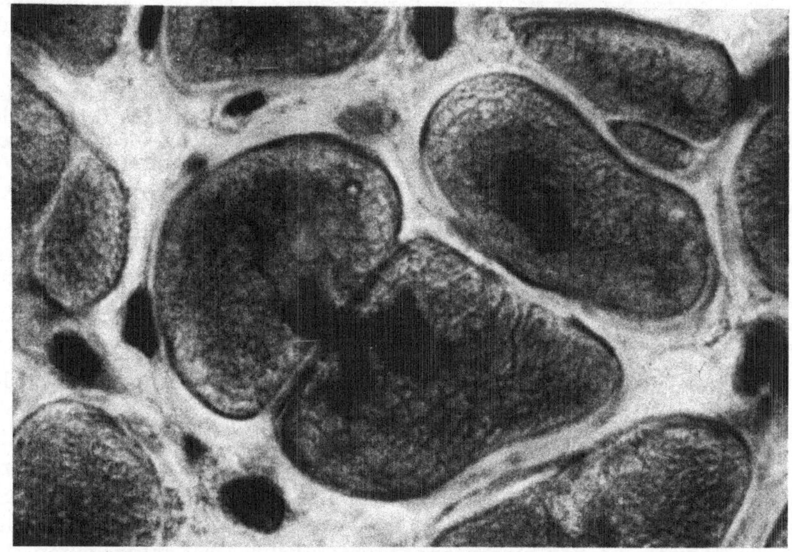

Abb. 19. In Längsspaltung befindlicher „Leistenkern" einer hypertrophen Herzmuskelfaser, der auf einer Anastomose „reitet". (Nach HENSCHEL.)

manifest ist. Unter latenter Coronarinsuffizienz verstehen wir eine Coronarversorgung ohne wesentliche „Coronarreserve"[1].

Die Umbauvorgänge bestehen bei der noch kompensierten, sog. konzentrischen „Hypertrophie" darin, daß die bisher als nicht teilungsfähig angesehenen Herzmuskelfasern sich durch Längsspaltung auf die fast doppelte Anzahl vermehren können[2]. Eine entsprechende Vermehrung wurde auch an den Herzmuskelkernen ausgezählt. Die Herzmuskelkerne zeigen nicht nur eine Querteilung, die wir im Sinne einer vereinfachten Amitose der polyploiden Herzmuskelkerne als Frakturteilung bezeichnen, sondern auch eine Längsspaltung (Abb. 19), die NIETH (1949) in seinen Untersuchungen bestätigen konnte. Es liegt somit bei den Fällen von konzentrischer „Hypertrophie" gleichzeitig eine echte, numerische Hyperplasie vor.

Der primäre Umbau des Myokards jenseits des kritischen Herzgewichtes bedeutet aber quantitativ eine beträchtliche Vergrößerung der inneren Oberfläche. Letztere wird noch beachtlich dadurch unterstützt, daß auch die Herzmuskelkerne und die Muskelfasern durch tiefe Längsfurchen ihre innere Oberfläche vergrößern. Die runden Muskelfasern und Kerne kleiner Herzen wandeln sich durch diese Formveränderungen in tief eingebuchtete und gelappte Gebilde

[1] SCHIMERT 1951. [2] LINZBACH 1947, 1952; HENSCHEL 1952.

um. Außerdem rücken viele Kerne infolge der Faser- und Kernspaltung an die Peripherie der Muskelfasern. Einzelne Muskelfasern umschließen die Capillaren (Abb. 20 und 21a—e).

Wenn die Angaben von WEARN (1941) zu Recht bestehen, wonach in vergrößerten Herzen keine Veränderung des Verhältnisses von einer Capillare je Herzmuskelfaser eintritt, so müßte bei der konzentrischen Hypertrophie gleichzeitig eine entsprechende Capillarvermehrung vorliegen. In Abb. 22d ist die wahrscheinliche Capillarneubildung punktiert dargestellt. Eine Zunahme der Gefäßdichte wurde auch bei Höhenanpassung am Augenhintergrund vom Kaninchen beobachtet[1].

Im Laufe dieser Umbauvorgänge nimmt die mittlere Kernlänge von etwa 11 μ bei Überschreitung des kritischen Gewichtes im Durchschnitt auf fast die

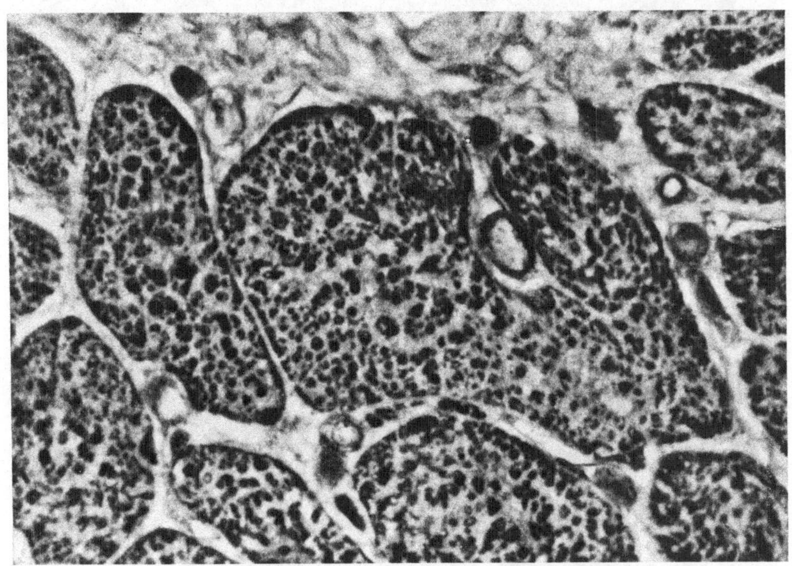

Abb. 20. Hypertrophe ödematöse Herzmuskelfaser, die eine Capillare umschließt. Rechte Kammer. Mitralstenose.

doppelte Länge von 19 μ zu (Abb. 13). Die Kern-Plasmarelation steigt dadurch an, um sich bei weiterem Anpassungswachstum erneut ebenso einer kritischen Grenze wie unterhalb des kritischen Gewichtes zu nähern.

Das umgebaute Myokard wächst solange, bis eine manifeste Coronarinsuffizienz einen nochmaligen Umbau und eine Änderung des Baumusters notwendig macht. Hierbei gehen Herzmuskelfasern herdförmig zugrunde, wie es BÜCHNER beschrieben hat. Diese Nekrosen werden bindegewebig ersetzt, und die erhaltenen Muskelfasern verdicken sich weiter durch kompensatorische Hypertrophie. Es resultiert mehr und mehr eine exzentrische Hypertrophie mit Ausweitung des Herzens. Wie LINZBACH (1951) nachwies, liegen dieser Ausweitung irreversible Gefügeverschiebungen innerhalb des Myokards zugrunde. G. WEITZ (1951) erhob bei Tieren ähnliche Befunde. Eine exzentrische Hypertrophie mit relativ sehr dicken, kompensatorisch hypertrophen Muskelfasern kann sich bei bestehender Coronarsklerose schon im Bereich des kritischen Herzgewichtes entwickeln. Abb. 21a—e und Abb. 22 zeigen das normale Wachstum sowie das physiologische

[1] HUERKAMP, OPITZ 1950.

und pathologische Anpassungswachstum des Myokards in Photographien und in einem entsprechenden Schema.

Oberhalb des kritischen Gewichtes werden im Myokard nicht nur herdförmige Nekrosen beobachtet, sondern eine Vielfalt von degenerativen Veränderungen,

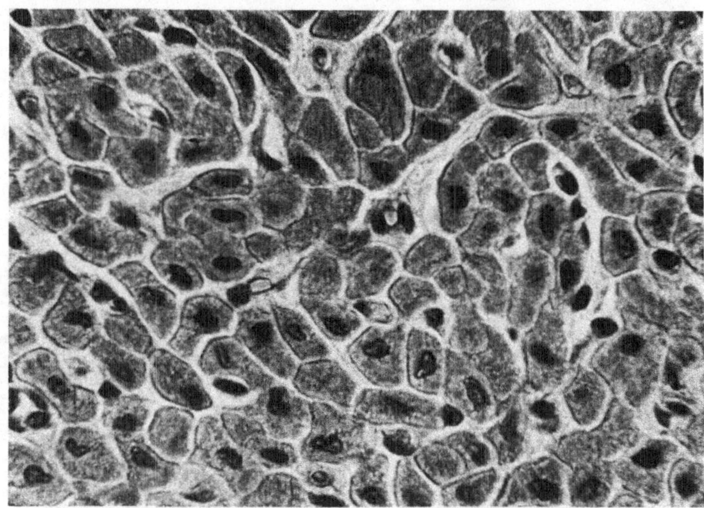

Abb. 21 a.

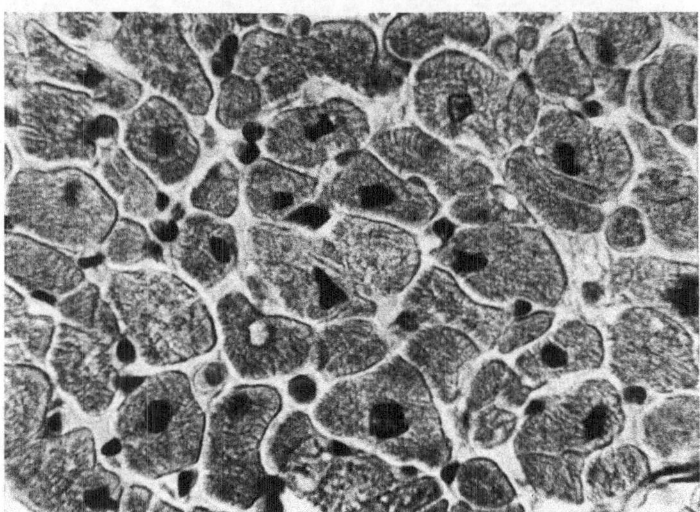

Abb. 21 b.

die teils auf eine schlechte Sauerstoffversorgung, teils auf komplexe Diffusionsstörungen zurückzuführen sind. Charakteristisch sind fettfreie Vacuolen[1], Faserödem (Abb. 20), Segmentverfettung, fetthaltige Vacuolen und basophile Degeneration, deren Inhalt von den Muskelfasern in das Interstitium ausgestoßen werden kann[2].

Die Änderungen des Musters sind nicht nur struktureller, sondern auch chemischer Natur[3]. Es wurde nachgewiesen, daß der Kaliumgehalt jenseits der

[1] W. Müller, Rotter 1942; Grundmann 1950. [2] Linzbach 1947, 1952. [3] Myers 1942.

Gewichtsgrenze von 530 g deutlich vermindert ist. Es liegt also auch hier eine enge Verknüpfung von strukturellen, funktionellen und chemischen Veränderungen vor.

In eigenen Untersuchungen[1], die kürzlich bestätigt wurden[2], konnte nachgewiesen werden, daß das Hypertrophiewachstum der Muskelfasern, ebenso wie

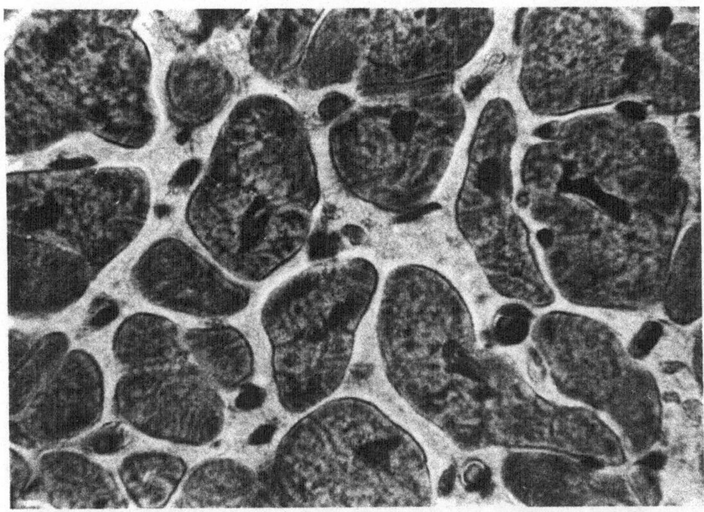

Abb. 21 c.

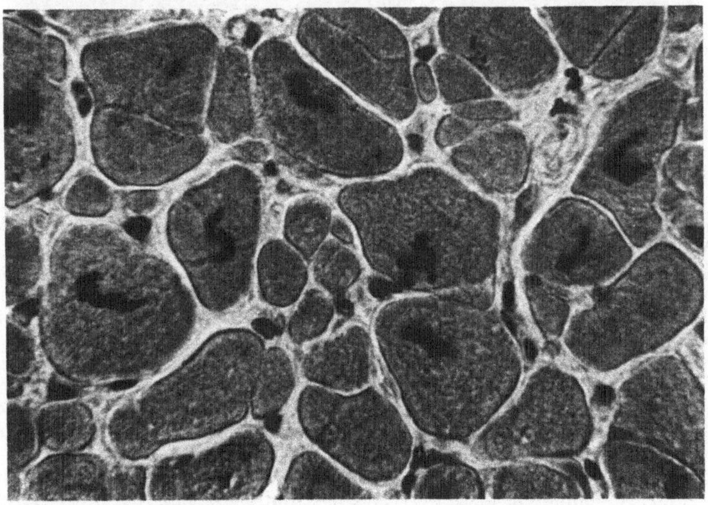

Abb. 21 d.

ihr normales Wachstum, dadurch zustandekommt, daß neue Muskelfächer von gleichbleibender Länge in die Faserabschnitte zwischen zwei benachbarten Herzmuskelkernen eingelagert werden. Ihre Länge bzw. der Abstand der Z-Membranen beträgt am nicht entwässerten Schnitt bei mittlerer Totenstarre etwa 1,4 μ. Die Länge der Muskelfächer ist unabhängig von der Muskelfaserdicke und dem Herzgewicht. Ziege, Ratte, Rind und Huhn haben gleichlange Herzmuskelfächer

[1] Linzbach 1952. [2] Hort 1953.

wie der Mensch[1]. Vergleichen wir eine kleine Muskelfaser mit einer Geldrolle aus Pfennigstücken, so entspricht eine hypertrophe Faser nicht etwa einer Rolle aus Fünfmarkstücken, sondern einer Münzrolle, deren Elemente so dick wie Pfennige und so groß wie Fünfmarkstücke sind. Auf die gleichartige Unabhängigkeit der Querbandlängen bei kollagenen Fasern verschiedener Dicke sei hingewiesen.

Auf Querschnitten ist bei hypertrophen Fasern eine Verdickung der Myofibrillen nachzuweisen[2]. Wir stimmen mit ASCHOFF (1906) überein, daß in hypertrophen Fasern ebensoviele und mehr Myofibrillen enthalten sein können als in einer normalen Faser. Je Flächeneinheit des Querschnittes ist aber dann bei vielen Fasern die Anzahl der Myofibrillen verringert, insbesondere wenn ein Faserödem besteht (Abb. 20 im Vergleich zu Abb. 21e).

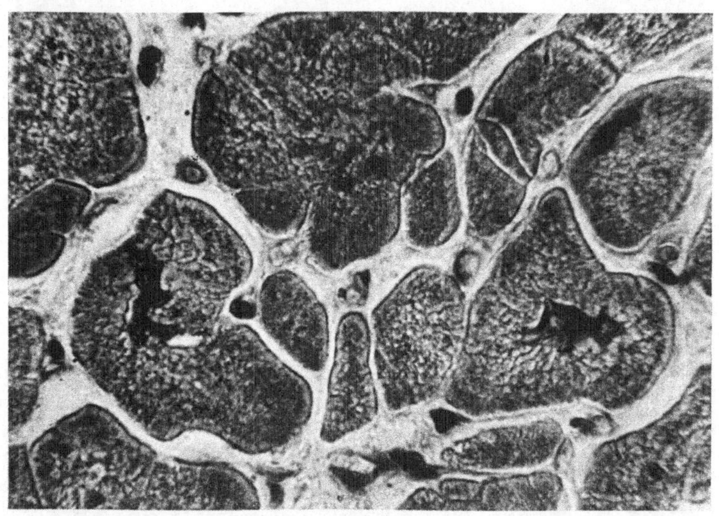

Für die Entstehungsdauer einer Herzhypertrophie kann man durchschnittlich etwa 2—4 Wochen veranschlagen. Ein merklicher Gewichtsanstieg des Herzens ist bei Nephritis schon nach 2 Wochen zu verzeichnen. KRAKOWER und HEINO (1949) stellten in ihren Versuchen mit Salzgaben schon nach 24 Std einen Gewichtszuwachs von 10% fest, während HORT (1951) in seinen Trainingsversuchen für eine vollausgebildete Herzhypertrophie 4 Wochen angibt. Der Zuwachs des Herzgewichtes erfolgte in seinen Versuchen synchron mit dem Gewichtszuwachs der Nebennieren und das gleiche gilt auch für die Rückbildung der Herz- und Nebennierenhypertrophie, die ebenfalls etwa 4 Wochen beanspruchte. — Die korrelative Nebennierenhypertrophie bei Herzhypertrophie wurde von LIEBEGOTT (1944) nachgewiesen, der damit ältere Beobachtungen von LANDAU (1915) bestätigte. Darüber hinaus fand er eine Abnahme der Rindenlipoide in Fällen von Herzinsuffizienz.

In neuerer Zeit wird die Abhängigkeit des Hypertrophiewachstums des Herzens von Hypophyse und Nebennieren diskutiert[3]. Die Häufigkeit einseitiger Herzhypertrophien spricht für die Arbeits- und Leistungstheorie und gegen die Möglichkeit einer Entstehung der Herzhypertrophie aus hormonalen Ursachen ohne gleichzeitige Belastung. Tiere, denen die Hypophyse entfernt wurde, sollen auf Kreislaufbelastung nicht mit einer Herzhypertrophie antworten[4]. Dagegen können wir die Untersuchungsergebnisse BERBLINGERS (1947, 1953) bestätigen, daß eine Herzhypertrophie auch bei Abzehrung bestehen kann, solange die Voraussetzungen noch vorhanden sind, die zur Herzhypertrophie geführt haben.

γ) Arterien (vgl. auch Wachstum der bradytrophen Gewebe, S. 226). Arterien- und Herzhypertrophie stehen in sehr enger gegenseitiger Korrelation[5]. Auffällig

[1] HORT 1953. [2] LINZBACH 1947; NIETH 1949; BÜCHNER 1950. [3] v. METZLER 1953.
[4] HAJDU, BEZNAK 1945. [5] LINZBACH 1943; SCHOENMAKERS 1948, 1949.

ist die Vermehrung metachromatischer Substanzen in der Media hypertropher Gefäße, die ich als Zeichen einer verschlechterten *Durchflutung* der bradytrophen Arterienwand deutete. Es handelt sich bei diesen Substanzen um Polyesterschwefelsäuren, die wahrscheinlich infolge der verminderten Saftströmung nicht mehr in dem Maße abdiffundieren oder fermentativ abgebaut werden können, wie es im gleichen Alter bei einer normalen dünnwandigen Arterie der Fall wäre. Die Anstauung dieser Stoffe ist somit ein morphologisches Symptom dafür, daß sich die Gefäßwand im Bereich ihres kritischen Gleichgewichtes befindet.

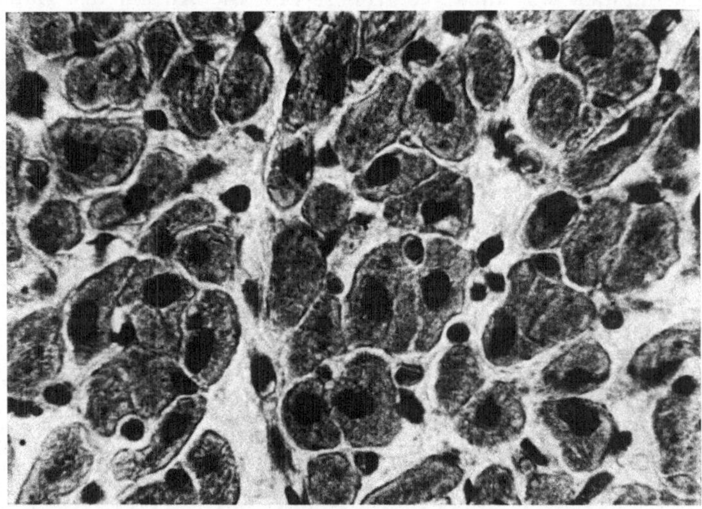

Abb. 21f.

Abb. 21a—f. Normales Wachstum sowie physiologisches und pathologisches Anpassungswachstum des Myokards. a ♀, 6 Monate. Gewicht der linken Kammer 14,8 g. Wenig Capillaren im Vergleich zu b—e. b ♀, 10 Jahre. Gewicht der linken Kammer 73,1 g. c ♂, 56 Jahre. Gewicht der linken Kammer 186 g. Das kritische Kammergewicht von 200 g ist angenähert erreicht. d ♀, 75 Jahre. Gewicht der linken Kammer 523 g. Aortenstenose. „Konzentrische Hypertrophie." Das kritische Kammergewicht ist weit überschritten. Die Herzmuskelfasern sind trotz des höheren Kammergewichtes nicht dicker als in c. Es hat eine Längsspaltung von Herzmuskelfasern und Kernen stattgefunden. Es liegt eine echte Hyperplasie vor. Das normale Verhältnis von etwa einer Capillare je Herzmuskelfaser scheint erhalten geblieben zu sein. Also auch Capillarvermehrung. e ♀, 51 Jahre. Gewicht der linken Kammer 632 g. Aorteninsuffizienz. Exzentrische Hypertrophie. Ausgedehnte herdförmige Verschwielung im Myokard. Das Bild zeigt einen nicht verschwielten Bezirk. Die erhaltenen Muskelfasern sind kompensatorisch hypertroph. Obwohl die Herzkammer sehr weit ist sind die Muskelfasern erheblich dicker als bei konzentrischer Hypertrophie (d). Es liegt eine Gefügedilatation vor. f Myokard bei Addison, ♀, 38 Jahre. Gewicht der rechten Kammer 31 g. Starke Atrophie beider Kammern bei Addison. Relative Kernvermehrung durch die Atrophie und gleichzeitig absolute Kernvergrößerung. Bei dem Kammergewicht von 31 g müßten die Kerne erheblich kleiner sein als in b. Die Präparate a—e stammen von gleichen Stellen des vorderen linken Papillarmuskels, f vom rechten vorderen Papillarmuskel. Beachte die zunehmende Polymorphie der Faser- und Kernquerschnitte mit steigendem Kammergewicht. Vergr. 600fach. 10 μ = 0,6 cm.

Wenn die gewebliche Anpassung einer Arterienwand durch Hypertrophie eingeschränkt ist, so wird sie für viele Reize anfällig, die sonst unterschwellig wären. Hierin liegt die Bedeutung der Gefäßwandhypertrophie für das Verständnis des arteriosklerotischen Umbaues und der Gefäßwandnekrosen bei maligner Sklerose. Zur Auslösung der Gefäßnekrosen bedarf es neben dem Hypertonus noch eines zusätzlichen Reizes. Goldblatt (1938) machte hierfür z. B. eine hinzutretende Niereninsuffizienz verantwortlich, was mehrfach bestätigt wurde.

In sehr guter Übereinstimmung mit den Befunden an hypertrophen Herzen stellte Schoenmakers (1949) eine Grenze des Wachstums des aktiven Querschnittes der Coronararterien beim kritischen Herzgewicht von 500 g fest. Hieraus wird die Abnahme arterieller Durchströmungsfähigkeit des Herzmuskels, je Gewichtseinheit Myokard in der Zeiteinheit, bei steigendem Herzgewicht verständlich[1].

[1] Dock 1941; Vivell 1949.

δ) Nervensystem. Über das strukturelle Anpassungswachstum der Zellen und Strukturen des Nervensystems ist wenig bekannt. Neue Untersuchungen über Dünndarmganglien liegen von BENNINGHOFF (1951) vor. Nach Anlegung einer operativen Dünndarmstenose bei Ratten verdickte sich die proximale Dünndarmwand bis auf den zwölffachen Inhalt ihrer Kreisringfläche. Die glatten Muskelfasern der Darmwand waren vergrößert und vermehrt, so daß gleichzeitig eine Hypertrophie und Hyperplasie der Muskulatur bestand, obwohl man gewöhnlich immer nur von Darmhypertrophie spricht. Die Anschnittfläche der Darmganglienhaufen war 5mal vergrößert und die Anzahl der Ganglienzellenhaufen 6—9mal größer als in der Norm. In diesem vergrößerten und vermehrten Ganglienhaufen fanden sich auch mehr Ganglienzellen als in der Norm und ihr

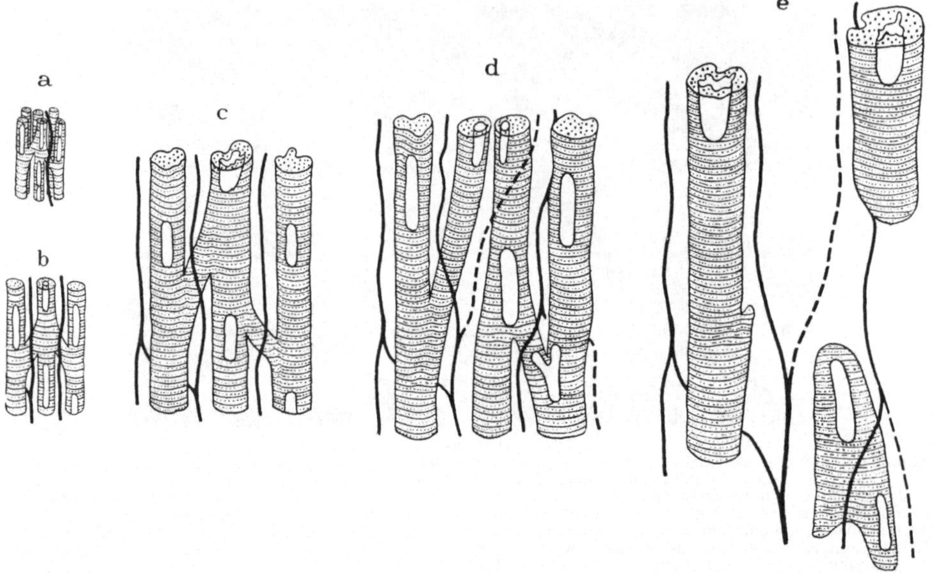

Abb. 22a—e. Schematische Darstellung des Myokardwachstums. Die Bezeichnungen a—e entsprechen den Bildern a—e der Abb. 21. In a—e ist das Schicksal einer Muskelfasergruppe laufend dargestellt. Querstreifung und Kernlängen maßstabgerecht. a Myokard des Säuglings. Amitosen. Sechs Muskelfasern, eine Capillare. (Nach ROBERTS.) b Myokard des Kindes. c Myokard im Bereich des kritischen Kammergewichtes. d Faserspaltung und Kernspaltung oberhalb des kritischen Kammergewichtes. Numerische Hyperplasie. Makroskopisch: „Konzentrische Hypertrophie". e Narben nach Untergang von Herzmuskelfasern infolge Coronarinsuffizienz. Kompensatorische Hypertrophie der erhaltenen Muskelfasern. Makroskopisch: „Gefügedilatation". Exzentrische Hypertrophie. Der Abstand der Z-Membranen bleibt konstant.

Kernvolumen hatte sich verdoppelt. Hier wurde also, entgegen der theoretischen Erwartung, an hochdifferenzierten nervösen Apparaten eine echte Hyperplasie neben einer gleichzeitigen Hypertrophie nachgewiesen.

Nach WENDT (1951) geht eine Hypertrophie der Skeletmuskulatur mit einem Größenzuwachs der entsprechenden Ganglienzellkerne des Rückenmarks einher. An den Zellen der Retina wurde bei kurzer Belichtung eine funktionelle Kernschwellung bis zu 40% beobachtet, die nach längerdauernden Versuchen in ein echtes Verdoppelungswachstum übergehen kann. Auf Grund dieser Plastizität der hochdifferenzierten Ganglienzellen meint BENNINGHOFF (1951) sehr optimistisch, daß auch eine Hypertrophie der Hirnrindenzellen möglich sei, und es käme nur darauf an, die richtigen Zellen zu üben.

Ein wesentliches Anpassungswachstum der Hirnrinde, das über eine gelegentliche Zellvergrößerung hinausgeht, ist aus folgenden Gründen sehr unwahrscheinlich. Erstens hemmt das knöcherne Schädeldach eine Ausdehnung des Gehirns.

Zweitens ist eine wesentliche Hypertrophie und Hyperplasie der Hirnrinde aus bautechnischen Gründen nicht gut möglich, wie LE GROS CLARK (1945) an Hand eigener Untersuchungen und des Schrifttums auseinandersetzt. Wenn man von den Assoziationsfasern ganz absieht, so ist unter der Bedingung, daß jede Nervenfaser einen Neuriten in die weiße Substanz sendet, nur eine maximale Dicke der Hirnrinde von etwa 20 Zellschichten denkbar. Ein Optimum an Leistung muß somit aus bautechnischen Gründen an eine dünnere Schichtdicke gebunden sein, die nicht ohne weiteres überschritten werden kann. Je mehr Assoziationsfasern und Zellen in den einzelnen Schichten vorhanden sind, um so dünner muß die Rinde sein. Über das allometrische Wachstum einzelner Hirnbezirke berichtet HARDE (1949).

Die Dicke der *peripheren Nervenfasern* scheint ziemlich endgültig festgelegt zu sein. Bei den verschiedensten Säugetieren finden sich in fast allen Nerven und im Rückenmark[1] gewöhnlich zwei Gipfel der Faserbreiten. Die dünnen Fasern haben Durchmesser von 2—5 μ, die dicken, schnell leitenden Fasern 9 und 15 μ. Wie aus Regenerationsversuchen[2] hervorgeht, ist das Wachstumsvermögen adulter Nervenfasern keineswegs gering. Bei Regeneration wurde ein Streckungswachstum aus den zunächst verdickten und dann dünner werdenden Stümpfen mit einer Wachstumsgeschwindigkeit von 5 mm je Tag gemessen. Diese Wachstumsgeschwindigkeit soll durch den neurovegetativen Wuchsstoff „NR“[3] gefördert werden können.

b) Die kompensatorische Hypertrophie und Hyperplasie der Leber, der Nieren und Lungen.

α) Leber. Über das normale Wachstum der Leber sind wir durch eine große Anzahl neuerer Arbeiten gut unterrichtet. Eine Zusammenfassung der älteren Literatur findet sich bei PFUHL (1932). Der bereits im Abschnitt Zellwachstum besprochene Umschlag des Vermehrungswachstums der Leberzellen durch Mitose in den postmitotischen Typ mit Bildung polyploider Zellen erfolgt bei der Ratte erst 8 Wochen nach der Geburt, nachdem zwischen dem 5. und 40. Tag noch einmal eine markante Mitosewelle stattgefunden hat[4]. Es scheint, daß die Umwandlung des mitotischen Leberzelltyps in den reversiblen, postmitotischen Typ des COWDRYschen Schemas bei verschiedenen Tieren zu verschiedenen Zeitpunkten nach der Geburt stattfindet. TEIR (1948) gibt für die Ratte 4 Wochen an. Entsprechend der sehr geringen Mitoserate fanden SIESS und STEGMANN (1950) bei der Mäuseleber ein postnatales Wachstum mit Zellkonstanz und Vergrößerung der einzelnen Leberzellen bis zu einem kritischen Gewicht der Mäuseleber von 1400 mg. Erst bei fortgesetzter Stoffwechselbelastung der Leber schlägt ihr Wachstum jenseits des kritischen Gewichtes in ein unproportioniertes Wachstum mit erneuter Zellvermehrung um[5]. Es gilt also hier der Satz von LITTLE (1947), wonach aus der Tatsache, daß Zellen unter gewöhnlichen Bedingungen keinen Gebrauch von ihrer Teilungsfähigkeit machen, kein Schluß darauf gezogen werden darf, daß sie sich nicht teilen können.

Für das Hypertrophiewachstum der Leber ist das Verhalten der Leberläppchen während des normalen Wachstums von großem Interesse. Die Meinungen sind nicht einheitlich. Für die Möglichkeit der Vermehrung der Leberläppchen treten ein: MALL (1906), JOHNSON (1918), CLARA (1931). Nach JOHNSON schwankt ihre Zahl beim Schwein zwischen 472000 und 874000 bei Lebergewichten zwischen 1132 und 1942 g. Eine Konstanz der Läppchen wird von KRETZSCHMAR (1914), GLADSTONE (1924) und WHITE (1939) postuliert. MACKELLAR (1949) wies nach, daß sich bei der Ratte während der primären Wachstumsphase mit Zellvermehrung in den ersten 8 Wochen nach der Geburt gleichzeitig eine Umwandlung der einfachen Läppchen in zusammengesetzte Läppchen vollzieht. Hierbei teilt sich die Zentralvene an der Läppchenbasis und gleichzeitig wächst portales Gewebe von der Läppchenbasis aus in das Läppchen ein.

[1] KORNMÜLLER 1947; HÄGGQVIST 1948; SWENSSON 1949; HJIANG 1950. [2] YOUNG 1948
[3] KOECHLIN, v. MURALT 1947. [4] MACKELLAR 1949.
[5] GOESSNER, SCHNEIDER, SIESS, STEGMANN 1951.

Besonders zahlreiche, experimentelle, cytologische und histochemische Untersuchungen liegen über die kompensatorische Hypertrophie bzw. Hyperplasie eines Leberrestes nach partieller Hepatektomie vor, die auf alten Untersuchungen aufbauen[1]. Nach operativer Entfernung von 70% Lebergewebe verdoppelt der verbliebene Rest bereits in 28 Std sein Gewicht. Vom 14. Tage an wird sogar das Ausgangsgewicht der Leber, bis über 10% am 28. Tage, überschritten[2]. Die Wachstumsgeschwindigkeit ist größer als die eines schnellwachsenden bösartigen Tumors und entspricht der Wachstumsgeschwindigkeit des Hühnerembryo zwischen dem 8. und 10. Tag[3]. In den ersten 24 Std vergrößern sich die Zellen, Kerne und Nucleoli bei gleichzeitigem Anstieg der Ribonucleinsäure[4]. Mit Einsetzen der Mitosen nach 30 Std werden Zellen, Kerne und Nucleolen wieder kleiner. Aus den sich teilenden Leberzellen gehen dann unter gleichzeitigem Wachstum der Gefäße und portalen Felder neue Leberläppchen hervor[5], Eiweißverarmung des Körpers hemmt das kompensatorische Wachstum[6]. Es können dann massive hämorrhagische Nekrosen im Restparenchym auftreten. Aus diesen Versuchen konnte geschlossen werden, daß ein 30%iger Rest Leberparenchym nicht zum Leben ausreicht und damit das Überleben der Tiere von der schnellen kompensatorischen Hypertrophie abhängig ist. Auch bei jungen Mäusen ist die Mitoserate der Leber durch Übergang von eiweißarmer zu eiweißreicher Diät zu beeinflussen[7]. Nur hochwertiges Eiweiß erhöht die Mitoserate, Gelatine ist nicht wirksam.

Gaben von gekochter oder gepulverter Leber beschleunigen die Hyperplasie. Leberextrakte sollen diese Verstärkerwirkung nicht zeigen[8]. — Körperliche Belastung beeinflußt die Hyperplasie nicht[9]. Partielle Ligation der Pfortader behindert das Wachstum wenig[10], ebenso ist die Ligatur der Gallenwege von geringem Einfluß[11]. Die Splenektomie soll dagegen eine markante Beschleunigung hervorrufen[12]. Hypophysektomie, Thyreoidektomie und Stilboestrol sind ohne Einfluß auf die Mitoserate[13], ebenso soll das Alter der Tiere von relativ geringer Bedeutung sein[14].

Welche Stoffe das gewaltige Leberwachstum nach partieller Hepatektomie auslösen, entzieht sich unserer Kenntnis. Bei Parabiosetieren wurde nach partieller Hepatektomie eines Partners eine Vermehrung der Mitosen in der Leber des nichtoperierten Tieres beobachtet[15]. Das spricht entweder für die Entstehung von leberspezifischen Wuchsstoffen oder für eine zeitweilige relative Vermehrung „seltener Stoffe", die nach partieller Hepatektomie wegen des verminderten Lebervolumens nicht voll ausgenützt werden und daher eine bestimmte Zeitlang im Überschuß vorhanden sind. Der Umschlag des reversiblen, postmitotischen Leberzelltyps in den mitotischen bei experimenteller Hyperplasie geht offenbar auch mit einer Veränderung der Zellen selbst einher, die sogar in einem künstlichen Medium erhalten bleibt. Während die Wachstumsgeschwindigkeit von Leberzellen der Ratte in vitro bei steigendem Alter der Tiere abnimmt, ist die Wachstumsgeschwindigkeit von Leberexplantaten 72 Std nach partieller Hepatektomie vom Alter der Tiere unabhängig[16].

Das kompensatorische Wachstum der Leberzellen des Menschen nach Hepatitis und bei Lebercirrhose hält sich dagegen in mäßigen Grenzen, wie die knotigen Leberregenerate bei diesen Krankheiten zeigen. Eine Hyperplasie mit Bildung regelrechter Leberläppchen wird nicht beobachtet. Hierbei muß berücksichtigt werden, daß die Ausgangssituation eine andere ist als bei partieller Hepatektomie. Das kompensatorische Wachstum bei Tieren ist ebenso wie beim Menschen gering, wenn bereits eine experimentell erzeugte Lebercirrhose

[1] Meister 1894; Ponfick 1894; Milne 1909. [2] Higgins, Anderson 1931.
[3] Brues, Drury, Brues 1936. [4] Stowell 1948; Novikoff, van Potter 1948.
[5] Fishback 1929. [6] Gurd, Vars 1947; Vars, Gurd 1947. [7] Leduc 1949.
[8] Newman, Grossman, Joy 1949. [9] Hellinghoff, Machella 1950. [10] Stephenson 1932.
[11] Higgins, Anderson 1932; Mann, Fishback, Gay, Green 1931.
[12] Higgins, Priestley 1932. [13] Christensen, Jacobsen 1949.
[14] Bucher, Glinos 1950. [15] Wenneker, Sussman 1951. [16] Glinos 1949.

besteht[1]. Die Ursache des geringgradigen Wachstums kann darin liegen, daß bei akuten Krankheiten geschädigte Leberzellen vorliegen, und bei einer schon bestehenden Cirrhose die reichliche und starre Bindegewebswucherung ein ungehemmtes Wachstum verhindert. Neben mäßiger Hyperplasie sieht man in menschlichen, cirrhotisch umgebauten Lebern häufig Herde von stark hypertrophen Leberzellen (Abb. 23).

Über ungewöhnlich große Leberzellen wird beim Leberkoller des Pferdes berichtet, dem eine Verfütterung von Lupinenstroh zugrunde liegen soll. Neben regeneratorischen Vorgängen mit Ausbildung von Riesenleberzellen sind auch degenerative Verfettungen nachweisbar[2]. Auch bei Kälbern sind in sehr seltenen Fällen Riesenlebern von dreifachem Normalgewicht beobachtet worden. Histologisch wurde eine Vergrößerung und Vermehrung der Leberzellen und in einigen Fällen auch eine Bindegewebsvermehrung gefunden[3].

β) Nieren. Während des normalen Wachstums bleibt die Anzahl der Nephren, die in einer Niere rund 1 Million beträgt, konstant[4]. Diese Anzahl ist wahrscheinlich bereits bei der Geburt erreicht. Verschiedenheiten der Rindenbreite

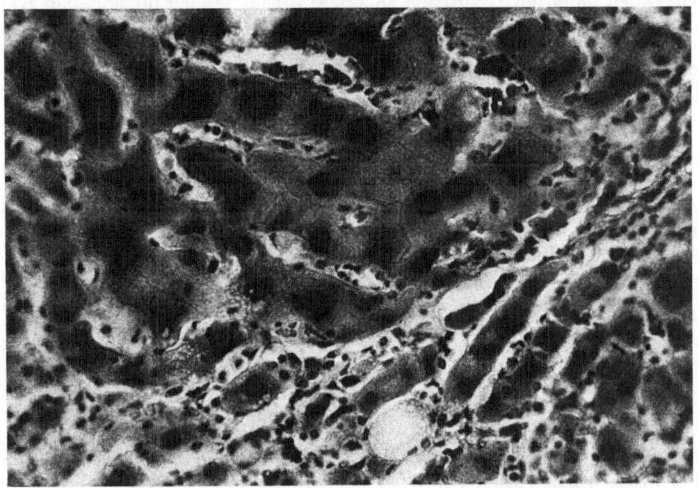

Abb. 23. Kompensatorische Hypertrophie von Leberzellen bei Lebercirrhose. Die kleinsten Leberzellkerne am linken Bildrand entsprechen etwa der Regelklasse mit Durchmessern von 6—7 μ. Durchmesser der großen Kerne fast bis 20 μ.

sollen vornehmlich von der Ausbildung der gewundenen Harnkanälchen abhängen, da beim Neugeborenen ebenso wie beim Erwachsenen 9 Glomerulusschichten in der Rinde nachzuweisen sind[5].

Die Hauptmasse der Tubulusepithelien behält während der normalen Wachstumsperiode den mitotischen Wachstumstypus bei. Der Desoxyribonucleinsäuregehalt der einzelnen Kerne bleibt in den Nieren wachsender Ratten konstant, während die gesamte Desoxyribonucleinsäure der Niere proportional der Nierenmasse zunimmt. Das normale Wachstum der Tubuli muß daher mit einer entsprechenden Zellvermehrung einhergehen[6]. Der Nachweis von mehrkernigen Tubulusepithelien und von 3 verschiedenen Größenklassen ihrer Kerne bei Ratte und Frosch[7] spricht dafür, daß die Epithelien dem reversiblen postmitotischen Wachstumstypus folgen.

Die Angaben über die geweblichen Veränderungen beim kompensatorischen Anpassungswachstum nach einseitiger Nephrektomie sind nicht einheitlich.

Lubarsch (1925) kommt auf Grund seiner zusammenfassenden Übersicht des älteren Schrifttums zu dem Resultat, daß eine Neubildung von Glomeruli und damit von Nephren

[1] Mann, Fishback, Gay, Green 1931. [2] Köhler 1950. [3] Laszlo 1938.
[4] Vimtrup 1928; v. Möllendorff 1930; Moberg 1936. [5] Steinebach 1911.
[6] Kurnick 1951. [7] Dawson 1948; Sulkin 1949.

„nur eine ganz untergeordnete Rolle“ spielen könne. Ebenso lehnt v. MÖLLENDORFF (1930) in seiner zusammenfassenden Darstellung eine Neubildung von Nephren bei erwachsenen Tieren ab.

Bei 14 Tage alten Ratten ist nach einseitiger Nephrektomie ein zuerst rapider, dann aber langsam abnehmender Gewichtsanstieg bis zum 20. Tage nach der Operation zu verzeichnen[1]. In anderen Versuchen werden 2 Monate angegeben[2]. Bei Hunden soll die verbleibende Niere nach 5 Tagen bereits einen Zuwachs von 103% erfahren haben[3]. — Der initiale Gewichtsanstieg bei Ratten geht mit einer Erweiterung der Tubuli und einer mitotischen Vermehrung von Tubulusepithelien einher. Bei jungen Tieren sind die Mitosen besonders in den ersten beiden Tagen nach der Operation nachzuweisen[4]. In anderen Untersuchungen wurden noch nach 10 Tagen Mitosen nachgewiesen und eine Zunahme der zweikernigen Zellen mit Auftreten einer 4. Kernklasse[5]. Mitosen wurden auch bei Hunden beobachtet. Bei der Maus sollen sie selten sein[6]. Während in der normalen Mäuseniere der Hauptstückquerschnitt von 6—7 Epithelien ausgekleidet wird, werden nach einseitiger Nephrektomie 10 Zellen im Durchschnitt gezählt[7]. Die beobachteten Kernvergrößerungen in den ersten Tagen nach der Operation sollen Ausdruck einer funktionellen Kernschwellung sein und nicht einem echten Verdoppelungswachstum entsprechen. Außer einer Zunahme des Kalibers der Harnkanälchen wurde auch eine Verlängerung der Hauptstücke nachgewiesen, die bei der Maus nach 13 Tagen 144% beträgt[8].

Viele Untersucher berichten über eine Vergrößerung der Glomerulusdurchmesser, die nach 4 Wochen etwa 20% betragen soll. Als Ursache der Vergrößerung wird eine Vermehrung der Gefäßschlingen angesehen. Eine Neubildung von Glomeruli wird aber abgelehnt[9].

Die sehr interessanten neuen Ergebnisse von NIESSING (1941, 1944) stehen im Widerspruch zu den bisherigen Beobachtungen. Er wies bei der kompensatorischen Anpassung der Mäuseniere nach, daß die Anzahl der Glomeruli sogar im Durchschnitt auf 5500 vermindert war, während die Kontrollen im Mittel 10783 Glomeruli in einer Niere besaßen. NIESSING nimmt an, daß die plötzliche einseitige Nierenüberlastung zunächst zu degenerativen Veränderungen der Glomeruli und sogar zu ihrem Untergang führt. Anschließend soll eine Teilung einzelner Glomeruli mit sog. Zwillingsbildung zustande kommen, die jedoch nicht ausreichend ist, den gesamten Glomerulusverlust zu decken. Während normalerweise in einer Niere 300—360 Zwillingsglomeruli nachzuweisen sind, beträgt ihre Zahl 3 Tage nach der Operation 1232. SCHMIEDT (1951) konnte die Befunde NIESSINGS nicht bestätigen. Da aber NIESSING in der Mehrzahl seiner Experimente keine Nierenexstirpation, sondern die einseitige Unterbindung der Nierenarterie vorgenommen hat, besteht die Möglichkeit, daß die degenerativen Veränderungen und die Neubildung von Glomeruli durch spezifische Zerfallstoffe bedingt sind, die in der unterbundenen, absterbenden Niere entstehen. Degenerative Veränderungen wurden auch von PETERS (1929) und SAPHIR (1927) beobachtet. MOBERG (1936) stellte fest, daß ein hypertrophierter Nierenrest sehr anfällig ist und leicht erkranken kann.

Das kompensatorische Anpassungswachstum der Nieren geht mit einer Wasservermehrung des Organs einher, die als funktionelles Ödem gedeutet wird[10]. Entnervung, Dekapsulation, proteinreiche Nahrung und Gaben von Harnstoff fördern das kompensatorische Nierenwachstum, während Kochsalzgaben und körperliche Arbeit ohne Einfluß sind[11]. Thyroxingaben beschleunigen das Anpassungswachstum[12], während nach Hypophysektomie kein Wachstum stattfinden soll[13].

Kompensatorische Hypertrophie bzw. Hyperplasie einzelner Nephren wird bei chronischer Nephritis und bei Nephrosklerose an den überlebenden Einheiten der Nieren beobachtet. Die sehr schönen Wachsmodelle normaler und hyperplastischer Nephren von L. A. TURLEY wurden in der Arbeit von GRAFFLIN (1939) abgebildet.

Die Frage, ob bei angeborener Hypoplasie oder Aplasie einer Niere eine Vermehrung von Nephren in der anderen, vergrößerten Niere nachzuweisen ist, konnte noch nicht sicher entschieden werden, wird aber meist verneint[14].

γ) Lunge. Durch die moderne Lungenchirurgie ist die Frage sehr wichtig geworden, ob die strukturelle, kompensatorische Anpassung der Lungen nach Lobektomie oder Pneumektomie über eine kompensatorische Blähung hinausgehend, zu einer echten Vergrößerung der atmenden Oberfläche der Restlunge,

[1] ROLLASON 1949. [2] MANDEL, JAKOB, MANDEL 1951. [3] BOLLMAN, MANN 1935.
[4] ROLLASON 1949. [5] SULKIN 1949. [6] PETERS 1929. [7] SCHMIEDT 1951. [8] PETERS 1929.
[9] RIBBERT 1882; LUBARSCH 1925; v. MÖLLENDORFF 1930; PETERS 1929; BOLLMAN, MANN 1935; MOBERG 1936; SCHMIEDT 1951.
[10] WENDT 1952. [11] ALLEN, MANN 1935. [12] MANDEL, JAKOB, MANDEL 1951.
[13] RUTISHAUSER, ROUILLER 1951.
[14] Zusammenfassungen bei LUBARSCH 1925; v. MÖLLENDORFF 1930; MOORE 1930.

im Sinne einer Hyperplasie führt. Nach operativer Entfernung des rechten Unterlappens wies HILBER (1947) eine wahre Hyperplasie des restlichen Lungengewebes bei Ratten nach. Er unterscheidet 4 Stadien: 1. Das Stadium der Proliferation mit Verdickung der überblähten Alveolarwände. 2. Das Stadium der Epithelisierung mit Bildung eines kubischen Alveolarepithels. 3. Das Stadium der Epithelsprossung mit Ausbildung von neuen Alveolen, die sich in die verdickten Septen hinein vorbuchten. 4. Das Stadium der Abstoßung der proliferierten Epithelien. Jede Phase habe ihre Parallele in der normalen Histogenese der Lungen[1].

3. Das chemisch bedingte Anpassungswachstum.

a) Das hormonal bedingte Anpassungswachstum.

Die durch die Hormone der innersekretorischen Drüsen ausgelösten Wachstumsprozesse innerhalb des innersekretorischen Apparates oder an kompetenten Organen und Geweben außerhalb des Systems können im Sinne der Gleichgewichtsbiologie ebenfalls als Anpassungsvorgänge an ein verändertes chemisches Milieu aufgefaßt werden. Hierbei wird der Wachstumsprozeß oft schon eingeleitet, ehe eine mechanische oder den Stoffwechsel betreffende Überlastung vorliegt. Das gilt für die hormonal gesteuerten, vorbereitenden Wachstums- und Reifungsprozesse innerhalb des Eierstockes und an der Uterusschleimhaut sowie für das Wachstum der Uteruswand während der Schwangerschaft[2] und das Wachstum der Brustdrüsen.

In allen Organen, die auf bestimmte innersekretorische Wirkstoffe ansprechen, können durch Dysregulationen innerhalb des endokrinen Systems Hypertrophien und Hyperplasien hervorgerufen werden. Bemerkenswert ist die Tatsache, daß die hochspezialisierten Zellen der innersekretorischen Drüsen wohl zeitlebens die Fähigkeit zur Mitose beibehalten und deshalb ihr Anpassungswachstum vornehmlich durch Hyperplasie bewerkstelligen. Die Schilderung der spezifischen Adaptationen und korrelativen Hyperplasien und Hypertrophien innerhalb des innersekretorischen Systems ist Gegenstand der Endokrinologie[3], und es muß hier auf die entsprechenden Abschnitte dieses Handbuches verwiesen werden.

b) Die entzündliche und parasitäre Hypertrophie und Hyperplasie.

Als eine weitere Gruppe chemisch ausgelöster Wachstumsprozesse, deren Anpassungscharakter und biologischer Sinn nicht immer offensichtlich ist, muß man die entzündlichen und parasitären Hypertrophien und Hyperplasien nennen. Wachstum in einem entzündeten Gewebsbezirk kann nur von solchen Zellen ausgehen, die durch den Gewebsschaden, der eine *Entzündung* begleitet, nicht allzusehr in Mitleidenschaft gezogen sind. Aus diesem Grunde sind die anspruchslosen Bindegewebszellen und die von ihnen abzuleitenden Strukturen vornehmlich an entzündlichen Wachstumsprozessen beteiligt. Es darf als Regel gelten, daß die Wachstumsprozesse in einem entzündeten Bezirk um so ausgeprägter sind, je milder die Entzündung verläuft und je länger sie andauert. Proliferative Vorgänge sind daher hauptsächlich bei chronischen Entzündungen und im Reparationsstadium abklingender akuter Entzündungen nachzuweisen.

In den hochdifferenzierten Organen wie Gehirn, Herz, Leber, Nieren ist es meist so, daß die Entzündungen mit einem Absterben von Parenchymzellen einhergehen. Im weiteren Verlauf wird dann der nekrotische Parenchymbezirk durch einwachsendes, stabiles Gefäßbindegewebe ersetzt, und es resultiert ein narbiger Umbau. Nur in weiterer Entfernung vom Entzündungsherd können

[1] Vgl. SHORT 1950. [2] STIEVE 1929. [3] SELYE 1949, 1951.

mitunter Wachstumsprozesse an den eigentlichen Parenchymzellen beobachtet werden. Das gilt insbesondere dann, wenn die Entzündung im Abklingen begriffen ist. Solche Ereignisse können oft und leicht bei chronischer Nephritis, bei Lebercirrhose und bei Myokarditis beobachtet werden.

Die Ergebnisse der Entwicklungsphysiologie sprechen dafür, daß sowohl das örtliche Gewebswachstum bei der Entzündung, als auch die vielfältigen Modulationen der an der Entzündung beteiligten Zellen und die Aussprossung der Capillaren nicht nur die Folge der aktiven Hyperämie sein können, sondern wahrscheinlich teils durch Wuchsstoffe, teils durch evokatorähnliche Induktionsstoffe hervorgerufen werden, die im Entzündungsherd entstehen. Es ergeben sich hier Zusammenhänge zwischen der „milden Cytolyse" der Entwicklungsphysiologen[1] und den sog. „Nekrohormonen" HABERLANDTs (1921).

In diesem Zusammenhang sei auch auf Angaben hingewiesen, nach welchen durch Herzmuskelextrakte die Teilung von Herzmuskelkernen angeregt werden könne[2]. Für den Menschen konnte ich das nicht bestätigen[3]. Nach operativen Eingriffen an der äußeren Orbitaldrüse der Ratte, die mit einer leichten Gewebsdegeneration einhergehen, wurde eine mitotische Zellteilung nicht nur in der operierten Drüse, sondern auch in der Drüse auf der nichtoperierten Seite beschrieben[4]. Diese hochwirksamen, spezifischen Substanzen, die bei der Gewebsdegeneration der Drüse entstehen, konnten in Extrakten gewonnen werden und waren schon in Bruchteilen eines Milligramms wirksam. Die Untersuchungen über kompensatorisches Leberwachstum bei parabiotisch vereinigten Tieren könnten ebenfalls für spezifische Zellwuchsstoffe sprechen[5].

Bei der akuten Entzündung überwiegt die Wahrscheinlichkeit, daß die Nucleoproteide und die anderen Eiweißstoffe der Zellen sehr weitgehend abgebaut werden. Solche Abbauprodukte sind dann vermutlich pharmakologisch hochwirksam aber morphologisch inaktiv und keine „nucleotides evocateurs" im Sinne von BRACHET (1947). Bei chronischen Entzündungen, die oft über Jahre fortschwelen können, ist eher die statistische Wahrscheinlichkeit gegeben, daß durch eine „milde Cytolyse" morphogenetisch hochwirksame Substanzen mit Evokatoreigenschaften entstehen können. Ob auf diesem endogenen Wege auch schließlich einmal Stoffe mit Viruscharakter gebildet werden, die im Sinne einer „infective transformation" der Zellen wirksam sind[6], entzieht sich unserer Kenntnis. Die Übergänge von chronischen Entzündungen in irreversible Granulome oder Tumoren, der Übergang der Lymphogranulomatose in das Retothelsarkom, bezeichnen die Grenzen zwischen reaktiven, reversiblen Wachstumsprozessen und irreversiblen Tumoren. Auch RHOAD (1949) hält es für möglich, daß ein langdauerndes Verweilen von Zellen in einem abnormen und unzuträglichen Milieu eine ursächliche Bedeutung für die Entstehung bösartiger Geschwülste haben kann.

Manche Organe wie *Lymphknoten, Milz, reticuloendotheliales System,* reagieren auf entzündungserregende Substanzen sehr leicht mit einer Hyperplasie. Man kann sagen, daß sie eine besondere Kompetenz diesen Stoffen gegenüber besitzen.

Nach HELLMAN (1943) soll in den Lymphknoten die Entstehung der Sekundärknötchen an die Anwesenheit solcher Stoffe gebunden sein. Sie entstehen seiner Meinung nach, „wenn Giftstoffe nicht allzu stark auf das Gewebe einwirken, sondern lokal bekämpft werden können". Er betrachtet daher die Knötchen als Reaktionsherde, die nur eine begrenzte Lebensdauer besitzen und 10—20 Tage zu ihrer vollen Entfaltung benötigen[7].

---

[1] BRACHET 1947; HOLTFRETER 1948. [2] TÖRÖ 1937, 1939. [3] LINZBACH 1952.
[4] TEIR 1951. [5] WENNEKER, SUSSMAN 1951. [6] BILLINGHAM, MEDAWAR 1948.
[7] A. SJÖVALL, H. SJÖVALL 1930; DABELOW 1939; v. ALBERTINI, GASSER, WUHRMANN 1934, 1936.

Im Stadium der Reife sind degenerative Veränderungen in den Zentren nachweisbar, die mit Kernzerfall und Phagocytose Feulgen-positiver Körnchen einhergehen[1]. Nach entzündlichen Reizen wird nicht nur eine Vergrößerung, sondern auch eine Vermehrung von Sekundärknötchen beobachtet, so daß also eine echte Hyperplasie vorliegt. Die Kerne der Zellen in den Sekundärknötchen sollen den Kernklassen 1, 2, 4 entsprechen[2]. Man muß somit annehmen, daß von einem bestimmten Entwicklungsstadium an ein postmitotischer Wachstumstyp vorliegt. DABELOW (1939) wies auf der Höhe der Entwicklung im Zentrum der Sekundärknötchen eine relative Verarmung an Capillaren nach. Inwieweit Verdoppelungswachstum und gleichzeitige Capillarverarmung zu den degenerativen Prozessen beitragen, sei dahingestellt.

Die stärksten Hyperplasien der Keimzentren werden beim großfollikulären Lymphoblastom, der sog. BRILL-SYMMERSschen Krankheit, in Milz und Lymphknoten beobachtet[3]. Hierbei handelt es sich um irreversible Wucherungen der Keimzentren, die schließlich in sarkomatöse Bilder übergehen können. Nach SYMMERS (1948) geht zahlreichen lymphoiden Erkrankungen eine Hyperplasie der Keimzentren voraus. Das soll für die Lymphogranulomatose gelten, für die lymphatische Leukämie und das Lymphosarkom.

Auch der reticuloendotheliale Apparat der Lymphsinus beantwortet entzündliche Reize mit einer ausgesprochenen Hyperplasie der reticulären Zellen unter dem Bilde des sog. Sinuskatarrhs. Nach meinen Beobachtungen können sich die reticulären Zellwucherungen in den Sinus bei chronischen Katarrhen ähnlich verhalten wie ein embryonales Blastem. Denn in chronischen Fällen ist sehr häufig innerhalb der kompakten Wucherungen der Sinuszellen eine Auflockerung mit einer Ausdifferenzierung in ein feines, sekundäres, schwammartiges Sinussystem zu beobachten. In seinem Aufbau erinnert das neue, feinmaschige System, in entsprechender Verkleinerung, an die rote Pulpa der Milz. Wahrscheinlich liegt diesem Umbau eine Selbstorganisation zugrunde.

Ebenso wie an den Keimzentren werden auch in den Sinus der Lymphknoten irreversible Hyperplasien mit einer Änderung des Zellcharakters beobachtet. Als Gegenstück zum großfollikulären Lymphoblastom könnte man die Anfangsstadien der Lymphogranulomatose ansehen, wobei Hyperplasien der Reticulumzellen auftreten. In vielen Fällen ist der veränderte Zellcharakter der hyperplastischen Sinusendothelien im Beginn des Lymphogranuloms nicht nur an der Größe der Zellen und ihrer Kerne, sondern auch an den sehr großen Kernkörperchen zu erkennen (Abb. 34).

Die quantitativen Veränderungen der einzelnen Bestandteile eines Organes bei chronischer Blutstauung mit oder ohne Umbau und Ausbildung einer sog. Stauungsinduration sind ebenfalls teilweise als chemisch ausgelöste Anpassungsvorgänge zu betrachten. Das Wachstum des Bindegewebes in normalen und chronisch blutgestauten Milzen wurde eingehend untersucht[4].

In das Gebiet der chemisch ausgelösten Hypertrophien und Hyperplasien gehört auch das *krankhafte Wachstum der Bindegewebsfasern* im Verlauf chronischer Ödeme oder seröser Entzündungen der Organe und Gewebe[5].

Der Elephantiasis der Haut liegt eine Bindegewebshyperplasie zugrunde. In chronisch ödematösen Hautbezirken wird eine extracelluläre Bildung von kollagenen Fasern beobachtet, die zur Verdickung und Verhärtung der Haut führt. Ursächlich kommen in Frage: chronische Ödeme durch venöse Stauung, durch Lymphstauung infolge Behinderung des Lymphabflusses bei Krebsmetastasen oder Verstopfung durch *Filaria Bancrofti* sowie Ödeme bei chronischen Entzündungen der Haut, z. B. Unterschenkelgeschwüre, Erysipel usw. Die glatten Muskelfasern der Haut können bei der Elephantiasis verdickt und myomartig gewuchert sein. Die elastischen Fasern sind spärlich und die Hautnerven oft bindegewebig verödet. — Eine angeborene Elephantiasis beobachtete KOBAYASHI (1925). Umschriebene fibröse Hyperplasien liegen den Narbenkeloiden zugrunde, die nach GLÜCKSMANN (1951) nicht den Tumoren zugeordnet werden sollten.

Einen sehr lehrreichen Fall von parasitär ausgelöster Hypertrophie und Hyperplasie an den Gallengangsepithelien der Mäuseleber nach Infektion mit *Schistosoma Mansoni* wurde von ALTMANN und GÖNNERT (1952) beschrieben. Besonders in Nachbarschaft periportaler Tuberkel wurde an den Epithelien der Gallengänge, die normalerweise $3\,\mu$ hoch sind, eine Zellhypertrophie mit Zellhöhen von $9—20\,\mu$ und reichlicher Sekretion beobachtet. Hierbei bildeten sich polyploide Kernformen aus. In späteren Stadien schließt sich an die Hypertrophie eine echte Hyperplasie an, besonders im Bereich der mittleren und größeren

[1] BARTHELS, VOIT 1931. [2] VORBECK 1935; KRAUSE 1935; MONDRY 1937.
[3] SYMMERS 1927; W. FISCHER 1942; HENKEL 1952.
[4] HELLMAN 1926; JÄGER 1931; GORDON, HOLDER, FEITELBERG 1948.
[5] RÖSSLE 1934; GANS 1928.

Gänge. Hierbei werden seitliche Ausbuchtungen mit adenomähnlichen Drüsenbildungen beobachtet, die mit Büngeler als eine Anpassungshypertrophie gedeutet werden. Nach Altmann und Gönnert sind die Strukturveränderungen am Gangepithel nicht unmittelbar durch spezifische, parasitäre Toxine hervorgerufen, sondern durch die funktionellen Anforderungen, die die Toxine an das Gangepithel stellen.

Auch diese Beispiele zeigen, daß bei postmitotischen Zellen die Hyperplasie erst einer vorausgehenden Hypertrophie folgt[1]. Dies scheint ein allgemeingültiges Gesetz zu sein.

Bezüglich des Anpassungswachstums der Elemente des Blutes und des Knochenmarkes muß auf die Spezialliteratur verwiesen werden. Die angeborenen Hyperplasien und Hypertrophien werden im Abschnitt Riesenwuchs berücksichtigt.

G. Riesenzellen.

Riesenzellen sind leicht zu erkennen und haben ein interessantes Aussehen. Ihr Nachweis im Gewebe und ihre Art lassen in vielen Fällen diagnostische Schlüsse zu. Die erste Beschreibung einer Fremdkörperriesenzelle stammt von Johannes Müller aus dem Jahre 1838. Inzwischen ist das Schrifttum über Riesenzellen gewaltig angestiegen. Das Literaturverzeichnis der Preisarbeit von Rau über Riesenzellen aus dem Jahre 1932 enthält bereits 1343 Literaturhinweise. Inzwischen wird sich die Anzahl der Arbeiten wahrscheinlich mehr als verdoppelt haben. Gemessen an solchem Arbeitsaufwand wissen wir über die Entstehung der Zellen sehr wenig.

Es ist gar nicht leicht zu entscheiden, welche Zellen man als Riesenzellen bezeichnen soll. Es gibt sehr große Zellen, die normalerweise im Organismus vorkommen, und solche, die nur unter krankhaften Bedingungen nachzuweisen sind. In beiden Fällen können ungewöhnlich große Zellen natürlichen Vorbildern weitgehend entsprechen. In sehr kleinen Arealen eines mikroskopischen Präparates können am Aortenendothel, im Knochenmark, bei Tuberkulose, Lymphogranulomatose und Tumoren kontinuierliche Reihen verschiedener Größen einer Zellart nachgewiesen werden. Die Variation der Zelldurchmesser kann am Aortenendothel oder bei Tuberkulose und Tumoren von der üblichen Zellgröße, die mit etwa $20\,\mu$ veranschlagt wird, bis zu Elementen hinaufreichen, deren Durchmesser 100—$300\,\mu$ betragen kann. Die maximalen Zellgrößen liegen daher an der Grenze der Sichtbarkeit mit dem bloßen Auge. Eine objektive Grenzziehung zwischen großen Zellen einer Art und Riesenzellen wäre nur möglich, wenn für jede Zellart die Variationen der Zellgrößen in den einzelnen Altersstufen bekannt wären. In diesem Falle könnte man den Bereich der Norm nach Übereinkunft variationsstatistisch festlegen[2] (vgl. S. 234). Auch die Bestimmung der Kernmassen könnte dazu beitragen, eine Einteilung der Zellgrößen zu finden[3]. Einstweilen müssen wir eine sehr subjektive und teilweise unbewußte Variationsstatistik treiben. Wenn qualitative Kennzeichen fehlen, bezeichnen wir solche Zellen als Riesenzellen, deren Größe die übliche Variation der entsprechenden Zellpopulation überschreitet, wenn diese sich unter natürlichen Bedingungen befinden würde.

Sind dagegen große Zellen typenmäßig und qualitativ als besondere Zellsorten gekennzeichnet, oder treten sie nur unter besonderen krankhaften Bedingungen auf, so ist ihre Klassifikation als Riesenzellen leichter. Das gilt im normalen Bereich für die Megakaryocyten und die Osteoclasten, unter krankhaften Bedingungen z. B. für die Langhansschen Riesenzellen bei Tuberkulose und die Sternbergschen Riesenzellen bei Lymphogranulomatose. Hier ist dann nicht

[1] Gössner, Schneider, Siess, Stegmann 1951; Linzbach 1952; Henschel 1952.
[2] Rautmann 1921; Wacholder 1952. [3] Jacobj 1942; Geitler 1939.

die absolute Zellgröße für die Bezeichnung „Riesenzelle“ maßgebend, sondern ihr Typus oder ihre Qualität. Die kleinsten Sorten dieser „Riesenzellen“ können kleiner sein als normale Ganglienzellen, deren Kerne manchmal 32mal größer sind als durchschnittliche Leberzellkerne[1].

1. Die natürlichen Riesenzellen.

Die natürlichen Riesenzellen sind im Organismus weit verbreitet und in sein Funktionsgetriebe eingeschaltet.

Die *Megakaryocyten*[2] dienen mit ihren Endprodukten, den Thrombocyten, dem Mechanismus der Blutgerinnung.

Die mehrkernigen *Osteoklasten*[3] bauen überflüssig gewordene Knochenbälkchen ab. Gleichartige Zellen werden beim Abbau von Knorpel beobachtet und Chondroklasten genannt. Ihre größte Länge kann bis 90 μ betragen. Ihre zahlreichen Kerne (bis 100) sind meist gleich groß, rund oder kurz oval. Die starke Basophilie des Cytoplasmas kann für einen hohen Gehalt an Ribonucleinsäure sprechen. Ihre wechselnde Gestalt spricht für amöboide Beweglichkeit. In der Gewebekultur sind feine periphere undulierende Membranen exoplasmatischer Natur nachgewiesen[4].

Die mehrkernigen *Riesenzellen des Chorionepithels* wandern als placentare Wanderzellen durch die Schleimhaut des Uterus, dringen in mütterliche Blutgefäße ein und können in die Lungen verschleppt werden. Die ersten Riesenzellen des Trophoblasten bilden sich bei der Ratte 5—6 Tage nach der Einnistung des Eies[5]. Die Zellen phagocytieren das Epithel der Uterusdrüsen. Bei der Transplantation von Mäuseeiern in die vordere Augenkammer konnte die Riesenzellbildung am Trophoblasten beobachtet werden. Die anliegenden Erythrocyten wurden lebhaft phagocytiert[6]. Die proliferierenden Riesenzellen enthalten in ihrem basophilen Cytoplasma reichlich Ribonucleinsäure[7].

Die *Ganglienzellen von Fischarten* können so groß werden, daß man sie im Vergleich zu denen des Menschen und den annähernd gleich großen Ganglienzellen der Säugetiere (einschließlich Elefant und Wal) als Riesenzellen bezeichnen kann[8]. Die Riesenganglienzellen der Fische besitzen entweder große Poren in Gestalt von „Fenstern“ oder intracelluläre Capillaren. Intracelluläre Capillaren sind auch bei besonders großen Pyramidenzellen des Menschen beobachtet worden[9].

Die *Riesenzellbildung an dem* kontinuierlichen und lückenlosen *Endothelbelag der großen Arterien und Venen*, sowie der Auskleidung des Herzens und des Überzuges der Herzklappen, stellt alle unsere bisherigen Kenntnisse über das Vorkommen von Riesenzellen bei anderen Geweben in den Schatten. EFSKIND (1941a, b) hat bereits Riesenzellen mit einigen Kernen am Aortenendothel beobachtet. LINZBACH und SINAPIUS berichteten 1950 über die Zunahme der endothelialen Riesenzellen am Aortenendothel jenseits des 30. Lebensjahres[10]. In neuen, noch unveröffentlichten Untersuchungen war es LINZBACH möglich, den gesamten Endothelstatus des Menschen am laufenden Sektionsgut zu untersuchen. Hierbei ergab sich, daß die Riesenzellbildung am Endothel der Aorta, der Cava, der Herzklappen usw. einen ungewöhnlich hohen Prozentsatz der Endothelien betreffen kann. Mehrkernige Riesenzellen bis über 100 μ mit 50 und mehr Kernen sind keineswegs eine Seltenheit. Riesenendothelien mit weniger Kernen sind in den genannten Altersstufen die Regel. LINZBACH (1950) beschrieb außerdem erstmalig ein- und mehrkernige Riesenendothelien, die im Cytoplasma runde, ovale oder kristallartige, aber nicht doppelbrechende Einschlüsse enthalten, die mit Toluidinblau und anderen basischen Anilinfarbstoffen eine intensive Blaufärbung ergeben. Für diese Zellen wurde der Name „große Einschlußendothelien“ vorgeschlagen[11] (Abb. 24). Es wurde festgestellt, daß die Einschlüsse

[1] STEIN 1948.
[2] MAXIMOW 1927; REBUCK 1947; WISLOCKI, BUNTING, DEMPSEY 1947; KABELITZ 1950; HEILMEYER, BEGEMANN 1951.
[3] MAXIMOW 1927; WEIDENREICH 1930. [4] HANCOX 1949. [5] ALDEN 1948.
[6] FAWCETT, WISLOCKI, WALDO 1947. [7] ORTMANN 1949.
[8] LEVI 1925; BARGMANN, nach OPITZ u. SCHNEIDER 1950. [9] SCHARRER 1937.
[10] LINZBACH 1952; SINAPIUS 1953. [11] LINZBACH 1952.

argentophil sind und in seltenen Fällen eine positive Eisenreaktion ergeben, was ich bestätigen kann[1]. Noch unveröffentlichte histochemische Untersuchungen von HORT haben ergeben, daß es sich um Glykoproteide handelt, die den Alterspigmenten nahestehen. Neben den Gefäßendothelien bilden auch die Deckzellen der serösen Häute häufig mehrkernige Riesenzellen (Abb. 25).

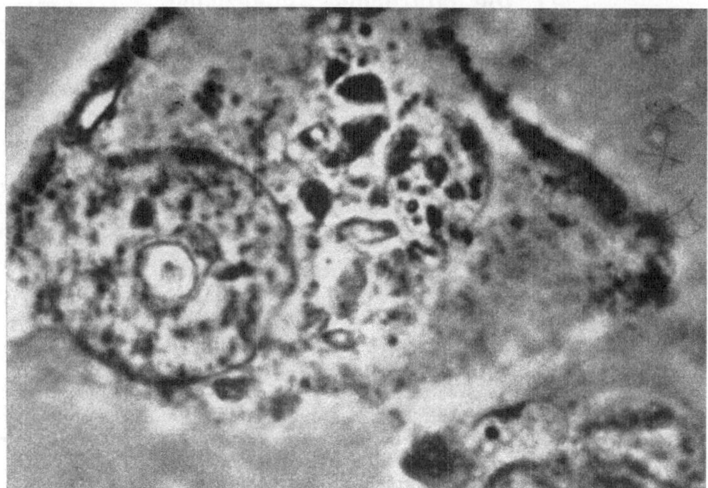

Abb. 24. Zum Teil kristallähnliche, nicht doppeltbrechende Eiweißeinschlüsse im Cytoplasma einer „großen Einschlußendothelzelle" der Brustaorta. Kernvacuole. ♂, 45 Jahre. (Plasmocytom.) Phasenkontrast. Ringerlösung.

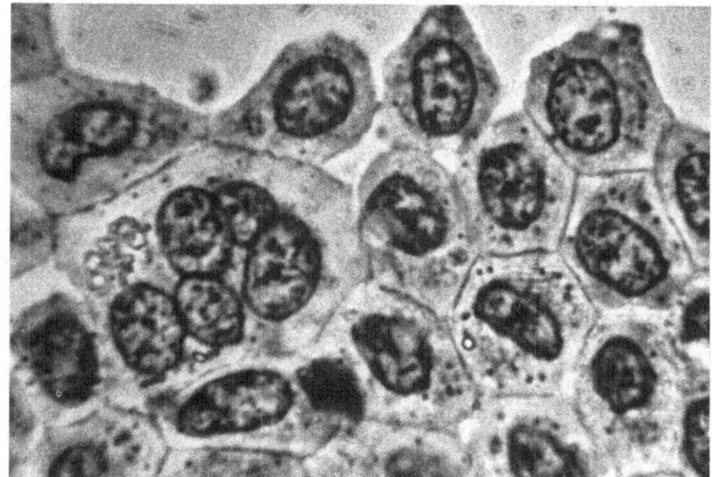

Abb. 25. Deckepithel der Leberkapsel mit mehrkerniger Riesenzelle. Beachte die Erhaltung der Form bei den in Ablösung befindlichen Zellen. Phasenkontrast. Ringerlösung. Nilblausulfat.

2. Die pathologischen Riesenzellen.

Zu den pathologischen Riesenzellen werden die Fremdkörperriesenzellen, die Riesenzellen bei unspezifischen und spezifischen Entzündungen, die Riesenzellbildungen spezialisierter Organzellen und die Tumorriesenzellen gerechnet. Sie verdanken ihre Entstehung immer einem besonderen Ereignis, das mit einer Gewebs- oder Zellschädigung verbunden ist.

[1] SINAPIUS 1953.

a) Die Fremdkörperriesenzellen.

Die physiologischen Vorbilder der Fremdkörperriesenzellen sind die Osteoclasten. Im jugendlichen Zustand besitzen die großen und oft bizarr geformten Zellen ein basophiles Cytoplasma, das erst bei älteren Riesenzellen aufgehellt erscheint. In den jugendlichen Zellen ist das Cytoplasma homogen. Später treten feine und größere Vacuolen auf und Verfettungen werden beobachtet. Mit der FEYRTERschen Weinsteinsäure-Thioninfärbung sind in älteren Zellen häufig rote, metachromatische Substanzen nachweisbar, die zuweilen feingekörnt erscheinen, mitunter auch feinblasig sind. Die Kerne sind rundlich oder kurzoval und meist gleich groß. Ihre Größe entspricht etwa der Größe der Regelklasse der Leberzellkerne und ihre Zahl kann weit über hundert betragen. Die Kerne sind schwarmartig angeordnet und auch im Zentrum der Zellen nachweisbar.

Die Bildung von Fremdkörperriesenzellen wird beobachtet, wenn abgestorbene, körpereigene Produkte oder körperfremde Substanzen im Gewebe vorhanden

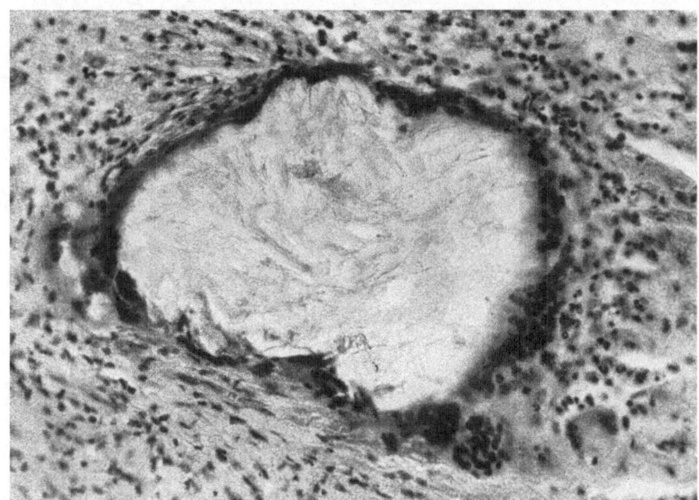

Abb. 26. Intramuraler Gallenstein in chronisch entzündeter verdickter Gallenblasenwand mit angelagerten Fremdkörperriesenzellen.

sind, die von besonderer chemischer Natur oder schlecht löslich sind und wegen ihrer Größe nicht von einkernigen Wanderzellen des Bindegewebes phagocytiert werden können[1].

Folgende körpereigene Produkte können eine Riesenzellbildung auslösen: Reste elastischer Fasern[2], verhornte Epidermisteile in entzündeten Cysten, nekrotischer Knorpel oder Knochen, Blut- und Fibringerinnsel, Amyloid, Kalkkonkremente, Corpora amylacea, Cholesterin, harnsaure Salze, Darminhalt in Fisteln oder in der Bauchhöhle, intramurale Gallensteine (Abb. 26), Bence-Jones-Zylinder der Niere.

Bei chronischen Entzündungen im Bereich von Schleimdrüsen kann der aus den Drüsen oder Cysten austretende Schleim im Gewebe zur Bildung von Fremdkörperriesenzellen und von sog. Schleimgranulomen Veranlassung geben[3]. Auch bei metastasierenden Schleimkrebsen wurden in Lymphknoten phagocytierende Riesenzellen mit geschädigten, verschleimten Krebszellen nachgewiesen[4]. Die Urininfiltration führt ebenfalls zur Riesenzellbildung[5]. Ein weiteres bekanntes Beispiel sind die Riesenzellen in sog. Fettgranulomen[6], die bei der Resorption

[1] ERNST 1915; MARCHAND 1924; HAYTHORN 1929; RAU 1932.
[2] HAMPERL 1953, BECKER 1954. [3] HAMPERL 1932.
[4] ZISCHKA 1943. [5] HAMPERL 1949. [6] ABRIKOSSOFF 1926.

von nekrotischem Fettgewebe entstehen. Hierbei werden mehrkernige Zellen vom Fremdkörpertyp beobachtet, die teils basophiles, teils auch fetthaltiges, schaumiges Cytoplasma besitzen (Abb. 27). In manchen Fällen treten auch Riesenzellen auf, die eine sehr große Ähnlichkeit mit Langhansschen Riesenzellen

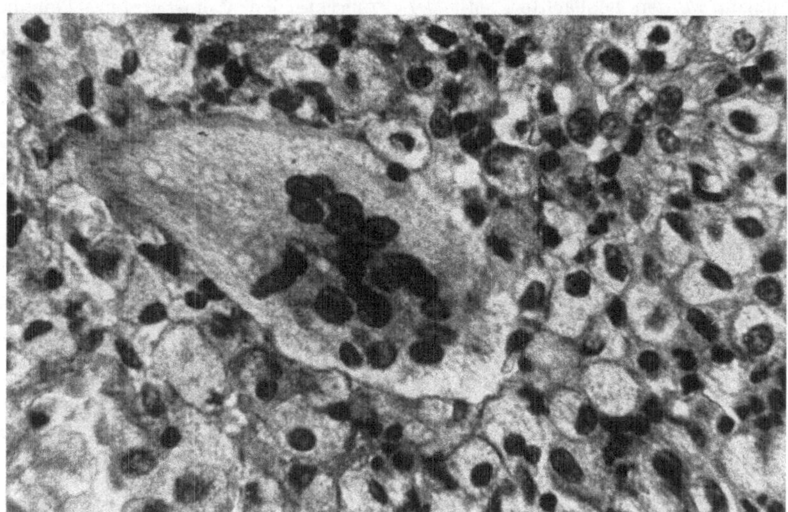

Abb. 27. Chronisch entzündeter Gewebsbezirk mit sog. Pseudoxanthomzellen und hieraus entstandener mehrkerniger Riesenzelle.

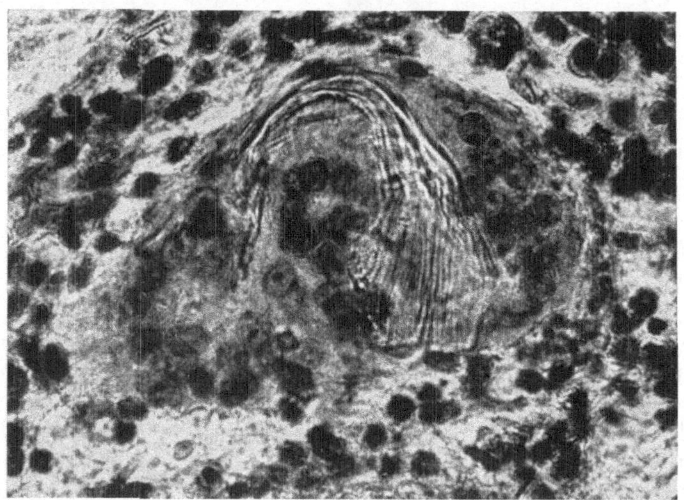

Abb. 28. Chirurgisches Nahtmaterial in einer vielkernigen Fremdkörperriesenzelle. Aufnahme bei unvollständig polarisiertem Licht.

haben. Im Gewebe vorhandene Fettsäuren mit mehreren Seitenketten führen oft zur Riesenzellbildung[1] (vgl. Abschnitt: Tuberkulöses Granulationsgewebe in diesem Handbuch).

Von körperfremden Substanzen können fast alle nichtlöslichen und wenig reizenden Stoffe eine Riesenzellbildung anregen. Praktisch wichtig sind: Medika-

[1] ASSELINEAU, LEDERER 1951.

mente in öliger Lösung, Paraffin zur Plombenfüllung (Paraffinome), chirurgisches Nahtmaterial (Abb. 28), Talkumkristalle (Abb. 29).

RÖSSLE (1950, 1951) wies nach, daß durch talkumhaltigen Puder von Operationshandschuhen schwere Gewebsschäden hervorgerufen werden können, die mit einer chronischen Granulombildung einhergehen. Die erste Beschreibung stammt von FIENBERG (1937). Eine Übersicht über 60 Fälle geben EISEMAN, SEELIG, WOMACK (1947) und über experimentelle Befunde an Ratten berichten SAXÉN und TUOVINEN (1947). Nach Einlage von Sulfonamidstäbchen in den Uterus wurden Talkumgranulome der Schleimhaut beobachtet[1]. Die intra- und extracellulär liegenden Talkumkristalle sind leicht an ihrer Doppelbrechung zu erkennen.

Nach Injektion aluminiumhydroxydhaltiger Impfstoffe wurden makrophagenreiche Granulome mit Riesenzellen vom Fremdkörper- und Langhans-Typ gesehen, die im Inneren Aluminium-Eiweißkristalle enthalten[2]. Die operative Einlagerung schwerlöslicher Gelatine in das Gewebe führt im Verlauf ihres Abbaues zur Riesenzellbildung[3]. Riesenzellen in Nachbarschaft von Gasblasen[4] und Insektenstacheln[5] sind beschrieben.

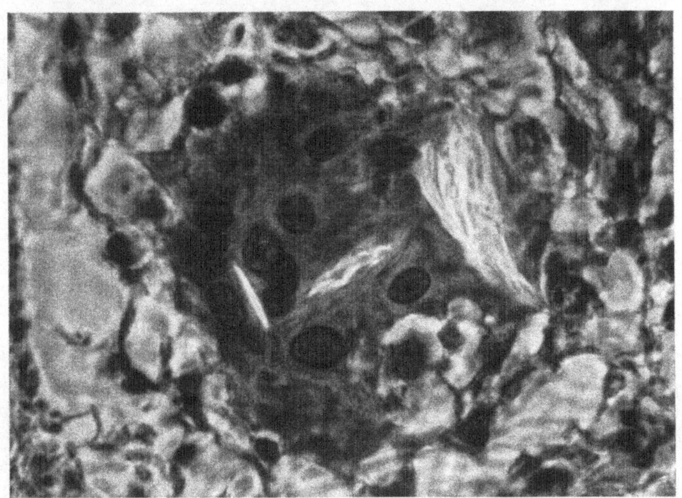

Abb. 29. Talkumkristalle in einer Fremdkörperriesenzelle. Aufnahme bei unvollständig polarisiertem Licht.

b) Die Langhansschen Riesenzellen.

Die erste Beschreibung der Riesenzellen vom Langhans-Typ im tuberkulösen Granulom stammt von VIRCHOW 1855. Im Anschluß an ihre eingehende Beschreibung durch LANGHANS im Jahre 1868 wurden die Zellen von WEIGERT als Langhanssche Riesenzellen bezeichnet[6].

Die Zellen, die beim Menschen einen Durchmesser von 300 μ erreichen und bis zu 1000 Kerne enthalten können[7], unterscheiden sich von den üblichen Fremdkörperriesenzellen durch die bevorzugte Randständigkeit ihrer Kerne. Die chromatinreichen, runden oder kurzovalen Kerne liegen in der Randzone der Zellen, entweder auf einer angenäherten Kugelschale oder der Schale einer Halbkugel, so daß in den zweidimensionalen mikroskopischen Schnitten meistens eine kreisförmige oder hufeisenförmige Anordnung in Erscheinung tritt, wenn nicht gerade Tangentialschnitte eine zentrale Lagerung vortäuschen. In der Regel sind die Kerne fast gleich groß. In Feulgen-Präparaten scheint der absolute Gehalt an Thymonucleinsäure in den einzelnen Riesenzellkernen ebensogroß zu sein wie in den meist etwas größeren und blasseren Kernen der anliegenden

[1] BECKER 1950; MARTIN 1951. [2] COHRS, SCHULTE 1952. [3] WEINMANN, CORELL 1951.
[4] RÖSSLE 1926. [5] ALLEN 1948.
[6] MARCHAND 1924; HAYTHORN 1929; RAU 1932; WURM 1943; FRESEN 1950. [7] MEDLAR 1926.

Epitheloidzellen. Im Gegensatz zu den Fremdkörperriesenzellen ist das Cytoplasma der Langhans-Zellen oft nur in den peripheren, kernhaltigen Bezirken basophil und vermutlich ribonucleinsäurehaltig. Die zentralen Anteile der

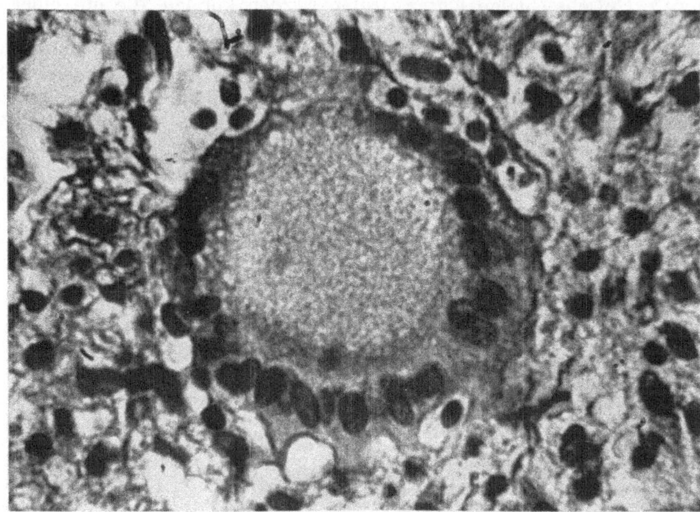

Abb. 30. Typische Langhanssche Riesenzelle mit peripher angeordneten regelmäßigen und gleichartigen Kernen. Basophilie des peripheren Cytoplasmas. Die zentralen Bezirke grobkörnig, scharf gegen das periphere Cytoplasma abgesetzt. Zentrum der Zelle nekrotisch.

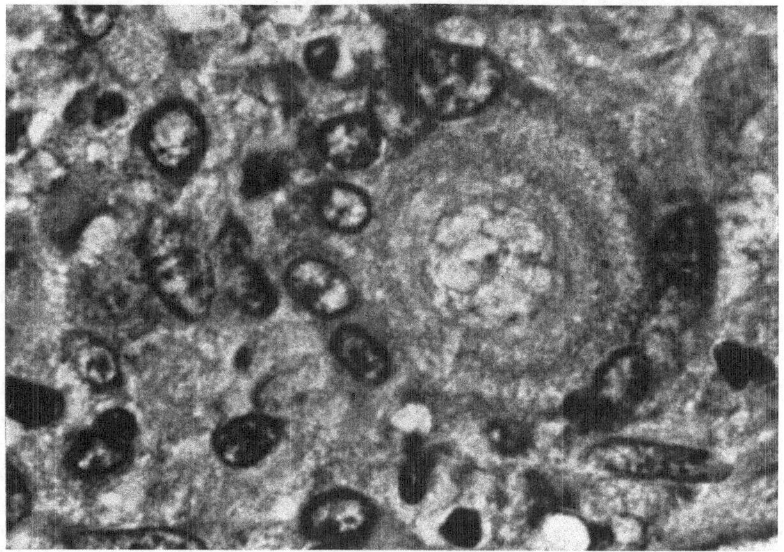

Abb. 31. Vacuolen und Ringbildungen im Zentrum einer Langhansschen Riesenzelle. Ähnlichkeit mit Liesegangschen Ringen.

Zellen sind hingegen blaß, eosinophil, wabig-porös oder auch sehr häufig feingekörnt (Abb. 30). Hier finden sich mitunter blasse verdämmernde Kernreste. In manchen Fällen bilden sich im Inneren konzentrisch geschichtete Konturen aus, die an Liesegangsche Ringe erinnern (Abb. 31). Wabig veränderte und vacuolige Zellen enthalten sehr häufig Fettsubstanzen und metachromatische

Stoffe, die mit Weinsteinsäure-Thioningemisch eine Rotfärbung ergeben. Die Zellen liegen entweder im Zentrum des epitheloidzelligen Tuberkels oder am Rande der Verkäsung. Die Zellen besitzen an der Außenseite oft feine Fortsätze, die offenbar mit dem anliegenden Reticulum der Epitheloidzellen in Verbindung stehen (Abb. 30). Aus dem künstlichen Spaltraum, der sich in entwässerten Präparaten zwischen Riesenzellen und Epitheloidzellen bildet, kann man nicht den Schluß ziehen, daß die Zellen nicht in cytoplasmatischem Zusammenhang stehen[1] [vgl. auch FRESEN (1950)]. Zwischen den Fortsätzen an der Zellperipherie erscheinen oft kleine Buchten, die eingelagerte Lympho- und Leukocyten enthalten können, die später phagocytiert werden. MARCHAND (1924) glaubt, daß diese Zellen auch „spontan" in den Körper der Riesenzellen eindringen können.

Amitotische Kernteilungen sollen in Riesenzellen vorkommen und werden als Ursache der Vielkernigkeit angesehen[1]. Ganz vereinzelt ist auch über fragliche Mitosen berichtet worden[2].

Typische Langhanssche Riesenzellen kommen nicht nur bei der Tuberkulose vor. Sie wurden auch bei dem ätiologisch ungeklärten Boeckschen Sarkoid, bei Syphilis, Lepra[3], Tularämie[4], Maltafieber[5], bei Blastomykosen[6] und Lymphogranulomatose[7] beobachtet. Bei den Pilzerkrankungen finden sich neben Langhansschen Riesenzellen auch solche vom Fremdkörpertyp. Beide Zellsorten sind auch bei der ätiologisch ungeklärten Riesenzellarteriitis nachzuweisen[8], die bevorzugt die Arteria temporalis befällt, aber auch als generalisierte Gefäßerkrankung vorkommen soll[9]. In den sog. Dysgerminomen des Eierstockes sind Riesenzellen vom Langhans-Typ beschrieben worden[10], ohne daß eine Tuberkulose vorlag. Außer den genannten Krankheiten sind Riesenzellen vom Langhans- oder Fremdkörpertyp ein sehr häufiger Befund bei fast allen chronischen unspezifischen und spezifischen Entzündungen.

Die mangelnde Spezifität und die fließende morphologische Ähnlichkeit mit Fremdkörperriesenzellen gaben Veranlassung, die Langhansschen Riesenzellen für einen besonderen Typ von Fremdkörperriesenzellen anzusehen[11]. Der Nachweis von zerfallenden Bacillen oder Pilzen im Inneren der Zellen wurde im Sinne einer Phagocytose und Infektionsabwehr gedeutet. Die starke Anfärbbarkeit des Cytoplasmas mit Fuchsin wurde auf die Anwesenheit säurefester Keimsubstanzen bezogen[12].

c) Die Riesenzellen bei Masern und anderen Viruskrankheiten.

Die im lymphatischen System auftretenden Riesenzellen bei Masern wurden erstmalig von ALAGNA im Jahre 1911 im Verlauf einer Masernepidemie in Palermo beschrieben. Riesenzellen der Alveolarepithelien und des Bronchusepithels in Masernfällen waren bereits vorher bekannt[13]. — Im Jahre 1931 wurden die lymphatischen Riesenzellen gleichzeitig in Deutschland und Amerika wiederentdeckt und ausführlich beschrieben[14]. Im Prodromalstadium der Masern werden die Zellen häufig in den vergrößerten Keimzentren der Gaumenmandeln beobachtet.

Die Kernzahl in den bis zu 100 μ großen Zellen kann über 100 betragen. Die rundlichen Kerne sollen eine feine radiäre Netzstruktur und einen zentralen Innenkörper aufweisen. Das Cytoplasma ist angedeutet basophil, zum Teil feingekörnt oder feinschaumig. Nur selten sind feine Körnchen nachweisbar. Bei schwacher Vergrößerung erscheinen die Kernansammlungen wie traubenförmige Haufen und erinnern an Kalkkonkremente[15]. Aus den Keimzentren sollen die Zellen in die Submucosa einwandern.

[1] WURM 1943. [2] HAYTHORN 1929. [3] BÜNGELER 1951. [4] RANDERATH 1944.
[5] MÜLLER 1952. [6] DA ROCHA-LIMA 1925; SCHULTZ 1937; BAKER 1947; BRANDT 1950.
[7] LENNERT 1953. [8] ROBERTSON 1947; HARRISON 1948; RÖMER 1949; MAGARY 1950.
[9] FRANGENHEIM 1951. [10] MILLER 1943.
[11] HECTOEN 1898; MAXIMOW 1924; HAYTHORN 1929. [12] TAKEUCHI 1936.
[13] HECHT 1910. [14] FINKELDEY 1931; WARTHIN 1931. [15] FISCHER 1933.

In den sog. Koplikschen Flecken sind sie bis 5 Tage vor Ausbruch des Exanthems nachweisbar[1]. Ihr Vorkommen beschränkt sich nicht nur auf das lymphatische Gewebe des Rachenringes. Sie wurden auch im lymphatischen Gewebe des Wurmfortsatzes und in dessen Tunica propria beobachtet[2]. Außerdem wurden die Zellen in den Lymphknoten des Halses, des Brust- und Bauchraumes gesehen, sowie in Thymus, Milz, Leber und Lungen[3]. MASUGI und MINAMI (1938) berichten über Riesenzellen am teilweise desquamierten Bronchialepithel mit vielen hyperchromatischen Kernen und erhaltenem Flimmersaum. Außerdem sollen Riesenzellen an den Schleimdrüsen der Bronchien und ihrer Ausführungsgänge und an den Speicheldrüsen vorkommen. In einigen Fällen wurden Einschlüsse im Kern und Cytoplasma beobachtet[4]. Die mehrkernigen Riesenzellen des Bronchialepithels sind ebensowenig wie die lymphoiden Riesenzellen für Masern spezifisch[5]. Im Prodromalstadium bei Windpocken wurden in der Tonsille lymphocytäre Riesenzellen nachgewiesen, die denen bei Masern gleichen[6]. Bei einer routinemäßigen Sputumuntersuchung fanden sich

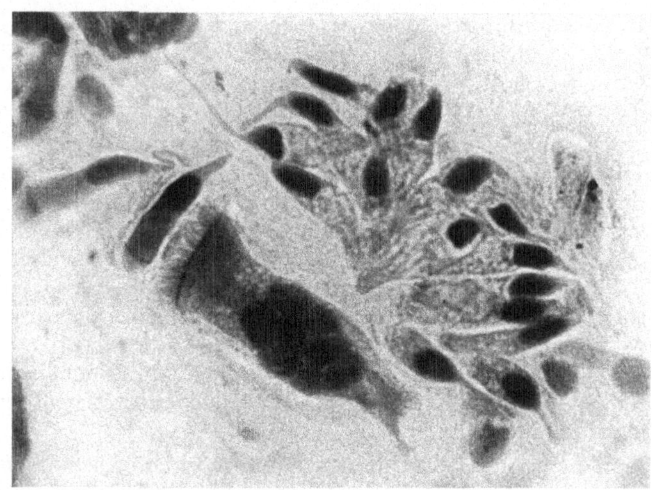

Abb. 32. Sputumausstrich mit mehrkerniger sehr großer Flimmerepithelzelle. Cuticularsaum deutlich verdickt.

ohne Masernverdacht bei chronischer Bronchitis massenhaft epitheliale, mehrkernige Riesenzellen mit gut erhaltenem Flimmersaum (Abb. 32). Von der Mehrzahl der Untersucher wird die Riesenzellbildung als eine unmittelbare Zellreaktion auf das im Gewebe anwesende Masernvirus gedeutet[7]. Auch eine allergische Reaktionslage des Gewebes wird in Betracht gezogen[8].

Bei der Einschlußkrankheit (Cytomegalie) der Säuglinge und Erwachsenen kommen neben den sog. großen protozoenartigen Zellen in zahlreichen Organen auch mehrkernige Riesenzellen in den Lungenalveolen vor[9].

d) Durch Zellphagocytose entstehende Riesenzellen.

In chronisch eitrigen entzündeten Gewebsbezirken finden sich häufig ungewöhnlich große Makrophagen, deren Zelldurchmesser weit über 30 μ betragen kann. Sie können in ihrem Cytoplasma so zahlreiche Leukocytenkerne enthalten, daß der eigene Zellkern überdeckt wird und die Zelle wie ein aus Kernen bestehendes, maulbeerförmiges Gebilde aussieht. Die Zellen entstehen durch Phagocytose zahlreicher geschädigter Leukocyten, deren Kerne oft noch innerhalb der fremden Zellen eine Übersegmentierung erkennen lassen.

Bei den sog. Typhuszellen handelt es sich um Reticulumzellen der Lymphknoten, die hinfällige Lymphocyten phagocytiert haben und hierdurch eine ungewöhnliche Größe erreichen können (Abb. 33). In unmittelbarer Nachbarschaft der Typhuszellen ist das Gewebe der Lymphknoten stärker aufgelockert als an den Stellen, die keine Riesenzellen enthalten. Die zahlreichen phagocytierten Lymphocytenkerne sind in den großen Typhuszellen oft

[1] WARTHIN 1931. [2] FINKELDEY 1932; W. FISCHER 1933.
[3] HATHAWAY 1935; SEMSROTH, AMSTERDAM 1941; SCHULTZE 1942.
[4] MASUGI, MINAMI 1938; PALMER 1948. [5] LINDBERG 1935. [6] TOMLINSON 1939.
[7] MASUGI, MINAMI 1938; SCHULTZE 1942. [8] FINKELDEY 1931, 1932; FISCHER 1933.
[9] WALZ 1926; WAGNER 1930; CAPPEL, MCFARLANE 1947; KALFAYAN 1947; MCMILLAN 1947.

ganz gleichmäßig gut erhalten. Da eine Typhuszelle aber sehr wahrscheinlich die Lymphocyten einzeln und in zeitlichen Abständen phagocytiert, muß man annehmen, daß die phagocytierten Kerne nur sehr langsam in den Zellen abgebaut werden.

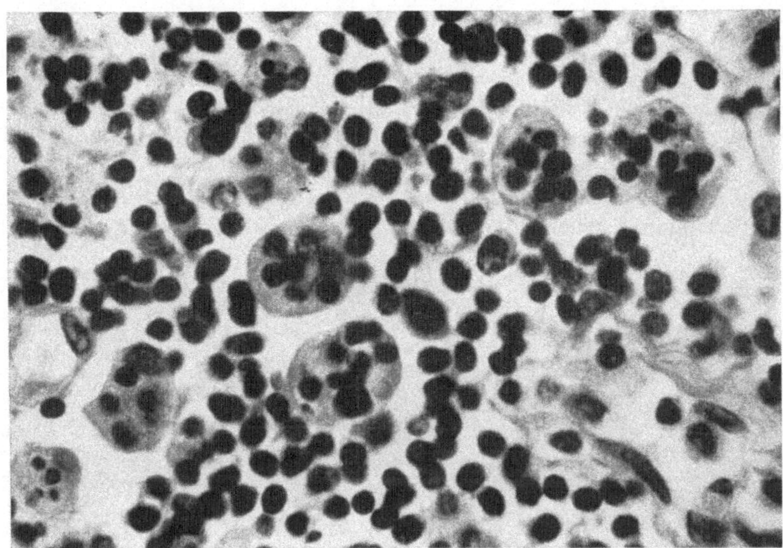

Abb. 33. Stark vergrößerte Reticulumzellen mit phagocytierten Lymphocyten in einem Lymphknoten bei Typhus.

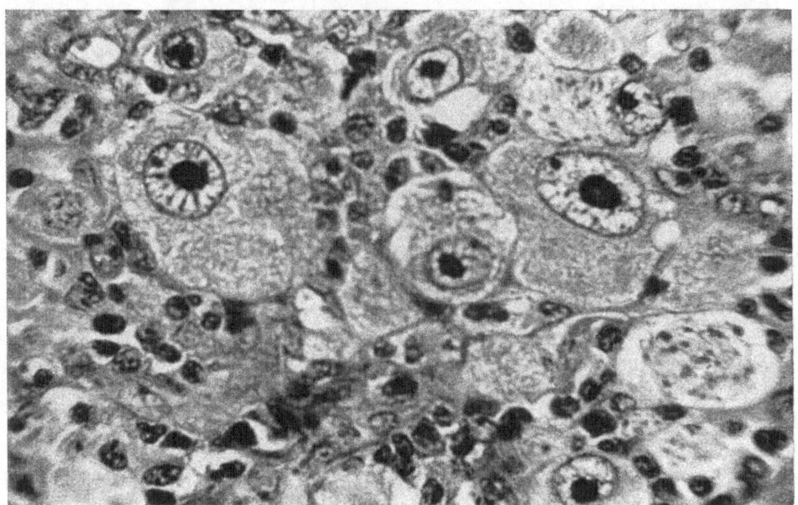

Abb. 34. Ungewöhnlich große Hodgkin-Zellen in einem Lymphknoten. Die Durchmesser der Nucleolen betragen fast 10 μ.

e) Die Riesenzellen bei Lymphogranulomatose (Sternbergsche Riesenzellen).

Die Riesenzellen bei Lymphogranulomatose werden im deutschen Schrifttum als Sternbergsche Riesenzellen, im englischen Schrifttum als „Dorothy Reed-cells“ bezeichnet. Nach Richter (1948) sollen die Zellen aber bereits im Jahre 1878 von Greenfield beschrieben worden sein. In den Frühstadien der Erkrankung überwiegt in den Lymphknoten die hyperplastische Wucherung von großen einkernigen Reticulumzellen, die ungewöhnlich große Nucleolen besitzen und als Hodgkin-Zellen[1] bezeichnet werden (Abb. 34). Die Basophilie der Nucleolen und des Cytoplasmas ist auf den hohen Gehalt an Ribonucleinsäuren zurückzuführen, der den Werten in schnellwachsenden Sarkomen gleichkommt und auf eine hohe Wachstumstendenz hinweist[2].

Die Sternbergschen Riesenzellen besitzen ebenfalls große Nucleolen und oft basophiles Cytoplasma[3] und entwickeln sich mit größter Wahrscheinlichkeit aus den einkernigen Hodgkin-Zellen[4]. Auf Grund ihrer gelappten Kerne hat man sie mit den Megakaryocyten des Knochenmarkes verglichen und identifiziert. LENNERT weist aber mit Recht auf die Unterschiede beider Zellformen hin.

Die Sternbergschen Riesenzellen sind sehr polymorph (Abb. 35). Neben zwei- und mehrkernigen Formen mit gelappten, ovalen oder unregelmäßig gestalteten

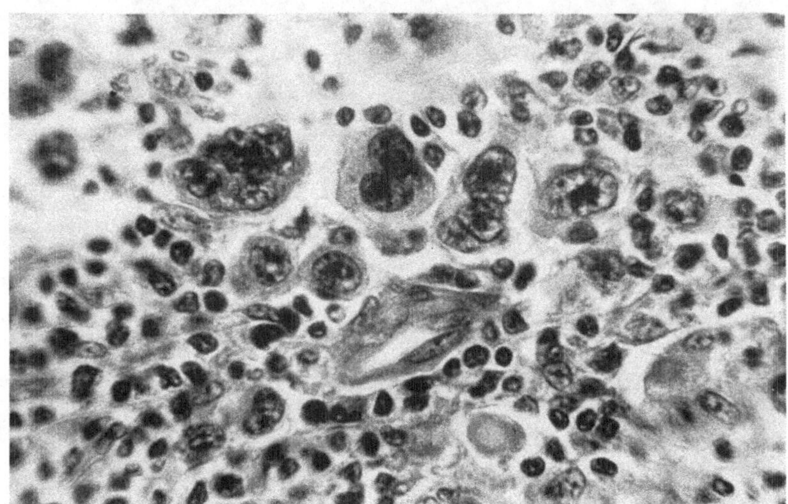

Abb. 35. Verschiedene Formen von Sternbergschen Riesenzellen.

Kernen, die meist zentral oder leicht exzentrisch liegen, finden sich auch mehrkernige Zellen mit kreisförmig und peripher angeordneten Kernen. Durch die oft ungleiche Größe der Kerne sind die letztgenannten Formen deutlich gegen Langhanssche Riesenzellen abzugrenzen, die auch bei Lymphogranulomatose vorkommen[4]. In den zweikernigen Zellen sind die Kerne oft spiegelbildlich ähnlich. Die spiegelbildliche Ähnlichkeit und tiefe Kernfurchen deuten auf amitotische Teilung hin. Mitosen, auch multipolare, sind beobachtet. Die großen Nucleolen können ihre rundliche Form verlieren und sich in bizarr geformte Gebilde umwandeln.

Die Amitosen und Mitosen weisen darauf hin, daß die Sternbergschen Riesenzellen nicht durch Konfluenz (vgl. Entstehung der Langhansschen Riesenzellen), sondern durch echtes Wachstum der Kernsubstanzen und des Cytoplasmas entstehen[1]. Für die Auslösung des Wachstums und die Bildung der Riesenzellen scheint eine milde Cytolyse der Mutterzellen, der Hodgkin-Zellen, bedeutungsvoll zu sein. Die Bildung der Sternbergschen Riesenzellen erfolgt bevorzugt in den zentralen Abschnitten der Lymphknoten und am Rande von Nekrosen. Auf gleiche Beobachtungen wird im Schrifttum hingewiesen[5]. Auch bei bösartigen

[1] POTTER 1935. [2] MOESCHLIN, SCHWARZ, WANG 1950.
[3] TISCHENDORF 1951. [4] LENNERT 1953.
[5] MOESCHLIN, SCHWARZ, WANG 1950; LENNERT 1953; HOFFMANN, ROTTINO 1950.

Tumoren finden sich die meisten Riesenzellen im Zentrum der Tumornester bzw. in nekrotischen Randzonen.

f) Die in bestimmten Organen und Geweben vorkommenden Riesenzellen.

Alle Organzellen können unter bestimmten Bedingungen Riesenzellen bilden.

Im *Zentralnervensystem* werden bei tuberöser Sklerose Riesenganglienzellen der Hirnrinde beobachtet, die mitunter mehrere Kerne besitzen. Bei kontralateraler Kleinhirnatrophie können die erhaltenen Purkinje-Zellen gewaltige Ausmaße erreichen. Ungewöhnlich große Gliazellen werden bei Krankheiten beobachtet, die mit Entmarkung einhergehen[1].

In der *Hypophyse* beschrieb SIMMONDS (1917) Riesenzellen vom Langhans-Typ, die durch Konfluenz von Epithelien entstehen ohne nachweisbare Tuberkulose oder Syphilis.

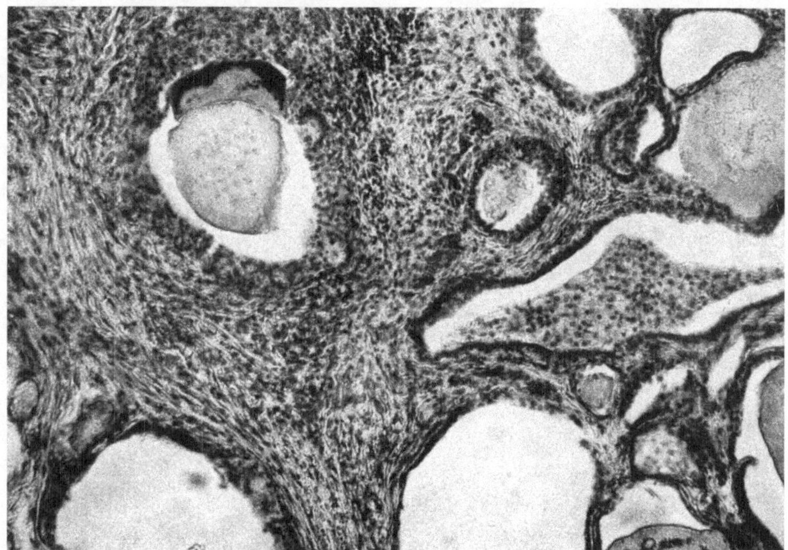

Abb. 36. Riesenzelle in einer chronisch-entzündeten Schilddrüse, eingedicktem Kolloid anliegend.

Ihre Bildung soll mit Sekretionsanomalien zusammenhängen. In einigen Fällen wurden gleichzeitig Riesenzellen in der Zona fasciculata der Nebennieren beobachtet[2].

Riesenzellen der *Schilddrüse* sind bei chronischer Thyreoiditis ein sehr häufiger Befund. Im Bereich der zugrunde gehenden Drüsenläppchen bilden sich um eingedickte Kolloidreste sehr große mehrkernige Riesenzellen mit kleinen chromatinreichen Kernen. Da die Zellen dem Kolloid, das wahrscheinlich als Fremdkörper wirkt, unmittelbar anliegen, ist ihre epitheliale Herkunft wahrscheinlich[3] (Abb. 36). Manchmal gewinnt man den Eindruck, als ob nackte Epithelkerne unmittelbar in den eingedickten Kolloidmassen liegen[4]. Auch bindegewebige Riesenzellen kommen vor[5]. Durch Injektion von Alkohol in die Schilddrüse wurden gleichartige Riesenzellen erzeugt[6]. In ähnlicher Weise wie in der Schilddrüse können sich Riesenzellen bei chronischer Prostatitis um eingedickte Sekretreste bilden[7].

Riesenzellbildung der *Alveolarepithelien der Lunge* (Abb. 37) kommt nicht nur, wie oben erwähnt, bei Masern, Diphtherie, Keuchhusten, Riesenzellpneumonie und Einschlußkrankheit[8] vor, sondern auch bei zahlreichen anderen Affektionen. Bei der Riesenzellpneumonie scheint der Virusinfekt durch Vitamin A-Mangel unterstützt zu werden[9]. In tuberkulös entzündeten Gebieten können aus Alveolarepithelien Langhanssche Riesenzellen entstehen[10]. Riesenzellbildung in Lungenalveolen wird weiterhin beobachtet bei Stauberkrankungen, in Nachbarschaft von Corpora amylacea der Lunge, bei Amyloidtumoren, bei Rotz und Pilzerkrankungen, bei Asthma, bei chronischer Blutstauung, bei Aspiration von Fibrin usw[11]. In seltenen

---

[1] SPIELMEYER 1922; PETTE 1942; HALLERVORDEN 1950. [2] DOMIACH, WRIGHT 1951. [3] WILKE 1913; WEYENETH 1941. [4] WILLER 1949. [5] ROULET 1931; FISCHER 1951. [6] ÖLPER 1935. [7] WILKE 1913; SCHEIDEGGER 1947. [8] WALZ 1926; KALFAYAN 1947; CAPPEL, MCFARLANE 1947. [9] MCMILLAN 1947. [10] MARCHAND 1924; WURM 1943. [11] GÖRSCH 1947.

Fällen kommt Riesenzellbildung nach Fruchtwasseraspiration vor[1]. Auch bei unspezifischem Desquamativkatarrh in Nachbarschaft von Tumoren und im Bereich krebsiger Pneumonien entstehen oft zahlreiche mehrkernige, alveoläre Riesenzellen. Bei Verfettung bildet sich

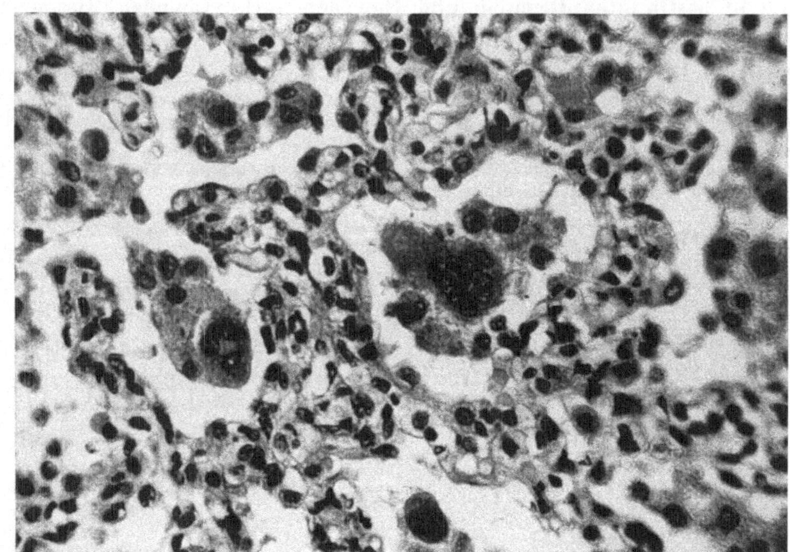

Abb. 37. Riesenzellpneumonie. Verschmelzung abgelöster Alveolarepithelien zu Riesenzellen.

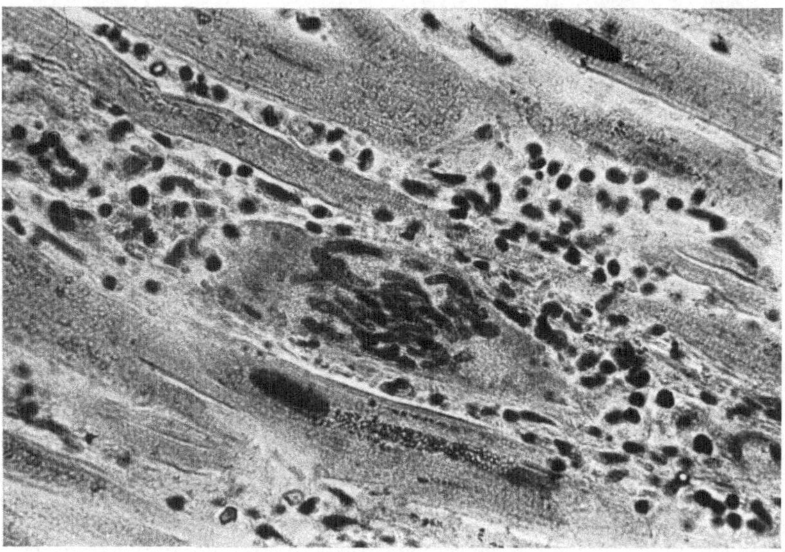

Abb. 38. Vielkernige, geschädigte Herzmuskelfaser. Zufallsbefund im Herzen eines 85jährigen Mannes mit Coronarsklerose.

an ihrer Außenfläche ein schalenartiger Mantel, der wahrscheinlich aus eingedicktem und umgewandeltem Cytoplasma besteht.

Riesenzellen im Herzmuskel kommen bei tuberkulöser und syphilitischer Myokarditis und bei Sarkoidose vor. In einigen Fällen von chronischer Myokarditis, die ätiologisch nicht mit absoluter Sicherheit einer Tuberkulose zugeordnet werden können, beherrscht die Riesen-

[1] CRUICKSHANK 1949.

zellbildung das histologische Bild und man spricht von Riesenzellmyokarditis[1]. Die Riesenzellen ähneln dem Langhans-Typ. KOCH nimmt einen myogenen Ursprung an. Für eine solche Deutung kann eine eigene Beobachtung sprechen. Im Herzen eines 85jährigen Mannes mit

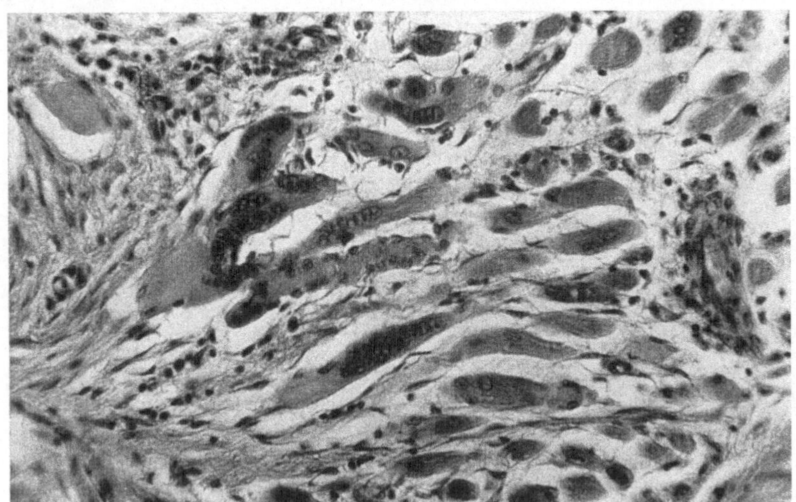

Abb. 39. Riesenzellartige Umwandlung von Skeletmuskelfasern in chronisch entzündetem Muskel.

Coronarsklerose fand sich ein einzelnes geschädigtes und verdicktes Herzmuskelsegment, das bereits aus dem Verband gelöst war und zahlreiche kleine längliche Kerne enthielt. Die vielen kleinen Kerne sind wahrscheinlich durch sukzessive Amitose aus einem einzelnen

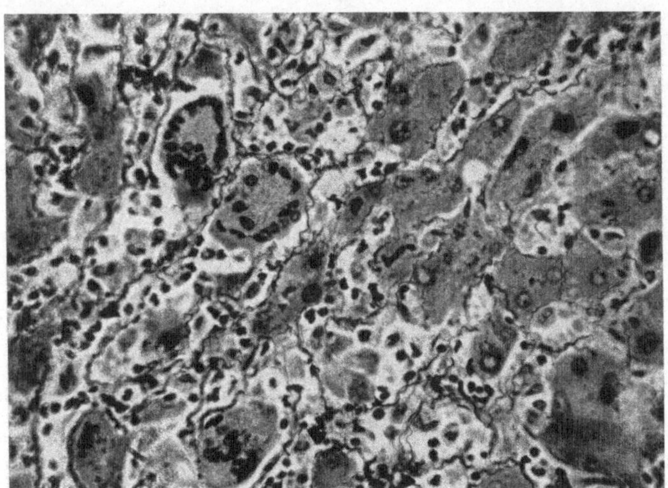

Abb. 40. Leberriesenzellen bei akuter gelber Leberatrophie. Versilberung. (Präparat von Herrn Prof. RÖSSLE.)

oder aus zwei benachbarten polyploiden Herzmuskelkernen entstanden (Abb. 38). Dieser Befund spricht dafür, daß auch geringgradige unspezifische Schädigungen von Herzmuskelfasern in seltenen Fällen zur Bildung myogener Riesenzellen führen können.

Im Verlauf der Regenerationsvorgänge nach mechanischer oder entzündlicher Schädigung der *Skeletmuskulatur* können sich Teile von Skeletmuskelfasern in mehrkernige Riesenzellen umwandeln[2]. Es handelt sich dabei entweder um abgeschnürte regeneratorische Muskelknospen, die zahlreiche amitotisch entstandene Kerne enthalten, oder um abgeschnürte

[1] DIDION 1942; W. KOCH 1943. [2] v. MEYENBURG 1929.

Faserteile, die die Schädigung überstanden haben und sich zu cellulären Gebilden im Granulationsgewebe umwandeln (Abb. 39). Die fibrillären Strukturen werden hierbei abgebaut, das Cytoplasma erscheint dann homogen und stark eosinophil. Bei Randständigkeit der Kerne können Gebilde entstehen, die an Langhanssche Riesenzellen erinnern. In Gewebekulturen von Skeletmuskulatur des Hühnchens wurden muskuläre Riesenzellen ohne Querstreifung beobachtet, die bis zu 100 Kerne enthielten und sich auf mechanische Reize kontrahierten[1].

In der *Leber* entstehen mehrkernige, epitheliale Riesenzellen bei Syphilis und Tuberkulose[2]. RÖSSLE (1908) weist auf einen Zusammenhang mit Regenerationsvorgängen am Leberepithel hin. Auch bei subakuter gelber Leberatrophie werden am Rande der Nekrosen

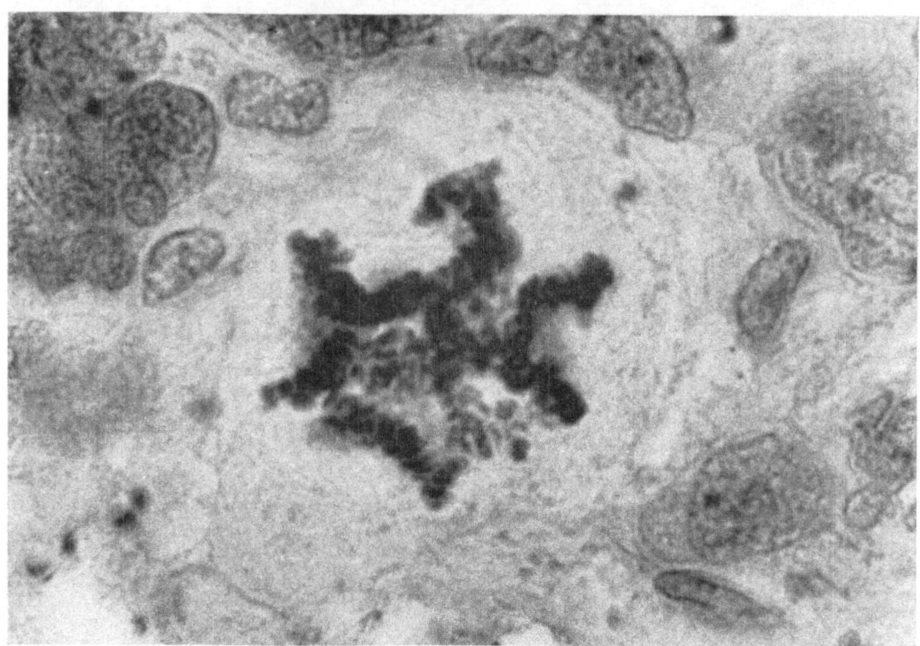

Abb. 41. Atypische multipolare Mitose in einer sarkomatösen Riesenzelle. Beachte die Spiralisierung der polytänen Chromosomen.

mehrkernige epitheliale Riesenzellen beobachtet (Abb. 40), deren Kerne ausgesprochen randständig sind. Bei regeneratorischer Hypertrophie der Leberepithelien liegen dagegen die Kerngruppen, meist handelt es sich nur um 2—5 Kerne, im Zentrum der Zelle.

Mehrkernige Riesenzellen der Tubulusepithelien der Nieren sind häufig nachzuweisen[3]. Jenseits des 40. Lebensjahres enthalten 15% aller Nieren Riesenzellen. Wahrscheinlich handelt es sich um eine obligate Altersveränderung[4]. Eingedickte Harnzylinder, insbesondere bei Bence-Jones-Nephrose, sind häufig von epithelialen Riesenzellen umgeben. Nach experimenteller Röntgenbestrahlung der Nieren bilden sich in 2 Wochen epitheliale Riesenzellen der Tubuli, die die Lichtung der Kanälchen verlegen können[5].

Einen Fall von *Riesenzellglomerulonephritis* beschrieben RÜTTNER und GLOOR (1951). In den Glomeruli fanden sich neben fibrinoiden Nekrosen Riesenzellen vom Fremdkörpertyp, die von gewucherten Capillarendothelien ihren Ursprung nahmen. Ätiologisch bleibt die Erkrankung ungeklärt.

Mehrkernige Zwischenzellen des *Hodens* mit 4—30 Kernen wurden in 18% der Fälle bei 470 untersuchten Hoden gefunden[6].

g) Die Tumorriesenzellen.

Ebenso wie in allen normalen Geweben können auch in fast allen Tumoren, gutartigen wie bösartigen, Riesenzellen vorkommen. Die Vielfalt der Tumor-

[1] HOGUE, DE RÉNYI 1939. [2] BABES 1904. [3] RÖSSLE 1905. [4] HARMAN, HOGAN 1949. [5] ZOLLINGER 1951. [6] NELSON 1938.

riesenzellen läßt keine sichere Klassifizierung zu. Besonders bei bösartigen, polymorphzelligen Tumoren kann jede einzelne Riesenzelle in bezug auf Zell- und Kernform ein Original sein. Eine Ausnahme machen die gutartigen, sog. braunen Tumoren, die als Resorptionsgeschwülste aufgefaßt werden und in Knochen und anderen Geweben vorkommen[1]. Die charakteristischen Riesenzellen, die denen in der Riesenzellepulis gleichen, stehen in enger Beziehung zu den capillären Gefäßen. Sie können weit über 100 rundliche Kerne enthalten und haben eine blattartige, gelappte Form. JOHNSON (1930) wies eine Kontinuität der Riesenzellen mit den Endothelien nach und stellte in den größeren Exemplaren feine, porenartige Kanalsysteme dar, die mit der Gefäßlichtung kommunizieren. AEGERTER (1947) hält an der alten Ansicht fest, nach welcher die Riesenzellen

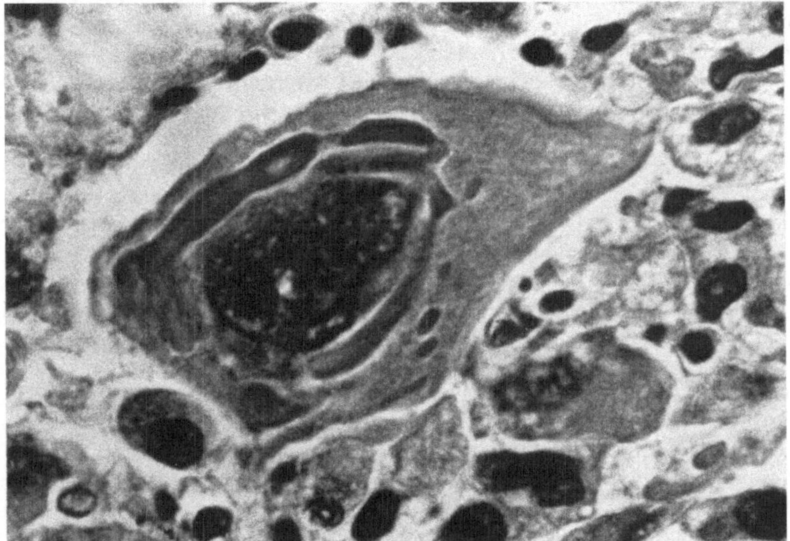

Abb. 42. Krebsige Riesenzelle mit eiweißhaltigen wurstförmigen Einschlüssen im Cytoplasma.

Osteoclasten sein sollen, die durch Zusammenfließen tumoreigener Fibroblasten entstehen.

Während bei den natürlichen und reaktiv entstandenen Riesenzellen sowie bei den Riesenzellen in gutartigen Tumoren in der Mehrzahl der Fälle die Kern-Plasmarelation zugunsten des Cytoplasmas verschoben ist, zeigen die ein- und mehrkernigen Riesenzellen bösartiger Tumoren ein umgekehrtes Verhalten. Die bösartige Tumorzelle besitzt schon in der Regel größere Kerne als das entsprechende Muttergewebe[2]. In den bösartigen Riesenzellen häufen sich daher oft gewaltige Kernmassen an, die zu atypischen und multipolaren Mitosen Veranlassung geben können (Abb. 41).

Man kann oft die Beobachtung machen, daß starke Polymorphie und Riesenzellbildung in bösartigen Tumoren nicht gleichbedeutend mit besonders ausgesprochener Malignität sind. Oft bringen nur die zentralen Abschnitte eines Tumorzellnestes, die von der Versorgungsbasis weit entfernt sind, und deren Zellen sich in beginnendem Zerfall befinden, Riesenzellen hervor. In der gut ernährten Peripherie sind die Zellen dagegen uniform und entsprechen der

[1] HASLHOFER 1937; HERZOG 1944; RATHER 1951; LESCHKE 1951.
[2] HEIBERG 1933; SCHAIRER 1935; EHRICH 1935.

„Regelklasse“ des Tumors. Eine milde Gewebsschädigung kann daher auch bei den Tumoren eine Riesenzellbildung auslösen. Als Zeichen der Ernährungsstörung sind an Tumorriesenzellen vacuolige Entartung, Verfettung und Einschlüsse eigenartiger Eiweißkonglomerate nachzuweisen (Abb. 42).

3. Herkunft und formale Entstehung der Langhansschen und der Fremdkörperriesenzellen.

Den Fragen nach der Herkunft und der formalen Entstehung der Riesenzellen ist sehr viel Arbeit gewidmet worden, ohne daß eine Abklärung erzielt wurde. Es ist selbstverständlich, daß die Riesenzellen typischer Organ- oder Tumorzellen aus den entsprechenden Mutterzellen herzuleiten sind. Als Bildungselemente der Fremdkörperriesenzellen und der Langhansschen Riesenzellen werden jedoch sehr unterschiedliche Zellarten in Erwägung gezogen [1]. Es werden genannt: Endothelien der Blut- und Lymphgefäße, Gefäßsprossen, pericapilläre Bindegewebszellen, Reticulumzellen, Kupffersche Sternzellen, Sinusendothelien der Lymphknoten, Fibroblasten, Leberepithelien, Gallengangsepithelien, Epithelien der Harnkanälchen, Epithelien der Samenkanälchen, Alveolarepithelien usw. Wenn man nur diejenigen Zellen als Langhanssche Riesenzellen bezeichnen will, die ebenso wie die Fremdkörperriesenzellen ein Speicherungsvermögen und die Fähigkeit zur Phagocytose besitzen, dann kommen die genannten Epithelien als Mutterzellen der Langhansschen Zellen kaum in Betracht. Die epithelialen Riesenzellen wären dann zwar den „echten“ Langhansschen Zellen gestaltlich sehr ähnlich, würden sich aber funktionell grundsätzlich von ihnen unterscheiden. Fresen (1950) bezeichnet deshalb die epithelialen Riesenzellen als „steckengebliebene Regenerate“. Wenn man dagegen in der Bildung der Riesenzellen vom Langhans-Typ eine Reaktion von Zellen auf eine bestimmt geartete Zellschädigung erblickt und ihrer fraglichen Funktion keine Bedeutung beimißt, dann könnte es sehr wohl bindegewebige und epitheliale Langhanssche Riesenzellen geben. Die von reticulären Bindegewebszellen herzuleitenden Riesenzellen würden dann in das anliegende Silberfasernetzwerk einbezogen sein [2], die epithelialen Riesenzellen dagegen nicht. Für die Riesenzellbildung aus Alveolarepithelien nimmt Wurm (1943) an, daß es sich hierbei ursprünglich um regeneratorische Vorgänge handelt, „die unter der Einwirkung des Tuberkelbacillus so abgebogen werden, daß schließlich Langhanssche Riesenzellen daraus hervorgehen“.

Obwohl sich aus der Betrachtung mikroskopischer Präparate keine absolut sicheren Aussagen über den Ursprung der Riesenzellen herleiten lassen, wird die Frage nach der Herkunft der Zellen nach wie vor lebhaft diskutiert. Die älteren Anschauungen sind in den Übersichten von Marchand (1924), Haythorn (1929), Rau (1932) und Fresen (1950) eingehend erörtert und bezüglich der Einzelheiten muß hier auf diese Arbeiten verwiesen werden.

Im neuen deutschen Schrifttum stehen sich die Ansichten von Wurm (1943) und Fresen (1950) gegenüber. Wurm knüpft an ältere Beobachtungen an, nach welchen die Langhansschen Riesenzellen in sehr enger Beziehung zu Capillaren und Endothelzellen stehen [3]. Er glaubt, daß die Mehrzahl der Langhansschen Riesenzellen aus Endothelien der Blutgefäße des Tuberkels entstehen und führt folgende Argumente ins Feld: 1. Die epitheloidzelligen Granulome sind keineswegs gefäßlos, sondern sie enthalten sehr häufig Blutgefäße. 2. Die Riesenzellen stehen oft in sehr enger Beziehung zu den Blutgefäßen des Tuberkels und können sich in der Wand dieser Blutgefäße entwickeln. 3. Die Riesenzellen

[1] Marchand 1924; Haythorn 1929; Rau 1932; Wurm 1943; Fresen 1950.
[2] Fresen 1950.
[3] v. Schüppel 1871; Brodowski 1873; Arnold 1880; Brosch 1896; Justi 1897; Babes 1904.

haben oft lange, solide, kernhaltige Fortsätze, die auf die Peripherie des Tuberkels gerichtet sind und als solide Capillarsprossen gedeutet werden. 4. Die Kerne der Riesenzellen sind deshalb chromatinreicher als die Kerne der Epitheloidzellen, weil es sich um Endothelkerne handelt.

Je mehr man sich mit der Morphologie der Langhansschen Riesenzellen beschäftigt, um so mehr muß man zugeben, daß die Beziehung der Riesenzellen zu den Blutgefäßen eine sehr innige sein kann. Die Befunde von PUTSCHAR (1930) und HENSCHEN (1929) scheinen die Ansicht WURMs zu bekräftigen. Berücksichtigt man weiterhin, daß die Endothelzellen schon normalerweise durch cytoplasmatische Brücken miteinander verbunden sind und zur Riesenzellbildung neigen[1], so können diese Befunde durchaus für eine endotheliale Genese in das Feld geführt werden. WURM läßt außer den Blutgefäßendothelien die Sinuszellen der Lymphknoten und der Milz, die Kupfferschen Sternzellen[2] und die Alveolarepithelien als Bildungselemente von Langhansschen Zellen gelten.

Im Gegensatz dazu kommen nach FRESEN (1950) als Bildungszellen der Riesenzellen nur die Elemente des reticuloendothelialen Systems in Betracht, die zu Speicherung und Phagocytose befähigt sind. In Silberpräparaten stellte er einen reticulären Aufbau des Tuberkels fest und fand, daß die Riesenzellen in das Silberfasernetz des Tuberkels einbezogen sind. Viele feine Fasern sollen sogar in den Plasmaleib der Riesenzellen eindringen. Eine endotheliale Genese der Riesenzellen sei deshalb nicht zu vertreten. Die intracapillären Tuberkel von HENSCHEN (1929) deutet er als aktivierte Wucherungen pericapillärer Histiocyten. Im gleichen Sinne deutet NUSSBAUMER (1950) seine Befunde. Er fand zwar enge genetische Beziehungen der Riesenzellen zu Blutgefäßen, leitet aber die Zellen von adventitiellen Elementen und nicht vom Endothel ab.

Ebensowenig wie die Herkunft ist die *formale Genese* der Riesenzellen geklärt. Auf der einen Seite wird die Ansicht vertreten, daß die Riesenzellen durch Verschmelzung von Zellen zustande kommen, auf der anderen, daß dauernde Amitosen der Kerne ohne gleichzeitige Teilung der Zellen zur Riesenzellbildung führen (Zusammenfassungen bei MARCHAND, HAYTHORN und RAU). In der Gewebekultur wurde bei der Entstehung von Fremdkörperriesenzellen und bei Riesenzellbildung nach tuberkulöser Infektion bei verschiedenen Zellarten vorwiegend eine Fusion von Zellen beobachtet, daneben aber auch über Amitosen berichtet[3]. Wahrscheinlich besteht daher die Ansicht von MARCHAND (1924) und HAYTHORN (1929) zu Recht, daß auch im Organismus beide Möglichkeiten realisiert sind. WURM (1943) sagt jedoch hierzu kurz: „Die Annahme einer syncytialen Genese durch Konfluenz von einkernigen Epitheloidzellen hat keine Anhänger mehr.“ Er führt als Beweis den uns sehr fraglich erscheinenden Nachweis eines Zellbinnenapparates mit Mikrozentren in das Feld[4]. FRESEN (1950) schließlich hält sowohl eine Konfluenz von Einzelzellen, als auch eine amitotische Vermehrung der Kerne für unwahrscheinlich. Er spricht von einer primär syncytialen Entstehung der Riesenzellen, weil die Mutterzellen bereits untereinander cytoplasmatisch verbunden sind. Eine Konfluenz liegt also nur insoweit vor, als die Zellanastomosen immer breiter werden, und die Lücken dazwischen mehr und mehr verschwinden. Auf Grund meiner eigenen Untersuchungen am Endothel bin ich auch davon überzeugt, daß syncytial verbundene Zellen zur Riesenzellbildung prädestiniert sind und leichter konfluieren können als selbständige, isolierte

[1] LINZBACH 1952. [2] OPPENHEIMER 1908.

[3] LAMBERT 1912; LAMBERT u. HANES 1913; LEWIS u. WEBSTER 1921; MAXIMOW 1923, 1924; COHEN 1926; LEWIS 1927; LEWIS u. LEWIS 1925; WERMEL 1931; BENEWOLENSKAJA 1932; HANCOX 1949.

[4] WAKABAYASHI 1911, 1911; HERXHEIMER 1914.

Zellen. Die cytoplasmatische Kontinuität ist aber nicht nur bei den Reticuloendothelien vorhanden, sondern auch bei den echten Endothelien.

Auf Grund meiner eigenen Beobachtungen möchte ich, im Gegensatz zu WURM und mit FRESEN, auch glauben, daß eine zunehmende Verschmelzung von bereits syncytial verbundenen Zellen der wichtigste Mechanismus der reaktiven Riesenzellentstehung im Organismus ist. Auf Grund der Befunde in der Gewebekultur besteht aber auch die Möglichkeit einer Fusion selbständiger isolierter Zellen. Man denkt auch an gegenseitige Phagocytose der Epitheloidzellen. Ob die Amitose tatsächlich sehr bedeutungsvoll ist, erscheint mir deshalb fraglich, weil die Kerne der Fremdkörperriesenzellen und der Langhansschen Riesenzellen fast immer gleich groß sind. Überall, wo unter normalen Umständen Amitosen vorkommen, besteht aber meist eine Polymorphie der Kerngrößen mit Bildung polyploider Elemente. Erst die polyploiden Kerne, die z.B. durch Endomitose entstanden sind, treten dann in eine Amitose ein. Dies kann man bei Tumorriesenzellen beobachten. Bei Langhansschen Riesenzellen habe ich dagegen keine Bilder gesehen, die mit Sicherheit für eine Amitose sprechen könnten, ohne hiermit die Möglichkeit einer Amitose ganz ausschließen zu wollen.

Für eine Konfluenz sprechen auch folgende Beobachtungen: Von ERNST (1915) wurde die Frage aufgeworfen, ob die Zelldichte in der Nachbarschaft einer Riesenzelle überhaupt ausreiche, die Kerndichte innerhalb der Zelle zu erklären. Unabhängig von ERNST habe ich vor Jahren solche Kerndichtebestimmungen an jungen, zellreichen und faserarmen Tuberkeln und ihren Riesenzellen durchgeführt. Wird die Kerndichte des ganzen Tuberkels im epitheloidzelligen Bereich, ohne Riesenzelle, gleich 100 gesetzt, so betrugen die Kerndichten in 24 Riesenzellen: 50% 2 Zellen, 60% 3 Zellen, 70% 4 Zellen, 80% 4 Zellen, 90% 2 Zellen, 110% 2 Zellen, 120% 5 Zellen, 140% 2 Zellen. In diesen 24 Riesenzellen war die Kerndichte also eher geringer als in ihrer Nachbarschaft. Nur in älteren, faserigen Tuberkeln ergeben sich in den Riesenzellen Werte von 160%, 180%, 210%. Diese hohen Kerndichten der Riesenzellen in alten faserigen Tuberkeln sind ebenfalls nicht durch Amitosen verursacht, sondern auf Schrumpfungen der Riesenzellen zurückzuführen, durch welche eine hohe relative Kerndichte innerhalb der Zellen zustande kommt. Die Riesenzellen in alten faserigen Tuberkeln sind meist kleiner als in frischeren Tuberkeln und ihr ausgesprochen eosinophiles Cytoplasma erscheint dicht und homogen.

Es hat nicht an Versuchen gefehlt, die Randständigkeit der Kerne in den Langhansschen Riesenzellen formalgenetisch zu erklären.

Eine sehr originelle Idee ist von GUIEYESSE-PELLISSIER (1917) vertreten worden. Er nimmt an, daß Kerne von Zellen, z. B. Leukocyten, durch Riesenzellen aufgenommen werden und ihr Leben nun in der Riesenzelle fristen. Er vergleicht den Vorgang mit dem Eindringen des Sperma in die Eizelle. Die unwahrscheinliche Theorie wird von MARCHAND ungewöhnlich scharf kritisiert. — v. SCHÜPPEL (1871) glaubt, daß in den kleinen Gefäßen hyaline Thromben entstehen. Die überlebenden Endothelzellen sollen dann in Wucherung geraten und miteinander verschmelzen, so daß der Thrombus schließlich von einem konfluierten, endothelialen Zellring umgeben wird. Diese Ansicht wird neuerdings auch von BÖHM (1947) vertreten, der die Riesenzellen ebenfalls nicht nur aus abortiven Gefäßsprossen, sondern auch aus ganzen, umgebildeten Gefäßen entstehen läßt, deren Inhalt käsig nekrotisch geworden ist, einschließlich der darin befindlichen Erythrocyten.

Nach MEDLAR (1926) sind die zentralen Bezirke der oft $300\,\mu$ großen, tuberkulösen Riesenzellen gar nicht cytoplasmatischer Natur, sondern bestehen aus verkästem Material. Er glaubt, daß nur kleine, umschriebene Verkäsungen bevorzugt zur Riesenzellbildung führen und daß diese kleinen Verkäsungen von einem konfluierten Zellsaum umgeben werden. Jedenfalls würde man auf Grund der Theorie MEDLARS ebenfalls gut verstehen, weshalb die Kerne nur in der Randzone der Zellen anzutreffen sind. HAYTHORN (1929) dagegen glaubt nicht an nekrotische Areale innerhalb der Riesenzellen.

Bereits v. BAUMGARTEN (1885) und WEIGERT (1879) haben die Ansicht vertreten, daß es sich bei den tuberkulösen Riesenzellen um geschädigte Zellen handelt. Wenn man berücksichtigt, daß die Zellen einen Durchmesser von $300\,\mu$ erreichen, so ist es nach den Berechnungen von RASHEVSKY (1938) nicht möglich, daß die zentralen Zellbezirke im wesentlichen Ausmaß am Stoffwechsel teilnehmen können, zumal der ganze Tuberkel gefäßarm, wenn auch nicht gefäßlos ist. Auf Grund dieser Überlegungen müssen wohl die alten Ansichten aufrechterhalten werden, wonach die zentralen Abschnitte der Riesenzellen aus inerten Massen bzw. aus teilweise nekrotischem Material bestehen (Abb. 30).

Sehr häufig kann man in den zentralen Bezirken der Riesenzellen zugrunde gehende Kerne beobachten. OKKELS (1936) wies zwar nach, daß im Aschenbild das Zentrum der Riesenzellen nicht mehr Calcium enthält als die Peripherie, was seiner Meinung nach gegen die Annahme einer zentralen Nekrobiose spräche. Andererseits sind aber wohl Langhanssche Riesenzellen mit Kalkkonkrementen (Schaumann-Körper, Abb. 46) bekannt. Die Grobkörnigkeit der zentralen Zellbezirke, die scharfe Abgrenzung der zentralen Abschnitte gegen den peripheren, lebenden und deutlich basophilen Protoplasmasaum (Abb. 30) und das Auftreten von Strukturen, die deutliche Ähnlichkeit mit Liesegangschen Ringen haben (Abb. 31), sprechen jedoch meines Erachtens, neben den sehr schwerwiegenden theoretischen Gründen dafür, daß größere Exemplare von Riesenzellen die kritische Zellgröße bereits überschritten haben und ihre zentralen Bezirke aus inertem bzw. nekrotischem Material bestehen.

Zur Klärung dieser Fragen wurden eigene Untersuchungen durchgeführt (LINZBACH 1954). In Ergänzung zu den Befunden von v. SCHÜPPEL, BÖHM, WURM, FRESEN und NUSSBAUMER ergab sich folgendes Bild:

Die jungen Granulome sind meist sehr gefäßreich. Wenn eine Verkäsung ausbleibt, kommt es im Verlauf der Alterung der Granulome, unter gleichzeitiger Zunahme der Epitheloidzellen, zu einer Verödung der Capillaren und Arteriolen nach vorausgehender Gerinnung und hyaliner Thrombose des Gefäßinhaltes. Die Endothelzellen gehen dabei meist zugrunde. Die anliegenden netzförmig verbundenen Epitheloidzellen bilden dann, vorwiegend durch Konfluenz, die Langhansschen Riesenzellen und umschließen die zugrunde gehenden Gefäße. Dieser Entstehungsmodus gilt insbesondere für die großen Exemplare der Langhansschen Riesenzellen in nicht verkäsenden epitheloidzelligen Granulomen, z. B. bei Morbus Boeck. In vielen Fällen werden die Gefäßtrümmer von den anliegenden konfluierenden Epitheloidzellen nicht vollständig umschlossen. Trotzdem werden aber die Gefäßreste extracellulär im Tuberkelgewebe abgebaut, während die anliegenden Riesenzellen erhalten bleiben. In späteren Stadien kann man daher nicht mehr nachweisen, daß die Riesenzellen primär in enger genetischer Beziehung zu den Gefäßen standen.

4. Kausale Entstehung der Riesenzellen.

Geringgradige und milde Schädigungen der Zellen führen eher zur Riesenzellbildung als stärkere Reize[1]. Das gilt nicht nur für die chronischen und spezifischen Entzündungen, sondern auch für die Wirkung von Fremdkörpern, die als schwer lösliche und relativ ungiftige Substanzen im Gewebe eine Riesenzellbildung hervorrufen. Wie die Zelle eine Schädigung beantwortet, hängt wahrscheinlich nicht nur von der Qualität und Intensität des Reizes, sondern auch von der Art des betroffenen Zelltypes ab. Eine Zelle, die noch ihre mitotische Teilungsbereitschaft besitzt, wird einen „formativen“ Reiz anders beantworten als eine Zelle, die ihre mitotische Teilungsfähigkeit bereits verloren hat und die wir mit COWDRY (s. S. 202) als postmitotische Zellen bezeichnen.

In zahlreichen Untersuchungen konnte gezeigt werden, daß durch eine leichte Zellschädigung bei Ascidien und Seeigeleiern, die eine lebhafte mitotische Teilungsbereitschaft besitzen, die Cytoplasmateilung unterdrückt werden kann, während das Kernwachstum und die Kernteilung unbeeinflußt bleiben.

Befinden sich Seeigeleier in einem Kulturmedium, das 1000—500 mg Coffein je Liter enthält, so finden keine Zellteilungen statt. Die Kerne wachsen jedoch zu sehr großen Gebilden heran, die oft die ganze Zelle einnehmen können. Bei 300 mg je Liter finden unregelmäßige Kernteilungen ohne Zellteilungen statt und es entstehen Zellen, die 3—7 Kerne enthalten. Ähnliche Wirkungen können durch zahlreiche andere Substanzen und Schädigungen hervorgerufen werden. Wirksam sind: Hypophysenvorderlappenextrakt, Colchicin, Pepton, Benzoesäure, Narkotica, Säuren und Basen, hypertonische Lösungen. Hiernach ist

[1] v. BAUMGARTEN 1885, 1886; ERNST 1915.

also nicht so sehr die Art, sondern der Grad der Zellschädigung maßgebend[1]. NEEDHAM hat die zahlreichen älteren Untersuchungen vom Jahre 1888 an zusammengestellt. Bei Anwendung von Druck, hypertonischen Lösungen, Kälteeinwirkung und Sauerstoffmangel wurden die gleichen Resultate erzielt. Auch steriles, gealtertes Hühnereiweiß soll die Zellteilung des Seeigels vollständig unterdrücken, ohne die Kernteilung zu beeinflussen[2].

Es ist selbstverständlich, daß die Ergebnisse am Seeigelei nicht ohne weiteres auf die Riesenzellbildung der verschiedenen Zelltypen innerhalb eines ausgewachsenen und hochdifferenzierten Organismus übertragen werden können. Die Riesenzellbildung der teilungsfähigen spermiogenetischen Epithelien nach Coffeinwirkung soll z. B. durch eine Verklumpung bzw. eine Konfluenz von Spermatiden zustande kommen[3]. Das wichtigste Resultat der Untersuchungen am Seeigelei ist der Nachweis, daß durch die qualitativ verschiedensten Reize bei einer bestimmten Dosierung immer der gleiche Effekt erzielt werden kann. Alle genannten Eingriffe gehen zuerst mit einer Steigerung der Zellatmung einher, die dann langsam abfällt, während gleichzeitig ein Anstieg der aeroben Glykolyse zu verzeichnen ist[4]. Da aber die mitotische Zellteilung mit einer Blockierung der Zellatmung verbunden ist[5], könnte man vermuten und verstehen, daß eine Zellschädigung, die mit Permeabilitätssteigerung der Zellmembran, Atmungssteigerung und aerober Glykolyse einhergeht, das Kernwachstum und die Kernteilung begünstigt, aber die Cytoplasmateilung blockiert. Dieser Mechanismus der Bildung mehrkerniger Zellen würde aber nur für mitotische Zellen gültig sein und für solche Schädigungen, die mit einer vermehrten oder gleichbleibenden Energiebildung der Zelle verbunden sind.

Im Gegensatz dazu steht die Erfahrung der Gewebezüchter, daß schlecht versorgte Kulturen in verstärktem Maße zur Riesenzellbildung neigen. Da hierbei die Zellen zur Verfettung tendieren, glaubt man, daß die Riesenzellbildung durch einen Sauerstoffmangel hervorgerufen wird[6]. BARTA (1926) wies in seinen Untersuchungen nach, daß in den Zellen einer Kultur dann Amitosen und konfluierende Zellen nachgewiesen werden können, wenn die Schichtdicke des Zuchtplasmas, das die auf dem Deckglas befindlichen Zellen überdeckt, mehr als 0,7 mm beträgt.

Die Fusion synplasmatisch verbundener oder isolierter Zellen, wie z. B. der abgeschilferten Alveolarepithelien, ist wahrscheinlich auf Veränderungen der Zelloberflächen und der Oberflächenspannung zurückzuführen[7]. LETTRÉ (1951) konnte nachweisen, daß die spezifische Zellform im „Ruhezustand" einen großen Energieumsatz erfordert, der durch den Atmungsstoffwechsel gewährleistet ist. Nach Blockierung der in den Mitochondrien lokalisierten Atmungsfermente, z. B. mit Viktoriablau oder im O_2-Mangel, runden sich die Zellen ab und zeigen äußerst lebhafte Cytoplasmabewegungen, die mit Änderung der Oberflächenspannung der Zellen und wahrscheinlich mit unregelmäßigen Verkürzungen und Erschlaffungen der contractilen Elemente des Cytoplasmas an der Zelloberfläche einhergehen. Diese Oberflächenaktivität der Zellen bei vermindertem Energieumsatz, mit pulsationsartigen Vortreibungen des Cytoplasmas und Abstoßung von Cytoplasmateilen könnte durchaus eine Fusion synplasmatisch verbundener oder isolierter, benachbarter Zellen unterstützen. Auf die Ausblicke, die sich hieraus für das Verständnis der amöboiden Bewegung und der Plasmabewegungen bei Phagocytose ergeben, sei hingewiesen.

Neben solchen allgemeinen Stoffwechselstörungen, die sekundär mit Veränderungen der Zelloberfläche einhergehen, sind auch direkte physikalisch-

---

[1] DRUCKREY 1937; DRUCKREY 1938; DRUCKREY, SCHREIBER 1938. [2] SUGIYAMA 1950.
[3] STIEVE 1931. [4] BROCK, DRUCKREY, HERKEN 1938. [5] LETTRÉ 1951, 1952.
[6] A. FISCHER 1930, 1946. [7] MAXIMOW 1924; A. FISCHER 1930.

chemische Einwirkungen auf die Zellmembran von seiten des veränderten Zellmilieus bei der Riesenzellbildung zu berücksichtigen. Bezüglich der Bedeutung der Lipoidfraktionen des Tuberkelbacillus für die Entstehung der Langhansschen Riesenzellen sei auf den Abschnitt „Spezifische Entzündung" von ROULET in diesem Handbuch verwiesen.

5. Entstehungszeit, Schicksal und Alter von Riesenzellen.

In der Gewebekultur können Riesenzellen durch Fusion bei verschiedenen Gewebsarten in 2—5 Tagen entstehen[1]. Das befruchtete Rattenei bildet vom 5. Tage an, nach Kontakt mit dem Uterusepithel, Riesenzellen des Trophoblasten aus[2]. Bei Tuberkuloseinfektion der Lymphknoten des Meerschweinchens treten die ersten Riesenzellen am 11.—17. Tage auf[3]. Nach experimenteller Histoplasmainfektion des Meerschweinchens trat die erste Riesenzellbildung nach 6—10 Tagen auf[4]. Bei allergischer Entzündung wurden Riesenzellen nach 10 Tagen, bei Experimenten mit Phosphatidsäure nach 3 Wochen beobachtet[5]. Talkum erzeugt Riesenzellen in 14 Tagen[6], Gelatine in 14 Tagen[7]. Im Durchschnitt kann man daher mit einer Bildungszeit von Riesenzellen innerhalb des Organismus von etwa 10 Tagen rechnen.

Die meisten Riesenzellen sind, trotz Einlagerung inerter Massen, oft recht stabile Gebilde, was vielleicht mit einer Einstellung auf eine vita minima zusammenhängen könnte. Nur die Riesenzellen, die in leukocytär entzündeten Herden reichlich Leukocyten phagocytiert haben, scheinen relativ kurzlebig zu sein, genau wie die Entzündung, der sie ihre Entstehung verdanken. Das gleiche gilt für die Riesenzellen bei Typhus, die Lymphocyten phagocytiert haben. Die Lebensdauer der Masernriesenzellen ist ebenfalls kurz. Sie überleben nur wenig das Inkubationsstadium. Pyknose und Chromatolyse sind beobachtet. Die Kerne können bei gleichzeitiger Schrumpfung der Zelle zu bizarren, homogenen und im Hämatoxylin-Eosinschnitt blauschwarz gefärbten Gebilden zusammenfließen. Schließlich zerfallen die Zellen und die Kernmassen und werden von anliegenden Reticulumzellen phagocytiert[8]. Feinkörnige Verfettung des Cytoplasmas soll ebenfalls vorkommen[9].

Über lange Lebensdauer der Fremdkörperriesenzellen und der Langhansschen Riesenzellen berichten MARCHAND (1924) und HAYTHORN (1929). MARCHAND fand in einer Kopfverletzung mit Steinsplittern noch nach 15 Jahren Riesenzellen. Das absolute Alter einzelner Riesenzellen in Fremdkörpergranulomen, die bekanntlich jahrelang bestehen können, läßt sich deshalb schwer bestimmen, weil die Zellen wahrscheinlich eine begrenzte Lebensdauer haben und sich gleichzeitig neue Riesenzellen bilden. In alten, vernarbten Tuberkulosen können die Riesenzellen Jahre überleben. Bei chemotherapeutisch behandelten Tuberkulosen mit starker Kollagenisierung überdauern die Riesenzellen die Vernarbung am längsten[10].

6. Cytoplasmatische Einschlüsse in Riesenzellen.

Zu diesen Einschlüssen gehören die sternförmigen Einschlüsse, die sog. Schaumann-Körper, die außer Kalk oft gleichzeitig kristalline Einschlüsse enthalten und die als Centrosphären angesprochenen Gebilde.

[1] LAMBERT 1912; LAMBERT, HANES 1913; COHEN 1926. [2] ALDEN 1948.
[3] JOEST, EMSHOFF 1912. [4] BRANDT 1950. [5] ROULET 1931, 1937. [6] RÖSSLE 1950.
[7] WEINMANN, CORELL 1951. [8] FINKELDEY 1931. [9] W. FISCHER 1933.
[10] KÖHN 1951.

a) Die sternförmigen Einschlüsse in Riesenzellen.

Die Einschlüsse wurden zuerst von GOLDMANN im Jahre 1890 in Riesenzellen der Randzone einer Dermoidcyste beschrieben. Er sprach von „Fettnadelsternen", obwohl die Gebilde keine positiven Fettreaktionen geben und nicht doppelbrechend sind. Es handelt sich bei den Einschlüssen um dreidimensionale, sternförmige Gebilde, deren Größe zwischen 10 und 25 μ liegt[1]. Es gibt Aster mit dicken und mit dünnen Strahlen[2]. Die Aster mit dicken Strahlen gleichen einer Aloe, die Aster mit dünnen Strahlen einer Chrysantheme (Abb. 43—44).

Die Aster mit dicken Strahlen besitzen etwa 30 Fortsätze. Die Fortsätze sind bananenförmig, über 2 μ dick und erscheinen auf dem Querschnitt rhombisch

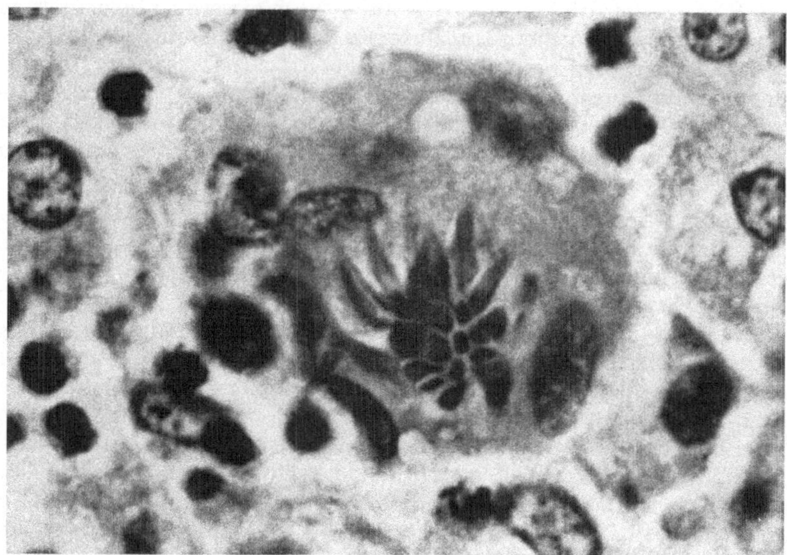

Abb. 43. Junger Aster mit dicken, röhrenförmigen Strahlen, die zum Teil nach außen zu offen sind. Keine Vacuole. Orceinfärbung.

oder quadratisch. Dies beobachtete bereits v. WERDT (1908). Die dicken Strahlen sind röhrenförmig und besitzen eine deutliche äußere Schale. Der feine innere Kanal kann an der äußeren Spitze offen sein und mit dem Cytoplasma kommunizieren (Abb. 43). ORŠOS (1935) hat im Inneren rhythmische Strukturen gesehen, die er für contractile Substanzen hält. Sie sollen sich im Mallory-Schnitt rot färben.

Die Aster mit dünnen Strahlen entstehen nach eigenen Untersuchungen aus den dickstrahligen Astern. Hierbei zerfällt die Wand der nach außen offenen Röhrchen in mehrere solide Einzelstrahlen. Gleichzeitig entwickelt sich vom Zentrum des Sterns her eine kugelige Vacuole. Diese Vacuole nimmt an Größe zu. In Abb. 44 tauchen die aufgesplitterten Spitzen der Strahlen noch in das anliegende Cytoplasma. Schließlich wird die Vacuole so groß, daß der Aster, der nun über 100 Strahlen besitzen kann, vollständig in der Vacuole liegt. Diese wahrscheinlich späten Entwicklungsstadien der Aster sind weitaus am häufigsten anzutreffen und entsprechen der Mehrzahl der Beschreibungen[3]. Da

[1] v. WERDT 1908. [2] FIRKET 1914.

[3] VOGEL 1911; WOLBACH 1911; HERXHEIMER, ROTH 1915; DE MONTMOLLIN 1943; FRIEDMAN 1944; KAY 1950; CUNNINGHAM 1951.

die dickstrahligen Aster ausschließlich in unverändertem Cytoplasma liegen und die dünnstrahligen Aster durch Zersplitterung der dickstrahligen mit gleichzeitiger Vacuolenbildung entstehen, müssen die dickstrahligen Aster wahrscheinlich als

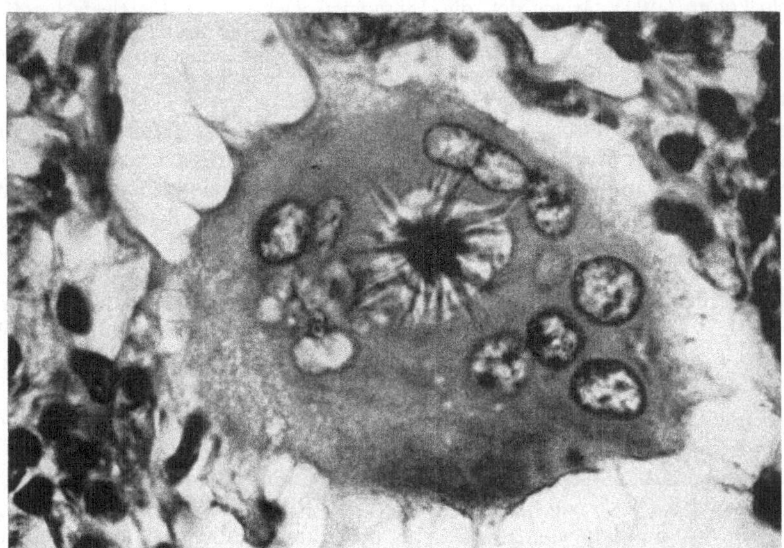

Abb. 44. Beginnende Aufsplitterung eines Aster in dünne Strahlen und Vacuolenbildung. Die Strahlen tauchen an der Peripherie noch teilweise in das Cytoplasma ein. Orceinfärbung.

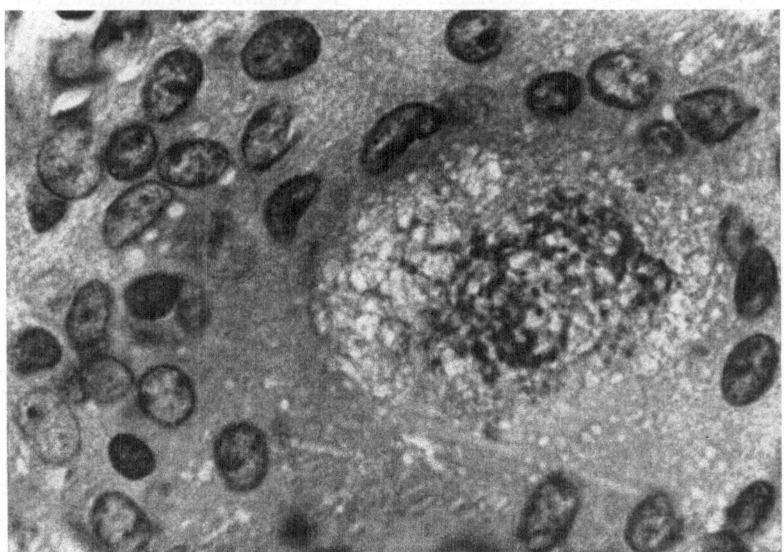

Abb. 45. Auflösung von Resten eines Asters im Zentrum einer Riesenzelle. Orceinfärbung.

relativ unstabile Jugendstadien angesehen werden. Zwillingsaster in einer gemeinsamen Vacuole kommen vor.

Im weiteren Lebensablauf können die Strahlen verklumpen oder körnig aufgelöst werden (Abb. 45). Die Vacuolen mit Astern können an die Peripherie der Zellen wandern und wahrscheinlich werden die Aster oder ihre Reste in den Spätstadien in das Interstitium ausgestoßen. VOGEL (1911) beobachtete bereits sternförmige Einschlüsse, die mit großer Wahrscheinlichkeit im Bindegewebe lagen[1].

Nach VOGEL (1911) färben sich die Einschlüsse elektiv mit Elasticafarbstoffen. Die besten Bilder ergibt die Orceinfärbung. Fast alle Untersucher bestätigen dies. Auch über negative und zweifelhafte Resultate wird berichtet[2]. Sonst verhalten sich die im Hämatoxylin-Eosinschnitt eosinophilen Einschlüsse färberisch und histochemisch ähnlich wie das Cytoplasma[3].

Die Aster kommen sehr häufig bei epitheloidzelligen Tuberkulosen und bei Boeckschem Sarkoid in fast allen Organen vor. Sie wurden aber auch in Fremdkörpergranulomen und bei chronischen Entzündungen beobachtet[4]. Bei Krebsen können in den benachbarten Lymphknoten epitheloidzellige Granulome entstehen mit Riesenzellen und Einschlüssen[5]. Im eigenen Untersuchungsmaterial wurden sternförmige Einschlüsse häufig in Talkumgranulomen gesehen. In ein und derselben Zelle kommen Talkumkristalle und Einschlüsse vor. In einem Falle fanden sich zahlreiche Einschlüsse in Riesenzellen des Alveolarepithels der Lungen bei krebsiger Pneumonie. In „echten“ Epithelien wurden meines Wissens Einschlüsse nicht beobachtet.

Über die kausale Entstehung und die Natur der sternförmigen Einschlüsse ist nichts Näheres bekannt. Es werden folgende Möglichkeiten diskutiert: 1. Die Aster bestehen aus Fettsubstanzen und haben eine Beziehung zum Fettstoffwechsel[6]. 2. Sie bestehen aus verändertem Fibrin[7]. Fibrinfärbung ist aber negativ. 3. Es handelt sich, was sehr unwahrscheinlich ist, um Cytozentren bzw. Astrosphären[8]. 4. Eiweißstrukturen[9]. 5. Globulinfällung bei allergischer Hyperglobulinosis[10]. Die Einschlüsse werden aber auch bei rein lokalen Entzündungen beobachtet, die nicht mit einer Hyperglobulinämie einhergehen. Bei Boeckschem Sarkoid sind die Plasmaproteine in etwa 33% der Fälle höher als 8%[11]. 6. Reste und Produkte elastischer Fasern bzw. verändertes Elastin[12].

Nach meinen Untersuchungen[13] handelt es sich bei den Astern um strahlenartig angeordnete Traubesche Niederschlagsmembranen aus Elastin. Sie entstehen wahrscheinlich erst nach vorausgehendem Abbau elastischer Fasern, die aus der Wand zugrunde gegangener Gefäße stammen und von Riesenzellen eingeschlossen wurden.

b) Die Schaumann-Körper.

Diese typischen Einschlüsse werden nach ihrem ersten Beschreiber benannt[14]. Es handelt sich um ovale und bohnenförmige Gebilde, die meist aus mehreren, konzentrisch geschichteten Kalkschalen bestehen und sowohl intracellulär als auch in unmittelbarer Nachbarschaft der Riesenzellen beobachtet werden. Der Durchmesser der Gebilde schwankt zwischen 8 und 300 μ. Die großen Körper liegen meist extracellulär. Dicht neben den Schaumann-Körpern, sowie auch innerhalb der konzentrischen Ringe, werden oft kristalline, doppelbrechende Substanzen nachgewiesen (Abb. 46). Die kristallinen Stoffe können leicht gelblich sein und positive Eisenreaktion geben[15]. Nach Eisenfärbung verschwindet die Doppelbrechung. Manchmal finden sich im Bereich der Körper Reste von elastischem Material.

---

[1] HERXHEIMER, ROTH 1915. [2] WOLBACH 1911; FRIEDMAN 1944. [3] CUNNINGHAM 1951.
[4] DE MONTMOLLIN 1943; CUNNINGHAM 1951. [5] GHERARDI 1950; SYMMERS 1951.
[6] GOLDMANN 1890; ERNST 1912; ENGLE jr. 1951. [7] KAY 1950.
[8] IWANZOFF 1912; FIRKET 1914; ORSOS 1935. [9] CUNNINGHAM 1951.
[10] TEILUM 1948, 1949. [11] RICKER, CLARK 1949.
[12] VOGEL 1911; HUMMEL 1913; DE MONTMOLLIN 1943; LEITNER 1950; BECKER 1954.
[13] LINZBACH 1954. [14] SCHAUMANN 1917, 1941. [15] ENGLE jr. 1951.

Die Einschlüsse werden häufig bei nichtverkäsenden Tuberkulosen und bei Boeckschem Sarkoid beobachtet. Sie sind diagnostisch für Boecksches Sarkoid bedeutungsvoll. Sie werden in etwa 50% der Fälle gesehen[1]. Spezifisch sind sie nicht. Sie kommen auch bei Asbestose der Lungen vor[2], in den Granulomen der Lungen bei Berylliumarbeitern[3], in Fremdkörpergranulomen der Haut[4] und in den Riesenzellen der Hypophyse[5]. Auch bei WHIPPLEscher Erkrankung der mesenterialen Lymphknoten wurden die Gebilde in Riesenzellen nachgewiesen[6].

SCHAUMANN glaubt an eine genetische Beziehung zu Produkten des Tuberkelbacillus. TEILUM (1948, 1949) bringt ihre Entstehung in Zusammenhang mit einer „allergischen Hyperglobulinose und Hyalinose". Die sternförmigen Einschlüsse

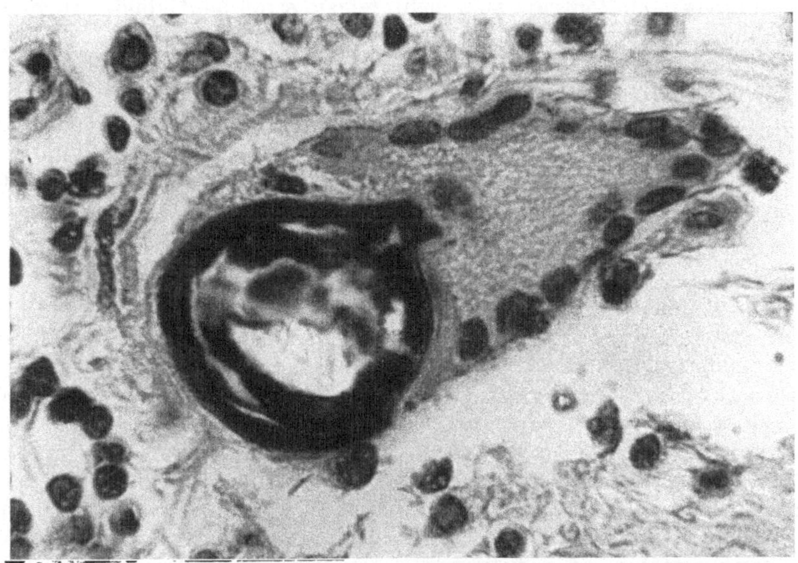

Abb. 46. Verkalkter, konzentrisch geschichteter „Schaumann-Körper". Im Innern eisenhaltiger Kristall. Aufnahme bei unvollständig polarisiertem Licht.

und die Schaumann-Körper seien gleicher Natur. Dies ist sehr unwahrscheinlich[7]. ENGLE (1951) hält es für möglich, daß die Gebilde eine Präcipitation einer kolloidalen Matrix in Form Liesegangscher Ringe in Kombination mit Eisen- und Calciumsalzen darstellen. WURM (1943) spricht von „Kalkdrusen", die dann entstehen, wenn tuberkulöse Kalkherde im Verlauf einer Herdexacerbation aufgelöst werden. Der ausgeschwemmte Kalk soll in den Lymphsinus zu Drusen ausgefällt werden und zur Bildung von Fremdkörperriesenzellen Veranlassung geben. Er gibt aber zu, daß die „Kalkdrusen" auch in solchen Lymphknoten vorkommen, die keine verkalkten Herde enthalten.

In eigenen Untersuchungen wurde nachgewiesen, daß es sich bei den *kleinen Schaumann-Körpern* teils um verkalkte, hyalinisierte und verdickte Capillarwandreste, teils um verkalkte *Capillarthromben* handelt, die von den Riesenzellen eingeschlossen wurden. Die *größeren* meist extracellulär gelegenen *Schaumann-Körper* entstehen aus verkalkten *Arteriolen-* oder *Venolenthromben*, denen sich sekundär Riesenzellen anlagern. Für die vasculäre Genese sprechen auch die häufig vorkommenden eisenhaltigen Eiweißkristalle, die vielleicht hämatogener Herkunft sind (vgl. Abb. 46).

[1] ENGLE jr. 1951. [2] SKARLEM, RITTERHOFF 1946. [3] DUTRA 1848.
[4] AYRES, OBER, HAMILTON 1951. [5] DONIACH, WRIGHT 1951. [6] LINZBACH 1954.
[7] ENGLE jr. 1951; SYMMERS 1951.

c) Die Centrosphären.

Von Wakabayashi (1911, 1911) und Herxheimer (1914) wurden eigenartige vacuolige Gebilde innerhalb von Riesenzellen beschrieben. Sie kommen hauptsächlich in kleinen 3—6kernigen Riesenzellen vor und sind in rein epitheloidzelligem nicht verkäsenden Granulomen sehr häufig. Ernst (1912) sah ähnliche Gebilde in Tumorzellen und bezeichnete sie als *Sphäroide*. Er wies Schleimsubstanzen und Glykogen im Inneren der Körper nach. Histochemisch handelt es sich nach Gedigk (1954) um Muco- oder Glykoproteide. Im Zentrum der Sphäroide kann man häufig kleinste, etwa 1—2 μ große eosinophile Körperchen nachweisen. Der übrige Inhalt hat eine netzige, schaumige Struktur und manchmal kann man vom Zentrum ausgehend feinste strahlige Gebilde erkennen. Daß es sich hierbei um hypertrophe Centrosphären handelt, ist eher unwahrscheinlich und noch nicht bewiesen. Die Gebilde unterscheiden sich von den Schaumann-Körpern und den sternförmigen Einschlüssen. Bei oberflächlicher Kenntnis der verschiedenen Einschlüsse werden die sog. Centrosphären im Schrifttum oft mit den sternförmigen Einschlüssen verwechselt. In den sog. Centrosphären sind, im Gegensatz zu den Astern, niemals Substanzen nachweisbar, die sich mit Elasticafarbstoffen anfärben.

H. Metaplasie.

Bisher haben wir diejenigen Formen der strukturellen Anpassung kennengelernt, die mit einer quantitativen Änderung des Aufbaues der Organe und Gewebe einhergehen und als Hypertrophie, Hyperplasie und Umbau bezeichnet werden. Der Umbau der Organe, der in solchen Fällen von Hypertrophie und Hyperplasie beobachtet wird, bei welchen ein kritisches Gleichgewicht überschritten wird, geht zwar mit einer Änderung des Baumusters der Organe einher, ist aber im wesentlichen auf eine quantitative Änderung der geweblichen Zusammensetzung der Organe zurückzuführen. Die Veränderung des Baumusters kann damit zusammenhängen, daß hochdifferenzierte Organzellen eine andere Anordnung erfahren oder zugrunde gehen und durch Vermehrung von ortsansässigem, anspruchslosem Bindegewebe ersetzt werden.

Neben Hypertrophie, Hyperplasie und Umbau gibt es noch eine 4. Form der geweblichen Anpassung, die nicht quantitativer, sondern qualitativer Art ist und als Metaplasie bezeichnet wird. Die wörtliche Übersetzung von *μετα* heißt „nach". Ziegler (1909) weist darauf hin, daß *μετα* in zusammengesetzten Wörtern oft nur eine Veränderung bezeichnen soll. Danach würde Metaplasie soviel wie eine andersartige Bildung oder „Umbildung" bedeuten. Bei der Metaplasie wird die Qualität der Zellen derart abgeändert, daß an bestimmten Stellen im Organismus Zellen oder Gewebe nachgewiesen werden können, die normalerweise dort nicht vorkommen sollten. Der Anpassungscharakter dieser Umwandlungen ist dann offensichtlich, wenn die neue Zellart den veränderten Bedingungen besser angepaßt ist als die alte und natürliche Zellsorte. In der Mehrzahl der Fälle trifft das im Hinblick auf die abnormen örtlichen Bedingungen zu. Eine gegenteilige Ansicht vertritt Fischer-Wasels (1927).

Die Metaplasien werden durch langdauernde, abnorme, funktionelle, mechanische, entzündliche und chemische Reize verursacht. Letztere können sehr spezifischer Natur sein. Es sind Metaplasien bekannt, die auf ein übermäßiges Angebot von Follikelhormon[1], auf Vitamin A-Mangel[2] oder auf die Anwesenheit

[1] Schmidt 1935; Cramer 1947; Inglis 1948; Nanson 1950.

[2] Wolbach, Howe 1925; McCullough, Dalldorf 1937; Wilson, Warkany 1947; Hohlweg 1949; Niskanen 1949.

bestimmter chemischer Stoffe (lard factor)[1] und Gewebspreßsäfte[2] zurückgeführt werden können.

Die Auseinandersetzungen und Zusammenfassungen über die Metaplasiefrage liegen fast alle 30—40 Jahre zurück[3]. Da die Neubildung von Zell- und Gewebstypen ihr natürliches Vorbild in den Differenzierungsprozessen der Ontogenese besitzt, hat man versucht, die Vielfalt der Gewebsbilder bei Metaplasie des Erwachsenen durch Vor-, Rück-, Fehl- und Entdifferenzierung der Zellen zu erklären. Es wurde deshalb zwischen echter und falscher Metaplasie unterschieden. Nur solche Umwandlungen der Gewebe, die auf einer Änderung der Art und des Grades der Differenzierung der Zellen beruhen sollten, wurden als echte Metaplasien bezeichnet. Reine Anpassungsvorgänge, ohne Änderung des Differenzierungszustandes, wurden dagegen falsche Metaplasien oder Pseudometaplasien genannt. Die Fehldifferenzierungen während der embryonalen Entwicklung nennt FISCHER-WASELS (1927) Heteroplasien und grenzt sie damit von den Metaplasien der postnatalen Lebensperiode ab. Die Heteroplasien oder Gewebsmißbildungen werden in dem Abschnitt über Entwicklungsstörungen in diesem Handbuch abgehandelt.

1. Die falsche Metaplasie oder Pseudometaplasie.

Gleichbedeutend mit falscher Metaplasie oder Pseudometaplasie (LUBARSCH) sind die Ausdrücke: histologische Akkommodation (V. HANSEMANN), formale Akkommodation (SCHRIDDE), Allo- oder Dysmorphie (ORTH). Man hat hierunter Formveränderungen von Zellen zusammengefaßt, die z. B. durch äußere mechanische Momente zustande kommen können, ohne daß sich an der spezifischen Grundstruktur der Zellen, d. h. an ihrem Differenzierungsgrad, etwas ändert[4]. Der Begriff der Pseudometaplasie bezieht sich dabei aber nicht auf alle cellulären Anpassungserscheinungen, sondern nur auf solche, bei welchen eine bestimmte Zellart im Verlauf der Anpassung einer anderen natürlichen Zellart ähnlich wird. Zur Pseudometaplasie gehören: die Abflachung des Zylinderepithels in Cysten bei hohem innerem Druck, die Umwandlung des Deckepithels der serösen Häute zu zylindrischen Zellen in Buchten, Falten und Cysten. Meist wird auch die kubische Umwandlung der Alveolarepithelien in kollabiertem oder narbig umgewandeltem Lungengewebe zur Pseudometaplasie gerechnet, obwohl es noch keineswegs sicher ausgemacht ist, daß die „Alveolarepithelien" echte Epithelien sind.

Weiterhin sind von der echten Metaplasie alle jene Fälle auszuschließen, in welchen ein Gewebe von seinem natürlichen Standort aus in einen angrenzenden Gewebsbezirk einwächst. Solche Ereignisse werden z. B. häufig an den Grenzen von Zylinder- und Plattenepithel beobachtet und das bekannteste Beispiel dafür ist die Genese der glandulären Erosion der Portio[5], vorausgesetzt, daß es sich hierbei nicht bloß um Ektropien der Cervixschleimhaut handelt. Weitere Beispiele sind das Einwachsen des Plattenepithels vom äußeren Gehörgang in das Mittelohr nach Zerstörung des Trommelfells oder auch die Fettgewebsdurchwachsung der rechten Herzkammerwand.

2. Die echten Metaplasien.

Für die echten Metaplasien bleiben also nur noch jene Fälle übrig, bei welchen sich ein wohlcharakterisiertes, differenziertes Gewebe in ein anderes wohlcharakterisiertes und ebenfalls differenziertes Gewebe umwandelt. Die neugebildete Gewebsart entspricht dabei einem Gewebstyp, der im Organismus an anderer Stelle unter natürlichen Verhältnissen bereits vorkommt. Außerdem ist die neue Gewebsart dem Muttergewebe meist sehr nahe verwandt. Man hat versucht, 3 Gruppen von echten Metaplasien in formalgenetischer Hinsicht zu unterscheiden: 1. Die Prosoplasie, 2. die direkte Metaplasie, 3. die indirekte Metaplasie.

---

[1] STOERK, KAUNITZ, SLANETZ 1952.

[2] WELKER 1950; NASCIMBENE 1950; SCALFI, NASCIMBENE 1950.

[3] LUBARSCH 1906; SCHRIDDE 1907, 1909; MEYER 1910; HERXHEIMER 1913; ERNST 1915; FISCHER-WASELS 1927.

[4] SCHRIDDE 1909; HERXHEIMER 1913; FISCHER-WASELS 1927.

[5] R. MEYER 1910.

a) Die sog. Prosoplasie.

Hierunter versteht man nach SCHRIDDE (1909) eine pathologische Weiterdifferenzierung, die über das Maß hinausgeht, das dem Gewebemutterboden normalerweise entspricht. Die Wortbildung Prosoplasie war offenbar deshalb notwendig, weil das Wort „Anaplasie", das Hinaufentwicklung bedeutet, bereits für das Gegenteil, nämlich die Entdifferenzierung der Geschwulstzellen, in Beschlag genommen war.

Die Epidermisierungen der Harnwege[1], der Ausführungsgänge der Prostata[2], der Samenleiter[3], der Oesophagus- und Mundschleimhaut sind nach SCHRIDDE prosoplastische Bildungen, da sich die genannten Plattenepithelien normalerweise nicht bis zur Verhornung ausdifferenzieren. Ob man die Verhornung eines Plattenepithelbelages als Vorwärtsentwicklung oder als höhere Differenzierung bezeichnen kann, ist doch sehr fraglich, denn man könnte die Verhornung auch als einen langsam erfolgenden Absterbevorgang oder Degenerationsprozeß ansehen (vgl. Beitrag von MASSHOFF in diesem Handbuch). In dieser Ansicht wird man dadurch bestärkt, daß abnorme Verhornungen nur unter krankhaften, entzündlichen oder mechanischen Reizzuständen, bei Vitamin A-Mangel und bei hohen Follikelhormongaben beobachtet werden. Im ganzen kann man feststellen, daß in den Beispielen von Prosoplasie die Schichtdicke des Plattenepithelbelages um den Betrag der zusätzlich verhornenden Schicht verdickt wird. Wie es dazu kommt, ist unbekannt.

Als weitere Beispiele von Prosoplasie werden die Schleimbildung in Zylinderepithelien, das Auftreten von Schleimdrüsen in der Gallenblase[4], die Umwandlung des Alveolarepithels der Lunge in flimmernde oder schleimbildende Epithelien (?)[5] angeführt.

b) Die sog. direkte Metaplasie.

Hierunter verstand VIRCHOW die direkte Umwandlung einer differenzierten Zelle in eine anders differenzierte. Das heißt also, der Charakter eines Gewebes sollte sich ändern bei Persistenz der Zellen, die das Gewebe aufbauen.

Für die meisten Epithelgewebe wird heute die Möglichkeit einer direkten Metaplasie abgelehnt[6]. Offenbar sind die ausdifferenzierten Endglieder epithelialer Wechselgewebe zu hinfällig und besitzen in morphogenetischer Hinsicht eine solch geringe Plastizität, daß Umwandlungen dieser Art nur selten vorkommen. Ob man bei den sog. Mischtumoren der Speicheldrüsen von einer direkten, echten Metaplasie des Epithels in Bindegewebe sprechen kann, erscheint mehr als fraglich. Bei den myxomatösen und knorpelähnlichen Bildungen in diesen Tumoren handelt es sich um eigenartige epitheliale Formationen, die nur formal eine Ähnlichkeit mit bindegewebigen Abkömmlingen haben. Eine tatsächliche Umwandlung von Epithel in Bindegewebe, die über eine äußere Ähnlichkeit hinausginge, würde zu den Ergebnissen der Gewebezüchtung in schroffem Gegensatz stehen[7].

Eine direkte Umbildung differenzierter Zellen in einen anderen Typus scheint dagegen bei der Entstehung der Onkocyten (vgl. den Beitrag über Onkocyten von HAMPERL) vorzuliegen, deren Zahl mit dem Alter in Speicheldrüsen, Rathkeschen Cysten, Pankreas, Epithelkörperchen und Schilddrüse zunimmt. HAMPERL (1931, 1937) spricht von einer Umdifferenzierung, die an den Vorgang der direkten Metaplasie im Sinne VIRCHOWS erinnert. Von einer degenerativen Altersveränderung kann man deshalb nicht sprechen, weil sich die Onkocyten teilen können. Man muß jedoch berücksichtigen, daß die Onkocyten keinem bereits vorhandenen natürlichen Vorbild entsprechen.

Wenn es sich bestätigen sollte, daß starke, funktionelle Belastung in den glatten Muskelfasern der Harnblase eine Querstreifung erzeugt[8], so könnte man diesen Vorgang als eine echte, direkte Metaplasie und sogar als eine direkte Prosoplasie bezeichnen. Wie die Experimente der Gewebszüchtung gelehrt haben, könnte es sich hierbei um einen reversiblen

[1] WILSON, WARKANY 1947; PATCH 1948; STOERK, KAUNITZ, SLANETZ 1952.
[2] SCHMIDT 1907; WOLF 1920; INGLIS 1948; NANSON 1950.
[3] LANGE 1938, zit. nach RIES 1943. [4] ASCHOFF, BACMEISTER 1909.
[5] DELARUE, DEPIERRE, HOUDARD 1949. [6] HERXHEIMER 1913; FISCHER-WASELS 1927.
[7] KNAKE 1940; RIES, WILLMER 1945; FELL 1951. [8] CAREY 1921, 1924.

Anpassungsvorgang handeln, und man braucht als Ursache der Umwandlung keineswegs einen irreversiblen Differenzierungsschritt anzunehmen.

Die Möglichkeit einer direkten Metaplasie von Bindegewebe in Knochen wird von HERXHEIMER und FISCHER-WASELS bejaht. BORST (1928) gibt nur eine direkte Bildung von falschem Knochen aus Bindegewebe zu. Hierbei werden die fibrillären Substanzen des Bindegewebes homogen und hyalin und können nachträglich verkalken. Die erhaltenen Bindegewebszellen werden in den Spalträumen eingemauert. Ein ähnlicher Vorgang liegt wahrscheinlich auch der normalen und heterotopen Knorpelbildung zugrunde, die in Arterienwänden, Herzmuskel, Tonsillen und Zungenschleimhaut beobachtet werden kann. Daß es sich um versprengte Gewebsbezirke aus dem Fetalleben handeln soll, ist kaum glaubhaft. Eine zunehmende Bradytrophie innerhalb eines bindegewebigen Bezirkes könnte ausreichend sein, eine knorpelige Anpassung des Gewebes zu bewerkstelligen. Umgekehrt können lebende Knorpelzellen durch gefäßhaltiges Bindegewebe aus ihren Höhlen befreit werden und sich zu Bindegewebszellen umwandeln[1]. Dies würde auch mit den Befunden der Gewebezüchtung übereinstimmen, wonach Knorpelzellen in vitro eine spindelförmige Gestalt annehmen können.

c) Die sog. indirekte Metaplasie.

Zur Erklärung der Umwandlung von Zylinderepithel in mehrschichtiges Plattenepithel, von serösen Deckzellen in drüsige Formationen, des Auftretens heterotoper Blutbildungsherde und der Umwandlung von Bindegewebe in echten Knochen, wurde die Vorstellung der sog. indirekten Metaplasie entwickelt. Hiernach soll eine Umwandlung differenzierter Zellen in verwandte, andersartig differenzierte Zellen erst dann zustande kommen können, wenn die betreffenden Zellen durch eine Entdifferenzierung Potenzen zurückgewonnen haben, die sie im Verlauf ihrer normalen Entwicklung verloren haben. Erst durch diese vorgeschaltete Entdifferenzierung soll eine abartige, ortsungewöhnliche, differenzierende Entfaltung möglich werden. SCHRIDDE (1907) glaubt, daß sich die Zellen bei entsprechender Reizung, unter Aufgabe ihrer spezifischen Attribute, zu einer Form zurückbilden können, ,,der die Differenzierungspotenzen der Stammzellen wieder zufallen".

Da solche Umwandlungen meist im Verlauf einer langdauernden vermehrten und gestörten Regeneration auftreten, spricht FISCHER-WASELS (1927) von sog. ,,regeneratorischer Metaplasie". In unserem Zusammenhang beschränken wir uns auf 2 Beispiele: Die Plattenepithelmetaplasie der Schleimhäute und die heterotope Knochenbildung und verweisen auf den Abschnitt ,,Pathologische Regeneration" von MASSHOFF.

α) Die sog. indirekten Metaplasien der Schleimhäute. Die wichtigsten hierher gehörigen Beispiele sind die Plattenepithelmetaplasien der Luftwege, der Ausführungsgänge der großen Drüsen und der Uterusschleimhaut. Die Plattenepithelmetaplasien der großen Bronchien und der Trachea werden meist im Gefolge entzündlicher Prozesse beobachtet. Nach Influenzabronchitis findet sich eine Häufung der Plattenepithelmetaplasien der Bronchien auf über 30% der Fälle[2]. Bei Kindern sollen solche Epitheländerungen leichter zustande kommen als bei Erwachsenen[3], was für eine größere Plastizität der kindlichen Basalzellen sprechen könnte. Auch bei Tuberkulose sind Plattenepithelmetaplasien im Bereich von Kavernen bekannt[4]. Das gleiche gilt für alle Formen von chronischer Bronchitis, wie bei Bronchiektasen oder im Gefolge von Stauberkrankungen, wie bei Asbestosis[5]. Durch operative Eingriffe wurden bei Hund und Kaninchen Plattenepithelmetaplasien der Trachealschleimhaut erzeugt[6]. Die Bereitschaft zur Plattenepithelmetaplasie an den Luftwegen wird durch gleichzeitigen Vitamin A-Mangel und Follikelhormongaben erheblich gesteigert[7]. In dieser Hinsicht

[1] LINZBACH 1943. [2] ASKANAZY 1919. [3] BRACK 1926. [4] v. SZÖLLÖSY 1917.
[5] NORDMANN 1938; LINZBACH, WEDLER 1941. [6] KAWAMURA 1911.
[7] MCCULLOUGH, DALLDORF 1937.

besteht also eine sehr große Ähnlichkeit mit den Plattenepithelmetaplasien des Urogenitaltraktes[1]. Durch Progynongaben allein wurden am Rattenuterus in 40% der Fälle Metaplasien erzeugt, deren Anzahl durch gleichzeitige Vitamin A-Gaben auf 28% gesenkt werden konnte. Der höchste Prozentsatz von 53% wurde durch gleichzeitige Gaben von Progynon und einem Sympathicotonicum erzielt[2]. Diese Experimente sprechen dafür, daß nicht allein lokale Ursachen für die metaplastische Umwandlung verantwortlich zu machen sind, sondern daß auch hormonale, enzymatische und nervös-regulatorische Einflüsse sehr bedeutungsvoll sind.

Neuerdings wird berichtet, daß der sog. „lard factor", der in ranzigem Fett vorkommt, die Entstehung von Plattenepithelmetaplasien bei Vitamin A-Mangel beträchtlich beschleunigen kann[3]. In entsprechenden akuten Versuchen konnten Metaplasien an Cornea, Nierenbecken, Harnblase, Trachea, Endometrium, Bronchus und Pankreasausführungsgang beobachtet werden. Gleichzeitig wurde eine Desquamation von Nierenepithelien mit Kernvergrößerungen nachgewiesen und Bildung von epithelialen Riesenzellen der Niere. Am Bronchialepithel kommen bei Vitamin A-Mangel und gleichzeitigen Gaben von Dibenzanthracen Kernvergrößerungen vor[4]. An der Darmserosa sind Plattenepithelmetaplasien beschrieben worden[5]. Die Uterusschleimhautinseln bei Endometriose sind ebenfalls zum Teil vom Peritonealepithel herzuleiten[6].

β) Die heterotope Knochenbildung. Das am besten durchuntersuchte Beispiel einer Metaplasie des Bindegewebes ist die heterotope Knochenbildung, die mit Entstehung echter Markräume einhergehen kann. Sie wird häufig in tuberkulösen Narbenherden der Lunge, in Operationsnarben[7], im Skeletmuskel bei der Myositis ossificans[8], ja sogar im Herzmuskel[9] und in Narben des Gehirns[10] beobachtet. Die Verknöcherung der Bronchial- und Trachealknorpel im Alter leitet schließlich zu Verknöcherungsvorgängen über, die durchaus im Bereich der Norm liegen, wie z. B. die Verknöcherung der Kehlkopfknorpel oder die Knochenbildung bei Tieren an Stellen, die nicht mit dem knöchernen Skelet in Zusammenhang stehen (Penisknochen, Herzknochen, Falxknochen usw.). Bei Kaninchen kann nach Unterbindung der Nierenarterie in dem zugrunde gehenden Organ fast regelmäßig eine Knochenbildung beobachtet werden[11]. Auch in transplantierten Ovarien von Meerschweinchen kann Knochen entstehen[12].

GRUBER und SCHMIDT (1930) wiesen nach, daß die eigentliche Knochenbildung bei der experimentellen Nierenverknöcherung, die zuerst im Bindegewebe der Nierenbeckenschleimhaut beginnt, immer von Osteoblasten ausgeht. Da eine Einschwemmung von Osteoblasten aus dem Knochenmark sehr unwahrscheinlich ist, muß man eine örtliche Entstehung von Osteoblasten annehmen. Wird in den Versuchen das Nierenbecken nekrotisch, so bleibt die Verknöcherung aus. Die Einpflanzung ausgeglühter Knochenteilchen in das Gewebe kann eine Osteoblastenbildung im anliegenden Bindegewebe beschleunigen[13]. Aber die Anwesenheit von Kalk im Gewebe ist keine unbedingt notwendige Voraussetzung[14]. Aus allen diesen Untersuchungen geht hervor, daß die Entstehung von echtem, heterotopem Knochengewebe, sei es in Niere, Muskel oder Narbe, immer die Ausbildung eines gefäßhaltigen Keimgewebes voraussetzt, aus dem sich Osteoblasten entwickeln können[15].

---

[1] SCHMIDT 1935. [2] CRAMER 1947. [3] STOERK, KAUNITZ, SLANETZ 1952.
[4] NISKANEN 1949. [5] CROME 1950. [6] LAUCHE 1923. [7] BIANCHI 1948.
[8] v. MEYENBURG 1929; GRUBER 1921. [9] FINESTONE, GESCHICKTER 1949.
[10] BRUNNER 1921. [11] SACERDOTTI, FRATTIN 1902; GRUBER, SCHMIDT 1930.
[12] VOSS 1925. [13] WURM 1930. [14] GRUBER, SCHMIDT 1930.
[15] GELBKE, HERZOG 1951.

Neuere Untersuchungen haben gezeigt, daß die knöcherne Metamorphose durch Transplantation bestimmter Gewebe oder Injektion entsprechender Extrakte beschleunigt werden kann. Als wirksam wurden befunden: Verpflanzung von Epithel der Harnwege[1], Blasenschleimhautextrakte, Extrakte und Gewebe der Magenschleimhaut und Knochenextrakte[2]. Auch Injektionen von Alkohol und Calciumchlorid in Kaninchenmuskeln hatten in einem hohen Prozentsatz Knochenbildung zur Folge[3]. Hieraus folgt, daß dem primären Gewebsschaden offenbar die größte Bedeutung zukommt, und die spezifischen Gewebsextrakte den Prozeß fördern können.

3. Die Metaplasie als Anpassungsvorgang.

Welche Deutung können die Befunde bei Metaplasie im Hinblick auf die neuen Gesichtspunkte der Wachstumsbiologie und Entwicklungsphysiologie erfahren, über die im allgemeinen Teil berichtet wurde?

Fischer-Wasels hat bereits überzeugend auseinandergesetzt, daß eine Rückgewinnung von Potenzen durch Entdifferenzierung sehr unwahrscheinlich ist. Er nimmt an, daß bei den echten Metaplasien, insbesondere bei der sog. indirekten Metaplasie, keine Rückdifferenzierung stattfindet, sondern bereits vorhandene, schlummernde oder sekundäre Potenzen (Driesch 1909) in den Stamm-, Keim- oder Cambiumzellen durch entsprechende Änderungen des Zellmilieus geweckt werden und zu einer ortsungewöhnlichen Differenzierung Anlaß geben. Im Sinne der Cambiumzellentheorie[4], zu der auch Ries (1943) wichtige Befunde beibrachte, spricht die Tatsache, daß Metaplasien bisher nur an Wechselgeweben beobachtet wurden, deren Zellen den intermitotischen Zelltypen des Cowdryschen Schemas (vgl. S. 202) entsprechen. An hochspezialisierten Organzellen des reversiblen oder fixierten, postmitotischen Types, wie Leberzellen, Herz- und Skeletmuskelfasern, sowie Nervengewebe ist eine Metaplasie unbekannt.

Die Gewebe der inneren und äußeren epithelialen Oberflächen, die blutbildenden Gewebe und die Stützgewebe stellen Wechselgewebe dar, deren Stammzellen zeitlebens ihre mitotische Teilungsbereitschaft beibehalten. Die Abkömmlinge der Stammzellen sind aber im Verlauf der Mauserung einem fortschreitenden Reifungs- und Differenzierungsprozeß unterworfen, der sich auf eine oder mehrere Zellgenerationen beziehen kann. Dieser permanente Differenzierungsablauf innerhalb der einzelnen Wechselgewebe ist es, der bei der Metaplasie verändert ist. Am irreversiblen Determinationsmuster[5] der Stammzellen selbst braucht sich dabei gar nichts zu ändern, und es gehen weder Potenzen verloren, noch kommen welche hinzu. Die Abkömmlinge der Stammzellen können während ihrer normalen Reifung und auch unter den Bedingungen einer abgewandelten Reifung bei Metaplasie, durchaus irreversible Differenzierungsprozesse durchmachen. Obwohl die einzelnen Schritte des Reifungsablaufes innerhalb der Wechselgewebe irreversibler Natur sein können, kann das gesamte Muster des Reifungsablaufes durch exogene Momente modifiziert werden, weil die Abkömmlinge der Stammzellen selbst bzw. ihre unmittelbaren Teilungsprodukte, noch eine morphogenetische Plastizität besitzen.

Im einzelnen stellt sich der Vorgang der Metaplasie wahrscheinlich folgendermaßen dar: Durch einen chronischen Reiz, der entzündlicher, mechanischer oder chemischer Natur sein kann, gehen die „ausdifferenzierten“ und an sich

[1] Welker 1950. [2] Nascimbene 1950; Scalfi, Nascimbene 1950.
[3] Heinen, Dabbs, Mason 1949. [4] Krompecher 1924; Konschegg 1925.
[5] Ries 1943; Willmer 1945; A. Fischer 1946; Waddington 1948; Mather 1948; Spiegelman 1948.

schon kurzlebigen Endglieder der betreffenden Zellreihen in vermehrtem Maße zugrunde. Die erhöhte Absterbequote wird zunächst durch einen quantitativen Anpassungsvorgang, infolge eines vermehrten regeneratorischen Zellersatzes der Keim- oder Stammzellen, im Sinne einer kompensatorischen Hyperplasie, wettgemacht. Erst später folgt auf die quantitative Anpassung eine qualitative, mit einer andersartigen Differenzierung der Abkömmlinge der Stammzellen. Das heißt also: die zuerst bestehende, quantitative Verschiebung des Gewebsgleichgewichtes wandelt sich schließlich in ein qualitativ anderes Gewebsgleichgewicht um, das deshalb realisiert wird, weil es unter den gegebenen Bedingungen eine größere Stabilität besitzt. Hiermit entsprechen aber die Vorgänge bei der Metaplasie grundsätzlich den Regeln der Gleichgewichtsbiologie des normalen und krankhaften Wachstums, die bereits dargestellt wurden.

Die Reihenfolge: funktionelle Anpassung, quantitativ-strukturelle Anpassung und qualitativ-strukturelle Anpassung ist auch hier gewahrt.

In der Mehrzahl der Fälle geht der Metaplasie eine Änderung des Zellmilieus voraus, die mit einem Gewebsschaden verbunden ist. Hierdurch wird der Gedanke nahegelegt, daß der metaplastischen Umwandlung eine abhängige Differenzierung zugrunde liegen kann, die durch eine „milde Cytolyse"[1] und „nucleotides evocateurs"[2] eingeleitet wird. Im gleichen Sinne könnte die Wirkung von Gewebsextrakten verstanden werden. Wie aber die Mechanismen im einzelnen ablaufen, und ob sie bei allen Formen von Metaplasie im Prinzip gleichartig oder verschieden sind, entzieht sich unserer Kenntnis.

HERXHEIMER (1913) und FISCHER-WASELS (1927) haben bereits gezeigt, daß die Vorgänge bei der Metaplasie nicht dem urtümlichen Inhalt der Begriffe direkte und indirekte Metaplasie entsprechen. FISCHER-WASELS bezeichnet deshalb die sog. „indirekte Metaplasie" als regeneratorische Metaplasie. Da wir außerdem keine morphologischen Kriterien besitzen, um den „Potenzgehalt" einer Zelle zu bestimmen, schlagen wir vor, die näheren Bezeichnungen „proso", „direkt" und „indirekt" fallen zu lassen und unter *Metaplasie* zu verstehen: einen qualitativen, geweblichen *Anpassungsvorgang, dem eine Modifikation eines Entwicklungsablaufes der Zellen eines Wechselgewebes zugrunde liegt.* Der abgewandelte Entwicklungsablauf ist bei verwandten Geweben, an anderen Stellen des Organismus, in der Norm bereits realisiert. Nur bei Tumoren können Gewebsarten entstehen, die kein natürliches Vorbild besitzen.

I. Anhang: Generalisierte und partielle Wachstumsstörungen.

Die generalisierten Wachstumsstörungen des Organismus werden als Zwergwuchs, Kleinwuchs, Hochwuchs und Riesenwuchs bezeichnet. Die Zuordnung einzelner Längenintervalle ist mehr oder weniger subjektiv. Auf Grund seiner variationsstatistischen Untersuchungen kommt RAUTMANN (1921) beim erwachsenen Manne zu folgenden Ergebnissen: Von 165—175 cm reicht die Mittelgröße. Die Länge des größten Zwerges wird mit 150 cm, die des kleinsten Riesen mit 190 cm angegeben.

Es wird über Zwergenmaße von 38 cm an aufwärts berichtet[3]. Die alten Angaben sind aber großenteils unkontrollierbar. Nach HANHART (1953) maß der kleinste, beglaubigte, erwachsene Zwerg 78 cm. Der „Alton" Riese, der mit einem normalen Geburtsgewicht zur Welt kam, maß mit 9 Jahren 185 cm, mit 18 Jahren 251 cm und mit 22 Jahren 271,7 cm[4]. Nach RÖSSLE (1923) betrug die größte beglaubigte Körperlänge eines Mädchens von 16 Jahren 255 cm.

[1] HOLTFRETER 1948. [2] BRACHET 1944. [3] RÖSSLE 1923.
[4] HUMBERT 1937; CROOKE 1953.

Über Neugeborene mit einem Geburtsgewicht von 11300 g ist berichtet worden. Große Riesen sind viel seltener als kleine Zwerge. Unter $3^3/_4$ Millionen amerikanischer Männer im Alter zwischen 18 und 30 Jahren fanden sich 7 Riesen mit einer Körperlänge über 198 cm. Ein Riese von infantilem Typus maß 234 cm[1]. Während dem Riesenwuchs fast immer eine vermehrte Sekretion des Wachstumshormons der Hypophyse zugrunde liegt und damit der Formenkreis der Riesen sehr einheitlich ist, sind die Ursachen und Formen des Zwergwuchses äußerst mannigfaltig.

Der Angriffspunkt der Störungen des Längenwachstums sind das Knorpel- und Knochenwachstum der Epiphysen, das nach ERDHEIM (1931) in 3 Akte aufgegliedert werden kann: 1. Knorpelwucherung und Verkalkung, 2. Auflösung des Knorpels, 3. osteoblastischer Aufbau. Auch hier ist die typische Entwicklungsfolge gewahrt: Wachstum—Degeneration—Umbau bzw. Ausdifferenzierung einer neuen Gewebsart. Nach den morphologischen Untersuchungen von ERDHEIM bewirkt das Wachstumshormon der Hypophyse zunächst eine Intensivierung der Knorpelwucherung, die auch bei Schwangeren nachweisbar ist. Wahrscheinlich wird dann durch das Volumwachstum des Knorpels eine Art Selbstdifferenzierung ausgelöst mit Umwandlung des Knorpels in Knochen. Eine intakte Schilddrüsenfunktion ist hierbei jedoch Voraussetzung.

Nach Entfernung der Hypophyse bei 28 Tage alten Ratten sistiert das Skeletwachstum fast unmittelbar[2]. Wird dagegen die Hypophysektomie bei 6 Tage alten Ratten vorgenommen, so wächst das Skelet mit einer verminderten Wachstumsrate noch 3 Wochen lang weiter. Die Differenzierung und Reifung des Skeletes wird verlangsamt und kann durch Schilddrüsengaben beschleunigt werden[3]. Ohne Schilddrüsenbehandlung erreichen die am 6. Tage hypophysektomierten Tiere am 60. Tage ein Skeletalter von 21 Tagen, die am 28. Tage operierten ein Skeletalter, das dem 38. Tage entspricht. Es wird daher vermutet, daß nach Entfernung der Hypophyse die Schilddrüse noch 2—3 Wochen lang eine differenzierende Wirkung entfaltet. Nach Schilddrüsenentfernung wird ein Wachstumsstillstand nach 4 Wochen erreicht[4]. Wird die Schilddrüse unmittelbar nach der Geburt entfernt, so kann durch Thyroxingaben eine Entwicklung der Körperformen aufrechterhalten werden und ein Zuwachs der Körperlänge um 17—18% erzielt werden. Ein Skeletalter von 40 Tagen wird erreicht. Wird dagegen Wachstumshormon gegeben, so bleiben die Körperformen unreif, die Körperlänge nimmt um 14% zu und das Skelet reift nur um 3 Tage[5]. Bei Hypophysen- und Schilddrüsenmangel wird der Epiphysenknorpel schließlich durch eine knöcherne Lamelle gegen den Markraum abgedeckt[6].

1. Der Zwergwuchs.

FANCONI und PRADER (1953) unterteilen den Zwergwuchs nach ätiologischen Gesichtspunkten in 4 Gruppen: 1. Zwergwuchs bei Mangel an Aufbaustoffen, 2. Zwergwuchs bei Stoffwechselstörungen, 3. neurohormonaler Zwergwuchs, 4. genetisch bedingter Zwergwuchs (vgl. auch TALBOT und SOBEL 1947).

1. Zwergwuchs bei Mangel an Aufbaustoffen soll nach FANCONI und PRADER insbesondere durch Eiweißmangel infolge Unterernährung zustande kommen. Nach der Zusammenstellung von BARCROFT (1946) wird aber das Längenwachstum durch Hunger nur wenig beeinflußt. Das Längenwachstum geht auf Kosten des Gewichtes weiter. MERKE (1944) berichtet jedoch über ein kleinwüchsiges Mädchen mit angeborener Duodenalstenose, das im 8. Lebensjahr operiert wurde und in 2 Jahren das versäumte Längenwachstum bis zum Normalmaß aufholte. (Bezüglich der Vitaminmangelerscheinungen muß auf den entsprechenden Abschnitt in diesem Handbuch verwiesen werden.)

---

[1] HUMBERT 1937. [2] WEISSCHEDEL 1949; WALKER, SIMPSON, ASLING, EVANS 1950.
[3] RAY, ASLING, SIMPSON, EVANS 1950. [4] WEISSCHEDEL 1949.
[5] SCOW, SIMPSON, ASLING, CHO HAO LI, EVANS 1949.
[6] DIETERLE 1906; WEISSCHEDEL 1949.

2. Neurohormonaler Zwergwuchs.

a) Beim dyscerebralen Zwergwuchs liegt nach RÖSSLE (1923) ein Kleinwuchs vor, der mit krankhaften Befunden am Gehirn verknüpft ist. Es wird angenommen, daß die Gehirnveränderungen den Befunden am Körperbau übergeordnet sind. RÖSSLE beobachtete 2 Fälle von Kleinwuchs mit postencephalitischen Gehirnveränderungen und einen Fall der mit Imbezillität verknüpft war.

b) Der hypophysäre Zwergwuchs wird nach Hypophysektomie bei Tieren und nach krankhafter Zerstörung der Hypophyse beobachtet. Während der hypophysäre Zwergwuchs beim Menschen exogen bedingt ist, kennt man bei Mäusen einen vererblichen hypophysären Zwergwuchs, der durch Transplantation von Hypophysen geheilt werden kann[1].

c) Hypothyreotischer Zwergwuchs. Nach HANHART (1953) hat der Zwergwuchs bei endemischem Kretinismus nichts mit Heredität zu tun, während bei angeborener Athyreose mit recessiven Erbfaktoren zu rechnen ist.

d) Unter dysgenitalem Zwergwuchs versteht man mit RÖSSLE (1923) diejenigen Wachstumshemmungen, „die mit einem Mißwachstum der Keimdrüsen und nur mit diesem verknüpft sind". Bei den infantilistischen Zwergen kann die Epiphysenfuge offenbleiben, so daß bis nach dem 30. Lebensjahr Wachstumsnachschübe stattfinden können. Hierher gehören auch die Formen mit Hypoplasie und Agenesie der Keimdrüsen. Nicht nur Infantilismus, sondern auch Hypergenitalismus kann mit Kleinwuchs verbunden sein[2]. Dies betrifft die Fälle von Pubertas praecox. Die frühzeitige Reifung des Skeletes führt hierbei den Wachstumsabschluß nach vorheriger Beschleunigung herbei.

3. Zwergwuchs bei Stoffwechselstörungen.

a) Renaler Zwergwuchs wird beobachtet bei kongenitalen Mißbildungen und schweren chronischen Entzündungen der Nieren. FANCONI und PRADER (1953) unterscheiden Fälle mit chronischer glomerulo-tubulärer Insuffizienz und chronischer, rein tubulärer Insuffizienz.

b) Intestinaler Zwergwuchs kommt bei Cöliakie und Pankreasfibrose vor. BERGSTRAND (1948) berichtet über eine Frau, die seit ihrem 3. Lebensjahr an schwerem Diabetes litt und mit 27 Jahren eine Größe von 129 cm erreichte. Das Pankreas war stark sklerosiert. Inseln fehlten, nur einzelne Inselzellen waren nachweisbar. In der Hypophyse wurden reichlich eosinophile Zellen gefunden (Syndrom DE MAURIAC s. HOUET 1947).

c) Zwergwuchs kann weiterhin im Gefolge von Lebererkrankungen, bei Herz- und Lungenkrankheiten sowie bei Anämien beobachtet werden.

d) Bezüglich des rachitischen Zwergwuchses sei auf den Abschnitt von GIESE in diesem Handbuch verwiesen.

4. Zu den genetisch bedingten Formen des Zwergwuchses werden die proportionierten „primordialen" Zwerge und die Hanhartschen Zwerge gerechnet. Während die primordialen Zwerge klein geboren werden, manifestiert sich der Hanhartsche Zwergwuchs erst gegen Ende des 2. Lebensjahres. Er kann von Symptomen einer Dystrophia adiposogenitalis begleitet sein. Der Erbgang ist einfach recessiv[3]. Zu den dysproportionierten Formen gehört der Zwergwuchs bei Chondrodystrophie und Dysostosis enchondralis[4]. Die Chondrodystrophie ist bei Tieren mit Hypophysenveränderungen verknüpft, was bei der menschlichen Erkrankung nicht der Fall ist. Eine ausgezeichnete Zusammenstellung über die Formen des menschlichen Zwergwuchses gibt der Atlas von RÖSSLE (1947).

Eine Zwergwüchsigkeit mit recessivem Erbgang beobachtete STRONG (1948) bei einem Mäusestamm, der durch mehrere Generationen mit Methylcholanthren

---

[1] SNELL 1929; HADORN 1953. [2] RÖSSLE 1923. [3] CROOKE 1953. [4] ERDHEIM 1931.

subcutan gespritzt worden war. Während im normalen Mäusestamm die Tiere ein Gewicht von 25 g erreichten, wogen die Zwergmäuse nur 15 g.

2. Der Riesenwuchs.

Im Gegensatz zum Zwergwuchs mit seinen sehr vielfältigen Formen ist praktisch nur eine Form des Riesenwuchses bekannt, dem eine Überproduktion des Wachstumshormons der Hypophyse zugrunde liegt. Wahrscheinlich sind alle Riesen „hypophysäre Riesen“. Die Riesen sind um so größer, je früher im Leben die Krankheit einsetzt[1]. Echter Riesenwuchs entsteht, wenn die Krankheit in der Jugend beginnt. In späteren Lebensstufen wachsen nur diejenigen Teile des Skeletes, die noch zum Wachstum befähigt sind, daraus resultiert das Krankheitsbild der Akromegalie[2]. Der hypophysäre Riesenwuchs ist nicht erblich, im Gegensatz zum sog. „Akromegaloid“ und zum familiären Hochwuchs[3] (vgl. Abschnitt innere Sekretion in diesem Handbuch). HULTQUIST (1949) berichtet über Riesenwuchs neugeborener Ratten, bei deren Müttern eine Pankreasexstirpation vorgenommen wurde.

Spontane und experimentell erzeugte Polyploidie kann mit Riesenwuchs verknüpft sein. Bei Amphibien und Echinodermen sind die polyploiden Individuen ebenso groß wie die diploiden[4]. Bei tetraploiden Individuen von Rana temporaria wurde hingegen Riesenwuchs der Larven beobachtet, die 2 Jahre lebten, ohne in die Metamorphose einzutreten. Auch über experimentell erzeugte, riesenwüchsige polyploide Hauskaninchen wird berichtet, deren Zellen um 50% größer als in der Norm waren[5].

3. Der umschriebene Riesenwuchs.

Der umschriebene Riesenwuchs eines Gliedes oder eines Körperteiles ist meist angeboren. Dieses spezielle Gebiet der Mißbildungslehre wurde in letzter Zeit von GRUBER und KUSS (1937), von KEHRER (1948) und von WERTHEMANN (1952) zusammenfassend bearbeitet. Einem Einteilungsvorschlag von LANGSTEINER und STIEFLER (1953) entsprechend können nach der Häufigkeit 5 Gruppen unterschieden werden. 1. Umschriebener Riesenwuchs der distalen Gliedmaßenabschnitte, 2. der umschriebene Riesenwuchs einer Gliedmaße oder einer Gesichtshälfte, 3. der bilaterale, symmetrische, umschriebene Riesenwuchs, der obere und untere Extremitäten betreffen kann, 4. der gekreuzte umschriebene Riesenwuchs an Arm und Bein, mit oder ohne Beteiligung des Gesichtes, 5. der halbseitige, vollkommene und unvollkommene Riesenwuchs.

Alle diese Veränderungen sind äußerst selten und genetisch nicht einheitlich zu erklären. Es werden vertreten: eine amniotische Theorie, die wenig wahrscheinlich ist, eine trophoneurotische Theorie, eine hormonale, eine embryonale.

SACHS (1949) nimmt als Ursache eine angeborene Hyperplasiebereitschaft an, an der erbliche Faktoren beteiligt sind. HUECK (1931) versuchte den halbseitigen Riesenwuchs durch Verwachsung einer doppelten Anlage zu erklären. In wenigen Fällen wurde Erblichkeit beobachtet. Proportionierter und unproportionierter, umschriebener Riesenwuchs kann von dystrophischen Gewebsproliferationen und falschen Gewebsmischungen begleitet sein. Haut, Gefäße, Nerven und Fettgewebe können am unproportionierten Wachstum beteiligt sein. Auch ungewöhnliche Behaarung ist beschrieben. Von dem echten Riesenwuchs muß die dominant erbliche Elephantiasis congenita abgegrenzt werden[6].

[1] CROOKE 1953. [2] ERDHEIM 1931. [3] HANHART 1953. [4] FRANKHAUSER 1945.
[5] HÄGGQVIST 1950. [6] HOEDE 1940; KOBAYASHI 1925.

Die Arachnodaktylie oder Spinnenfingrigkeit ist ein dominant vererblicher Mißwuchs[1], der als Teilsymptom einer generalisierten Dystrophia mesodermalis congenita aufgefaßt wird[2].

Von praktischer Bedeutung ist der Riesenwuchs der Bauchorgane, des Dick- und Dünndarmes, sowie der ableitenden Harnwege. Eine zusammenfassende Übersicht über das Krankheitsbild des Megaintestinums gibt OBERDALHOFF (1951). Er bemerkt, daß die 30 Theorien über die kausale Entstehung alle nicht befriedigen. HIRSCHSPRUNG (1887) führt die Stuhlträgheit von Neugeborenen auf eine primäre Dilatation und Hypertrophie des Colon zurück. Die Erweiterung und Verdickung kann sich in seltenen Fällen auf den gesamten Magen-Darmtrakt erstrecken. Die ableitenden Harnwege, Ureteren und Harnblase können gleichzeitig oder isoliert erkrankt sein. In der Mehrzahl der Fälle ist bei der kongenitalen Riesenharnblase und den Riesenureteren ebensowenig ein Hindernis nachweisbar wie bei der Hirschsprungschen Erkrankung[3]. Es besteht daher die Möglichkeit, daß es sich um besondere Formen eines umschriebenen Riesenwuchses handelt.

Ein Fall von halbseitigem Zwergwuchs wurde von WERTHEMANN (1952) beschrieben.

K. Schlußbetrachtung.

Die Vermehrung nucleoproteidhaltiger Elemente und der Stoffwechsel sind Grundeigenschaften des Lebens. Aus ihrem Wechselspiel resultiert das biologische Wachstum. Das Wachstum ist daher kein elementarer, sondern ein zusammengesetzter Vorgang höherer Ordnung, an dem mehrere, wesensverschiedene Prozesse beteiligt sind. Obwohl die Vermehrung von Nucleoproteiden durch identische Reproduktion eine Grundbedingung für das Wachstum ist, darf sie nicht mit diesem gleichgesetzt werden. Wachstumsprozesse werden nur an solchen biologischen Objekten beobachtet, die 1. einen eigenen Stoffwechsel besitzen und 2. aus kleineren, teilweise vermehrungsfähigen, elementaren Einheiten aufgebaut sind. Auch anorganisches Wachstum findet nur an Objekten statt, die aus kleineren, meist gleichartigen Elementareinheiten bestehen.

Das biologische Wachstum kann seine Grenze in einem kritischen Gleichgewichtszustand finden, in dessen Bereich die Anpassungsfähigkeit der Lebewesen oder ihrer Gewebe stark eingeschränkt ist. Wird ein solches kritisches Gleichgewicht überschritten, so können degenerative Veränderungen zustande kommen. Wahrscheinlich entstehen hierbei durch „*milde* Cytolysen“ bestimmte Abbauprodukte, die während der normalen Entwicklung eine Differenzierung, im Verlauf des Anpassungswachstums (Hypertrophie und Hyperplasie) einen Umbau der Gewebe auslösen können. Differenzierung und Umbau führen zu qualitativ neuen Gleichgewichtslagen, die ein weiteres Wachstum gewährleisten. Deshalb ist auch die Differenzierung kein Antagonist des Wachstums.

Für die allgemeine Krankheitslehre ergibt sich aber, daß Lebewesen, Organe oder Zellen im Bereich eines kritischen Gleichgewichtes aus inneren Gründen auch zur Erkrankung und zum Versagen disponiert sind. Denn jeder zusätzliche Reiz, der unter normalen Bedingungen bedeutungslos wäre, ist in diesem Zustande eine große Gefahr. Der kritische Gleichgewichtszustand mit Erschöpfung der Anpassungsbreite ist daher eine sehr wichtige „innere Krankheitsursache“.

---

[1] BAUER, BODE 1940; HANHART 1953. [2] WEVE 1931; ROSS 1949.
[3] IRVIN, KRAUS 1948; SCHWEINFURTH 1952.

Literatur.

ABRIKOSSOFF, A.: Über die spontan auftretende Fettgewebsnekrose und Fettgranulome. Zbl. Path. 38, 542 (1926). — AEGERTER, E. A.: Giant cell tumor of bone. Amer. J. Path. 23, 283 (1947). — ALAGNA, G.: Histopathologische Veränderungen der Tonsillen und der Schleimhaut der Luftwege bei Masern. Arch. f. Laryngol. 25, 527 (1911). — ALBERTINI, A. v., E. GASSER u. F. WUHRMANN: Die lymphatische Reaktion nach Schädigung des lymphatischen Gewebes durch Röntgenstrahlen bzw. Arsen. IV. Internat. Radiologenkongr. Zürich, Bd. 2, S. 422. 1934. ~ Studien zur lymphatischen Reaktion nach verschiedenartiger exogener Schädigung. Fol. haemat. (Lpz.) 54, 217 (1936). — ALDEN, R. H.: Implantation of the rat egg. III. Origin and development of primary trophoblast giant cells. Amer. J. Anat. 83, 143 (1948). — ALFERT, M.: A cytochemical study of oogenesis and cleavage in the mouse. J. Cellul. a. Comp. Physiol. 36, 381 (1950). — ALLEN, A.: Persistent "insect bites" (dermal eosinophilic granulomas) simulating lymphoblastomas, histiocytoses and squamous cell carcinomas. Amer. J. Path. 24, 367 (1948). — ALLEN, R. B., and F. C. MANN: Experiments on compensatory renal hypertrophy. Arch. of Path. 19, 341 (1935). — ALTMANN, H. W., u. R. GÖNNERT: Über funktionell bedingte Hypertrophien und Hyperplasien. Untersuchungen am intrahepatischen Gallensystem der weißen Maus bei experimenteller Bilharziose. Beitr. path. Anat. 112, 8 (1952). — D'ANCONA, V.: Der Kampf ums Dasein. Eine biologisch-mathematische Darstellung der Lebensgemeinschaften und biologischen Gleichgewichte. Berlin 1939. — APATHY, ST. v.: Das leitende Element des Nervensystems und seine topographischen Beziehungen zu den Zellen. Mitt. zool. Stat. Neapel 12, 495 (1897). — APITZ, K.: Allgemeine Pathologie der menschlichen Leukämien. Erg. Path. 35, 1 (1940). — ARNOLD, J.: Beiträge zur Anatomie des miliaren Tuberkels. 1. Über Lebertuberkulose. Virchows Arch. 82, 377 (1880). ~ Beiträge zur Anatomie des miliaren Tuberkels. Virchows Arch. 87, 114 (1881). — ASAI, T.: Beiträge zur Histologie und Histogenese der quergestreiften Muskulatur der Säugetiere. Arch. mikrosk. Anat. 86, 8 (1915). — ASCHOFF, L.: Die heutige Lehre von den pathologisch-anatomischen Grundlagen der Herzschwäche. Jena 1906. — ASCHOFF, L., u. A. BACMEISTER: Die Cholelithiasis. Jena 1909. — ASHLEY, L. M.: A determination of the diameters of ventricular myocardial fibers in man and other mammals. Amer. J. Anat. 77, 325 (1945). — ASLING, C. W., D. G. WALKER, M. E. SIMPSON and H. M. EVANS: Differences in the skeletal development by 60 days old female rats, hypophysectomized at ages varying from 6 to 28 days. Anat. Rec. 106, 555 (1950). — ASSELINEAU, J., u. E. LEDERER: Recherches recentes sur la chimie des lipides du bacille tuberculeux. Experientia (Basel) 7, 281 (1951). — AYRES, W. X., W. B. OBER and P. K. HAMILTON: Post traumatic subcutaneous granulomas associated with a crystalline material. Amer. J. Path. 27, 303 (1951).

BABES, V.: Epitheliale Knospenbildung und Riesenzellbildung. Verh. dtsch. path. Ges. 8, 3 (1904). — BACKMANN, G.: Wachstum und organische Zeit. Leipzig 1943. — BACON, R. L.: Changes with age in the reticular fibers of the myocardium. Amer. J. Anat. 82, 469 (1948). — BAKER, R. D.: Tissue changes in fungous disease. Arch. of Path. 44, 459 (1947). — BALBIANI, E. G.: Sur la structure du noyau des cellules salivaires chez les larves de Chironomus. Zool. Anz. 4, 637 (1881). — BARCROFT, J.: Researches on pre-natal life. Oxford 1946. — BARTA, E.: Deficient oxydation as a cause of giant cell formation in tissue cultures of lymph nodes. Arch. exper. Zellforsch. 2, 6 (1926). — BARTHELS, C., u. K. VOIT: Über den mikrochemischen Nachweis von Kerntrümmern als echte Kernsubstanz durch die Nuclealreaktion. Virchows Arch. 281, 499 (1931). — BAUD, C. A.: La croissance du point de vue histologique et ultrastructural. Schweiz. med. Wschr. 1953, 185. — BAUER, K. H., u. W. BODE: Erbpathologie der Stützgewebe beim Menschen. In Handbuch der Erbbiologie des Menschen, Bd. 3. Berlin 1940. — BAUMGARTEN, P. v.: Experimentelle und pathologisch-anatomische Untersuchungen über Tuberkulose. Z. klin. Med. 9, 93, 245 (1885); 10, 24 (1886). — BEAMS, H. W., and R. L. KING: The origin of binucleate and large mononucleate cells in the liver of the rat. Anat. Rec. 83, 281 (1942). — BECKER, V.: Fremdkörperreaktionen des Endometriums nach intrauteriner Sulfonamid-Applikation. Geburtsh. u. Frauenheilk. 10, 597 (1950). ~ Die Elasticodiairese in Fremdkörperriesenzellen. Virchows Arch. 325, 397 (1954). — BENEWOLENSKAJA, S. V.: Über die invitro- Reaktionen der embryonalen Gewebe und Leukocyten des Menschen auf Leprabazillen. Arch. exper. Zellforsch. 13, 37 (1932). — BENNHOLDT-THOMSEN, C.: Wachstumsprobleme. Mschr. Kinderheilk. 97, 101 (1949). — BENNINGHOFF, A.: Vermehrung und Vergrößerung von Nervenzellen. Z. Naturforsch. 6b, 38 (1951). — BERBLINGER, W.: Formen und Ursachen der Herzhypertrophie bei Lungentuberkulose. Bern 1947. ~ Herzhypertrophie und Kachexie. Die Medizinische 1953, 497. — BERGSTRAND, A.: A case of diabetogenous dwarfism. Acta path. scand. (København.) 25, 141 (1948). — BERILL, N. J.: Size and organisation in the development of ascidians. In: Essays on growth and form, S. 231. Oxford 1945. — BERTALANFFY, L. v.: Der Organismus als physikalisches System betrachtet. Naturwissenschaften 28, 521 (1940). ~ Problems of organic growth. Nature (Lond.) 163, 156 (1949). ~ The theory of open systems in physics and biology.

Science (Lancaster, Pa.) **111**, 23 (1950). ~ Theoretische Biologie, Bd. 2: Stoffwechsel, Wachstum. Basel 1951. ~ Metabolic types and growth types. Amer. Naturalist **85**, 111 (1951). — Beyersdorfer, K.: Gegenseitige Anziehung gleicher Strukturelemente bei Kollagen-Fibrillen und Trichocysten. Z. Naturforsch. **6**b, 57 (1951). — Bianchi, F.: Sulla ossificazione della cicatrici postoperative. Riv. Pat. e Clin. **3**, 21 (1948). — Biesele, J. J.: Chromosome complexity in regenerating rat lievr. Cancer Res. **4**, 232 (1944). — Billingham, R. E., and P. B. Medawar: "Infective" transformations of cells. Brit. J. Canc. **2**, 126 (1948). — Böhm, F.: Beitrag zur Kenntnis der Histogenese der tuberkulösen Riesenzellen. Beitr. Klin. Tbk. **101**, 47 (1947). — Boellaard, J. W.: Über Umbauvorgänge in der rechten Herzkammerwand. Z. Kreislaufforsch. **41**, 101 (1952). — Bohnenkamp, H.: Die Lehre von der Herzhypertrophie. Klin. Wschr. **1929**, 433. — Bollman, J. L., and F. C. Mann: Compensatory hypertrophy of the remaining kidney after nephrectomy. Arch. of Path. **19**, 28 (1935). — Borst, M.: Das pathologische Wachstum. In Pathologische Anatomie. Herausgeg. von L. Aschoff, Bd. 1, S. 611. Jena 1928. — Boveri, Th.: Über die Abhängigkeit der Kerngröße und Zellenzahl, Zellenstudium, H. 5. Jena 1905. — Brack, E.: Über echte und falsche Metaplasien des Respirationsepithels. Virchows Arch. **259**, 79 (1926). — Brachet, J.: Embryologie chimique. Paris 1947. ~ Nucleid acids in the cell and the embryo. Symposia Soc. f. Exper. Biol. **1947**, No 1, 207. — Brandt, F. A.: Early tissue reactions to a South African strain of histoplasma capsulatum in laboratory animals. J. of Path. **62**, 259 (1950). — Brock, N., H. Druckrey u. H. Herken: Der Stoffwechsel des geschädigten Gewebes. Arch. exper. Path. u. Pharmakol. **188**, 436 (1938). — Brodowski, W.: Über den Ursprung sog. Riesenzellen und über Tuberkeln im allgemeinen. Virchows Arch. **63**, 113 (1875). — Brody, S.: Bioenergetics and growth. New York 1945. — Brosch, A.: Zur Frage der Entstehung der Riesenzellen aus Endothelien. Virchows Arch. **144**, 289 (1896). — Brügger, W.: Funktionsbedingende Unterschiede der Kerngröße im Schmelzorgan. Acta anat. (Basel) **7**, 345 (1949). — Brues, A. M., D. R. Drury and M. C. Brues: A quantitative study of cell growth in regenerating liver. Arch. of Path. **22**, 658 (1936). — Brummelkamp, R.: Das Wachstum der Gehirnmasse mit kleinen Cephalisierungssprüngen (sog. V 2-Sprüngen). Acta neerl. Morph. **2**, 188, 260, 268 (1939). — Brunner, H.: Über Verkalkung und Knochenbildung in Hirnnarben. Z. Neur. **72**, 193 (1921). — Bucher, N. L. R., and A. D. Glinos: The effect of age on regeneration of rat liver. Cancer Res. **10**, 324 (1950). — Büchner, F.: Die Koronarinsuffizienz. Dresden u. Leipzig 1939. ~ Experimentelle Entwicklungsstörungen durch allgemeinen Sauerstoffmangel. Klin. Wschr. **1948**, 38. ~ Kosmos, Tier und Mensch. Freiburg 1949. ~ Pathologische Anatomie der Herzinsuffizienz. Verh. dtsch. Ges. Kreislaufforsch. (16. Tagg) **1950**, 26. ~ Zur Biologie und Pathologie der Entwicklung. Med. Klin. **1952**, 605. — Büchner, T., H. Rübsaamen u. H. Naujoks: Mißbildungen am Hühnchenkeim nach kurzfristigem Sauerstoffmangel in der Frühentwicklung. Naturwissenschaften **40**, 276 (1953). — Büngeler, W.: Die pathologische Anatomie der Lepra. Die lepröse Hepatitis. Virchows Arch. **310**, 582 (1943). ~ Geschwülste und regulierte abhängige Wachstumsstörungen. Z. Krebsforsch. **58**, 72 (1951). — Bünning, E.: Die Physiologie des Wachstums und der Bewegungen. In Lehrbuch der Pflanzenphysiologie. Berlin 1939. — Bürger, M.: Altern und Krankheit. Leipzig 1947. — Buffon, G. L.: Allgemeine Naturgeschichte. Berlin 1722. — Bullough, W. S.: The effect of a restricted diet on mitotic activity in the mouse. Brit. J. Canc. **3**, 275 (1949). ~ Age and mitotic activity in the male mouse. Mus musculus L. J. of Exper. Biol. **26**, 261 (1949). ~ Mitotic activity in the tissues of dead mice and in tissues kept in physiological salt solutions. Exper. Cell. Res. **1**, 140 (1950). — Burkhardt, L.: Die Individualität der Norm. Dtsch. med. Wschr. **1948**, 339. — Buschke, W.: Experimentelle Studien zur Patho-Physiologie des Hornhautepithels. Ophthalmologia (Basel) **118**, 407 (1949). — Butenandt, A.: Karzinogene Stoffe und Tumorgenese. Verh. der Dtsch. Ges. für Path. 35. Tagg, S. 81. 1952. ~ Biochemie der Gene und Genwirkungen. Naturwissenschaften **40**, 91 (1953).

Cappel, D. F., and M. N. McFarlane: Inclusion bodies (protozoon-like cells) in the organs of infants. J. of Path. **59**, 385 (1947). — Carey, E. J.: Studies in the dynamics of histogenesis. Amer. J. Anat. **29**, 341 (1921); **32**, 475 (1924). — Carlson, T.: Geschwindigkeit und Größe der Hefevermehrung. Biochem. Z. **57**, 313 (1913). — Carrel, A., and A. Hartmann: Cicatrization of wounds. J. of Exper. Med. **24**, 428 (1916). — Caspersson, T., and K. G. Thorsson: Virus und Zellstoffwechsel. Klin. Wschr. **1953**, 205. — Caspersson, T. O.: Studien über den Eiweißumsatz der Zelle. Naturwissenschaften **29**, 33 (1941). ~ Cell growth and cell function. New York 1950. — Chalkley, H. W.: Method for the quantitative morphologic analysis of tissues. J. Nat. Canc. Inst. **4**, 47 (1943). — Christensen, B. G., u. E. Jacobsen: Studies on liver regeneration. Acta med. scand. (Stockh.) **136** Suppl. zu **234**, 103 (1949). — Clara, M.: Untersuchungen an der menschlichen Leber. Z. mikrosk.-anat. Forsch. **22**, 145 (1930). ~ Das Wachstum der Leberzellen und die Entwicklung der Leberläppchen beim Schwein. Anat. Anz. **72**, 219 (1931). ~ Warum ist eine genaue Bestimmung der Kern- bzw. Zellgröße notwendig? Z. Anat. **99**, 622 (1933). — Claude, A.:

Proteins, lipids and nucleic acids in cell structures and functions. Adv. Protein Chem. **5**, 423 (1949). ~ Studies on cell morphology and functions. Ann. New York Acad. Sci. **50**, 854 (1950). — COHEN, M.: Observation of formation of giant cells in turtle blood cultures. Amer. J. Path. **2**, 431 (1926). — COHRS, P., u. F. SCHULTE: Aluminiumhydroxydgranulome bei Tieren. Zbl. Path. **89**, 77 (1952). — CONKLIN, E. G.: Cell size and nuclear size. J. of Exper. Zool. **12**, 1 (1912). ~ Body-size and cell-size. J. of Morph. **23**, 159 (1912). — CONRAD, K.: Der Konstitutionstyp als genetisches Problem. Berlin 1941. — COWDRY, E. V.: Problems of ageing. Baltimore 1942. — CRAMER, H.: Wachstumssteuerung gefährdeter Epithelialgebiete. Zbl. Gynäk. **69**, 1177 (1947). — CROME, L.: Squamous metaplasia of the peritoneum. J. of Path. **62**, 61 (1950). — CROOKE, A. C.: Endocrine glands and growth. Schweiz. med. Wschr. **1953**, 194. — CRUICKSHANK, A. H.: The effects of the introduction of amniotic fluid into rabbits lungs. J. of Path. **61**, 527 (1949). — CUNNINGHAM, J. A.: Characteristic of stellate inclusions in giant cells and the associated tissue reactions. Amer. J. Path. **27**, 76 (1951).

DABELOW, A.: Die Blutgefäßversorgung der lymphatischen Organe. Verh. Anat. Ges., Leipzig 1938, Erg.-H. Anat. Anz. **87**, 179 (1939). — DANNEEL, R., u. E. GÜTTES: Über das Verhalten der Mitochondrien bei der Mitose der Mesenchymzellen des Hühnerembryos. Naturwissenschaften **38**, 117 (1951). — DARLINGTON, C. D.: Heredity, development and infection. Nature (Lond.) **154**, 164 (1944). ~ Mendel and the determinants. In: Genetics in the 20th century. Edited by L. C. Dum. New York 1951. — DEHLINGER, U., u. E. WERTZ: Biologische Grundfragen in physikalischer Betrachtung. Naturwissenschaften **33**, 250 (1942). — DELARUE, J., et R. DEPIERRE: La metaplasie bronchique mucipare et ciliee du revetement de l'alveole pulmonaire. J. franç. Méd. et Chir. thorac. **3**, 325 (1949). — DELIUS, L., u. H. REINDELL: Neuere klinische Untersuchungsergebnisse über die Physiologie und Pathologie der Regulation des Kreislaufes und der Herzdynamik. Klin. Wschr. **1949**, 1. — DIDION, H.: Über einen Fall von isolierter produktiver Riesenzellenmyocarditis. Virchows Arch. **310**, 85 (1942). — DIETERLE, TH.: Die Athyreosis, unter besonderer Berücksichtigung der dabei auftretenden Skeletveränderungen. Virchows Arch. **184**, 56 (1906). — DIETLEN, H.: Herzgröße, Herzmeßmethoden, Anpassung, Hypertrophie, Dilatation, Tonus des Herzens. In Handbuch der normalen und pathologischen Physiologie, Bd. 7. Berlin 1926. ~ Über das Sportherz. Münch. med. Wschr. **1951**, Nr 43—46. — DOCK, W.: The capacity of the coronary bed in cardiac hypertrophy. J. of Exper. Med. **74**, 177 (1941). — DOERR, R.: Die Natur der Virusarten. In Handbuch der Virusforschung, Erg.-Bd. 1, S. 1. Wien 1944. — DOLJANSKI, L.: Dauerzüchtung von Knochen und Periostgewebe. Z. Zellforsch. **8**, 789 (1929). ~ Sur le rapport entre la proliferation et l'activite pigmentogene dans les cultures de l'epithelium de l'iris. C. r. Soc. Biol. (Paris) **105**, 343 (1930). — DOLJANSKI, L., u. F. ROULET: Studien über die Entstehung der Bindegewebsfibrille. Virchows Arch. **291**, 260 (1933). — DONIACH, I., and E. A. WRIGHT: Two cases of giant-cell granuloma of the pituitary gland. J. of Path. **63**, 69 (1951). — DRIESCH, H.: Philosophie des Organischen, 4. Aufl. Leipzig 1928. — DRUCKREY, H.: Experimentelle Beiträge zur Frage der Entstehung von Riesenzellen. Z. Krebsforsch. **47**, 13 (1937). ~ Die hormonale Hemmung der Zellteilungsvorgänge nach Versuchen am Seeigelei und an Warmblütergeweben. Arch. exper. Path. u. Pharmakol. 188, 196 (1938). — DRUCKREY, H., K. KÜPFMÜLLER u. W. TRAPPE: Experimentelle Beiträge zum Wachstumsproblem bei Geschwülsten und Metastasen. Z. Krebsforsch. **56**, 407 (1949). — DRUCKREY, H., u. E. SCHREIBER: Die Wirkung des Coffeins auf die Zellteilung und das Wachstum. Arch. exper. Path. u. Pharmakol. 188, 208 (1938). — DUBOIS, E.: Über die Abhängigkeit des Hirngewichtes von der Körpergröße. Arch. f. Anthrop. **25**, 1, 423 (1898). ~ Die phylogenetische Großhirnzunahme. Biologia genetica **6**, 247 (1930). — DÜRKEN, B.: Entwicklungsbiologie und Ganzheit. Leipzig 1936. — DUTRA, F. R.: The pneumonitis and granulomatosis peculiar to beryllium workers. Amer. J. Path. **24**, 1137 (1948).

EFSKIND, L.: Die Veränderungen im Gefäßepithel bei Arteriosklerose. Acta path. scand. (København.) **18**, 259 (1941). — EHRICH, W.: Das Gesetz des Wachstums in konstanten Proportionen bei Wachstumsstörungen. Zbl. Path. **63**, 277 (1935). — EISEMAN, B., M. G. SEELIG and N. A. WOMACK: Talcum powder granuloma. A frequent and serious postoperative complication. Amer. Surg. **126**, 820 (1947). — ELSTER, S. K., and E. L. LOWRY: Collagen content of guinea pig tissues. Proc. Soc. Exper. Biol. a. Med. **75**, 127 (1950). — ENGLE jr., R. L.: Giant cell foreign body reaction to non-cholesterol lipid plate crystals. Amer. J. Path. **27**, 317 (1951). ~ The association of iron-containing crystals with Schaumann-bodies in the giant cells of granulomas of sarcoid type. Amer. J. Path. **27**, 1023 (1951). — ENRIQUES, P.: Wachstum und seine analytische Darstellung. Biol. Zbl. **29**, 337 (1909). — EPHRUSSI, B.: Remarks on cell heredity. In: Genetics in the 20th century. Edited by L. C. Dum. New York 1951. — ERDHEIM, J.: Die Lebensvorgänge im normalen Knorpel und seine Wucherung bei Akromegalie. Berlin u. Wien 1931. — ERNST, M.: Über Untergang von Zellen während der normalen Entwicklung bei Wirbeltieren. Z. Anat. **29**, 228 (1926). — ERNST, P.: Sphäroide und Sphäroidkristalle in Krebs- und Riesenzellen. Beitr. path. Anat. **53**, 429 (1912). ~ Die Pathologie der Zelle. In Handbuch der allgemeinen Pathologie.

Herausgeg. von L. KREHL u. F. MARCHAND, Bd. 3, 1. Abt. Leipzig 1915. — EULER, H. v.: Zur Biochemie der Nucleinsäuren und der Nucleoproteide. Dtsch. med. Wschr. **1948**, 265. — EVANS, C. L.: Starling's principles of human physiology, 10. Aufl. London 1949.

FANCONI, G., u. A. PRADER: Renaler Zwergwuchs. Schweiz. med. Wschr. **1953**, 186. — FAWCETT, D. W., G. B. WISLOCKI and CH. M. WALDO: The development of mouse ova in the anterior chamber of the eye and in the abdominal cavity. Amer. J. Anat. **81**, 413 (1947). — FELIX, K.: Nucleoprotamine und Nucleoproteide. In Mikroskopische und chemische Organisation der Zelle. 2. Colloquium in Mosbach, S. 48. Berlin-Göttingen-Heidelberg 1952. — FELL, H. B.: Histogenesis in tissue culture. In: Cytology and cell physiology. Edited by G. H. Bourne. Oxford 1951. — FELL, H. B., and A. F. HUGHES: Mitosis in the mouse: A study of living and fixed cells in tissue cultures. Quart. J. Microsc. Sci. **90**, 355 (1949). — FENEIS, H.: Die Querstreifungshöhe als Test für den Längenzustand der Muskulatur. (Nach Untersuchungen von CH. JERUSALEM.) Verh. anat. Ges. **49**, 197 (1951). — FIENBERG, R.: Talcum powder granuloma. Arch. of Path. **24**, 36 (1937). — FINESTONE, A. J., and C. F. GESCHICKTER: Bone formation in the heart. Amer. J. Clin. Path. **19**, 974 (1949). — FINKELDEY, W.: Über Riesenzellbefunde in den Gaumenmandeln, zugleich ein Beitrag zur Histopathologie der Mandelveränderungen im Maserninkubationsstadium. Virchows Arch. **281**, 323 (1931). ~ Riesenzellbefunde bei akuter Wurmfortsatzentzündung. Ein Beitrag zur Histopathologie der Veränderungen des Wurmfortsatzes im Maserninkubationsstadium. Virchows Arch. **284**, 518 (1932). — FIRKET, CH.: Zur Frage der strahligen Einschlüsse in Riesenzellen. Virchows Arch. **215**, 454 (1914). — FISCHER, A.: Gewebezüchtung. München 1930. ~ Biology of tissue cells. Copenhague 1946. — FISCHER, I.: Über den Wachstumsrhythmus des Follikelepithels der Läuse und Federlinge und seine Beziehungen zum Arbeitsrhythmus der Zellen und zur Amitose. Z. Zellforsch. **23**, 219 (1935). ~ Grundriß der Gewebezüchtung. Jena 1942. — FISCHER, I., u. E. RIES: Verhalten der Pankreaszelle des Hühnchens in der Gewebekultur. Arch. exper. Zellforsch. **18**, 280 (1936). — FISCHER, W.: Über die Diagnose der Masern im Prodromalstadium. Eigenartige Befunde am lymphatischen Apparat der Appendix. Beitr. path. Anat. **91**, 474 (1933). ~ Splenomegalie mit Riesenfollikeln. Virchows Arch. **309**, 795 (1942). ~ Riesenzellbildung bei chronischer Thyreoiditis. Zbl. Path. 88, 427 (1951). — FISCHER-WASELS, B.: Metaplasie und Gewebsmißbildung. In Handbuch der normalen und pathologischen Physiologie, Bd. XIV/2, S. 1211. Berlin 1927. — FISHBACK, F. C.: A morphologic study of regeneration of the liver after partial removal. Arch. of Path. **7**, 955 (1929). — FLEXNER, J. B., and L. B. FLEXNER: Biochemical and physiological differentiation during morphogenesis. VII. Adenylpyrophosphatase and acid phosphatase activities in the developing cerebral cortex and liver of the fetal guinea pig. J. Cellul. a. Comp. Physiol. **31**, 311 (1948). ~ Biochemical and physiological differentiation during morphogenesis. XI. The effect of growth on the amount and distribution of water, protein and fat in the liver and cerebral cortex of the fetal guinea pig. Anat. Rec. **106**, 413 (1950). — FRANGENHEIM, H.: Zur Frage der Riesenzellarteriitis. (Mesaortitis granulomatosa gigantocellularis.) Zbl. Path. 88, 81 (1951). — FRANK, A.: Experimentelle Herzhypertrophie. Z. exper. Med. **115**, 312 (1950). — FRANK, A., u. E. A. SCHOTTE: Quantitative Untersuchungen bei experimenteller Herzhypertrophie. Z. exper. Med. **115**, 677 (1950). — FRANKHAUSER, G.: The effect of changes in chromosome number on amphibian development. Quart. Rev. Biol. **20**, 20 (1945). — FRANKHAUSER, G., and R. R. HUMPHREY: The realtion between number of nuclei and number of chromosome sets in animal cells. Proc. Nat. Acad. Sci. U.S.A. **29**, 344 (1943). — FRESEN, O.: Untersuchungen zur Struktur und Genese des Tuberkels als Beitrag zur tuberkulösen Entzündung. Virchows Arch. **317**, 491, 517 (1950). ~ Beitrag zur Histogenese der Tuberkulose. Beitr. Klin. Tbk. **103**, 47 (1950). — FRIEDENTHAL, H.: Allgemeine und spezielle Physiologie des Menschenwachstums. Berlin 1914. — FRIEDMAN, M.: Sarcoidosis of the spleen. Report of a case with autopsy and a study of intracellular "asteroid bodies". Amer. J. Path. **20**, 624 (1944). — FRIEDRICH-FREKSA, H., u. F. G. ZAKI: Spezifische Mitose-Auslösung in normaler Rattenleber durch Serum von partiell hepatektomierten Ratten. Z. Naturforsch. **96**, 394 (1954). — FROBOESE, C.: Über echte Hypertrophie inaktivierter Muskeln. Beitr. path. Anat. **71**, 170 (1922).

GAILLARD, P. J.: Growth, differentiation and function of explants of some endocrine glands. Symposia Soc. f. Exper. Biol. 1948, No 2. — GALE, J. C.: Electron microscope studies of collagen from normal and diseased tissues. Amer. J. Path. **27**, 455 (1951). — GANS, O.: Elephantiasis. In O. GANS, Histologie der Hautkrankheiten, Bd. 2, S. 174. Berlin 1928. — GAUER, J. P.: Kerngrößenuntersuchungen am Übergangsepithel. Ein Beitrag zum Studium der Amitose. Mitt. naturforsch. Ges. Bern **6**, 85 (1949). — GAUNT, R. T.: Retarded growth of limbs as a sequel of encephalitis lethargica. Lancet **1949 I**, 1049. — GAUSE, G. F.: Experimental populations of microscopic organism. Ecology **18**, 173 (1937). — GEDIGK, P.: Zur Histochemie des Zentralapparates der Zelle. Virchows Arch. **325**, 366 (1954). — GEITLER, L.: Die Entstehung der polyploiden somatischen Zellkerne, bei Heteropteren durch wiederholte Chromosomenteilung ohne Spindelbildung und Kernteilung. Naturwissenschaften **26**, 722 (1938). ~ Bau der polyploiden Somakerne der Heteropteren durch Chromosomenteilung ohne Kernteilung. Chromosoma (Heidelberg) **1**, 1 (1939). ~ Neue Untersuchungen über Bau und Wachstum des Zellkernes in den Geweben. Naturwissenschaften **28**, 241 (1940). ~ Neue Ergebnisse und Probleme auf dem Gebiet des Chromosomenbaues. Ein Sammelreferat. Naturwissenschaften **28**, 649 (1940). ~ Kern- und Chromosomenbau bei Protisten im Vergleich mit dem höherer Pflanzen und Tiere. Ergebnisse und Probleme. Naturwissenschaften **30**, 151, 162 (1942). ~ Endomitose und endomitotische Polyploidisierung. Protoplasmalogia Bd. VI, C. Wien 1953. — GELBKE, H., u. W. HERZOG: Beitrag zur experimentellen heterotopen Knochenbildung in der Muskulatur beim Hund. Zbl. Path. **87**, 167 (1951). — GERSH, I., and H. R. CATCHPOLE: The organisation of ground substance and basement membrane and its significance in tissue injury, disease and growth. Amer. J. Anat. **85**, 457 (1949). — GHERARDI, G. L.: Localized lymph node sarcoidosis associated with carcinoma of the bile ducts. Report of a case. Arch. of Path. **49**, 163 (1950). — GLADSTONE, R. J.: A note on the postnatal growth of kidney, thyroid gland and liver. J. of Anat. **58**, 170 (1924). — GLAUS, A.: Über multiples Myelocytom mit eigenartigen, zum Teil kristallähnlichen Zelleinlagerungen, kombiniert mit Elastolyse und ausgedehnter Amyloidose und Verkalkung. Virchows Arch. **223**, 301 (1917). — GLINOS, A. D.: The effect of regeneration on the growth capacity of rat liver in vitro. Anat. Rec. **103**, 456 (1949). — GLÜCKSMANN, A.: Über die Bedeutung von Zellvorgängen für die Formbildung epithelialer Organe. Z. Anat. **93**, 35 (1930). ~ Local factors in the histogenesis of hypertrophic scars. Brit. J. Plast. Surg. **4**, 88 (1951). — GODLEWSKI jr., E.: Die Entwicklung des Skelet- und Herzmuskelgewebes der Säugetiere. Arch. mikrosk. Anat. **60**, 111 (1902). ~ Der Eireifungsprozeß im Lichte der Kernplasmarelation. Arch. Entw.mechan. **44**, 499 (1918). — GÖRSCH, H.: Ein Fall von einschmelzender Riesenzellpneumonie. Virchows Arch. **314**, 674 (1947). — GOERTTLER, K.: Entwicklungsgeschichte des Menschen. Berlin-Göttingen-Heidelberg 1950. — GÖSSNER, W., G. SCHNEIDER, M. SIESS u. H. STEGMANN: Morphologisches und humorales Stoffwechselgeschehen in Leber, Milz und Blut im Verlauf der experimentellen Amyloidose. Virchows Arch. **320**, 326 (1951). — GOLDBLATT, H.: Studies on experimental hypertension. VII. The production of the malignant phase of hypertension. J. of Exper. Med. **67**, 809 (1938). — GOLDECK, H.: Der 24-Stunden-Rhythmus der Erythropoese. Ärztl. Forsch. **2**, 22 (1948). — GOLDENBERG, B.: Über Atrophie und Hypertrophie der Muskelfasern des Herzens. Virchows Arch. **103**, 88 (1886). — GOLDMANN, E. E.: Eine ölhaltige Dermoidcyste mit Riesenzellen. Beitr. path. Anat. **7**, 553 (1890). — GOLDSCHMIDT, R.: Das Nervensystem von Ascaris lumbricoides und megalocephala. Ein Versuch in den Aufbau eines einfachen Nervensystems einzudringen. I. u. II. Z. wiss. Zool. **90**, 73 (1908); **92**, 306 (1910). — GOMPERTZ, B.: On the nature of the function expressive of the law of human mortality etc. Phil. Trans. Roy. Soc. Lond. XXXVI, **1825**, 513. — GORDON, A. J., E. C. HOLDER and S. FEITELBERG: A quantitative approach to the study of splenomegaly. Arch. of Path. **46**, 320 (1948). — GRAFFLIN, A. L.: The normal, the acromegalic and the hyperplastic, nephritic human nephron. Arch. of Path. **27**, 691 (1939). — GRASSMANN, W., U. HOFMANN u. TH. NEMETSCHEK: Die Querstreifung von Kollagenfibrillen. Naturwissenschaften **39**, 215 (1952). — GRASSMANN, W., u. J. TRUPKE: Nucleoproteide und Viren. In Physiologische Chemie. Herausgeg. von B. FLASCHENTRÄGER u. C. LEHNARTZ, S. 767 u. 771. Berlin-Göttingen-Heidelberg 1951. — GRIMM, J., u. W. GRIMM: Deutsches Wörterbuch, Bd. 13. Bearb. von K. VON BAHDER u. H. SICKEL. Leipzig 1922. — GROSS, J.: Connective tissue fine structure and some methods for its analysis. J. of Gerontol. **5**, 343 (1950). — GROSS, J., and F. O. SCHMITT: The structure of human skin collagen as studied with the electron microscope. J. of Exper. Med. **88**, 555 (1948). — GROSSER, O.: Frühentwicklung, Eihautbildung und Placentation des Menschen und der Säugetiere. München 1927. — GRUBER, GG. B.: Zur Kritik der Callusbildung, Muskel- und Nervenverknöcherung. Virchows Arch. **233**, 401 (1921). — GRUBER, GG. B., u. O. E. KUSS: Der angeborene örtliche Riesenwuchs. In E. SCHWALBE, Morphologie der Mißbildungen, Teil 3, S. 423. 1937. — GRUBER, GG. B., u. W. SCHMIDT: Die experimentelle Nierenverknöcherung. Verh. dtsch. path. Ges. **25**, 181 (1930). — GRÜNEBERG, H.: Animal genetics and medicine. London 1947. — GRÜNTHAL, E.: Zur Frage der Entstehung des Menschenhirns. Mschr. Psychiatr. **115**, 129 (1948). — GRUNDMANN, E.: Histologische Untersuchungen über die Wirkungen experimentellen Sauerstoffmangels auf das Katzenherz. Beitr. path. Anat. **111**, 36 (1950). — GUIEYESSE-PELLISSIER: Sur la formation des cellules geantes dans la tuberculose par cryoanabien. C. r. Soc. Biol. (Paris) **80**, 187 (1917). — GURD, F. N., and H. M. VARS: Pathologic changes after hepatectomy, with special reference hepatic necrosis in protein depleted rats. Arch. of Path. **48**, 140 (1949).

HABERLANDT, G.: Wundhormone als Erreger von Zellteilungen. Beitr. allg. Bot. **2**, 1 (1921). — HADORN, E.: Genetik und Entwicklungsphysiologie. Naturwissenschaften **40**, 85 (1953). — HÄGGQVIST, G.: Gewebe und Systeme der Muskulatur. In Handbuch der mikroskopischen Anatomie des Menschen, Bd. 2, Teil 3. Berlin 1931. ~ Nervenfaserkaliber bei Tieren verschiedener Größe. Anat. Anz. **96**, 398 (1948). ~ Über polyploide Säugetiere.

Verh. anat. Ges. **48**, 39 (1950). — HAJDU, I., u. M. v. BEZNAK: Die Rolle der Hypophyse bei der Regulierung von Arbeitsvermögen und Masse des Herzens. Schweiz. med. Wschr. **1945**, 665. — HALLER, A. v.: Elementa physiologiae corporis humani. Lausanne 1762. — HALLERVORDEN, J.: Eine Speicherungshistiocytose des kindlichen Gehirns. Verh. der Dtsch. Ges. für Path. 32. Tagg, S. 96. 1950. — HAMPERL, H.: Beiträge zur normalen und pathologischen Histologie menschlicher Speicheldrüsen. Z. mikroskop.-anat. Forsch. **27**, 1 (1931). ~ Über „Schleimgranulome" und „glanduläre Erosionen" in den Speicheldrüsen und der Magenschleimhaut. Beitr. path. Anat. **88**, 193 (1932). ~ Über Onkocyten. Verh. dtsch. Path. Ges. **29**, 188 (1937). ~ Gewebsreaktion gegen Schleim und Urin. Nordd. Med. **41**, 66 (1949). ~ Elastische Fasern als Fremdkörper. (Bemerkungen zur sog. Arteriitis temporalis.) Virchows Arch. **323**, 591 (1953). — HANCOX, N. M.: Motion picture observations on osteoclasts in vitro. J. of Physiol. **110**, 205 (1949). — HANHART, E.: Die Rolle der Erbfaktoren bei den Störungen des Wachstums. Schweiz. med. Wschr. **1953**, 198. — HARDE, K. W.: Das postnatale Wachstum cytoarchitektonischer Einheiten im Großhirn der weißen Maus. Zool. Jb. Abt. Anat. u. Ontol. **70**, 225 (1949). — HARMAN, J. W., and J. M. HOGAN jr.: Multinucleated epithelial cells in the tubulus of the human kidney. Arch. of Path. **47**, 29 (1949). — HARRIS, H. A.: Bone growth in health and disease. London 1933. — HARRISON, C. V.: Giant-cell or temporal arteriitis: a review. J. Clin. Path. **1**, 197 (1948). — HARRISON, T. R.: Failure of the circulation. Baltimore 1935. — HARRISON, T. R., R. ASHMAN and R. M. LARSON: Congestive heart failure. XII. The relation between thickness of the cardiac muscle fiber and the optimum rate of the heart. Arch. Int. Med. **49**, 151 (1932). — HASLHOFER, L.: Gutartige Riesenzellentumoren der Knochen und sog. Knochencysten. In Handbuch der speziellen pathologischen Anatomie und Histologie, Bd. IX, Teil 3. Berlin 1937. — HATHAWAY, B. M.: Generalized dissemination of giant cells in lymphoid tissue in prodromal stage of measles. Arch. of Path. **19**, 819 (1935). — HAYTHORN, S. R.: Multinucleated giant cells. Arch. of Path. **7**, 651 (1929). — HECHT, V.: Die Riesenzellenpneumonie im Kindesalter. Beitr. path. Anat. **48**, 263 (1910). — HECTOEN, L.: Giant cells in healing tuberculosis. J. of Exper. Med. **3**, 21 (1898). — HEIBERG, K. A.: Die Grundlage der Geschwulstlehre. Leipzig 1933. — HEIDENHAIN, M.: Über die Entstehung der quergestreiften Muskelsubstanz bei der Forelle. Arch. mikrosk. Anat. I **83**, 427 (1913). ~ Über die Noniusfelder der Muskulatur. Anat. H. I **56**, 323 (1919). ~ Über die Grundlagen einer synthetischen Theorie des tierischen Körpers. Klin. Wschr. **1925**, 97, 481. — HEILMEYER, L., u. H. BEGEMANN: Blut und Blutkrankheiten, 4. Aufl. Abschn. Die Knochenmarksriesenzellen. Berlin-Göttingen-Heidelberg 1951. — HEINEN, J. H., G. H. DABBS and H. A. MASON: The experimental production of ectropic cartilage and bone in the muscle of rabbits. J. Bone Surg. **31**, 765 (1949). — HEITZ, E., u. H. BAUER: Beweise für die Chromosomennatur der Kernschleifen in Knäuelkernen von Bibio hortulatus L. Z. Zellforsch. **17**, 67 (1933). — HELLER, E. L.: Tuberculoid reaction in ovarian dysgerminoma. Arch. of Path. **35**, 674 (1943). — HELLMAN, T.: Die Altersanatomie der menschlichen Milz. Z. Konstit.lehre **12**, 270 (1926). ~ Die Lymphknötchen und die Lymphknoten. In Handbuch der mikroskopischen Anatomie des Menschen, Bd. 6, Teil 4. Berlin 1943. — HENKEL, H.: Zur Kenntnis der BRILL-SYMMERSschen Erkrankung. Zbl. Path. **89**, 402 (1952). — HENSCHEL, E.: Über Muskelfasermessungen und Kernveränderungen bei numerischer Hyperplasie des Myocards. Virchows Arch. **321**, 283 (1952). — HERRATH, E. v.: Vergleichend-quantitative Untersuchungen an acht verschiedenen Säugermilzen. Z. mikrosk.-anat. Forsch. **37**, 389 (1935). — HERTWIG, G.: Allgemeine mikroskopische Anatomie der lebenden Masse. In Handbuch der mikroskopischen Anatomie des Menschen, Bd. 1, Teil 1. Berlin 1929. ~ Abweichungen von dem Verdoppelungswachstum der Zellkerne und ihre Deutung. Anat. Anz. **87**, Erg.-H. 65 (1938/39). ~ Der Furchungsprozeß des Mäuseeies, ein Beispiel für die wiederholte Volumenhalbierung polymerer Kerne und Chromosomen durch multiple Succedanteilungen. Z. mikrosk.-anat. Forsch. **45**, 37 (1939). ~ Der volumetrische Nachweis von Verdoppelungs- und Zwischenklassen an den Zellkernen des Zentralnervensystems des Menschen. Z. mikrosk.-anat. Forsch. **51**, 87 (1942). — HERTWIG, O.: Über den Einfluß der Temperatur auf die Entwicklung von Rana fusca und Rana esculenta. Arch. mikrosk. Anat. **51**, 319 (1898). ~ Allgemeine Biologie, 6. u. 7. Aufl. Jena 1923. — HERTWIG, R.: Über Korrelation von Zell- und Kerngröße (Kernplasmarelation). Biol. Zbl. **18**, 49 (1903). — HERXHEIMER, G.: Gewebsmißbildungen. In SCHWALBES Morphologie der Mißbildungen, Teil 3. Jena 1913. ~ Zur feineren Struktur der tuberkulösen Riesenzellen. Verh. dtsch. Path. Ges. **17**, 128 (1914). — HERXHEIMER, G., u. W. ROTH: Zur feineren Struktur und Genese der Epitheloidzellen und Riesenzellen des Tuberkels. Beitr. path. Anat. **61**, 1 (1915). — HERZOG, G.: Die primären Knochengeschwülste. In Handbuch der speziellen pathologischen Anatomie und Histologie, Bd. IX, Teil 5. Berlin 1944. — HESS, W. R.: Die Regulierung des Blutkreislaufes. Leipzig 1930. — HIGGINS, G. M., and R. M. ANDERSON: Experimental pathology of the liver. I. Restoration of the liver of the white rat following partial surgical removal. Arch. of Path. **12**, 186 (1931). ~ Experimental pathology of the liver. VII. Restoration of the liver after partial surgical removal and ligation of the bile duct in the white rat. Arch. of Path. **14**, 42 (1932). — HIGGINS, G. M., and J. T. PRIESTLEY: Experimental pathology of the liver. VI. Restoration of the liver in white rats after partial removal and splenectomy. Arch. of Path. **13**, 573 (1932). — HILBER, H.: Embryonale Wachstumspotenzen der jugendlichen Lunge im Dienste der funktionellen Anpassung. Klin. Wschr. **1947**, 244. — HILLER, J., H. SPIELMAN, E. STRAUSS u. A. JACOB: Untersuchungen über Wachstum und Stoffwechsel von Bacterien und Radioisotopen. Naturwissenschaften **38**, 307 (1951). — HIRSCHSPRUNG, H.: Stuhlträgheit Neugeborener infolge von Dilatation und Hypertrophie des Colons. Jb. Kinderheilk. **27**, 1 (1887). — HIS, W.: Unsere Körperform und das physiologische Problem ihrer Entstehung. Leipzig 1874. — HJIANG, S. H.: Über die Faserzahl und die Faserdicke in den Wurzeln des zweiten Thorakalnerven beim Menschen. Acta anat. (Basel) **11**, 50 (1950). — HOEDE, K.: Erbpathologie der menschlichen Haut. In Handbuch der Erbbiologie des Menschen, Bd. 3. Berlin 1940. — HOFFMAN, J. G.: Quantitative analysis of the growth of epidermis. Arch. of Path. **47**, 37 (1949). ~ The size and growth of tissue cells. Springfield, Ill. USA. 1953. — HOFFMANN, A.: Der Einfluß des Trainings auf die Skeletmuskulatur. Z. mikrosk.-anat. Forsch. **43**, 595 (1938). ~ Weitere Untersuchungen über den Einfluß des Trainings auf die Skeletmuskulatur. Anat. Anz. **96**, 191 (1948). — HOFFMANN, G. T., and A. ROTTINO: Phase microscopy studies of Hodgkin's disease lymph nodes in relation to histogenesis of the Sternberg-Reed cells. Blood **5**, 74 (1950). — HOGUE, M. J., u. G. S. DE RENYI: Giant muscle cells in tissue cultures. Arch. exper. Zellforsch. **23**, 122 (1939). — HOHLWEG, W.: Kolpokeratose als Vitamin-A-Mangelerscheinung beim Menschen. Dtsch. Gesundheitswesen **3**, 339 (1948). — HOLTFRETER, J.: Concept on the mechanism of embryonic induction. Symposia Soc. f. Exper. Biol. **1948**, No 2, 17. — HORT, W.: Morphologische und physiologische Untersuchungen an Ratten während eines Lauftrainings und nach dem Training. Virchows Arch. **320**, 197 (1951). ~ Quantitative histologische Untersuchungen an wachsenden Herzen. Virchows Arch. **323**, 223 (1953). — HOUET, H.: Le syndrome de Mauriac (retard de taille avec hepatomegalie et troubles de la repartition des graisses chez l'enfant diabetique) et ses rapports avec la maladie glycogenique de van Creveld-von Gierke. Ann. Paediatr. **168**, 113 (1947). — HOYLE, F.: Die Natur des Universums. Köln u. Berlin 1951. — HUECK, W.: Halbseitiger Riesenwuchs als Doppelbildung. Ber. sächs. Akad. Wiss., Math.-physik. Kl. **83**, 19 (1931). — HUERKAMP, B., u. E. OPITZ: Über die Vascularisierung des Augenhintergrundes höhenangepaßter Kaninchen. Pflügers Arch. **252**, 129 (1950). — HUGGET, A. ST. G., and W. F. WIDDAS: The relationship between mammalian foetal weight and conception age. J. of Physiol. **114**, 306 (1951). — HUGHES, A.: The mitotic cycle. London 1952. — HULTQVIST, G.: Vorkommen von Riesenwuchs bei Rattenjungen mit experimentellem Diabetes. Nord. Med. **41**, 323 (1949). Zit. nach Ber. allg. u. spez. Path. **4**, 32 (1949). — HUMBERT, CH. D.: Gigantism. J. Amer. Med. Assoc. **108**, 544 (1937). — HUMMEL, E.: Über strahlige Einschlüsse in Riesenzellen. Virchows Arch. **211**, 173 (1913). — HUXLEY, J. S.: Problems of relative growth. London 1932. — HUXLEY, J. S., and G. R. DE BEER: The elements of experimental embryology. Cambridge 1934. — HUZELLA, TH.: Die zwischenzellige Organisation. Jena 1941.

INGLIS, A.: Squamous metaplasia in the prostate as a result of stilboestroltherapy. J. of Path. **60**, 330 (1948). — IRVIN, G. E., and J. E. KRAUS: Congenital megaloureter and hydrometer. Arch. of Path. **45**, 752 (1948). — IWANZOFF, P.: Über strahlige Einschlüsse in Riesenzellen. Beitr. path. Anat. **52**, 202 (1912).

JACOBJ, W.: Über das rhythmische Wachstum der Zellen durch Verdoppelung ihres Volumens. Arch. Entw.mechan. **106**, 124 (1925). ~ Die Kerngrößen der männlichen Geschlechtszellen. Z. Anat. **81**, 563 (1926). ~ Volumetrische Untersuchungen an den Zellkernen des Menschen. Verh. anat. Ges. **40**, 236 (1931). ~ Die Zellkerngröße beim Menschen. Z. mikrosk.-anat. Forsch. **38**, 161 (1935). ~ Die verschiedenen Arten des gesetzmäßigen Zellwachstums und ihre Beziehungen zu Zellfunktion usw. Arch. Entw.mechan. **141**, 584 (1942). — JÄGER, E.: Über die Stauungsmilz. Verh. dtsch. path. Ges. **26**, 189 (1931). — JASPER, H. H., C. S. BRIDGMAN and L. CARMICHAEL: An ontogenetic study of cerebral electrical potentials in the guinea pigs. J. of Exper. Psychol. **21**, 63 (1937). — JOEST, E., u. E. EMSHOFF: Studien über die Histogenese des Lymphdrüsentuberkels und die Frühstadien der Lymphdrüsentuberkulose. Virchows Arch. **210**, 188 (1912). — JOHNSON, F. P.: The isolation, shape, size and number of the lobules of the pig's liver. Amer. J. Anat. **23**, 273 (1918). — JOHNSON, W. W.: The giant cells of benign giant cell tumors of bone. Arch. of Path. **10**, 197 (1930). — JUSTI, K.: Über die UNNAschen Plasmazellen in den normalen und tuberkulösen Granulationen. Virchows Arch. **150**, 197 (1897).

KABELITZ, H. J.: Die Polycaryocyten des Knochenmarkes und ihre Beziehungen zur Bildung der Blutplättchen. Acta haematol. (Basel) **4**, 168 (1950). — KALFAYAN, B.: Inclusion disease of infancy. Arch. of Path. **44**, 467 (1947). — KARSNER, H. T., O. SAPHIR and T. TODD: The state of the cardiac muscle in hypertrophy and atrophy. Amer. J. Path. **1**, 351 (1925). — KAWAMURA, R.: Beiträge zur Frage der Epithelmetaplasie. Virchows Arch. **203**, 420 (1911). —

Kay, S.: Sarcoidosis of the spleen. Amer. J. Path. **26**, 427 (1950). — Kehrer, F. A.: Die konstitutionellen Vergrößerungen umschriebener Körperabschnitte. Stuttgart 1948. — Kirch, E.: Über das Sportherz. Nauheimer Fortbild.lehrg. **14**, 47 (1938). — Klatt, B.: Zur Methodik vergleichender metrischer Untersuchungen, besonders des Herzgewichtes. Biol. Zbl. **39**, 406 (1919). — Klein, H., u. H. Geisel: Zum Nachweis eines 24 Stundenrhythmus der Mitosen bei Ratte und Maus. Klin. Wschr. **1947**, 662. — Knake, E.: Über die Beziehungen von Gewebswachstum, Glykolyse und Sauerstoffdruck. Dtsch. Z. Chir. **243**, 633 (1934). ~ Über die Bedeutung des Zeitpunktes der Explantation und damit zusammenhängender Umstände (Dotterresorption) für die Wachstumsart des Hühnerpankreas in vitro. Z. Zellforsch. **22**, 754 (1935). ~ Beitrag zur Fibrillenbildung. Arch. exper. Zellforsch. **22**, 492 (1939). ~ Über die Beziehungen der Gewebszüchtung zur allgemeinen Pathologie. Klin. Wschr. **1940**, 777. ~ Über Transplantation von Lebergewebe. Virchows Arch. **319**, 321 (1950). ~ Über Transplantation von Milzgewebe. Virchows Arch. **321**, 508 (1952). — Kobayashi, S.: Über angeborene Elephantiasis der Bauchhaut und Hyperplasie des Harnapparates und Enddarmes. Virchows Arch. **258**, 9 (1925). — Koch, W.: Über plötzlichen Tod bei spezifischer (Riesenzellen-)Myocarditis, Herzmuskeltuberkulose und Herzsyphilis und die Beziehungen zum Reizleitungssystem. Beitr. path. Anat. **108**, 482 (1943). — Koechlin, B., u. A. v. Muralt: Der neuroregenerative Wuchsstoff „NR". III. Mitt. Helvet. chim. Acta **30**, 519 (1947). — Köhler, H.: Über ungewöhnlich große Leberzellen beim Leberkoller des Pferdes (Schweinsberger Krankheit). Zbl. Path. **86**, 282 (1950). — Köhn, G.: Morphologische Befunde bei chemotherapeutisch behandelten tödlichen Tuberkulosen. Beitr. path. Anat. **111**, 337 (1951). — Konschegg, Th.: Zur Epithelmetaplasie. Virchows Arch. **259**, 89 (1925). — Kornfeld, W.: Über den Zellteilungsrhythmus und seine Regelung. Arch. Entw.mechan. **50**, 526 (1922). — Kornmüller, A. E.: Die Elemente der nervösen Tätigkeit. Stuttgart: Georg Thieme 1947. — Kostitzin, V. A.: Biologie mathematique. Paris 1937. — Krakower, C. A., and H. E. Heino: Cardiac hypertrophy. An immediate response to Starling's law of increased energy output of the heart. Arch. of Path. **47**, 475 (1949). — Krause, G.: Das lymphatische Gewebe und seine Kerngrößen. Diss. Rostock 1935. — Kretschmer, E.: Körperbau und Charakter, 13. u. 14. Aufl. Berlin 1940. — Kretzschmar, S.: Untersuchungen über die Leberzelle und Leberläppchen des Schweines während des Wachstums. Inaug.-Diss. Leipzig 1914. — Krogh, A.: Anatomie und Physiologie der Capillaren, 2. Aufl. Berlin 1929. — Krompecher, E.: Basalzellen, Metaplasie und Regeneration. Beitr. path. Anat. **72**, 163 (1924). — Kühn, A.: Die Ausprägung organischer Formen. Naturwissenschaften **31**, 353 (1943). — Külbs: Arbeitsleistung und Organentwicklung. Münch. med. Wschr. **1915**, 1454. — Kurnick, N. B.: Cytochemical studies on the kidney. I. Role of cell multiplication in normal growth. J. of Exper. Med. **94**, 373 (1951).

Lagerstedt, Sten: Cytological studies on the protein metabolism of the liver in rat. Acta anat. (Basel) Suppl. **9** ad Bd. 7 (1949). — Lambert, R. A.: The production of foreign body giant cells in vitro. J. of Exper. Med. **15**, 510 (1912). — Lambert, R. A., u. F. M. Hanes: Beobachtungen an Gewebskulturen in vitro. Virchows Arch. **211**, 89 (1913). — Landau, M.: Die Nebennierenrinde. Jena 1915. — Lang, K.: Lokalisation der Fermente und Stoffwechselprozesse in den einzelnen Zellbestandteilen und deren Trennung. In Mikroskopische und chemische Organisation der Zelle, S. 24. 2. Colloquium Mosbach. Berlin-Göttingen-Heidelberg 1952. — Lange, K. H.: Experimentelle Untersuchungen über funktionelle Anpassung und Epithelmetaplasie an den Uterushörnern und dem Samenleiter der weißen Ratte. Morph. Jb. **82**, 235 (1938). — Langhans, Th.: Über Riesenzellen mit wandständigen Kernen in Tuberkeln und die fibröse Form des Tuberkels. Virchows Arch. **42**, 382 (1868). — Langsteiner, Fr., u. G. Stiefler: Über die kongenitalen Hypertrophien (Hyperplasien). Dtsch. Z. Nervenheilk. **138**, 274 (1935). — Lapique, L.: Sur la relation du poids de l'encephale au poids du corps. C. r. Soc. Biol. (Paris) **50**, 62 (1898). — Laszlo, F.: Riesenlebern bei Kälbern. Dtsch. tierärztl. Wschr. **1938**, 485. — Lauche, A.: Die extragenitalen heterotopen Epithelwucherungen vom Bau der Uterusschleimhaut. Virchows Arch. **243**, 298 (1923). ~ Die Entzündungen der Lunge und des Brustfelles. In Handbuch der speziellen pathologischen Anatomie und Histologie, Bd. III/1. Berlin 1928. — Leduc, E. H.: Mitotic activity in the liver of the mouse during inanition followed by refeeding with different levels of protein. Amer. J. Anat. **84**, 397 (1949). — Le Gros Clark, W. E.: Deformation patterns in the cerebral cortex. In: Essays on growth and form, S. 1. Oxford 1945. — Lehmann, F. E.: Einführung in die physiologische Embryologie. Basel 1945. ~ Mikroskopische und submikroskopische Bauelemente der Zelle. In Mikroskopische und chemische Organisation der Zelle. 2. Colloquium in Mosbach, S. 1. Berlin-Göttingen-Heidelberg 1952. — Leistner, H.: Untersuchungen über die Kerngrößen in den Leberzellen des Pferdes. Z. Zellforsch. **25**, 34 (1937). — Leitner, S. J.: Boeck's sarcoidosis. Tubercle **31**, 174 (1950). — Lennert, K.: Histologische Studien zur Lymphogranulomatose. Frankf. Z. Path. **64**, 209 (1953). — Leschke, H.: Extraossäre Riesenzellgeschwülste usw. Virchows Arch. **320**, 164 (1951). — Lettre, H.: Physikalisch-chemische Betrachtungen über Wachstum und Zellteilung. Z. Elektrochem. **55**, 531 (1951). ~

Zellstoffwechsel und Zellteilung. Naturwissenschaften 38, 490 (1951). ~ Zur Wirkung von Atmungskatalysatoren auf die Zellteilung. Naturwissenschaften 39, 483 (1952). — LEUCHTENBERGER, C., and F. SCHRADER: Relationship between nuclear volumes, amount of intranuclear proteins and desoxyribosenucleic acid (DNA) in various rat cells. Biol. Bull. 101, 95 (1951). — LEVI, G.: Wachstum und Körpergröße. Erg. Anat. 26, 87 (1925). ~ Explantation, besonders die Struktur und die biologischen Eigenschaften der in vitro gezüchteten Zellen und Gewebe. Erg. Anat. 31, 125 (1934). — LEWIS, M. R., and W. H. LEWIS: The transformation of white blood cells into clasmocytes (macrophages), epitheloid cells, and giant cells. J. Amer. Med. Assoc. 84, 798 (1925). — LEWIS, W. H.: The formation of giant cells in tissue cultures and their similarity to those in tubercular lesions. Amer. Rev. Tbc. 15, 616 (1927). ~ Mitosis and cell size. Anat. Rec. 100, 247 (1948). — LEWIS, W. H., and L. T. WEBSTER: Giant cells in cultures from human lymph nodes. J. of Exper. Med. 33, 349 (1921). — LIEBEGOTT, G.: Studien zur Orthologie und Pathologie der Nebennieren. Beitr. path. Anat. 109, 93 (1944). — LINDBERG, K.: Über die Histologie des primären Lungenkrebses, Teil II. Arb. path. Inst. Helsingfors, N. F. 9, 1 (1935/36). — LINZBACH, A. J.: Vergleich der dystrophischen Vorgänge an Knorpel und Arterien. Virchows Arch. 311, 432 (1943). ~ Mikrometrische und histologische Analyse hypertropher menschlicher Herzen. Virchows Arch. 314, 534 (1947). ~ Das ökonomische Prinzip in der Sauerstoffversorgung usw. Z. inn. Med. 2, 144 (1947). ~ Herzhypertrophie und kritisches Herzgewicht. Klin. Wschr. 1948, 459. ~ Die Muskelfaserkonstante und das Wachstumsgesetz der menschlichen Herzkammern. Virchows Arch. 318, 575 (1950). ~ Über Dyschondrogenese. Verh. dtsch. Ges. Path. 33, 217 (1950). ~ Untersuchungen über die Grenzschicht zwischen Blut- und Gefäßwand. Verh. dtsch. Ges. Path. 34, 252 (1951). ~ Die pathologische Anatomie der röntgenologisch feststellbaren Form -und Größenveränderungen des menschlichen Herzens. Fortschr. Geb. Röntgenstr. 77, 1 (1952). ~ Die Anzahl der Herzmuskelkerne in normalen, überlasteten, atrophen und mit Corhormon behandelten Herzkammern. Z. Kreislaufforsch. 41, 641 (1952). ~ Vergleichende phasenmikroskopische Untersuchungen am Kapselepithel der Leber und am Aortenendothel. Z. Zellforsch. 37, 554 (1952). ~ Über die Entstehung der Riesenzellen und ihrer Einschlüsse in epitheloidzelligen Granulomen. Verh. d. dtsch. Ges. Path. 38. Tgg 1954 (im Druck). — LINZBACH, A. J., u. M. LINZBACH: Die Herzdilatation. Klin. Wschr. 1951, 621. — LINZBACH, A. J., u. H. W. WEDLER: Beitrag zum Berufskrebs der Asbestarbeiter. Virchows Arch. 307, 387 (1941). — LISON, L., et J. PASTEELS: L'evolution de l'acide desoxyribonucleique dans la mitose. C. r. Assoc. Anat. 1951, Nr 63, 323. — LITTLE, C. C.: In: Genetics, medicine and man. Ithaca (N. Y.) 1947. — LOOSS, A.: Über Degenerationserscheinungen im Tierreich, besonders über die Reduktion des Froschlarvenschwanzes und die im Verlauf derselben auftretenden histolytischen Prozesse. Leipzig 1889. — LOTKA, A.: Elements of physical biology. Baltimore 1925. — LOTKA, A. J.: Population analysis as a chapter in the mathematical theory of evolution. In: Essays on growth and form. Oxford 1945. — LUBARSCH, O.: Einiges zur Metaplasiefrage. Verh. dtsch. path. Ges. 10, 198 (1906). ~ Die hypertrophischen, hyperplastischen und regenerativen Vorgänge an der Niere des Menschen. In Handbuch der speziellen Anatomie und Histologie, Bd. VI, Teil 1. Berlin 1925.

MACMAHON, H. E.: Hyperplasia and regeneration of the myocardium in infants and children. Amer. J. Path. 13, 845 (1937). — MAGARY, F. R.: Dissecting aneurysm due to giant cell aortitis. J. of Path. 62, 445 (1950). — MALL, F. P.: A study of the structural unit of the liver. Amer. J. Anat. 5, 227 (1906). — MALTHUS, T. R.: Eine Abhandlung über das Bevölkerungsgesetz. Übersetzt von VALENTINE DORN. Jena 1924. — MANDEL, L., M. JAKOB et P. MANDEL: Evolution des acides nucleiques du rein au cours de l'hypertrophie renale compensatrice chez le rat soumis a l'action de la thyroxine. C. r. Soc. Biol. (Paris) 145, 1231 (1951). — MANGOLD, O., u. H. WAECHTER: Der Einfluß ungünstiger äußerer Bedingungen während der ersten Entwicklungsphasen auf die Ausgestaltung der Larven von Triton alpestris. Naturwissenschaften 40, 328 (1953). — MANN, F. C., F. C. FISHBACK, J. G. GAY and G. F. GREEN: Experimental pathology of the liver. III. The effect of diverting the portal blood on the restoration of the liver after partial removal. IV. The effect of previous ligation of the common bile duct on restoration of the liver following its partial removal in dogs. Arch. of Path. 12, 787 (1931). — MARCHAND, F.: Die örtlichen reaktiven Vorgänge. In Handbuch der allgemeinen Pathologie, Bd. 4, 1. Abt. Leipzig 1924. — MARCK, E. v.: Über die Kern-Plasma-Relation differenzierter Gewebszellen. Z. Zellforsch. 32, 557 (1943). — MARTIN, E.: Untersuchung zur Frage des Gewebsschadens nach intrauteriner Sulfonamidanwendung. Geburtsh. u. Frauenheilk. 11, 800 (1951). — MARTINI, E.: Die Zellkonstanz und ihre Beziehungen zu anderen wissenschaftlichen Vorwürfen. Z. Anat. 70, 179 (1924). — MASUGI, M., and G. MINAMI: Über einen Fall von Masern mit Riesenzellbildung an Luftwegen, Mund- und Rachenschleimhaut. Über die Einschlüsse an Masernriesenzellen. Beitr. path. Anat. 101, 483 (1938). — MATHER, K.: Nucleus and cytoplasm in differentiation. Symposia Soc. f. Exper. Biol. 1948, No 2, 196. — MAURATH, J., u. J. REHN: Beiträge zur experimentellen Erzeugung einfacher Mißbildungen durch Sauerstoffmangel. Frankf. Z. Path. 60, 495 (1949). —

MAURER, F.: Die Elemente der Rumpfmuskulatur bei Cyclostomen und höheren Wirbeltieren. Morph. Jb. **21**, 473 (1894). — MAXIMOW, A.: Untersuchungen über Blut- und Bindegewebe. Arch. mikrosk. Anat. **97**, 283 (1923). ~ Tuberculosis of mammalian tissue in vitro. J. Inf. Dis. **34**, 549 (1924). ~ The histogenesis of the tubercle. Trans. 21. Am. Meet. Nat. Assoc. 1925, S. 342. ~ Bindegewebe und blutbildende Gewebe. In Handbuch der mikroskopischen Anatomie des Menschen, Bd. 2, Teil 1. Berlin 1927. — MCCULLOUGH, K., and G. DALLDORF: Epithelial metaplasia an experimental study. Arch. of Path. **24**, 486 (1937). — MCKELLAR, M.: The postnatal growth and mitotic activity of the liver. Amer. J. Anat. **85**, 263 (1949). — MCKENDRICK, A. G., and M. K. PERI: The rate of multiplication of microorganisms: a mathematical study. Proc. Roy. Soc. Edinburgh **31**, 649 (1911). — MCMILLAN, G. C.: Fatal inclusion-disease pneumonitis in an adult. Amer. J. Path. **23**, 995 (1947). — MEDAWAR, P. B.: Size, shape and age. In: Essays on growth and form. Oxford 1945. — MEDLAR, E. M.: Giant cells and their relation to caseation in tuberculosis. Amer. J. Path. **2**, 291 (1926). — MEISTER, V. v.: Recreation des Lebergewebes nach Abtragung ganzer Leberlappen. Beitr. path. Anat. **15**, 1 (1894). — MELLINKOFF, S. M., and T. E. MACHELLA: Effect of exercise upon liver following partial hepatectomy. Proc. Soc. Exper. Biol. a. Med. **74**, 484 (1950). — MERKE, F.: Angeborene Duodenalstenose mit Wachstumsverzögerung. Helvet. med. Acta **11**, 587 (1944). — METZLER, A. v.: Über die hormonale Ursache der Herzhypertrophie. Arch. Kreislaufforsch. **18**, 359 (1952). — MEYENBURG, H. v.: Die quergestreifte Muskulatur. In Handbuch der speziellen pathologischen Anatomie und Histologie, Bd. IX, Teil 1. Berlin 1929. — MEYER, A. W.: Experimentelle Untersuchungen über Muskelkontrakturen nach fixierenden Verbänden. Dtsch. Z. Chir. **162**, 122 (1921). — MEYER, A. W., u. N. SPIEGEL: Experimentelle Untersuchungen über Muskelkontrakturen nach feststellenden Verbänden. Dtsch. Z. Chir. **162**, 145 (1921). — MEYER, R.: Die pathologische Anatomie der Gebärmutter. In Handbuch der speziellen und pathologischen Anatomie und Histologie, Bd. VII/1. Berlin 1930. — MEYER, W. W.: Über das normale und pathologische Gewicht der Aorta usw. Virchows Arch. **320**, 67 (1951). — MILNE, L. S.: The histology of liver tissue regeneration. J. of Path. **13**, 127 (1909). — MINOT, C. S.: The problem of age growth and death. New York u. London 1908. ~ Moderne Probleme der Biologie. Jena 1913. — MIRSKY, A. E.: Some chemical aspects of the cell nucleus. In: Genetics in the 20th century. Edited by L. C. Dunn, S. 127. New York 1951. — MISES, R. v.: Kleines Lehrbuch des Positivismus. Haag 1939. — MOBERG, E.: Über die sog. kompensatorische Nierenhypertrophie, nebst Studien zur Bestimmung der Leistungsfähigkeit der Niere. Acta path. scand. (Københ.) Suppl. **31** (1936). — MÖLLENDORFF, W. v.: Der Exkretionsapparat. In Handbuch der mikroskopischen Anatomie, Bd. 7/1. Berlin 1930. — MOESCHLIN, S., E. SCHWARZ u. H. WANG: Die Hodgkinzellen als Tumorzellen. Schweiz. med. Wschr. **1950**, 1103. — MONDRY, G.: Über die Kerngrößen der Lymphocyten in den sog. Keimzentren. Diss. Rostock-Kiel 1937. — MONNE, L.: Functioning of the cytoplasm. Adv. Enzymol. 8, 1 (1948). — MONTMOLLIN, B. DE: Über sternförmige Einschlüsse, welche Elastinreaktion geben. Ihr häufiges Vorkommen bei der BOECKschen Krankheit. Zbl. Path. **81**, 277 (1943). — MOORE, R. A.: The total number of glomeruli in the congenitally asymmetrical kidney. Amer. J. Path. **6**, 199 (1930). — MORPURGO, B.: Über Aktivitätshypertrophie der willkürlichen Muskeln. Virchows Arch. **150**, 522 (1897). — MÜLLER, E., u. W. ROTTER: Über histologische Veränderungen beim akuten Höhentod. Beitr. path. Anat. **107**, 156 (1942). — MÜLLER, H. G.: Die Entwicklung der Kerngrößenverhältnisse in der Leber. Z. mikrosk.-anat. Forsch. **41**, 296 (1937). — MÜLLER, W.: Zur Pathologie der Brucellosen. Zbl. allg. Path. **89**, 95 (1952). — MYERS, V. C.: Some chemical changes in the myocardium etc. Bull. New York Acad. Med. **18**, 303 (1942).

NANSON, E. M.: Squamous metaplasia of the gland. Brit. J. Urol. **22**, 394 (1950). — NASCIMBENE, L.: Osservazione sulle ossificazione eteropiche sperimentali. Della proprieta osteogenetica dell'estratto alcoolico di mucosa gastrica. Boll. Soc. med.-chir. Pavia **64**, 609 (1950). — NEEDHAM, J.: Chemical embryology, Bd. 1—3. Cambridge 1931. ~ Biochemistry and morphogenesis. Cambridge 1942. — NELSON, A. A.: Giant interstitial cells and extraparenchymal interstitial cells of the human testis. Amer. J. Path. **14**, 831 (1938). — NEWMAN, E., M. I. GROSSMAN and A. C. JOY: Effect of diet on liver regeneration in partially hepatectomized rats. Amer. J. Physiol. **157**, 221 (1949). — NICHOLAS, J. C.: Problems of organisation. In: The chemistry and physiology of growth. Edited by A. K. Parpart. Princeton 1949. — NIEL, C. B. VAN: The kinetics of growth of microorganismus. In: Chemistry and physiology of growth, S. 91. Edited by A. K. Parpart. Princeton 1949. — NIESSING, K.: Untersuchungen zur kompensatorischen Hypertrophie der Niere. I. Mitt. Morph. Jb. **85**, 296 (1941). ~ Untersuchungen zur kompensatorischen Hypertrophie der Niere. II. Mitt. Anat. Anz. **95**, 31 (1944). — NIETH, H.: Histologische und cytologische Untersuchungen am menschlichen Herzmuskel nach Hypertrophie und Insuffizienz. Beitr. path. Anat. **110**, 618 (1949). — NISKANEN, K. O.: Observations of metaplasia of the bronchial epithelium and its relation to carcinoma of the lung. Acta path. scand. (Københ.) Suppl. **80** (1949). —

NORDMANN, M.: Der Berufskrebs der Asbestarbeiter. Z. Krebsforsch. **47**, 288 (1938). — NORTHROP, J. H.: Enzymes and the synthesis of proteins. In: Chemistry and physiology of growth. Edited by A. K. Parpart. Princeton, N. Y. 1949. — NOÜY, LECOMTE DU: Mathematical expression of the curve representing cicatrization. J. of Exper. Med. **24**, 451 (1916). ~ Ageneral equation for the law of cicatrization of surface wounds. J. of Exper. Med. **29**, 239 (1919). ~ Biological time. London 1936. — NOVIKOFF, A. B., and VAN POTTER: Biochemical studies on regenerating liver. J. of Biol. Chem. **173**, 223 (1948). — NUSSBAUMER, T.: Les capillaires du follicule tuberculeux et leur role dans la genese des cellules geantes de Langhans. Schweiz. Z. Tbk. **7**, 42 (1950).

OBER, K. G.: Anatomische Untersuchungen über den angeborenen Ausfall von Schilddrüsenhormon. Virchows Arch. **303**, 720 (1942). — OBERDALHOFF, H.: Das Krankheitsbild des Megaintestinums. Chirurg **22**, 193 (1951). — OKKELS, H.: Some observations in the cytology of multinucleated giant cells. Golgi apparatus and microincineration. Acta path. scand. (København.) **13** (1936). — OLPER, L.: Riproduzione sperimentale di cellule giganti epitheliali nella tiroide. Sperimentale **89**, 555 (1935). — OPITZ, E., u. M. SCHNEIDER: Über die Sauerstoffversorgung des Gehirns und den Mechanismus der Mangelwirkungen. Erg. Physiol. **46**, 125 (1950). — OPITZ, E., u. G. THEWS: Einfluß von Frequenz und Faserdicke auf die Sauerstoffversorgung des menschlichen Herzmuskels. Arch. Kreislaufforsch. **18**, 137 (1952). — OPPENHEIMER, R.: Experimentelle Beiträge zur Histogenese des miliaren Lebertuberkels. Virchows Arch. **194**, 254 (1908). — ORSOS, F.: Zur Struktur und Pathologie des Centroplasmas. Verh. dtsch. path. Ges. **28**, 95 (1935). — ORTMANN, R.: Über Kernsekretion, Kolloid- und Vakuolenbildung in Beziehung zum Nucleinsäuregehalt in Trophoblast-Riesenzellen der menschlichen Plazenta. Z. Zellforsch. **34**, 562 (1949). — OSTWALD, WO.: Über die zeitlichen Eigenschaften der Entwicklungsvorgänge. Leipzig 1908.

PAINTER, T. S.: The morphology of the X-chromosomes in salivary glands of Drosophila megalogaster etc. Genetics **19**, 448 (1934). — PALMER, H. D.: Giant-cell pneumonia. Amer. J. Clin. Path. 18, 659 (1948). — PARKER, ST. G.: Regulation of longitudinal bone growth. Arch. Surg. **59**, 1100 (1949). — PASTEELS, J., et L. LISON: La tumeur en acide desoxyribonucleique des noyaux au repos. C. r. Assoc. Anat. **1951**, No 63, 375. — PATCH, F. S.: Epithelial metaplasia of the urinary tract. J. Amer. Med. Assoc. **136**, 824 (1948). — PAULMANN, F. K.: Über die Beziehungen von Gewebswachstum und Sauerstoffdruck. Arch. exper. Zellforsch. **24**, 115 (1940). — PEARL, R.: The biology of population growth. New York 1925. ~ The growth of populations. Quart. Rev. Biol. **2**, 532 (1927). — PETER, K.: Zellteilung und Zelltätigkeit. 6. Mitt. Z. Zellforsch. **9**, 129 (1929). ~ Zellteilung und Zelltätigkeit. 7. Mitt. Z. Zellforsch. **9**, 561 (1929). — PETERS, E.: Über die Veränderungen in den Maßen der Nierenkanälchen bei der kompensatorischen Hypertrophie. Z. Zellforsch. 8, 63 (1929). — PETERS, K.: Periodische Wachstumsrhythmen tierischer und pflanzlicher Zellkerne. Z. Zellforsch. **37**, 513 (1952). — PETERS, V. B., and L. B. FLEXNER: Biochemical and physiological differentiation during morphogenesis. VIII. Quantitative morphologic studies on the developing cerebral cortex of the fetal guinea pig. Amer. J. Anat. **86**, 133 (1950). — PETTE, H.: Die akut entzündlichen Erkrankungen des Nervensystems. Leipzig 1942. — PFAUNDLER, M.: Körpermaßstudien an Kindern. Berlin 1916. — PFUHL, W.: Die Leber. In Handbuch der mikroskopischen Anatomie des Menschen, Bd. 5, Teil 2. Berlin 1932. ~ Die mitotischen Teilungen der Leberzellen in Zusammenhang mit den allgemeinen Fragen über Mitose und Amitose. Z. Anat. **109**, 99 (1938). — PIEKARSKI, G.: Zellkernäquivalente der Bakterien. In: Mikroskopische und chemische Organisation der Zelle. 2. Colloquium in Mosbach, S. 83. Berlin-Göttingen-Heidelberg 1952. — PONFICK, E.: Experimentelle Beiträge zur Pathologie der Leber. Virchows Arch. **118**, 209 (1889). ~ Experimentelle Beiträge zur Pathologie der Leber. Virchows Arch. **138**, Suppl. 81 (1894). — POPOFF, M.: Experimentelle Zellstudien. Arch. Zellforsch. **1**, 245 (1908). — PORTER, K. R., and P. VANAMEE: Observations on the formation of connective tissue fibers. Proc. Soc. Exper. Biol. a. Med. **71**, 513 (1949). — POTTER, E. L.: Hodgkin's disease with special reference to its differentiation from other diseases of lymph nodes. Arch. of Path. **19**, 139 (1935). — PÜTTER, A.: Vergleichende Physiologie. Jena 1911. ~ Zur Physiologie der Lebensdauer. Naturwissenschaften 8, 201 (1920). — PURDY, D. M., and H. H. HILLEMAN: Prenatal growth in the golden hamster. Anat. Rec. **106**, 591 (1950). — PUTSCHAR, A.: Über Gefäße in Tuberkeln und ihre Beziehungen zur Riesenzellbildung. Beitr. path. Anat. **84**, 321 (1930).

QUETELET, J.: Sur l'homme et le développement de ses facultés, ou essai de physique sociale. Brüssel 1835.

RABL, C.: Über organbindende Substanzen und ihre Bedeutung für die Vererbung. Leipzig 1906. — RANDERATH, E.: Die mikroskopischen Befunde in den Lymphknoten bei der Tularämie mit besonderer Berücksichtigung der Differentialdiagnose zwischen Tularämie und Tuberkulose. Virchows Arch. **312**, 165 (1944). — RASHEVSKY, N.: Mathematical biophysics. Illinois 1938. — RATHER, L. J.: A note on the origin of multinucleated giant cells from vascular channels in tumors arising in thyroid gland, bone and soft tissue. Arch.

of Path. **52**, 98 (1951). — RATZENHOFER, M.: Zur Frage der Abgrenzung von Wachstum und Differenzierung und ihre Bedeutung für die Bewertung pathologischer Prozesse. Schweiz. Z. Path. u. Bakter. **13**, 426 (1950). — RAU, L.: Über Vorkommen, Bedeutung und Entstehung der Riesenzellen. Erg. allg. Path. **26**, 229 (1932). — RAUTMANN, H.: Untersuchungen über die Norm. Jena 1921. — RAY, R. D., C. W. ASLING, M. E. SIMPSON and H. M. EVANS: Effects of thyroxin injection on growth and differentiation of the skeleton of hypophysectomized female rats. Anat. Rec. **107**, 253 (1950). — REBUCK, J. W.: The structure of the giant cells in the blood-forming organs. J. Labor. a. Clin. Med. **32**, 660 (1947). — REEVE, E. C. R., and J. S. HUXLEY: Some problems in the study of allometric growth. In: Essays on growth and form, S. 121. Oxford 1945. — REINDELL, H.: Größe, Form und Bewegungsbild des Sportherzens. Arch. Kreislaufforsch. **7**, 117 (1940). — REINDELL, H., u. L. DELIUS: Klinische Beobachtungen über die Herzdynamik beim gesunden Menschen. Dtsch. Arch. klin. Med. **193**, 639 (1948). — RENSCH, B.: Neuere Probleme der Abstammungslehre. Stuttgart 1947. ~ Organproportionen und Körpergröße bei Vögeln und Säugetieren. Zool. Jb. **61**, 337 (1948). — RHOADS, C. P.: Neoplastic abnormal growth. In: The chemistry and physiology of growth. Edited by A. K. Parpart, S. 217. Princeton 1949. — RIBBERT, H.: Über kompensatorische Hypertrophie der Nieren. Virchows Arch. **88**, 11 (1882). — RICHARDS, O. W., and A. J. KAVANAGH: The analysis of growing form. In: Essays on growth and form, S. 188. Oxford 1945. — RICHTER, M. N.: The spleen, lymph nodes, and reticulo-endothelial system. In: Pathology. Edited by W. A. D. Anderson, S. 975. London 1948. — RICKER, W., and M. CLARK: Sarcoidosis. A clinico-pathologic review of 300 cases, including 22 autopsies. Amer. J. Path. **19**, 725 (1949). — RIES, E.: Lebenscyklen und Arbeitsrhythmus von Zellen. Verh. dtsch. zool. Ges. **1937**, 171. ~ Zum Problem der Zelldetermination. Biol. generalis (Wien) **16**, 344 (1943). — ROBERTIS, E. D. P. DE, W. W. NOWINSKI and F. A. SAEZ: General cytology. Philadelphia u. London 1948. — ROBERTS, J. T.: Dynamics and circulation of heart muscle. In: Pathologic physiology. Edited by Sodemann. Philadelphia u. London 1950. — ROBERTSON, K.: Temporal or giant-cell arteriitis. Brit. Med. J. **1947**, No 4517, 168. — ROBERTSON, T. B.: On the normal rate of growth of an individual and its chemical significance. Arch. Entw.mechan. **25**, 581 (1908). — ROCHA-LIMA, H. DA: Histopathologie der exotischen Blastomykosen. Verh. dtsch. path. Ges. **20**, 342 (1925). — RÖMER, K.: Das Krankheitsbild der Arteriitis temporalis. Fortschr. Neur. **17**, 222 (1949). — ROLLASON, H. D.: Compensatory hypertrophy of the kidney of the young rat with special emphasis on the role of cellular hyperplasia. Anat. Rec. **104**, 263 (1949). — ROSS, L. J.: Arachnodactyly. Review of recent literature and report of a case with cleft palate. Amer. J. Dis. Childr. **78**, 417 (1949). — RÖSSLE, R.: Epitheliale Riesenzellen der Leber bei Tuberkulose. Verh. der Dtsch. Path. Ges., 11. Tagg, S. 209. 1908. ~ Beiträge zur Kenntnis der gesunden und der kranken Bauchspeicheldrüse. Beitr. path. Anat. **69** 163 (1921). ~ Wachstum und Altern. München 1923a. ~ Gesetzmäßigkeiten des menschlichen Wachstums. Vortrag in der Naturforsch. Ges. Basel vom 13. Januar 1925. ~ Wachstum der Zellen und Organe, Hypertrophie und Atrophie. In Handbuch der normalen und pathologischen Physiologie, Bd. 14, Teil 1, S. 903. Berlin 1926. ~ Über wenig beobachtete Formen der Entzündung von Parenchymen und ihre Beziehung zu Organsklerosen. Verh. dtsch. path. Ges. **27**, 152 (1934). ~ Atlas der Wachstumshemmungen des menschlichen Körpers. Berlin 1947. ~ Über die chronische Entzündung von Geweben durch Talk infolge ärztlicher Maßnahmen. Ärztl. Wschr. **1950**, 233. ~ Schädigungen der Gewebe durch Talk. Dtsch. med. Wschr. **1951**, 394. — RÖSSLE, R., u. H. BÖNING: Das Wachstum der Schulkinder. Mit einem Anhang: Über das Wachstum innerer Organe des Kindes. Veröff. Kriegs- u. Konstitutionspathologie. Jena **1924**, H. 15. — RÖSSLE, R., u. F. ROULET: Maß und Zahl in der Pathologie. Berlin u. Wien 1932. — ROTTER, W.: Das Wachstum der fötalen und kindlichen Nebennierenrinde. Z. Zellforsch. **34**, 547 (1949). — ROTTER, W., u. W. DONTENWILL: Zur Frage der malignen Entartung der mit Methylthiouracil behandelten Schilddrüse. Zbl. Path. **89**, 72 (1952). — ROULET, F.: Über die granulomartige allergische Entzündung. Verh. dtsch. path. Ges. **26**, 189 (1931). ~ Über eigenartige Gefäßbefunde bei chronischer Thyreoiditis (eisenharte Struma Riedel). Virchows Arch. **280**, 640 (1931). ~ Weitere Untersuchungen zur Histogenese des tuberkulösen Granuloms. Verh. dtsch. path. Ges. **29**, 194 (1937). ~ Breves remarques sur quelques points de la pathologie du tissu conjonctif. Acta anat. (Basel) **4**, 248 (1947). — ROUX, W.: Der züchtende Kampf der Teile oder die Teilauslese im Organismus. Leipzig 1881. ~ Anpassungslehre, Histomechanik und Histochemie. Virchows Arch. **209**, 168 (1912). — RUBNER, M.: Kraft und Stoff im Haushalt der Natur. Leipzig 1909. — RÜBSAAMEN, H.: Mißbildungen am Zentralnervensystem von Tritonen durch allgemeinen Sauerstoffmangel bei Normaldruck. Roux' Arch. **143**, 615 (1949). ~ Mißbildungen der Vorniere bei Triton nach experimentellem Sauerstoffmangel. Verh. dtsch. Ges. Path., 33. Tagg, S. 264. 1950. ~ Die Beeinflussung der Kiemenentwicklung von Triton im experimentellen Sauerstoffmangel. Beitr. path. Anat. **111**, 236 (1951). — RÜTTNER, J. R., u. H. U. GLOOR: Über einen eigenartigen Fall von Riesenzellenglomerulonephritis. Schweiz. Z. allg. Path. **14**, 472 (1951). —

Rugh, R.: Experimental embryology. Minneapolis 1948. — Ruska, H.: Elektronenmikroskopischer Beitrag zur Histologie des Skeletmuskels kleiner Säugetiere. Z. Naturforsch. **96**, 358 (1954). — Rutishauser, E., et C. Rouiller: Adenomatose pluriglandulaire en cas d'osteopathie renale. J. d'Urol. **57**, 304 (1951).

Sacerdotti, C., u. G. Frattin: Über die heteroplastische Knochenbildung. Virchows Arch. **168**, 431 (1902). — Sachs, B.: Über die Genese des angeborenen partiellen Riesenwuchses und seine Beziehung zur Zwillings- und Geschwulstentstehung. Arch. Kinderheilk. **136**, 23 (1949). — Salvatore, C. A.: The growth of human myometrium and endometrium. Anat. Rec. **108**, 93 (1950). — Saphir, O.: The state of the glomerulus in experimental hypertrophy of the kidneys of rabbits. Amer. J. Path. **3**, 329 (1927). — Saxen, A., u. P. J. Tuovinen: Experimental and clinical observations on granuloms caused by talc and some other substances. Acta chir. scand. (Stockh.) **96**, 131 (1947). — Scalfi, A., e L. Nascimbene: Osservazioni sulle ossificazioni eterotopiche sperimentale: su l'azione di estratti ossei neu muscoli. Boll. Soc. med.-chir. Pavia **64**, 133 (1950). — Scammon, L., and A. Calkins: Growth in the foetal period. Minneapolis 1929. — Scammon, R. E.: The first seriatim study of human growth. Amer. J. Physiol. **10**, 329 (1927). — Schäfer, P.: Die Dicke von Hautlappen als Mitbedingung für die erfolgreiche freie Homotransplantation. Virchows Arch. **320**, 397 (1951). — Schairer, E.: Die Kernverhältnisse typischer und atypischer Geschwülste. Verh. dtsch. path. Ges. **28**, 109 (1935). — Scharrer, E.: Gefäß und Nervenzelle. Z. Neur. **158**, 93 (1937). — Schaumann, J.: Recherches sur le lupus pernio et ses relations avec les sarcoides cutanees et sous-cutanees. Nord. med. Ark. **49**, 81 (1916/17). ~ On the nature of certain peculiar corpuscles present in tissue of lymphogranulomatosis benigna. Acta med. scand. (Stockh.) **106**, 239 (1941). — Scheidegger, S.: Chronische fibröse Riesenzellenprostatitis. Schweiz. Z. Path. u. Bakter. **10**, 125 (1947). — Schieffer-decker, D.: Untersuchung des menschlichen Herzens in Bezug auf die Größenverhältnisse der Fasern und Kerne. Pflügers Arch. **165**, 499 (1916); **173**, 265 (1919). — Schimert, G.: Die Theorie der Coronarinsuffizienz im Lichte einer neuen Betrachtung der Pathogenese. Schweiz. med. Wschr. **1951**, 598. — Schlomka, G.: Zur Methodik einer mikrometrischen Analyse der Herzhypertrophie. Virchows Arch. **316**, 439 (1949). — Schmalhausen, J.: Das Wachstumsgesetz als Gesetz der progressiven Differenzierung. Arch. Entw.mechan. **123**, 176 (1931). — Schmidt, J. E.: Über Epidermisbildung in der Prostata. Beitr. path. Anat. **40**, 120 (1907). — Schmidt, W.: Die Epithelregeneration in der Scheide unter dem Einfluß des Brunsthormons und bei Avitaminose A. Beitr. path. Anat. **96**, 129 (1935). — Schmiedt, E.: Zellkerngröße und sogenannte kompensatorische Hypertrophie der Mäuseniere. Z. mikrosk.-anat. Forsch. **57**, 249 (1951). — Schmitt, F. O.: Molecular morphology and growth. In: Chemistry and physiology of growth, S. 49. Princeton 1949. — Schmitt, F. O., C. E. Hall and M. A. Jakus: Electron microscope investigations of the structure of collagen. J. Cellul. a. Comp. Physiol. **20**, 11 (1942). — Schmorl, S., u. H. Junghans: Die gesunde und kranke Wirbelsäule, 2. Aufl. Stuttgart 1951. — Schoenheimer, R.: The dynamic state of body constituents, 2. Aufl. Cambridge, Mass. 1947. — Schoenmakers, J.: Die morphologische Harmonie und ihre diagnostische Bedeutung am Beispiel des Gefäßsystems. Ärztl. Forsch. **2**, 337 (1948). ~ Die Herzkranzschlagadern bei der arteriokardialen Hypertrophie. Z. Kreislaufforsch. **38**, 321 (1949). — Schrader, F.: Data contributing to an analysis of metaphase mechanics. Chromosoma (Heidelberg) **3**, 22 (1947). Zit. nach Hughes, S. 61. — Schrader, F., and C. Leuchtenberger: A cytochemical analysis of the functional interrelations of various cell structures in Arvelius albopunctatus (de Geer). Exper. Cell. Res. **1**, 421 (1950). — Schramm, G.: Makromolekulare Struktur der Nucleinsäure. In: Mikroskopische und chemische Organisation der Zelle. 2. Colloquium in Mosbach, S. 69. Berlin-Göttingen-Heidelberg 1952. ~ Chemie der Viren. Klin. Wschr. **1953**, 198. — Schridde, H.: Die Entwicklungsgeschichte des menschlichen Speiseröhenepithels. Jena 1907. ~ Die ortsfremden Epithelgewebe des Menschen. Jena 1909. — Schrödinger, E.: Was ist Leben? 2. Aufl. München 1951. — Schüppel, O. v.: Lymphdrüsentuberkulose. Tübingen 1871. — Schultz, A.: Tumorartige Blastomykose (Histoplasmosis) beider Nieren. Verh. dtsch. path. Ges. **30**, 483 (1937). — Schultze, W. H.: Mikroskopische Gewebsveränderungen im Prodromalstadium der Masern. Virchows Arch. **310**, 678 (1942). — Schweinfurth, E.: Ein Beitrag zur Frage der Entstehung der kongenitalen Riesenharnblase mit Megalureteren, Hydronephrose und Cystennieren. Frankf. Z. Path. **63**, 573 (1952). — Scow, R. O., M. E. Simpson, C. W. Asling, Cho Hao Li and H. M. Evans: Response by the rat thyreo-parathyreoidectomized at birth to growth hormone and thyroxin given separately or in combination. Anat. Rec. **104**, 445 (1949). — Selye, H.: Textbook of endocrinology, 2. Aufl. Montreal 1949. ~ Das allgemeine Adaptationssyndrom. Dtsch. med. Wschr. **1951**, 965, 1001. — Semsroth, K. H., and N. Y. Amsterdam: Multinucleate epithelial giant cells with inclusion bodies in prodromal measles. Arch. of Path. **28**, 386 (1941). — Shipley, R. A., L. J. Shipley and J. T. Wearn: The capillary supply in normal and hypertrophied hearts of rabbits. J. of Exper. Med. **65**, 29 (1937). — Short.

R. H. D.: Alveolar epithelium in relation to growth of the lung. Philosophic. Trans. Roy. Soc. Lond., Ser. B **235**, 35 (1950). — SIESS, M., u. H. STEGMANN: Meßtechnische Untersuchungen über das Wachstum der Leber der weißen Maus. Virchows Arch. **318**, 534 (1950). — SILBERBERG, M., and R. SILBERBERG: Growth processes in cartilage and bone. Amer. J. Path. **15**, 55 (1939). ~ Skeletal growth and development. Arch. of Path. **48**, 331 (1949). — SILBERBERG, R., and M. SILBERBERG: Skeletal growth etc. Amer. J. Path. **26**, 113 (1950). — SIMMONDS, M.: Über das Vorkommen von Riesenzellen in der Hypophyse. Virchows Arch. **223**, 281 (1917). — SINAPIUS, D.: Über die Endothelverhältnisse in der Aorta. Verh. der Dtsch. Ges. für Path., 34. Tagg, S. 254. 1951. ~ Über das Aortenendothel. Virchows Arch. **322**, 662 (1952). — SJÖVALL, A., u. H. SJÖVALL: Experimentelle Studien über die Sekundärknötchen in den Kniekehlenlymphknoten des Kaninchens bei Bacillus Pyocyaneus-Infektion. Virchows Arch. **278**, 258 (1930). — SKARLEM, J. H., and R. J. RITTERHOFF: Coexistent pulmonary asbestosis and sarcoidosis. Amer. J. Path. **22**, 493 (1946). — SNELL, O.: Die Abhängigkeit des Hirngewichtes von dem Körpergewicht und den geistigen Fähigkeiten. Arch. f. Psychiatr. **23**, 436 (1891). — SNELL, G. C.: Dwarf, a new mendelian recessive character of the house mouse. Proc. Nat. Acad. Sci. U.S.A. **15**, 733 (1929). — SOLTH, K., u. K. ABT: Die Veränderungen des Geburtsgewichtes in den letzten 50 Jahren. Vergleich deutscher Kliniken mit dem Frauenspital Basel. Schweiz. med. Wschr. **1951**, 58. — SPANGENBERG, K.: Wachstum und Auflösung der Kristalle. In Handwörterbuch der Naturwissenschaften, Bd. X, S. 362. Jena 1935. — SPEMANN, H.: Experimentelle Beiträge zu eines Theorie der Entwicklung. Berlin 1936. — SPIEGELMAN, S.: Differentiation on the controlled production of unique enzymatic patterns. Symposia Soc. f. Exper. Biol. **1948**, No 2, 286. — SPIELMEYER, W.: Histopathologie des Nervensystems. Berlin 1922. — STAUDINGER, H.: Organische Kolloidchemie. Braunschweig 1950. — STEIN, E.: Über Fragen des Zellwachstums und der Chromosomenvermehrung. Klin. Wschr. **1948**, 673. — STEINEBACH, R.: Über die Beteiligung der Glomeruli an der wechselnden Breite der Nierenrinde. Virchows Asch. **205**, 462 (1911). — STEPHENSON, G. W.: Experimental pathology of the liver. IX. Restoration of the liver after partial hepatectomy and partial ligation of the portal vein. Arch. of Path. **14**, 484 (1932). — STIEVE, H.: Muskulatur und Bindegewebe in der Wand der menschlichen Gebärmutter außerhalb und während der Schwangerschaft, während der Geburt und des Wochenbettes. Z. mikrosk.-anat. Forsch. **17**, 371 (1929). ~ Durch Kaffeegenuß bewirkte Schädigung des Hodens und der Fruchtbarkeit. Z. mikrosk.-anat. Forsch. **23**, 571 (1931). — STIFTER, H.: Körpergröße — Geschlechtsreife — geistige Leistung. Ein Beitrag zum Accelerationsproblem. Z. Kinderheilk. **66**, 249 (1949). — STOCKARD, C. R.: Development rate and structural expression; an experimental study on twins, double monsters and single deformities. Amer. J. Anat. **28**, 115 (1920/21). — STOERK, H., H. KAUNITZ and CH. A. SLANETZ: Pathological changes in acute and in protracted vitamin A deficiency. Arch. of Path. **53**, 15 (1952). — STOWELL, R. E.: Nucleic acids and cytologic changes in regenerating rat liver. Arch. of Path. **46**, 164 (1948). — STRATZ, CH.: Der Körper des Kindes, 11. Aufl. Stuttgart 1928. — STRAUB, J.: Chromosomenstruktur. Naturwissenschaften **31**, 97 (1943). — STRONG, L. C.: Hereditary dwarfism in the descendants of mice receiving methylcholanthrene-parallel induction. Proc. Soc. Exper. Biol. a. Med. **67**, 46 (1948). — STUDNICKA, F. A.: Die Organisation der lebendigen Masse. In Handbuch der mikroskopischen Anatomie des Menschen, Bd. 1, Teil 1. Berlin 1929. — SUGIYAMA, M.: J. Fac. Sci. Imp. Univ. Tokyo **4**, 471, 489, 495 (1938). Zit. nach NEEDHAM 1942. — SULKIN, N. M.: Cytologic studies of the remaining kidney following unilateral nephrectomy. Anat. Rec. **105**, 95 (1949). — SWENSSON, A.: Faseranalytische Untersuchungen am nervus trochlearis und nervus abducens. Acta anat. (Basel) **7**, 154 (1949). — SWIFT, H. H.: The desoxyribose nueleic acid content of animal nuclei. Physiol. Zool. **23**, 169 (1950). — SYMMERS, D.: Follicular lymphadenopathy with splenomegaly. Arch. of Path. **3**, 816 (1927). ~ Giant follicular lymphadenopathy with or without splenomegaly. Arch. of Path. **26**, 603 (1938). ~ Lymphoid diseases, Hodgkin's granuloma, giant follicular adenopathy, lymphoid leucemia, lymphosarcoma, and gastrointestinal pseudoleucemia. Arch. of Path. **45**, 73 (1948). — SYMMERS, W. ST. C.: Localized tuberculoid granulomas associated with carcinoma. Amer. J. Path. **27**, 493 (1951). — *Symposia Soc. f. Exper. Biol.* **1947**, No 1. — SZÖLLÖSY, L. v.: Epithelmetaplasie in einem Fall von Lungentuberkulose. Virchows Arch. **224**, 312 (1917).

Tabulae Biologicae, Bd. 20. Growth of man. KROGMAN, W. H. Den Haag 1941. — TAKEUCHI, K.: Der Untergang der Tuberkelbazillen im Gewebe in Beziehung zu den örtlichen Reaktionsformen. Beitr. Klin. Tbk. 88, 577 (1936). — TALBOT, N. B., and E. H. SOBEL: Endocrine and other factors determining the growth of children. Adv. Pediatr. **2**, 238 (1947). — TANGL, F.: Über die Hypertrophie und das physiologische Wachstum des Herzens. Virchows Arch. **116**, 432 (1889). — TEILUM, G.: Allergic hypoglobulinosis and hyalinosis (paramyloidosis) in the reticulo-endothelial system in Boeck's sarcoid and other conditions. Amer. J. Path. **24**, 389 (1948). ~ The nature of the double-contoured and stratified intracellular bodies in sarcoidosis (Boeck-Schaumann). Amer. J. Path. **25**, 85 (1949). — TEIR, H.: On colchicine tests for the purpose of ascertaining cell division and regenerative conditions in the liver of the rat. Acta path. scand. (København.) **25**, 45 (1948). ~ On the sizes of the nuclei in the glandula infraorbitalis of the white rat. Acta path. scand. (København.) **26**, 620 (1949). ~ Experimental investigations on the occurrence of local growth factors. Acta path. scand. (København.) Suppl. **91**, 63 (1951). — TEISSIER, G.: Les lois quantitatives de la croissance. Paris 1937. ~ Sur le rapport nucleoplasmatique des çellules de mammiferes. C. r. Soc. Biol. (Paris) **135**, 662 (1941). — THÖRNER, W.: Trainingsversuche an Hunden. Des Einfluß der Laufarbeit auf das Herz. Arbeitsphysiologie **3**, 1 (1930). ~ Trainingsversuche an Hunden. Histologische Beobachtungen an Herz- und Skeletmuskeln. Arbeitsphysiologie 8, 359 (1935).— THOMAS, J. A.: Recherches sur les transformations, la multiplication et la specificite des cellules hors de l'organisme. Ann. des Sci. natur. Zool. et Biol. Animal., XI. s. **1**, 209 (1938). — THOMPSON, D'ARCY WENTWORTH: On growth and form. Cambridge 1948. — THURINGER, J. M.: Regeneration of stratified squamous epithelium. Anat. Rec. **28**, 31 (1924). — TISCHENDORF, W.: Cytodiagnostik des Lymphknotenpunktates. Erg. inn. Med., N. F. **2**, 183 (1951). — TÖNDURY, G.: Embryonales Wachstum und seine Störungen. Schweiz. med. Wschr. **1953**, 175. — TÖRÖ, J.: Die Wirkung des embryonalen Herzextraktes usw. Z. mikrosk. Anat. **41**, 1 (1937). ~ Neue Untersuchungen zur Wirkung des embryonalen Herzextraktes. Arch. exper. Zellforsch. **22**, 304 (1939). — TOMLINSON jr., T. H.: Giant cell formation in the tonsils in the prodromal stage of chickenpox. Amer. J. Path. **15**, 523 (1939). — TONUTTI, E.: Über die strukturelle Funktionsanpassung der Nebennierenrinde. Endokrinologie **28**, 1 (1951).

UNGAR, J., C. E. COULTHARD and L. DICKINSON: The pathogenetic effect of phtioic acid and its synthetic analogues. Brit. J. Exper. Path. **29**, 322 (1948).

VARS, H. M., and F. N. GURD: Role of dietary protein in experimental liver regeneration: A nitrogen balance study. Amer. J. Physiol. **151**, 391 (1947). — VERHULST, P. F.: Notice sur la loi que la population suit dans son accroissement. Corr. math. et phys. **10**, 113 (1838). — VERSLUYS, J., O. POETZL u. K. LORENZ: Hirngröße und hormonales Geschehen bei der Menschwerdung. Wien 1939. — VERWORN, M.: Allgemeine Physiologie, 7. Aufl. Herausgeg. von F. W. FRÖHLICH. Jena 1922. — VIMTRUP, B.: On the number, shape, structure and surface area of the glomeruli in the kidneys of man and mammals. Amer. J. Anat. **41**, 123 (1928). — VIRCHOW, R.: Reizung und Reizbarkeit. Virchows Arch. **14**, 1 (1858). — VIVELL, O.: Durchströmungsversuche am Coronarsystem bei normalem, hypertrophischem und atrophischem Herzmuskel. Beitr. path. Anat. **111**, 125 (1950). — VOGEL, K.: Über eigenartige Fremdkörperriesenzellen bei Bronchiolitis obliterans. Virchows Arch. **206**, 157 (1911). — VOGT, W.: Über rückschreitende Veränderungen von Kernen und Zellen junger Entwicklungsstadien von Triton cristatus. Sitzgsber. Ges. Naturwiss. Marburg **1909**, Nr 4, 109. — VOLKMANN, R. v., u. E. v. MARCK: Über Volummessungen an Gewebszellen. Z. Zellforsch. **32**, 545 (1943). — VOLTERRA, V.: Lecons sur la theorie mathematique de la lutte pour la vie. Paris 1934. ~ Principes de biologie mathematique. Acta biotheor. (Leiden) **3**, 1 (1937). — VORBECK, F.: Über die Kerngrößen lymphatischen und lymphoiden Gewebes. Diss. Rostock 1935. — VOSS, H.: Die Kerngrößenverhältnisse in der Leber der weißen Maus. Z. Zellforsch. **7**, 187 (1928). ~ Wie kommt die mehrgipfelige Variationskurve der Kerngröße zustande? Anat. Anz. **96**, 237 (1948). — VOSS, H. E. V.: Ursprung und Entstehungsweise der Organverknöcherungen. Virchows Arch. **258**, 419 (1925).

WACHOLDER, K.: Die Variabilität des Lebendigen. Naturwissenschaften **39**, 177, 195 (1952). — WADDINGTON, C. H.: The genetic control of development. Symposia Soc. f. Exper. Biol. **1948**, No 2, 145. — WAGNER, H.: Zur Kenntnis der „protozoenartigen Zellen" in den Organen von Kindern. Beitr. path. Anat. **85**, 145 (1930). — WAKABAYASHI, T.: Über feinere Struktur der tuberkulösen Riesenzellen. Virchows Arch. **204**, 421 (1911). ~ Einige Betrachtungen über die feinere Struktur der Riesenzellen in Gummi und Sarkom. Virchows Arch. **205**, 54 (1911). — WALKER, D. G., M. E. SIMPSON, C. W. ASLING and H. M. EVANS: Growth and differentiation in the rat following hypophysectomy at 6 days of age. Anat. Rec. **106**, 539 (1950). — WALZ, K.: Zur Kenntnis der „protozoenartigen Zellen" in den Organen von Kindern. Verh. der Dtsch. Path. Ges., 21. Tagg, S. 236. 1926. — WARBURG, O.: Versuche am überlebenden Carcinomgewebe. Biochem. Z. **142**, 317 (1923). ~ Über den Stoffwechsel der Tumoren. Berlin 1926. — WARTHIN, A. S.: Occurence of numerous giant cells in the prodromal stage of measles. Arch. of Path. **11**, 864 (1931). — WASSERMANN, F.: Wachstum nnd Vermehrung der lebendigen Masse. In Handbuch der mikroskopischen Anatomie des Menschen, Bd. 1, Teil 1. Berlin 1929. — WAYMOUTH, C.: Nature of the stimulus to mitosis. In: A. HUGHES, The mitotic cycle, S. 163. London 1952. — WEARN, J. T.: Morphological and functional alterations of the coronary circulation. Harvey Lect. Ser. **35**, 243 (1939/40). ~ Alterations in the heart accompanying growth and hypertrophy. Bull. Hopkins Hosp. **68**, 363 (1941). — WEBSTER, S. H., and E. J. LILJEGREN: Organ: Body weight ratios. II. Guinea pig. Amer. J. Anat. **85**, 199 (1949). — WEIDEL, W.: Entwicklung und Problematik der Virusforschung. Klin. Wschr. **1953**, 193. — WEIDENREICH, F.: Das Knochengewebe. In Handbuch der mikroskopischen Anatomie des Menschen,

Bd. II/2. Berlin 1930. — WEIGERT, K.: Zur Lehre von der Tuberkulose und von verwandten Erkrankungen. Virchows Arch. **77**, 269 (1879). — WEINMANN, J. P., and J. T. CORELL: Histologic studies on the in vivo absorption of slightly and highly unsolubilized gelatin films. Oral. Surg., Med. a. Path. **4**, 891 (1951). — WEISMANN, A.: Vorträge über Descendenztheorie. Jena 1902. — WEISS, P.: Differential growth. In: Chemistry and physiology of growth. S. 135. Edited by A. K. Parpart. Princeton, N. Y. 1949. — WEISSCHEDEL, E.: Der Einfluß der Schilddrüse und Hypophyse auf das Wachstum. Langenbecks Arch. u. Dtsch. Z. Chir. **262**, 117 (1949). — WEITZ, G.: Über das unterschiedliche Verhalten der Lage der Herzmuskelfasern in kontrahiertem und dilatiertem Zustand. Med. Klin. **1951**, 1031. — WEITZ, W.: Über Herzdilatation und Herzhypertrophie. Z. klin. Med. **149**, 240 (1952). — WEIZSÄCKER, V. v.: Die Entstehung der Herzhypertrophie. Erg. inn. Med. **19**, 377 (1921). — WELKER, E. R.: Experimentelle Erzeugung heterotopen Knochens beim Menschen. Zbl. Chir. **75**, 765 (1950). — WENDT, G. G.: Veränderungen an den motorischen Vorderhornzellen bei Hypertrophie der zugehörigen Muskulatur. Verh. Anat. Ges., 48. Verslg, S. 203. 1951. ~ Untersuchungen über den Ablauf der kompensatorischen Nierenhypertrophie. Gegenbaurs Jb. **92**, 171 (1952). — WENNEKER, A. S., and N. SUSSMAN: Regeneration of liver tissue following partial hepatectomy in parabiotic rats. Proc. Soc. Exper. Biol. a. Med. **76**, 683 (1951). — WERDT, F. v.: Lokales Amyloid im gesamten Respirationstrakt. Beitr. path. Anat. **43**, 239 (1908). — WERMEL, E. M.: Reaktion der Zellen auf Tuberkulininfektion in den Gewebskulturen. Virchows Arch. **281**, 297 (1931). — WERMEL, E. M., u. Z. P. IGNATJEWA: Studien über Zellengröße und Zellenwachstum. 1. Mitt. Z. Zellforsch. **16**, 675 (1932); 2. Mitt. Z. Zellforsch. **16**, 689 (1932). — WERMEL, E. M., u. W. W. PORTUGALOW: Z. Zellforsch. **22**, 185 (1935). Zit. nach HUGHES 1952. — WERTHEMANN, A.: Die Entwicklungsstörungen der Extremitäten. In Handbuch der speziellen pathologischen Anatomie und Histologie, Bd. 9, Teil 6. Berlin-Göttingen-Heidelberg 1952. — WEVE, H. J. M.: Über Arachnodaktylie. Arch. Augenheilk. **104**, 1 (1931). — WEYENETH, R.: Die nicht spezifischen Entzündungen der Schilddrüse, mit besonderer Berücksichtigung der Riesenzellthyreoiditis Typus de Quervain. Arch. klin. Chir. **201**, 457 (1941). — WHITE, E. G.: Some observations on the liver of the pig: The hepatic lobule and liver cell during postnatal growth. J. of Anat. **73**, 365 (1939). — WIGGLESWORTH, V. B.: The role of the cell in determination. Symposia Soc. f. Exper. Biol. **1948**, No 2, 1. — WILKE: Über Riesenzellbildung in Thyreoidea und Prostata. Virchows Arch. **211**, 165 (1913). — WILKE, G.: Über Gliafaserbildung als intracellulärer Vorgang. Dtsch. Z. Nervenheilk. **166**, 447 (1951). — WILLER, H.: Chronische Thyreoiditis und Schilddrüsensklerose in morphologischer, pathogenetischer und funktioneller Betrachtung. Zbl. Path. **85**, 402 (1949). — WILLMER, E. N.: Growth and form in tissue cultures. In: Essays on growth and form, S. 264. Oxford 1945. — WILSON, J. G., and J. WARKANY: Epithelial keratinization as evidence of fetal vitamin A deficiency. Proc. Soc. Exper. Biol. a. Med. **64**, 419 (1947). — WILSON, J. W., and E. H. LEDUC: The occurence and formation of binucleate and multinucleate cells and polyploid nuclei in the muse loiver. Amer. J. Anat. **82**, 353 (1948). ~ Abnormal mitosis in mouse liver. Amer. J. Anat. **86**, 51 (1950). — WISLOCKI, G. B., H. BUNTING and E. W. DEMPSEY: Further observations on the chemical cytology of megakaryocytes and other cells of hemopoietic tissues. Anat. Rec. **98**, 527 (1947). — WOLBACH, S. B.: A new type of cell inclusion, not parasitic, associated with disseminated granulomatous lesions. J. Med. Res. **24**, 243 (1911). — WOLBACH, S. B., and O. A. BESSEY: Tissue changes in vitamin deficiencies. Physiologic. Rev. **22**, 233 (1942). — WOLBACH, S. B., and P. R. HOWE: Tissue changes following deprivation of fat-soluble A vitamin. J. of Exper. Med. **42**, 753 (1925). — WOLF, J.: Beitrag zur pathologischen Histologie der gonorrhoischen Epididymitis. Virchows Arch. **228**, 227 (1920). — WOLPERS, C.: Die Querstreifung der kollagenen Bindegewebsfibrillen. Virchows Arch. **312**, 292 (1944). ~ Elektronenmikroskopische Untersuchungen zur Pathologie kollagener Fasern. Frankf. Z. Path. **61**, 417 (1950). — WOODGER, J. H.: On biological transformations. In: Essays on growth and form, S. 94. Oxford 1945. — WRIGHT, S.: Genes as physiological agents. Amer. Nat. **76**, 289 (1945). — WURM, H.: Über die Bedingungen der heterotopen Knochenbildung. Beitr. path. Anat. **85**, 401 (1930). ~ Allgemeine Pathologie und pathologische Anatomie der Tuberkulose. Die Tuberkulose, Bd. 1. Leipzig 1943. — WYLIE, B., and B. F. AMIDON: Correlation of weight, length and time factors in fetal age. Amer. J. Obstetr. **61**, 193 (1951).

YOUNG, J. Z.: Growth and differentiation of nerve fibers. Symposia Soc. f. Exper. Biol. **1948**, No 2, 57.

ZELLER, W.: Wachstum und Reifung in Hinsicht auf Konstitution und Erbanlage. In Handbuch der Erbbiologie, Bd. 2, S. 360. Berlin 1940. — ZIEGLER, H. E.: Zoologisches Wörterbuch. Jena 1909. — ZISCHKA, W.: Über Fremdkörperriesenzellen in von Schleimkrebs durchsetzten Lymphknoten. Zbl. Path. **81**, 201 (1943). — ZOLLINGER, H. U.: Histologische Befunde nach experimenteller Röntgenbestrahlung der Nieren. Schweiz. Z. allg. Path. **14**, 349 (1951).

Biochemie des Wachstums und der Differenzierung.

Von

Franz Duspiva-Heidelberg.

Mit 24 Abbildungen.

1. Einleitung.

Die gesamte belebte Natur zeigt das Phänomen des Wachstums. Es ist aber schwer zu definieren, was Wachstum tatsächlich ist. Es erscheint uns als Massenzunahme des lebenden Körpers. *Beim Wachsen findet eine Umwandlung von Nahrungsstoffen in lebendes Protoplasma statt.* Aber man spricht auch dann von Wachstum, wenn der Embryo bei der Entwicklung seinen Dottervorrat aufzehrt, wobei der Keim aber als Ganzes gesehen keine Massenvermehrung erfährt. Der Keim ändert jedoch seine Form und Struktur; er wird, ob morphologisch oder chemisch betrachtet, komplizierter. Auch innerhalb einer einzigen Zelle können solche *Differenzierungsvorgänge* ablaufen; bei mehrzelligen Systemen sind sie stets von mitotischen Zellteilungen begleitet. Es gibt aber auch Wachstum ohne Differenzierung. Wachstumsprozesse sind immer mit einem Energieverbrauch verbunden. Doch wird Energie nicht nur zum Wachsen gebraucht. Der Insektenkeim in der Diapause, wenn alle Teilungsvorgänge ruhen und kein merkliches Wachstum stattfindet, hat immer noch einen, wenn auch geringen Stoffumsatz. Dieser dient zur Bereitstellung einer gewissen *Energie*menge, die *zur Erhaltung der Struktur* des Protoplasmas und der Gestalt der Zellen benötigt wird. So unterhält auch das unbefruchtete reife Ei einen gewissen geringen Stoffumsatz, obgleich es weder wächst, noch irgendwelche Differenzierungsvorgänge zeigt. Desgleichen hat der Grundstoffwechsel ruhender erwachsener Organismen wohl zu einem großen Teil diese Erhaltungsenergie zu bestreiten.

Wie schon ein solcher flüchtiger Überblick zeigt, sind die Wachstumsphänomene keineswegs scharf abgegrenzt; im Gegenteil, sie sind auf breiter Basis mit den übrigen Lebensvorgängen und dem gesamten Stoffwechsel verwurzelt. Darin liegt auch die große Schwierigkeit, eine Biochemie des Wachstums darzustellen. Da die meisten Stoffwechselprozesse irgendwie mit Wachstumsvorgängen verknüpft sind, besteht die Gefahr, daß ein solches Unternehmen zu einer Rekapitulation der gesamten Biochemie führt. Es muß daher der Blickpunkt von vornherein auf ein typisches Problem gelenkt werden, und zwar *die Frage, wie die biochemischen Prozesse beim Wachstum und der Differenzierung im Rahmen der sich entwickelnden Zell- und Organstrukturen ablaufen.* Das bedeutet eine biochemische Interpretation des Wachstums- und Entwicklungsgeschehens, wobei versucht werden soll, die Beziehungen zu dem von der morphologischen Forschung seit Jahrzehnten erarbeiteten Tatsachengut herzustellen. Es kann sich hierbei nur um die Skizzierung einiger charakteristischer Berührungspunkte zwischen Stoffwechsel, Wachstum und Formbildung handeln, denn es erscheint heute noch völlig aussichtslos, die an Zahl, Mannigfaltigkeit und Komplikation unübersehbaren Vorgänge auch nur einigermaßen erfassen zu wollen, allein schon „wenn wir das menschliche Ei betrachten, das trotz seiner

Kleinheit eine Organisation von einem unübersehbaren Reichtum aus sich hervorgehen läßt[1]."

Auch sind die Schwierigkeiten groß, wenn man zwei verschiedene Disziplinen, wie die mikroskopische Anatomie bzw. die Cytologie einerseits, und die Biochemie andererseits soweit annähern will, daß man ihre Ergebnisse miteinander in Einklang bringen kann. Man muß auf Schritt und Tritt nachprüfen, ob nicht die Begriffe, deren man sich bedient, auf dem Gebiet der anderen Disziplin einen abweichenden Inhalt haben, wie z. B. der Substanzbegriff. Aber in letzter Zeit ist von beiden Disziplinen aus ein guter Schritt weiter zur Annäherung gemacht worden, der zu einem solchen Versuch ermuntert.

Ein wichtiger Markstein ist die Erkenntnis, daß *die Zelle noch jenseits der Größenordnung mikroskopischer Sichtbarkeit strukturiert ist.* Das Polarisationsmikroskop und das Elektronenmikroskop brachten zahlreiche bisher unbekannte submikroskopische Strukturen an den Tag. Es setzt sich immer mehr die Anschauung durch, daß das Protoplasma in einem Größenbereich, der zwischen den Molekülen und den mikroskopisch sichtbaren Gebilden liegt, eine strukturelle Organisation von hoher Kompliziertheit besitzt. Diese submikroskopischen Struktureinheiten bieten wahrscheinlich niedermolekularen Stoffen eine Fülle von passenden Reaktionsräumen sowie Grenzflächen und bewirken, daß chemische Reaktionen nur in einer bestimmten Richtung und Reihenfolge ablaufen können. Wahrscheinlich sind die Strukturen auch dazu befähigt, die bei einem exothermen Vorgang freiwerdende Energie weiterzuleiten und dadurch an einem anderen Ort einen endothermen Vorgang zu ermöglichen[2,3]. Da das Plasma zur elektronenmikroskopischen Untersuchung sehr dünn ausgebreitet und getrocknet werden muß, wobei auch proteinfällende Fixierungsmittel angewendet werden, sind Artefakte nicht ausgeschlossen. Es ist daher heute noch nicht möglich, zu entscheiden, ob die gewonnenen Bilder in allen Fällen einen Rückschluß auf die Strukturen im lebenden, hydratisierten Zustand erlauben.

Die Grundstruktur der Eizellen dürfte ein fibrilläres Plasmagerüst sein, das bei Gegenwart eines bestimmten Ionenmilieus ein dreidimensionales Reticulum bildet, und auf dessen Fasern Mikrosomen (Chromidien) perlschnurartig aufgereiht sind. Eine solche Struktur ist am Tubifexei von Lehmann und Biss elektronenmikroskopisch nachgewiesen und schon früher von Monné (1947) auf Grund von cytologischen Untersuchungen und verschiedenen Indizien am Seeigelei erschlossen worden. Es ist erwiesen, daß das Cytoplasma reich an submikroskopischen Partikeln ist (Claude 1940—1946, Jeener 1944, Brachet 1950, Lehmann 1952 u. a.). Die Genetik und Entwicklungsphysiologie haben gezeigt, daß das Protoplasma Strukturelemente von genetischer Kontinuität enthält. Gesichert ist, daß die Chromosomen im Zellkern art- und rassespezifische Erbfaktoren enthalten. Nach klassischer Auffassung haben alle Kerne eines Lebewesens den gleichen Satz von Genen. Im Gegensatz zum Kern ist das Cytoplasma der Sitz der organspezifischen Strukturen. Wie aber Genetik und Entwicklungsphysiologie zeigen, ist das Cytoplasma für die Entwicklung nicht weniger wichtig als der Zellkern. In der Keimbahn wird auch das Cytoplasma von Generation zu Generation übertragen. Es ist also möglich, daß das Plasma ebenfalls Strukturelemente von genetischer Kontinuität besitzt. Vermutlich sind diese unter den Cytoplasmapartikeln zu suchen, da manche von diesen autoreproduktiv sein dürften, d. h. organisierte Systeme von Makromolekülen sind, die nicht „de novo" im Cytoplasma entstehen können. Es gibt Indizien und Beobachtungen, die dafür sprechen, daß während der Entwicklung eine Differenzierung solcher Cytoplasmapartikel stattfindet. Allerdings ist heute noch nicht mit Sicher-

[1] Lehmann 1950. [2] Wirtz 1947, 1948. [3] Schmitt 1947, 1948.

Tabelle 1. *Hierarchie der Organisationsstufen*[1].

Stufe	Morphogenetische Leistungen	Biochemische Leistungen
1. *Ganzer Keim*, Individuum (der Keim besteht aus Blastemen)	Aufbau eines funktionstüchtigen Organismus von typischer Gestalt im Rahmen des Individualcyclus	Gesamtstoffwechsel
2. *Blasteme* (morphogenetische Einheiten) (bestehen aus embryonalen Zellen); experimentell isolierbar und existenzfähig	Aufbau von Feldern, organogenetischen Arealen und Organanlagen unter Beteiligung von Selbstorganisierung, Induktion und Topogenese. Später anschließend Differenzierung und allometrisches Wachstum	Induktionsstoffbildung und -resorption durch kompet. Blasteme. Topogenese und Energiezufuhr über ATP aus KH-Stoffwechsel. Differenzierung unter Einfluß von Nucleinsäuren
3. *Zellen* (morphogenetische Elemente) (bestehen aus Cytosystemen)	Vermehrung und Teilung, Verformung und Bewegungen, Affinitäten, Differenzierung, vieles unter Wechselwirkung der beteiligten Cytosysteme. Genetische Kontinuität	Stoffwechsel
4. *Cytosysteme*. Rinde, Endoplasma und Kern (bestehen aus komplexen Gefügen aus Biosomen); isoliert nicht existenzfähig	Produktion des Gengefüges, des endoplasmatischen Biosomengefüges. Bildung der Struktur- und Stoffwechselträger. Wechselnde Oberflächeneigenschaften der Rinde. Genetische Kontinuität	Phänomen der Adaptation und der Konkurrenz von Fermenten
5. *Biosomen* (bestehen aus komplexen Gefügen von Makromolekülen). Isoliert nicht existenzfähig	Autoreproduktive elementare Einheiten plasmatischer Strukturen (Bildung und Lösung gelartiger Reticula). Genetische Kontinuität?	Träger von Enzymsystemen (Atmungskette, Citronensäurecyclus u. a.), Stoffumsetzungen und Synthesen
6. *Makromoleküle*. Proteine, Nucleinsäuren, Kohlenhydrate, Lipoide	Fibrillen, Folien, globuläre Gebilde. Grenzflächen, Stützsubstanzen. Enzyme, Sole-Gele	Katalytische Umwandlungen von niedermolekularen Stoffen. Reservestoffe

heit nachgewiesen, daß es tatsächlich *spezifische Partikelpopulationen* gibt. Aber nach BRACHET (1950), MONNÉ (1947, 1948), GUSTAFSON und HASSELBERG, PAUL WEISS, LEHMANN (1952) u.a. verdienen Teilchen, die LEHMANN unter dem Begriff „*Biosomen*" zusammenfaßt, in Zukunft höchstes Interesse, da sie bei den Prozessen der Morphogenese, des Wachstums und der Differenzierung eine ganz wesentliche Rolle zu spielen scheinen. Nach der Auffassung von LEHMANN wird die Entwicklung durch die organisierende Funktion einer strukturellen Ordnung geleitet, nach der offensichtlich die chemischen Reaktionen in der Zelle ablaufen und deren morphologische Einheit die Biosomen sind. Die Zelle erscheint heute als ein hochintegriertes System, dessen Stufen aus Cytosystemen, Biosomen und Makromolekülen gebildet werden, wie im einzelnen aus Tabelle 1 hervorgeht. Die Leistung der Zelle ergibt sich aus dem Zusammenwirken der Systeme.

Ein anderer wichtiger Schritt ging von der Biochemie aus. Die schon alte Erkenntnis, daß manche Enzyme mehr oder weniger fest an unlösliche Zellbestandteile gebunden sind (WARBURG 1908, WILLSTÄTTER und ROHDEWALD 1934,

[1] Nach LEHMANN (1950), etwas verändert.

BAMANN und SALZER 1938), ist in letzter Zeit insofern wesentlich vertieft worden, als gezeigt werden konnte, daß die Fermente des Citronensäurecyclus, des WARBURG-KEILINschen Systems und der oxydativen Phosphorylierung zum größten Teil an Cytoplasmapartikel gebunden sind, während die Gärungsenzyme nicht an irgendwelche Gelstrukturen verankert sind, sondern im Enchylema der Zelle in freier Form gefunden werden (s. S. 330).

Die *Biosomen* bilden gewissermaßen den Berührungspunkt von Morphologie und Biochemie. Für den Morphologen sind sie elementare Struktureinheiten des Cytoplasmas, *für den Biochemiker komplexe Systeme von Enzymen.* So ist auch das Cyclophorasesystem von GREEN und Mitarbeitern ein Gel, das zur Hauptsache aus Mitochondriensubstanz besteht. Dieses System verhält sich nicht wie ein einzelnes Ferment, sondern wie eine Hierarchie von Enzymen, und die chemische Organisation, durch welche die einzelnen Enzymindividuen zu einem System integriert sind, bedingt bei verschiedenen Fermenten Eigenschaften, die sie nicht haben, wenn sie aus dem Komplex isoliert werden und als *einzelne Enzymmoleküle* vorliegen. Damit drückt sich also die Organisation des Komplexes auch in den katalytischen Eigenschaften der Teilenzyme aus (Tabelle 2). Einzelheiten über die biochemischen Organisationsstufen innerhalb der Biosomen sind heute noch nicht bekannt.

Tabelle 2. *Eigenschaften der Äpfelsäuredehydrase im Verband des Mitochondriums und nach Isolierung daraus*[1].

	Im Verband	Frei
Bedarf für Co-Zymase	−	+
Hemmung durch Dinitrophenol	+	−
Hemmung durch Oxalessigsäure	−	+
p_H-Optimum	7—8	9,5

2. Die Biochemie des Zellwachstums.

a) Elementare Wachstumsvorgänge in der Zelle (Synthese der hochmolekularen Zellbestandteile).

Die niederste Organisationsstufe der Zelle sind *Makromoleküle.* Die Natur webt aus solchen Riesenmolekülen *Muster* von höchster Kompliziertheit und Spezifität, die den höheren Organisationsstufen zugrunde liegen. Eine wichtige Frage ist daher, ob solche Makromoleküle nicht allein schon die Fähigkeit zum Wachstum mit nachfolgender Teilung besitzen, oder welche andere Mechanismen der Vermehrung makromolekularer Stoffe zugrunde liegen.

Es ist leicht einzusehen, daß die Teilchen niedermolekularer Stoffe kein „Wachstum" im eigentlichen Sinne des Begriffes besitzen können. Eine Vergrößerung des Moleküls ist ohne beträchtliche Veränderung einer größeren Zahl von Eigenschaften nicht möglich, eine Substitution von H gegen Methyl- oder Äthylgruppen hat einen neuen Stoff zur Folge. Man kann höchstens von einer „Vermehrung" einer bestimmten Art von Molekülen während eines Reaktionsablaufes sprechen.

In der unbelebten Welt zeigen nur die Kristalle eine ganz grobe Analogie zum Wachstum der Zellen, in beiden Fällen beobachtet man eine Volumenzunahme unter Vermehrung des Stoffbestandes. Es fragt sich aber, ob nicht beiden Prozessen, so grundverschieden sie auch in allen Einzelheiten sind, ein gemeinsames Prinzip zugrunde liegt.

Der Kristall zeigt einen hohen Ordnungsgrad seiner Bausteine, eine nach Netzebenen geordnete Struktur. Dieser Gitteranordnung und ihrer hohen Symmetrie wegen besitzt der Kristall ein Minimum an potentieller Energie. Die Kristallstruktur ist demnach *stabiler*

[1] HUENNEKENS 1951.

als ein weniger geordneter Zustand. Trotzdem ist in einer übersättigten Lösung die spontane Bildung der allerersten Kristallkeime erschwert, da eine Keimbildungsarbeit zu leisten ist (s. J. N. STRANSKI 1951). Man kann die Kristallisation aber häufig dadurch leicht in Gang bringen, daß man einen winzigen Kristallsplitter als *Kristallisationskeim* in das Medium einträgt. Von einem solchen Keim aus bildet sich die Gitterstruktur viel rascher weiter. Darin liegt eine interessante Analogie zum Wachstum der Zelle. Die Reproduktion eines bereits bestehenden Musters ist bedeutend leichter als die erstmalige Bildung eines solchen. Es ist recht selten, daß sich eine Gruppe von Molekülen ganz spontan und rein zufällig so im Raume aufstellt, daß dadurch ein Gitterverband gegeben ist, da die thermische Molekularbewegung einzelne Moleküle immer wieder aus der Ordnung bringt. Erst wenn das Aggregat größer wird, übt es eine wirksamere Anziehung auf weitere Moleküle aus. Dann erst liegen zahlreichere Anziehungszentren vor, die sich in ihrer Wirkung gegenseitig unterstützen.

Das Kristallwachstum ist ein reiner *Appositionsvorgang*. Jedes neu hinzukommende Teilchen ordnet sich geometrisch in den Raumgitterverband ein. Dem Größenwachstum sind daher keine prinzipiellen Grenzen gesetzt. Der Kristall könnte bis ins Unendliche wachsen; lediglich die Zufuhr an Bausteinen setzt dem Wachstum ein Ende. Darin unterscheidet sich der Kristall grundsätzlich von wachsenden Gebilden der belebten Natur.

Der Kristall trifft aus einem Gemisch von dargebotenen Stoffen stets eine ganz bestimmte Auswahl und baut nur die passenden (isomorphen) in den Gitterverband ein. Hier taucht wieder eine auffällige Analogie zu den Zellprozessen, und zwar zum Assimilationsvermögen der Organismen auf. Dem Kristallwachstum liegt die Tendenz des Stoffes zugrunde, ein Minimum an potentieller Energie zu erreichen. Unter diesem Gesichtspunkt ist aber auch die Bildung neuer kristalliner Phasen verständlich, die im Verlaufe von chemischen Reaktionen entstehen; hierbei kann sogar dem Reaktionsablauf eine ganz bestimmte Richtung gegeben werden. So tritt z. B. die Dissoziation von Calciumcarbonat hauptsächlich an der Grenzfläche gegen CaO ein, wo die Aktivierungsenergie am kleinsten ist. Die Position der Moleküle oder Ionen des Calciumoxyds ist im eigenen Gitterverband stabiler, als in willkürlicher Verteilung zwischen den Ionen des Calciumcarbonates[1]. Es gibt zahlreiche derartige Beispiele. Der Kristall wirkt bei solchen Prozessen wie ein Katalysator nach folgender Formel:

$$\text{Katalysator} + \text{Substrat} = \text{mehr Katalysator} + \text{Produkt.}$$

Die Gleichung repräsentiert die *autokatalytische Reaktion* in ihrer einfachsten Form, die im Bereich des Lebenden eine so wichtige Rolle spielt. HINSHELWOOD hält es für wahrscheinlich, daß auch die Proteinmuster der lebenden Zellen nach einem ganz ähnlichen Prinzip wachsen, d. h., daß sie anderen Molekülen passende Stücke entnehmen und einbauen, dabei Reststücke überlassen, welche weiter abgebaut oder an anderen Prozessen beteiligt werden können. Bei der Proteinsynthese würde dann der Grundsatz gelten: „Die Weiterentwicklung eines bereits existierenden Musters dürfte im Vergleich zur Neubildung eines solchen begünstigt sein." Bedenkt man, wie kompliziert die Proteinmuster im Vergleich zur Kristallstruktur niedermolekularer Körper sind, so versteht man, wie außerordentlich gering die Wahrscheinlichkeit ist, daß sich solche Muster spontan bilden könnten, auch wenn alle Bausteine in ausreichender Menge zugegen wären.

Das Wachstum der Zellstrukturen hat eine *Synthese von Makromolekülen* zur Voraussetzung. Die Tatsache, daß alle in der Natur vorkommenden makromolekularen Stoffe durch Hydrolyse in einfache, kleine Moleküle zerfallen, führte zu der Anschauung, daß sich diese Körper aus einer großen Zahl einfacher Bausteine zusammensetzen, welche durch Hauptvalenzbindungen miteinander verknüpft sind.

Diese Anschauung wird auch durch die Synthese von makromolekularen Stoffen im Laboratorium gestützt. Es gelingt, aus einfachen Substanzen, die eine Doppelbindung besitzen, durch einen *Polymerisationsvorgang* lange Kettenmoleküle zu erzeugen. Aus Formaldehyd entsteht auf diesem Wege Polyoxymethylen

$$\begin{matrix} H & & H & & H & & H & & H & & H & \\ C{=}O & \quad & -C- & O- & C- & O- & C- & O- & C- & O- & C- & O-, \\ H & & H & & H & & H & & H & & H & \end{matrix} \tag{1}$$

aus Isopren der Kautschuk

[1] HINSHELWOOD, BUNN 1946.

$$CH_2{=}\underset{\dot{C}H_3}{C}{-}CH{=}CH_2 \qquad {-}CH_2{-}\underset{\dot{C}H_3}{C}{=}CH{-}CH_2{-}CH_2{-}\underset{\dot{C}H_3}{C}{=}CH{-}CH_2{-}CH_2{-}\underset{\dot{C}H_3}{C}{=}CH{-} \quad . \tag{2}$$

Auch *Kondensationsreaktionen* sind zur Bildung von Kettenmolekülen geeignet. So kann man eine Dicarbonsäure mit einem zweiwertigen Alkohol zu einem Semiester verbinden. Die freibleibenden Carboxyl- und Hydroxylgruppen reagieren mit einem weiteren Molekül Säure oder Alkohol. Bei mehrfacher Wiederholung des Prozesses entstehen Polyester von hohem Molekulargewicht. Auf ähnliche Weise könnten durch Ätherbildung aus Monosacchariden polymere Kohlenhydrate aufgebaut werden. Man könnte sich auch vorstellen, daß die langen Polypeptidketten durch eine solche Kondensationsreaktion aus Aminosäuren aufgebaut werden.

$$\begin{matrix}H\\H\end{matrix}{>}N\cdot\underset{\dot{R}}{CH}{-}C{\begin{matrix}{\nearrow}O\\{\searrow}OH\end{matrix}} \;\; \begin{matrix}H\\H\end{matrix}{>}N\cdot\underset{\dot{R}_1}{CH}\cdot C{\begin{matrix}{\nearrow}O\\{\searrow}OH\end{matrix}} \cdots \begin{matrix}H\\H\end{matrix}{>}N\cdot\underset{\dot{R}_2}{CH}{-}C{\begin{matrix}{\nearrow}O\\{\searrow}OH\end{matrix}} \cdots \begin{matrix}H\\H\end{matrix}{>}N\cdot\underset{\dot{R}_3}{CH}{-}C{\begin{matrix}{\nearrow}O\\{\searrow}OH\end{matrix}} \cdots \begin{matrix}H\\H\end{matrix}{>}N{-}\underset{\dot{R}_4}{CH}{-}$$

Da solche Kondensationsreaktionen in der technischen Chemie eine große Rolle spielen, sind ihre Bedingungen sehr genau bekannt. Man weiß, daß zwischen Ausgangsprodukt, Polymerisat und Wasser ein Gleichgewicht besteht. Um höhere Polymerisationsgrade zu erzielen, müssen dem Reaktionsgemisch auch die letzten Reste von Wasser entzogen werden. Da der Wassergehalt im Cytoplasma um 80% liegt, ist es ausgeschlossen, daß auf diesem Wege in der Zelle irgendwelche makromolekularen Substanzen entstehen.

Einen gewissen Einblick in die innerhalb von lebenden Zellen ablaufenden Prozesse gewähren einige in der letzten Zeit geglückte Versuche, mit geeigneten Enzymsystemen auch außerhalb der Organismen einen Aufbau von polymeren Kohlenhydraten zu erzielen.

Die bekannten hydrolytischen Enzyme, wie z. B. Carbohydrasen, bauen zwar in Gegenwart größerer Substratmengen Oligosaccharide nach dem Prinzip der Gruppenübertragung auf, doch fallen die synthetisierten Produkte nach Totalhydrolyse des Substrates der enzymatischen Aufspaltung zum Opfer, so daß in einem Ansatz schließlich nur noch Monosaccharide vorkommen. Der hohe molare Anteil von Wasser in der Zelle bzw. im Reaktionsansatz in vitro läßt eine Synthese aus Monosacchariden nicht zu. Das AF, die freie Energie, der Bildung von Rohrzucker beträgt +6500 cal./Mol. Eine Synthese des Zuckers aus seinen beiden Bestandteilen ist nur durch Kupplung mit einem energieliefernden Prozeß möglich. An der Synthese der polymeren Kohlenhydrate sind daher in maßgeblicher Weise andere Enzyme beteiligt. Man unterscheidet drei verschiedene Gruppen. Erstens ist eine Phosphorylase im Spiel. Das von C. F. CORI und GERTY CORI (1936—1940) studierte Enzym baut in Gegenwart von anorganischem Phosphat das polymere Kohlenhydrat Glykogen zu Glucose-1-phosphat ab (Glykogen + anorganisches Phosphat $\rightleftharpoons$ Glucose-1-phosphat). Diese Reaktion ist jedoch reversibel; das gleiche Enzym kann auch Glucose-1-phosphat in ein Polysaccharid überführen[1].

Bei höheren Pflanzen findet sich ein Enzym, das eine ähnliche reversible Reaktion bei der Stärke hervorruft. Dieser Abbau von Glykogen ist also das Resultat einer phosphorolytischen Abspaltung von Glucoseeinheiten vom nicht reduzierenden Kettenende. Die Reaktion ist dadurch charakterisiert, daß kein Wassereintritt stattfindet; der Energieumsatz ist sehr klein. Der gegenläufige Prozeß, der Aufbau von Glykogen aus Glucose-1-phosphat, ist das Resultat sukzessiver phosphorolytischer Kondensationen, die keine nennenswerte Energiezufuhr verlangen; die Reaktion ist völlig reversibel. Das Gleichgewicht der reversiblen Reaktion hängt vom p_H ab, da Glucose-1-phosphat eine stärkere Säure ist als anorganisches Phosphat. Von größtem Interesse aber ist die Tatsache, daß zum Start der Synthese eine Spur von Stärke, Glykogen oder Dextrin zugegen sein muß, welche gleichsam als Zündsatz dient. Der gegenläufige Prozeß, die Phosphorolyse eines Polysaccharids, geht hingegen auch ohne Glucose-1-phosphat vonstatten. Das bedeutet, daß die Phosphorylase nur an einer bereits bestehenden Polysaccharidkette weiterbauen kann; diese muß gleichsam von Anfang an als Muster des Makromoleküles vorliegen. Kinetisch verläuft die Synthese eines Polysaccharides als *autokatalytische Reaktion*. Der Katalysator, der im Verlaufe der Reaktion

[1] KIESSLING 1939; CORI und CORI 1940.

vermehrt wird, ist der Polysaccharidkeim. Als zündendes Agens wirkt nur die verzweigte Komponente der natürlichen Stärke (Amylopectin) oder Glykogen; gerade Ketten haben nur eine geringe Wirkung. Ein solcher Keim besitzt ein Zentrum, von dem eine größere Zahl von Armen oder Seitenketten ausgehen, deren jede aus 6—25 Glucosegliedern besteht. In Gegenwart der Phosphorylase „wachsen" diese Seitenketten in die Länge. Entscheidend für das Ausmaß der Verlängerung ist allein die Kettenlänge im Keim. Kurze Ketten werden ganz bedeutend, lange Ketten relativ wenig verlängert[1, 2]. Da ein bestimmter Maximalwert der Kettenlänge die Synthese auch unter sonst günstigen Bedingungen zum Stillstand bringt, ist dem Wachstum eines Glykogenmoleküls eine endliche Grenze gesteckt. Man kann mit einer gewissen Berechtigung von einem Wachstum sprechen, weil das Glykogenmolekül beim Anbau von Glucoseresten eine Volumen- und Substanzvermehrung erfährt, ohne dabei seine Eigenschaften in auffälliger Weise zu verändern, wie das bei niederem Polymerisationsgrad der Fall wäre. Den Übergang eines Monosaccharides zu einem Disaccharid könnte man schwerlich als Wachstum bezeichnen; aber bei einem Polymerisationsgrad von 100 und darüber hat der Zuwachs von einigen weiteren Glucoseeinheiten auf das reaktive Verhalten des Moleküls keinen derart merklichen Einfluß mehr.

Eine reine Phosphorylase aus tierischen Organen oder Kartoffeln bildet nur gerade Kohlenhydratketten, die der Amylosefraktion aus der Stärke gleichen. Rohe Enzymextrakte enthalten jedoch weitere Enzyme, darunter einen „Verzweigungsfaktor". Durch Zusammenwirken mit der Phosphorylase entstehen bei der Synthese glykogenartige Stoffe, die eine braune Jodfarbe geben. Ähnlich wirkt auch das Q-Enzym aus Kartoffeln; das Reaktionsprodukt gibt eine purpurrote Jodfarbe und ist der Amylopektinfraktion aus Stärke sehr ähnlich[3, 4]. Dieser Verzweigungsfaktor geht auf ein Enzym zurück, welches die reversible Phosphorylierung von 1,6-Bindungen katalysiert. Es handelt sich hierbei wohl um eine Reaktion, bei der 1,4-Bindungen abgebaut und durch 1,6-Bindungen ersetzt werden. Enzyme dieser Art werden als Transglucosidasen bezeichnet. Beim Aufbau eines verzweigten Polysaccharidmoleküls werden wahrscheinlich wie auf einen Schlag zunächst lange gerade Amyloseketten von 100—200 Glucoseeinheiten gebildet. Dann erfolgt durch eine Reihe von Reaktionen, die aus einem teilweisen phosphorylytischen Abbau dieser Ketten und mit einem Bindungswechsel bestehen, die Anlage und der Ausbau von Verzweigungen. Die Synthese des Glykogen- bzw. Amylopektinmoleküls ist ein Beispiel dafür, daß der molekularmorphologische Aufbau eines verhältnismäßig komplizierten Makromoleküls allein aus dem Gleichgewicht mehrerer parallel verlaufender enzymatischer Reaktionen hervorgeht, d. h. sich allein aus der Kinetik enzymatischer Umsetzungen ableiten läßt.

Stärke und Glykogen sind nur aus Glucoseresten zusammengesetzt; die beiden Substanzen unterscheiden sich allein in molekularmorphologischer Hinsicht. Die *Eiweißkörper* sind auch Makromoleküle. Nach E. FISCHER sind sie aus Polypeptidketten aufgebaut, die aus Aminosäuren durch wiederholte —NHCO-Bindungen zusammengesetzt sind. Der Polypeptidkette liegt also ebenfalls das Prinzip der Wiederholung zugrunde, jedoch mit der Besonderheit, daß die Seitenketten der Aminosäurereste, obgleich sie im regelmäßigen Abstand von 3,5 Å immer wiederkehren, von verschiedener chemischer Konstitution und unterschiedlichem reaktivem Verhalten sind. Wenn man davon ausgeht, daß 22 Aminosäuren eine allgemeine Verbreitung besitzen, so ergibt sich eine unvorstellbare Zahl von Kombinationsmöglichkeiten schon innerhalb einer Polypeptidkette. Eine überschlagsmäßige Rechnung von M. STAUDINGER zeigt, daß die Anzahl der möglichen Konfigurationen im Proteinmolekül bei sehr einfachen Voraussetzungen größer als 10^{1000} ist. „Was das bedeutet, erhellt aus der Tatsache, daß die Anzahl der Wassermoleküle im Weltmeer nur etwa 10^{46} beträgt." Die Wurzel der *Spezifität* von Eiweißstoffen, zu denen die wichtigsten Wirkstoffe der Zelle zählen, liegt in der erstaunlichen Kombinationsmöglichkeit der Bausteine und in einem den ganzen Molekülbau beherrschenden Ordnungsprinzip, das darin besteht, daß die einzelnen Aminosäuren in der Polypeptidkette einander in bestimmten regelmäßigen Frequenzen folgen. So enthält, um ein bekanntes Beispiel zu nennen, das Seidenfibroin zur Hälfte Glykokollreste; jeder 4. Rest ist ein Alanin, jeder 16. ein Tyrosin und jeder 216. Rest ein Arginin. So kennzeichnet also eine Anzahl einander überlagernder Frequenzen diese eigenartige Periodizität, auf die in letzter Linie der heute noch größtenteils unbekannte Leistungsmechanismus der Proteine zurückgeht. Jede Polypeptidkette stellt ein charakteristisches Muster atomarer und molekularer Kräfte dar, welche die Ursache der enzymatischen Wirksamkeit, der Contractilität und anderer Funktionen sind, die Eiweißkörper in der lebenden Zelle erfüllen.

Wie die Synthese der Glucosidbindung, so ist auch die Synthese einer Peptidbindung ein endergonischer Prozeß. Das AF bei der Bildung eines Dipeptides aus Leucin und Glycin

---

[1] CORI, SWANSON, CORI 1945. [2] HARWORTH, PEAT, BOURNE 1944.
[3] BOURNE, PEAT 1945. [4] BOURNE, MACEY, PEAT 1945.

beträgt +7520 cal./Mol[1]. Obwohl es in einzelnen besonderen Fällen gelang, mit proteolytischen Enzymen, wie Proteinasen oder Peptidasen eine Peptidbindung zwischen Aminosäuren oder ähnlichen Stoffen zu synthetisieren, so kann man doch mit Sicherheit sagen, daß diese Enzyme unter physiologischen Bedingungen nicht imstande sind, eine Polypeptidkette aus Aminosäuren aufzubauen. Ihre Funktion in der Zelle ist der hydrolytische Abbau von Polypeptiden, vielleicht nebenher noch die transpeptische Übertragung einzelner, aus dem Peptidverband abgespaltener Aminosäuren auf eine andre Polypeptidkette, was offensichtlich ohne wesentliche Energiedifferenzen abläuft. Eine Kondensationsreaktion ist, wie G. V. SCHULZ ausführlich darlegt, im Zellmilieu unmöglich. Hierbei bildet sich ein „Kondensationsgleichgewicht" aus, dessen Lage von der Gleichgewichtskonstanten und der

$$K = \frac{[\text{Dimeres}] \cdot H_2O}{[\text{Monomeres}]^2}$$

Wassermenge im System abhängt.

Geht man von 1 Mol. Aminosäuren im Liter Wasser aus, dann läßt sich die Gleichgewichtskonzentration von Polypeptiden errechnen. Die Zahlen sind aus Tabelle 3 ersichtlich. Es ergibt sich daraus, daß Polypeptide im Gleichgewicht nur in so verschwindend kleinen Mengen vorliegen können, daß diese Bildungsweise in keiner Relation zu dem Proteinumsatz steht, der in jeder lebenden Zelle abläuft.

Tabelle 3. *Gleichgewichtskonzentration von Polypeptiden nach* G. V. SCHULZ (1950).

Polymerisationsgrad	Mol Polymeres	g Polymeres / g Ausgangssubstanz
2	10^{-7}	2.10^{-7}
10	10^{-63}	2.10^{-63}
100	10^{-693}	2.10^{-691}
1000	10^{-6993}	2.10^{-6992}

Die biologische Synthese der Peptidbindung muß in Analogie zur Synthese der Glucosidbindung auf einem Weg ablaufen, der die Kondensationsreaktion vermeidet. Das ist nur dadurch möglich, daß als Ausgangsstoffe zur Eiweißsynthese energiereiche Zwischenprodukte Verwendung finden, die bei der Kondensation ihre Energie abgeben. Beim Aufbau polymerer Kohlenhydrate spielt das Glucose-l-phosphat diese Rolle. Der natürliche Vorläufer der Peptidbindung ist noch nicht bekannt. Es ist schon von verschiedener Seite die Vermutung geäußert worden, daß die Synthese über Phosphorsäureverbindungen von Aminosäuren verläuft. Eine Acylverbindung, wie

$$-\overset{\overset{\displaystyle O}{\|}}{C}-O-\overset{\overset{\displaystyle OH}{|}}{\underset{\underset{\displaystyle OH}{|}}{P}}=O$$

könnte 10000 cal. an freier Energie aufbringen, was ausreichend wäre, um den Energiebedarf einer Peptidbindung von etwa 7000 cal. zu decken.

Bisher ist nur geglückt, ein paar Modellsysteme aufzustellen, in denen in vitro eine komplette Synthese von Amid- oder Peptidbindungen durchgeführt wird [2–5]. Es handelt sich hierbei um den Aufbau von aromatischen Aminen, Hippursäure, Glutamin und Glutathion. Es konnten aktive Enzympräparate in Lösung gebracht werden, die solche Umsetzungen durchführten; sie alle benötigen ATP und Mg^{++}. Die Synthese von aromatischen Aminen und Hippursäure braucht noch zusätzlich Co-Enzym A. Die Reaktion geht nach folgendem Schema vor sich:

$$R{-}NH_2 + HCOOR' + ATP \rightarrow RNH{-}COR' + ADP + P\ \text{anorg.}$$

Im Glutaminsystem konnten keine phosphorylierten Zwischenprodukte gefunden werden, aber das Freiwerden von anorganischem Phosphat in stöchiometrischem Verhältnis zur Bildung von Glutamin zeigt, daß energiereiches Phosphat aus ATP verbraucht wurde. Die Synthese von Glutathion braucht außer den Substraten noch ATP, anorganisches Phosphat, Mg^{++} sowie K^+. Es ist also aus allen diesen Versuchen nicht hervorgegangen, daß eine direkte Phosphorylierung eines der Substrate, d. h. die Bildung aktivierter Aminosäuren durch ATP stattgefunden hat; es ist vielmehr wahrscheinlicher geworden, daß die primäre Phosphorylierung eines der beteiligten Co-Enzyme betrifft. Wie dem auch im einzelnen sei, jedenfalls steht fest, daß die biologische Peptidsynthese mit der Verwertung der energiereichen Phosphatbindung aus ATP gekoppelt ist. Die eben beschriebenen Modellversuche werfen nur ein Licht auf die Vorgänge, die zur Kopplung der Grundmoleküle führen. Bei der Eiweißsynthese spielt aber noch ein weiterer Punkt eine entscheidende Rolle, wie nämlich die aktivierten Aminosäuren oder Vorläufer der Peptide ausgewählt und in das bestimmte, periodische

[1] G. V. SCHULZ, 1950. [2] CHANTRENNE 1947a. [3] KALCKAR 1947. [4] GLASS 1951. [5] SUMNER und MYRBAECK 1950.

Ordnungssystem des Protein selektiv eingebaut werden. Darüber haben Modellversuche noch keine Aufklärung gebracht. Es ist auch nicht wahrscheinlich, daß das Protein, das Endprodukt der angestrebten Synthese, als „Keim“ dazu ausreicht. Cytologische Beobachtungen sprechen dafür, daß Nucleinsäuren bzw. Nucleoproteide zur Eiweißsynthese enge Beziehungen besitzen; wahrscheinlich ist ihre Funktion in der angedeuteten Richtung zu suchen.

Aus dem Vorhergehenden ergibt sich, daß die Zelle eine Synthese makromolekularer Stoffe nicht direkt aus den Bausteinen durchführen kann. Beim Aufbau der polymeren Kohlenhydrate wird auf den *Coriester* zurückgegriffen, welcher an der Stelle, an der später die Kupplung zum Polymeren erfolgen soll, bereits mit Phosphorsäure verestert ist. Der energetisch wichtige Schritt lag bereits bei der Einführung der Phosphorsäure in das Glucosemolekül. Daraus ergibt sich die überaus wichtige Bedeutung der Hexokinase für den Zellstoffwechsel und speziell für die Wachstumsprozesse.

$$\begin{array}{c} \text{Hexokinase} \\ \downarrow \\ \text{ATP} + \text{Glucose} \rightarrow \text{Glucose-6-phosphat} + \text{ADP} \\ \text{Glucon-6-phosphat} \rightleftharpoons \text{Glucose-1-phosphat} \\ \uparrow \\ \text{Phosphoglucomutase} \end{array}$$

Es ist verständlich, daß auch regulierende Systeme im Organismus an der Hexokinase angreifen; wie z. B. das Hormon des Hypophysenvorderlappens, das hemmend auf die Hexokinase wirkt, ein Effekt, der durch *Insulin* wieder aufgehoben werden kann[1, 2]. Der Befund blieb nicht unwidersprochen[3-6].

Die Synthese der Eiweißkörper erfolgt wahrscheinlich nicht über phosphorylierte Zwischenstufen, jedoch leitet sich die Bindungsenergie ebenfalls über einen noch nicht genauer bekannten Umweg von der energiereichen Phosphorbindung des ATP ab.

Die Synthese der hochmolekularen Zellbestandteile ist daher nur auf der Basis eines aktiven Stoffwechsels möglich. Die bei den Gärungs- und zu einem noch größeren Teil bei den Atmungsreaktionen freigesetzten Energiebeträge werden durch ein Enzymsystem, welches wohl hauptsächlich in den Mitochondrien lokalisiert ist, in die Form von Phosphatbindungsenergie gebracht und auf Trägersysteme übertragen. Das wichtigste unter diesen ist das Adenylsäuresystem (Adenylsäure + $\sim$ P $\rightarrow$ ADP; ADP + $\sim$ P $\rightarrow$ ATP); ferner spielen auch die Argininphosphorsäure bzw. Creatinphosphorsäure eine wichtige Rolle im gleichen Sinne.

Obgleich Makromoleküle, wie Stärke, Glykogen, aber auch viele Eiweißkörper in reiner Form und in steriler wäßriger Lösung lange haltbar sind, ist ihre Stabilität in der Zelle nur gering. Aus den Untersuchungen von SCHÖNHEIMER und Mitarbeitern über den Umsatz von Zelleiweiß, in welches zur Markierung mit N- oder H-Isotopen gekennzeichnete Aminosäuren eingebaut wurden, ist gut bekannt, daß die Proteine in der Zelle eine kurze Lebensdauer besitzen. Besonders kurzlebig sind die Eiweißkörper der Darmschleimhaut, der Leber und des Blutes; andere, wie z. B. der Blutfarbstoff, bleiben länger erhalten. Diese Stoffe fallen den hydrolytischen Enzymen zum Opfer, offenbar sobald sie die ersten Stadien von Denaturierung aufweisen. Diesem Abbau muß ein ununterbrochener Aufbau die Waage halten, wenn die Zelle ihren Bestand an makromolekularen Stoffen erhalten soll. G. V. SCHULZ verallgemeinert diese Erfahrungen, indem er davon spricht, daß die hochmolekularen Stoffe im

[1] PRICE, CORI, COLOWICK 1945. [2] COLOWICK, CORI, SLEIN 1947.
[3] BROH-KAHN, MIRSKY 1947. [4] STADIE, HAUGAARD 1949.
[5] STADIE, HAUGAARD, MARSH, HILLS 1949. [6] STADIE, HAUGAARD, HILLS, MARSH 1949.

Organismus Kreislaufprozessen ihren Bestand verdanken, die er „*Elementarcyclen*" nennt.

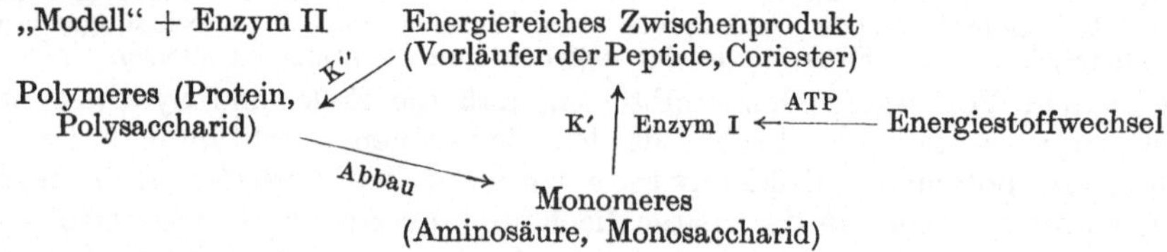

Man muß wohl zunächst jedem speziellen makromolekularen Stoff einen eigenen Elementarcyclus zubilligen. Das hätte zur Folge, daß in einer Zelle eine kaum übersehbare Zahl solcher Kreisprozesse ablaufen müßte. Die Frequenz dieser Cyclen hängt von der Stabilität des polymeren Endproduktes ab, denn „der Organismus hat nicht etwa die Tendenz, seine hochmolekularen Stoffe zu stabilisieren; es scheint im Gegenteil ein wesentliches, vielleicht das wichstigste Kennzeichen der Lebensprozesse zu sein, daß die verschiedenen Elementarcyclen in einer bis auf das feinste gegeneinander abgewogenen Geschwindigkeit ablaufen". Das Charakteristische an allen diesen Kreisprozessen ist, daß sie mit dem Atmungs- und Gärungsstoffwechsel gekoppelt sind. Dort werden Energiespeicher aufgeladen, mit deren Hilfe es dem Enzymsystem I (Hexokinase; im Proteincyclus noch unbekannt) möglich ist, eine Vorstufe aufzubauen (Coriester, Peptidvorstufe), welche die zur Polymerisation nötige Energie bereits in sich trägt. Ein zweites Enzymsystem (Enzym II) (Phosphorylase, Q-Enzym u. a.) verknüpft dann ohne weiteren Energiebedarf die Vorstufen zum polymeren Körper, wobei die Bausteine einer gewissen bereits vorliegenden Struktur als „Modell" angepaßt werden. In der lebenden Zelle sind die Cyclen stets in Tätigkeit, ob sie wächst oder nicht, sie sind zur Erhaltung der a priori instabilen Struktur der Organismen nötig. „Wachsen" ist demnach ein Ausmaß der synthetischen Prozesse über das Erhaltungsniveau hinaus.

v. BERTALANFFY hat in zahlreichen Schriften darauf hingewiesen, daß die Gewebe- und Zellstrukturen der lebenden Organismen keine statischen, sondern dynamische Gebilde sind. Durch die Struktur der Organismen, die uns stabil und konstant erscheinen, zieht ein andauernder rascher Strom der materiellen Bausteine. Man kann das biologische System am ehesten mit den stationären Zuständen in der physikalischen Chemie vergleichen; aber auch dieser Vergleich trifft nicht ganz zu. In der Physikochemie handelt es sich um geschlossene Systeme, während der Organismus gegen seine Umwelt offen ist und dauernd Stoffe und Energie aus ihr entnimmt, um Kohlensäure und Exkrete an diese wieder abzugeben.

Man kann heute nur ahnen, daß dieser „quasi stationäre" Zustand der lebenden Substanz gewisse Freiheitsgrade einräumt, veränderten Außenbedingungen Rechnung zu tragen, doch fehlt noch jegliches tiefere Verständnis, so daß man nicht sagen kann, warum so bedeutende Unterschiede in der Stabilität der Zellproteine aus verschiedenen Organen bestehen.

b) Wachstum komplexer Gefüge von Makromolekülen.

Makromoleküle befinden sich in einem wäßrigen Milieu infolge der Größe ihres Moleküls stets in einem kolloiden Zustand. Sie können in der Zelle sowohl als *Sol*, als auch als *Gel* auftreten. Die Enzyme der Gärung sind im Enchylema des Cytoplasmas im Solzustand anzutreffen. Solche Enzyme sind durch Extraktion aus dem Plasma leicht isolierbar. Dies ist mit ein Grund, warum die

Glykolyse heute viel besser bekannt ist als die aerobe Oxydation der Kohlenhydrate.

Eine besondere biologische Bedeutung der makromolekularen Stoffe liegt in ihrer Eigenschaft, unter bestimmten Bedingungen in den Gelzustand eintreten und dabei eine „Struktur" bilden zu können. Lösungen, die Kettenmoleküle in entsprechender Konzentration enthalten, erstarren spontan bei längerem Stehen, können aber beim Schütteln wieder verflüssigt werden (Gelatine). Dieses als Thixotropie bekannte Phänomen zeigt, daß die Kettenmoleküle untereinander Haftpunkte bilden können. Im Gelatinegel liegt bereits der einfachste Fall einer Struktur vor von der Art, wie sie, wenn auch ungleich komplexer, allen Zellstrukturen, wie Biosomen, und schließlich auch der ganzen Zelle zugrunde liegt. Ein solches Gel kann bis zu 97% aus Wasser bestehen und dennoch haften die Makromoleküle aneinander, so daß das Gebilde die ihm gegebene Form eine Zeitlang erhalten kann und deutlich elastische Eigenschaften besitzt. Wenn man ein solches Gel, dessen Haftkräfte nur lose sind, in einen Überschuß von Wasser einlegt, so würden sich bald einzelne Molekülketten ablösen und wegdiffundieren, das Gel würde schließlich ganz in den Solzustand übergehen. Sind aber einzelne der Haftpunkte nicht durch schwache Nebenvalenzkräfte, sondern durch Hauptvalenzbindungen gebildet, wie Methylen-, Schwefel- oder Ätherbrücken, so ist das Gel nur mehr begrenzt quellbar, es ist durch den Eingriff unlöslich geworden. Überzieht man ein Stück gequollener Gelatine mit einer Haut, z. B. durch oberflächliche Härtung mit Formaldehyd, die sich wie ein feinmaschiges Netz um die Gelatine legt, so ist auch bei starker Quellung ein Verlust an Kettenmolekülen nicht mehr möglich.

Ist dazu noch die Maschenweite des umhüllenden Netzes so eng, daß nur Ionen, nicht aber Monosaccharide oder Aminosäuren durchtreten können, so liegt ein einfaches Zellmodell vor, das aus „Protoplasma" und einer „semipermeablen Membran" besteht. An das Reticulum der Makromoleküle ist eine adsorptive Bindung von Ionen und niedermolekularen Stoffen möglich. Man kann sich auch vorstellen, daß Enzyme und andere Makromoleküle an das Reticulum gebunden werden. Auf diesem Wege besteht die Möglichkeit, Struktursysteme höherer Ordnung aufzubauen, die aus wohlgeordneten Lagen von Proteinen, Lipoiden und Nucleoproteiden bestehen, in das die Enzyme oder andere Proteide mit ihren Co-Enzymen nach einem bestimmten Muster eingebaut werden können. Ein Beispiel hierfür ist die Struktur der Grana im Chloroplasten der Pflanzen; sie ermöglicht ein geordnetes funktionelles Zusammenspiel der einzelnen Komponenten bei der Kohlensäureassimilation. Solche Systeme können auch durch eine eigene Membran vom umgebenden Cytoplasma abgetrennt werden. Wahrscheinlich kommt den Mitochondrien und allen Biosomen ein solcher komplexer Aufbau zu. Zur Zeit sind noch keine Einzelheiten darüber bekannt. Es ist daher verständlich, daß man über das Wachstum und die Vermehrung „höherer" Struktureinheiten noch weniger aussagen kann als über Makromoleküle. Es ist sehr wahrscheinlich, daß dieser Typ von Zellkomponenten einen so komplizierten Aufbau hat, daß er in seiner Art einmalig ist und nicht „de novo" im Cytoplasma entstehen, sondern nur durch Teilung und Weitergabe an die Tochterzellen erhalten werden kann.

Einer Untersuchung leichter zugänglich sind Zellhäute von Pflanzen und Cuticularstrukturen tierischer Zellen. Es handelt sich hierbei natürlich um relativ sehr einfache Gebilde, die man mit Biosomen nicht direkt vergleichen kann. Typisch ist, daß solche Strukturen im Gegensatz zu Kristallen durch Intussuszeption, also von innen heraus, wachsen können. Aber erst das Elektronenmikroskop hat gezeigt, wie man sich einen solchen Vorgang vorstellen muß. Das Wachstum der zarten Zellhäute in pflanzlichen Vegetationspunkten erfolgt nicht auf der ganzen Fläche gleichzeitig, sondern wird durch ein lokales, intensives

Wachstum von Plasma bedingt, das die in seiner Umgebung befindlichen, bereits bestehenden Mikrofibrillen von Cellulose zur Seite drängt. So entsteht ein lokaler Ausweitungsbezirk, wie A. FREY-WYSSLING und H. STRECKER gezeigt haben. Die Zellwand wächst nicht als Ganzes, sondern zeigt eine Art von Mosaikwachstum (Abb. 1). Später werden neue Cellulosefibrillen eingeflochten. Das Resultat ist schließlich eine oft recht komplizierte Membranstruktur, die aus Schichten besteht, in denen eine Längs-, Ring- und Schraubenstruktur abwechseln[1]. Dadurch gewinnt die Membran bedeutend an Festigkeit. Man könnte vermuten, daß eine regulative Tätigkeit des Cytoplasmas nicht nur die Synthese von Cellulose kontrolliert, sondern auch den entsprechenden Makromolekülketten die Richtung angibt. Zu beachten ist aber, daß die Zellwände der Avena-Koleoptile nur 1% Proteine und gar keine Phosphatide enthalten, daher wohl außerhalb des Cytoplasmas gebildet werden. Ein ähnlicher

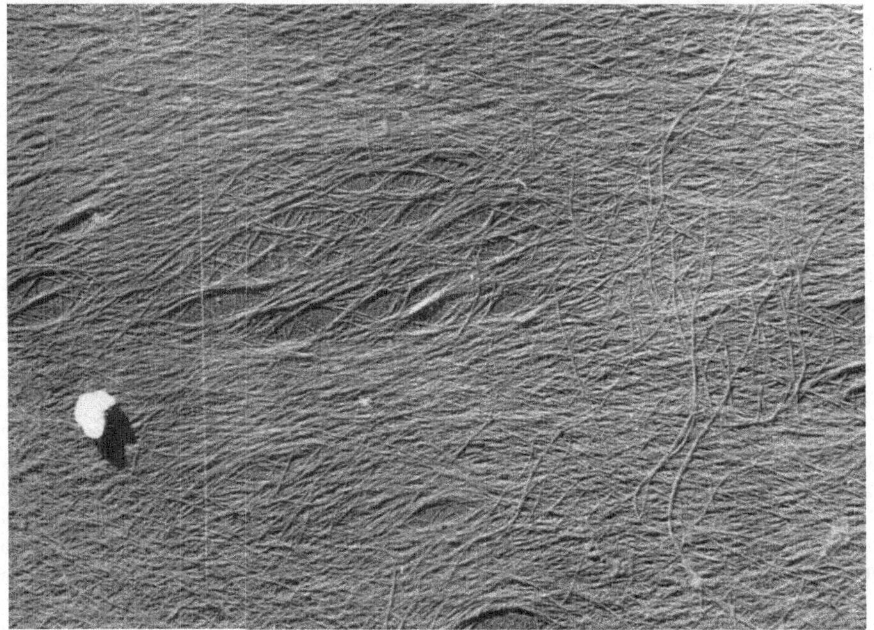

Abb. 1. Ausweitungsbezirk in der pflanzlichen Zellmembran. 13 500×. (Nach FREY-WYSSLING und STRECKER). Aus: Experientia 7, 420 (1951).

Fall ist auch im Tierreich, und zwar von der Gastropodenschale bekannt. Das Bauelement sind hier mikroskopische „Kalkfibrillen, die zu Balken und diese wieder zu Platten zusammengefaßt erscheinen; die Platten bauen nun in gesetzmäßiger Anordnung eine Schicht auf, und mehrere solcher Schichten folgen in der Dicke der Schale aufeinander, wobei die Strichrichtung der Platten von einer Lage zur anderen regelmäßig wechselt. Dabei treten in den Einzelheiten der Struktur artspezifische Unterschiede hervor“[2]. Die Schale entsteht aus einem Sekret der Zellen des Mantelepithels, wobei nur eine Berührung, nicht aber ein fester Zusammenhang besteht. Die Strukturbildung erfolgt auch hier offenbar ohne eine direkte formative Leistung des Cytoplasmas. Ähnliche, wenn auch nicht so eindrucksvolle Beispiele für das gleiche Phänomen, findet man bei den Intercellularsubstanzen des Bindegewebes.

c) Das Wachstum der Zelle als Ganzes.

α) Die stofflichen Wechselbeziehungen zwischen den Cytosystemen.

Die Zelle wächst nur in einer geeigneten Umgebung. Eine Zufuhr an Kohlenstoff- und Stickstoffverbindungen ist unbedingt nötig. Ebenso müssen P und S zur Verfügung stehen, doch genügen sehr oft anorganische Phosphate und Sulfate. Stets ist auch die Anwesenheit kleiner Mengen an Eisen, Magnesium, Na, K und

[1] FREY-WYSSLING 1948. [2] SCHMIDT, ASCHOFF, KÜSTER 1938, S. 164.

Ca nötig, daneben noch Spuren an Cu, Zn, Mn, B und Co. Manche dieser Metalle braucht die Zelle zum Aufbau von lebenswichtigen Enzymen. Da außerordentlich geringe Mengen genügen, ist der Bedarf an diesen Spurenmetallen in der Regel nur in sorgfältigen Versuchsansätzen nachweisbar. Die meisten Zellen benötigen Sauerstoff, frei oder im Medium gelöst, manche auch noch Kohlensäure.

So anspruchslos sind nur pflanzliche Zellen. Viele Bakterien benötigen nebenher noch einzelne spezielle Moleküle, wie Glutamin oder Uracil. Milchsäurebakterien verlangen neben Glucose eine größere Zahl von Aminosäuren und Vitaminen, wie Thiamin, Riboflavin, Nicotinsäure, Biotin, Folinsäure und p-Aminobenzoesäure. Tierische Zellen, wie z. B. die Gewebezellen von Wirbeltieren, benötigen außer den genannten Stoffen auch Nucleinsäuren, Peptide und andere Stoffe, die ihrer Zusammensetzung nach heute noch nicht aufgeklärt sind (vgl. A. FISCHER 1940).

Wird eine Bakterienzelle in ein geeignetes Medium gebracht, das neben den Nahrungsstoffen auch hinsichtlich der Reaktion, des Redoxpotentials und der Temperatur zuträglich ist, so beginnt die Zelle zu wachsen. Einfache Stoffe aus dem Medium werden aufgenommen und daraus kompliziertere geformt. Diese sind zunächst noch Kleinmoleküle, diffundieren gemäß dem Konzentrationsgradienten von einem enzymatisch aktiven Ort zum nächsten, wo sie weitere Veränderungen erleiden. Man muß sich die Zelle erfüllt von solchen Mikroreaktionsräumen vorstellen. Aber gleichzeitig werden passende Bausteine zum Aufbau der Makromoleküle verwendet, andere Stoffe abgebaut, um Energie freizumachen. Die Zelle nimmt an Volumen zu. Nach dem Erreichen einer kritischen Maximalgröße findet die Teilung statt. So bildet sich bei konstanter Zufuhr von Rohmaterial, z. B. aus einem Nährmedium von unendlich großem Volumen ein Wachstumszustand aus, der dadurch charakterisiert ist, daß die Zahl der Zellen in einer geometrischen Progression ansteigt, nach der Formel

$$n = n_0 \, e^{kt},$$

wobei n_0 die Zellzahl zur Zeit 0, und n die Zellzahl zur Zeit t ist, k ist eine Konstante. Diese Gleichung entspricht formal der Autokatalyse und bedeutet, daß in der wachsenden Zelle die Reproduktion der Elementarteilchen, Enzyme und anderer Komponenten, nach einem Exponentialgesetz erfolgt. Die Zellen befinden sich in einer „*logarithmischen Phase*" des Wachstums. Diese Wachstumsform wird nur so lange beibehalten, als Baumaterial unbegrenzt zur Verfügung steht. In der Natur wird das Wachstum stets mehr oder weniger bald eingeschränkt. Für gewöhnlich ist das Kulturvolumen begrenzt, daher liegt einer der wichtigen Nährstoffe bald nur noch in minimaler Konzentration vor; er wird zum Schrittmacher des Wachstums. Die Wachstumskurve wird flacher und schließlich hören die Zellteilungen auf. Das Wachstum ist in die „*stationäre Phase*" eingetreten. Die Zellen aus einer solchen Population sind auch in ihrer Zusammensetzung nicht die gleichen wie die aus einer lebhaft wachsenden Kultur. Wie man an gewaschenen Bakterien aus einer alten Kultur sehen kann, haben einzelne Enzyme an Aktivität verloren, auch manche niedermolekulare Stoffe sind durch Diffusion verlorengegangen.

Man kann verstehen, daß Keime aus einer solchen Population in ein frisches Medium übertragen nicht augenblicklich mit dem Wachstum beginnen können. Es müssen zunächst die nötigen, während der Ruhepause verlorenen Wirkstoffsysteme aufgebaut werden. Diese latente Teilungsruhe vor dem Wachstumsbeginn wird im englischen Schrifttum „Lag"-Phase genannt (Abb. 2). Zu den Enzymen, die während der stationären Wachstumsphase an Aktivität bedeutend abnehmen, zählen die wasserstoffübertragenden Enzyme und die Katalase[1]. Triphenyltetrazoliumchlorid wird nur durch lebhaft wachsende Colibakterien leicht reduziert[2]. Daß nur gärende Hefe die Fähigkeit besitzt, organische Verbindungen zu reduzieren, ist allgemein bekannt. Wahrscheinlich wird man annehmen müssen, daß im verbrauchten Medium die Synthesen mit der Verarmung der Zellen zum Stillstand kommen, der Abbau von Enzymsystemen aber ständig weiterschreitet und damit ein allmähliches Abklingen der Stoffwechselfunktionen eintritt, das mit dem Tod der Zelle, dem irreversiblen Erlöschen derselben, ein Ende findet.

Die ersten grundlegenden Erfahrungen über die Reproduktion von Plasmamaterial wurden an Versuchen mit entkernten Protisten gesammelt. So hat schon VERWORN (1889) gelehrt, daß entkernte Amöben zwar noch Nahrung aufnehmen, aber zur Verdauung derselben nicht mehr fähig sind. Damit ist bereits klar gezeigt worden, daß zwar für die Prozesse der Plasmabewegung die Gegenwart eines *Kernes* nicht erforderlich ist, aber Verdauungsfermente (= spezifische Proteine) nicht gebildet werden können. In der Folgezeit ist diese Beobachtung durch weitere Untersuchungen mehrerer Autoren[3-5] grundsätzlich bestätigt worden. Niemals wurden an kernlosen Teilstücken von Protisten ein Wachstum oder eine Regeneration von Organellen gesehen, während winzige kernhaltige Stücke nach anfänglicher innerer Umorganisation bald mit der Nahrungsaufnahme und einem erneuten Wachstum beginnen. Das gesamte Tatsachengut der cytogenetischen Forschung spricht dem Zellkern die Funktion zu, der Träger der Erbmasse zu sein, und die Erbmasse nach festen Regeln bei der Teilung der Zelle auf die nachfolgenden Tochterzellen zu übertragen. Wie man sich aber diese Leistung des Kernes stofflich vorstellen sollte, blieb zunächst noch unbekannt.

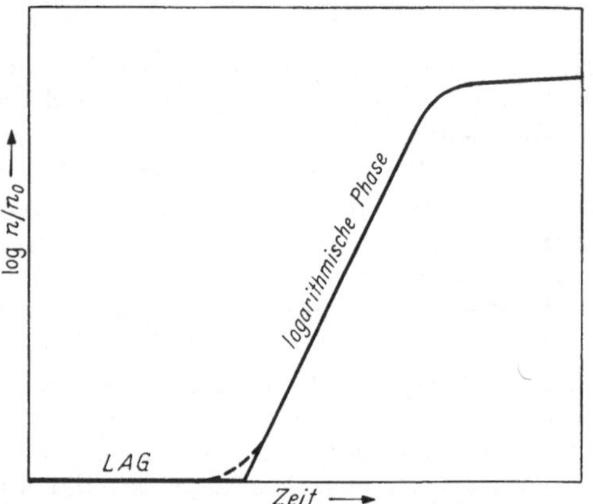

Abb. 2. Die Wachstumsphasen bei Bakterien.

Nach eingehenden histochemischen Untersuchungen an einem umfassenden Material haben CASPERSSON und seine Mitarbeiter[6] erkannt, daß ein direkter Zusammenhang zwischen dem *Gehalt des Cytoplasmas an Nucleinsäuren* und der Wachstumspotenz der Zelle besteht. Lebhaft wachsende Zellen oder solche mit einem erheblichen Eiweißumsatz wie Drüsenzellen u. dgl. enthalten stets viel *Nucleolarsubstanz* in ihrem Kern. Auf Grund dieser Beobachtungen hat CASPERSSON eine umfassende „Theorie der biologischen Eiweißsynthese" aufgestellt. Die Hauptpunkte der CASPERSSONschen Lehre sind in kurzer Zusammenfassung folgende:

Jede Zelle, die Plasmaproteine aufbaut, sei es, daß sie wächst oder proteinhaltige Substanzen produziert, enthält reichliche Mengen an Nucleinsäuren. Dabei besteht eine direkte Beziehung zwischen dem Nucleinsäuregehalt im Chromosom und dem im Nucleolus und Cytoplasma. Das Zentrum der Eiweißsynthese ist der Zellkern, im besonderen das Chromosom. Die Desoxyribonuclein-

[1] KOPPER 1951. [2] BIELIG, KAUSCHE, HAARDICK 1949. [3] HOFER 1889. [4] GRUBER 1912. [5] CLARK 1942. [6] CASPERSSON 1941, 1947, 1950.

säure kommt ausschließlich im Chromosom vor; sie ist ein Bestandteil des „Chromatins" und ist feulgenpositiv. Im Nucleolus und im Cytoplasma ist hingegen nur Ribonucleinsäure anzutreffen. Während das Euchromatin die Synthese hochspezifischer Proteine kontrolliert — im Zusammenhang mit zugehörigen Genen — bewirkt das Heterochromatin die Bildung von Histonen, welche vom Nucleolus vorübergehend gesammelt und gespeichert werden. Da der Begriff Heterochromatin vieldeutig ist, möchte CASPERSSON darunter das „dem Nucleolus assoziierte Chromatin" verstehen. Der Nucleolus funktioniert als das Hauptzentrum für die Bildung der „einfacheren" Cytoplasmaproteine. Aus dem Nucleolus — möglicherweise auch direkt aus dem Heterochromatin — wandert in aktiven Perioden der Zelle basisches Proteinmaterial, reich an Diaminosäuren (Histon), zur Kernmembran ab, durchdringt diese und regt außerhalb von ihr die Bildung von feulgennegativen Ribonucleinsäuren an. Eine Ansammlung von Histonen und Ribonucleinsäure kann die ganze Kernmembran gleichmäßig umgeben oder auch nur (wie bei manchen Ganglienzellen) auf eine bestimmte Stelle der Kernmembran beschränkt sein, die zur Hauptmasse des Cytoplasmakörpers ausgerichtet ist. Werden Ribonucleinsäuren sehr reichlich gebildet, so kann bei günstigen Objekten ein deutlicher Kegel dieser Substanzen innerhalb des Kernes nachgewiesen werden, der mit der Spitze dem Nucleolus aufliegt und mit der Basis die Kernmembran berührt. Unter dem Begriff „*Nucleolarapparat*" werden alle Kernstrukturen zusammengefaßt, die an der Provokation von Ribonucleinsäure im Cytoplasma beteiligt sind. Die Ribonucleinsäuren im Cytoplasma stimulieren die Synthese von Cytoplasmaproteinen.

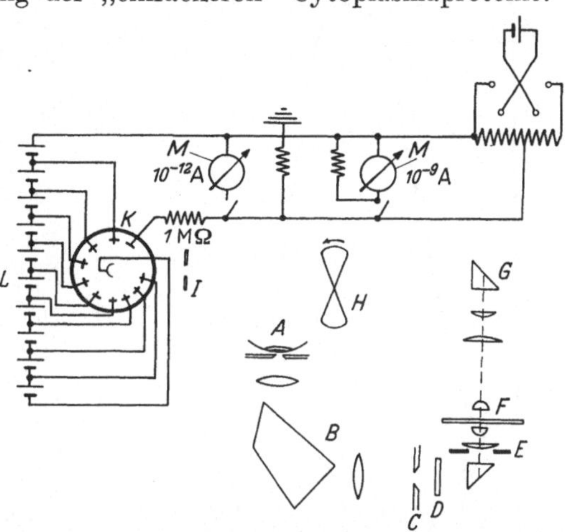

Abb. 3. Schema einer mikrospektrographischen Apparatur. *A* Lichtquelle, *B* Monochromator, *C* Monochromatorschlitz, *D* Filterkombination, *E* Kondensorblende, *F* Objektiv, *G* bewegliches Prisma, *H* rotierender Sektor, *I* Blende der Photoaufsatzkamera, *K* „Electron multiplier" Photozelle, *L* Batterie, *M* empfindliches Galvanometer. (Nach THORELL.)

Bei der Proteinsynthese in der Zelle sind 2 Prozesse streng zu unterscheiden. 1. Die *Reproduktion der Genproteine*, von denen es eine sehr große Anzahl gibt, und die eine sehr komplizierte spezifische Struktur besitzen; sie findet ausschließlich in den Chromosomen statt; die an der Synthese beteiligte Nucleinsäure ist vom Desoxyribosetyp. 2. Die *Reproduktion* der Hauptmenge *von Plasmaproteinen*. Es handelt sich dabei um weniger verschiedene Sorten; die Synthese findet im Cytoplasma statt, und die daran beteiligte Nucleinsäure ist vom Ribosetyp.

Diese Theorie baut auf sehr gründlichen cytologischen Untersuchungen auf, die mit einer hochentwickelten mikrospektrographischen Apparatur durchgeführt wurden. Die Methode erlaubt eine quantitative Bestimmung von Substanzmengen in der Größenordnung von 10^{-8} bis 10^{-12} g, ohne die Zellstruktur dabei zu zerstören, und ist auf einen Bereich von 0,2—0,5 μ im Durchmesser anwendbar. Die Apparatur geht aus Abb. 3 hervor. Das Prinzip der Bestimmung von Nucleinsäuren beruht auf dem charakteristischen Absorptionsmaximum derselben bei 2600 Å, welches auf die Purin- und Pyrimidinbasen der Nucleotide zurückgeht. Es ist für Ribo- und Desoxyribonucleinsäuren identisch und von Versuchsbedingungen, wie z. B. p_H, nur wenig abhängig. Auch die aromatischen Aminosäuren der Zellproteide, wie Tryptophan, Tyrosin und Phenylalanin, haben ein typisches Absorptionsmaximum im Ultraviolett; es liegt bei 2800 Å. In günstigen Fällen kann aus diesen Werten der Proteingehalt von Zellstrukturen berechnet und der Typus des Proteins (ob basisches wie Histon oder saures wie Globulin) ermittelt werden. Abb. 4 zeigt die Absorptionskurven einiger wichtiger Zellbestandteile. Die Methode erlaubt nicht, zwischen Ribo- und Desoxyribonucleinsäure zu unterscheiden. Zur Klärung dieser Frage muß die bekannte FEULGENsche Nuclealreaktion herangezogen werden.

Der Hauptbeweisgrund, den CASPERSSON für seine Theorie heranzieht, ist die stets zu beobachtende Coincidenz zwischen dem Vorkommen von großen, ribonucleinsäurereichen Nucleolen und reichlichen Mengen an cytoplasmatischen Nucleoproteinen.

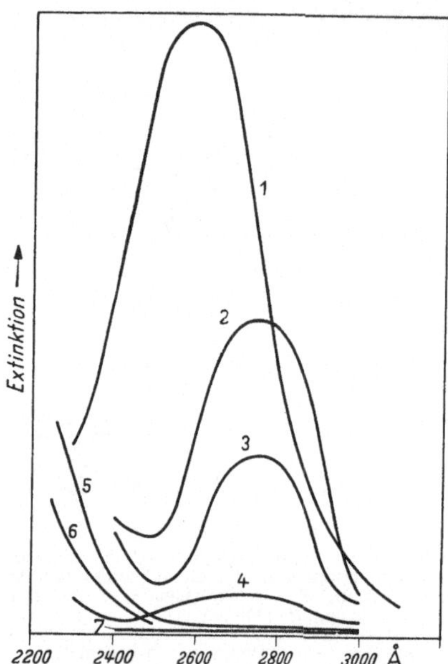

Abb. 4. Die UV-Absorptionsspektren der wichtigsten Zellbestandteile. *1.* Nucleinsäuren, *2.* Tryptophan, *3.* Tyrosin (saure Lösung), *4.* Phenylalanin, *5.* andere Aminonsäure, *6.* RALEIGHS Extinktion, *7.* konstanter unspezifischer Verlust durch Reflexion und Brechung. Das Verhältnis der Konzentrationen von Nucleinsäuren, Tryptophan, Tyrosin und Phenylalanin beträgt etwa 0,4:1:1:1. Die anderen Komponenten sind willkürlich eingestuft. (Nach THORELL.)

Dieser Zusammenhang wurde 1939 für die Wachstumszone in der Wurzelspitze von *Allium*[1] und in der Folgezeit für die verschiedensten Objekte festgestellt. So zeigten Analysen von Nucleolus und Cytoplasma bei rasch wachsenden Seeigeloocyten, daß beide Zellkomponenten große Mengen von Ribonucleinsäure enthalten[2]. Ein ähnlicher Zusammenhang läßt sich auch bei embryonalem Gewebe nachweisen. In der embryonalen Leber des Hühnchens bilden die Kerne große, ribonucleinsäurereiche Nucleolarmassen und gleichzeitig auch sehr viel Nucleinsäure im Cytoplasma aus, aber die primitive Niere des gleichen Hühnchenembryos, die bekanntlich am 7. Tag das volldifferenzierte Stadium erreicht, während die anderen Gewebe noch den embryonalen Charakter bewahren[3], zeigt diese Erscheinung nicht. Der Zusammenhang zwischen Nucleolen und plasmatischer Ribonucleinsäure ist auch in eiweißproduzierenden Drüsen (Pankreas) und im Krebsgewebe zu sehen[4]. In der Magenschleimhaut enthalten die pepsinbildenden Hauptzellen reichlich Ribonucleinsäure.

Ein besonders günstiges Objekt ist die *Nervenzelle*. Dieser Zelltyp ist bekanntlich hochspezialisiert. Schon früh in der Entwicklung hören Teilungsfähigkeit und Wachstum auf. Aber die Ausbildung des Axons und der Dendriten, sowie auch die Regeneration von Feinstrukturen innerhalb dieser Organzellen sind mit der Neubildung von Proteinen verknüpft. In solchen Perioden kommt es zu einer starken Vermehrung der UV-absorbierenden Substanz (Nucleinsäuren) und der Nucleolarmasse. In den großen Ganglienzellen von Lophius piscatorius konnte der Konzentrationsgradient von basischen Proteinen vom Nucleolus zu dem Teil der Kernmembran, von wo aus die Bildung von Ribonucleinsäure im Cytoplasma beginnt, direkt sichtbar gemacht werden. Die NISSL-Schollen absorbieren UV und sind stark basophil, sie dürften deshalb besonders große Mengen an Ribonucleinsäure enthalten[5]. Nach starker akustischer Reizung verarmen nach HAMBERGER und HYDÉN (1945) die Zellen des Cochlearganglions vom Meerschweinchen an Nucleoproteiden. Die Restitution des normalen Zustandes dauert viele Tage, kann aber durch Gaben von Malonsäurenitril abgekürzt werden.

[1] CASPERSSON, SCHULTZ 1939. [2] CASPERSSON, SCHULTZ 1940.
[3] CASPERSSON, THORELL 1941. [4] CASPERSSON, SANTESSON 1942.
[5] HYDEN 1943a, 1943b.

In den kleineren Gewebezellen der Metazoen sind solche Einzelheiten nicht zu sehen, jedoch bleibt stets der Zusammenhang von nucleinsäurereichem Nucleolus und Auftreten großer Ribonucleinsäuremengen im Cytoplasma erkennbar.

Beziehungen zwischen dem Heterochromatin und dem Ribonucleinsäuremechanismus gehen aus Untersuchungen an Drosophila und Chironomus hervor[1]. Auch an Zellen höherer Tiere konnte gezeigt werden, daß gewisse Chromatinteile, die sich von der Hauptmasse an Chromatin unterscheiden, mit dem Cytoplasmaproteine bildenden Mechanismus gekoppelt sind[2-5]. In rasch wachsenden Zellen sind diese Chromatinteile während der Interphase durch die Bildung von Ribonucleinsäure charakterisiert, die im Nucleolus gespeichert wird. Für dieses Chromatin wird der Name „nucleolus-associated chromatin" vorgeschlagen.

Der Nucleolarapparat ist nur in Zellen mit lebhafter Eiweißbildung gut entwickelt. Gewebe mit starkem Stoffwechselumsatz wie Muskel oder Niere, sowie auch Zellen, die sich lebhaft teilen, dabei aber nicht wachsen, wie z. B. während der Spermatogenese oder Furchung, zeigen ihn nicht.

Monné (1948) hat die Anschauungen von Caspersson in manchen Richtungen noch erweitert. Er nimmt an, daß das Euchromatin den Kernsaft bildet und damit den *Abbau* kontrolliert, während das Heterochromatin die Ribonucleinsäurebildung in der Zelle veranlaßt und damit den *Aufbau* beherrscht.

Ungefähr gleichzeitig mit den Untersuchungen von Caspersson und seinen Mitarbeitern hat auch Brachet mit einer anderen Methodik diese Fragen bearbeitet und ist im allgemeinen zu dem gleichen Ergebnis gekommen.

Seine Arbeitsweise geht von der Erfahrung aus, daß die Basophilie des Protoplasmas zu einem guten Teil auf seinem Gehalt an Nucleinsäuren beruht. Unnas Methylgrün-Pyroningemisch erwies sich zur Darstellung der beiden Nucleinsäuretypen geeignet, da Ribonucleinsäure vornehmlich Pyronin, die Desoxyribonucleinsäure dagegen mehr vom Methylgrün annimmt. Die Spezifität des Nachweises läßt sich wesentlich steigern, wenn die gefärbten Schnitte mit solchen verglichen werden, die vorher einer Behandlung mit kristallisierter Ribonuclease oder Desoxyribonuclease unterworfen wurden. Strukturen, deren Affinität zum Farbstoff auf einer der beiden Nucleinsäuretypen beruht, nehmen nach der Behandlung mit dem spezifisch wirksamen Enzym den Farbstoff nicht mehr an.

Mit diesen Methoden konnten in den sekretorischen Zellen des Pankreas, in den Nissl-Schollen der Nervenzellen und in jungen Oocyten große Mengen von Ribonucleinsäure gefunden werden. Auch der Nucleolus verliert seine Färbbarkeit nach der Behandlung mit Ribonuclease. Nucleinsäure kommt überall dort vor, wo reichlich Mitosen auftreten, wie in der Matrix der Haut, in den Lieberkühnschen Krypten und in den Haarfollikelzellen, sowie auch in den Regenerationsknospen nach Excisionen von Gewebeteilen bei Tieren und bei Pflanzen. Der Zusammenhang mit der Proteinsynthese wird dadurch offenbar. Das an Ribonucleinsäure reichste Organ ist nach Brachet die Seidendrüse von Bombyx, deren einzige Aufgabe darin besteht, den Eiweißkörper Seide zu machen.

Bei *Mikroorganismen* sind grundsätzlich die gleichen Beziehungen zwischen Nucleinsäurestoffwechsel und Eiweißsynthesen gefunden worden. Malmgren und Hedén (1947) untersuchten die Lichtabsorption von Bakterienzellen (Escherichia coli) bei 2600 Å und zeigten, daß Zellen aus einer alten Kultur, die sich kaum mehr teilten, blaß aussehen, d. h. arm an Ribonucleinsäure sind. Sie enthalten aber einen stark absorbierenden Punkt, der nach neueren Untersuchungen den *Nucleoiden* [Piekarski (1949, 1951)] entspricht. Stäbchenförmige Bakterien in vollem Wachsen besitzen gewöhnlich 2 derartige feulgenpositive Elemente, die sich bei der Zellteilung so verhalten, daß jede Tochterzelle wieder 2 solcher Gebilde mitbekommt. Diese Nucleoide enthalten also Desoxyribonucleinsäure und verhalten sich wie das Chromatin im Zellkern höherer Zellen, mit dem Unterschied, daß bisher eine Chromosomenbildung mit Sicherheit nicht nachgewiesen werden konnte. Bringt man die Colibakterien in

---

[1] Caspersson 1940, 1941; Caspersson, Schultz 1938; Caspersson, Schultz, Aquilonius 1940. [2] Caspersson, Thorell 1941. [3] Caspersson, Santesson 1942.
[4] Hyden 1943a, 1943b. [5] Thorell 1947.

ein frisches Nährmedium, so machen sie erst eine Lagphase durch, ehe sie mit dem Wachstum und der Teilung beginnen. Während dieser Zeitspanne werden die Bakterien nach den Befunden der schwedischen Autoren zunehmend dunkler, als Folge der Bildung von Ribonucleinsäure, und von einem bestimmten Nucleinsäuregehalt ab setzen Wachstum und Teilung ein. In diesem Zustand ist das Plasma stark basophil und die Zellen enthalten 2 Nucleoide. Gegen Ende der Wachstumsphase nehmen die Zellen an Größe und Ribonucleinsäuregehalt ab und enthalten im stationären Stadium wieder nur 1 Nucleoid. Bei Bakterien sind also grundsätzlich dieselben Nucleinsäuresysteme vorhanden wie im Kern höherer Organismen, aber sie sind in verschiedener Weise lokalisiert: das Desoxyribonucleinsäuresystem entspricht den Nucleoiden, das Ribonucleinsäuresystem ist im Plasma, lichtmikroskopisch beurteilt, diffus verteilt.

Auch in der Preßhefe absorbieren nach Caspersson und Brand nur einzelne Granula UV-Licht selektiv bei 2600 Å; sie sind mit den kleinen Volutinkörnchen identisch und enthalten Ribonucleinsäure. In N-haltigen Nährlösungen beginnt die Hefe zu wachsen, die Volutinkörnchen lösen sich auf, und die Nucleinsäuren nehmen stark zu und verteilen sich diffus im Plasma. In einem Medium, das Kohlenhydrate enthält, gärt die Hefe zwar, aber an den Volutinkörnern ist keine Veränderung zu sehen. Der Auffassung von Caspersson nach ist ein sehr kleines feulgenpositives Körnchen in der Hefezelle dem Euchromatin der höheren Organismen gleichzusetzen, während die Volutinkörnchen dem Heterochromatin entsprechen sollen. Der Unterschied besteht nur darin, daß das Heterochromatin bei der Hefe im Cytoplasma statt in einem Kern lokalisiert ist. Die Auflösung dieser Granula beim Wachstum hätte ihr Äquivalent in der Auflösung des Heterochromatins zur Zeit der Proteinsynthese, wie es beim Neuron und in der Oocyte der Fall ist. Allerdings ist dazu zu bemerken, wie es auch Brachet (1950b) getan hat, daß diese Homologisierung allein auf der Beobachtung beruht, daß sich die Substanz der Volutinkörnchen während exzessiver Funktion zerstreut. Da das gleiche auch cytoplasmatische Ribonucleoproteine höherer Zellen tun, ist der deutliche Unterschied verwischt. Außerdem kann im Heterochromatin der Nuclei nach enzymatischer Ablösung der Ribonucleinsäure stets ein Gehalt an Thymonucleinsäure nachgewiesen werden, der den Volutinkörnern fehlt. Jeener und Brachet zeigten, daß für die *Basophilie* des Hefeplasmas nicht nur Ribonucleinsäure in Frage kommt, denn in P-freier Kultur nimmt die Basophilie stark ab, bei P-Zugabe wieder zu, ein N-Mangel hat keinen Einfluß, jedoch ist die Zufuhr eines Substrates für Gärung oder Atmung notwendig. Gärungsgifte hemmen die Entwicklung der Basophilie. Es besteht also kein direkter Zusammenhang zwischen Vermehrung der Hefezellen und Basophilie ihres Plasmas. Auch ist auf Grund eingehender Analysen von Wiame (1947) die Zunahme der Basophilie nicht durch eine Anreicherung von Ribonucleinsäure erklärbar, sondern es ist wahrscheinlicher, daß es sich bei ihr um die Polyphosphorylierung von Nucleinsäure handelt. Weitere Untersuchungen von Wiame (1949) machten wahrscheinlich, daß dieser Stoff ein Polymeres eines Hexametaphosphates ist; aber seine Beziehung zur Ribonucleinsäure bleibt noch weiterhin ungeklärt.

Bei der Beurteilung aller dieser für die Wachstumsphysiologie grundlegend wichtigen Befunde muß man sich vor Augen halten, daß die Methoden von Caspersson, Messung der selektiven Absorption der Purin- und Pyrimidinbasen bei 2600 Å, und von Brachet, Nachweis der Basophilie und Spezifizierung derselben mit Ribo- bzw. Desoxyribonuclease, ihrem Wesen nach histochemische sind, d. h. sie informieren nur über die Lokalisation der von ihnen erfaßten Merkmale innerhalb der Gewebestruktur. Aus diesen Angaben läßt sich lediglich auf das Vorkommen bestimmter Stoffgruppen schließen, gegebenenfalls unter Heranziehung anderer Reaktionen, wie der Feulgenprobe, eine weitere Unterscheidung treffen. So resultiert schließlich ein Bild von der Verteilung dieser Stoffe in der Gewebestruktur. Um aber aus solchen topographischen Befunden auf dynamisch laufende Prozesse zu schließen, bleibt nur übrig, zahlreiche Organe und Zellen zu untersuchen und Indizien für diesen Ablauf zu sammeln. Folgerungen, die aus der Bearbeitung eines solchen Materials gewonnen wurden, haftet daher stets ein hypothetischer Charakter an.

Die Theorie von Caspersson ist ohne Zweifel ein genialer Wurf. Die morphologischen und cytochemischen Befunde sind bisher im großen und ganzen unbestritten geblieben, kleinere Diskrepanzen — s. kritische Bemerkungen bei Brachet (1950b) — dürften sich bei weiterer Bearbeitung aufklären lassen, aber vom biochemischen Standpunkt betrachtet stellt sie mehr Probleme, als sie klären kann. Die Kernfrage bei der CASPERSSONschen Theorie ist, wie man die Beziehungen zwischen Histonen im Zellkern und Ribonucleinsäure im Cytoplasma sowie zwischen dieser und der Eiweißsynthese biochemisch erklären soll. Vor allem fehlen heute noch die ausreichenden Grundlagen für eine biochemische Deutung der aus den biologischen Untersuchungen gefolgerten Beziehungen zwischen Nucleinsäuren und der Eiweißsynthese. Eine solche Deutung hat FRIEDRICH-FREKSA versucht.

Analytische Untersuchungen über den Ribonucleinsäure- und Desoxyribonucleinsäuregehalt [SCHNEIDER (1947), BRACHET (1941a), JORPES, DAVIDSON u. a.] zeigten ziemlich starke Unterschiede der verschiedenen Gewebe.

Diese Befunde bestätigen aber im allgemeinen die histochemischen Resultate von CASPERSSON und BRACHET, daß Zellen, die sich lebhaft vermehren oder einen hohen Eiweißumsatz haben, reich an Ribonucleinsäure sind. In der Tat zeigen Leber, Pankreas und Lebertumor nach modernen analytischen Methoden höhere Konzentrationen an Ribonucleinsäure als andere Gewebe (Tabelle 4).

Tabelle 4 [1].

Rattengewebe	RNS mg/100 g Frischgewebe P aus Pentoseanalysen errechnet	DNS
Skeletmuskel . . .	6,7	5,7
Herzmuskel . . .	12,4	14,5
Hirn.	17,5	12,3
Lunge	18,0	60,5
Niere	27,2	37,9
Thymus	37,8	264,0
Milz	42,5	129,0
Leber	**63,4**	25,4
Pankreas.	**179,0**	45,2
Lebertumor . . .	**54,1**	66,7

Auch bei Regenerationsprozessen wie z. B. nach partieller Hepatektomie nimmt nach NOVIKOFF und POTTER (1947) der Ribonucleinsäuregehalt der Leber rasch zu, erreicht 2 Tage nach der Operation ein Maximum, um dann wieder rasch auf die Norm zu sinken. Dieser Befund legt nahe, daß ein Ribonucleoprotein in den ersten Stadien der Leberregeneration synthetisiert wird und für den Aufbau anderer Stoffe (Proteine) dient (Abb. 5). Daß bei den Regenerationsprozessen in der Leber die Nucleinsäuren lebhaft umgesetzt werden, geht auch aus Versuchen von BRUES, TRACY und COHN (1944) mit P^{32} hervor, die bei regenerierender Leber einen höheren P-Austausch der Ribonucleinsäure fanden als in normaler Leber.

Im allgemeinen wird die Ribonucleinsäure wesentlich lebhafter umgesetzt als die Desoxyribonucleinsäure.

Das Verhältnis der Aufnahme von P^{32} beträgt für die beiden NS-Typen bei Rattenlebern 7:1 (RNS/DNS), bei Kaninchenleber 6:1. In der regenerierenden Leber steigt jedoch auch der Umsatz von Desoxyribonucleinsäure an, der Quotient liegt bei der Rattenleber am dritten Tag nach der Hepatektomie bei 2—3:1. In der embryonalen Leber ist der Quotient bedeutend tiefer (0,2—1,6:1). Aus diesen Versuchen geht mit aller Deutlichkeit hervor, daß bei wachsenden Zellen der Hauptumsatz der Nucleinsäuren im Cytoplasma erfolgt, während im Kern der Umsatz von Desoxyribonucleinsäure im großen und ganzen der Mitosentätigkeit parallel läuft. Im Ruhekern kann mit der Neubildung von Chromatin nicht gerechnet werden; die Desoxyribonucleinsäure ist dem Stoffwechsel wahrscheinlich gänzlich entzogen. Eine Synthese von Desoxyribonucleinsäure findet wohl immer während der Kernteilung statt (vgl. K. LANG, Mikroskopische und chemische Organisation der Zelle, sowie Diskussionsbemerkung von SCHRAMM, daselbst). Biochemische Untersuchungen über den Umsatz markierter Verbindungen sind außerordentlich wertvoll, weil morphologisch-histochemische Studien gerade an der Stelle am schwächsten sind; d. h. wenn es darum geht, aus statisch morphologischen Beobachtungen ein dynamisches Geschehen zu rekonstruieren.

Aus zahlreichen Arbeiten geht hervor, daß die Hauptmenge der *Ribonucleinsäure im Cytoplasma* nicht diffus verteilt, sondern *strukturgebunden* ist. Dank

[1] SCHNEIDER 1947.

des ausgezeichneten FEULGENschen Thymonucleinsäurenachweises ist schon seit langem bekannt, daß die Desoxyribonucleinsäure ausschließlich in den Chromomeren der Chromosomen verankert ist, wo man auch den Sitz der Gene vermutet. Erst in jüngerer Zeit gelang es CLAUDE (1941, 1944) aus Homogenaten verschiedener Gewebe mittels hochtouriger Zentrifuge kleinste Partikelchen abzuschleudern, die sich als ein Ribonucleinprotein erwiesen, welches mit Lipoiden vergesellschaftet ist. Diese Partikel gewannen bald an weiterem Interesse, als es STERN sowie BRACHET und JEENER nachzuweisen gelang, daß wichtige Enzyme mit ihnen vergesellschaftet sind. STERN (1943) stellte elektronenmikroskopisch die kugelige Gestalt dieser Teilchen fest, und CLAUDE (1943) zeigte, daß man die winzigen Mikrosomen von den Mitochondrien unterscheiden muß, nicht nur weil letztere viel größer sind, sondern weil sie auch weniger Lipoide und Phosphor enthalten und weit ärmer an Nucleinsäure sind. Die Mikrosomen sind keine Kunstprodukte, die erst beim Homogenisieren entstehen. BRACHET und JEENER sowie CLAUDE konnten an zentrifugierten Organstücken nachweisen, daß die vorher gleichmäßig verteilte Ribonucleinsäure am zentrifugalen Pol der Zelle verdichtet wird. Es entsteht dort eine basophile Zone, die zugleich mit der Ribonucleinsäure auch SH-Proteine, Plasmalogen, Peroxydase und Indophenolblauoxydase enthält.

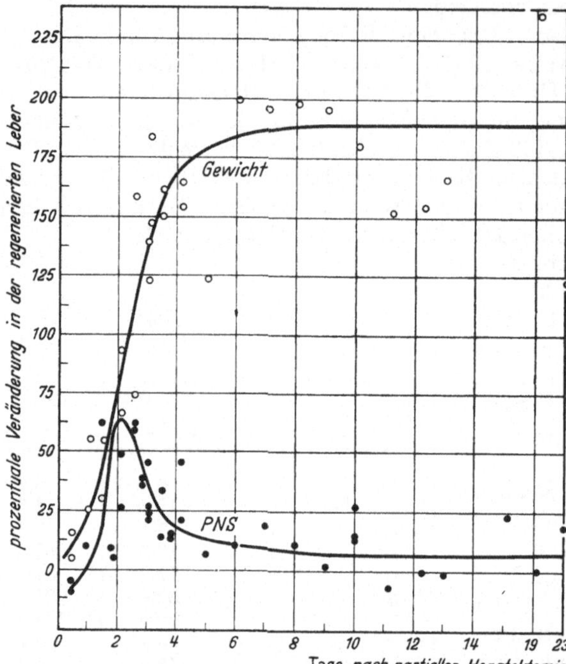

Abb. 5. Der Ribonucleinsäuregehalt der Rattenleber auf verschiedenen Stadien nach partieller Exstirpation der Leber. (Nach NOVIKOFF und POTTER.)

Wenn lebende Seeigeleier in der Zentrifuge stratifiziert werden, so sammeln sich Mitochondrien und Mikrosomen in zwei verschiedenen Schichten an, nur die Schicht der Mikrosomen färbt sich mit Pyronin und absorbiert selektiv UV-Licht bei 2600 Å. Nach einer Mikroveraschung liegen an den Orten, wo Thymo- oder Ribonucleinsäuren lokalisiert waren, große Mengen an Asche, die aus Ca- und Mg-Phosphat besteht. Ca^{++} und Mg^{++} dürften an den Reaktionen der nucleoproteidhaltigen Strukturen wesentlich beteiligt sein.

Diese „submikroskopischen Partikel" sind dem Cytologen schon lange bekannt. RICHARD HERTWIG hat für winzige Gebilde, die sich mit denselben Farbstoffen wie das Chromatin der Zellkerne färben lassen, den Namen „Chromidien" eingeführt. Er hielt ihre direkte Abstammung von den Chromatinpartikeln des Kernes für wahrscheinlich. Besonders in aktiven Zellen soll es zu einem Austritt von Chromatinstoffen aus dem Kern kommen. MONNÉ setzt die Chromidien den Mikrosomen gleich. R. GOLDSCHMIDT homologisierte mit den Chromidien auch das Ergastoplasma der Drüsenzellen, die Dotterkerne, NISSL-Schollen, Mitochondrien und verschiedenartige faden- und stäbchenartige Gebilde im Cytoplasma mancher Zellen. Die neuere Cytologie lehnte die Chromidialtheorie ab, da einerseits die Cytogenetik eine grundsätzliche Verschiedenheit von Chromosomen und cytoplasmatischen Gebilden erwiesen hat, andererseits die FEULGENsche Reaktion die basophilen Chromosomenstrukturen ihres Desoxyribonucleinsäuregehaltes wegen als nuclealpositiv erfaßte, nicht dagegen die ribonucleinsäurehaltigen basophilen cytoplasmatischen Strukturen, die deswegen nuclealnegativ erscheinen. Heute ist der exakte Beweis erbracht, daß die Basophilie der nuclealpositiven Chromosomen, wie auch der nuclealnegativen Chromidien auf ihrem Nucleinsäuregehalt beruht.

Obwohl es bereits R. R. BENSLEY und N. L. HOERR gelang, Mitochondrien zu isolieren, ist in der Folgezeit noch viel Arbeit darauf verwendet worden, die Verfahren zur Gewinnung von Zellkomponenten so weit zu verbessern, daß auch ihre enzymatische Aktivität ermittelt werden kann (BEHRENS 1932, DOUNCE 1950, CLAUDE 1944). Die gegenwärtig beste Methode stammt von HOGEBOOM, SCHNEIDER und PALLADE; die Gewinnung von Zellkernen wurde von K. LANG im einzelnen noch vervollkommnet. Eine solche Methode hat natürlich auch ihre Schwächen. Es besteht die Gefahr, daß es bei den nötigen Manipulationen zu einer Veränderung der Enzymaktivität kommt. Es ist heute keineswegs gesichert, daß Mitochondrien, Zellkerne und Chromidien von so feinmaschigen Membranen umgeben sind, daß der Austritt von Inhaltsstoffen verhindert wird. Es konnte gezeigt

Tabelle 5. *Die glykolytische Aktivität der Kaninchenleberfraktionen* (LE PAGE, SCHNEIDER 1948).

Nr.	Fraktion	Dauer und Stärke des Zentrifugierens	N	In % des Gehaltes des Totalhomogenates: Desoxyribonucleinsäure	In % des Gehaltes des Totalhomogenates: Ribonucleinsäure	Milchsäurebildung in Mikromol.	Phosphoraufnahme in Mikromol.
1	Homogenat ganzer Zellen	—	100	100	100	6,26	0,23
2	Zellkerne	10 min bei 600 × g	22	99,5	28	0,79	0,26
3	Mitochondrien	20 min bei 24000 × g	11	0	10	0,0	0,05
4	Submikroskopische Granula	120 min bei 41000 × g	15	0	33	0,17	−0,31
5	Restlösung[1]	—	49	0	32	3,30	0,42

Tabelle 6. *Die Verteilung der Aktivität einzelner oxydativer Enzymsysteme auf die Rattenleberfraktionen* (HOGEBOOM, SCHNEIDER, PALLADE 1948; SCHNEIDER 1948; SCHNEIDER, POTTER 1949).

Nr.	Fraktion	Aktivität und Gehalt in % zum Homogenat der ganzen Leber					
		Stickstoff	Desoxyribonucleinsäure	Ribonucleinsäure	Bernsteinsäureoxydase	Octansäureoxydase	Oxalessigsäureoxydase
1	Homogenat ganzer Zellen	100	100	100	100	100	100
2	Zellkerne	13	99	14	19[2]	3[2]	8[2]
3	Mitochondrien	27	0	7	74	81	32
4	Submikroskopische Granula	19	0	53	1	0	1
5	Restlösung[1]	41	0	23	0	0	1

[1] Diese Fraktion ist keineswegs partikelfrei, es lassen sich aber durch Zentrifugieren unter den angegebenen Bedingungen keine weiteren geformten Teilchen abscheiden.

[2] Wahrscheinlich durch Verunreinigung dieser Fraktion mit ganzen Zellen und Mitochondrien bedingt.

werden, daß durch Aufschneiden junger Froschoocyten in Ringerlösung gewonnene Kerne alkalisch reagierende Substanzen an die elektrolythaltige Lösung abgeben, in deren Gefolge die Hauptmenge an Alanylglycinpeptidase den Kern verläßt[1]. Ein bedeutender Aktivitätsverlust kann sowohl durch Austritt von locker gebundenen Enzymmolekülen eintreten, als auch durch Abspaltung von Co-Enzymen bzw. natürlichen Aktivatoren verursacht sein (vgl. DANIELLI 1946). Man tut gut, die folgenden Angaben nur Enzymen zuzuschreiben, die mehr oder weniger fest an unlösliche Strukturelemente der isolierten Zellkomponenten gebunden sind. Manche der heute dem strukturlosen Enchylema zugeschriebenen Enzyme könnten in vivo in engerer Beziehung zu geformten Zellbestandteilen stehen, als wir heute annehmen. Wichtige auf diesem Gebiete erzielte Ergebnisse sind in den Tabellen 5 und 6 dargestellt.

β) Die biochemischen Funktionen der höheren Organisationsstufen der Zelle.

Eingehende Untersuchung von BORSOOK, DEASY-HAAGEN-SMIT, KEIGHLEY und LOWY (1950) haben gezeigt, daß keineswegs allein der Zellkern, sondern sämtliche Zellfraktionen zum Einbau von mit C^{14} markierten Aminosäuren fähig sind. Die Aminosäuren wurden isolierten Zellstrukturen sowie auch lebenden Tieren intravenös geboten. Im letzteren Falle wurden sie sehr schnell und in erheblichem Maße von den Eingeweideproteinen (vor allem Darmschleimhaut) aufgenommen, standen aber später auch mit Blutproteinen im Gleichgewicht. Die Leber wurde in Fraktionen aufgearbeitet. Es zeigte sich, daß die *Mikrosomenfraktion* durch die höchste Einbauquote ausgezeichnet ist, und zwar bei allen geprüften Aminosäuren. Diese Resultate stehen in bestem Einklang mit den Anschauungen von CASPERSSON und BRACHET. Es ist erstmalig auf direktem Wege gezeigt worden, daß die an Ribonucleinsäure reichsten Cytoplasmaelemente tatsächlich ein Ort lebhaftester Eiweißsynthese sind. Bei Versuchen mit isolierten Mikrosomen wurde Glykokoll und Leucin im Gegensatz zu anderen Aminosäuren auch in die Mikrosomenfraktion nicht aufgenommen. Offenbar sind diese Plasmapartikel sehr empfindlich, so daß bei der Fraktionierung gewisse Enzyme geschädigt worden sind.

Wie oben erörtert wurde, ist zur Synthese von Peptidbindungen Energie nötig. Wieviel davon bei der Bildung eines polymeren Proteins gebraucht wird, läßt sich heute noch nicht genau berechnen, vor allem deswegen, weil man den Mechanismus noch nicht genauer kennt. Die Bildung eines Dipeptids erfordert rund 3000 cal. Findet eine einfache Aufeinanderreihung von Aminosäuren statt, so würde die benötigte Energiemenge mit der Gliederzahl stark abnehmen, die zweite Peptidbindung in der Kette brauchte nur noch 1600 cal. Sehr wahrscheinlich sind aber auch Austauschvorgänge an der Synthese beteiligt, da Peptidasen in allen Zellen mit reger Eiweißsynthese sehr aktiv sind, ferner ist auch der weitere Ausbau eines „Keimes" (Polypeptidkette) denkbar; das ändert den Energiebedarf wesentlich. So ist also nur eine Schätzung möglich.

G. V. SCHULZ geht von der bekannten Vorstellung aus, daß sich jeder Organismus in einem Fließgleichgewicht befindet, zu dessen Aufrechterhaltung eine ständige Zufuhr an Energie nötig ist. Die Energie wird dazu gebraucht, die in der Zeiteinheit in den Elementarcyclen abgebauten Proteine zu ersetzen. Unter der Annahme eines Polymerisationsgrades von durchschnittlich über 1000 und eines durchschnittlichen Mol-Gew. einer Aminosäure minus 1 Mol Wasser von 100 ergibt sich seiner Rechnung nach ein Arbeitsaufwand von

$$\frac{da}{dt} = r \cdot 93 \text{ cal/g Eiweiß.}$$

Der Wert für r, d. h. jener Bruchteil der polymeren Stoffe in der Zelle, der in der Zeiteinheit

[1] DUSPIVA 1942.

in einem Elementarcyclus abgebaut wird, läßt sich aus Isotopenversuchen abschätzen. Da man für den Menschen mit einer Halbwertszeit von 7 Tagen rechnet, ergibt sich für r etwa 0,1 je Tag. So erhält man

$$\frac{da}{dt} = 9{,}3 \text{ cal/Tag g Eiweiß.}$$

Bei einem erwachsenen Menschen bedeutet das einen Arbeitsaufwand von 110 kcal; unter Berücksichtigung eines Wirkungsgrades von 0,5 sind zur Erhaltung des Eiweißgleichgewichtes 200 kcal je Tag, das ist etwa 10% des Grundumsatzes, zu leisten.

K. LANG (1952) versucht den Energiebetrag von 1 g Leber zu schätzen, der nötig ist, um die Substanzmenge der Zellkerne (60 mg) bei einer mitotischen Teilung aller in der Probe enthaltenen Zellen zu verdoppeln und kommt zu dem Wert von rund 0,9 cal, der innerhalb von 2 Std aufgebraucht werden muß. Da in 1 g Leber auf Grund ihres O_2-Verbrauches in dieser Zeit etwa 58 cal anfallen, würde die Mitose weniger als 2% davon verbrauchen.

Der größte übrig bleibende Restbetrag an Energie steht demnach anderen Umsetzungen zur Verfügung; es handelt sich hierbei in erster Linie um den Aufbau von kleinmolekularen Grundstoffen, wobei Energie in einer ganz anderen Größenordnung konsumiert wird, als bei dem schließlichen Zusammenbau der Monomeren zum Makromolekül. Wie und wo laufen die zur Energieproduktion führenden Reaktionsketten in der Zelle ab?

Wie gezeigt wurde, erfordert schon allein die Aufrechterhaltung der Zellstruktur eine ständige Energiezufuhr, die noch ansteigt, wenn die Zelle wächst, oder eiweißartige Sekrete liefert. Die Energie stammt aus dem Umsatz der Kohlenhydrate. Der Zelle stehen hierfür 2 Wege zur Verfügung: Die größte Energieausbeute liefert der oxydative Abbau.

$$C_6H_{12}O_6 + 6\,O_2 = 6\,CO_2 + 6\,H_2O + 672.000 \text{ cal } (35-40 \text{ ATP}).$$

Es werden hierbei 672000 cal/Mol frei, die genügen, um etwa 40 Moleküle ATP zu bilden. ATP, Kreatinphosphorsäure oder Argininphosphorsäure u. a., welche durch eine energiereiche Phosphorverbindung ausgezeichnet sind, dienen als Energieüberträger in der Zelle. Sie sind niedermolekular und diffundieren daher durch das Maschenwerk der makromolekularen Cytoplasmastrukturen vom Orte ihrer Entstehung weg, um an anderer Stelle in eine reversiblen Reaktion einzutreten und bei Abgabe von 1 Molekül anorganischen Phosphates einen Energiebetrag von 10—12000 cal zu übertragen. Verarmt eine Zelle an diesen Verbindungen, so ist ein Zerfall der Zellstrukturen, die Autolyse, die Folge.

Es ist eine alte Erfahrung der Biochemie, daß lebhaft wachsendes Gewebe eine gesteigerte Atmung zeigt. Das ist aber nicht immer so. O. WARBURG (1914) fand bei lebhaft wachsenden Tumoren keine erhöhte Atmung, sondern eine gesteigerte Milchsäurebildung.

Die Glykolyse liefert gleichfalls Energie, aber weniger, es werden nur 2 Moleküle ATP gebildet:

$$C_6H_{12}O_6 = 2\,C_3H_6O_3 + 24000 \text{ cal } (2 \text{ ATP}).$$

Nach O. WARBURG sind alle wachsenden Zellen durch eine große glykolytische Kapazität ausgezeichnet. Unter anaeroben Bedingungen ist daher eine starke Milchsäurebildung nachweisbar. Reife Gewebe haben nur eine schwache, anaerobe Glykolyse. Bei den bösartigen Tumoren reicht die Atmung nicht aus, die Produkte der Glykolyse restlos oxydativ zu verarbeiten, es tritt daher Milchsäure auf. Eine „aerobe Glykolyse" ist für alle rasch wachsenden Zellen charakteristisch.

Die Energie stammt aus Kohlenhydraten; entweder wird ein Glykogendepot durch Phosphorylierung mobilisiert und das gebildete Glucose-1-phosphat durch die Phosphoglucomutase in Glucose-6-phosphat verwandelt, oder der Zelle steht eine Hexose zur Verfügung, dann verwandelt die Hexokinase den Zucker unter Beteiligung von ATP in Glucose-6-phosphat. Dieses geht über Fructose-6-phosphat in Fructose-1,6-diphosphorsäure über, wozu nochmals 1 Mol ATP entladen werden muß. Die Aldolase spaltet den HARDEN-YOUNG-Ester in Phosphoglycerinaldehyd und Dioxyacetonphosphorsäureester. Durch Addition von anorganischem Phosphat wird Phosphoglycerinaldehyd unter Mitwirkung von Co-dehydrase zu 1,3-Diphosphoglycerinsäure dehydriert. Ein weiteres Enzym bildet daraus 3-Phosphoglycerinsäure, wobei 1 Molekül ADP zu ATP aufgeladen wird. Eine Mutase verwandelt das Produkt in 2-Phosphoglycerinsäure, die durch Enolase in Phosphoenolbrenztraubensäure übergeht. Diese gibt Phosphorsäure an ADP ab, wobei ein zweites Molekül des Energiespeichers ATP entsteht, und geht in Brenztraubensäure über.

Der ganze Prozeß kann wie folgt zusammengefaßt werden:

$$C_6H_{12}O_6 + 2\,ATP + 2\,ADP + 2\,DPN + 2\,H_3PO_4 =$$
$$2\,CH_3\cdot CO\cdot COOH + 2\,DPN\cdot H_2 + 4\,ATP + 2\,H_2O \text{ (Gewinn 2 ATP).}$$

Ist das System der Atmungskette zur Dehydrierung der hydrierten Co-Dehydrase nicht bereit, so reagiert diese unter Vermittlung eines spezifischen Apofermentes mit der Brenztraubensäure unter Bildung von Milchsäure.

In langsam wachsenden, aeroben Zellen wird die Dehydrierung der hydrierten Co-Dehydrase in ausreichendem Maße durch den Sauerstoff bewirkt. Die Diaphorase überträgt den Wasserstoff von der hydrierten Co-Dehydrase auf ein System von Enzymen, deren prosthetische Gruppe Eisen besitzt, die Reihe der Cytochrome, an deren Ende das WARBURGsche Atmungsenzym, die Cytochromoxydase, steht, die mit dem Sauerstoff direkt reagiert.

Nach LE PAGE und SCHNEIDER sind nur 2 Fraktionen von Zellbestandteilen zur Glykolyse fähig: der von allen geformten Bestandteilen befreite Rest des Homogenates und die Fraktion der Zellkerne. Der Befund gilt für Carcinomgewebe sowie auch für Leberzellen vom Kaninchen. Gemessen wurde die Milchsäurebildung wie auch die Aufnahme von anorganischem Phosphat. Wir müssen daraus schließen, daß das gesamte an der Glykolyse beteiligte Enzymsystem (von der Glucose bis zur Brenztraubensäure sind allein 11 Enzyme an den Umsetzungen beteiligt) im Enchylema der Zelle diffus gelöst ist. Auch die Aldolase, um ein Teilferment zu nennen, ist nach KENNEDY und LEHNINGER hauptsächlich in der granulafreien Fraktion des Cytoplasmas und zum kleinen Teil im Zellkern enthalten. Nach LANG sind auch *Zellkerne* zu einer mäßigen anaeroben Milchsäurebildung fähig, aber nur dann, wenn Hexosediphosphat als Substrat geboten wird, sie sind weder imstande, Glucose oder Fructose zu phosphorylieren, noch Hexose-6-phosphat zu Hexosediphosphat zu verwandeln.

Aus allen bisherigen Versuchen geht hervor, daß in erster Linie die *Mitochondrien* der Ort in der Zelle sind, wo die aus dem oxydativen Abbau der Kohlenhydrate stammende Energie in Phosphatbindungsenergie umgewandelt und auf geeignete Stoffe wie ATP übertragen wird. Mitochondrien sind in allen aktiven Zellen reichlich vorhanden; sie machen hier 15—25% der Protoplasmamasse aus. Mitochondrien sind die ausschließlichen Träger der Enzymsysteme des Citronensäurecyclus und der Atmungskette (Cytochrom-Cytochromoxydase-system).

Das Enzymsystem der Mitochondrien ist nicht allein zum oxydativen Abbau der Brenztraubensäure, sondern auch zum Abbau der Fettsäuren und Aminosäuren fähig. Cytologische Beobachtungen sprechen für einen hohen Gehalt an SH-Proteinen. In der Histochemie wird oft auch auf eine Koinzidenz von hoher Stoffwechselaktivität und reichlichem Auftreten von SH-Verbindungen hingewiesen (BRACHET 1938). Nach neueren Untersuchungen wird die Brenztraubensäure vor ihrem Eingang in den Citronensäurecyclus nach Abspaltung von CO_2 und H_2O in „*aktive Essigsäure*" umgewandelt, die mit der Acetyl-CoA-Verbindung von LYNEN und REICHERT[1] identisch sein dürfte. Es ist möglich, daß eine Anhäufung an SH-Proteinen, wie auch von red. Glutathion gerade an zellphysiologisch hochaktiven Orten, ein Puffersystem darstellt, um die Sulfhydrylform des Co-Enzyms A zu erhalten. Die $-C-S-\underset{\displaystyle O}{\overset{}{\underset{\|}{C}}}$-Bindung im Acetyl-Co-Enzym A hat ein AF von − 13000 cal, zählt also mit zu den energiereichen Bindungen. Das Co-Enzym A spielt im Mitochondrienstoffwechsel eine ganz entscheidende Rolle.

Die wichtigste cytochemische Leistung der Mitochondrien ist ihre Funktion bei der oxydativen Phosphorylierung und beim Elektronentransport. Es ist heute noch nicht genau bekannt, wieweit sie diese Funktion mit den Chromidien teilen. Der Einbau von Phosphat ist der Mechanismus, mit dem die Zelle erreicht, daß die bei der Oxydation gewonnene Energie nicht in Wärme verloren geht, sondern in die Form einer organischen Verbindung gebracht wird, die leicht

[1] Siehe MARTIUS, LYNEN 1950.

diffundieren und ihre Energie an einem ganz anderen Zellort wieder abgeben kann, welche dort für einen synthetischen Prozeß Verwendung findet[1]. Nach OCHOA finden wahrscheinlich beim Übergang von Brenztraubensäure zu aktiver Essigsäure 4 Phosphorylierungen statt, 3 bei der Oxydation von Isocitrat (bzw. Citronensäure) zu Oxalbernsteinsäure, 4 bei der Oxydation von α-Ketoglutarsäure zu Bernsteinsäure, 2 bei der Oxydation von Bernsteinsäure zu Fumarsäure und 3 bei der Oxydation von Apfelsäure zu Oxalessigsäure.

Eine Anzahl von Stoffen, die als schwere Zellgifte bekannt sind, bewirken die Entkopplung der Oxydation von der Phosphorylierung. Dazu zählen: Dinitrophenol, Methylenblau, Brilliantkresylblau; Chinacoin, Gramicidin und Aureomycin; Arsenit, Arsenat, Malonat und Ca^{++}, Jodacetamid. In der gleichen Weise wirksam ist eine Temperaturerhöhung auf 37° oder einfach schon das Altern der gewaschenen Partikel. Die Mittel bewirken, daß der Elektronentransport in der Atmungskette abläuft, ohne daß gleichzeitig Phosphorylierungen stattfinden.

Die oxydative Phosphorylierung ist ein äußerst verwickeltes System von Einzelreaktionen, das heute noch nicht in allen Einzelheiten geklärt ist. Es gelang, lösliche Enzymsysteme zu isolieren, die einen gewissen Einblick in den Prozeß gewähren.

So konnte KAUFMAN[1] aus Schweineherz ein Präparat gewinnen, welches α-Ketoglutarsäure zu Bernsteinsäure, Glutaminsäure zu CO_2 dismutiert. Bei Zusatz von anorganischem Phosphat und einem Phosphatacceptorsystem findet eine, wenn auch nur schwache, Phosphorylierung statt.

$$\alpha\text{-Ketoglutarsäure} + \text{DPN} + \text{CoA} \rightarrow \text{Succinyl} \sim \text{CoA} + CO_2 + \text{DPNH},$$

$$\alpha\text{-Ketoglutarsäure} + NH_3 + \text{DPNH} \rightarrow \text{Glutaminsäure} + \text{DPN},$$

$$\text{Succinyl} \sim \text{CoA} + H_2O \rightarrow \text{Bernsteinsäure} + \text{CoA},$$

$$\text{Succinyl} \sim \text{CoA} + \text{ADP} + \text{P}_{\text{anorg.}} \rightleftharpoons \text{Bernsteinsäure} + \text{CoA} + \text{ATP}.$$

Aus zahlreichen Arbeiten (LEHNINGER und KENNEDY 1949 u. a.) geht hervor, daß die Kopplung zwischen Phosphorylierung und Atmung hauptsächlich in den Mitochondrien vor sich geht. Es handelt sich hierbei um die Oxydation von DPNH oder TPNH, d. h. um eine Übertragung der Elektronen aus diesem Co-Enzym auf den Sauerstoff. Dazu werden ATP, Mg^{++} und Cytochrom c benötigt; anorganisches Phosphat wird aufgenommen und in ATP verwandelt. In diesem Zusammenhang interessiert vor allem der Befund, daß die Permeabilität und die Intaktheit der inneren Struktur für die Reaktion der Mitochondrien von größter Bedeutung ist. Auffällig ist hierbei das Verhalten der ATP-ase. Mitochondrien haben in isotonischer Lösung oft eine nur geringe ATP-ase-Aktivität bei gleichzeitig sehr niedrigem O_2-Verbrauch. Wenn in Abwesenheit von ATP die Mitochondrien altern oder kurz auf 28° erwärmt werden, so steigt i. R. die ATP-ase-Aktivität an, während im Gegensatz dazu die Phosphorylierungsrate abnimmt. Man kann sich vorstellen, daß in diesen Fällen die ATP-ase im Mitochondrium ursprünglich in einer inaktiven Form vorlag. Dann muß der O_2-Bedarf sehr niedrig sein, zumal auch der Abnehmer für Phosphorsäure fehlt. Wenn man die Phosphorylierung abschaltet, so steigt die Atmung der Mitochondrien steil an, gleichzeitig aber nimmt auch die Aktivität der ATP-ase zu und damit auch die Umwandlung von ATP zu ADP (POTTER und RECKNAGEL[1]). Die ATP-ase spielt offensichtlich im Mitochondrium eine wichtige Rolle, da die Einstellung des Gleichgewichtes zwischen ATP-Abbau und ATP-Aufbau für die tatsächliche Atmungsintensität der Zelle von wesentlicher Bedeutung ist. Es ist gefunden worden, daß ADP ein starker Hemmstoff für die ATP-ase ist (KIELLEY). Die Hemmung ist kompetitiver Natur. Diese Beobachtung wirft auch ein Licht auf die Rolle der ADP in der Zelle. Die Oxydationen in der Zelle laufen nur so lange ab, bis ein Vorrat an ATP entsteht; dieser drosselt die

[1] Vgl. GLASS 1951.

Atmung. Sie würde zum Stillstand kommen, wenn nicht die ATP-ase immer wieder ATP in ADP verwandeln würde. Aber dieser Abbau wird nicht zu weit getrieben, da das entstehende ADP die ATP-ase inaktiviert. So resultiert ein fein einreguliertes Gleichgewicht zwischen Atmung und Energiebedarf, wobei dafür gesorgt ist, daß die Atmung nicht völlig zum Stillstand kommt. Auch osmotische Phänomene und die Permeabilität spielen dabei eine Rolle.

Ein Maß für die Leistung der oxydativen Phosphorylierung ist das Verhältnis von P/O. (Die Menge des in organische Form übergeführten anorganischen Phosphats zur Menge an verbrauchtem O_2). Beträgt dieser Quotient 2—3, so kommen etwa 35—40 Phosphorylierungen auf 1 Mol oxydierter Glucose; so günstig liegt der Fall nur bei völlig intakten Zellen; ein maximales P/O ist bei isolierten Mitochondrien nur unter optimalen osmotischen Verhältnissen zu beobachten. Gibt man zu einer Mitochondriensuspension kristallisierte Alkoholdehydrase, DPN und etwas Äthanol als Substrat, so wird der Alkohol oxydiert, aber es findet keine Phosphorylierung statt (COLOWICK, RACKER[1]). Wenn aber die Mitochondrien zuerst mit einer hypotonischen Lösung behandelt werden, so wird nicht nur der Alkohol lebhafter oxydiert, sondern auch mit der Phosphorylierung gekoppelt P/O = 0,74. Hier spielen also offensichtlich Permeabilitätsverhältnisse mit.

Es gelang der morphologischen Forschung bisher nicht, die innere Feinstruktur der Mitochondrien aufzuklären. Aber viele Untersuchungen sprechen dafür, daß eine solche Ordnung besteht. Manche Enzyme sind, wie bereits erwähnt, an Mitochondrien gebunden; wie z. B. das Bernsteinsäureoxydasesystem, manche von diesen lassen sich durch Einfrieren und Auftauen, Behandlung mit Glycerin u. a. eluieren. Interessant ist, daß solche Enzyme isoliert andere Eigenschaften zeigen als in Bindung an Mitochondrien (Tabelle 2). Man kann sich hierüber vorerst nur vage Vorstellungen machen. Nach F. LEUTHARD und A. F. MÜLLER sind die Mitochondrien der Rattenleber zur Citrullinsynthese fähig; Janusgrün färbt diese Zellkomponenten elektiv an und hemmt dabei auch die Citrullinsynthese. Es ist offensichtlich, daß durch die Anfärbung eine innere Ordnung gestört wird, gewisse aktive Stellen an den Oberflächen blockiert werden, aber nähere Einzelheiten darüber lassen sich heute noch nicht bringen.

Es ist sehr zu bedauern, daß über die Enzymgarnitur der *Mikrosomen* bisher noch so wenig bekanntgeworden ist. Sie zeichnen sich durch einen sehr hohen Gehalt an Ribonucleinsäure und Lipoiden aus. Auch in ihrem Gehalt an Enzymen unterscheiden sie sich von den Mitochondrien deutlich. Sie enthalten sehr viel Cytochrom-c-Reduktase, etwas Cytochrom c und sehr viel Esterase. Viele wichtige Enzyme sind noch nicht getestet worden. Ob auch Ribonuclease, Dipeptidase, Amylase, Cathepsin, Trypsin und andere Hydrolasen, die BRACHET und JEENER, wenigstens zum Teil, an diese Fraktion gebunden fanden, tatsächliche Bestandteile der Mikrosomen sind, oder nur oberflächlich an die Teilchen adsorbiert werden, müssen noch künftige Versuche entscheiden. Die Mikrosomen spielen zweifelsohne eine hervorragende Rolle bei dem Wachstumsprozeß in der Zelle; denn sowohl cytologische Beobachtungen als auch Isotopenversuche zeigen deutlich, daß gerade diese Zellkomponenten an der Eiweißsynthese im Cytoplasma maßgeblich beteiligt sind.

Die zentrale Stellung, die dem *Kern* bei allen Wachstums- und Differenzierungsprozessen in der Zelle zukommt, war schon vor der Jahrhundertwende unbestritten, als die ersten Versuche mit entkernten Protisten zeigten, daß das Cytoplasma allein keinerlei Regenerationsvermögen besitzt. Heute spricht das ganze Tatsachenmaterial der Cytogenetik dem Zellkern die Funktion zu, der Träger der Erbmasse zu sein. Die histochemischen Ergebnisse machen wahr-

[1] Vgl. GLASS 1951.

scheinlich, daß die Eiweißsynthese in der Zelle vom Zellkern kontrolliert wird. Welche Rolle spielt der Kern im Stoffwechsel?

Unter dem Eindruck der ersten Versuche entstand die Theorie vom Kern „als Zentrum der Oxydationen in der Zelle", die auf JACQUES LOEB zurückgeht. Die experimentelle Arbeit der Folgezeit konnte diese Auffassung nicht stützen. Die Arbeiten von O. WARBURG über die Atmung des Seeigeleies zeigten deutlich, daß zumindest der Hauptteil der Oxydationen im Cytoplasma und nicht im Kern abläuft. In neueren Arbeiten fanden RAPKINE und WURMSER hinsichtlich des Redoxpotentials keine wesentlichen Unterschiede zwischen Kern und Plasma. SHAPIRO trennte lebende, unbefruchtete Eier von Seeigel (Arbacia) durch Zentrifugieren nach der Methode von E. B. HARVEY[1] in eine leichte kernhaltige und schwere kernlose Hälfte. Die erstere enthält neben dem Kern den Hauptteil des aktiven Cytoplasmas, während die andere mit Dotter und Pigment vollgefüllt ist. Trotzdem ist der Sauerstoffverbrauch der schwereren Hälfte um mehr als das Doppelte höher. Auch die Indophenoloxydase ist in der schwereren Hälfte höher, wie NAVEZ und HARVEY fanden, und grundsätzlich dasselbe konnte auch BALLENTINE bezüglich der Verteilung von nicht näher identifizierten Dehydrasen feststellen. Nach Untersuchungen von SHAPIRO (1940) ist im stratifizierten Seeigelei die Atmung in der schwereren Hälfte HCN-empfindlich, während sie in der leichteren Hälfte HCN-unempfindlich ist. Man sieht also aus allen diesen Arbeiten, daß die wichtigsten Enzymsysteme des Stoffwechsels, wie Cytochromoxydase, Dehydrasen und auch die O_2-Aufnahme der Verteilung gewisser Cytoplasmapartikel folgt, wenn die Zelle künstlich geschichtet wird. Das gemeinsame und charakteristische an allen bisher erwähnten Versuchen ist, daß an „lebenden" Zellstücken gearbeitet wurde. Wie E. B. HARVEY zeigte, können kernlose Teilstücke sogar noch besamt werden.

BRACHET (1937b, 1939a) isolierte Zellkerne aus den großen Oocyten der Amphibien in Salzlösungen. Der O_2-Verbrauch und die CO_2-Abgabe der plasmafreien Kerne beträgt nur etwa 1% der Aktivität ganzer Oocyten.

Die Methode zur Isolierung von Zellkernen wurde später von DOUNCE (1943 a, b) und neuerdings besonders von HOGEBOOM, SCHNEIDER und PALLADE so weit ausgebaut, daß erhebliche Mengen von Kernmaterial gewonnen werden konnten, um mit den üblichen chemischen Methoden Analysen durchführen zu können. K. LANG und G. SIEBERT (1950, 1951) haben an dem Verfahren noch weitere Verbesserungen anbringen können. Natürlich hat jede Methode ihre Vorzüge und Schwächen. Das Arbeiten an einzelnen Zellen erfordert subtile Meßmethoden, dafür läßt sich biologisch einheitliches Material untersuchen, allerdings fällt es nicht leicht, die Aktivität einzelner Zellkomponenten zu ermitteln. Diese Schwierigkeiten sind überwunden, wenn Zellstrukturen aus Homogenaten isoliert werden. Die Komponenten liegen dann in verhältnismäßig reiner Form und in reichlichen Mengen vor, allerdings besteht die Unsicherheit, daß trotz aller Kautelen, wie tiefe Temperatur, erprobtes Medium, möglichst getreue Erhaltung der Morphologie, manche Enzyme, die nicht ganz fest an unlösliche Strukturen gebunden sind, verloren gehen. Es wäre verfehlt, nur einer von beiden Methoden den Vorzug geben zu wollen.

Aus den bisher an isolierten Zellkernen durchgeführten Untersuchungen geht hervor, daß alle Enzymsysteme fehlen, die am oxydativen Stoffwechsel beteiligt sind (Tabelle 7). Nicht nachweisbar waren bisher das WARBURG-KEILINsche System: Cytochromoxydase, Cytochrome, ferner die Cytochrom-c-Reduktase, Lacticodehydrase, Succinodehydrase, ferner die Katalase und schließlich die Enzyme des Citronensäurecyclus und der Fettsäureoxydation. Nach DOUNCE ist das Fehlen der Succinodehydrase direkt ein Test für die Reinheit der präparierten Zellkernfraktion. Nach LANG und SIEBERT 1950) fehlen dem Kern noch weiterhin die Xanthinoxydase, l-Aminosäureoxydase, l-Prolinoxydase, und zwar fehlen sowohl die Co-Fermente als auch die Apofermente. Denn es lassen sich

[1] HARVEY 1933; HARVEY, LAVIN 1944.

Tabelle 7. *Die Verteilung von Enzymen und Enzymsystemen auf verschiedene Zellkomponenten.* (Nach K. LANG [39].)

Enzyme	Zellkern %	Mitochondrien %	Mikrosomen %	Enchylema und kleinste, nicht fraktionierbare Teilchen %
Desoxyribonuclease	100 [1]			
Cytochromoxydase	fehlt [2–4]; 5,4 [5]	Hauptmenge [2, 3] mindestens 70 [5, 6]		
Cytochrom c	wenig [7, 8]; 5 [9]	50 [9]; viel [10]	etwas [10]; 6 [9]	35—45 [9, 10]
Cytochrom-c-Reduktase	fehlt [11]	32 [11], 49 [12]	58 [11], 36 [12]	
Co-Enzym A	24 [13]	53 [13]	3 [13]	20 [13]
Transaminase		viel [14, 15]		
Rhodanase	vorhanden [16], 15 [17]	62 [17]	2 [17]	5 [17]
Milchsäuredehydrase	vorhanden [8], 28,7 [18], fehlt [4]	53 [13]		18 [18]
d-Aminosäureoxydase	fehlt [19], vorhanden [8, 20]	viel [21]		
Arginase	nur in Leberkernen vorhanden [8, 20, 22–24], 34 [17]	15 [17]	27 [17]	8 [17]
Adenosintriphosphatase	vorhanden [16], 10-20 [25, 26], 27 [5], 31 [27]	viel [2], 48 [5], 50 [27], 70—75 [26]	2—4 [26], 5 [27]	0—1 [26], 15 [27]
Adenylsäurephosphatase	40—45 [26]	40—45 [26]	5—10 [26]	10—15 [26]
Saure Phosphatase	vorhanden [8, 28], 5—10 [26, 29]	35—40 [26, 29]	5—10 [26]	28 [29], 35—50 [26]
Glycerophosphatdehydrase	17 [18]	60 [18]		23 [18]
Katalase	fehlt [30, 31], wenig [8, 23], 4,5 [31]	45 [17], 18 [31]	7 [17]	49 [17], 66 [31]
Isocitronensäuredehydrase	wenig [12]	12 [12]	wenig [12]	80 [12]
Alkoholdehydrase	15 [18]	23 [18]		62 [18]
Glucosedehydrase	fehlt [18]	fehlt [18]		83 [18]
Aldolase	vorhanden [11, 32, 33]	1 [33]		96 [33]
Alkalische Phosphatase	vorhanden [8, 28], 10—18 [26], 40 [7]	13 [7], 17—20 [26]	vorhanden [34], 0—10 [26], 26 [7]	21 [7], 55—80 [26]
Lipase	wenig [35]	17 [36]	19 [36]	42 [36]
Glucose-6-phosphat-phosphatase	2 [37], 5—25 [15]	5—18 [15, 37]	47—85 [15]	1—11 [15]
Esterase	vorhanden [8, 23], 17 [38], 6,5 [17]	17 [17, 38]	47 [38], 58 [17]	14 [38], 20 [17]

weder Xanthin oder Aminosäuren nach Zusatz von Flavinadenindinucleotid oxydieren, noch Dehydrierungen nach Zusatz von DPN durchführen.

In den Zellkernen sind aber solche hydrolytische Enzyme reichlich enthalten, deren Substrate typische Bausteine des Kernes sind. So kommt nach LANG, SIEBERT, BALDUS, CORBET (1951) im Zellkern, und wahrscheinlich ausschließlich hier, Desoxyribonuclease vor, die hochpolymere Desoxyribonucleinsäure unter Viscositätsabnahme in niederpolymere Bestandteile aufspaltet. Ferner sind Phosphatasen, Desaminasen und Kathepsin gefunden worden. Bei Froschoocyten ist der Gehalt an Peptidasen in Kern und Cytoplasma verschieden[1].

Da dem Zellkern die Enzyme des Oxydationsstoffwechsels fehlen, erhebt sich die Frage, wo denn die Energie für die Synthesen der Kernbestandteile hergeholt wird, da die Fähigkeit des Zellkernes zur Eiweißbildung bereits unzweifelhaft feststeht. Zellkerne haben keine Glykolyse. Sie sind nicht imstande, Glucose oder Fructose zu phosphorylieren, auch nicht Hexose-6-phosphat weiter zu verarbeiten. Dagegen zeigen Kerne eine mäßige Milchsäurebildung, wenn man ihnen Hexosediphosphat bietet. Zellkerne sind ferner zur Spaltung von ATP fähig.

Aus dem heute vorliegenden Beobachtungsgut ergibt sich, daß die Zellkerne infolge ihrer geringen enzymatischen Fähigkeiten auf die Versorgung mit niedermolekularen Substanzen, den Grundmolekülen ihrer polymeren Bausteine, wie Aminosäuren, Purin-Pyrimidinbasen, Phosphorsäure, Ribose u. a. vom Cytoplasma angewiesen sind. Die zur Verkettung der Grundmoleküle nötige Energie wird wohl der ATP entnommen, die ebenfalls aus dem Cytoplasma bezogen wird, wo sie im Energiestoffwechsel anfällt. Die Aktivität des Zellkernes an ATP-ase ist nach einer Kalkulation von K. LANG ausreichend, um die Energieversorgung auf diesem Wege zu ermöglichen; es fragt sich nur, ob die ATP-ase tatsächlich bei diesen Prozessen eine Rolle spielt.

Eine andere Frage ist, wie der Kern die Bausteine zu spezifischen Mikromolekülen zusammensetzt. CASPERSSON betont die führende Beteiligung des thymonucleinsäurehaltigen Heterochromatins an der Proteinsynthese. Biochemisch betrachtet, müssen sich Umsetzungen an der Desoxyribonucleinsäure nachweisen lassen. Aber aus den Untersuchungen zahlreicher Autoren mit Radioisotopen geht hervor, daß die Desoxyribonucleinsäure wesentlich weniger lebhaft umgesetzt wird als die Ribonucleinsäure.

Da eine Verunreinigung der Desoxyribonucleinsäure mit Ribonucleinsäure nicht ganz ausgeschlossen erscheint, besteht die Möglichkeit, daß die Desoxyribonucleinsäure des Kernes überhaupt keinen Umsatz hat, also auch den SCHULTZschen Elementarcyclen nicht unterworfen ist. Eine solche Auffassung paßt zu den Vorstellungen der Biologie von der Stabilität der Erbmasse. Sind die beobachteten

[1] DUSPIVA 1942.

Literatur zu Tabelle 7.

[1] LANG, SIEBERT, BALDUS, CORBET. [2] SCHNEIDER 1946. [3] HOGEBOOM, CLAUDE, HOTCHKISS. [4] GRAFFI, JUNKMANN. [5] SCHNEIDER 1947. [6] RECKNAGEL. [7] DOUNCE 1943. [8] DOUNCE 1950. [9] SCHNEIDER, HOGEBOOM 1950. [10] SCHNEIDER, CLAUDE, HOGEBOOM. [11] HOGEBOOM. [12] HOGEBOOM, SCHNEIDER. [13] HIGGINS, MILLER, PRICE, STRONG. [14] MÜLLER, LEUTHARDT. [15] NAKADA, WEINHOUSE. [16] LANG, SIEBERT 1951. [17] LUDEWIG, CHANUTIN. [18] DIANZANI. [19] LANG, SIEBERT 1950. [20] LAN. [21] CHESIN. [22] DOUNCE 1943. [23] TISHKOFF, BARNETT, FREER. [24] LANG, SIEBERT, LUCIUS, LANG. [25] FRANK, LIPSCHITZ, BARTH. [26] NOVIKOFF, PODBER, RYAN. [27] SCHNEIDER, HOGEBOOM, ROSS. [28] RICHTER, HULLIN. [29] PALLADE. [30] BUNDING. [31] EULER, HELLER. [32] DOUNCE, THANNHAUSER-BEYER. [33] KENNEDY, LEHNINGER. [34] KABAT. [35] BEHRENS. [36] HELLER, BARGONI. [37] KUN. [38] OMACHI, BARNUM, GLICK. [39] LANG 1952.

Umsatzzahlen real, so würden sie, nach Lang, etwa in die Größenordnung der Mitoserate fallen und bedeuten, daß eine Vermehrung der „Chromatin"-Substanz nur während der Mitose möglich ist. Eine genauere Entscheidung ist zur Zeit noch unmöglich. Der Kern enthält jedenfalls Desoxyribonuclease, die eine depolymerisierende Wirkung hat. K. Lang hält es für möglich, daß diesem Enzym im Kernstoffwechsel eine ähnlich zentrale Rolle zukommt wie der Hexokinase im Kohlenhydratstoffwechsel des Cytoplasmas, deren Aktivität durch Hypophyse, Nebenniere und Pankreas reguliert wird. Das Enzym liegt im Ruhekern in einer völlig inaktiven Form vor. Eine Aktivierung erfolgt durch Mg^{++}; Lang meint, daß auch in der Zelle die Aufnahme von Mg^{++} in den Kern die Aktivität der Desoxyribonuclease steuern könnte und verweist auf den spezifischen Hemmstoff der Desoxyribonuclease, den Cooper, Trautmann und Laskowski im Sperma gefunden haben, der zeigt, daß die Zelle spezifische Proteine bilden kann, die Enzyme blockieren, welche Genstoffe abbauen können.

Aus den bisher besprochenen Versuchen sieht man, wie abhängig der Kern in seinem Stoffwechsel von den Leistungen des Cytoplasmas ist. Es hat aber auch nicht an Versuchen gefehlt, zu ergründen, welche Bedeutung der Kern für den Stoffwechsel des Cytoplasmas besitzt. Die Vermehrung, Vererbung und Morphogenese geben zu dieser Fragestellung wenig Aufschluß. Ein ausgezeichnetes Untersuchungsobjekt sind die großen Protisten, wie z. B. Amoeba proteus. Man kann sie leicht in kernhaltige und kernfreie Teilstücke zerlegen oder den Kern mit feinen Glasnadeln entfernen. Alle morphologischen und zellphysiologischen Folgeerscheinungen einer solchen Operation sind ausführlich bei Clark beschrieben. Das kernfreie Cytoplasma kann mehrere Monate lang überleben; seine Funktionen scheinen ganz allmählich zu erlöschen, bis der Tod eintritt. Solche Beobachtungen führen zu der Meinung, daß der Kern nicht unmittelbar in den Stoffwechsel eingreift, sondern zur langfristigen Erhaltung der submikroskopischen Struktur des Cytoplasmas beiträgt. In der Tat unterscheiden sich nach Brachet (1950 c) kernhaltige und entkernte Amöben in den meisten histochemischen Reaktionen sehr wenig; läßt man Amöben hungern, so verändert sich auch der Ribonucleinsäuregehalt im Cytoplasma nur wenig. Aber die Nucleolen nehmen an Zahl ab und ihre Basophilie sinkt. Es hat den Anschein, als ob diese den Ribonucleinsäuregehalt im Cytoplasma erhalten sollen. Entkernte Amöben haben 2—3 Tage lang einen konstanten RNS-Gehalt im Cytoplasma, dann aber nimmt dieser progressiv ab (Pyronin-Färbung!), so daß schon 4—5 Tage nach der Operation ein erstaunlicher Unterschied zwischen kernlosen und kernhaltigen Teilstücken besteht. Der Versuch zeigt sehr deutlich, daß der Kern einen wichtigen *Einfluß auf die Stabilität der RNS-Verbindungen* hat, die ein wesentlicher Bestandteil der Cytoplasmapartikel sind. Aber der Einfluß des Kernes wirkt sich in dieser Richtung nur langsam aus. Wie Holter und Zeuthen gezeigt haben, fällt der Sauerstoffverbrauch *fastender* Amöben ganz allmählich ab. Kernfreie und kernhaltige Fragmente von Amöben halten nach Brachet (1951 a) über 1 Woche lang ihren O_2-Verbrauch auf gleicher Höhe. Auch der Proteingehalt beider Arten von Fragmenten verbleibt im gleichen Verhältnis. Der Kern tritt wegen seiner Armut an respiratorischen Enzymen in den Versuchen zunächst gar nicht in Erscheinung. Der Verlust eines Kernes senkt demnach auch nicht sogleich das Oxydationsniveau des Cytoplasmas. Der Versuch zeigt, daß die Enzymsysteme der Cytoplasmapartikel im kurzfristigen Versuch vom Kern weitgehend unabhängig sind. Mazia und Hirshfield verglichen in kernhaltigen und kernfreien Hälften von Amöben die innerhalb von 24 Std in die organischen Bestandteile der Zelle aufgenommene Menge von P^{32} und stellten überraschenderweise fest, daß diese Quote bei den kernfreien Hälften um $^1/_3$ tiefer liegt. Brachet (1951 b) konnte diesen Befund bestätigen. In entkernten Zellen sinkt der Betrag von assimiliertem P^{32} bereits in den ersten paar Minuten nach der Operation auf $^1/_3$ ab, um nach 6—9 Tagen nicht mehr als 5% der Quoten kernhaltiger Hälften zu erreichen. BRACHET meint, daß der Verlust eines Kernes zu einer Entkoppelung von Oxydation und Phosphorylierung führt, ähnlich wie es das Dinitrophenol und manche andere Zellgifte tun. Amöben, die mit 10^{-3} m Dinitrophenollösung behandelt wurden, verlieren ihre Fähigkeit, Pseudopodien auszustrecken und sich am Schalenboden anzuheften. Besonders eindrucksvoll gelingt der Versuch nach Injektion dieser Gifte.

Es ist schwer, den Befund verallgemeinern zu wollen, so lange diese Beobachtung nur an Protisten gemacht wurde. Nach allen bisherigen Befunden würde man den Mitochondrien die Leistung der oxydativen Phosphorylierung zuschreiben, Strukturen, die auch in Amöbenzellen gefunden wurden. Es ist denkbar, daß ein direkter sich kurzfristig manifestierender Einfluß des Zellkernes auf die Stabilität der ribonucleinsäurehaltigen Komponente der Cytoplasmagranula besteht, und die oxydative Phosphorylierung nur bei völliger Intaktheit dieses Systems abläuft. Versuche von LEUTHART und MÜLLER (1948) mit Janusgrün deuten in dieselbe Richtung.

Die Notwendigkeit eines bestimmten ATP-Spiegels der Zelle zur Erhaltung der Zellform sowie der Plasmabewegungen geht auch aus den Untersuchungen von LETTRÉ und Mitarbeitern hervor. Atmungsgifte wie KCN, 8-Oxychinolin und Berberin sowie Phosphorylierungsgifte, Nitrophenol, Mitochondriengifte wie Janusgrün, Trypaflavin, Viktoriablau u. a. lösen in einer Kultur von Fibroblasten lebhafte Plasmabewegungen aus. LETTRÉ erklärt die nach Ausschaltung des Mitochondriensystems resultierenden Bewegungsphänomene als einen Übergang contractiler Systeme der Zelle von dem Dauerzustand der Kontraktion (bei hohem ATP-Spiegel der normalen Zellen) in den Zustand periodischer Kontraktionen bei ATP-Mangel. Die Zellform und die Ruhe an der Zelloberfläche wird nur durch eine permanente mit chemischer Arbeit verbundene Dauerleistung aufrechterhalten. Die Energie der Plasmabewegungen rührt nach Ausschaltung der Mitochondrien aus dem glykolytischen Stoffwechsel her. Glykolysegifte wie Brom- und Jodessigsäure sowie NaF lösen keine Bewegungsreaktionen aus.

3. Die Biochemie der Entwicklung, Differenzierung und des Wachstums von Geweben und Keimen.

a) Biochemie der Entwicklung und Differenzierung.

Die Biochemie der Morphogenese ist deshalb so schwierig zu behandeln, weil die Formbildung bei den Metazoen nirgends losgelöst von proliferierenden Zellprozessen vorkommt. Daher fällt auch die Entscheidung so schwer, einen biochemischen Prozeß, wie die Atmung, oder die Aktivität verschiedener Enzyme in einem bestimmten Entwicklungszustand den proliferierenden oder den differenzierenden Funktionen des Keimes zuzuordnen, da diese beiden Leistungen eng verbunden im selben Gewebe zu gleicher Zeit nebeneinander ablaufen. Die embryonalen Stadien der Metazoen sind daher für diese Fragestellung kein ideales Testmaterial.

Unter allen Organismen erfüllen zu einem gewissen Grade die Acrasieae mit der Gattung Dictyostelium die gewünschte Bedingung, das Wachstum und die Differenzierung auf 2 verschiedene Entwicklungsphasen zu verteilen. Es sind Organismen, die in typischer Weise an der Grenze des Tier- und Pflanzenreiches, sowie auch von Einzellern und Vielzellern stehen. Im vegetativen Stadium gleichen sie durchaus den Amöben und führen wie diese eine rein animalische Lebensweise, da sie sich von Bakterien ernähren. Im Vermehrungsstadium bilden sie Fruchtkörper, die ihrem Aufbau nach auf eine pflanzliche Natur deuten.

Aus den Sporen entschlüpfen Myxamöben, welche Mikroorganismen fressen, wachsen und sich lebhaft durch Teilung vermehren. Jede dieser Zellen entspricht einem ganzen, unabhängigen Organismus. Sobald aber die Nahrungsquelle versiegt, sammeln sich bei Dictyostelium discoideum einzelne Amöben in kleinen Gruppen. Von diesen Zentren geht eine Wirkung aus, derzufolge immer weitere Amöben aus der Umgebung zuströmen, so daß sich größere Aggregate bilden, ohne daß es aber dabei zu einer Verschmelzung der Zellindividuen kommt, wie das bei den Plasmoiden der Myxomyceten der Fall ist. Das *Dictyostelium* bildet also ein Pseudoplasmodium, einen Zellverband, eine höhere Organisationsstufe, die dem Blastem der Metazoen in mehrfacher Hinsicht entspricht. Der Beginn der Aggregation ist der erste Schritt zu einer Reihe von Organisations- und Differenzierungsstufen. In diesem Augenblick haben Wachstum und Proliferation aufgehört. Mit der Tendenz, einem solchen Differenzierungszentrum zuzustreben, tritt eine ausgesprochene Orientierung der vorher freizügigen Amöben ein und das ganze Aggregat erscheint deutlich polarisiert. Das Pseudoplasmodium in seinen Wanderstadien zeigt einen vorderen und hinteren Abschnitt mit funktionellen Unterschieden. Der apikale Teil empfängt Reize und leitet die Bewegungen des ganzen Körpers, während der zentrale und hintere Abschnitt sich passiv verhalten. Mit dem Alter steigt die Polarität des Pseudoplasmodiums; sie erreicht den höchsten Grad mit dem Einstellen der Bewegung und dem Beginn der Sorocarpbildung. Die Zellen (Myxamöben) des vorderen Teiles differenzieren sich in Stielzellen, die des zentralen und hinteren Teils in Sporen und in die Basalplatte[1] (Abb. 6).

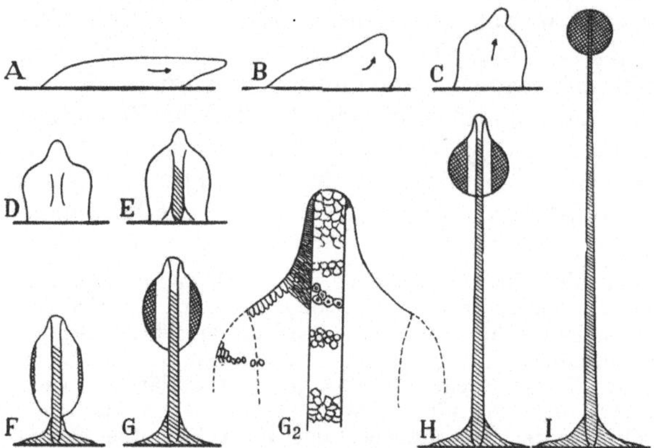

Abb. 6. Schema der Sorocarpbildung bei Dictyostelium discoideum. *A* bewegliches Pseudoplasmodium, *B* nach Einstellen der Bewegung, *C* Sammlung der Myxamöben in ein aufrechtes, abgerundet spitzes Gebilde, *D* Anfang der Sorophorbildung durch Entwicklung eines kurzen hyalinen Rohres im Inneren des Gebildes, *E* Erweiterung dieses Sorophorträgers, Vacuolisierung der Zellen und Anfang der Basalplatte, *F* Beginn der Sporenbildung, G_1 G_2 Reife der Sporen, *H* weitere Ausbildung des Sorophors und Ausreifung der Sporen, *I* erwachsenes Sorocarp, in dem sich alle Myxamöben in Sporen oder sterile Trägerzellen entwickelt haben, die den Sorophor und die Basalplatte bilden. (Nach Raper.)

Bonner zeigte, daß die Sammlung der Amöben auf einem chemotaktischen Prinzip beruht, welches dem Aggregationszentrum entströmt und einen Konzentrationsgradienten setzt, welcher die unabhängigen Myxamöben, die in seinen Wirkungsbereich geraten, zwingt, sich der Gruppe anzuschließen. Über die chemische Natur von „Akrasin", wie dieser hypothetische Stoff genannt wurde, ist bislang noch nichts bekannt geworden. Auch sind die Faktoren unbekannt, die das Zentrum veranlassen, das chemotaktische Prinzip auszuscheiden. Hirschberg und Rusch (1950) prüften etwa 40 verschiedene Stoffe auf ihre Wirksamkeit, mit Akrasin zu interferieren. Fluorid, Malonat, SH-Donatoren, Anaesthetica und Antibiotica (Penicillin) hatten keine Wirkung. Eine Gruppe von Azofarbstoffen dagegen hemmte die Aggregation sehr stark. Echinochrom und Dimethylcrocetin sind unwirksam. Nach Hirschberg und Rusch (1951) hemmt aber 2,4-Dinitrophenol die Aggregation der Myxamöben reversibel, wenn es in einer Konzentration unter 10^{-4} m geboten wird, d. h. die Zellen können nach Auswaschen des Hemmstoffes ihren Lebenscyclus in normaler Weise fortsetzen. Dieser Stoff bewirkt in der behandelten Zelle einen Anstieg von anorganischem Phosphat um 200 bis 250%, sowie eine entsprechende Abnahme von Ribonucleinsäurephosphor. Diese Untersuchungen zeigen, daß die Zellbewegungen, die zur Aggregation der Amöben führen, auf die Nachlieferung von energiereichem Phosphat angewiesen sind.

Am Anfang der Entwicklung eines Vielzellers steht eine ziemlich einheitliche oder doch nur aus wenigen Teilsystemen aufgebaute Protoplasmamasse, am Ende ein komplizierter Organismus mit einer Fülle von Organen, Geweben und Zellen, die alle morphologisch in charakteristischer Weise differenziert sind und sich in ihrer Funktion dem Organismus als Ganzem harmonisch eingliedern. Das Erstaunliche an dieser Leistung ist, daß die komplizierte Organisation gar nicht auf ein ähnlich verwickeltes Anlagenmuster im Ei zurückgeht, sondern

[1] Raper.

— zumindest bei Echinodermen und Wirbeltieren — ganz allmählich Stufe für Stufe, auf *epigenetischem* Wege aus dem relativ einfachen Gefüge der Eizelle hervorgeht.

Die Eizelle hat ein relativ einfaches Enzymmuster. Immer vorhanden sind die Fermente der Gärung. Auch die hydrolytischen Enzyme des Protein-Nucleinsäurestoffwechsels sind erheblich aktiv. Stets sind eine Dipeptidase und eine Aminopolypeptidase vorhanden. Aber die Fermentsysteme der Atmung und des Citronensäurecyclus, die an Mitochondrien gebunden sind, werden erst während der Entwicklung stärker aktiviert.

Die meisten Organe gehen in ihrer Entwicklung auf einen einfachen Zellverband, das Blastem, zurück, das noch keine sichtbare Differenzierung zeigt. Die Blasteme tragen das typische Enzymmuster des embryonalen Gewebes. Die Aufklärung der Wirkungsweise solcher Blasteme ist eine der wichtigsten Aufgaben der Entwicklungsphysiologie. Sicher ist, daß Blasteme kein Mosaik von Anlagen haben. Das Typische an ihnen sind feldartige Strukturgefälle (Blastemfelder) mit einem hohen Grad an Plastizität. Die Gradienten haben ihre Ursache in „regionalspezifischen plasmatischen Differenzen" (LEHMANN 1945). Solche Strukturgefälle haben die Eigenart, unter verschiedenen Bedingungen stets ein einheitliches Ganzes zu bilden; nach experimenteller Vergrößerung oder Verkleinerung der Blasteme entstehen stets proportional vergrößerte oder verkleinerte Anlagen.

Die Entwicklung des Bauplanes eines Tieres geht auf nur wenige Blastemfelder zurück. Besonders gut analysiert sind in dieser Richtung die Echinodermen und die Amphibien. Die folgenden Ausführungen werden sich deshalb auch zumeist mit diesen beiden Tiergruppen beschäftigen. Bei der ersteren formt ein animalisches und ein vegetatives Feld in gegenseitiger Wechselwirkung mehrere organbildende Bezirke, aus denen später die Organe der Pluteuslarve hervorgehen. Bei den Amphibien ist es der Randzonenbereich, der zu organbildenden Arealen führt. Im Blastem der dorsalen Randzone (Organisationsbereich, SPEMANN) wird das Muster der mesodermalen Organanlagen (Chorda, Myotome u. a.) gebildet. Im Ektoderm entstehen durch Induktion die Felder der Neuralplatte und der Epidermis.

α) Beobachtungen am Seeigelkeim.

In allen neueren Arbeiten über die Entwicklung des *Seeigels* spielt ein animal-vegetativer Funktionskomplex eine große Rolle. Er wird für die normale Entwicklung des Seeigeleies verantwortlich gemacht.

DRIESCH zeigte, daß isolierte Blastomeren sich zu normalen, wenn auch kleineren Pluteuslarven entwickeln können. BOVERI fand, daß eine Differenzierung der Blastomeren entlang der animal-vegetativen Eiachse nach einem animal-vegetativen Gradienten stattfindet, in dem Sinne, daß morphogenetisch wirksame Stoffe von einem Pol zum anderen in ihrer Konzentration abnehmen. HERBST 1892—1904 entdeckte die morphogenetische Wirkung des Li-Kations. RUNNSTRÖM (1928, 1929, 1931) baute auf dieser Beobachtung seine These vom *doppelten Gradientensystem* des Seeigeleies auf, derzufolge man durch eine Entwicklungshemmung der vegetativen Hälfte eine *Animalisierung* des Keimes, d. h. eine Anhäufung von animalen Stoffen und Bildungen bekommt, während eine Hemmung der animalen Hälfte eine Vegetativierung hervorruft. Das Li-Ion begünstigt die Entwicklung des Entoderms und hemmt die animalen Bildungen, wie Ektoderm und Wimperschopf. Durch Isolierung und Transplantation von Blastomerengruppen konnte HÖRSTADIUS (1935, 1936, 1939) die Wechselwirkung verschiedener Keimareale untersuchen und die Hypothese durch ein großes Versuchsmaterial bestätigen. Kurz zusammengefaßt bewirkt nach LINDAHL eine Li-Behandlung drei verschiedene Erscheinungen: 1. Eine Exogastrulation, bei der das Entoderm eine starke Vergrößerung erleidet, 2. eine Verlangsamung der Entwicklung und 3. eine Ausbreitung der vegetativen Keimteile und Hemmung der animalen Bildungen.

Um einen Einblick in die *chemische Natur* des erschlossenen *Gefälles* zu erhalten, haben CHILD und seine Mitarbeiter in zahlreichen Versuchen gezeigt, daß ein physiologischer Gradient vorliegen muß. Sie untersuchten die Widerstandsfähigkeit von Seeigelkeimen gegen verschiedene Gifte, wie KCN, Temperatur u. dgl. Ein Gradient konnte auch für die Entfärbung von Janusgrün unter anaeroben Bedingungen, für die Indophenolblaureaktion und SH-Reaktion nachgewiesen werden. Solche Versuche wurden später auch von GERSCH und RIES sowie RANZI und FALKENHEIM fortgesetzt und ergänzt, wobei auch Vitalfärbungen mit Redoxindicatoren durchgeführt wurden. Wenn diese Versuche auch in manchen Punkten zu anderen Resultaten führten als die älteren von CHILD, so haben sie doch die Existenz eines animalvegetativen Gefälles nicht in Abrede stellen können. Aber alle diese Untersuchungen konnten keine konkreten Vorstellungen von dem biochemischen Hintergrund der Gradiententheorie entwickeln. CHILD vermutete, daß ein Gradient weniger auf Konzentrationsunterschiede bestimmter Substanzen als auf Intensitäts- und Geschwindigkeitsunterschiede des Stoffwechsels, besonders der Atmung, zurückgeht.

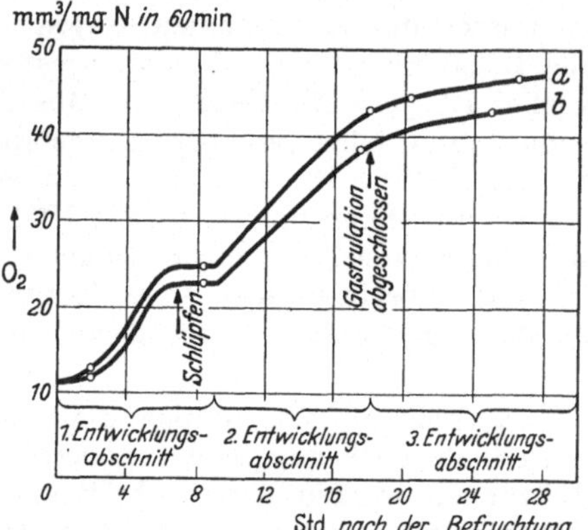

Abb. 7. Verlauf der Normalatmung von Paracentrotuskeimen. Die Kurve zeigt einen Knick auf dem Stadium der jungen Blastula.

In einer Reihe von sorgfältigen Untersuchungen wurde am Carlsberglaboratorium die Verteilung der Peptidase in frühen Entwicklungsstadien von Paracentrotuskeimen geprüft. HOLTER konnte zeigen, daß dieses Enzym in Eiern, die nach der Methode von E. B. HARVEY zentrifugiert wurden, nicht an granuläre Cytoplasmabestandteile gebunden, sondern offensichtlich in der hyalinen Grundsubstanz des Plasmas enthalten ist. HOLTER, LANZ und LINDERSTRÖM-LANG, sowie HOLTER und LINDAHL verfolgten die Aufteilung des Enzymes während der Entwicklung des Paracentrotuskeimes, konnten aber nur feststellen, daß die Peptidase bis zum Pluteusstadium ausschließlich der Aufteilung des Eicytoplasmas parallel geht. Es findet also keine selektive Anreicherung in bestimmten Keimzonen statt.

Die *Atmung* normaler Seeigelkeime wurde erstmalig von WARBURG (1908, 1914) untersucht; LINDAHL (1936) hatte diese Befunde später wesentlich ausgebaut. Die Atmungsintensität des Seeigelkeimes steigt während der Furchungsteilungen einer Exponentialfunktion folgend steil an, um dann nach Erreichen des frühen Blastulastadiums abzuflachen. Mit der Bildung des primären Mesenchyms steigt die Atmungsintensität abermals steil an. Diese Phase dauert bis zur Beendigung der Gastrulation an. Dann steigt die Atmung nur noch langsam weiter (Abb. 7).

Nach LINDAHL und ÖHMAN (1936, 1938) kann man die Atmung von Paracentrotuskeimen, die sich auf irgendeinem Stadium zwischen 2 und 9 Std nach der Befruchtung befinden, in eine zunehmende und eine konstante Komponente aufteilen. Beide Anteile werden durch Li^+ und Pyocyanin in verschiedener Weise beeinflußt. Li^+ hemmen vom Moment ihrer Einwirkung ab die weitere Zunahme der Atmungsintensität. Da Li^+ die Determination in animaler Richtung abschwächen, lag es nahe, auch den durch Li^+ beeinflußbaren Stoffwechselanteil mit dem animalen Stoffwechsel zu identifizieren. Für diese Anschauung sprechen auch Versuche von ÖHMAN (1940), die zeigen, daß der RQ der Eier zwischen der 2. und 8. Std nach der Befruchtung von 0,73 auf 0,85 wechselt. Dieser Wert würde mit der Annahme übereinstimmen, daß der RQ des konstanten Atmungsanteiles bei 0,73 verbleiben würde, was einer Fettverwertung entspräche, während der zunehmende Atmungsanteil ein RQ von 1 hätte. Das hieße, daß die Eier Zucker oxydieren, wenn ihr O_2-Verbrauch rasch ansteigt. Nach ÖHMAN ist die von RUNNSTRÖM (1935) gefundene atmungssteigernde Wirkung von Pyocyanin durch eine Aktivierung des konstanten Atmungsanteiles zu erklären, wobei der zunehmende Anteil nicht beeinflußt wird. Wenn nun tatsächlich der „zunehmende Atmungsanteil" mit dem animalen Stoffwechseltyp identisch wäre, müßte er hauptsächlich in der animalen Keimhälfte lokalisiert sein. Unter der Annahme, daß der „konstante Anteil" auf beide Hälften gleichmäßig verteilt ist, würde die animale Hälfte der Keime 7—9 Std nach der Befruchtung etwa 3mal so viel Sauerstoff veratmen müssen wie die vegetative. Selbst bei einer derartigen Verteilung des „zunehmenden Anteiles", daß 65% auf die animale und 35% auf die vegetative Keimhälfte fiele, müßte noch ein deutlicher (etwa 15%iger) Atmungsunterschied der beiden Keimhälften nachweisbar sein. Wie aber sorgfältige Messungen von LINDAHL und HOLTER (1940) an isolierten animalen und vegetativen Keimhälften von Paracentrotus lividus mit Hilfe der Tauchermethode von LINDERSTRØM-LANG (1937) gezeigt haben, ist der O_2-Verbrauch in beiden Keimhälften gleich groß. Ein Zusatz von Li, KCN, Glycerinaldehyd und auch Pyocyanin beeinflußt die Atmung animaler und vegetativer Keimhälften gleich stark. Es konnte also kein Beweis für die Existenz eines Intensitätsgradienten der Atmung entlang der animal-vegetativen Keimachse erbracht werden. Im Sinne einer Verstärkung der Li-Wirkung wirken sich auch eine Temperaturerhöhung, eine partielle Anaerobiose, organische Säuren wie Essig- und Ameisensäure, und Dinitro-o-kresol aus, obwohl letzteres eine erhebliche Steigerung des O_2-Verbrauches bedingt (CLOWES und KRAHL). Eine einheitliche Deutung der Wirkungsweise dieser Agentien ist demnach nicht möglich.

Nach RUNNSTRÖM (1928b) hebt ein Zusatz von KCl zu Li-Lösungen ihre stark vegetativierende Wirkung auf. In ausbalancierten Li-K-Gemischen entwickeln sich demnach normale Plutei. K-Ionen haben jedoch auch auf die durch Li-Ionen bedingten Atmungseffekte einen Einfluß. Aber die Wirkungen gehen nicht streng parallel. So kann eine durch Li-Ionen hervorgerufene Hemmung der O_2-Aufnahme zwar durch einen Zusatz von K-Ionen beseitigt werden, aber die vegetativierende Wirkung bleibt doch erhalten. LINDAHL meint, daß Li-Ionen die K-Ionen von gewissen Enzymoberflächen verdrängen. Nach GUSTAFSON und HASSELBERG stört Li in kompetitiver Wechselwirkung mit K den Phosphatstoffwechsel. Bekanntlich wird K in einem gereinigten Kaninchenmuskelsystem für die Phosphatübertragung von 2-Phosphobrenztraubensäure auf ATP benötigt (KACHMAR und BOYER[1]). Auch LINDAHL und LINDBERG (1946) haben gezeigt, daß Li bei Hefe eine Anhäufung von anorganischem Pyrophosphat bewirkt.

GUSTAFSON untersuchte die *Verteilung verschiedener Aminosäuren* in normalen Keimen, sowie Li-Keimen mittels mikrobiologischer Methoden, der Amino-N-Bestimmung nach VAN SLYKE und der Papierchromatographie. Die Untersuchungen zeigten übereinstimmend, daß während der gesamten Frühentwicklung bis zum Ausschlüpfen der Blastulae — einer Phase wichtigster Determinationsschritte — keine deutliche Veränderung im Gehalt an verschiedenen Aminosäuren erfolgt. Auch eine Behandlung der Keime mit Li ändert daran nichts. Aber von Beginn der Gastrulation ab und im Verlaufe derselben verschiebt sich das Verhältnis der einzelnen Aminosäuren zueinander. Manche nehmen an Menge zu und andere ab. Bei Li-Keimen sind diese Veränderungen weniger ausgeprägt oder treten erst in einem späteren Entwicklungsstadium auf als bei Normalkeimen. Während der Gastrulation nimmt sowohl der Gesamt- als auch der Nichtprotein-NH_2-N ab; diese Abnahme fehlt bei Li-Larven. Die Ursache für diese Abnahme an freiem NH_2-N sind höchstwahrscheinlich Peptidsynthesen. Dieser Prozeß findet bei Li-Tieren nicht statt. Aus den Papierchromatogrammen der Aminosäurefraktion ist ersichtlich, daß mit beginnender Gastrulation freies

[1] Zit. bei GUSTAFSON und HASSELBERG 1951.

Glutamin verschwindet; das ereignet sich bei Normal- wie auch Li-Keimen. Aus serologischen Untersuchungen von PERLMANN und GUSTAFSON (1948) geht hervor, daß innerhalb der ersten 12 Std der Entwicklung, d. h. während der gesamten Frühentwicklung bis zur jungen Gastrula, keine neuen Antigene auftreten. Aber zwischen der 12. und 48. Std erscheinen neue Antigene bei normalen wie auch bei Li-Keimen. Damit ist klar gezeigt, daß die Gastrulation mit der Bildung einer neuen Art von Eiweißmolekülen verbunden ist.

Zur Synthese von Peptidbindungen ist Energie nötig (vgl. S. 328); sie wird wahrscheinlich Substanzen entnommen, die energiereiche Phosphatbindungen tragen. Es ist daher zu erwarten, daß sich eine gesteigerte Eiweißsynthese in einer *Aktivitätserhöhung von Enzymen* auswirken wird, die am Phosphatstoffwechsel beteiligt sind. GUSTAFSON und HASSELBERG denken an die bekannte enge Verknüpfung von Myosin und Apyraseaktivität und meinen, daß Apyrase sicher auch an andere Zellproteine gekoppelt und dabei irgendwie in den Energiestoffwechsel einbezogen sein dürfte. Beim Seeigelkeim bleibt die Apyraseaktivität im Verlauf der primären Determinationsphase der Keimblätter konstant, obwohl diese Entwicklungsperiode durch einen steilen Atmungsanstieg ausgezeichnet ist. Ein Aktivitätsanstieg ist bei diesem Enzym erst auf dem Stadium der Mesenchymblastula zu verzeichnen, also zu einem Zeitpunkt, an dem die ersten sichtbaren Differenzierungsschritte stattfinden. In der Embryonalentwicklung dürfte ganz allgemein ein hohes Niveau an ATP und Apyrase mit lebhaftem Wachstum und Histodifferenzierung gekoppelt sein. So fanden BARTH und JAEGER auch beim Froschkeim, daß die Apyraseaktivität während der frühen Furchungsstadien nur schwach ist, und erst während der Gastrulation zunimmt. Der ATP-Spiegel bleibt aber von der Furchung bis zur frühen Neurula nahezu unverändert. Bei der Ascidie Symplegnia ist die Regeneration der Zooide durch die Stolonen mit einem starken Zuwachs an Apyraseaktivität verbunden.

Wie einleitend bereits angedeutet wurde, spielen die Cytoplasmapartikel bei der Morphogenese vermutlich eine besondere Rolle. BARTH und JAEGER (1947) halten eine Beteiligung von ATP als Energieüberträger bei der Replikation dieser Gebilde für sehr wahrscheinlich. Beim Hühnchen ist die Apyraseaktivität größtenteils granulär gebunden; sie steigt mit der Entwicklung an (STEINBACH und MOOG 1945).

GUSTAFSON und HASSELBERG (1945) fanden, daß eine ganze Gruppe von Enzymen einen gemeinsamen steilen Aktivitätsanstieg zeigt, wenn der Seeigelkeim in Stadium der Mesenchymblastula eintritt (Abb. 8). Es ist sehr wahrscheinlich, daß alle diese Enzyme Komponenten eines Fermentsystems sind, das in Cytoplasmapartikeln — vermutlich Mitochondrien — verankert ist. Diese Enzymgruppe umfaßt neben der Apyrase die Bernsteinsäuredehydrase, Apfelsäuredehydrase, Glutaminase und wahrscheinlich auch das Cathepsin II nach FRUTON, IRVING und BERGMANN, eine Proteinase, welche in Gegenwart von Cystein, l-Benzoylargininamid spaltet. Unter diesen Enzymen sind die Bernsteinsäuredehydrase und die Apfelsäuredehydrase bekannte Mitochondrienenzyme und Glieder des Citronensäurecyclus. Es ist sicher, daß auch das Cytochrom-Cytochromoxydasesystem dieser Gruppe zuzuzählen ist. Denn beim Hühnchen beginnen Cytochromoxydase und Apyrase gleichzeitig mit einem deutlichen Aktivitätsanstieg, und zwar parallel mit dem Zuwachs des Embryo an Total-N. Man kann heute bereits mehrere derartige Beispiele anführen, die alle dafür sprechen, daß nicht nur beim Seeigel, sondern ganz allgemein die Histodifferenzierung mit einer Vermehrung von komplexen Enzymeinheiten parallel geht, welche an Granula gebunden sind, die dem Cytologen als Mitochondrien und Mikrosomen bekannt sind. Cytologische Untersuchungen von GUSTAFSON und

HASSELBERG unter Benützung des Phasenkontrastverfahrens und der Vitalfärbung zeigten, daß tatsächlich zur Zeit des steilen Aktivitätsanstieges der genannten Enzyme auch eine Zunahme an Mitochondrien im Keime stattfindet. Die Mitochondrien sind sicher die hauptsächlichen Bildungsstellen von ATP. Ihre Beteiligung an der Eiweißsynthese im Cytoplasma liegt nahe. Dem genannten Enzymkomplex ist wahrscheinlich auch die alkalische Phosphatase zuzuzählen, da sie in ihrer Aktivitätsentfaltung diesem parallel läuft; ihre Beteiligung an der Synthese von Faserproteinen hat bereits BRADFIELD (1947) vermutet. In Li-Keimen ist der Aktivitätsanstieg dieser ganzen Enzymgruppe gehemmt. Wie bereits a. a. O. beschrieben, läuft der exponentielle Anstieg der Atmung des jungen Seeigelkeimes in ein Plateau aus. Sowie aber die primären Mesenchymzellen in das Blastocoel auswandern, steigt die Atmungskurve neuerdings steil an. Nach LINDAHL ist dieser Anstieg ein Zeichen, daß neue Stoffwechselprozesse im Ei starten. Obige Erfahrungen sprechen aber dafür, daß die Atmung als Folge einer wachsenden Dichte der Mitochondrienpopulation und des damit verbundenen erhöhten oxydativen Stoffwechsels ansteigt.

Nach allen diesen Untersuchungen erscheint die animale Entwicklung von einer besonderen Mitochon-

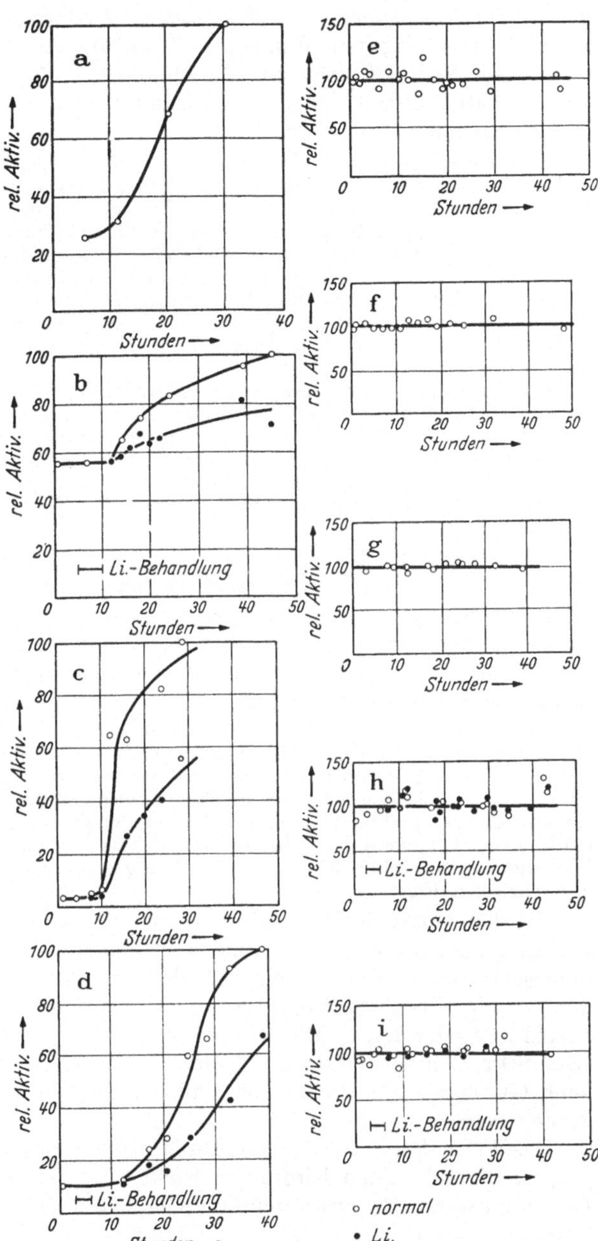

Abb. 8a—i. Verlauf der Aktivitätsentfaltung verschiedener Enzyme während der Frühentwicklung des Echinodermenkeimes. a Bernsteinsäuredehydrase bei Echinocardium, Normalentwicklung, b Apyrase bei normalen und mit Li behandelten Keimen von Paracentrotus, c Cathepsin II bei normalen und mit Li behandelten Keimen von Psammechinus, d Glutaminase bei normalen und mit Li behandelten Keimen von Psammechinus, e Aldolase bei Paracentrotus, Normalentwicklung, f Phenylphosphatase bei Paracentrotus, Normalentwicklung, g Cathepsin (hämoglobinspaltendes Enzym) bei Psammechinus, Normalentwicklung, h Adenosindeaminase bei normalen und mit Li behandelten Keimen von Psammechinus, i Phosphomonoesterase bei normalen und mit Li behandelten Keimen von Psammechinus. (Nach GUSTAFSON und HASSELBERG.)

drienaktivität beherrscht. Mit dieser Auffassung stimmt auch die vegetativierende Wirkung von Janusgrün (CHILD) gut überein. Dieser Farbstoff hat eine besondere Affinität zu Mitochondrien. Nach LEUTHARDT und MÜLLER ist die Citrullinsynthese der Mitochondrien aus Rattenleber gehemmt, wenn diese vital gefärbt werden.

Eine ganze Anzahl von Enzymen steht aber hinsichtlich ihrer Aktivitätsentwicklung außerhalb der genannten Gruppe. Die *Cholinesterase* [1] tritt in enger Korrelation zur Entwicklung des Ciliensystems und damit zur Lokomotion der Larve auf. Die saure Phosphatase, Pyro- und Hexametaphosphatase, Aldolase, Phenolsulfatase, Adenosindesaminase und eine Anzahl von Proteasen verändern ihre Aktivität während der Entwicklung nicht. Die Aldolase ist wie auch die anderen Enzyme der Gärung nicht granulär gebunden. Auch die Peptidasen zeigen nach HOLTER keine Beziehung zu granulären Plasmakomponenten. Eine selektive Anreicherung der Alanylglycinpeptidase in irgendeinem Areal des Keimes konnte nicht nachgewiesen werden. In diese Kategorie von Enzymen gehört auch das hämoglobinspaltende Kathepsin.

Von besonderem Interesse ist das Auftreten der Phenolsulfatase. HERBST (1897, 1904) zeigte, daß auf dem späteren Blastulastadium Sulfationen zur normalen Weiterentwicklung notwendig sind. LINDAHL vermutet eine Beteiligung der Phenolsulfatase an Entgiftungsprozessen, die zur Entfernung der Abbauprodukte aromatischer Aminosäuren dienen. Solche Gifte sollen sich besonders in Keimarealen mit hoher vegetativer Aktivität anhäufen. Das Enzym kommt auch sonst in lebhaft wachsenden Geweben vor und ist nicht granulär gebunden.

Wenn man die bisher geschilderten histochemischen Ergebnisse überblickt, so kann man sagen, daß die *Gastrulation ein überaus wichtiger Markstein in der Frühentwicklung der Echinodermen* ist. Vor der Gastrulation sind weder an den Proteinen noch an der Enzymaktivität wesentliche Veränderungen zu bemerken, obwohl gegen Ende dieses frühen Entwicklungsabschnittes eine tiefgreifende funktionelle Umstellung erfolgt:

Die quantitativ gestuften Gefällesysteme haben im Verlaufe der Entwicklung von der Morula bis zur schwimmenden Blastula einen allmählich immer stabileren morphogenetischen Funktionskomplex ergeben. Im Verlauf der weiteren Entwicklung bis zur Gastrula ist daraus in einem biochemisch noch unbekannten Prozeß der Selbstorganisation (Determination) ein Muster von qualitativ unterschiedlichen, scharf begrenzten organogenetischen Arealen (Anlagebereiche) entstanden. Mit Beginn der Gastrulation setzen die sichtbaren Gestaltungsvorgänge ein, die schließlich zur Entwicklung einer morphologisch und biochemisch stark differenzierten Pluteuslarve führen.

Mit dem Gastrulationsbeginn nehmen Cytoplasmapartikel, die einen Komplex von Enzymen tragen, an Zahl zu. Glutamin verschwindet, Aminosäuren werden umgesetzt, alles Zeichen einer lebhaften Eiweißsynthese; im Zusammenhang damit steigt die Atmungskurve an und Sulfat wird in dem vegetativen Keimabschnitt gebraucht. Die Keime zeigen nun eine starke FEULGEN-Reaktion (BRACHET 1950b) und die Nucleolen vergrößern sich ganz erheblich (MONNÉ, zit. nach GUSTAFSON), alles Zeichen, daß der Kern in die Stoffwechselvorgänge einzugreifen beginnt.

Das Li^+ hat nur im frühen Abschnitt der Entwicklung bis zum Stadium der jungen Blastula einen Einfluß, bewirkt aber hier keine merkliche Änderung des Enzymmusters. Es wirkt sich erst viel später aus, nicht vor Beginn der Gastrulation.

Wie diese Wirkung zu verstehen ist, kann heute noch nicht gesagt werden. Nach RANZI üben Li^+ eine charakteristische Wirkung auf den kolloiden Zustand von Faserproteinen aus: verschiedene Eiproteine, Myosin, SZENT-GYÖRGIsches Strukturprotein I gehen unter dem Einfluß von Li^+ in den Faserzustand über, was an dem Viscositätsanstieg solcher Lösungen zu erkennen ist. Aber auch Lösungen von Na-Thymonucleat und Nucleohiston zeigen das gleiche Phänomen. RANZI konnte die Faserbildung unter dem Einfluß von Li im Elektronenmikroskop sichtbar machen. Es ist möglich, daß auch im Seeigelkeim unter dem Einfluß von Li^+ fibrilläre Elemente in ihrer Struktur vergröbert werden, d. h. sich zu

[1] AUGUSTINSSON, GUSTAFSON 1949.

Faserbündchen zusammenschließen. Damit sinkt aber auch ihre Stoffwechselleistung. Es könnte vor allem möglich sein, daß damit auch die Entwicklung von Cytoplasmapartikeln gehemmt wird, welche während der Differenzierung organogenetischer Areale aus kleinen Teilchen aggregiert werden oder sonstwie entstehen, jedenfalls neuartige enzymatische Fähigkeiten entwickeln und nach Einsetzen der Gastrulation stark vermehrt werden. Nach dieser Auffassung würde Li^+ in letzter Instanz die Zuwachsrate von Partikelpopulationen beeinflussen.

Alle diese biochemischen Untersuchungen führen zu der *Vermutung, daß die physiologisch faßbaren Differenzierungsvorgänge die Folge des Neuauftretens und der Vermehrung besonderer Partikelpopulationen innerhalb der Zellen des betreffenden Keimareals sind.* LEHMANN und BISS (1949) haben ein schönes Beispiel gebracht, welches zeigt, daß diese Anschauung viel für sich hat. Die Polplasmen im Ei von Tubifex lassen sich durch Zentrifugieren im Ei verlagern, ohne dabei ihre Entwicklungsleistung oder ihre Vitalität zu verlieren. Sie sind wichtige organbildende Bereiche im Ei. Das Versuchsergebnis ist nur erklärlich, wenn die Polplasmen unsichtbar kleine Partikelchen enthalten, welche die Träger der Wirkung sind und sich ohne Schädigung, d. h. ohne in Teilsysteme zerrissen zu werden, innerhalb der Eizelle verlagern lassen. Das Elektronenmikroskop deckt auf, daß die Polplasmen winzige kugelige Partikelchen enthalten. Das Polplasma wird am 2. Tag der Entwicklung in der Hauptsache von 2 Zellen, den Somatoblasten, aufgenommen. Aus der einen Zelle (2d) wird das Ektoderm und dessen Abkömmlinge, aus der anderen das Mesoderm gebildet.

Die Partikelpopulation der Zelle (2d) besteht aus winzigen mikrosomenartigen Gebilden, die der anderen (4d) enthält neben kleinen auch große mikrosomenartige Körper. LEHMANN (1952) hält es für sehr wahrscheinlich, daß sich die ursprüngliche einheitliche Partikelpopulation des Polplasmas innerhalb von 24 Std in den beiden daraus hervorgehenden Zellen verändert und „daß die verschiedene morphogenetische Leistung der beiden Somatoblasten ihr Korrelat in verschiedenen Partikelpopulationen hat“. Es ist aber nicht nötig, anzunehmen, daß alle irgendwelchen physiologischen Unterschiede zwischen 2 Zellen oder Zellverbänden stets auf Unterschiede in den Partikelpopulationen zurückgehen müssen.

β) Beobachtungen am Amphibienkeim.

Auch die *Amphibienentwicklung* hat zu zahlreichen biochemischen Untersuchungen angeregt. Hier können nur zwei wichtige Fragestellungen eingehender behandelt werden: *der Stoffwechsel des Organisators* und *die biochemischen Vorgänge bei der Induktion.*

Der *Sauerstoffverbrauch* des Froscheies wird durch die Befruchtung nicht erhöht, während der Furchungsteilung steigt er langsam an, ähnlich einer parabolischen Funktion. Nach FISCHER und HARTWIG (1938) ist die Atmung bei Amblystomakeimen anfangs recht niedrig, steigt allmählich an, so daß sie zur Zeit der Gastrulation erheblich höher liegt als zu Beginn der Entwicklung (Abb. 9). Deutliche Atmungsperioden wie beim Seeigel sind bei Amphibien nicht zu unterscheiden. In ähnlicher Weise steigt auch die alkalische Phosphatase nach den Untersuchungen von E. J. KRUGELIS (1950) bei Xenopus und Amblystoma von der Befruchtung des Eies ab ganz allmählich an (Abb. 10).

Der RQ liegt während der Furchung bei Rana fusca mit 0,65 extrem niedrig; bei beginnender Gastrulation schnellt der Wert auf nahezu 1 an und verbleibt hier bis zum Ausschlüpfen der Larve (BRACHET 1934). Daraus ergibt sich, daß während der Gastrulation ein Substratwechsel der Atmung erfolgt. Zu diesem Zeitpunkt wird in verstärktem Maße Glykogen angegriffen und zwar die Desmofraktion desselben (BRACHET und NEEDHAM 1935). Es ist anzunehmen, daß dieser Abbau mit dem Energiebedarf der zu dieser Zeit lebhaften Gestaltungsbewegungen im Zusammenhang steht.

Die Eier der Amphibien sondern *mehrere Plasmasorten* ab, die ein verschiedenes spezifisches Gewicht besitzen und eine unterschiedliche Entwicklungsleistung haben. Darin äußert sich die Verwandtschaft zu den ebenfalls den Chordata angehörenden Ascidien, bei denen nach der Befruchtung sehr deutlich mehrere unterscheidbare Plasmabezirke auftreten (CONKLIN 1905, RIES 1937). Bei den Amphibien läßt sich ein pigmentarmes dotterreiches vegetatives Plasma, welches Material zur Entodermbildung enthält, von pigmentierten, weniger dotterreichem *marginalem* und *zentralem* Plasma unterscheiden. Das marginale Plasma liefert das Baumaterial der Randzone und damit des Mesodermbereiches, und breitet sich bei der Bildung

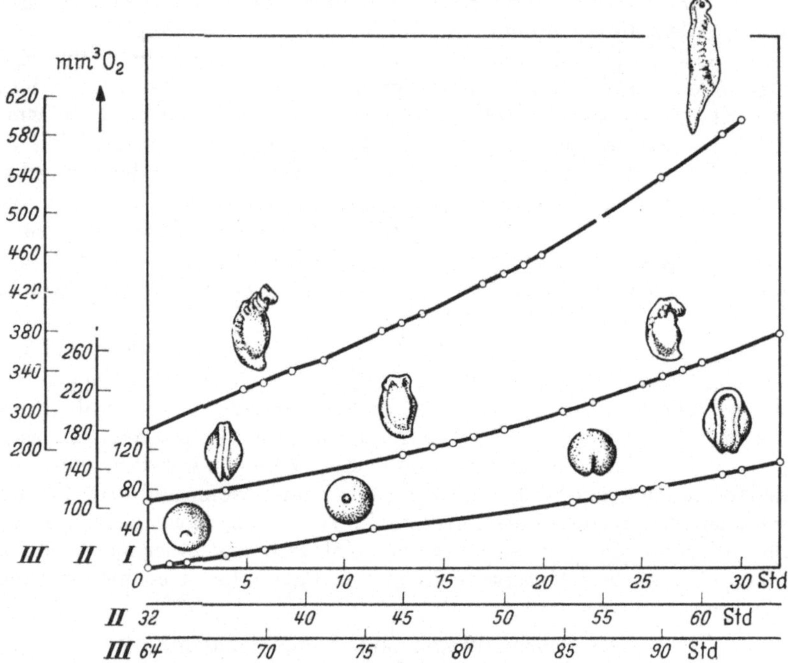

Abb. 9. Der Sauerstoffverbrauch während der Entwicklung von Amblystoma mexicanum in Kubikmillimeter O_2 je 10 Keime bei 22,6°. (Nach FISCHER und HARTWIG aus F. E. LEHMANN 1945.)

des grauen Halbmondes zum Teil als dünne Schicht entlang dem Rande des vorderen vegetativen Areales aus. Gibt es chemische Charakteristica dieser entwicklungsphysiologisch so bedeutsamen Plasmasorten? Diese Frage hat hauptsächlich BRACHET (1938, 1940, 1941a) bearbeitet und gefunden, daß dabei die Anwendung der Sulfhydrylreaktion nach GIROUD-BULLIARD und des von ihm entwickelten Ribonucleinsäurenachweises, der auf einer Färbung des Gewebes mit Methylgrün-Pyroningemisch nach UNNA beruht und dessen Spezifität durch eine Behandlung des Gewebes mit Ribonuclease überprüft werden kann, erfolgreich sind.

Die Oocyten besitzen am Ende ihrer Wachstumsperiode ein kernsaftreiches Keimbläschen, welches in erheblichen Mengen SH-haltige Stoffe, aber keine Ribonucleinsäure enthält. Im Verlauf der Reifeprozesse verschwindet die Kernmembran und im Anschluß daran tritt in der Region des animalen Pols eine kräftig positive SH-Reaktion auf, offenbar deshalb, weil die aus dem Kern stammenden Stoffe dorthin verlagert wurden. Eigenartig ist, daß dieselbe Stelle auch eine deutliche Ribonucleinsäurereaktion gibt, wie auch sonst bei Amphibienkeimen sehr häufig Zonen starker SH-Reaktion die Bildung größerer Mengen von Ribonucleinsäure zur Folge haben. BRACHET meint, daß es sich hierbei um Ribonucleinproteine handelt, die bei der Fixation denaturiert werden und freie SH-Gruppen bilden! Wahrscheinlich ist aber, daß hier stoffwechselphysiologisch aktive Stellen vorliegen, wo Co-Enzym A zur Wirksamkeit kommt. Eine Ansammlung von SH-Proteinen sowie reduziertem Glutathion erhalten dieses in aktivem Zustand. Eine Stunde nach der Befruchtung, aber noch vor der 1. Furchungsteilung, verbleibt nur noch ein kleiner SH-positiver Bezirk um den animalen Pol, die Hauptmenge findet sich jetzt in der Zone des „grauen Halbmondes“ und ist offensichtlich dorthin verlagert worden.

Im Verlaufe der nun folgenden Furchungsteilungen findet im Zusammenhang mit der raschen Vermehrung der Zellkerne eine Synthese von Thymonucleinsäure statt, ohne daß dabei der Gesamtnucleinsäuregehalt des Keimes eine Erhöhung erfährt [Brachet (1931a, 1933, 1936a, 1936b, 1937a, 1938), Graff und Barth]. Brachet hält eine Umbildung von Ribo- in Desoxyribonucleinsäure für möglich und zieht zur Stütze seiner Ansicht die Beobachtung heran, daß Zellen auf dem Stadium der Mitose stets einen geringeren Grad an Basophilie zeigen, als die umliegenden Zellen mit Ruhekernen. Eine solche Transformierung ist aber bei dem chemisch stark unterschiedlichen Aufbau beider Typen von Nucleinsäuren recht unwahrscheinlich; eine Synthese von Desoxyribonucleinsäure ist nur aus den einfachsten Bausteinen der Ribonucleinsäure denkbar.

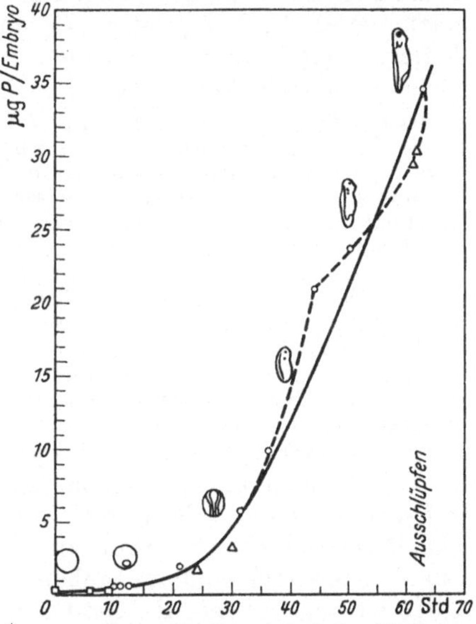

Abb. 10. Der Aktivitätsverlauf der alkalischen Phosphatase während der Entwicklung von Xenopus laevis. (Nach Krugelis.)

Während der Furchung geht die Differenzierung in der chemischen Ausgestaltung des Keimes weiter. Die Dotterplättchen werden kleiner, aber Ribonucleinsäuren und SH-Proteine nehmen in der animalen Keimhälfte an Menge zu, ganz besonders im Bereich der Marginalzone. Die Nucleinsäuren sind hauptsächlich in der Zellperipherie und in den Spindelfäden der Kernteilungsfiguren lokalisiert. In der Gastrula zeichnet sich die Region der oberen Urmundlippe durch eine besonders intensive SH-Reaktion aus. Die organbildenden Plasmabereiche erfahren in diesem Entwicklungsabschnitt jedoch keine wesentlichen chemischen Veränderungen. Nach den entwicklungsmechanischen Versuchen ist das marginale Blastem zu Beginn der Gastrulation einem gefälleartig abgestuften Gradienten unterworfen, der sich erst im Verlaufe der Gastrulation und Neurulation in Funktionskomplexe aufteilt. Lehmann (1945) macht darauf aufmerksam, daß die Verteilung der SH-Proteine und der diesen folgenden Ribonucleinsäuren weniger der Verteilung der Blastemfelder, als vielmehr der der topogenetisch aktivsten Zonen entspricht. Die Nucleoproteide sind im Bereich der Urmundlippe und besonders in dem nach innen umgeschlagenen Rand derselben sowie in der später auftretenden Neuralplatte am reichlichsten vertreten. Aber das induktiv hochwirksame Urdarmdach ist ärmer an diesen Stoffen, als die induzierte Neuralplatte. In der Neurula enthalten die Chorda und die Somiten viel Ribonucleinsäure. Es besteht aber ein sehr deutlicher Gradient in der Richtung zur Ventralseite, der auch entwicklungsmechanisch zu beobachten ist (Yamada 1939, 1940).

Spätere Entwicklungsstadien zeigen stets dort einen hohen Ribonucleoproteingehalt, wo histologische Differenzierungsvorgänge ablaufen. Nach erfolgter

Ausdifferenzierung, z. B. in vacuolisierten Chordazellen, nimmt der Ribonucleinsäuregehalt wieder ab.

Das Ergebnis dieser Untersuchungen ist der Nachweis eines *animalvegetativen Ribonucleinsäuregradienten,* dem auf dem Gastrulastadium in der Region des Organisators ein neues Bildungszentrum folgt (BRACHET 1950a). Die Bildungsorte für Ribonucleinsäure dürften mit Zonen erhöhter Gestaltungstendenz zusammenfallen und die Keimstätten einer Population von Proteinmolekülen mit einer neuen Spezifität sein.

Es fehlte auch nicht an Versuchen, den Zusammenhang zwischen Ribonucleinsäure-Synthese und Morphogenese experimentell zu überprüfen. Möglichkeiten dazu bietet die kompetitive Hemmung der Nucleinsäuresynthese, das Zentrifugieren von Keimen auf frühem Stadium und die Analyse von Hybriden mit einer letalen Genkombination.

Der erste Weg führte nicht zu einem eindeutigen Resultat. Wenn Amphibienkeime auf frühem Entwicklungszustand der Einwirkung von Barbitursäure, die mit Uracil interferiert, oder Benziminazal, das mit Adenin interferiert, ausgesetzt werden, so bleiben sie in der Entwicklung zurück. Die histochemische Untersuchung zeigt, daß die Nucleinsäurebildung gehemmt ist, aber es ist nicht ausgeschlossen, daß unspezifische Narkoseeffekte an dem Ergebnis beteiligt sind, zumal eine Zugabe von Purinbasen unwirksam ist. Allein die Entwicklungshemmung durch Acriflavin, welches mit Nucleinsäure unlösliche Komplexe bildet, ließ sich durch Adenylsäure etwas aufheben. Für einen Zusammenhang zwischen Anhäufung von Ribonucleoproteiden und induktiver Wirkung sprechen Zentrifugierungsversuche von PASTEELS und BRACHET an Keimen auf dem Blastulastadium. Das Blastocoeldach kollabiert dabei und kommt in Kontakt mit den dotterreichen Entodermzellen. Da in allen Zellen des Keimes die Ribonucleoproteine zentripetal verlagert werden, kommt dadurch das Ektoderm in einen engen Kontakt mit einer abnormal basophilen Cytoplasmaschicht der Entodermzellen. Die Folge davon ist ein gesteigertes Auftreten von Doppel- und Dreifachbildungen.

Von großem biochemischem Interesse sind die pathologischen Prozesse, die auf dem Gastrulastadium von Keimen ablaufen, welche ein Kreuzungsprodukt von Rana esculenta ♀ × Rana fusca ♂ sind[1]. Die Entwicklung des Keimes bleibt auf dem Gastrulastadium stehen. Die Basophilie des Cytoplasmas nimmt ab. Offenbar unterbleibt die Synthese von Ribonucleinsäure und wahrscheinlich auch die von Proteinen. Der abnorme Chromosomensatz im Kern stoppt die synthetischen Prozesse im Cytoplasma ab. Die Morphogenese geht nicht weiter, wenn man Stücke aus solchen Keimen explantiert und in HOLTFRETER-Lösung kultiviert, auch nicht nach Zugabe von Ribonucleinsäure oder Nucleotiden und ATP. Aber nach Einpflanzung der Urmundzone eines solchen Keimes in das Blastocoel eines normalen Keimes, selbst von einer anderen Art (Triton), bilden sich in zahlreichen Fällen wieder Nucleinsäuren in dem Explantat. Die Entwicklung geht weiter, es bilden sich Chordazellen und im Wirt wird ein sekundäres Neuralrohr erzeugt[2]. Wie BARTH und JAEGER (1947) fanden, wird auch die Entwicklung von Keimen, die einer Kreuzung von Rana pipiens ♀ × Rana sylvatica ♂ entstammen, ebenfalls auf dem Gastrulastadium sistiert. Die Gastrula scheint das früheste Stadium zu sein, auf dem der Gensatz des Keimes sich physiologisch auszuwirken beginnt. Die hybriden Gastrulae zeichnen sich durch eine verminderte Atmung und Glykolyse aus, sie besitzen auch eine verminderte Fähigkeit, das normale Niveau an ATP zu erhalten. Die Kerne solcher hybriden Gastrulae geben nach BRACHET (1950a), mit UNNAs Farbgemisch behandelt, eine sehr variable Färbung. Häufig ist auch die Zahl der Nucleolen und deren Affinität für Pyronin vermehrt, was für einen Überschuß an Ribonucleinsäure spricht. Ein ganz ähnliches Phänomen tritt auf, wenn Morulae oder ganz junge Blastulae vom Frosch mit Dinitrophenol oder Natriumusnat behandelt werden. Die Zellteilung wird blockiert und voluminöse, ribonuclein-

---

[1] HADORN 1932; BALTZER 1940. [2] BRACHET 1950a.

säurereiche Nucleolen treten auf. Normalerweise kommen auf diesem Stadium überhaupt keine Nucleolen vor. Auf späteren Stadien (Gastrulae), wo Nucleolen bereits normalerweise anwesend sind, hat eine solche Behandlung einen umgekehrten Effekt. Es tritt eine zunehmende Vacuolisierung und Verarmung der Nucleolen an Ribonucleinsäure ein. Diese Versuche führen auf das heute noch wenig bekannte Gebiet der oxydativen Phosphorylierung und deren Abhängigkeit vom Zellkern (vgl. S. 331). Auch die Stabilität der Biosomen im Cytoplasma steht in Abhängigkeit vom Zellkern.

Von den zahlreichen Arbeiten über den Stoffwechsel des Amphibienkeimes kann hier nur eine Auswahl besprochen werden. Eine ausführliche Darstellung dieses Gebietes findet sich bei BRACHET (1950b), NEEDHAM (1942) und BOELL (1948).

Während bei Echinodermen keine mit quantitativen Methoden faßbaren regionalen Unterschiede im Stoffwechsel des Keimes gefunden wurden, die mit animalen und vegetativen Funktionen in Zusammenhang stehen, ist bei Amphibien die Sachlage eine andere.

PIEPHO färbte Blastulae und junge Gastrulae mit Leukobasen geeigneter Farbstoffe an, reoxydierte sie an der Luft und verfolgte die Geschwindigkeit der Reduktion bei Anaerobiose in verschiedenen Regionen der Keime. Immer reduzierten die animalen Hälften schneller als die vegetativen. Bei älteren Gastrulae reduziert der Organisator stärker als das umliegende Gewebe und die obere Lippe beträchtlich schneller als die ventrale Partie. FISCHER und HARTWIG (1936), welche diese Methode früher ausgearbeitet haben, beobachteten, daß sich die Neuralplatte besonders schnell entfärbt. Auffällig ist die völlige Übereinstimmung der stark reduzierenden Areale nach Versuchen dieser Autoren mit den ribonucleinsäurereichen und SH-positiven Orten nach BRACHET (1938). Es erscheint plausibel, daß Cytoplasmapartikel die Träger aller dieser Stoffe und Wirkungen sind, von denen bekannt ist, daß sie der Sitz von Ribonucleinsäure, Dehydrasen und SH-Proteinen sind. Der Gegensatz zum Seeigelei äußert sich auch darin, daß nach FISCHER und HARTWIG (1938) das animale Blastem einen ungefähr 3mal so hohen Sauerstoffverbrauch wie das vegetative hat. In neuerer Zeit wurde die Atmungsgröße verschiedener Areale der Gastrula bestimmt (BOELL und NICHOLAS, BOELL 1942, BARTH 1939, 1942). Die Ergebnisse sind in Tabelle 8 zusammengefaßt; sie sprechen für die Existenz eines *Atmungsgradienten vom animalen zum vegetativen Pol mit einem Maximum am vorderen Teil der präsumptiven Neuralplatte.*

Tabelle 8. *Die Atmung verschiedener Regionen der Gastrula (Amblystoma punctatum).*

Region	Q'_{O_2}	Dotter %	Akt. Material %	Atmung/akt. Material
Dorsale Urmundlippe	2,1	56	44	4,8
Präsumptive Neuralplatte	4,9	33	67	7,3
Ektoderm vom animalen Pol	4,5	31	69	6,5
Ektoderm von der Ventralseite	3,0	43	57	5,2
Dotterentoderm	1,3	66	34	3,8

Das Amphibienei enthält eine große Menge Dotter, der auf den animalen und vegetativen Pol ungleich verteilt ist (BRAGG, DANIEL und YARWOOD). Im Stoffwechsel dürfte der Dotter weitgehend inert sein. DUSPIVA fand, daß derselbe keine Dipeptidase enthält, PICKFORD fand dasselbe und BOELL und SHEN konnten nur wenig Cholinesterase im Dotter nachweisen. Es ist plausibel, daß ein inertes Material ungleichmäßig verteilt, die Ermittlung eines Stoffwechselgradienten wesentlich stören kann; denn Dotter hat auch eine sehr geringe Respirationsgröße. Nach Barth (1942) besteht für die Amphibiengastrula ein Dottergradient längs der animalvegetativen Achse mit einem Maximum an Dotter am vegetativen Pol. Wie bei allen histochemischen Untersuchungen kommt es auch hier sehr auf die Bezugsgröße an. Wenn man den Betrag der aufgenommenen O_2-Menge auf Trockengewicht oder Total-N bezieht, so ist der Dotter mit erfaßt, und die gemessene Atmung ist eine Funktion des Dottergradienten und von nichts

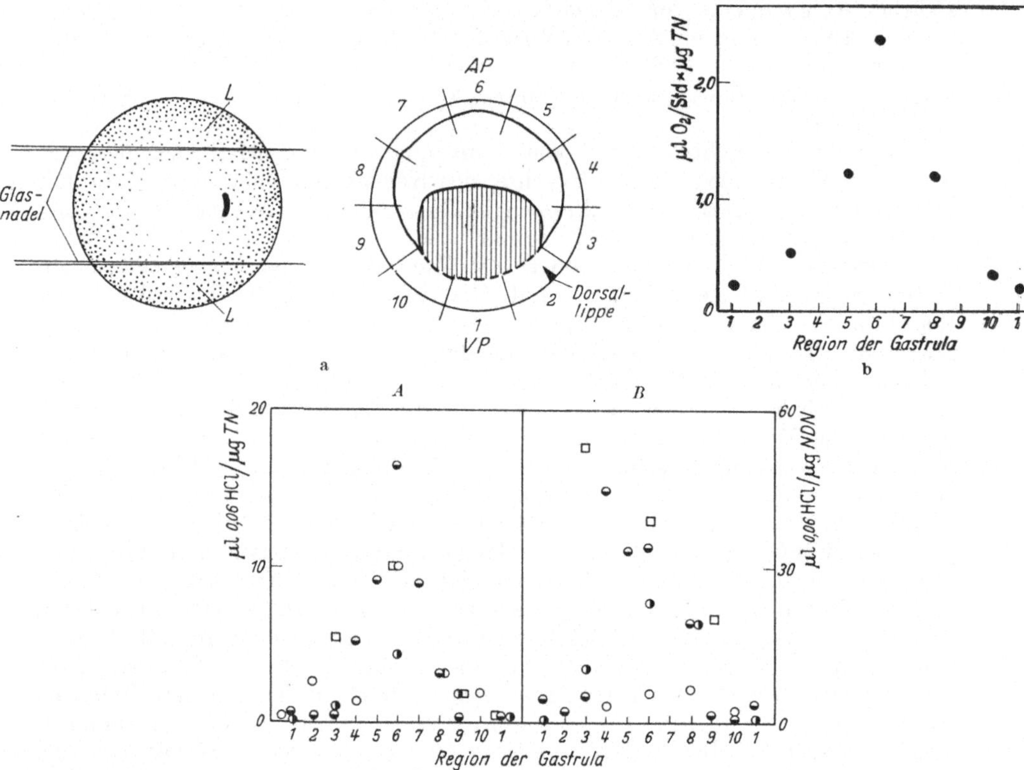

Abb. 11 a—c. Die Verteilung von Atmung und Peptidase auf verschiedene Regionen der Axolotl-Gastrula. (Nach Gregg und Løvtrup). a Die Sektion der Gastrula und die Aufteilung in Regionen, b die Verteilung der O_2-Aufnahme, Bezugsgröße: Gesamtstickstoff, c die Verteilung der Peptidase. *A* Bezugsgröße: Total-N, *B* Bezugsgröße: Nichtdotter-N.

anderem (Gregg und Løvtrup). Es hat daher nicht an Versuchen gefehlt, den Anteil an „aktivem, also dotterfreiem Plasma" zu messen. Da der Dotter in Form von zentrifugierbaren Körnchen vorliegt, ist seine Abscheidung möglich. Wie Abb. 11 zeigt, bleibt der Respirationsgradient auch nach Vornahme einer solchen Korrektur bestehen.

Eine wichtige Frage ist, ob sich noch weitere biochemische Gradienten im Amphibienei mit quantitativen Methoden nachweisen lassen. Gregg und Løvtrup (1950) haben dieses Problem mit einer sehr exakten Methode experimentell geprüft. Aus der Amblystomagastrula wurde entlang einem animalvegetativen Meridian ein Gewebering herausgeschnitten und in 10 Teile geteilt. Die Sektion geht aus Abb. 11 hervor. Die Teilstücke wurden homogenisiert, an den aliquoten Teilen wurde mit der Mikromethode nach Brüel und Mitarbeitern der Gesamt-N und nach Abschleudern der Dotter- und Pigmentgranula der Nichtdotter-N bestimmt.

Dieser kann als rohes Maß für den stoffwechselphysiologisch aktiven Anteil des Keimes gelten. Zunächst ergab sich, daß der Dotter-N am vegetativen Pol am höchsten, am animalen Pol am niedrigsten ist. Damit ist der von BARTH postulierte *Dottergradient* sichergestellt.

Die Verteilung von verseifbarem Fett auf die verschiedenen Keimregionen erscheint völlig verschieden je nach dem Bezug auf Gesamt-N oder Nichtdotter-N. In bezug auf ersteren enthält die animale Region dreimal so viel Fett wie die vegetative, auf Nichtdotter-N bezogen aber *weniger* Fett als der vegetative Pol. Kohlenhydrate sind dagegen unabhängig von der Bezugsgröße in der animalen Region etwa sechsmal so reichlich enthalten wie in der vegetativen.

Im Gegensatz zum Seeigelkeim, bei welchem die Alanylglycinpeptidase auf animale und vegetative Hälfte gleichmäßig verteilt ist, findet sich in der Amphibiengastrula ein sehr deutlicher *Peptidasegradient* mit einem Aktivitätsmaximum am animalen Pol vor, und zwar unabhängig davon, ob auf Total-N oder Nichtdotter-N bezogen wurde. Auch die alkalische β-Glycerophosphatase folgt dem gleichen Gradienten. Einen ähnlich verlaufenden Gradienten hat auch KRUGELIS für die alkalische Phosphatase festgestellt (Abbildung 12). Der O_2-Verbrauch folgt gleichfalls einem deutlichen Gradienten vom animalen zum vegetativen Pol bei maximaler Atmung am animalen Pol auf Gesamt-N bezogen. Leider konnten Messungen mit Bezug auf Nichtdotter-N bisher noch nicht durchgeführt werden.

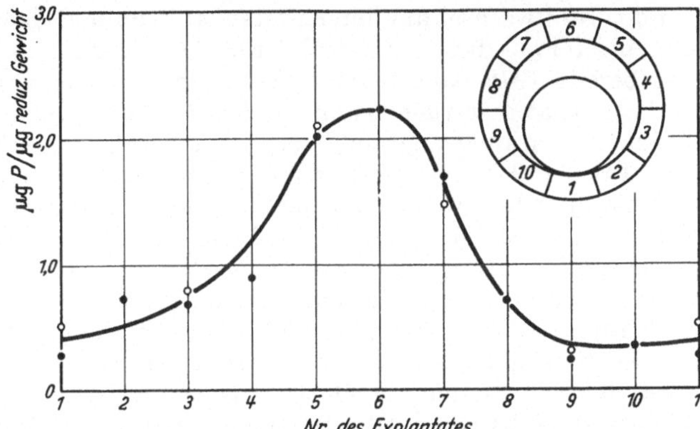

Abb. 12. Die Verteilung der alkalischen Phosphatase auf verschiedene Regionen der Axolotl-Gastrula. (Nach KRUGELIS.)

Eine große Zahl von Untersuchungen sind der Frage gewidmet, ob der *Stoffwechsel der dorsalen Urmundlippe* eine Sonderstellung hat. Hierbei wurde meist die Atmung der Urmundlippe mit der des ventralen Ektoderms verglichen. Wie aus folgender Tabelle 9, die einige der von verschiedenen Bearbeitern

Tabelle 9. *Atmungsgrößen* (μl O_2 je Stunde). (Nach BOELL 1948.)

Autor		Bezugsgröße	Obere Urmundlippe	Ventr. Ektoderm.	Verhältnis
WADDINGTON, NEEDHAM u. BRACHET	T. alpestris	mg Tr.-Gew.	0,23	0,21	1,10
BRACHET u. SHAPIRO	R. sylvatica	g Feucht-Gew.	85	58	1,47
FISCHER u. HARTWIG	A. mexicanum	10 mg Tr.-Gew.	2,34	1,83	1,28
FISCHER u. HARTWIG	A. mexicanum		2,13	1,92	1,11
BOELL u. NEEDHAM	Discoglossus	mg N	4,80	4,93	0,98
BOELL u. NEEDHAM	A. mexicanum		3,21	3,18	1,01
BOELL, KOCH u. NEEDHAM	A. mexicanum		5,3	4,2	1,26
BRACHET (1936c)	R. temporaria	?	0,164	0,153	1,07
BRACHET (1939b)	Discoglossus	mg N	4,1	3,1	1,31
NEEDHAM, ROGERS u. SHEN	R. temporaria		3,74	3,78	0,99

erhaltenen Resultate zusammengestellt enthält, hervorgeht, ist eine auffallende Variabilität der Versuchsergebnisse zu verzeichnen.

Die Ursache hierfür kann, wie BOELL (1948) meint, nicht allein in den verschiedenen Versuchsbedingungen gesucht werden, die in den einzelnen Laboratorien natürlich sehr verschieden waren; viel schwerer wiegt, daß die verschiedenen Bearbeiter nicht immer ganz übereinstimmende Gewebezonen für ihre Versuche gewählt haben. BRACHET (1939b) betont, daß in kurzfristigen Versuchen, innerhalb von 3 Std, die Atmungswerte beider verglichenen Regionen fast identisch sind, aber bei längeren Versuchszeiten, wie sie z. B. von FISCHER und HARTWIG verwendet wurden, das Gewebe der oberen Urmundlippe stärker atmet. Der am meisten einleuchtende Grund ist aber der, daß jeder Autor eine andere Bezugsgröße gewählt hat und der Dottergradient nicht berücksichtigt wurde (s. GREGG und LØVTRUP).

Auch die Gradiententheorie wurde zur Erklärung der Organisatorwirkung herangezogen. CHILD selbst hielt die Dorsallippe für jenen Ort des Embryo, wo der Stoffwechsel am intensivsten abläuft und dachte, daß die Funktion als Organisator aus diesem Zustand der höchsten Aktivität resultiert. Aber NEEDHAM hat bereits 1942 darauf hingewiesen, daß kein experimentelles Beweismaterial herbeigeschafft werden kann, welches zeigt, daß ein Atmungsgradient der Induktionswirkung zugrunde liegt. Die Dorsallippe hat auch tatsächlich, wie aus Tabelle 9 hervorgeht, keine höhere Atmungsintensität als das ventrale Ektoderm, selbst wenn man den Dottergehalt der Gewebe in Rechnung setzt. Einen weiteren Gegenbeweis, daß zur Induktion ein besonders hohes Stoffwechselniveau oder eine Stoffwechseldifferenz zwischen induzierendem und induziertem Gewebe nötig sind, liefern Versuche von BRACHET (1939b), BARNES und BOELL (1938). Induktion und Neuraldifferenzierung sind auch in Gegenwart von HCN möglich, selbst wenn dieses in einer so hohen Konzentration geboten wird, daß die Atmung um 80—90% gehemmt ist; ebenso auch unter Anaerobiose (BRACHET 1939b). In Übereinstimmung damit stehen auch die Versuche von LINDAHL und HOLTER (1940), die keine Unterschiede in der Atmungsgröße von animalen und vegetativen Keimhälften beim Seeigel ergeben haben, obwohl die Teilstücke eine verschiedene Entwicklungspotenz besitzen. Es besteht also heute kein Zweifel mehr, daß die *induktive Wirkung von einem besonders hohen respiratorischen Stoffwechsel völlig unabhängig* ist.

Damit soll aber nicht gesagt sein, daß der Stoffwechsel der oberen Urmundlippe nicht in anderer Hinsicht auffällt. Alle bisherigen Untersuchungen stellen übereinstimmend fest, daß der respiratorische Quotient dieser Region höher ist als der vom ventralen Ektoderm (Tabelle 10). Diese Höhe des respiratorischen Quotienten deutet darauf hin, daß in der Dorsallippe hauptsächlich Kohlen-

Tabelle 10. *Respiratorische Quotienten der Dorsallippe und ventralen Ektoderm bei der Amphibiengastrula.*

Autor	Tierart	RQ Dorsallippe	RQ ventr. Ektoderm
BRACHET (1939b)	Discoglossus	1,02	0,73
BRACHET (1936c)	R. fusca	0,97	0,80
BOELL, KOCH u. NEEDHAM	A. mexicanum	0,98	0,87
NEEDHAM, ROGERS u. SHEN	R. temporaria	0,92	0,81

hydrate verbraucht werden; offenbar ist der Prozeß der Invagination mit einem gesteigerten Kohlenhydratabbau verknüpft. Dieser Schluß kann um so leichter gezogen werden, als histochemische Untersuchungen (WOERDEMANN 1933) und analytische Bestimmungen von HEATLEY, sowie HEATLEY und LINDAHL (1937) übereinstimmend eine deutliche Abnahme des Glykogengehaltes in der Region der Dorsallippe nachgewiesen haben. Der Abbau von Kohlenhydrat fällt zeitlich mit der Invagination des Gewebematerials zusammen. JAEGER zeigte, daß nur eine ganz bestimmte Stoffwechsellage diesen Abbau bedingt, da in explantierten Stücken das Glykogen erhalten bleibt, ebenso in solchen Fällen, in denen ein Ektodermstück mit Organisatorgewebe kombiniert wurde. Der Glykogenabbau steht demnach nicht mit der Induktionsaktivität, sondern sehr viel wahrscheinlicher mit Reaktionen im Zusammenhang, die Energie für morphogenetische Prozesse liefern. Dies gilt in gleicher Weise für die anaerobe Glykolyse, die BOELL, NEEDHAM und ROGERS untersucht haben.

Tabelle 11.
Anaerobe Glykolyse bei der Amphibiengastrula.

	CO_2-Produktion in $\mu l \cdot 10^{-3}/\gamma$ Tr.Gew./Std	
	Dorsallippe	Ventrales Ektoderm
Rana temporaria . .	0,63	0,21
Triton alpestris . . .	0,42	0,14

Auch bezüglich der NH_3-Bildung ist das Gewebe der Dorsallippe besonders aktiv; nahezu gleich aktiv ist auch die Neuralplatte, aber nur solange sie noch offen ist. Sobald das Neuralrohr geschlossen ist und die Gestaltungstätigkeit nachläßt, sinkt auch die Aktivität der NH_3-Bildung auf weniger als die Hälfte ab. Der Ablauf der Furchung wird nicht verändert, wenn der Kohlenhydratstoffwechsel durch Monojodessigsäure gehemmt wird (BRACHET 1950b). Eine Entwicklungshemmung tritt erst in dem Stadium des Urmundverschlusses auf. Organisatorgewebe aus behandelten Keimen hat keine verminderte Induktionsfähigkeit. Durch Monojodessigsäure werden die Zellbewegungen in viel stärkerem Maße sistiert als die Zellteilungen. Auf die Bedeutung der Glykolyse für die Plasmabewegungen hat in einem ganz anderen Zusammenhang auch LETTRÉ hingewiesen.

Die Untersuchungen über den Stoffwechsel des Organisators haben keine Aufklärung über die Natur der biochemischen Vorgänge gebracht, die während des Induktionsvorganges ablaufen. Es erregte seinerzeit Aufsehen, als bekannt wurde, daß auch abgetötete Gewebestücke aus Amphibienkeimen eine Induktion hervorrufen. Dem Phänomen der neuralen Induktion muß eine rein stoffliche Wirkung zugrunde liegen (BAUTZMANN, HOLTFRETER, MANGOLD, SPEMANN). Man war daher in der Folgezeit bemüht, die chemische Natur dieses Agens aufzuklären.

Dabei stellte sich bald heraus, daß eine ganze Anzahl synthetischer, chemisch recht verschiedenartiger Stoffe wirksame Induktoren sind. Es bildeten sich vornehmlich 2 Anschauungen: FISCHER und Mitarbeiter (1935) fanden, daß Fettsäuren mit niederem Schmelzpunkt aus tierischen und pflanzlichen Ölen wirksam sind; es zählen dazu Ölsäure, Linolensäure u. a. Unwirksam ist Stearinsäure. Die Verbindungen müssen als freie Säuren vorliegen, Methylester sind unwirksam. Auch andersartige Säuren, wie die wasserlöslichen Nucleinsäuren, sind wirksam. Auf diesen Beobachtungen beruht die Hypothese vom „Säurereiz" als induzierendem Agens. NEEDHAM und Mitarbeiter (1934) fanden dagegen das Unverseifbare aus verschiedenen Organen besonders wirksam und hielten ein Sterin für das Agens der Induktion. WADDINGTON (1935, 1936a, 1936b) prüfte eine ganze Anzahl von Kohlenwasserstoffen; unter den wirksamen Stoffen befinden sich auch solche mit oestrogener und carcinogener Wirkung.

Es fiel ferner auf, daß Substanzen, die cytolytisch wirken, ebenfalls eine Induktionswirkung entfalten. Hierzu gehören die von BARTH (1934) untersuchten Phosphatide. Auch das toxische Digitonin ist wirksam. Präsumptive Epidermis der jungen Gastrula mit Methylenblau, Janusgrün, Neutralrot, Dinitrokresol oder Pyocyanin vergiftet, induziert ebenfalls in der Wirtsgastrula eine Neuralplatte.

Zusammenfassend kann man sagen, daß in dieser Epoche eine Fülle von verschiedenartigen Stoffen gefunden wurde, die alle künstlich das Induktionsgeschehen auslösen können, was deutlich dafür spricht, daß diese Stoffe nicht das Wesentliche am Induktionsvorgang sein können.

Zwei Funde sind es, die eine neue Forschungsphase einleiten: der Nachweis einer *leistungsspezifischen Wirkung* von Extrakten aus abgetöteten Organen durch CHUANG (1939, 1940) und TOIVONEN sowie der Nachweis von BRACHET (1942), daß den Nucleinsäuren beim Induktionsvorgang eine ganz besondere Rolle zufällt.

CHUANG zeigte, daß tote Leberstückchen in Ektodermblasen zu komplizierten Induktionen fähig sind. Es entstehen nicht nur Gehirnabschnitte mit Nasen, Augen, Hörbläschen, sondern auch mesoderme Bildungen wie Muskulatur, Chorda und Schwanzgebilde. Nierenstücke induzieren dagegen archencephale Bildungen, aber keine mesodermalen Organe. TOIVONEN hat diese Befunde wesentlich erweitert. Sehr interessant sind ferner Versuche von CHUANG (1940), die zeigen, daß ein Erhitzen von Organstückchen die regional spezifische Induktionsleistung derselben stufenweise ausschaltet. Daraus ergibt sich, daß man mit einem relativ hitzelabilen spinocaudalen Faktor, einem mäßig stabilen deuterencephalen und einem wesentlich stabileren archencephalen Faktor rechnen muß. Diese Befunde können aber zur Zeit noch wenig über den natürlichen Evokator aussagen.

Aus den Versuchen von F. G. FISCHER geht hervor, daß *Nucleinsäuren und deren Abbauprodukte induzierend* wirken, und H. LEHMANN zeigte, daß induzierende Substanzen aus implantierten Gewebestücken durch eine enzymatische Einwirkung von seiten des Wirtsektoderms freigesetzt werden. Überzieht man die Implantate mit Agar, so bleibt die Wirkung aus. Nach BRACHET (1942) verliert die FEULGEN-Reaktion der Zellkerne in implantierten toten Organstücken an Intensität, während diese eine Induktionswirkung entfalten. Man wird wohl annehmen können, daß ein ähnlicher Abbau auch die Ribonucleinsäure betrifft, die in den Gewebestücken enthalten ist. BRACHET (1950a) zeigte, daß eine Hydrolyse von Gewebeproben mit kristallisierter Ribonuclease ihre Evokatorwirkung aufhebt. Daraus ergibt sich, daß der Nucleinsäuregehalt von toten Gewebestücken eine wichtige Rolle spielt, wenn diese als Induktoren wirken.

Neben den Nucleinsäuren scheinen aber auch *Proteine* wirksam zu sein, besonders wenn diese *reich an SH-Gruppen* sind! BRACHET hat gezeigt, daß während der Gastrulation und Neurulation die SH-Reaktion im Urmunddach und in der Neuralplatte an Intensität zunimmt. BRACHET und RAPKINE behandelten Explantate aus der jungen Gastrula mit Reagentien, welche SH-Gruppen binden bzw. oxydieren. Es zeigte sich ganz allgemein, daß die Oxydation der SH-Gruppen die Wirksamkeit solcher künstlicher Induktoren zerstört, die Reduktion derselben die Wirksamkeit der Induktoren aber fördert. Die Eignung toter Gewebe als Induktoren ist also nicht nur davon abhängig, daß sie lösliche Nucleinsäuren bzw. deren Abbauprodukt abzugeben in der Lage sind, sondern sie müssen auch SH-Proteine enthalten. Die Hitzelabilität des spinocaudalen Faktors spricht ebenfalls für die Beteiligung eines Proteins.

Wie BRACHET (1938, 1940, 1941a) beobachtet hat, vermehren sich bei Amphibienkeimen *ribonucleinsäurehaltige Cytoplasmapartikel* in der dorsalen Urmundlippe und im Bereich der künftigen Neuralplatte besonders reichlich. Bei der Neuralplattenbildung häufen sich diese Granula an der Basis dieses Epithels an, also gerade dort, wo die aus dem Chordamesoderm zuströmenden Stoffe passieren müssen. Alles das spricht dafür, daß die Neurogenese mit einer ausgiebigen Vermehrung von Cytoplasmapartikeln verbunden ist. Diesen an SH-Proteinen und Ribonucleinsäure reichen Teilchen scheint allgemein eine wichtige Rolle als Realisatoren der Entwicklung zuzufallen.

Nicht allein bei den Echinodermen, sondern auch bei den Amphibien dürfte die Gastrulation eine kritische Phase in der Entwicklung sein. Biochemisch ist diese Periode dadurch charakterisiert, daß neue Arten von Proteinmolekülen synthetisiert werden. In diesem Stadium wirkt sich der väterliche Kern erstmalig auch physiologisch aus. Der Kern wird reicher an Thymonucleinsäure (SCHÖNMANN) und Nucleolen treten auf (J. SCHULTZ). Beim Seeigelei lassen sich neue Antigene nachweisen. Beim Amphibienei treten jetzt erstmalig Ribonucleinsäuregranula auf, die nach Injektion in reife Eizellen Parthenogenese geben. Granula aus Morulen und jungen Blastulen verhalten sich negativ.

Es spricht manches dafür, daß im Verlauf der Differenzierung ein allmählicher Aufbau von großen, spezifischen Granulen aus sehr kleinen, mehr oder weniger unspezifischen Elementen stattfindet. F. E. LEHMANN (1952) konnte elektronenoptisch das Auftreten von großen Granulen im Verlaufe der Entwicklung des Tubifexeies direkt demonstrieren. CHANTRENNE (1947b) findet, daß in der Leber erwachsener Mäuse keineswegs nur 2 Gruppen von Granula vorkommen, die großen, den Mitochondrien ähnlichen, und die kleinen, die Mikrosomen oder Chromidien gleichen, die zu unterscheiden CLAUDE vorgeschlagen hat. Beide Gruppen von Teilchen sind cytochemisch und in ihrem Enzymgehalt sehr verschieden. CHANTRENNE gelang es, mehrere Fraktionen zu isolieren, so daß es den Anschein hat, daß eine kontinuierliche Variation der Teilchen sowohl nach der Größe als auch im chemischen Verhalten existiert. Je größer die Teilchen sind, um so geringer ist ihr Gehalt an Ribonucleinsäure, aber um so höher ist ihre Aktivität an alkalischer Phosphatase und Adenylpyrophosphatase, sowie an Phospholipoiden. CHANTRENNE meint, daß die verschiedenen Größenklassen der Teilchen verschiedenen Entwicklungsstadien von Lipoproteinkomplexen entsprechen, welche um einen Kern aus Ribonucleinsäure Enzymmoleküle produzieren. JEENER (1948) gelang es, durch gelinden Eingriff Cytoplasmapartikel zu zerspalten und findet, daß die Spaltprodukte, je kleiner sie sind, prozentual um so mehr Ribonucleinsäure enthalten, aber um so niedriger in ihrer enzymatischen Aktivität liegen. Auf Grund dieser Beobachtungen und unter Berücksichtigung der auffallenden Analogie mit Wachstumsvorgängen bei Viren hält es JEENER (1948) für sehr wahrscheinlich, daß kleinste Nucleinsäurepartikel stufenweise aggregieren können, und dabei die Fähigkeit zur Enzymproduktion erlangen. Bei der Enzymbildung verschwinde Ribonucleinsäure im Innern der Teilchen, während von außen ständig nucleinsäurereiche Partikelchen angelagert werden. Das Endstadium dieses Entwicklungsganges würden die Mitochondrien repräsentieren.

BRACHET und JEENER haben früher beobachtet, daß sich Ribonucleinsäure aus unbefruchteten Eiern und jungen Embryonen bei 60000 g in 10 min noch nicht sedimentieren läßt, sondern erst solche aus späteren Entwicklungsstadien. Auch dieser Befund spricht für ein Wachstum submikroskopischer Teilchen während der Entwicklung. Die Chromidien des Seeigeleies (MONNÉ) müßten demnach als frühe Stadien von Mitochondrien betrachtet werden.

Von diesem Blickpunkt aus erscheinen auch jene unsichtbaren Vorgänge des Determinationsgeschehens und der Induktion, die wenig energiebedürftig sind und sich daher auch im Stoffwechsel nicht stärker bemerkbar machen, als eine *stufenweise Heranzüchtung von Keimen für Plasmapartikel mit spezifischen Enzymsätzen.* Auf diesen Prozeß hat der Zellkern einen entscheidenden Einfluß. Die Zahl der Mitochondrien in der Zelle bestimmt die Intensität des Wachstums und der Synthesevorgänge. Analytisch faßbar sind nur die Produkte dieser Synthesen, z. B. die Enzyme. GUSTAFSON und HASSELBERG gelang es auch tatsächlich, zu beobachten, daß bei der Ausbildung von organogenetischen Arealen ganze Gruppen von Enzymen gemeinsam und gleichzeitig mit einem steilen Aktivitätsanstieg einsetzen, was nichts anderes zu bedeuten scheint, als daß eine bestimmte Kategorie von Mitochondrien mit ihrer Funktion beginnt. Es muß aber ausdrücklich betont werden, daß ein ontogenetischer Zusammenhang zwischen Mikrosomen und Mitochondrien heute noch durchaus hypothetisch ist, aber zur Diskussion steht und zu weiteren Arbeiten anregt.

J. BRACHET und J. R. SHAVER haben die morphogenetische Aktivität von Cytoplasmateilchen aus Gastrulen und Neurulen vom Frosch experimentell überprüft. Eine Suspension solcher Gebilde wurde in ventrale Hälften von Furchungsstadien von Fröschen und Axolotln injiziert. Es wurde in keinem

Fall eine doppelte Gastrulation, aber auch keine sekundäre Neuralstruktur gefunden, die mit Sicherheit auf die Granula zurückzuführen ist. Die Zellen im Umkreis der Injektionsstelle zeigten eine erhöhte Basophilie, die durch einen erhöhten Gehalt an Ribonucleinsäure bewirkt wird. Solche basophile Zellen können je nach der Tiefe der Injektion und dem Ort derselben im Ekto-, Ento- und Mesoderm liegen und zeigen keine Spuren von Cytolyse. Die Versuche sind deswegen von besonderem Interesse, weil sie zeigen, daß selbst in den Fällen, wo im Ektoderm an bestimmten Stellen eine erhöhte Basophilie zu sehen ist, keine Spur von Induktion stattfindet. Eine lokale Synthese von Ribonucleinsäure ist allein nicht ausreichend, um eine Neuralinduktion zu erzeugen.

b) Die Analogie zwischen Induktion und Virusbefall.

In lebenden Zellen vermehren sich gelegentlich submikroskopische Partikel, die ebenfalls ihrer chemischen Natur nach Nucleoproteine sind. Da aber diese wachsenden Keime offensichtlich auf die natürlichen Regulationsvorgänge der Zelle nicht reagieren, welche die Neubildung von Zelleiweiß in bestimmten Grenzen halten und sich daher exzessiv vermehren, erweisen sie sich als pathogene Keime. Man könnte die Viren für eine besondere Art von Plasmapartikel halten. Sie entstehen nicht „de novo", sondern gelangen nur auf dem Wege einer Infektion in die Zelle. Haftet die Infektion, so wird das Eiweiß der Zelle zum allergrößten Teil in Virusprotein verwandelt. In einer gesunden Tabakpflanze können innerhalb von 3—4 Wochen bis zu 80% des Tabakproteins in das Eiweiß des Tabakmosaikvirus verwandelt werden. Abgesehen davon, daß sich das pathogene Virus nicht in die Ordnung der Zellprozesse einpaßt, besteht noch ein weiterer Unterschied. *Die Viren enthalten höchstwahrscheinlich keine Enzyme.* Sie unterscheiden sich darin grundsätzlich von den kleinsten Chromidien der unbefruchteten Eizelle.

Es ist natürlich schwer, für diese Ansicht einen exakten Beweis zu erbringen, da die letzten Reste von enzymatischer Aktivität der Wirtszelle durch Adsorption sehr fest an die Virusteilchen gebunden sind[1]. Möglicherweise findet die sehr schwache Aktivität des Vaccinevirus an Phosphodiesterase, Ribonuclease, Desoxyribonuclease und Phosphomonoesterase auf diese Weise eine einleuchtende Erklärung. Der Riboflavingehalt der Vaccine ist sehr klein; Biotin ist jedoch reichlicher enthalten und könnte ein reeller Bestandteil der Elementarkörper sein. Umstritten ist auch noch die Frage der Mucinase beim Influenzavirus. Das Enzym soll beim Anheftungsprozeß des Virus an die Oberfläche der Wirtszellen eine Rolle spielen, aber nicht weiter am Stoffwechsel beteiligt sein. Es macht aus Ovomucin eine Kohlenhydratpeptidverbindung frei. Trotz dieser einzelnen Befunde kann man wohl behaupten, daß die Viren keinen eigenen Stoffwechsel besitzen, sondern zu ihrer Vermehrung die Einrichtungen der Wirtszelle in Anspruch nehmen müssen. Es ist also grundsätzlich nicht möglich, daß ein Virusteilchen in die Zelle wie ein Bacterium eindringt, dort wächst und sich wie eine Zelle durch Zweiteilung vermehrt. Dazu müßte es über eigene Elementarcyclen (s. S. 316) verfügen und natürlich auch eigene Enzyme besitzen.

In einer Diskussion über allgemeine biochemische Probleme des Zellwachstums und der Differenzierung ist das Viruspoblem deshalb von großem Interesse, weil es den Weg zeigen kann, wie man zu einem tieferen Verständnis dessen kommen kann, was sich heute noch beim Determinationsgeschehen verbirgt. Der Prozeß, der sich in der künftigen Neuralplatte unter der Einwirkung der unbekannten, aus dem Chordamesoderm zuströmenden Evokatorstoffe abspielt, hat eine gewisse Ähnlichkeit mit den Prozessen, die in einer Zelle des Chorioallantoisepithels ablaufen, wenn sie einen Influenzaelementarkörper adsorbiert hat und gezwungen wird, nicht mehr ihresgleichen, sondern Influenzavirus zu produzieren. Ferner zeigen die Viren, wie in der Zelle ein komplizierter Makromolekülkomplex vermehrt wird.

[1] Vgl. BAUER 1949.

Über die Vorgänge, die bei der Virusbildung im Wirtsplasma ablaufen, haben Untersuchungen an Bakteriophagen einige Aufklärung gebracht. Die Substanz der Phagen, die hauptsächlich aus Protein und Desoxyribonucleinsäure besteht, stammt zum größten Teil aus Stoffen, die nach der Infektion von der Bakterienzelle aus dem Nährmedium entnommen wurden. Die Geschwindigkeit, mit der das Material aufgenommen wird, entspricht ungefähr der Aufbaurate von Bakterienprotoplasma unmittelbar vor der Infektion. Nach der Adsorption der Phagen wird weder die Atmungsrate herabgesetzt, noch der respiratorische Quotient verändert. Die Phagensynthese wird also sicher nur durch Bakterienenzyme bewirkt; sie allein bestimmen, mit welcher Geschwindigkeit die Bausteine der Phagen bereitgestellt werden, je nach der Vorbehandlung der Bakterien sind ihre Enzymsysteme in einem verschiedenen Aktivitätszustand und dementsprechend schnell verläuft auch der Phagenaufbau. Wenn die Viruspartikel eigene Enzymsysteme entwickeln würden, so müßten ihre Komponenten gemäß der Vermehrung der Teilchen nach einer logarithmischen Funktion wachsen, wie auch lebhaft wachsende Bakterien ihre Komponenten vermehren. Aber der Zuwachs an Protein und Desoxyribonucleinsäure ist während der Wachstumsperiode des Virus konstant. Eiweiß wird vom Augenblick der Infektion ab gebildet, während die Desoxyribonucleinsäuresynthese erst nach einer Latenzperiode in Gang kommt. Sie dürfte hauptsächlich in den letzten Schritten zur Bereitstellung von aktiven Phagen Verwendung finden. Von der Infektion ab werden nur mehr Phageneiweiß und Desoxyribonucleinsäure im Bacterium synthetisiert. Schon MONOD und WOLLMANN fanden, daß infizierte Bakterien zur Bildung adaptiver Enzyme unfähig sind, also die Fähigkeit zur Synthese eigener spezifischer Proteine verloren haben.

Die Unterdrückung der Synthese zelleigener Stoffe durch den Phagen spricht für eine Umorganisation der genetischen Konstitution des Bacteriums durch den Phagen. Nach BIELIG, KAUSCHE und HAARDICK besitzen Bakterien besondere Reduktionsorte, wo farbloses Triphenyltetrazoliumchlorid in rotes Triphenylformazan verwandelt wird. Diese Bereiche der Bakterienzelle zeigen morphologische Beziehungen zu den nucleinsäurehaltigen Nucleoiden. Bacteriophagen vom Typ S XII setzen bei Salmonella typhi schon wenige Minuten nach der Adsorption das wasserstoffübertragende Fermentsystem außer Funktion, das die Reduktion bewirkt. Dieser Befund spricht für eine funktionelle Ausschaltung des für die Synthese spezifischer Proteine wichtigen Zentrums der Bakterienzelle durch den Phagen. Die Strukturen der Reduktionsorte erwiesen sich aber erstaunlich resistent, sie waren elektronenmikroskopisch auch in weit fortgeschrittenem Stadium der Lyse noch nachweisbar.

Nach cytologischen Befunden von LURIA und HUMAN[1] soll das allererste sichtbare Resultat einer Infektion mit aktiven oder bestrahlten T 2-Phagen eine *schnelle Zerstörung* des Nucleoidsystems der Bakterienzelle sein. Wenn die Infektion mit aktiven Phagen erfolgte, so bildet sich bald nachher wieder granulaartiges Chromatin. Dieses tritt aber nicht auf, wenn mit bestrahlten Phagen beimpft wurde. Diese Struktur gehört offensichtlich bereits zum Phagen.

Eine Infektion durch Bacteriophagen bewirkt demnach eine Zerstörung des genetischen Apparates der Bakterienzelle und dessen Ersatz durch das genetische Muster des Phagen. Man kann daher mit LURIA von einem „Parasitismus auf genetischer Basis“ oder mit CASPERSSON (1947) von einem „Parasitismus am System der Proteinsynthese“ sprechen.

Die zahlreichen Analogien zwischen Viren und ribonucleinsäurereichen Cytoplasmapartikeln veranlaßten J. R. SHAVER und J. BRACHET zu dem Versuch,

[1] Zit. nach LURIA 1950.

eine Granulasuspension aus zweitägigen Hühnchenembryonen oder Froschneurulae auf die Chorioallantoismembran des Hühnchens zu impfen. In 86% der Fälle produzierte die Granulasuspension eine deutliche Verdickung der Membran an vielen Stellen. Das äußere Epithel der Membranverdickung wurde stark basophil und dicke Streifen von großen basophilen Zellen mit vergrößerten Nucleolen wurden auf der Einwanderung in die Mesenchymschicht angetroffen. Aber Versuche mit Hitze- oder UV-inaktivierten Teilchen führten zu keinen klaren Resultaten. Es liegt noch kein Grund zu der Annahme vor, daß diese Partikelchen sich wie Viren vermehren können.

c) Die biochemische Entwicklung der Organfunktionen.

Die Entfaltung der morphologischen Differenzierung des Keimes im Verlauf der Embryonalentwicklung hat von einer biochemischen Warte aus betrachtet eine Parallele in der zunehmenden Differenzierung der funktionellen und reaktiven Kapazität der Gewebe. In den vorhergehenden Abschnitten ist mehrfach darauf hingewiesen worden, daß die Morphogenese mit allen ihren Teilfragen, wie Gradienten und der Induktion, biochemisch als Problem der Synthese von spezifischen Eiweißkörpern behandelt werden darf. Aber nicht nur das Wachstum, sondern auch die funktionellen Fähigkeiten der Zelle führen auf das Eiweiß. Die biochemische Leistungsfähigkeit der Gewebe und jeder Zelle ist durch den Enzymgehalt charakterisiert. Irgendwelche Veränderungen der Zelleigenschaften, mögen sie innere Ursachen haben oder von der Umwelt ausgehen, müssen sich in einer veränderten enzymatischen Konstitution der Zellen und der Gewebe widerspiegeln. In der Tat findet man auch, daß die Eizelle enzymatisch wenig differenziert ist. Sie enthält aber stets die Systeme der Atmung, der Glykolyse und des Phosphatstoffwechsels, nebenbei auch manche Hydrolasen, unter denen die Peptidasen durch ihre Aktivität auffallen. Im Verlaufe der Embryonalentwicklung steigt die Aktivität aller genannten Enzyme, mit der Organbildung treten auch neue Enzyme auf den Plan. Da die Enzyme Eiweißkörper sind, ist das ein Zeichen dafür, daß während der Organbildung neuartige, spezifische Proteine auftreten. Das Ende der Entwicklung sind die histologisch ausdifferenzierten Gewebe mit einer Fülle von spezifischen Strukturen, so charakteristisch, daß der Geübte bei Vorlage von Gewebeproben zu entscheiden vermag,

Tabelle 12. *Enzymatische Aktivität normaler Gewebe der Maus.* (Nach GREENSTEIN 1947.)

Gewebe	Arginase	Katalase	Xanthindehydrase	Saure Phosphatase	Alkalische Phosphatase	Thymonucleodepolymerase	Ribonucleodepolymerase	Esterase	Cytochromoxydase	Cystindesulfurase
Leber	246	8,00	10	12	4	14	0,12	411	8	6
Lymphknoten	20	0,02	240	49	8	25	0,46	25	3	0
Knochenmark	4	0,01	45	22	23	7	0,60	—	—	—
Milz	6	0,12	30	73	17	16	0,28	106	2	—
Niere	42	3,20	15	15	1072	10	0,08	108	11	3
Skeletmuskel	4	0,01	92	19	2	12	0,07	13	6	0
Herzmuskel	7	0,01	50	18	12	9	0,04	13	19	0
Haut	27	0,01	45	30	5	10	0,17	3	—	0
Lunge	50	0,22	>300	33	36	8	0,06	68	4	0
Intestinalmucosa	80	0,00	6	34	2789	15	0,68	973	1	0
Magenmucosa	4	0,00	>300	27	17	6	0,27	48	1	0
Thymus	2	0,00	>300	5	3	3	0,12	3	—	0
Pankreas	8	0,01	30	10	1	5	0,78	1820	2	2
Hirn	3	0,00	15	15	12	4	0,18	7	10	0
Erwachsene Knochen	—	—	—	50	420	—	—	1	—	0

welchen Organen des Tieres die Proben entnommen sind. Wie aber Tabelle 12 zeigt, kommt solchen reifen Geweben ein derart typisches Enzymmuster zu, daß auch der Biochemiker ein ihm vorgelegtes Gewebestück identifizieren könnte. Das bedeutet, daß *der histologischen Differenzierung im Verlaufe der Morphogenese die Entwicklung charakteristischer Enzymmuster parallel läuft.*

Das ungehemmte Wachstum entspricht ganz allgemein einer Exponentialgleichung von der Form $y = a \cdot e^{kt}$. Für eine graphische Darstellung ist die Schreibart $\log y = \log a + kt \log e$ geeigneter. Diese Gleichung bedeutet, daß eine gerade Linie resultiert, wenn der Logarithmus der wachsenden Einheit gegen die Zeit aufgetragen wird. Als wachsende Einheit kann eine Längendimension, das Gewicht, oder auch eine biochemische Größe eingesetzt werden. So folgt auch die Atmung dieser Gleichung. Wie aber aus Abb. 13 hervorgeht, ist der O_2-Verbrauch der Embryonen von Amblystoma während des Wachstums nicht konstant, sondern verläuft in 2 Cyclen mit einem deutlichen Sprung am 6.—7. Tag der Entwicklung (BOELL 1945). Bei Ranaarten ist von mehreren Autoren das gleiche beobachtet worden (s. BOELL 1948). Die tieferen Ursachen für diesen Knick in der Atmungskurve sind noch nicht bekannt. Zeitlich fällt dieser Sprung mit dem Auftreten des Herzschlages und dem Ingangkommen des Blutkreislaufes zusammen. Die Atmung hängt natürlich außer von der Entfaltung der respiratorischen Oberfläche — der Keim geht auf diesem Stadium von der rundlichen in die gestreckte Form über — auch vom Kreislauf in seiner Bedeutung als Transportsystem für O_2 und Nährstoffe, vor allem aus den Dotterreserven, ab. Die Form der Atmungskurve wird aber nicht durch den Gehalt an Cytochromoxydase bedingt. BOELL zeigte, daß die Aktivität dieses Enzyms auf allen Entwicklungsstadien für die Atmung des Keimes ausreichend hoch ist. Der Gehalt an Cytochromoxydase steigt ebenfalls exponentiell mit der Entwicklungszeit an (Abb. 14). Die Ähnlichkeit, die zwischen dem Verlauf der Atmungs- und Cytochromoxydasekurve besteht, legt nahe, daß die Atmung zum größten Teil von diesem Enzym abhängt. Allerdings wird der Anstieg der Atmungsrate von der Aktivität dieses

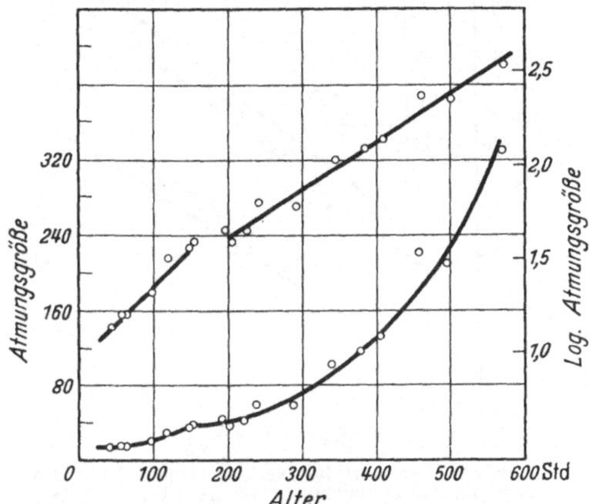

Abb. 13. Der Sauerstoffverbrauch normaler Embryonen von Amblystoma punctatum im Verlauf der Entwicklung ausgedrückt in μl O_2 je 100 μg Trockengewicht und Stunde. Links: arithmetische Skala zur unteren Kurve; rechts: logarithmische Skala, zur oberen Kurve gehörend. (Nach BOELL.)

Tabelle 13. *Wachstumskonstanten verschiedener Enzyme und biochemischer Einheiten des Embryo von Amblystoma punctatum.* (Nach BOELL 1948.)

	Stunden	k
Atmung	40—180	0,0098
Atmung	180—560	0,0060
Cytochromoxydase	60—560	0,0075
Cytochromoxydase	115—630	0,0075
Bernsteinsäureoxydase	115—630	0,0061
Cholinesterase	200—400	0,0196
Cholinesterase	400—600	0,0092
Volumen des Zentralnervensystems	200—560	0,0006

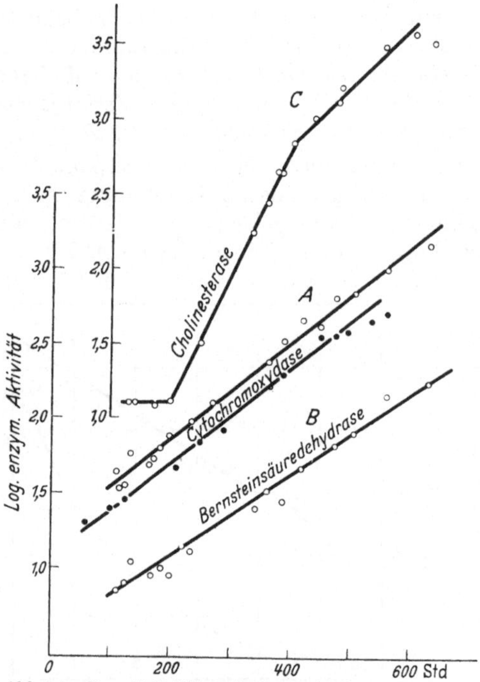

Abb. 14. Der Aktivitätsverlauf verschiedener Enzyme während der Entwicklung von Amblystoma punctatum in halblogarithmischer Darstellung. Die Enzymaktivität ist in μl Gaswechsel je 100 μg Trockengewicht und Stunde ausgedrückt; Cartesianischer Taucher; die Cholinesterase hat eine besondere Ordinate. (Nach Boell).

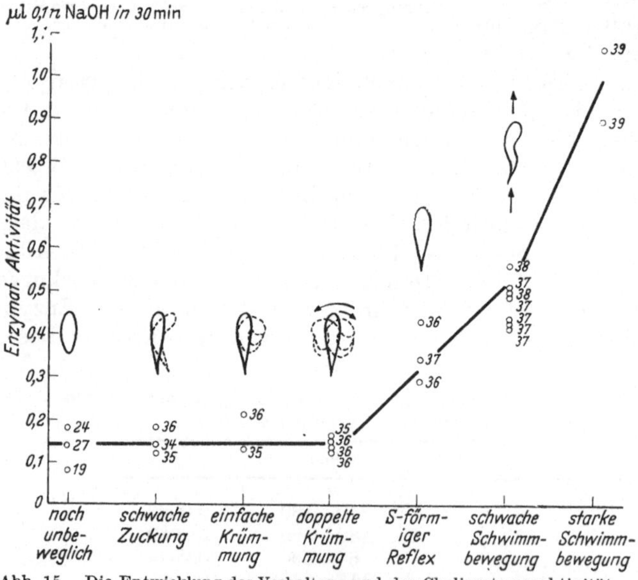

Enzyms nicht begrenzt, da die Wachstumskonstante k der Cytochromoxydase 0,0075, die der Atmung aber 0,0060 beträgt (Tabelle 13).

Auch die Aktivität der Bernsteinsäureoxydase steigt exponentiell mit der Zeit an; ihre Wachstumskonstante ist dem Wert nach fast identisch mit dem der Atmung des Embryo[1]. Auffallend ist aber, daß weder die Wachstumskurven der Cytochromoxydase noch der Bernsteinsäureoxydase den für die Atmung charakteristischen Knick zeigen. Leider fehlen noch Daten über den Aktivitätsverlauf weiterer Enzyme des Mitochondriensystems, so daß man sich heute noch kein umfassendes Bild vom Wachstum der respiratorischen Aktivität machen kann.

Ebenso interessant wären Beobachtungen über die Entfaltung der Aktivität von Enzymen, die nicht dem allgemeinen Zellstoffwechsel, sondern spezifischen Organfunktionen zugeordnet sind. In dieser Richtung liegt heute erst ganz spärliches Material vor. Wie eindrucksvoll aber solche Studien sind, zeigt das folgende Beispiel der Aktivitätsentwicklung der Cholinesterase. Dieses Enzym spielt offensichtlich bei den Prozessen der Erregungsleitung eine wichtige Rolle. Auch die Aktivität der Cholinesterase steigt nach Sawyer während des größten Teiles der Embryonalentwicklung an. Der Aktivitätsanstieg ist aber bis zu den frühen Stadien der Beweglichkeit des Embryo ganz flach. Mit dem Einsetzen von doppelseitigen Krümmungsbewegungen nimmt die Aktivität steil zu. Der Zusammenhang zwischen Enzymaktivität und funktioneller Reife des neuromuskulären Apparates ist offensichtlich (Abb. 15). Im Vergleich mit den früher genannten Enzymen ist die Wachstumsrate der Cholinesterase keineswegs konstant. Bis zu einem Alter von 200 Std nimmt die Aktivität nicht zu, dann

Abb. 15. Die Entwicklung des Verhaltens und der Cholinesteraseaktivität bei Amblystoma punctatum. (Nach Sawyer). Die Zahlen neben den Versuchspunkten bedeuten Entwicklungsstadien nach Harrison.

[1] Boell 1946.

aber wächst sie sehr rasch. Die Aktivitätskurve zeigt bei 400 Std einen Knick, der sich auch in der Größenabnahme des Wachstumskoeffizienten äußert. Wie BOELL hervorhebt, ist dieser Zeitpunkt dadurch charakterisiert, daß eine Abnahme in der Reaktionsfähigkeit des Embryo gegen mechanische Reize zu beobachten ist (S. R. DETWILER 1946). Das Nervensystem wächst langsam und gleichmäßig innerhalb des gleichen Zeitraumes; die Wachstumsrate beträgt nur $^1/_{30}$ des Betrages der Cholinesterase. Daraus ergibt sich, daß die Aktivitätszunahme des Enzyms nicht einfach eine Funktion der Massenzunahme des Nervensystems sein kann, sondern unzweifelhaft der morphologischen und physiologischen Differenzierung des Nervensystems parallel geht.

4. Das Wachstum des Gesamtorganismus.

Dem Wachstum der Organismen liegen verschiedene Ursachen zugrunde. Die Größen- oder Massenzunahme kann auf Zellvergrößerung, Zellvermehrung, Bildung von Intercellularsubstanzen, Speicherung von Reservestoffen und einfach auf Wasseraufnahme beruhen. Eine scharfe Abgrenzung dieser Teilprozesse ist nicht möglich, da Glykogen, Fett und Wasser zweifellos ebenfalls zum lebenden System gehören. In manchen Fällen aber dürfte die Scheidung eines „echten" organischen Wachstums von einer „Mästung" berechtigt sein. Die Massenzunahme des lebenden Systems beruht auf synthetischen Prozessen (vgl. S. 315). Wie bereits ausführlich dargelegt wurde, ist das Wechselspiel von Aufbau- und Abbauprozessen ein wichtiges Merkmal des organischen Lebens. Von Wachstum spricht man dann, wenn der Aufbau von organischem Material den Abbau überwiegt. Der art- und rassespezifische Wachstumsverlauf und die sich daraus ergebende Endform und -größe des reifen Individuums sind genetisch bedingt. Mit der Erbmasse in engerem Zusammenhang stehen innere Faktoren des Wachstums, vor allem die Hormone und ähnliche Wirkstoffe. Eine enge Beziehung zum Wachstum zeigt auch eine Reihe von äußeren Faktoren wie Temperatur, Ernährung, Vitamine, darunter auch komplexe Faktoren, wie die Größe des Lebensraumes, die Dichte der Population u. a. Ein vielzelliger Organismus wächst keineswegs durch gleichmäßige Massenzunahme und Teilung aller seiner Zellen; gewisse Zellverbände wachsen schneller, andere relativ langsamer. So erscheint der Formwechsel, den ein Organismus im Verlaufe seines Lebenscyclus durchläuft, durch das Verhältnis der Wachstumsgeschwindigkeiten seiner Organe bedingt. Das Problem der Formbildung und der Entwicklung der Körperproportion ist ebenfalls eine Teilfrage des allgemeinen Wachstumsproblems.

Es ist in diesem Rahmen nicht möglich, auf alle wichtigen Teilfragen dieses weiten Gebietes einzugehen. Hier sollen nur 2 Probleme vom biochemischen Standpunkt beleuchtet werden: 1. der Formwechsel als Resultante der Wachstumsgeschwindigkeit der einzelnen Organe, 2. das Größenwachstum als Problem des Gesamtstoffwechsels.

Man kann wohl sagen, daß die Formwandlungen, die zur Ausbildung der Gestalt des reifen Organismus führen, abgesehen von Gestaltungsbewegungen in der Frühentwicklung (Gastrulation, Mosodermbildung), hauptsächlich durch Vorgänge eines *gerichteten Wachstums* zustande kommen. Damit ist gemeint, daß bestimmte Teile eines Organismus in einer bestimmten Richtung des Raumes schneller wachsen als in einer anderen. So erscheint schließlich die *Gestalt der Organismen* als ein *Produkt der Wirkung einer Anzahl von gegenseitig abgestimmten Wachstumsgeschwindigkeiten.*

Ein sehr einfaches Mittel, die Geschwindigkeit der Formbildungsvorgänge zu demonstrieren, ist die allometrische Darstellung. Dieses Prinzip ist für eine große Zahl von Formwandlungsvorgängen anwendbar; es besteht darin, daß die relative Wachstumsgeschwindigkeit eines Teiles zum Gesamtkörper oder zu einem anderen Organ in einem konstanten Verhältnis steht:

$$\frac{dy}{dt}\cdot\frac{1}{y}:\frac{dx}{dt}\cdot\frac{1}{x}=a \text{ oder } \frac{dy}{y}=a\frac{dx}{x}.$$

Integriert lautet die Gleichung: $y = b\,x^a$ oder zur graphischen Darstellung besser geeignet: $\log y = \log b + a \log x$.

Wenn also ein Organ y zum Gesamtorganismus oder einem anderen Organ x in einem konstanten Verhältnis steht, so muß, selbst wenn das Wachstum von y zu dem von x unproportional ist, bei logarithmischer Auftragung des jeweiligen

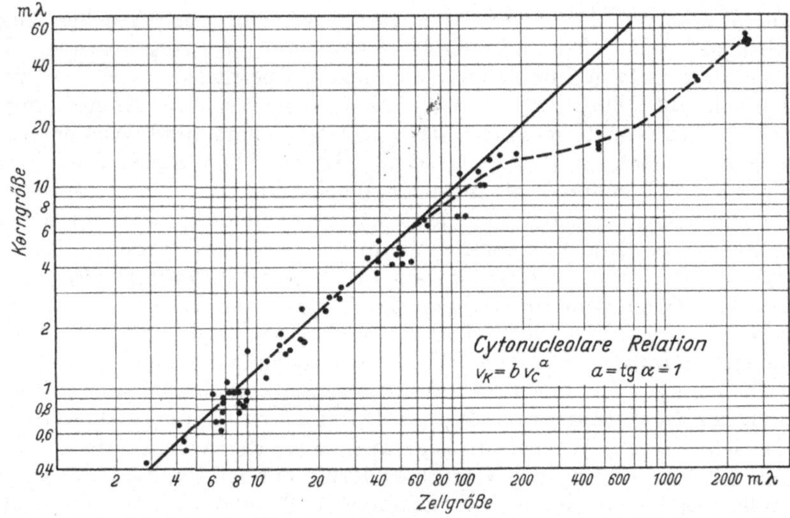

Abb. 16. Allometrisches Wachstum des Kernes von Froschoocyten (Rana esculenta). Die Kurve zeigt bei einer Zellgröße von 60 mλ, dem Stadium der ersten Dotterabscheidung, einen deutlichen Knick. (Nach DUSPIVA, bisher unveröffentlicht.)

Volumens y zu $\log x$ eine Gerade entstehen; a ist die Allometriekonstante. Bei proportionalem Wachstum ist $a = 1$; a kann aber auch kleiner oder größer als 1 sein.

Ein allometrisches Wachstum der Organe ist weit verbreitet. In wachsenden Zellen gehorchen auch die Cytosysteme, wie Kern und Cytoplasma, der Allometrie. So steht auch der Zellkern der jungen wachsenden Oocyte vom Frosch während eines großen Teiles der Wachstumsphase zum Gesamtvolumen in einer allometrischen Beziehung (Abb. 16). Daß die Wachstumsgeschwindigkeiten dieser beiden Systeme in einem konstanten Verhältnis zueinander stehen, ist keineswegs selbstverständlich. Man sieht dies daraus, daß von dem Zeitpunkt an, in dem der enzymarme und stoffwechselphysiologisch träge Dotter im Cytoplasma abgelagert wird, die allometrische Gerade einen Knick aufweist. Daß der Gesamtbereich des Wachstums nicht durch eine einzige Gerade dargestellt werden kann, ist auch vom Organwachstum her bekannt.

Ein Beispiel hierfür ist das Wachstum der großen Schere des Krebses *Uca pugnax*; bis zu einem Gewicht von 1 g wächst die Schere beim ♂ mit der 1,62-Potenz des Körpergewichtes, darüber hinaus aber nur mit der Potenz 1,25 (HUXLEY). Es liegt auf der Hand, diese Diskontinuität der allometrischen Kurve mit physiologischen Umstimmungen während der Entwicklung in Beziehung zu setzen; bei *Uca* fällt der Knick in der Kurve mit der sexuellen Reife zusammen. Allometrische Beziehungen gelten nicht nur für morphologische, sondern auch für biochemische Veränderungen im Stoffbestand oder in der enzymatischen Aktivität während des Wachstums.

Die allometrische Gleichung ist zunächst rein empirisch; es liegt ihr aber ein allgemeines biologisches und biochemisches Problem zugrunde. Bis heute ist jedoch noch keine befriedigende Theorie des Wachstums der Gewebe aufgestellt worden. Es hat auch nicht an Versuchen gefehlt, der allometrischen Konstante a einen tieferen Sinn zu geben. v. BERTALANFFY (1942) sieht in der Allometrie die Folge eines *Verteilungsmechanismus*, der die vom Gesamtorganismus aus der Nahrung entnommenen Bausteine „zwischen diesem und dem in Betracht gezogenen Organ nach einem bestimmten Schlüssel verteilt". a entspricht einer *Verteilungskonstanten*, welche angibt, in welcher Relation das Organ y an der Gewichtszunahme des gesamten Organismus partizipiert. Ähnliche Ansichten haben auch HUXLEY und TEISSIER geäußert. Wie aber v. BERTALANFFY betont, ist die Grundlage dieser „Selbstbehauptung der Organe" in der Konkurrenz um die Bausteine im Gesamtorganismus erbmäßig bedingt, so daß der Allometrie in letzter Linie eine genetische Deutung gegeben werden kann.

Bei Wirbeltieren werden das Wachstum und die Proportionen der Organe in einem großen Umfang durch *Hormone* kontrolliert, die aber ihrerseits dem Genom unterstellt sind. Wieweit dies auch für Wirbellose Geltung hat, ist heute noch nicht abzusehen.

Ein bekanntes Beispiel für erbliche Wachstumsänderungen sind die Hypophysenzwergmäuse, deren Zwergwuchs durch ein recessives Gen bedingt ist. SMITH und MACDOWELL (1931) zeigten, daß diese Mäuse in ihrer Hypophyse keine eosinophilen Zellen besitzen, die bekanntlich das Wachstumshormon des Vorderlappens ausscheiden. Injektion von Vorderlappenhormon oder Implantation von Hypophysen normaler Ratten können den Mangel an Hormon beheben und ein normales Wachstum hervorrufen. Bekannt ist ferner, daß die erbmäßigen Besonderheiten im Wuchs der verschiedenen Hunderassen Beziehungen zur Funktion der Schilddrüse besitzen (STOCKARD 1934, KLATT 1941). Bekannt ist weiter die Bedeutung, die der Schilddrüse bei der Metamorphose der Amphibien zukommt. Bei den meisten Perennibranchiaten liegt eine erbmäßige starke Reduktion der Schilddrüse vor, deren Unterfunktion eine Metamorphose nicht zuläßt (VERSLUYS 1925).

Wir sind heute noch weit davon entfernt, die Wirkungsweise der Hormone im Stoffwechsel der Organe und Zellen in Einzelheiten zu überblicken, doch zeichnen sich bereits an mehreren Stellen deutliche Beziehungen zu elementaren Stoffwechselprozessen der Zelle ab. Bei den Wachstumsprozessen und im Energiestoffwechsel spielen Enzyme eine wichtige Rolle, sie vermitteln spezifische Umsetzungen. Die Hormone sind Regulatoren dieser Enzymsysteme; ihre Wirkungsweise dürfte so zu verstehen sein, daß sie gewisse Leitreaktionen oder Engpässe im Stoffwechsel kontrollieren, indem sie die Aktivität eines dort wirksamen Enzyms beeinflussen. Dadurch gewinnen sie einen Einfluß auf den Ablauf ganzer Reaktionsketten.

Das Wachstumshormon des Hypophysenvorderlappens entfaltet seine biologische Wirkung wohl in erster Linie durch seine Fähigkeit, eine N-Retention im Organismus zu bewirken und damit die Bedingung für eine Vermehrung von Proteinen zu schaffen (LI 1946, 1947). Daneben erhöht es auch im Plasma den Gehalt an alkalischer Phosphatase. Sein Gegenspieler ist ein Peptid, das durch proteolytischen Abbau von adrenocorticotropem Hormon gewonnen werden konnte. Dieser Wirkstoff bewirkt eine Hemmung des Körperwachstums bei Ratten und ist eine spezifische wachstumshemmende Substanz (EVANS und Mitarbeiter 1943, BECKS und Mitarbeiter 1944), welche die N-Ausscheidung im Harn erhöht und die Aktivität der alkalischen Phosphatase im Plasma herabsetzt (LI). Das adrenocorticotrope Hormon bewirkt eine Ausschüttung von Steroidhormonen und erzeugt auf diesem Wege bei normalen Ratten eine Glykosurie. Es steigert den Diabetes und wirkt dem Insulin entgegen.

Die Bedeutung des *Schilddrüsenhormons* für das Wachstum ergibt sich aus der starken Wachstumshemmung nach operativer Entfernung der Drüse, sowie aus der deutlichen Senkung des Grundumsatzes. Die Bildung des Thyroxins steht unter der Kontrolle des thyreotropen Hormons der Hypophyse; es begünstigt den letzten Schritt der Thyroxinsynthese, die Vereinigung zweier Dijodtyrosinmoleküle.

Es ist schon lange vermutet worden, daß Thyroxin gewisse lebenswichtige Enzymsysteme beeinflußt. Bezüglich der Aktivitätsbeeinflussung der alkalischen Phosphatase sind keine klaren Resultate gewonnen worden. PONZ (1945) fand nach subcutaner Injektion eine Steigerung, aber KOCHAKIAN (1948) und BARLETT sowie WILLIAMS und WATSON (1941) beobachteten das Gegenteil. Nach TISSIÈRES (1948) ist eine Senkung desCytochrom-c-Gehaltes der Muskeln eine Folge der Thyreoidektomie oder einer Behandlung mit Methylthiouracil, welches die zweite Stufe der Jodierung zu Dijodtyrosin blockiert, und damit die Synthese des Hormons hemmt. TIPTON und Mitarbeiter 1946 beobachteten eine deutliche Steigerung der Bernsteinsäureoxydase und Cytochromoxydase im Rattenlebergewebe nach Fütterung mit Schilddrüsensubstanz. Es ist schon früher darauf hingewiesen worden, daß die genannten Enzyme bzw. Enzymsysteme in die Struktur der Mitochondrien eingebaut sind. In diesen Zellorganellen läuft ein wesentlicher Teil des oxydativen Stoffumsatzes der Zelle ab. Die dabei freiwerdende Energie wird, wie LEHNINGER (1951) an Mitochondrien und LYNEN (1950) an Hefe nachgewiesen haben, in energiereiche Phosphatbindungsenergie transformiert. Es ist schon lange bekannt, daß Phenole, deren Säurecharakter durch Einführung zweier Nitrogruppen verstärkt wurde, eine erhebliche Steigerung des Grundumsatzes hervorrufen, ohne die Atmung wesentlich zu beeinflussen. MARTIUS gelang es neuerdings nachzuweisen, daß Thyroxin, einer Mitochondriensuspension in geeigneter Weise bei längerer Inkubation geboten, deren Hauptleistung, die Atmungskettenphosphorylierung (s. S. 331) sehr stark hemmt und bei überschüssiger Konzentration fast völlig auskoppeln kann, in gleicher Weise, wie es von Dinitrophenol und ähnlichen Stoffen bekannt ist. In einem bestimmten niederen Konzentrationsbereich aktiviert Thyroxin jedoch die Atmungskettenphosphorylierung, so daß es den Anschein hat, daß Thyroxin bei der Atmungskettenphosphorylierung eine direkte Rolle spielt und für diesen lebenswichtigen Vorgang unbedingt benötigt wird. Ohne Thyroxin wird für das Wachstum zu wenig Energie ausgenützt. Überschüssige Konzentrationen von Thyroxin hemmen vielleicht ihre eigene Wirkung kompetitiv.

Bekannt ist der Einfluß der *Sexualhormone* auf die Entwicklung und die histologische Struktur des Genitalschlauches der weiblichen Säugetiere. Der Wirkungsmechanismus dieser Stoffe ist heute noch wenig bekannt.

In höheren Dosen beeinflussen die Sexualhormone die Mitose und haben auch eine schädigende Wirkung auf das Cytoplasma, so daß es bis zur Cytolyse kommen kann. Den Grad dieser Schädigung beeinflußt die Struktur der Seitenkette am C_{17}. Eine Keto- oder Hydroxylgruppe erhöht die Wirksamkeit. GRAFFI[1] hat zeigen können, daß cancerogene Kohlenwasserstoffe, welche die gleiche Wirkung zeigen, in gewissen Zellstrukturen angehäuft werden, die mit Mitochondrien identisch sein dürften. G. TÖNDURY und B. CAGIANUT haben ein größeres Beobachtungsmaterial zusammengestellt, aus dem hervorgeht, daß die Sexualhormone in die Synthese der plasmatischen Ribonucleoproteide eingreifen dürften. In hohen Konzentrationen geboten, tritt eine Abnahme der pyroninaffinen Zellgranula auf, ihre Verteilung in der Ruhezelle erscheint gestört und auch die ribonucleinsäurereiche Teilungsspindel zeigt nur eine mangelhafte Anfärbung. Bei der Mitose unterbleibt die Bildung einer normalen Äquatorialplatte und die Mitose wird auf dem Stadium der frühen Metaphase sistiert. Oestron und Oestradiol sind hierbei wirksamer als Testosteron. Bei der unbehandelten kastrierten Maus sind nach ATKINSON und Mitarbeiter große Mengen an alkalischer Phosphatase in den Longitudinalmuskeln des Uterus, aber geringe Mengen in den Ringmuskeln, sowie Drüsen und Epithel des Uterus zu finden. Eine Injektion oestrogener Stoffe bewirkt einen deutlichen Anstieg der Phosphatase in den Uterusdrüsen, Epithel und Ringmuskeln. Progesteron und Testosteron haben diese Wirkung nicht. Die Untersuchungen von MCSHAN, MEYER und ERWAY machen eine Wirkung der Sexualhormone auf die Bernsteinsäureoxydase und damit auf das Enzymsystem der Mitochondrien sehr wahrscheinlich.

Es liegen viele *Versuche* vor, *die Wachstumsvorgänge kurvenmäßig darzustellen* und Formeln aufzustellen, um das Wachstumsgeschehen mathematisch zu erfassen und zu analysieren. Kürzlich hat KAINDL den Versuch einer biophysikalischen Deutung des Pflanzenwachstums unternommen. Aus dem Modellbild der Selbstreduplikation der lebenden Substanz und der statistischen Einwirkung der Nährstoffe wurde eine mathematische Formulierung des Wachstums als Funktion der Zeit entwickelt, wobei das als Näherungsformel aufgestellte MITSCHERLICHsche Ertragsgesetz in Erscheinung trat. Die meisten dieser Formeln sind rein empirisch entwickelt worden. Weitgehende biologische Interpretationen einer von ihm

[1] Zit. nach TÖNDURY, CAGIANUT 1951.

selbst aufgestellten Wachstumsgleichung hat BACKMAN gewagt. Schon SACHS hatte seinerzeit erkannt, daß die Wachstumsgeschwindigkeit zunächst ansteigt und ein Maximum erreicht, um dann wieder langsam abzufallen. BACKMAN hat von dieser Tatsache ausgehend eine Formel für die Wachstumsgeschwindigkeit entwickelt, die in guter Übereinstimmung mit dem vorliegenden Beobachtungsmaterial steht.

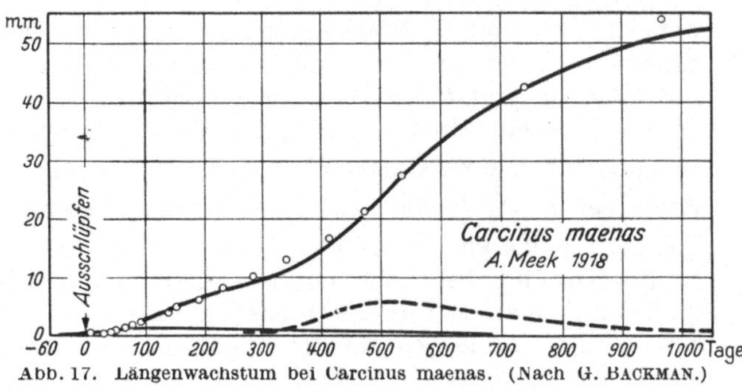

Abb. 17. Längenwachstum bei Carcinus maenas. (Nach G. BACKMAN.)

Die Kurve, die dieser Funktion gehorcht, beginnt im Koordinatenanfangspunkt und endet asymptotisch bei der Endgröße des Organismus; sie verläuft anfangs konvex gegen die Abszisse, später konkav und besitzt irgendwo eine Inflexion, d. h. sie hat einen S-förmigen Verlauf. Die Geschwindigkeitsfunktion hat ein Maximum; die Abstände der Inflexionen vom Maximum können verschiedene Werte annehmen, öfter ist der erste Abstand kürzer, der zweite länger (Abb. 17 und 18).

BACKMANS Formel[1] lautet:

$$\log h = Ko + K_1 \log T - K_2 \log^2 T. \tag{1}$$

Die biologische Interpretation dieser Funktion heißt: Der Logarithmus der Wachstumsgeschwindigkeit setzt sich aus einer konstanten Geschwindigkeit zusammen, die acceleriert und retardiert wird, proportional zum Logarithmus der Zeit bzw. zum Quadrat des Logarithmus der Zeit. Diese Formel gibt den Wachstumsverlauf der meisten Pflanzen und Tiere sehr genau wieder und läßt sich auch auf die Wundheilung anwenden, wobei K_2 ein positives Vorzeichen bekommt.

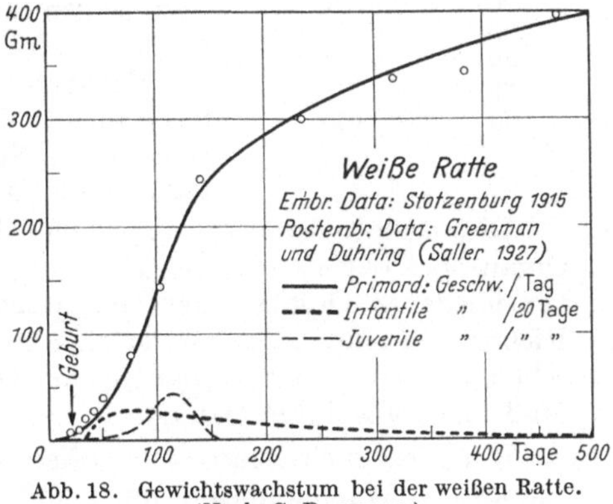

Abb. 18. Gewichtswachstum bei der weißen Ratte. (Nach G. BACKMAN.)

Wenn man als Einheiten der Zeit und der Geschwindigkeit den Zeitwert der *maximalen Geschwindigkeit* bzw. den Betrag derselben wählt, so geht die Geschwindigkeitsfunktion in die einfachere Form über:

$$\log H = K_2 \log^2 T. \tag{2}$$

Der Logarithmus der Geschwindigkeit ist also dem Quadrat des Zeitlogarithmus proportioniert, wenn Geschwindigkeit und Zeit in Normalkoordinaten ausgedrückt werden. *Aus (2) ergibt sich, daß alle Organismen gleich schnell wachsen, wenn man sie in ihrem eigenen logarithmischen Raum-Zeit-System betrachtet; auch die Lebensdauer ist bei allen gleich.*

Der Antilogarithmus von Formel (1) ist die Geschwindigkeit des Wachstums und kann auch als Differentialquotient dy/dt geschrieben werden. Bei Einsatz von s_0 für $Ko/\log e$ und $-c$ für $K_2 \cdot \log e$ gilt:

$$\frac{dy}{dt} = e^{So + K_1 \ln t - c \ln^2 t}.$$

[1] BACKMAN 1938, 1939a, b.

Die Funktion wurde von J. ANDERSON integriert; es ergab sich

$$y = C_0 \cdot \int_{-\infty}^{x} e^{-x^2} \cdot dx \text{ (Wachstum)} \quad I = C_0 \sqrt{\pi} \text{ (Endlänge)}$$

$$x = C_1 \cdot \log t + C_2 \text{ (organische Zeit),}$$

wobei C_0, C_1 und C_2 Wachstumskonstanten, die in bestimmter Weise von der Konstante K der Geschwindigkeitsfunktion abhängen, e die Basis des natürlichen Logarithmus und t der BRIGGsche Logarithmus der physikalischen Zeit sind. Die organischen Zeiten $x = n/2$; $n = 0, 1, 2 \cdot n$ entsprechen großen biologischen Ereignissen. Die maximale Wachstumsgeschwindigkeit tritt bei $x = -\sqrt{\frac{1}{2}}$, die Reife bei $x = \sqrt{\frac{0}{2}}$, die absolute Senilität (Menopause) bei $x = \sqrt{\frac{2}{2}}$ und der Tod bei $x = \sqrt{\frac{3}{2}}$ ein. Von dieser Formel aus wurde von BACKMAN ein Zusammenhang zwischen Lebensdauer und Entwicklung und zwischen Lebensdauer und Endgröße mathematisch formuliert. *Die Organismen haben eine eigene Zeit, die organische Zeit*; sie ist eine logarithmische Funktion der physikalischen Zeit. Sie ist prinzipiell wie die dynamische Zeit des Weltalls (MILNE) strukturiert; sie wird vom Beginn der Lebensdauer (Befruchtung) der Organismen gezählt. Nach dieser „inneren Uhr“ gemessen erleidet die physikalische Zeit eine Acceleration im Laufe des Lebens. Diese Acceleration entspricht dem individuellen Empfinden aller alternden Menschen. Bekannt ist der oft wiederkehrende Ausspruch: „Die Jahre fliegen nur so dahin.“ Daß psychologische Erklärungen für dieses allgemeine menschliche Gefühl nicht allein zutreffend sind, zeigen die oft zitierten Arbeiten von LECOMTE DU NOÜY (1919, 1936) über die Heilungsgeschwindigkeit von flächenhaften Wunden beim Menschen und CARRELs Experimente über das Wachstum von Explantaten im Serum von Spendern verschiedenen Alters[1]. In beiden Fällen gilt das gleiche Gesetz.

Tabelle 14. *Heilungsgeschwindigkeit einer Wunde von 20 cm².*

Alter in Jahren	Heilungsdauer in Tagen
10	20
20	31
30	41
40	55
50	78
60	100

Die absolute Acceleration der physikalischen Zeit ist je nach dem betrachteten Organ oder der Region des Körpers verschieden. Es ist daher auch das Altern verschiedener Organe oder Organteile eines Individuums sowie verschiedener Richtungen eines Körpers verschieden. Die relative Acceleration der physikalischen Zeit ist aber unabhängig von Organ und Region immer dieselbe und ein Maß eines absoluten Alters.

Wenn es auch heute noch offen steht, ob die gute Übereinstimmung von BACKMANs Wachstumsgleichung mit dem biologischen Beobachtungsmaterial mehr als zufällig ist, so kann doch nicht daran gezweifelt werden, daß *der Lebenscyclus der Organismen einer strengen Gesetzmäßigkeit unterliegt, die tief im Gesamtstoffwechsel des Lebewesens wurzeln muß*. So interessant die theoretischen Berechnungen BACKMANs für die Biologie des Wachstums sind, so wenig ist aus ihnen für eine biochemische Betrachtung des Wachstums zu entnehmen, weil die Konstanten seiner Funktionen keine physiologische Bedeutung besitzen. Es ist ein Verdienst von v. BERTALANFFY (1942) den Versuch unternommen zu haben, den Verlauf des Wachstums als Folge von Stoffwechselereignissen darzustellen. Auch er hat eine Wachstumsgleichung formuliert, doch haben die von ihm gewählten Konstanten von vornherein eine bestimmte physiologische Bedeutung und lassen sich auch im Stoffwechselversuch empirisch nachprüfen.

[1] CARREL, EBELING 1922.

v. BERTALANFFY geht von der Vorstellung aus, daß das organische Wachstum durch ein Wechselspiel von aufbauenden und abbauenden Prozessen bedingt sei. Überwiegt der Aufbau, so wächst der Organismus sichtlich, kommen beide Prozesse ins Gleichgewicht, so wird er stationär. Abbau und Aufbau müssen in irgendeiner Beziehung zur Körpergröße stehen. Physiologische Untersuchungen ergaben, daß Stoffwechselprozesse meistens einfache Potenzfunktionen der Körpermasse sind; sie sind vielfach entweder der Körpermasse direkt proportional oder der $^2/_3$ Potenz derselben, was eine Proportionalität zu irgendeiner Oberfläche bedeutet. Es gilt daher für die Wachstumsgeschwindigkeit folgende Funktion:

$$\frac{dy}{dt} = \eta\, y^n - \varkappa\, y^m,$$

d. h. die Veränderung der Körpermasse y entspricht der Differenz aufbauender und abbauender Prozesse; η und $\varkappa$ sind die Konstanten des Auf- bzw. Abbaues; die Exponenten n und m geben an, daß der Auf- und Abbau eine Potentialfunktion des Körpergewichtes y ist. Die Exponenten n und m müssen stets größer sein als 0 und kleiner als 1, da die Stoffwechselprozesse zur Masse in direkter Proportionalität stehen und höchstens der Masse selbst proportional sein können.

Nach v. BERTALANFFY ist der Abbau von Baumaterialien im tierischen Organismus durch die RUBNERsche Abnützungsquote quantitativ faßbar, womit der stetige Verlust an Körpersubstanz durch die Ausscheidung von Sekreten, zugrundegegangenen Blutzellen und Epithelien u. dgl. gemeint ist. Wahrscheinlich ist aber die Instabilität der Zellproteine (s. S. 315) die primäre Ursache dieses Verlustes. Ein Maßstab für die Abnützungsquote ist der Hungerverlust an Eiweiß, der sich in der N-Abgabe durch Harn und Kot äußert. Da im hungernden Organismus der N- bzw. Proteingehalt nahezu konstant bleibt und dieselbe Höhe zeigt wie im normalen, so darf der Eiweißverlust zur Körpermasse einfach proportional gesetzt werden. Der Exponent m in obiger Formel nimmt daher stets den Wert von 1 an. Im tierischen Organismus deckt sich tatsächlich in vielen Fällen der aus der Wachstumsgleichung berechnete Abbaustoffwechsel, d. h. die Konstante $\varkappa$ mit dem Eiweißverlust oder der N-Ausscheidung im Hunger in Gramm je Zeiteinheit. In der Wachstumsformel bedeutet $\varkappa$ zunächst natürlich die Resultierende aller wachstumshemmenden Faktoren; aber in vielen Fällen ist der Eiweißverlust tatsächlich der limitierende Faktor, der den Verlauf und das Ende des Körperwachstums bestimmt.

Die allgemeine Wachstumsgleichung lautet demnach:

$$\frac{dy}{dt} = \eta\, y^n - \varkappa\, y, \text{ ihre Auflösung } y = \left\{\frac{\eta}{\varkappa} - \left[\frac{\eta}{\varkappa} - y_0^{(1-n)}\right] e^{-(1-n)\varkappa t}\right\}^{\frac{1}{1-n}}.$$

Die Prozesse des Aufbaues benötigen zur Synthese hochmolekularer Zellbausteine die *Grundmoleküle* (Aminosäuren, Glucose, Vitamine), die aus der Nahrung stammen, und *Energie*, die aus dem oxydativen Zellstoffwechsel stammt und am O_2-Verbrauch, der CO_2-Abgabe und der Wärmebildung abgeschätzt werden kann. Als *limitierende Faktoren des Aufbaues* erscheinen daher die *Größe der Atmung* und die *Größe der resorbierenden Oberflächen*. Da bei höheren Tieren die Resorptionsgeschwindigkeit durch eine genügende Oberflächenentfaltung und den Blutkreislauf stets auf einem ausreichenden Niveau gehalten werden kann, soll dieser Faktor als Schrittmacher nur bei sehr einfach gebauten Tieren wie Planarien eine namhafte Rolle spielen.

Die Atmung und der Stoffwechsel stehen bei verschiedenen Tiergruppen in einem unterschiedlichen Verhältnis zur Körpermasse. Die Diskussion über diese Frage geht bereits über den Zeitraum vieler Jahrzehnte. RUBNER (1883) fand bei Hunden eine Proportionalität zwischen Körperfläche und Stoffwechsel und sah in dieser Beobachtung eine Folge der Wärmeregulation der warmblütigen Tiere (Oberflächengesetz[1]). Viele andere, darunter KESTNER und v. BUDDENBROCK, teilten aber diese Anschauung nicht, da auch bei Kaltblütern der Stoffwechsel sehr häufig einer Oberfläche proportional ist. BENEDICT machte darauf aufmerksam, daß nur verhältnismäßig wenige Warmblüter dem „Oberflächengesetz" gehorchen, bei den meisten Arten aber ganz bedeutende Abweichungen davon zu finden sind. v. BERTALANFFY (1941) aber stellt sich auf den Standpunkt, daß es

[1] RUBNER 1887.

nicht darum geht, zu beweisen, ob das „Oberflächengesetz" gilt oder nicht, sondern daß die Stoffwechselabhängigkeit von der Körpermasse als naturgegeben zu betrachten sei und man zu prüfen hätte, ob zwischen diesem Stoffwechseltyp und dem Wachstumsverlauf ein gesetzmäßiger Zusammenhang besteht. Ist die Atmung wirklich ein limitierender Faktor im Stoffwechsel, so müssen Organismen mit verschiedenem Stoffwechseltyp auch im Wachstumsverlauf grundlegend zu unterscheiden sein.

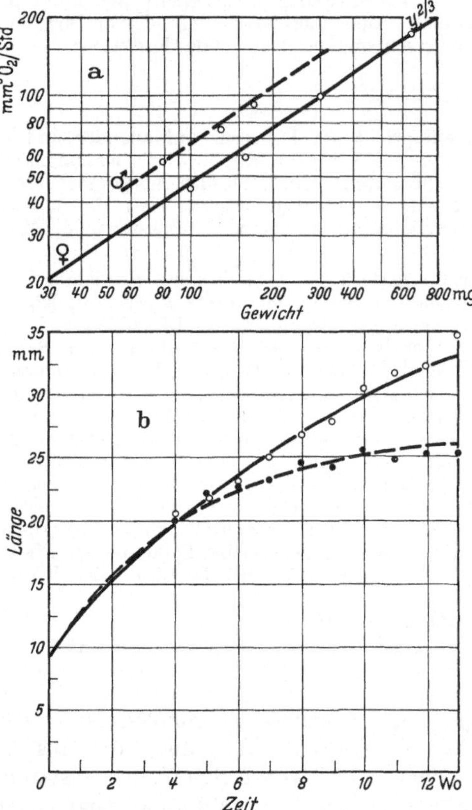

Abb. 19a u. b. Erster Stoffwechseltyp nach v. BERTALANFFY. a Abhängigkeit der Atmung von der Körpergröße bei Lebistes reticulatus; b Wachstumskurve (Längenwachstum beider Geschlechter) von Lebistes reticulatus. ♀: L = 44,3, k = 0,0845; ♂: L = 26,6, k = 0,236.

v. BERTALANFFY stellte auf Grund eigener Untersuchungen 3 Stoffwechsel- und zugleich Wachstumstypen auf:

Typ 1. Im häufigsten Fall ist die Atmungsgröße einer Oberfläche oder der Zweidrittelpotenz des Gewichtes proportional; dieser Fall entspricht dem RUBNERschen Gesetz, das besonders für zahlreiche Wirbeltiere (vgl. später) wiederholt als gültig befunden wurde.

Um den Stoffwechseltyp zu prüfen, ist eine allometrische Darstellung vorteilhaft. Ist die Atmung einer Potenz des Körpergewichtes proportional, so kann man schreiben: $A = b\,y^n$ oder $\log A = \log b + n \log y$. Bei doppelt logarithmischer Darstellung ergibt sich eine Gerade, b und n sind Konstanten, n ist die allometrische Konstante, gegeben durch die Neigung der Geraden ($n = \operatorname{tg}\alpha$). Nimmt die Atmung proportional der Körpermasse zu, so ist $n = 1$; wenn rascher, so ist $n > 1$; wenn langsamer, so ist $n < 1$.

Bei Fischen ergibt die allometrische Darstellung der Abhängigkeit von Atmung und Körpergröße eine Gerade mit einer Neigung 2/3 (Abb. 19). Wenn die Prozesse des Aufbaues tatsächlich von der Atmung begrenzt werden, so lautet in diesem Falle die Wachstumsgleichung:

$$\frac{dy}{dt} = \eta\, y^{\frac{2}{3}} - \varkappa\, y.$$

Die Gleichung für das Gewichtswachstum ist:

$$y = \left[\frac{\eta}{\varkappa} - \left(\frac{\eta}{\varkappa} - y_0^{\frac{1}{3}}\right) e^{-\frac{\varkappa}{3} t}\right]^3 \text{ oder } g = \left[\sqrt[3]{G} - \left(\sqrt[3]{G} - \sqrt[3]{g_0}\right) e^{-kt}\right]^3,$$

wobei G = Endgewicht, g_0 = Anfangsgewicht und $k = \varkappa/3$ bedeuten.

Die Gleichung für das Wachstum einer Lineardimension ist:

$$l = L - (L - l_0)\, e^{-kt} \quad L = \text{Endlänge},\ l_0 = \text{Anfangslänge}.$$

Wie v. BERTALANFFY betont, enthalten seine Gleichungen ausschließlich empirisch überprüfbare Konstanten, die Anfangs- und Endlänge bzw. -größe und die Konstante K, die auch aus dem Stoffwechselversuch hervorgeht.

Für diesen Wachstumstyp sind viele Beispiele bekannt: Fische, Säugetiere, Kugelbakterien zeigen ihn. Die Wachstumsgleichung gibt den tatsächlichen Wachstumsverlauf gut wieder. Der Aquarienfisch LEBISTES ist durch seinen starken Größenunterschied der Geschlechter bekannt. Die Weibchen erreichen die doppelte Länge und ein vielfaches Gewicht der Männchen. Dieser Unterschied äußert sich auch in den Wachstumskurven. Die Aufbaukonstanten η der Wachstumsgleichung stehen bei ♀ und ♂ im Verhältnis $1:1^1/_2$. Wie Abb. 19 zeigt, verhalten sich, wie auf Grund dieser Theorie erwartet, auch die Atmungswerte der ♀ und ♂ wie $1:1^1/_2$.

Wie v. BERTALANFFY selbst angibt, ist seine Wachstumsfunktion $l = L - (L - l_0)\, e^{-kt}$ nur eine andere Schreibweise der schon früher von PÜTTER aufgestellten Formel: $y = K\cdot(1 - K_0\cdot e^{-k\cdot t})$ und durch eine Umformung der Konstanten leicht auf diese Form zu bringen. Nach BACKMAN ist diese Formel auch mit BRODYS postembryonaler Wachstumsfunktion identisch; daher kann v. BERTALANFFYS Gleichung ebensowenig, wie auch die beiden anderen genannten Wachstumsformeln, 4 Kardinalforderungen erfüllen, die BACKMAN an eine biologische Wachstumsformel stellt: Der Funktion fehlt das Maximum, es fehlen die beiden Inflexionen zu jeder Seite des Maximums und damit auch die Abstände derselben vom Maximum und schließlich müßte sich die Funktion im Koordinatenanfangspunkt von der Abszisse abheben. Ferner ist das Wachstum in der Natur für gewöhnlich nicht terminiert, so daß keine genaue Endlänge anzugeben ist; das Wachstum geht vielmehr auch bei Wirbeltieren (Fischen) das ganze Leben hindurch weiter, nur immer langsamer. Die Geschwindigkeitsfunktion nähert sich der Abszisse demnach als Asymptote. Auch die Gewichtswachstumsfunktion v. BERTALANFFYS erfüllt BACKMANS Anforderungen nicht. Wie ist es aber möglich, daß man mit diesen Formeln das Wachstum so gut beschreiben kann? Nach BACKMAN ist die Erklärung hierfür darin zu suchen, daß bei günstigen Objekten wie Fischen die erste Inflexion der Kurve und das Maximum der Geschwindigkeit dem Koordinatenanfangspunkt so nahe liegen, daß beide Charakteristica nur feinere Einzelheiten sind und beim Rechnen nicht auffallen. v. BERTALANFFYS Formeln entsprechen also der rechten Seite der BACKMANschen Wachstumskurve.

Typ 2. (nach v. BERTALANFFY). Die Atmung der Insekten, Heliciden und Stäbchenbakterien folgt nicht der Oberflächenregel; sie ist der Körpermasse proportional. Die Atmungskurve schließt bei allometrischer Darstellung mit der Abszisse einen Winkel von 45° ein; in diesem Fall wird also $n = 1$; die Wachstumsgleichung lautet daher:

$$\frac{dy}{dt} = \eta\, y - \varkappa\, y = y\,(\eta - \varkappa)$$

Die Integration gibt eine einfache Exponentiale:

$$y = y_0\cdot e^{(\eta-\varkappa)t} \text{ oder } y = y_0\cdot e^{ct} \text{ (Gewichtswachstum)}.$$

$$\text{oder } l = l_0\, e^{\frac{ct}{3}} \text{ (Längenwachstum)}.$$

Aus den Gleichungen geht hervor, daß das Wachstum dieser Organismen nicht allmählich abnimmt, sondern an sich unbegrenzt weiterläuft und nur durch eine Art von „Katastrophe“ (auf endokrinem Wege) abrupt abgebrochen werden kann. Wie aus Abb. 20 hervorgeht, zeigen Insekten und in ähnlicher Weise auch Heliciden einen rein exponentiellen Wachstumsverlauf, der durch die Metamorphose bzw. durch scharfe saisonale Wachstumspausen abgeschnitten wird.

Typ 3 (nach v. BERTALANFFY). Während die Landpulmonaten ein exponentielles Wachstum und dementsprechend auch eine Massenabhängigkeit der Atmung zeigen, liegt die Atmung bei Wasserpulmonaten wie Lymnaea und Planorbis zwischen Oberflächen- und Gewichtsabhängigkeit. Bei allometrischer Darstellung ergibt sich hier ein Wert für die Konstante $n \sim 0{,}75$. Dieser besonderen Stoffwechsellage entsprechend zeigt die Linearwachstumskurve von Planorbis einen S-förmigen Verlauf mit einem deutlichen Wendepunkt und kommt also der typischen Wachstumskurve, wie sie BACKMAN zeigt, viel näher als die Wachstumskurve von Typ 1 mit $n = 2/3$ (Abb. 21).

Nachfolgende Untersuchungen über die Abhängigkeit der Atmung von der Körpergröße durch I. MÜLLER (Insekten, Lumbricus, Armadillidium und Asellus), KITTEL (verschiedene Insektenarten) und LUDWIG und KRYWIENCZYK (Dreissensia) stehen zur Wachstumstheorie von v. BERTALANFFY nicht im Gegensatz. Allerdings ist heute noch keine Gewißheit vorhanden, daß es wirklich 3 scharf unterscheidbare Stoffwechseltypen gibt. So stellt v. BERTALANFFY die Insekten in eine Gruppe von Tieren, deren Atmung mit der Körpermasse ansteigt. Ältere Autoren wie BODINE fanden jedoch bei Melanoplis das Oberflächengesetz bestätigt. Eine ähnliche Beobachtung machte auch BORNEBUSCH bei Coleopteren aus dem Waldboden. Für eine intermediäre Stoffwechsellage sprechen die Befunde von GUNN bei *Blatta* und von TEISSIER bei *Tenebrio*. Nun hat I. MÜLLER an Dixippus und KITTEL an einer ganzen Reihe von Insektenarten feststellen können, daß im allgemeinen eine Abhängigkeit des O_2-Verbrauchs von der Körpergröße besteht, obwohl bei einzelnen Insektengruppen Abweichungen von dieser Regel nicht ausgeschlossen werden konnten. Faktoren, die störend in Erscheinung treten, sind die Art der Nahrung sowie die Möglichkeit, daß mit zunehmender Körpergröße schwachatmende Gewebe (Chitinpanzer, ruhende Oocyten u. dgl.) relativ vermehrt werden.

Eine ausgezeichnete Monographie zum Problem der Abhängigkeit von Körpergröße und Stoffwechsel verdanken wir ZEUTHEN (1947). Seine Schlußfolgerungen sind vor allem deswegen so wertvoll, weil sie auf analytischen Daten fußen, die teils von ihm selbst, teils von anderen Autoren stammen und ein größeres Beobachtungsgut berücksichtigen, das dem gesamten Tierreich entnommen wurde und Größendifferenzen zeigt, die ein Intervall von 10^{14} g überspannen. Die Tauchermethode von LINDERSTRÖM-LANG und die am CARLSBERG-Laboratorium ausgearbeitete KJELDAHL-Methode erlaubten die Einbeziehung selbst der winzigen planktonischen Trochophora- und Veliger-Larven. Da sich so verschiedenartige Tiere nicht nur in ihrem Bauplan, sondern auch in Wassergehalt u. a.

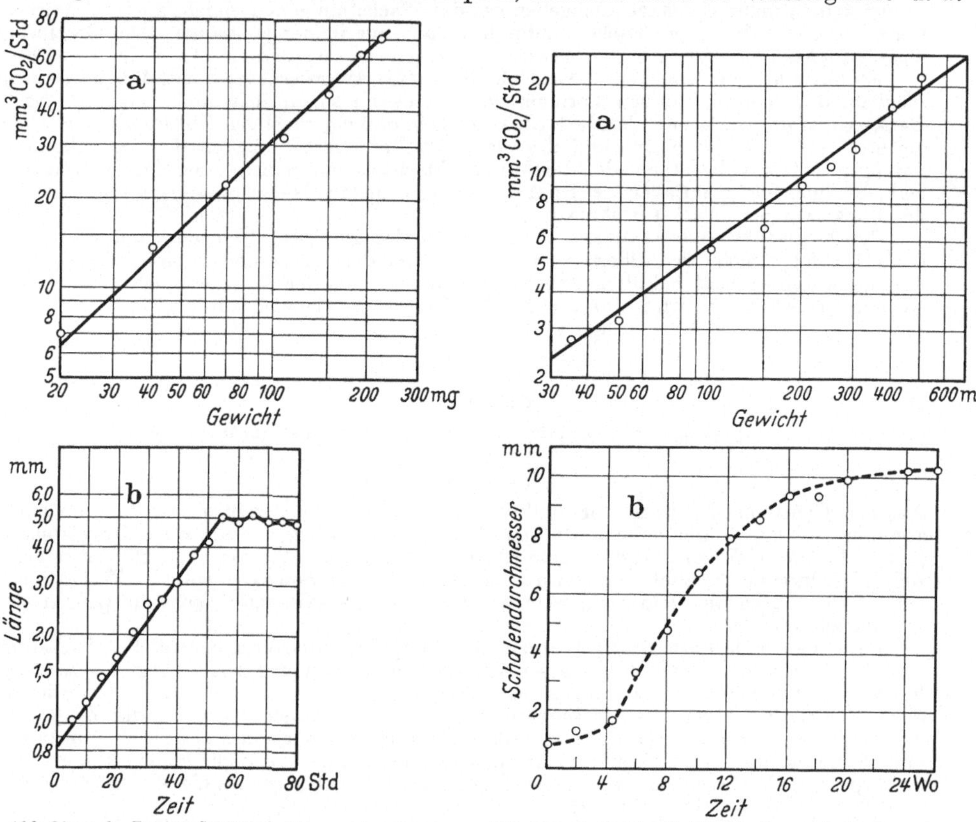

Abb. 20 a u. b. Zweiter Stoffwechseltyp nach v. BERTALANFFY. a Abhängigkeit der Atmung von der Körpergröße bei Tenebrio molitor. b Wachstumskurve (Längenwachstum) von Drosophila melanogaster in halblogarithmischer Darstellung.

Abb. 21 a u. b Dritter Stoffwechseltyp nach v. BERTALANFFY. a Abhängigkeit der Atmung von der Körpergröße bei Planorbis sp. b Wachstumskurve (Schalendurchmesser) von Planorbis sp. Bei 4 Wo Wendepunkt.

grundlegend unterscheiden, weichen sie auch im Stoffwechsel sehr stark voneinander ab. Eine interessante Vergleichsbasis ist geschaffen, wenn die Atmungswerte nicht auf die Körpergröße oder das Gewicht, sondern auf den N-Gehalt bezogen werden. Bei einem Vergleich gleichgroßer Tiere stellt sich dann heraus (Vertikallinie in Abb. 22), daß alle *niederen Tiere* (Coelenteraten, Echinodermen, Vermes, Mollusken) ungefähr die gleiche Stoffwechselintensität haben, und daß auch die überaus wasserreichen Medusen in der gleichen Größenordnung atmen. Der „Stickstoff" dieser gallertigen Tiere ist daher ebenso aktiv wie der anderer Tiere. Ein erheblich höheres Stoffwechselniveau pro N zeigen die *Arthropoden.* Die höhere Stoffwechsellage hat ihr morphologisches Äquivalent im Besitz quergestreifter Muskelfasern. Die *Fische* und *Amphibien* liegen im

Stoffwechsel um eine Stufe höher als alle Wirbellosen; die Reptilien liegen höher als Amphibien, und an der Spitze stehen die warmblütigen *Vögel* und *Säugetiere*. Einen Vergleich der Atmungsintensität von Tieren verschiedener systematischer

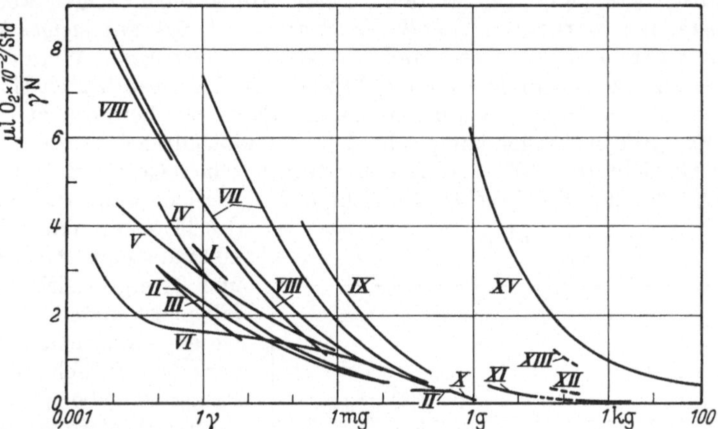

Abb. 22. Vergleich der Stoffwechselrate von Tieren in bezug auf Körper-N. Ordinate: Stoffwechsel/N; Abszisse: Körper-N. (Nach ZEUTHEN.)

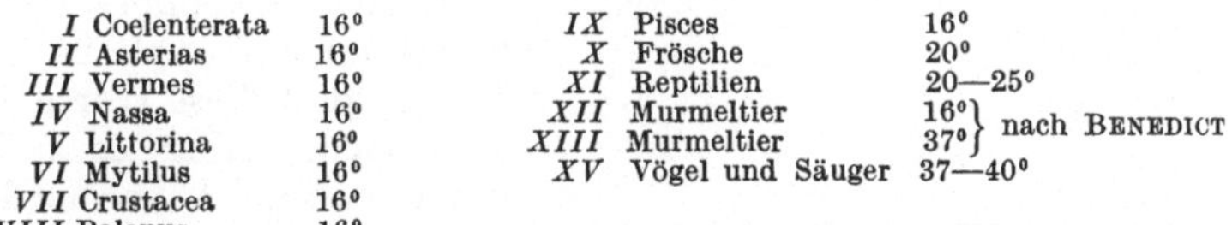

I	Coelenterata	16°	*IX*	Pisces	16°
II	Asterias	16°	*X*	Frösche	20°
III	Vermes	16°	*XI*	Reptilien	20—25°
IV	Nassa	16°	*XII*	Murmeltier	16° } nach BENEDICT
V	Littorina	16°	*XIII*	Murmeltier	37° } nach BENEDICT
VI	Mytilus	16°	*XV*	Vögel und Säuger	37—40°
VII	Crustacea	16°			
VIII	Balanus	16°			

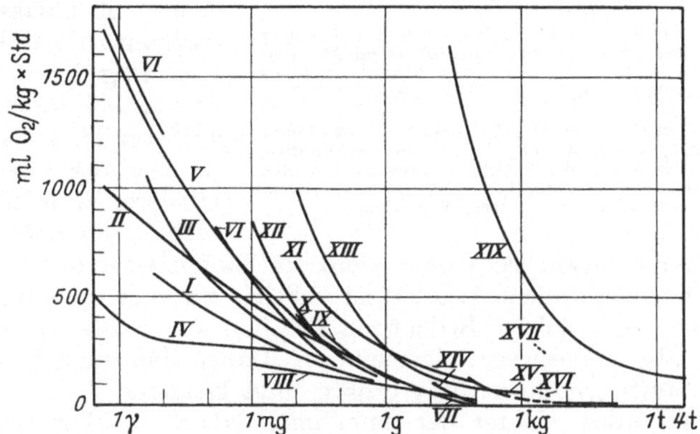

Abb. 23. Vergleich der Stoffwechselrate von Tieren in bezug auf Körpergewicht. Ordinate: Stoffwechsel/Körpergewicht; Abszisse: Körpergewicht. (Nach ZEUTHEN.)

I	Vermes	16°	*X*	Gastropoda	16°
II	Littorina	16°	*XI*	Crustacea	16°
III	Nassa	16°	*XII*	Insecta	16°
IV	Mytilus	16°	*XIII*	Pisces	16°
V	Crustacea	16°	*XIV*	Frösche	20°
VI	Balanus	16°	*XV*	Reptilien	20—25°
VII	Asterias	20°	*XVI*	Murmeltier	16°
VIII	Vermes	13—23°	*XVII*	Murmeltier	37°
IX	Mytilus	16°	*XIX*	Vögel und Säuger	37—40°

Stellungen auf der Basis des Körpergewichtes zeigt Abb. 23. Abgesehen von stark wasserhaltigen niederen Seetieren sind beide Diagramme erstaunlich ähnlich; die Ursache ist der ziemlich gleichmäßige N-Anteil aller Tierarten. Auch hier zeigt sich, daß die Krebse intensiver atmen als die niederen Wirbellosen gleicher Größe. Die Warmblüter atmen intensiver — auch bei gleichen Körpertemperaturen (winterschlafendes Murmeltier) — als gleichgroße Reptilien. Beim Übergang von Reptilien zu Warmblütern muß mit einer etwa 20fachen Steigerung des Stoffwechsels gerechnet werden. Beide Abbildungen zeigen aber auf das Deutlichste den markanten *Abfall der Stoffwechselgröße mit steigender Körpergröße* und zwar *in allen Kreisen und Klassen des Tierreiches*. Weiter kann man sehen, daß die kleinen Säugetiere ein Niveau des Energiestoffwechsels erreichen, welches an das der marinen Mikrofauna des Planktons heranreicht. Der Stoffwechsel der großen Säuger entspricht dem der kaltblütigen Seetiere von 10 bis 1000 mg Gewicht (bei 16°). Nach dem Rubnerschen Gesetz müßte der Stoffwechsel/N oder der Stoffwechsel/Gewicht auf $^1/_{10}$ fallen, wenn die Körpergröße des Tieres um einen Faktor von 1000 ansteigt. Aus den Abb. 22 und 23 ergibt sich, daß der Abfall meist kleiner ist als diesem Gesetz entspricht. Trägt man der Übersichtlichkeit halber den Prozentsatz der Abnahme in der Stoffwechselgröße bei einer 10fachen Vergrößerung des Tieres in einem besonderen Diagramm auf (Abb. 24), so zeigt sich, daß diese Werte erheblich streuen. Aber es fällt dabei auf, daß die Abnahme der Stoffwechselintensität besonders für eine Größenklasse von Tieren markant ist, nämlich eine solche von 10 g bis 1 kg Körpergewicht; bei kleineren und bei größeren Tieren ist die Abnahme weniger ausgeprägt. Daß in die mittlere Größenklasse unsere wichtigsten Laboratoriumstiere fallen, und der Stoffwechsel dieser Tiere am häufigsten dem Oberflächengesetz gehorcht (strichlierte Linie in Abb. 24), ist vielleicht mit ein Grund, weswegen diesem „Gesetz“ lange eine solche Bedeutung beigemessen wurde. Das Rubnersche Gesetz trifft also keineswegs allgemein zu. Daher sind auch Pütters Berechnungen der Stoffwechselintensität größter und kleinster Tiere zu hoch, da sie auf demselben fußen. Unter der Annahme, daß der Abbau bei allen Tieren vollständig bis zu den Endstufen verläuft, wie das von den Säugetieren bekannt ist, würde der O_2-Verbrauch ein beiläufiges Maß der Energieproduktion sein und demzufolge auch für die Menge der durch den Darmkanal resorbierten Nahrung. Aus Abb. 23 ergibt sich, daß dann ein 10 g schweres Tier 5mal so viel Nahrung je Gewichts- und Zeiteinheit brauchte als ein 1 g schwerer Organismus. In Wirklichkeit ist aber die Energieproduktion kein getreues Maß der aufgenommenen Nahrungsmenge, weil ein Teil davon für das Wachstum und ein anderer Teil gar nicht resorbiert wird, sondern durch die Faeces verlorengeht. Die Wachstumsrate ist aber um so höher, je kleiner der Organismus, und auch die Nahrungsverwertung ist um so schlechter, je kürzer der Darm, d. h. je kleiner das Tier ist. Wie Rensch betont, wird diese ungünstige Proportionalität dadurch einigermaßen ausgeglichen, daß bei kleinsten Tieren eine maximale Packung des Körpers mit

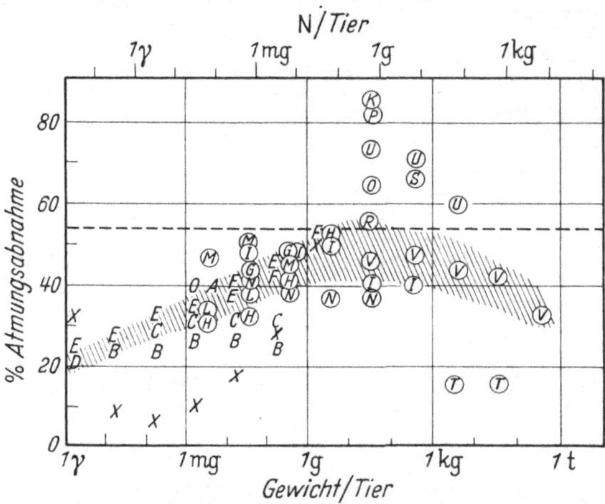

Abb. 24. Der prozentuelle Abfall der Stoffwechselrate bei einer zehnfachen Vergrößerung des Tieres (Ordinate). Obere Abszisse: Körper-N (Resultate ohne Kreis). Untere Abszisse: Körpergewicht (Resultate eingekreist). (Nach Zeuthen.)

A Asterias, *B* Vermes, *C* Nassa, *D* Balanus, *E* Crustacea, *F* Pisces, *G* Gastropoda, *H* Mytilus, *I* Crustacea, *K* Asterias, *L* Tenebri, *M* Insekten aus Waldboden, *N* Pisces, *O* Frösche, *P* Frösche, *R* Lacerta, *S* Reptilien, *T* Große Reptilien, *U* Vögel, *V* Vögel und Säuger, *X* Mytilus.

lebenswichtigen Organen zu beobachten ist. Bei den winzigen Gallmücken ist der Thorax vollständig mit Flugmuskeln vollgepfropft, das Bauchmark und auch der Darm nehmen verhältnismäßig viel Raum ein auf Kosten vom Tracheensystem und Luftsäcken. Aus Filtrationsmessungen von BARKER JÖRGENSEN[1] und den Stoffwechseluntersuchungen von ZEUTHEN geht hervor, daß das Verhältnis zwischen abfiltrierter und abgebauter Nahrung bei den pelagischen Larven um das 100—200fache höher ist als bei den erwachsenen Muscheln. Der Zusammenhang zwischen Körpergröße und Stoffwechsel *im Verlaufe der Entwicklung* eines Individuums dürfte im allgemeinen wie folgt liegen: Während der Frühentwicklung erfolgt ein Anstieg der Stoffwechselintensität (vgl. S. 345). Auf späteren Stadien erfährt der Stoffwechsel mit wachsender Körpergröße keine prozentuale Steigerung mehr. Aber gegen Ende der Entwicklung, wenn der Organismus schon an seine Endgröße herankommt, ist stets mit wachsendem Körpergewicht eine deutliche Herabsetzung des Stoffwechsels zu beobachten. Der Stoffwechsel dürfte ganz allgemein steil abfallen, wenn eine Art sich im Wachstum ihrer größtmöglichen Dimension nähert, d. h. wenn das Wachstum auf Grund genetischer oder endokriner Faktoren allmählich nachläßt. Diese Erscheinung ist nach ZEUTHEN völlig unabhängig davon, ob die betrachtete Art groß oder klein ist.

Auf die Frage, warum der Stoffwechsel je Gewichts- oder N-Einheit abnimmt, wenn die Körpergröße der Tiere wächst, läßt sich heute noch keine eindeutige Antwort geben.

Daß die Wärmeregulation keineswegs der Hauptfaktor ist, wurde bereits erwähnt. Ein anderer in der Literatur häufig aufgeführter Grund ist der, daß das Gewicht von Organen, die einen hohen Stoffwechselumsatz haben, wie Leber, Niere und Herz, oder physiologisch gleichwertige Organe wirbelloser Tiere, relativ um so größer sind, je kleiner das Tier ist (GROEBBELS 1925, KESTNER, LIANG CHUNG MON 1934, RENSCH 1948). ZEUTHEN weist mit Recht darauf hin, daß dieses Phänomen zwar wesentlich zur Höhe des Stoffwechsels beiträgt, aber von sekundärer Natur sein kann: die genannten Organe sind vielleicht eben deshalb besonders groß, weil der Stoffwechsel so hoch ist. Eine weitere Möglichkeit für die Senkung der Stoffwechselrate mit steigendem Körpergewicht ist die stärkere Entwicklung von schwach atmenden Skeletsubstanzen bei größeren Tieren, was z. B. für Insekten zweifellos zutrifft. Diese Idee wurde von KESTNER, BLANK und LIANG CHUNG MON aufgegriffen. Allerdings konnten keine klaren Differenzen im Verhältnis Peroplasma zu Protoplasma bei großen und kleinen Tieren durch die Bestimmung des Quotienten trypsinverdauliches N zu trypsinunverdaulichem N gefunden werden. Diese Anschauung hat aber zweifellos manches für sich. v. HOESSLIN[1] wies darauf hin, daß viele Lebensprozesse in äußeren und inneren Oberflächen lokalisiert sind, und daß die Blutversorgung der Gewebe die Stoffwechselhöhe der Gewebe wesentlich beeinflußt. Tatsächlich sind zahlreiche physiologische Prozesse wie die Resorption im Darm, die Osmoregulation, O_2-Absorption und Abgabe, Wärmeverluste sowie zahlreiche Enzymsysteme der Zelle an Oberflächen lokalisiert (vgl. S. 332). Auch die Thyroxinproduktion im Säugetier ist eine Funktion der Körperoberfläche, sie beträgt etwa 250 γ je 1 m^2. Die Ratte bildet an Thyroxin 4—5 γ je Gramm je Tag, der Mensch 0,5 γ je Gramm je Tag.

Von wesentlicher Bedeutung für die vorliegende Frage sind — worauf auch ZEUTHEN hingewiesen hat — neuere Untersuchungen über die Stoffwechselhöhe von Gewebeschnitten. Aus den Arbeiten geht hervor, daß dieser Wert tatsächlich mit steigender Körpergröße der Tiere sinkt, und zwar genau in derselben Relation wie der Gesamtstoffwechsel der Tiere. So zeigten ROSENTHAL und DRABKIN, daß auch die Cytochrom c-Konzentration im Nierencortex mit steigender Körpergröße der Tiere sinkt. Wie man sieht, mündet eine Betrachtung des Wachstums auch von dieser Seite her in die Frage nach der enzymatischen Konstitution der Gewebezellen.

Das Wachstumsproblem ist überaus komplexer Natur. Aber in allen Phasen des embryonalen wie auch des späteren Wachstums erkennt man das Walten

[1] Zit. bei ZEUTHEN 1947.

einer zentralen Steuerung, die sowohl die enzymatische Aktivität der Zellen, als auch das Wachstum des gesamten Organismus beherrscht und vielfach durch endokrine Faktoren repräsentiert wird, in letzter Linie aber auf der genetischen Konstitution der Organismen beruht.

Literatur.

ATKINSON, W. B., and H. ELFTMANN: Effect of steroid sex hormones on distribution of alkaline phosphatase in uterus of mouse. Proc. Soc. Exper. Biol. a. Med. **62**, 148 (1946). — AUGUSTINSSON, K. B., and T. GUSTAFSON: Cholinesterase in developing sea-urchin eggs. J. Cellul. a. Comp. Physiol. **34**, 311 (1949).

BACKMAN, G.: Das Wachstumsproblem. Erg. Physiol. **33**, 883 (1931). ~ Wachstumsverlauf und Wachstumsfunktionen. Skand. Arch. Physiol. (Berl. u. Lpz.) **64**, 127 (1932). ~ Wachstumszyklen und phylogenetische Entwicklung. Lunds Univ. Årsskr. Aud. 2 **34**, Nr 5 (1938). ~ Die organische Zeit. Lunds Univ. Årsskr. Aud. 2 **35**, Nr 7 (1939a). ~ Methodik der theoretischen Wiedergabe beobachteter Wachstumsserien. Lunds Univ. Årsskr. Aud. 2 **35**, Nr 8 (1939b). — BALLENTINE, R.: The intracellular distribution of reducing systems in the Arbacia egg. Biol. Bull. **77**, 328 (1939). — BALTZER, F.: Über erbliche letale Entwicklung und Austauschbarkeit artverschiedener Kerne bei Bastarden. Naturwiss. **28**, 177 (1940). — BAMANN, E., u. W. SALZER: Lyo- und desmo-Enzyme. Erg. Enzymforsch. **7**, 28 (1938). — BARNES, M. R.: Metabolism of developing Rana pipiens as revealed by specific (chemical) inhibitors. J. of Exper. Zool. **95**, 399 (1944). — BARTH, L. G.: The chemical nature of the amphibian organizer. I. The use of the cephalin fraction of mammalian brain as an inducing agent. Biol. Bull. **67**, 244 (1934). ~ Oxygen consumption of the parts of the amphibian gastrula. Proc. Soc. Exper. Biol. a. Med. **42**, 744 (1939). ~ Regional differences in oxygen consumption of the amphibian gastrula. Physiol. Zool. **15**, 30 (1942). — BARTH, L. G., and L. JAEGER: The apyrase activity of various protein fractions of the frogs egg. J. Cellul. a. Comp. Physiol. **30**, 111 (1947). — BAUER, D. J.: Multiplication of the animal viruses. Nature (Lond.) **164**, 767 (1949). — BAUTZMANN, H.: Induktionsvermögen nach Abtötung durch Hitze. Naturwiss. **20**, 971 (1932). — BECKS, H., M. E. SIMPSON, C. H. LI and H. M. EVANS: Effects of adrenocorticotropic hormone (ACTH) on the osseous system in normal rats. Endocrinology **34**, 305 (1944). — BEHRENS, M.: Untersuchungen an isolierten Zell- und Gewebsbestandteilen. I. Mitt. Isolierung von Zellkernen des Kalbsherzmuskels. Z. physiol. Chem. **209**, 59 (1932). ~ Über die Verteilung der Lipase und Arginase zwischen Zellkern und Protoplasma der Leber. Z. physiol. Chem. **258**, 27 (1939). — BENEDICT, F. G.: Vital energetics. Carnegie Publ. 503, U.S.A. 1938. — BENSLEY, R. R., and N. L. HOERR: Studies on cell structure by the freezing-drying method. V. The chemical basis of the organization of the cell. VI. The preparation and properties of mitochondria. Anat. Rec. **60**, 251, 449 (1934). — BERTALANFFY, L. v.: Der Organismus als physikalisches System betrachtet. Naturwiss. **28**, 521 (1940). ~ Stoffwechseltypen und Wachstumstypen. Biol. Zbl. **61**, 510 (1941). ~ Theoretische Biologie, Bd. 2. Berlin 1942. — BIELIG, H. J., G. A. KAUSCHE u. H. HAARDICK: Über den Nachweis von Reduktionsorten in Bakterien. Z. Naturforsch. 4b, 80 (1949). — BLANK, H.: Tiergröße und Stoffwechsel. Pflügers Arch. **234**, 310 (1934). — BODINE, J. H.: Factors influencing the water content and the rate of metabolism of certain Orthoptera. J. of Exper. Zool. **32**, 137 (1921). — BOELL, E. J.: Biochemical and physiological analysis of organizer action. Growth **7**, Suppl., 37 (1942). ~ Functional differentiation in embryonic development. II. Respiration and cytochrom oxidase activity in Amblystoma punctatum. J. of Exper. Zool. **100**, 331 (1945). ~ Succinic dehydrogenase activity during the development of Amblystoma punctatum. Anat. Rec. Suppl. **96**, 91 (1946). ~ Biochemical differentiation during amphibian development. Ann. New York Acad. Sci. **49**, 773 (1948). — BOELL, E. J., H. KOCH and J. NEEDHAM: Morphogenesis and metabolism: Studies with the Cartesian diver ultramicromanometer. IV. Respiratory quotient of the regions of the amphibian gastrula. Proc. Roy. Soc. Lond., Ser. B **127**, 374 (1939). — BOELL, E. J., and J. NEEDHAM: Morphogenesis and metabolism: Studies with the Cartesian diver ultramicromanometer. III. Respiratory rate of the regions of the amphibian gastrula. Proc. Roy. Soc. Lond., Ser. B **127**, 363 (1939). — BOELL, E. J., J. NEEDHAM and V. ROGERS: Morphogenesis and metabolism: Studies with the Cartesian diver ultramicrometer. I. Anaerobic glycolysis of the regions of the amphibian gastrula. Proc. Roy. Soc. Lond. **127**, 322 (1939a). — BOELL, E. J., and J. S. NICHOLAS: Respiratory rate and yolk content of the amphibian gastrula. Anat. Rec. Suppl. **78**, 76 (1940). — BOELL, E. J., and S. C. SHEN: Functional differentiation in embryonic development. I. Cholinesterase activity of induced neural structures in Amblystoma punctatum. J. of Exper. Zool. **97**, 21 (1944). — BONNER, J. T.: The demonstration of Acrasin in the later stages of the development of the slime mold Dictyostelium discoideum. J. of Exper. Zool. **110**, 259 (1949). — BORNEBUSCH, C. H.: The fauna of forest soil. Diss. Kopenhagen 1930. — BORSOCK, H., C. L. DEASY, A. J. HAAGEN-SMIT, G. KEIGHLEY and P. H. LOWY: Metabolism of C^{14}-labeled glycine, l-histidine, l-leucine, and l-lysine. J. of Biol. Chem. **187**, 839 (1950). — BOURNE, E. J., A. MACEY and S. PEAT: The enzymic synthesis and degradation of starch. II. The amylolytic function of the Q-enzyme of the potato. J. Chem. Soc. (Lond.) **1945**, 882. — BOURNE, E. J., and S. PEAT: The enzymic synthesis and degradation of starch. I. The synthesis of amylopectin. J. Chem. Soc. (Lond.) **1945**, 877. — BOVERI, T.: Zellenstudien. Jena 1905—1907. — BRACHET, J.: La synthèsè de l'acide thymonucléique pendant le développement de l'oeuf d'Oursin. C. r. Soc. Biol. Paris **108**, 813 (1931a). ~ L'évolution des pentoses pendant le développement de l'oeuf d'Oursin. C. r. Soc. Biol. Paris **108**, 1167 (1931b). ~ Recherches sur la synthèse de l'acide thymonuclèique pendant le développement de l'oeuf d'Oursin. Archives de Biol. **44**, 519 (1933). ~ Etude du métabolisme de l'oeuf de grenouille (R. fusca) au cours du développement. I. La respiration et la glycolyse de la segmentation à l'éclosion. Archives de Biol. **45**, 611 (1934). ~ La réaction de Feulgen est-elle utilisable pour le dosage de l'acide thymonucléique en biochimie? Mém. Musée roy. Hist. Nat. **2**, 481 (1936a). ~ Précisions sur le mécanisme de la synthèse de l'acide thymonucléique pendant le développement de l'oeuf d'Oursin. Bull. Soc. Chim. biol. Paris **18**, 305 (1936b). ~ La métabolisme respiratoire du centre organisateur de l'oeuf de Discoglosse. C. r. Soc. Biol. Paris **122**, 108 (1936c). ~ Remarques sur la formation de l'acide thymonucléique pendant le développement des oeufs à synthèse partielle. Archives de Biol. **48**, 529 (1937a). ~ Some oxidative properties of isolated amphibian germinal vesicles. Science (Lancaster, Pa.) **86**, 225 (1937b). ~ La localisation des protéines sulfhydrilées pendant le développement des amphibiens. Bull. Acad. roy. Sci. Belg. **24**, 499 (1938). ~ Quelques propriétés chimiques de la vésicule germinative isolée. Arch. exper. Zellforsch. **22**, 541 (1939a). ~ Etude du métabolisme de l'oeuf de grenouille (R. fusca) au cours du développement. V. Le métabolisme protéique et hydrocarboné de l'oeuf en relation avec le problème de l'organisateur. Archives de Biol. **50**, 233 (1939b). ~ Etude histochimique des protéines au cours du développement émbryonaire des poissons, des amphibiens et des oiseaux. Archives de Biol. **51**, 167 (1940). ~ La détection histochimique et la microdosage des acides pentosenucléiques. Enzymologia **10**, 87 (1941a). ~ La localisation des acides pentosenucléiques dans les tissus animaux et les oeufs d'amphibiens en voie de développement. Archives de Biol. **53**, 207 (1941b). ~ Le rôle des acides nucléiques dans l'induction chez les amphibiens. Acta biol. belg. **2**, 16 (1942). ~ Les caractéristiques biochimiques de la compétence et de l'induction. Rev. suisse Zoll. **57**, 57 (1950a). ~ Chemical Embryology. New York 1950b. ~ Une étude cytochimique des fragments nucléés et énucléés d'amibes. Experientia (Basel) **6**, 294 (1950c). ~ Oxygen uptake of nucleated and non-nucleated halves of Amoeba proteus. Nature (Lond.) **168**, 205 (1951a). ~ Quelques effects cytologiques et cytochimiques des inhibiteurs des phosphorylations oxydatives. Experientia (Basel) **7**, 344 (1951b). — BRACHET, J., et J. NEEDHAM: Etude du métabolisme de l'oeuf de grenouille (R. fusca) au cours du développement. 4. La teneur en glycogène de l'oeuf de la segmentation à l'éclosion. Archives de Biol. **46**, 821 (1935). — BRACHET, J., u. R. JEENER: Recherches sur les particules cytoplasmiques de dimensions macromoléculaires riches en acide pentosenucléique. Enzymologia **11**, 196 (1944). — BRACHET, J., et L. RAPKINE: Oxydation et réduction d'explantats dorsaux et ventraux de gastrulas (amphibiens). C. r. Soc. Biol. Paris **131**, 789 (1939). — BRACHET, J., and H. SHAPIRO: The relative oxygen consumption of dorsal and ventral regions of intact amphibian gastrulae, including observations on unfertilized eggs. J. Cellul. a. Comp. Physiol. **10**, 133 (1937). — BRACHET, J., and J. R. SHAVER: The injection of embryonic microsomes into early amphibian embryos. Experientia (Basel) **5**, 204 (1949). — BRADFIELD, J. R. G.: The localisation of enzymes in cells. Biol. Rev. Cambridge Philos. Soc. **25**, 113 (1950). — BRAGG, A. N.: Observations upon amphibian deutoplasm and its relation to embryonic and early larval development. Biol. Bull. **77**, 268 (1939). — BROH-KAHN, R. M., and J. A. MIRSKY: Hexokinase activity and diabetes mellitus. Science (Lancaster, Pa.) **106**, 148 (1947). — BRÜEL, D., H. HOLTER, K. LINDERSTRØM-LANG and K. ROSITS: A micromethod for the determination of total nitrogen (acuracy 0,005 μg N). C. r. Trav. Labor. Carlsberg, Sér. chim. **25**, 289 (1946). — BRUES, A. M., M. M. TRACY and W. E. COHN: Nucleic acids of rat liver and hepatoma: Their metabolic turnover in relation to growth. J. of Biol. Chem. **155**, 619 (1944). — BUDDENBROCK, W. v.: Grundriß der vergleichenden Physiologie. Bd. 2. Berlin 1939. — BUNDING, J. M.: The location of catalase in the cell. J. Cellul. a. Comp. Physiol. **17**, 133 (1941). — BUNN, C. W.: Chemical Crystallography. Oxford 1945.

CARREL, A., and A. M. EBELING: Heterogenic serum, age, and multiplication of fibroblasts. J. of Exper. Med. **35**, 17 (1922). — CARREL, A., and A. M. EBELING: Antagonistic growth principles of serum and their relation to old age. J. of Exper. Med. **38**, 419 (1923). — CASPERSSON, T.: Die Eiweißverteilung in den Strukturen des Zellkernes. Chromosoma **1**, 562 (1940). ~ Studien über den Eiweißumsatz der Zelle. Naturwiss. **29**, 33 (1941). ~ The relationsship between nucleic acid and protein synthesis. Symposia Soc. Exper. Biol. **1**, 127

(1947). ~ Cell Growth and Cell Function. New York 1950. — CASPERSSON, T., u. K. BRAND: Nucleotidumsatz und Wachstum bei Preßhefe. Protoplasma (Wien) **35**, 507 (1941). — CASPERSSON, T., u. L. SANTESSON: Studies on protein metabolism in the cells of epithelial tumors. Acta radiol. (Stockh.) Suppl. **16**, 1 (1942). — CASPERSSON, T., and J. SCHULTZ: Nucleic acid metabolism of the chromosomes in relation to gene reproduction. Nature (Lond.) **142**, 294 (1938). ~ Pentose Nucleotides in the cytoplasm of growing tissues. Nature (Lond.) **143**, 602 (1939). ~ Ribonucleic acids in both nucleus and cytoplasm, and the function of the nucleolus. Proc. Nat. Acad. Sci. U.S.A. **26**, 507 (1940). — CASPERSSON, T., J. SCHULTZ and L. AQUILONIUS: The genetic control of nucleolar composition. Proc. Nat. Acad. Sci. U.S.A. **26**, 515 (1940). — CASPERSSON, T., u. B. THORELL: Endocellulärer Eiweiß- und Nucleinsäurestoffwechsel in embryonalen Geweben. Chromosoma **2**, 132 (1941). — CHANTRENNE, H.: Hippuric acid formation from glycine and dibenzoylphosphate. Nature (Lond.) **160**, 603 (1947a). ~ Hétérogénéité des granules cytoplasmiques du fois de souris. Biochim. et Biophysica Acta **1**, 437 (1947b). — CHEMIN, D., and D. RITTENBERG: Some interrelationships in general nitrogen metabolism. J. of Biol. Chem. **153**, 401 (1944). — CHESIN, R. V.: Die Veränderung der d-Aminosäureoxydase in den Mitochondrien der Zellen der Rattenleber bei Eiweißmangel in der Nahrung. Dokl. Akad. Nauk SSSR. **73**, 359 (1950). ~ Ber. Physiol. Pharmak. **146**, 49 (1951). — CHILD, C. M.: Differential reduction of vital dyes in the early development of echinoderm. Arch. Entw.mechan. **135**, 426, 457 (1936). — CHUANG, H.-H.: Induktionsleistungen von frischen und gekochten Organteilen (Niere, Leber) nach ihrer Verpflanzung in Explantate und verschiedenen Wirtsregionen von Tritonkeimen. Arch. Entw.mechan. **139**, 556 (1939). ~ Weitere Versuche über die Veränderung der Induktionsleistungen von gekochten Organteilen. Arch. Entw.mechan. **140**, 25 (1940). — CLARK, A. M.: Some effects of removing the nucleus from amoeba. Austral. J. Eper. Biol. a. Med. Sci. **20**, 241 (1942). — CLAUDE, A.: Particulate components of normal and tumor cells. Science (Lancaster, Pa.) **91**, 77 (1940). ~ Particulate components of cytoplasm. Cold Spring Harbor Symp. Quant. Biol. **9**, 263 (1941). ~ The constitution of Protoplasm. Science (Lancester, Pa.) **97**, 451 (1943). ~ Distribution of nucleic acids in the cell and the morphological constitution of cytoplasm. Biol. Symp. **10**, 111 (1943). ~ Constitution of mitochondria and microsomes and the distribution of nucleic acid in the cytoplasm of a leucemic cell. J. of Exper. Med. **80**, 19 (1944). ~ Fractionation of mammalian liver cells by differential centrifugation. I. Problems, methods, and preparation of extract. II. Experimental procedures and results. J. of Exper. Med. **84**, 51, 61 (1946). — CLOWES, G. M. A., and M. E. KRAHL: Studies on cell metabolism and cell division. I. On the relation between molecular structures, chemical properties, and biological activities of the nitrophenols. J. Gen. Physiol. **20**, 145 (1936). — COLOWICK, S. P., G. T. CORI and M. W. SLEIN: The effect of adrenal cortex and anterior pituitary extracts and insulin on the hexokinase reaction. J. of Biol. Chem. **168**, 583 (1947). — CONKLIN, E. G.: Organization and cell lineage of the ascidian eggs. J. Acad. Nat. Sci. Philadelphia, II. Ser. **13**, 1 (1905). — COOPER, E. J., M. L. TRAUTMANN and M. LASKOWSKI: Occurence and distribution of an inhibitor for desoxiribonuclease in animal tissues. Proc. Soc. Exper. Biol. a. Med. **73**, 219 (1950). — CORI, C. F., and G. T. CORI: Mechanism of formation of hexosemonophosphate in muscle and isolation of a new phosphate ester. Proc. Soc. Exper. Biol, a. Med. **34**, 702 (1936). ~ Formation of glucose-1-phosphoric acid in muscle extract. Proc. Soc. Exper. Biol. a. Med. **36**, 119 (1937). — CORI, G. T., and C. F. CORI: The kinetics of the enzymatic synthesis of glycogen from glucose-1-phosphate. J. of Biol. Chem. **135**, 733 (1940). — CORI, G. T., M. A. SWANSON and C. F. CORI: Mechanism of formation of starch and glycogen. Federat. Proc. **4**, 234 (1945).

DANIEL, J. F., and E. A. YARWOOD: The early embryology of Triturus torosus. Univ. California Publ. Zool. **43**, 321 (1939). — DANIELLI, J. F.: Establishment of cytochemical techniques. Nature (Lond.) **157**, 755 (1946). — DAVIDSON, J. N.: Some factors influencing the nucleic acid content of cells and tissues. Cold Spring Harbor Symp. Quant. Biol. **12**, 50 (1947). — DETWILER, S. R.: A quantitative study of locomotion in larval Amblystoma following either midbrain or forebrain excision. J. of Exper. Zool. **102**, 321 (1946). — DIANZANI, M. U.: α-Glycerol phosphate dehydrogenase of liver tissue of normal rats and of rats with fatty degeneration of the liver. Arch. di Fisiol. **50**, 187 (1951). — DOUNCE, A. L.: Enzyme studies on isolated cell nuclei of rat liver. J. of Biol. Chem. **147**, 685 (1943a). ~ Further studies on isolated cell nuclei of normal rat liver. J. of Biol. Chem. **151**, 221 (1943b). ~ Enzyme systems of isolated cell nuclei. Ann. New York Acad. Sci. **50**, 982 (1950). — DOUNCE, A. L., and G. THANNHAUSER-BEYER: A new method for the determination of the enzyme aldolase. J. of Biol. Chem. **173**, 159 (1948). — DOUNCE, A. L., G. H. TISHKOFF, S. E. BARNETT and R. M. FREER: Free amino acids and nucleic acid content of cell nuclei isolated by a modification of Behrens technique. J. Gen. Physiol. **33**, 629 (1950). — DRIESCH, H.: Entwicklungsmechanische Studien. I. Der Werth der beiden ersten Furchungszellen in der Echinodermenentwicklung. Experimentelle Erzeugung von Theil- und Doppelbildungen. Z. wiss. Zool. **53**, 160 (1891). — DUSPIVA, F.: Die Verteilung der Peptidase auf Kern und

Plasma bei Froschoozyten im Verlauf der zweiten Wachstumsperiode. Biol. Zbl. **62**, 403 (1942).

EULER, H. v., u. L. HELLER: Katalaseaktivität in Leberfraktionen normaler und sarkomtragender Ratten. Z. Krebsforsch. **56**, 393 (1949). — EVANS, H. M., M. E. SIMPSON and C. H. LI: Inhibiting effect of adrenotropic hormone on the growth of male rats. Endocrinology **33**, 237 (1943).

FISCHER, A.: The significance of amino acids for tissue cells in vitro. Acta physiol. scand. (Stockh.) **2**, 143 (1940). — FISCHER, F. G.: Zur chemischen Kenntnis der Induktionsreize in der Embryonal-Entwicklung. Verh. dtsch. zool. Ges. **171** (1935). — FISCHER, F. G., u. H. HARTWIG: Die Vitalfärbung von Amphibienkeimen zur Untersuchung ihrer Oxydation-Reduktionsvorgänge. Z. vergl. Physiol. **24**, 1 (1936). ~ Vergleichende Messungen der Atmung des Amphibienkeimes und seiner Teile während der Entwicklung. Biol. Zbl. **58**, 567 (1938). — FISCHER, F. G., E. WEHMEIER, H. LEHMANN, L. JÜHLING u. K. HULTSCH: Zur Kenntnis der Induktionsmittel in der Embryonalentwicklung. Ber. dtsch. chem. Ges. **68**, 1196 (1935). — FRANK, S., R. LIPSCHITZ u. L. G. BARTH: Properties of water-extractable apyrases from different tissue sources. Arch. of Biochem. **28**, 207 (1950). — FREY-WYSSLING, A.: Submicroscopic morphology of protoplasm and its derivatives. New York u. Amsterdam 1948. — FREY-WYSSLING, A., u. H. STRECKER: Das Flächenwachstum der pflanzlichen Zellwände. Experientia (Basel) **7**, 420 (1951). — FRIEDRICH-FRESKA, H.: Bei der Chromosomenkonjugation wirksame Kräfte und ihre Bedeutung für die identische Verdopplung von Nucleoproteinen. Naturwiss. **28**, 376 (1940). — FRUTON, J. S., G. W. IRVING jr. u. M. BERGMANN: On the proteolytic enzymes of animal tissues. II. The composite nature of beef spleen cathepsin. J. of Biol. Chem. **138**, 249 (1941).

GERSCH, M., u. E. RIES: Vergleichende Vitalfärbungsstudien: Sonderungsprozesse und Differenzierungsperioden bei Eizellen und Entwicklungsstadien verschiedener Tiergruppen. Arch. Entw.mechan. **136**, 169 (1937). — GLASS, B.: A summary of the symposion on phosphorous metabolism. McCollum-Pratt Institute. John Hopkins Univ. 1951. — GRAFF, S., and L. G. BARTH: The composition of tissue proteins. Cold Spring Harbor Symp. Quant. Biol. **6**, 103 (1938). — GRAFFI, A., u. K. JUNKMANN: Beitrag zum chemischen Aufbau normaler und maligner Zellen. Klin. Wschr. **1946**, 78. — GREEN, D. E.: The cyclophorase system: in J. T. EDSALL's enzymes and enzyme systems. Harvard Univ. Press, 1951. — GREENSTEIN, J. P.: Biochemistry of Cancer. New York 1947. — GREGG, J. R., u. S. LØVTRUP: Biochemical gradients in the Axolotl gastrula. C. r. Trav. Labor. Carlsberg, Ser. chim. **27**, 307 (1950). — GROEBBELS, F.: Untersuchungen über Wachstum, Entwicklung und Stoffwechsel von Froschlarven unter verschiedenen Bedingungen der Ernährung. Pflügers Arch. **208**, 718 (1925). — GRUBER, K.: Biologische und experimentelle Untersuchungen an Amöba proteus. Arch. Protistenkde **25**, 316 (1912). — GUNN, D. L.: The temperature and humidity relations of the cockroach. III. A comparision of temperature preference, and rates of desiccation and respiration of Periplaneta americana, Blatta orientalis and Blatella germanica. J. of Exper. Biol. **12**, 185 (1935). — GUSTAFSON, T.: Survey of the morphogenetic action of the lithium ion and the chemical basis of its action. Rev. suisse de Zool. **57**, Suppl. 1, 77 (1950). — GUSTAFSON, T., and L. HASSELBERG: Studies on enzymes in the developing sea urchin egg. Exper. Cell Res. **2**, 642 (1951).

HADORN, E.: Über Organentwicklung und histologische Differenzierung in transplantierten merogonischen Bastardgeweben (*Triton plamatus* ♀ × *Triton cristatus* ♂). Arch. Entw.mechan. **125**, 495 (1932). — HAMBERGER, C. A., and H. HYDÉN: Production of nucleoproteins in the vestibular ganglion. Acta oto-laryng. (Stockh.) Suppl. **61** (1945). — HAMMARSTEN, E., and G. HEVESY: Rate of renewal of ribo and desoxyribo nucleic acids. Acta physiol. scand. (Stockh.) **11**, 335 (1946). — HARVEY, E. B.: The development of half and quarter eggs of Arbacia punctu-lata and of strongly centrifuged whole eggs. Biol. Bull. **62**, 155 (1932). ~ Development of the parts of sea urchin eggs separated by centrifugal force. Biol. Bull. **64**, 125 (1933). — HARVEY, E. B., and G. L. LAVIN: The chromatin of the living Arbacia punctulata egg, and the cytoplasma of the centrifuged egg as photographed by ultra violet light. Biol. Bull. **86**, 163 (1944). — HARWORTH, W. N., S. PEAT and E. J. BOURNE: Synthesis of amylopectin. Nature (Lond.) **154**, 236 (1944). — HEATLEY, N. G.: The distribution of glycogen in the regions of the amphibian gastrula; with a method for the micro-determination of glycogen. Biochemic. J. **29**, 2568 (1935). — HEATLEY, N. G., and P. E. LINDAHL: Studies on the nature of the amphibian organization centre. V. The distribution and nature of glycogen in the amphibian embryo. Proc. Roy. Soc. Lond. Ser. B **122**, 395 (1937). — HELLER, L., u. N. BARGONI: Studien über die intracelluläre Verteilung der Enzyme. III. Die intracelluläre Verteilung der Monobutyrase in der Leber normaler und sarkomatöser Ratten. Ark. Kemi (Stockh.) **1**, 447 (1950). — HERBST, C.: Experimentelle Untersuchungen über den Einfluß der veränderten chemischen Zusammensetzung des umgebenden Mediums auf die Entwicklung der Thiere. I. Versuche an Seeigeleiern. Z. wiss. Zool. **55**, 446 (1892). ~ Experimentelle Untersuchungen über den Einfluß der veränderten chemischen Zusammensetzung des umgebenden Mediums auf die Entwicklung der Thiere. III.—IV. Arch. Entw.mechan. 2, 455 (1895). ~ Über die zur Entwicklung der Seeigellarven nothwendigen anorganischen Stoffe, ihre Rolle und ihre Vertretbarkeit. I. Die zur Entwicklung nothwendigen anorganischen Stoffe. Arch. Entw.mechan. 5, 649 (1897). ~ Über die zur Entwicklung der Seeigellarven notwendigen anorganischen Stoffe, ihre Rolle und ihre Vertretbarkeit. II. Die Rolle der notwendigen anorganischen Stoffe. Arch. Entw.mechan. 17, 306 (1094). — HIGGINS, A., J. A. MILLER, J. M PRICE and F. M. STRONG: Levels and intracellular distribution of coenzyme A and pantothenic acid in rat liver and tumors. Proc. Soc. Exper. Biol. a. Med. 75, 462 (1950). — HINSHELWOOD, C. N.: The chemical kinetics of the bacterial cell. Oxford 1946. — HIRSCHBERG, E., and H. P. RUSCH: Effects of compounds of varied biochemical action on the aggregation of a slime mold, Dictyostelium discoideum. J. Cellul. a. Comp. Physiol. 36, 105 (1950). ~ Effect of 2,4-Dinitrophenol on the differentiation of the slime mold, Dictyostelium discoideum. J. Cellul. a. Comp. Physiol. 37, 323 (1951). — HÖRSTADIUS, S.: Über die Determination im Verlaufe der Eiachse bei Seeigeln. Pubbl. Staz. zool. Napoli 14, 251 (1935). ~ The mechanics of sea urchin development, studied by operative methods. Biol. Rev. 14, 132 (1939). — HÖRSTADIUS, S., u. A. WOLSKY: Studien über die Determination der Bilateralsymmetrie des jungen Seeigelkeimes. Arch. Entw.mechan. 135, 69 (1936). — HOFER, B.: Experimentelle Untersuchungen über den Einfluß des Kerns auf das Protoplasma. Jena 1889. — HOGEBOOM, G. H.: Cytochemical studies of mammalian tissues. II. The distribution of diphosphopyridinnucleotid — cytochrom c reductase in rat liver fractions. J. of Biol. Chem. 177, 847 (1949). — HOGEBOOM, G. H., A. CLAUDE and R. D. HOTCHKISS: The distribution of cytochromoxidase and succinoxidase in the cytoplasm of the mammalian liver cell. J. of Biol. Chem. 165, 615 (1946). — HOGEBOOM, G. H., and W. C. SCHNEIDER: Cytochemical studies of mammalian tissues. III. Isocitric dehydrogenase and triphosphopyridin nucleotide-cytochrom c reductase of mouse liver. J. of Biol. Chem. 186, 417 (1950). — HOGEBOOM, G. H., W. C. SCHNEIDER and G. E. PALLADE: Cytochemical studies of mammalian tissues. I. Isolation of intact mitochondria from rat liver; some biochemical properties of mitochondria and submicroscopic particulate material. J. of Biol. Chem. 172, 619 (1948). — HOLTER, H.: Studies on enzymatic histochemistry XVIII. Localisation of peptidase in marine ova. J. Cellul. a. Comp. Physiol. 8, 179 (1936). — HOLTER, H., H. LANZ jr. u. K. LINDERSTRØM-LANG: Beiträge zur enzymatischen Histochemie. XXX. Lokalisierung der Peptidase während der ersten Furchungen des Eies von Psammechinus miliaris. C. r. Trav. Carlsberg, Sér. chim. 23, 1 (1938). — HOLTER, H., u. P. E. LINDAHL: Beiträge zur enzymatischen Histochemie. XXXII. Über die Verteilung der Peptidase in Paracentrotus-Keimen. C. r. Trav. Labor. Carlsberg, Sér. chim. 23, 249 (1940). — HOLTER, H., and E. ZEUTHEN: Metabolism and reduced weight in starving Chaos chaos. C. r. Trav. Labor. Carlsberg, Sér. chim. 26, 277 (1948). — HOLTFRETER, J.: Induktionsleistungen getrockneter, erhitzter und gefrorener Keimteile. Naturwiss. 20, 973 (1932). — HUENNEKENS, F. M.: Studies on the cyclophorase system. 15. The malic oxidase. Exper. Cell Res. 2, 115 (1951). — HUXLEY, J. S.: Problems of relative growth. London 1932. — HUXLEY, J. S., u. G. TEISSIER: Zur Terminologie des relativen Größenwachstums. Biol. Zbl. 56, 381 (1936). — HYDÉN, H.: Protein metabolism in the nerve cell during growth and function. Acta physiol. scand. (Stockh.) 6, Suppl. 17, 136 (1943) a. ~ Die Funktion des Kernkörperchens bei der Eiweißbildung in Nervenzellen. Z. mikrosk.-anat. Forsch. 54, 96 (1943).

JAEGER, L.: Glycogen utilization by the amphibian gastrula in relation to invagination and induction. J. Cellul. a. Comp. Physiol. 25, 97 (1945). — JEENER, R.: Remarques sur les propriétés physiques de la nucléohistone des noyaux d'érythrocytes d'oiseaux. C. r. Soc. Biol. Paris 138, 1050 (1944). ~ L'héterogénéité des granules cytoplasmiques: données complémentaires fournies par leur fractionnement en solution saline concentrée. Biochem. et Biophysica Acta 2, 633 (1948). — JEENER, R., et J. BRACHET: Les péntosenucléoprotéides combinés et librés au cours de la croissance des levures. Acta biol. belg. 2, 273 (1942). — JORPES, E.: Über dén Nucleinsäuregehalt des Pankreas und einiger anderer Organe. Acta med. scand. (Stockh.) 68, 253 (1928).

KABAT, E. A.: Association of phosphatase with a material in kidney sedimentable at high speed and its liberation by autolysis. Science (Lancaster, Pa.) 93, 43 (1941). — KAINDL, K.: Versuch einer biophysikalischen Deutung des Pflanzenwachstums. Biochem. et Biophys. Acta 10, 241 (1953). — KALCKAR, H. M.: Aspects of the biological function of phosphate in enzymatic synthesis. Nature (Lond.) 160, 143 (1947). — KENNEDY, E. P., and A. L. LEHNINGER: Oxidation of fatty acids and tricarboxylic acid cycle intermediates by isolated rat liver mitochondria. J. of Biol. Chem. 179, 957 (1949). — KESTNER, O.: Über die Oberflächenregel des Stoffwechsels. Pflügers Arch. 234, 290 (1934). — KIESSLING, W.: Über den das Glykogen phosphorylierenden Fermentproteinkomplex und eine enzymatische reversible Glycogensynthese. Biochem. Z. 302, 50 (1939). — KITTEL, A.: Körpergröße, Körperzeiten und Energiebilanz. II. Der Sauerstoffverbrauch der Insekten in Abhängigkeit von der

Körpergröße. Z. vergl. Physiol. **28**, 533 (1941). — Klatt, B.: Kreuzungen an extremen Rassentypen des Hundes. Z. menschl. Vererbgs- u. Konstit.lehre **25** (1941). — Kochakian, C. D., and M. N. Barlett: The effect of cristalline adrenal cortical steroids, dl-thyroxin, and epinephrine on the alkaline and acid phosphatases and arginase of the liver and kidney of the normal adult rat. J. of Biol. Chem. **176**, 243 (1948). — Kopper, P. H.: Relationship of growth-phase to the reducing activity of bacterial cells. Nature (Lond.) **167**, 951 (1951). — Krugelis, E. J.: Properties and changes of alkaline phosphatase activity during amphibian development. C. r. Trav. Labor. Carlsberg, Sér. chim. **27**, 273 (1950). — Kun, E.: Inhibition of succinic dehydrogenase by methylglyoxal. J. of Biol. Chem. **187**, 289 (1950).

Lan, T. H.: The d-amino acid oxidase, uricase, and cholinoxidase in normal rat liver and in nuclei of normal rat liver cells. J. of Biol. Chem. **151**, 171 (1945). — Lang, K.: Lokalisation der Fermente und Stoffwechselprozesse: In Mikroskopische und chemische Organisation der Zelle. Kolloquium Mosbach 1951. Berlin-Göttingen-Heidelberg: Springer 1952. — Lang, K., u. G. Siebert: Untersuchungen über Stoffwechselvorgänge in Zellkernen. 2. Mitt. Das Fehlen von Oxydationsfermenten in Zellkernen aus Rattenleber und Schweineniere. Biochem. Z. **320**, 402 (1950). ~ Untersuchungen über Stoffwechselvorgänge in Zellkernen. 5. Mitt. Über Energielieferung durch Glycolyse und ATP-Spaltung sowie über das Vorkommen von Dehydrasen in isolierten Zellkernen. Biochem. Z. **322**, 196 (1951). — Lang, K., G. Siebert, I. Baldus u. A. Corbet: Über das Vorkommen von Desoxyribonuclease und Kathepsin in Zellkernen aus Nieren. Experientia (Basel) **6**, 59 (1950). — Lang, K., G. Siebert, S. Lucius u. H. Lang: Untersuchungen über Stoffwechselvorgänge in Zellkernen. 3. Mitt. Über Arginase und Mangan in isolierten Zellkernen der Leber. Biochem. Z. **321**, 538 (1951). — Lecomte du Noüy: Mathematical expression of the curve representing cicatrization. J. of Exper. Med. **24**, 451 (1916). ~ A general equation for the law of cicatrization of surface wounds. J. of Exper. Med. **29**, 239 (1919). ~ Biological time. London 1936. — Lehmann, F. E.: Einführung in die physiologische Embryologie. Basel 1945. ~ Die Morphogenese in ihrer Abhängigkeit von elementaren biologischen Konstituenten des Plasmas. Rev. suisse Zool. **57**, 141 (1950). ~ Mikroskopische und submikroskopische Bauelemente der Zelle. In Mikroskopische und chemische Organisation der Zelle. Kolloquium Mosbach 1951. Berlin-Göttingen-Heidelberg: Springer 1952. — Lehmann, F. E., u. R. Biss: Elektronenoptische Untersuchungen an Plasmastrukturen des Tubifex-Eies. Rev. suisse Zool. **56**, 264 (1949). — Lehmann, H.: Zur chemischen Kenntnis der Induktionsmittel in der Embryonalentwicklung von Amphibien. Inaug.-Diss. Freiburg i. Breisgau 1936. — Lehninger, A. L.: The organized respiratory activity of isolated rat liver mitochondria. In J. T. Edsall's enzyme and enzyme systems. Harward Univ. Press 1951. — Le Page, G. A., and W. C. Schneider: Centrifugal fractionation of glycolytic enzymes in tissue homogenates. J. of Biol. Chem. **176**, 1021 (1948). — Lettré, H.: Zellstoffwechsel und Zellteilung. Naturwiss. **38**, 490 (1951). — Lettré, H., M. Albrecht u. R. Lettré: Zur Auslösung von Plasmabewegungen in Ruhezellen. Naturwiss. **38**, 505 (1951). — Leuthardt, F., u. F. A. Müller: Mitochondrien und Citrullinsynthese in der Leber. Experientia (Basel) **4**, 478 (1948). — Li, C. H.: The chemistry of the hormones. Annual. Rev. Biochem. **16**, 291 (1947). — Li, C. H., C. Kalman, H. M. Evans and M. E. Simpson: The effect of hypophysectomy and adrenocorticotropic hormone on the alkaline phosphatase of rat plasma. J. of Biol. Chem. **163**, 715 (1946). — Liang, Ch. M.: Gaswechseluntersuchungen an Kaltblütern. Pflügers Arch. **234**, 302 (1934). — Lindahl, P. E.: Zur Kenntnis der physiologischen Grundlagen der Determination im Seeigelkeim. Acta Zool. (Stockh.) **17**, 179 (1936). — Lindahl, P. E., u. H. Holter: Beiträge zur enzymatischen Histochemie. XXXIII. Die Atmung animaler und vegetativer Keimhälften von Paracentrotus lividus. C. r. Trav. Labor. Carlsberg, Sér. chim **23**, 257 (1940). ~ Über die Atmung der Ovocyten erster Ordnung von Paracentrotus lividus und ihre Veränderung während der Reifung. C. r. Trav. Labor. Carlsberg, Sér. chim. **24**, 49 (1941). — Lindahl, P. E., and O. Lindberg: Occurence of inorganic pyrophosphate in baker's yeast. Nature (Lond.) **157**, 335 (1946). — Lindahl, P. E., u. L. O. Öhman: Zur Kenntnis des oxydativen Stoffwechsels im Seeigelkeim. Naturwiss. **24**, 157 (1936). ~ Weitere Studien über Stoffwechsel und Determination im Seeigelkeim. Biol. Zbl. **58**, 178 (1938). — Linderstrøm-Lang, K.: Principle of the Cartesian diver applied to gasometric technique. Nature (Lond.) **140**, 108 (1937). — Linderstrøm-Lang, K., and H. Holter: On the Cartesian Diver. C. r. Trav. Labor. Carlsberg, Sér. chim. **24**, 334 (1943). — Ludewig, S., and A. Chanutin: Distribution of enzymes in the livers of control and X-irradiated rats. Arch. of Biochem. **29**, 441 (1950). — Ludwig, W., u. J. Krywienczyk: Körpergröße, Körperzeiten und Energiebilanz. III. Der Sauerstoffverbrauch von Muscheln in Abhängigkeit von der Körpergröße. Z. vergl. Physiol. **32**, 464 (1950). — Luria, S. E.: Bacteriophage: An essay on virus reproduction. Science (Lancaster, Pa.) **111**, 507 (1950).

Malmgren, B., and C. G. Heden: Studies of the nucleotide metabolism of bacteria. I. Ultraviolet microspectrography as an aid in the study of the nucleotid content of bacteria.

II. Aspects of the problem of the bacterial nucleus. III. The nucleotide metabolism of the gramnegative bacteria. IV. The nucleotide metabolism of the grampositive bacteria. Acta path. scand. (Stockh.) **24**, 417, 437, 448, 472 (1947). — MANGOLD, O.: Ist das Induktionsmittel diffusionsfähig? Naturwiss. **20**, 974 (1932). — MARTIUS, C.: Vortr. Ges. physiol. Chem. Mainz 1951. — MARTIUS, C., u. F. LYNEN: Probleme des Citronensäurecyklus. Adv. Enzymol. **10**, 167 (1950). — MAZIA, D., and H. J. HIRSHFIELD: The Nucleus-Dependence of P^{32} uptake by the cell. Science (Lancaster, Pa.) **112**, 297 (1950). — MCSHAN, W. H., R. K. MEYER and W. F. ERWAY: Effect of estrogens and androgens on the succinic oxidase of rat tissues. Arch. of Biochem. **15**, 99 (1947). — MEYER, R. K., S. K. SOUKUP, W. H. MCSHAN and C. BIDDULPH: Succinic dehydrogenase in rat ovarian tissues during pregnancy and lactation. Endocrinology **41**, 35 (1947). — MILNE, E. A.: Kinematics, dynamics and the scale of time. Proc. Roy. Soc. Lond. **158**, 324 (1937). — MONNÉ, L.: The action of narcotics and of hydrating and dehydrating agents on the structure of the cytoplasm. Ark. Zool. (Stockh.) **39**, 1 (1947). ~ Functioning of the cytoplasm. Adv. Enzymol. **8**, 1 (1948). — MONOD, J., et E. WOLLMANN: L'inhibition de la croissance et de l'adaptation enzymatique chez les bactéries infectées par le bacteriophage. Ann. Inst. Pasteur **73**, 937 (1947). — MÜLLER, A. F., u. F. LEUTHARDT: Die Umwandlung der Glutaminsäure in Asparaginsäure in den Mitochondrien der Leber. Helvet. chim. Acta **33**, 268 (1950). — MÜLLER, I.: Untersuchungen über die Gesetzlichkeit des Wachstums. X. Weiteres zur Frage der Abhängigkeit der Atmung von der Körpergröße. Biol. Zbl. **63**, 446 (1943a). ~ Untersuchungen zur Gesetzlichkeit des Wachstums. IX. Die Abhängigkeit der Atmung von der Körpergröße bei Dixippus morosus und ihre Beziehung zum Wachstum. Z. vergl. Physiol. **30**, 139 (1943b).

NAKADA, H. J., and S. WEINHOUSE: Oxidation of aspartic acid by rat liver. J. of Biol. Chem. **187**, 663 (1950). — NAVEZ, A. E., and E. B. HARVEY: Indophenol oxidase activity in intact and fragmented Arbacia eggs. Biol. Bull. **69**, 342 (1935). — NEEDHAM, J.: Chemical Embryology. Cambridge 1931. ~ Biochemistry and Morphogenesis. Cambridge 1942. — NEEDHAM, J., V. ROGERS and S. C. SHEN: Morphogenesis and metabolism: Studies with the Cartesian diver ultramicromanometer. V. Aerobic glycolysis measurments on the regions of the amphibian gastrula. Proc. Roy. Soc. Lond., Ser. B **127**, 576 (1939). — NEEDHAM, J., C. H. WADDINGTON and D. M. NEEDHAM: Physico-chemical experiments on the amphibian organizer. Proc. Roy. Soc. Lond., Ser. B **114**, 393 (1934). — NOVIKOFF, A. B., E. PODBER and J. RYAN: Intracellular distribution of phosphatase activity in rat liver. Federat. Proc. **9**, 210 (1950). — NOVIKOFF, A. B., and V. FR. POTTER: Changes in nucleoprotein concentration in regenerating liver. Federat. Proc. **6**, 281 (1947).

ÖHMAN, L. O.: Über die Veränderung des respiratorischen Quotienten während der Frühentwicklung des Seeigeleies. Ark. Zool. (Stockh.) **32**, Nr. 15 (1940). — OMACHI, A., C. P. BARNUM and D. GLICK: Quantitative distribution of an esterase among cytoplasmic components of mouse liver cells. Proc. Soc. Exper. Biol. a. Med. **67**, 133 (1948).

PALLADE, G. E.: Intracellular distribution of acid phosphatase in rat liver cells. Arch. of Biochem. **30**, 144 (1951). — PASTEELS, J.: Sur l'apparition d'organes variés dans l'éctoblaste à la suite de la centrifugation de la blastula et de la gastrula chez les amphibiens. Experientia (Basel) **3**, 30 (1947). — PERLMANN, P., and T. GUSTAFSON: Antigens in the egg and early developmental stages of the sea urchin. Experientia (Basel) **4**, 481 (1948). — PICKFORD, G. E.: The distribution of dipeptidase in the salamander gastrula. J. of Exper. Zool. **92**, 143 (1943). — PIEPHO, H.: Über Oxydations-Reduktionsvorgänge im Amphibienkeim. Biol. Zbl. **58**, 90 (1938). — PIEKARSKI, G.: Zum Problem des Bakterienzellkerns. Erg. Hyg. **26**, 333 (1949). ~ Die Zellkernäquivalente bei Bakterien. In Mikroskopische und chemische Organisation der Zelle. Kolloquium Mosbach 1951. Berlin-Göttingen-Heidelberg: Springer 1952. — PONZ, F.: Action of thyroxine on the activity of phosphatase in the small intestine of the rat. Rev. españ. Fisiol. **1**, 173 (1945). — PRICE, W. H., C. F. CORI and S. P. COLOWICK: The effect of anterior pituitary extract and of insulin on the hexokinase reaction. J. of Biol. Chem. **160**, 633 (1945). — PÜTTER, A.: Die Ernährung der Wassertiere. Jena 1909.

RANZI, S.: The proteins in the cells and in embryonic development. Experientia (Basel) **7**, 169 (1951). — RANZI, S., e M. FALKENHEIM: Ricerche sulle basi fisiologiche della determinazione nell'embrione gegli Echinodermi. Pubbl. Staz. zool. Napoli **16**, 436 (1937). — RAPER, K. B.: The communal nature of the fruiting process in the Acrasiae. Amer. J. Bot. **27**, 436 (1940). — RAPKINE, L., and R. WURMSER: On intracellular oxidation reduction potential. Proc. Roy. Soc. Lond. Ser. B **102**, 128 (1927). — RECKNAGEL, R. V.: Localisation of cytochrome oxidase on the mitochondria of the frog egg. J. Cellul. a. Comp. Physiol. **35**, 111 (1950). — RENSCH, B.: Histological changes correlated with evolutionary changes of body size. Evolution **2**, 218 (1948). — RICHTER, D., and R. P. HULLIN: Isolated nuclei from cells of the cerebral cortex. Preparation and enzyme content. Biochemic. J. **48**, 406 (1951). — RIES, E.: Die Verteilung von Vitamin C, Glutathion, Benzidin-Peroxydase, Phenolase (Indophenolblauoxydase) und Leucomethylenblau-Oxydoredukase während der frühen

Embryonalentwicklung verschiedener wirbelloser Tiere. Pubbl. Staz. zool. Napoli **16**, 364 (1937). — ROSENTHAL, O., and D. L. DRABKIN: The cytochrom c content of normal and neoplastic mammalian epithelium, and its correlation with body mass. J. of Biol. Chem. **150**, 131 (1943). — RUBNER, M.: Über den Einfluß der Körpergröße auf Stoff- und Kraftwechsel. Z. Biol. **19**, 535 (1883). ~ Biologische Gesetze. Marburg 1887. — RUNNSTRÖM, J.: Plasmabau und Determination bei dem Ei von Paracentrotus lividus LK. Arch. Entw.-mechan. **113**, 556 (1928a). ~ Zur experimentellen Analyse der Wirkung des Lithiums auf den Seeigelkeim. Acta zool. (Stockh.) **9**, 1 (1928b). ~ Über die Selbstdifferenzierung und Induktion bei dem Seeigelkeim. Arch. Entw.mechan. **117**, 123 (1929). ~ Zur Entwicklungsmechanik des Skelettmusters bei dem Seeigelkeim. Arch. Entw.mechan. **124**, 273 (1931). ~ An analysis of the action of lithium on sea urchin development. Biol. Bull. **68**, 327 (1935).

SACHS, J.: Über den Einfluß der Lufttemperatur und des Tageslichts auf die stündlichen und täglichen Änderungen des Längenwachstums (Streckung) der Internodien. Arb. bot. Inst. Würzburg **1**, 99 (1874). — SAWYER, C. H.: Cholinesterase and the behavior problem in Amblystoma. I. The relationship between the development of the enzyme and early motility. II. The effects inhibiting cholinesterase. J. of Exper. Zool. **92**, 1 (1943). — SCHMIDT, W. J., L. ASCHOFF u. E. KÜSTER: Hundert Jahre Zellforschung. Protoplasma-Monogr. **17**, 164 (1938). — SCHMITT, W.: Hypothese über ein Elektronen- und Energieleitungssystem in Eiweißmolekülen. Z. Naturforsch. **2b**, 98 (1947). — SCHMITT, W., u. R. PURRMANN: Amidkettentheorie. I. Interpretation biologischer Eiweißfunktionen. Z. Naturforsch. **3b**, 411 (1948). — SCHNEIDER, W. C.: Intracellular distribution of enzymes. I. The distribution of succinic dehydrogenase, cytochrom oxidase, adenosintriphosphatase and phosphorous compounds in normal rat tissues. J. of Biol. Chem. **165**, 585 (1946). ~ Nucleic acids in normal and neoplastic tissues. Cold Spring Harbor Symp. Quant. Biol. **12**, 169 (1947). ~ Intracellular distribution of enzymes. III. The oxidation of octanoic acid by rat liver fractions. J. of Biol. Chem. **176**, 259 (1948). — SCHNEIDER, W. C., A. CLAUDE and G. H. HOGEBOOM: The distribution of cytochrom c and succinoxidase activity in rat liver fractions. J. of Biol. Chem. **172**, 451 (1948). — SCHNEIDER, W. C., and G. H. HOGEBOOM: Intracellular distribution of enzymes. V. Further studies on the distribution of cytochrom c in rat liver homogenates. J. of Biol. Chem. **183**, 123 (1950). ~ Cytochemical studies of mammalian tissues. The isolation of cell components by differential centrifugation. A review. Cancer Res. **11**, 1 (1951). — SCHNEIDER, W. C., G. H. HOGEBOOM and H. E. ROSS: Intracellular distribution of enzymes. VII. Distribution of nucleic acids and adenosintriphosphatase in normal mouse hepatoma. J. Nat. Canc. Inst. **10**, 977 (1950). — SCHNEIDER, W. C., and V. R. POTTER: Intracellular distribution of enzymes. IV. The distribution of oxalacetic oxidase activity in rat liver and rat kidney fractions. J. of Biol. Chem. **177**, 893 (1949). — SCHÖNHEIMER, R.: Dynamic state of body constituents. Havard Univ. Press 1942. — SCHÖNMANN, W.: Der diploide Bastard Triton palmatus ♀ × Salamandra ♂. Arch. Entw.-mechan. **138**, 345 (1938). — SCHULTZ, J.: The evidence of the Nucleoprotein nature of the gene. Cold Spring Harbor Symp. Quant. Biol. **9**, 55 (1941). — SCHULZ, G. V.: Über den makromolekularen Stoffwechsel der Organismen. Naturwiss. **37**, 196, 223 (1950). — SHAPIRO, H.: The respiration of fragments obtained by centrifuging the egg of the sea urchin, Arbacia punctulata. J. Cellul. a. Comp. Physiol. **6**, 101 (1935). ~ Further studies on the metabolism of cell fragments. Biol. Bull. **79**, 377 (1940). — SHAVER, J. R., and J. BRACHET: The exposition of chorioallantoic membranes of the chick embryo to granules from embryonic tissue. Experientia (Basel) **5**, 235 (1949). — SMITH, P. E., and E. C. MACDOWELL: The differential effect of hereditary mouse dwarfism on the anterior-pituitary hormones. Anat. Rec. **50**, 85 (1931). — SPEMANN, H.: Induktionsvermögen nach Abtötung durch Alkohol. Naturwiss. **20**, 973 (1932). — STADIE, W. C., and N. HAUGAARD: The hexokinase reaction in tissue extracts from normal and diabetic rats. J. of Biol. Chem. **177**, 311 (1949). — STADIE, W. C., N. HAUGAARD, A. G. HILLS and I. B. MARSH: Hormonal influences on the chemical combination of insulin with rat muscle (diaphragm). Amer. J. Med. Sci. **218**, 275 (1949). — STADIE, W. C., N. HAUGAARD, I. B. MARSH and A. G. HILLS: The chemical combination of insulin with muscle (diaphragm) of normal rat. Amer. J. Med. Sci. **218**, 265 (1949). — STAUDINGER, M.: Was ist Leben? Nach neueren chemischen und physikalischen Gesichtspunkten. Naturwiss. Rdsch. **3**, 201 (1950). — STEINBACH, H. B., u. F. MOOG: Localization of adenylpyrophosphatase in cytoplasmic granules. J. Cellul. a. Comp. Physiol. **26**, 175 (1945). — STERN, K. G.: Studies on macromolecular particles endowed with specific biological activity. Biol. Symp. **10**, 291 (1943). — STOCKARD, CH. R.: Internal constitution and genetic factors in growth determination. Cold Spring Harbor Symp. Quant. Biol **2**, 118 (1934). — STRANSKI, I. N.: Über die Energieschwellen beim Kristallwachstum. Naturwiss. **37**, 289 (1950) — SUMNER, J. B., and K. MYRBAECK: The Enzymes. New York 1950.

THORELL, B.: Studies on the formation of cellular substances during blood cell production. Acta med. scand. (Stockh.) **129**, Suppl. 200 (1947). — TEISSIER, G.: Recherches morphologiques et physiologiques sur la croissance des insects. Trav. Stat. biol. Roscoff **9**, 27

(1931). — TIPTON, S. R., M. J. LEATH, J. H. TIPTON and W. L. NIXON: The effects of feeding thyreoid substance and of adrenalectomy on the activities of succinoxidase and cytochromoxidase in the liver tissue of rats. Amer. J. Physiol. **145**, 693 (1946). — TISSIÈRES, A.: Thyroid and adrenal glands and muscular cytochrome c of the rat. Arch. internat. Physiol. **54**, 305 (1946). ~ Cytochrome c of rat skeletal muscle after treatment with dinitrophenol, desoxycorticosterone, or testosterone. Arch. internat. Physiol. **55**, 252 (1948). — TÖNDURY, G., and B. CAGIANUT: Zur Wirkung der Sexualhormone auf Wachstum und Differenzierung. Biol. Rev. **26**, 28 (1951). — TOIVONEN, S.: Über die Leistungsspezifität der abnormen Induktoren im Implantatversuch bei Triton. Ann. Acad. Sci. fenn., Ser. A, **55**, 1 (1940).

VERSLUYS, J.: On the thyroid glands and on the phylogeny of the perennibranchiate and derotremous salamanders. Proc. Acad. Wetensch. Amsterdam **28** (1925). — VERWORN, M.: Psycho-physiologische Protisten-Studien. Experimentelle Untersuchungen. Jena 1889.

WADDINGTON, C. H., J. NEEDHAM and J. BRACHET: Studies on the nature of the amphibian organization centre. III. The activation of the evocator. Proc. Roy. Soc. Lond., Ser. B **120**, 173 (1936a). — WADDINGTON, C. H., J. NEEDHAM, W. W. NOWINSKY and R. LEMBERG: Studies on the Nature of the amphibian organization centre. I. Properties of the evocator. Proc. Roy. Soc. Lond., Ser. B **117**, 289 (1935). — WADDINGTON, C. H., J. NEEDHAM, W. W. NOWINSKY, R. LEMBERG and A. COHEN: Studies on the nature of the amphibian organization centre. IV. Further experiments on the chemistry of the evocator. Proc. Roy. Soc. Lond., Ser. B **120**, 198 (1936b). — WARBURG, O.: Beobachtungen über die Oxydationsprozesse im Seeigelei. Z. physiol. Chem. **57**, 1 (1908). ~ Zur Biologie der roten Blutzellen. Z. physiol. Chem. **59**, 112 (1909). ~ Über die Oxydationen in lebenden Zellen nach Versuchen am Seeigelei. Z. physiol. Chem. **66**, 305 (1910). ~ Beiträge zur Physiologie der Zelle, insbesondere über die Oxydationsgeschwindigkeit in Zellen. Erg. Physiol. **14**, 253 (1914). — WEISS, P.: Perspectives in the field of morphogenesis. Quart. Rev. Biol. **25**, 177 (1950). — WIAME, J.: Etude d'une substance polyphosphorée, basophile et métachromatique chez les levures. Biochem. et Biophysica Acta **1**, 234 (1947). ~ The occurence and physiological behavior of two metaphosphate fractions in yeast. J. of Biol. Chem. **178**, 919 (1949). — WILLIAMS, H. L., and E. M. WATSON: Influence of hormones on phosphatase content of rat femurs. I. Effects of adrenal cortical substances and parathyroid extract. II. Effects of sexhormones, thyroxine and thymus extract. Endocrinology **29**, 250, 258 (1941). — WILLSTÄTTER, R., u. M. ROHDEWALD: Zur enzymchemischen Methodik. Z. physiol. Chem. **229**, 241 (1934). — WIRTZ, K.: Wasserstoffbindung, Struktur und Energietransport bei Proteinen. Z. Naturforsch. **2**b, 94 (1947). ~ Gibt es ein „Elektronen- und Energieleitungssystem" in Proteinen? Z. Naturforsch. **3**b, 131 (1948). — WOERDEMANN, M. W.: Über die chemischen Prozesse bei der embryonalen Induktion. Proc. Amsterdam Acad. Sci. **36**, 189 (1933).

YAMADA, T.: Wechselseitige Induktion zwischen Medullaranlage und Ursegmentmaterial des Molchkeimes, dargestellt an zusammengesetzten Isolaten. Fol. anat. jap. **18**, 565 (1939). ~ Beeinflussung der Differenzierungsleistung des isolierten Mesoderms von Molchkeimen durch zugefügtes Chorda- und Neuralmaterial. Fol. anat. jap. **19**, 131 (1940).

ZEUTHEN, E.: Body size and metabolic rate in the animal kingdom with special regard to the marine fauna. C. r. Trav. Labor. Carlsberg, Sér. chim **26**, 17 (1947).

Regenerationen bei Pflanzen.

Von

Erwin Bünning-Tübingen.

Mit 38 Abbildungen.

Einleitung.

In der Botanik pflegen wir von Regenerationen zu sprechen, wo verlorene Teile des Individuums ersetzt werden, indem sich ruhende Anlagen entfalten, oder indem aus anderen Teilen heraus eine völlige Neubildung erfolgt. Als Regeneration würden wir auch den Ersatz eines Organes durch ein schon entfaltetes anderes rechnen, sofern dieses andere infolge einer physiologischen Umstimmung den Charakter des entfernten andern annimmt. Wenn dagegen von der Wundfläche aus durch Wachstumsvorgänge das verlorene Organ oder (bei der Verletzung von Einzelzellen) der verlorene Zellteil wieder hergestellt wird, so sprechen wir von Reparation. Regeneration und Reparation werden dem Begriff der Restitution untergeordnet.

1. Reparationen.

Eine direkte Wiederherstellung von der Wundfläche aus ist bei Pflanzen viel seltener als im Tierreich. Das fällt besonders auf, weil Regenerationen im obengenannten engeren Sinne bei Pflanzen überaus häufig sind.

a) Einzelzellen.

Bei höheren Pflanzen ist nur selten eine Reparation von Einzelzellen beobachtet worden. Meist sterben solche Zellen nach einer Verwundung und werden durch andere ersetzt. Wenn kleine Membranteile entfernt werden, kann das Plasma allerdings diese als Vernarbungsmembran neu bilden (Abb. 1). Gewöhnlich ist dazu das Vorhandensein des Zellkerns notwendig, jedoch sind gewisse Membranreparationen auch bei Abwesenheit des Zellkerns möglich. In Einzelfällen zeigt sich auch bei höheren Pflanzen, daß nach einer Verletzung nicht nur eine Vernarbung erfolgt, sondern durch entsprechende Wachstumsvorgänge die alte Form wieder hergestellt wird. Zum Beispiel kann bei Brennhaaren der Brennessel die entfernte Spitze neu wachsen (Abb. 2).

Viel auffälliger sind solche Reparationen an Einzelzellen niederer Pflanzen. Hier sind sie wieder am instruktivsten, wenn die Einzelzelle eine starke Differenzierung aufweist und diese nach ihrer partiellen Entfernung neu entstehen läßt.

Acetabularia ist eine Grünalge, die aus einer mehrere Zentimeter großen Zelle besteht, an der eine Differenzierung in Stiel und Hut und Rhizoid (also ein wurzelartiges Gebilde) zu erkennen ist. Einzelteile dieser Zelle, z. B. Stielstücke, können sowohl Hüte als auch Rhizoide neu bilden (Abb. 3). Die nähere Untersuchung hat gezeigt, daß diese Restitutionen auch noch möglich sind, wenn die Zellen ihres Kerns (der im Rhizoid liegt) beraubt werden. Jedoch hat der

Kern deutlich einen günstigen Einfluß auf die Neubildung. Man kann daraus folgern, daß die kernlosen Stücke eine gewisse Menge Formbildungsmaterial

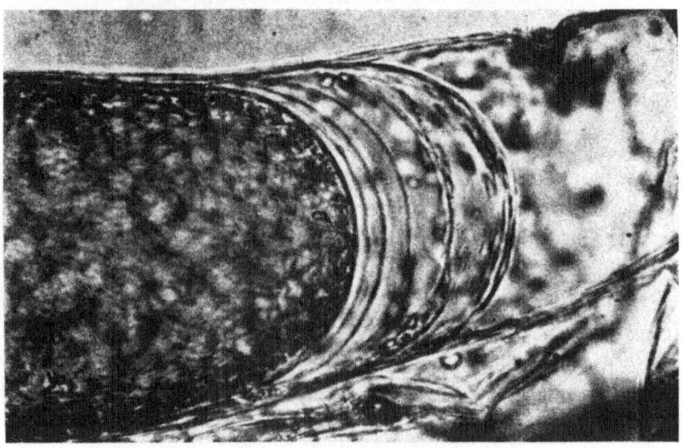

Abb. 1. Bei der fadenförmigen Alge Vaucheria bildet sich nach einer pathologischen Kontraktion des Protoplasten auf diesem eine neue Membran. Im abgebildeten Fall ist wiederholte Kontraktion erfolgt, so daß sich mehrere Vernarbungsmembranen gebildet haben. (Nach WEISSENBÖCK aus RUGE.)

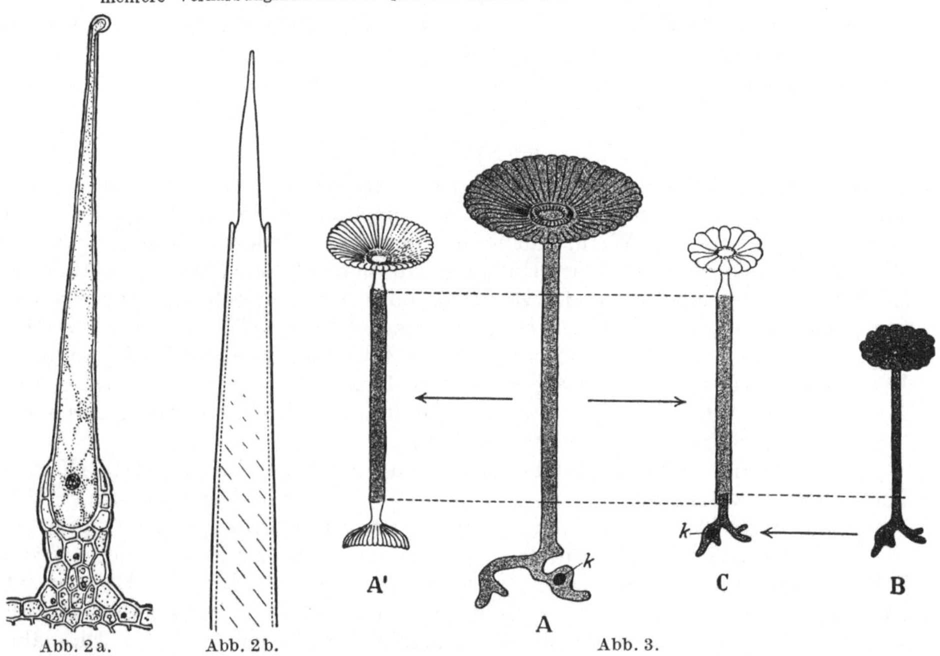

Abb. 2a u. b. a Normales Brennhaar der Brennessel Urtica dioica; b ein Brennhaar, von dem die Spitze abgebrochen war, hat diese durch entsprechendes Wachstum repariert. Ein neues Köpfchen ist jedoch nicht gebildet worden. (a nach STOCKER, b nach KÜSTER.)

Abb. 3 A—C. Regeneration von Acetabularia. A Acetabularia mediterranea. A' Regeneration von 2 Hyphen aus einem Stielstück derselben. B Acetabularia Wettsteinii. C Regeneration eines Hutes aus dem Stiel von A. mediterranea und dem Rhizoid von A. Wettsteinii. Unversehrte Pflanzen und ausgeschnittene Teile getönt, Regenerate weiß. *k* Zellkerne. (Nach HÄMMERLING, verändert, aus STOCKER.)

gespeichert haben, für dessen Entstehung selber der Kern notwendig ist. Weiterhin hat sich durch Versuche mit Teilstücken aus verschiedenen Höhen der Zelle gezeigt, daß das Vermögen, Rhizoide neu zu bilden, von unten nach oben allmählich abnimmt, das Vermögen zur Neubildung eines Hutes aber umgekehrt von oben nach unten geringer wird. Daraus ist auf das Vorhandensein zweier entgegengesetzter Gefälle, von rhizoidbildenden und von hutbildenden Stoffen geschlossen worden (Abb. 4). Diese Gefälle also sind für die Art der Restitution wichtig (HÄMMERLING 1936, 1943).

Daß bei diesen Reparationen und ihren Abhängigkeiten von der Polarität stoffliche Gefälle im Spiel sind, ist zweifellos; aber man darf sich doch keine zu einfache Vorstellung machen. Die Notwendigkeit und Unentbehrlichkeit eines Stoffes beweist nicht seine zentrale Bedeutung. Und es läßt sich zwar der modifizierende Einfluß des Kerns deutlich nachweisen, aber auch seine Rolle darf dabei nicht überschätzt werden. Der Einfluß des Kerns auf die Gestaltung ergibt sich aus folgenden Versuchen: Es gibt von *Acetabularia* verschiedene Arten, die sich etwa in der Form der Hüte unterscheiden. Werden nun kernfreie Stiele von *Acetabularia mediterranea* auf kernhaltige Rhizoide von *Acetabularia Wettsteinii* gepfropft, so bildet sich bei der Reparation ein typischer *Wettsteinii*hut. Die Hutform wird also praktisch nur vom Kern, nicht von dem mitübertragenen Cytoplasma bestimmt. Nun hat sich aber weiterhin an einer verwandten Alge *(Acicularia)* gezeigt, daß kernabhängige Substanzen wohl die Hutgestaltung bestimmen, für die Hutbildung selber aber noch andere Stoffe notwendig sind. Denn *Acicularia* schreitet unter bestimmten Bedingungen nicht zur Hutbildung, obwohl hutgestaltende Stoffe vorhanden sind. Das Vorhandensein dieser gestaltenden Stoffe zeigt sich, wenn ein kernloses Stück der *Acicularia* auf ein Rhizoid von *Acetabularia mediterranea* gepfropft wird. Es bilden sich jetzt *Acicularia*-ähnliche Zwischenhüte. Offenbar also liefert der Kern von *Acetabularia* einen Hutbildungsstoff, ohne den die Hutbildung überhaupt nicht

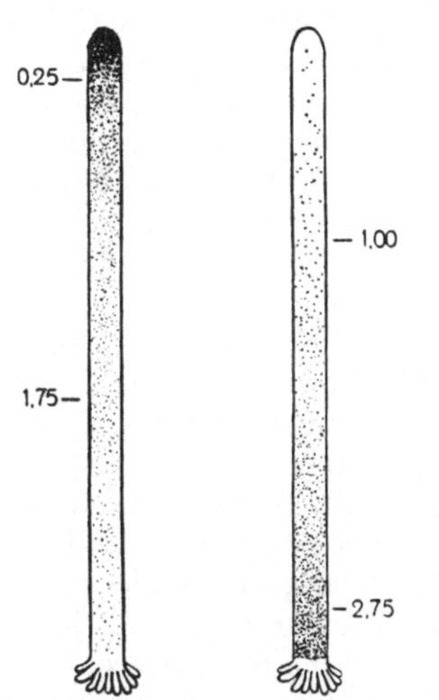

Abb. 4. Schema des Konzentrationsgefälles der Formbildungsstoffe bei Acetabularia, das aus den Regenerationsversuchen erschlossen worden ist. Links Stoffe für Vorderende (Hut). Rechts Rhizoidstoffe. (Nach HÄMMERLING.)

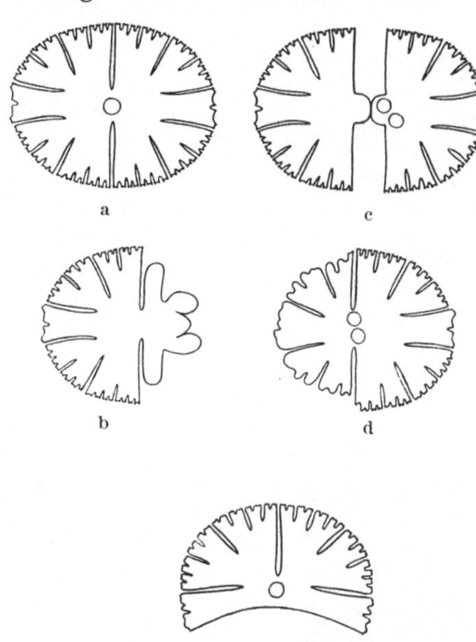

Abb. 5a—e. Micrasterias Thomasiana. a Normale Zelle; b während der Teilung wurde die Zelle zentrifugiert, so daß eine der beiden Tochterzellen zweikernig, die andere kernlos wurde; c partielle Neubildung der Symmetriehälfte in der kernlosen Zelle; d Neubildung in der zweikernigen Zelle; e spontan aufgetretene Variante, einseitigen Ausfall der Seitenlappen zeigend. (Nach WARIS, schematisiert.)

beginnen kann. Die Hutbildung selber aber wird dann von den gestaltenden Stoffen mit beeinflußt (HÄMMERLING und Mitarbeiter).

Obwohl diese Versuche zeigen, wie wichtig der Kern für die Formbildung ist, rechtfertigen sie doch keinerlei Schluß auf die Belanglosigkeit des Cytoplasmas. Aus den Beobachtungen folgt nur, daß für die Ausprägung der genannten Merkmale keine Unterschiede des Cytoplasmas bestehen.

Es gibt sogar viele Anhaltspunkte dafür, daß in der normalen (und bei der Restitution wiederholten) Formbildung der Pflanze zwar kernabhängige Stoffe notwendig sind, aber doch auch spezifische Substanzen des Cytoplasmas und vielleicht sogar in sehr starkem Maße spezifische Strukturen in ihm entscheidend wichtig sind. Sehr aufschlußreich sind in dieser Hinsicht Beobachtungen an einer ganz anderen Alge, nämlich an der zu den Jochalgen gehörenden *Micrasterias*[1]. Die *Micrasterias*zelle besteht aus zwei symmetrischen Hälften. Der Zellkern liegt in der Mitte der Zelle. Die Zellen können sich durch Zweiteilung ungeschlechtlich vermehren. Nach jeder Teilung regenerieren die Tochterzellen die andere Hälfte. Werden die Zellen während der Metaphase der Kernteilung zentrifugiert, so daß eine der Tochterzellen zwei, die andere keinen Kern erhält, so kann trotzdem auch die kernlose noch die andere Symmetriehälfte wenigstens partiell neu bilden (Abb. 5). Das gelingt auch dann noch, wenn mit dem Kern der ihn umgebende Teil des Cytoplasmas fehlt, also auch dieses kernnahe Cytoplasma zur zweikernigen Zelle gelangt ist. Außerdem wurde eine Formabweichung gefunden, die sich durch viele Generationen vegetativer Vermehrung hindurch am Ausfall der Seitenlappen auf einer Seite kennzeichnete. Die Tochterzellen dieser Verlustvariante zeigen immer, einerlei ob normal zweikernig oder kernlos, die gleiche Lücke, wenn sie die Symmetriehälfte ausbilden (Abb. 5). Diese Variation ist plasmatisch bedingt. Offensichtlich ist also die Symmetrie in einer solchen Zelle nicht durch den Kern bestimmt, sondern, wie auch durch weitere Beobachtungen gestützt wird, durch ein protoplasmatisches Gerüstwerk, das sehr stabil ist. Solche Beobachtungen, die sich durch zahlreiche weitere ergänzen ließen, können also zeigen, wie stark vorgebildete Plasmastrukturen die Entwicklung beeinflussen können.

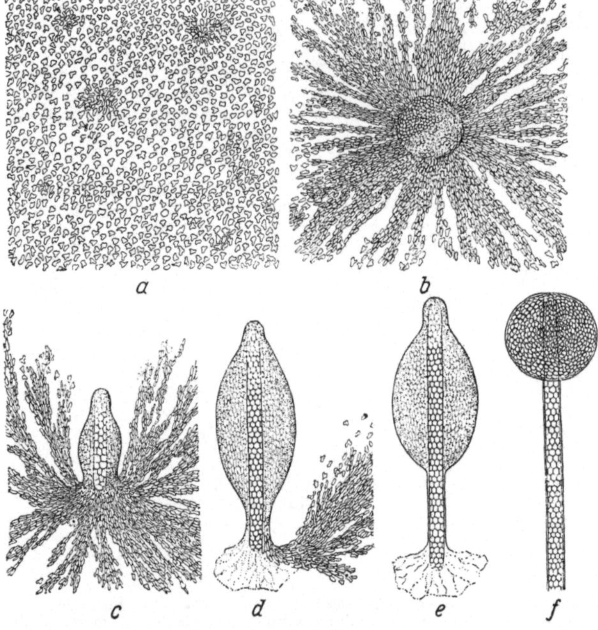

Abb. 6. Schema des Entwicklungsganges des Schleimpilzes Dictyostelium mucoroides von dem Stadium der beziehungslosen Amöben bis zum Sporenträger. (Nach KÜHN.)

[1] WARIS 1950.

Hiernach kann man die Vorstellung gewinnen, daß die Formbildungstendenz einer Zelle weitgehend von plasmatischen Strukturen abhängt. Aber natürlich werden viele Einzelheiten der Formbildung durch Substanzen, darunter auch durch kernabhängige Substanzen, modifiziert. Selbstverständlich ist die Bildung jener plasmatischen Strukturen ihrerseits auch wieder von Kernen mit abhängig.

Unser Wissen über die formbildenden Faktoren in der Zelle ist noch überaus gering. Wir können nur sagen, daß zahlreiche Faktoren zusammenwirken. Das Resultat dieses Zusammenwirkens, eben die spezifische Form, stellt eine Art Gleichgewicht dar. Fortnahme eines Teils der Zelle bedeutet die Störung des Gleichgewichts, so daß eine Reparation erfolgt.

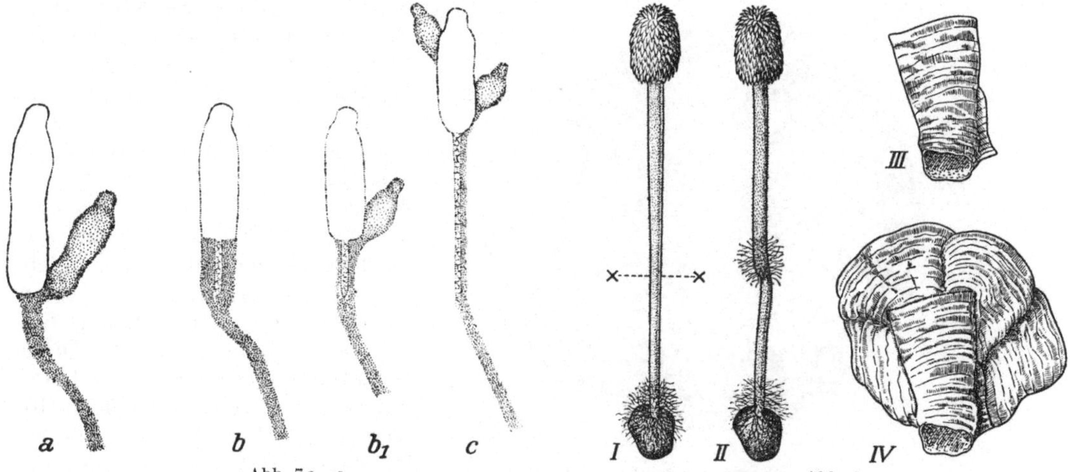

Abb. 7a—c. Abb. 8.

Abb. 7a—c. Verhalten der Fruchtkörper des Schleimpilzes Dictyostelium mucoroides nach dem Abtöten einzelner Teile. a Conus durch Abtöten mit erhitzter Nadel coupiert. Der zuströmende Amöbenzug umfließt seine Basis und bildet einen neuen Conus; b oberer Teil eines Conus coupiert; b_1 die lebenden Amöben wandern von der Conusbasis mit dem anschließenden Zug an der Basis empor und bilden am unteren Teil des abgetöteten Conus einen neuen. c Clava imperfecta coupiert. Amöbenschleppe mit anschließendem Zug bildet auf dieser zwei neue Coni. (Nach PFÜTZNER-ECKERT.)

Abb. 8. Reparation bei Pilzfruchtkörpern. I, II Coprinus stercorarius. Der in I bei × × durchschnittene Fruchtkörper hat sich in II aus der Wundfläche heraus ergänzt. Die knollige Basis stellt ein aus Pseudoparenchym bestehendes Dauerorgan dar. III, IV Sterium hirsutum. Der verstümmelte Fruchtkörper (III) hat in IV die Reparation vollzogen. [Nach BREFELD (I, II) und GOEBEL (III, IV) aus TROLL.]

b) Reparationen an vielzelligen Organen.

Auch vielzellige Gewebe und manche nicht zu eigentlicher Gewebebildung führende Anordnungen zahlreicher Einzelzellen stellen deutlich ein Gleichgewicht dar, ohne daß uns bisher eine Analyse der hierbei mitwirkenden Faktoren gelungen wäre.

Besonders instruktiv ist dieses Gleichgewicht dann, wenn es in einer Ansammlung morphologisch gleichartiger Elemente besteht. So etwas finden wir z. B. bei der Fruchtkörperbildung bestimmter Schleimpilze. Die Amöben des Schleimpilzes *Dictyostelium* kriechen zunächst beziehungslos umher. In einem bestimmten Entwicklungsstadium treten Ansammlungen auf, aus denen schließlich Sporenträger gebildet werden (Abb. 6). Bei dieser Anordnung der morphologisch gleichwertigen Zellen zu einem wohlgeformten Gebilde müssen überaus komplizierte Wechselwirkungen zwischen den Einzelzellen bestehen, die z. B. die Bewegungen der Einzelzellen so modifizieren, daß aus den insgesamt verfügbaren Amöben ein Stiel mit der dem endgültigen Sporangium entsprechenden Stärke angelegt wird. Bei bestimmten Myxobakterien kennen wir ganz ähnliche Phänomene.

In einem System solcher Einzelzellen besteht also durch die komplizierten physiologischen Wechselwirkungen eine Art Gleichgewicht, zu dem unter anderem eine bestimmte Stieldicke, Sporangiumform usw. gehört (Abb. 7). Werden solche Gebilde experimentell deformiert oder einzelne Teile von ihnen entfernt, so wird (in jungen Entwicklungsstadien) die alte Form durch entsprechende Bewegung der Einzelzellen wieder hergestellt, notfalls unter proportionaler Verringerung aller Einzelteile[1].

Etwas Ähnliches liegt vor, wenn von dem Fruchtkörper eines höheren Pilzes Stücke herausgeschnitten werden. Es wachsen dann an den Schnittflächen Hyphen hervor, die durch ihre Wachstumsrichtung und Intensität die alte Form wieder so genau entstehen lassen, daß oftmals vom Regenerationsvorgang nichts mehr zu erkennen ist (Abb. 8)[2]. Also auch bei der Entstehung eines solchen Pilzfruchtkörpers, der ja wenigstens zunächst aus morphologisch annähernd gleichartigen Hyphen (Fäden) besteht, handelt es sich um das Ergebnis einer wechselseitigen Beeinflussung des Wachstums der Hyphen. Diese Beeinflussungen sind zwar so kompliziert, daß wir sie noch nicht analysieren können, aber wir dürfen doch feststellen, daß die definitive Fruchtkörperform einen Gleichgewichtszustand darstellt, in dem die wechselseitigen Wachstumsimpulse zwischen den Hyphen zum Stillstand gekommen sind. Bei einer Zerteilung des Fruchtkörpers wird dieser Gleichgewichtszustand wieder beseitigt, und es muß bis zu seiner Neuherstellung ein entsprechendes Wachstum erfolgen.

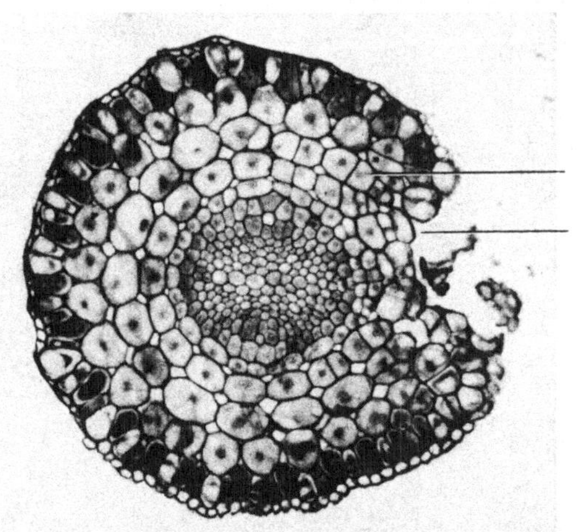

Abb. 9. Eine Wurzel von Sinapis alba wurde durch einen tangentialen Längsschnitt verletzt. In der im Querschnitt dargestellten Wurzel sind namentlich im Rindengewebe neue Teilungen aufgetreten, bei denen die Wände in der Regel parallel zur Wundfläche verlaufen, als bei *b* periklin, bei *a* antiklin sind. Die neugebildeten Tochterzellen haben schon ein merkliches Wachstum gezeigt, so daß das abgetrennte Segment bereits weitgehend wiederhergestellt ist.

Scheinbar komplizierter verhält es sich bei Reparationsleistung an höheren Pflanzen, wenn von der Schnittfläche aus die alte Form erneuert wird. Häufig ist dieser Vorgang nicht, aber an einigen embryonalen Geweben doch leicht zu beobachten. Schneidet man vom embryonalen Gewebe der Vegetationspunkte einzelne Teile fort, so können sie durch neue Zellteilungen restituiert werden. In embryonalen Geweben ist dazu nur eine gewisse Intensivierung der ohnehin noch ablaufenden Teilungen notwendig, in etwas älteren Geweben müssen die Teilungen völlig neu induziert werden (Abb. 9). Diese Neuinduktion von Teilungen ist bei pflanzlichen Geweben unter dem Wundeinfluß leicht zu beobachten und hat bekanntlich zur Entdeckung der Existenz von Wundhormonen (Haberlandt) geführt. Wir sehen also in solchen Fällen, daß in unmittelbarer Nähe der Schnittfläche neue Teilungen in Zellen auftreten, die sich normalerweise nicht mehr geteilt hätten. Die Richtung der Teilungswände ist abhängig von der Richtung der Schnittfläche; im allgemeinen verlaufen die neuen Wände auffällig genau parallel zur Wundfläche (Abb. 9). Die Form des auf der Schnittfläche

[1] Pfützner-Eckert 1950. [2] Goebel 1908.

neu entstehenden Zuwachses ist abhängig von der Richtung der neuen Teilungswände, der Anzahl der Teilungen, der Volumenzunahme der neu gebildeten Tochterzellen und der Wachstumsintensität in den einzelnen Teilen dieser neuen Zellen. Diese einzelnen Prozesse laufen nun in solchen Intensitäten ab, daß die alte Form der embryonalen Gewebe restituiert wird (Abb. 10 und 11). Darin liegt natürlich das Rätselhafte des Vorgangs. Die Regenerationsfähigkeit geht bei solchen Vegetationspunkten übrigens so weit, daß nicht nur einfache Abtrennungen ausgeglichen werden, sondern selbst kleine Bruchstücke von Vegetationspunkten, etwa ein Sektor, der nur $^1/_6$ des Meristems umfaßt (BALL) oder gar wenige Zellen, die nicht mehr als $^1/_{20}$ des Meristembereiches ausmachen (SUSSEX), die alte Form wiederherstellen können, und aus ihnen dann ein normaler Sproß gebildet werden kann. Wir können nur sagen, daß auch hier ähnlich wie

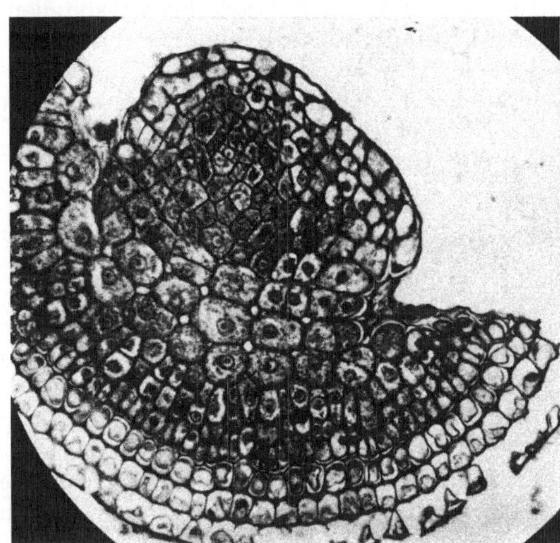

Abb. 10. Ähnlich wie Abb. 9, jedoch hatte die Wunde einen wesentlich größeren Teil entfernt. Nur etwa $^1/_3$ der Wurzel (also ein im Querschnitt kreissegmentförmiges Stück) war erhalten geblieben. Dieses hat in den abgebildeten Stadien bereits einen ansehnlichen Teil des Wurzelgewebes neu gebildet, der in der Darstellung als Höcker auf dem Kreissegment erscheint.

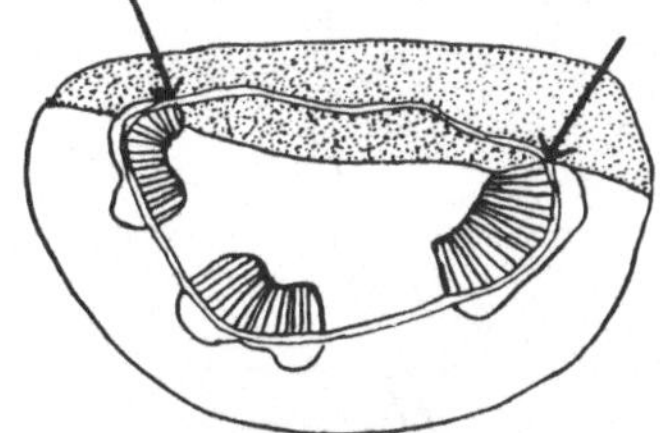

Abb. 11. Neubildung von Gewebe (punktierter Bereich nach Längshalbierung eines Hypokotyls von Helianthus. In dem neuen Gewebe hat sich auch ein neues Cambium (Teilungsgewebe) gebildet. Die Pfeile geben die Grenze zwischen altem und neuem Cambium an. (Nach SNOW.)

in den vorher erwähnten einfacheren Fällen ein Gleichgewicht bestehen muß, und die Reparation die Beseitigung einer Gleichgewichtsstörung bedeutet. Aber mit dieser Feststellung ist natürlich keine Analyse der Faktoren dieses Gleichgewichts geboten, sondern nur eine Aufforderung, sie zu suchen. Höchstens könnte noch betont werden, daß an diesem Gleichgewicht Hemmungen entscheidend beteiligt sind. Die Entfernung von Zellen aus dem Gewebe bedeutet den Fortfall von ihnen ausgehender Hemmungen. Das gilt auch für die Einzelzelle: Löst sich der Protoplast von der Zellmembran ab, so wird er damit aus der Wechselwirkung mit dieser gesondert, und die Membran kann dann nicht mehr verhindern, daß die Oberfläche des Protoplasten eine neue Membran bildet; dieser Vorgang kann sich naturgemäß mehrfach wiederholen (Abb. 1, vgl. auch KÜSTER 1952).

Bei älteren Geweben, die schon in einer gewissen Entfernung vom eigentlich embryonalen Scheitel liegen, wird die Reparation also durch die Bildung eines mehr oder weniger deutlichen Wundgewebes eingeleitet, d. h. es bildet sich eine Art Callus, mit dem wir uns weiter unten noch befassen werden. Bei den jüngsten Geweben aber ist die Reparation kaum von der normalen embryonalen Tätigkeit zu unterscheiden. Besonders trifft dies für Restitutionen von Wurzelvegetationspunkten zu.

Wir haben somit festgestellt, daß sowohl Formen, die sich aus nicht miteinander verwachsenen Einzelzellen aufbauen, als auch solche, bei denen die für höhere Pflanzen typische Verwachsung eintritt, einen (der Analyse noch nicht zugänglichen) Gleichgewichtszustand darstellen. Die normale Entwicklung bedeutet ebenso wie die Reparation die Herstellung dieses Gleichgewichts. Für Reparationen an Einzelzellen kamen wir zu einem ähnlichen Ergebnis. Wir können aber auch umgekehrt zu noch größeren Dimensionen übergehen. Zum Beispiel können wir bei der Amputation von Blättchen aus einem Fliederblatt feststellen. wie sich die gestörte Symmetrie durch Verschiebung anderer Blättchen restituiert (Abbildung 12). Selbst hier ist eine Analyse der zur Regeneration der Form führenden Korrelationen noch nicht möglich.

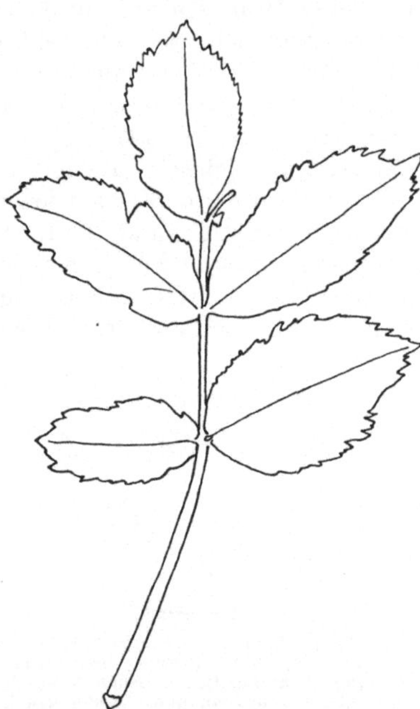

Abb. 12. Sambucus nigra. Von dem Gesamtblatt wurde das Spitzen- und ein Seitenblättchen entfernt. Das letzterem gegenüberstehende Seitenblättchen hat seine Lage so verändert, daß die alte Blattform wieder hergestellt wurde. (Nach PRINGSHEIM.)

2. Regeneration durch Aktivierung ruhender Organanlagen.

Eine Regeneration durch Aktivierung ruhender Anlagen ist im gesamten Pflanzenreich sehr weit verbreitet. Sie kommt als normaler und als pathologischer Entwicklungsprozeß vor.

Am häufigsten handelt es sich um die Aktivierung ruhender Knospen. In den Achseln der Laubblätter finden sich im allgemeinen kleine Knospen, die im normalen Entwicklungsgang meist nicht zur Entfaltung kommen. Wird die Sproßspitze der Pflanze entfernt, so beginnen Achselknospen auszutreiben (Abb. 13). Hieraus erklärt sich auch der dichte Wuchs oft beschnittener oder unter starkem Verbiß leidender Sträucher und Bäume. An der unbeschädigten Pflanze treiben also die Achselknospen nicht aus, weil von den Sproßspitzen eine korrelative Hemmung ausgeht. Erst wenn diese Hemmung durch Entfernen (oder auch z. B. durch Eingipsen) der Spitze beseitigt wird, können sie sich entfalten. Der für diese korrelative Hemmung verantwortliche Faktor ist uns weitgehend bekannt. Geben wir nach Entfernung der Sproßspitze auf die Schnittfläche Wuchsstoff (β-Indolylessigsäure), so bleiben die Achselknospen ruhen. Daraus kann man schließen, daß solche Wuchshormone für die Hemmung ausschlaggebend sind. Diese Hemmwirkung eines Wuchshormons ist nicht so erstaunlich, weil wir wissen, daß diese Substanzen je nach ihrer Konzentration auf die verschiedenartigsten Wachstums- und Entwicklungsprozesse sowohl fördernd als auch hemmend wirken können. Der Übergang von der (für niedrige Konzentrationen charakteristischen) Förderung zur Hemmung (bei höheren Konzentrationen) wird von den einzelnen Organen und Entwicklungsprozessen bei ganz verschiedenen Konzentrationen erreicht. Freilich sprechen auch einige Angaben dafür, daß in den genannten Fällen nicht der eigentliche Wuchsstoff, sondern ein spezifischer Inhibitor für die normalerweise zu beobachtende Hemmung verantwortlich ist; aber nachdem wir wissen, daß ganz enge Beziehungen zwischen Wuchsstoffen und Hemmstoffen bestehen, erscheint der Unterschied zwischen den beiden Auffassungen nicht mehr so schwerwiegend.

Um eine ähnliche Ausschaltung einer korrelativen Hemmung handelt es sich, wenn sich auf Blättern befindliche Brutknospen nach der Abtrennung des Blattes von der Mutterpflanze entfalten (Abb. 14). Solange sich das Blatt noch an der Pflanze befindet, entwickeln sich solche Knospen nur bis zu einem bestimmten

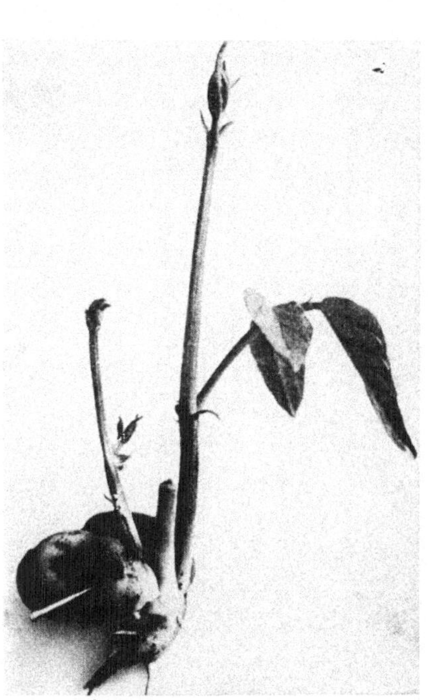

Abb. 13.

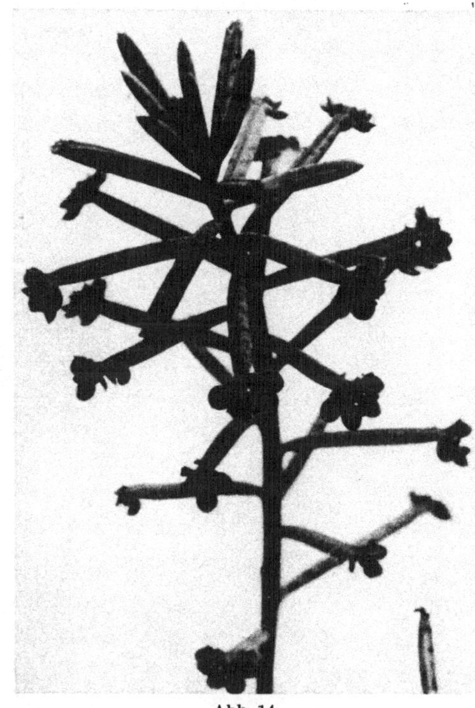

Abb. 14.

Abb. 13. Phaseolus multiflorus. Nach der Entfernung des noch als Stumpf erkennbaren Epikotyls treiben die in den Achseln der Keimblätter stehenden Knospen aus, weil die vom Wuchsstoff bedingte Hemmung nunmehr fortfällt.

Abb. 14. Bryophyllum tubiflorum mit Brutknospen (blattbürtigen Sprossen).

Entwicklungsstadium und bleiben dann ruhen. Auch in diesen Fällen ließ sich nachweisen, daß die Hemmung vom Vegetationspunkt ausgeht. Wird die Hemmung durch Ablösung des Blattes, durch Abtötung oder Inaktivierung der Sproßvegetationsprodukte ausgeschaltet, so entwickeln sich die Brutknospen zu vollständigen neuen Pflanzen.

Derartige Erscheinungen lassen sich bei den verschiedensten Pflanzengruppen, besonders bei Blütenpflanzen, Farnen und Moosen häufig beobachten.

Es besteht nur ein gradueller Unterschied gegenüber einer Regeneration der genannten Art, wenn neue Sprosse nicht aus schon morphologisch herausdifferenzierten Sproßanlagen, sondern aus embryonal gebliebenen Geweben entstehen. Werden z. B. von *Cardamine pratensis* Blätter abgetrennt, und auf ein geeignetes Substrat, etwa auf feuchten Sand, gelegt, so bilden sich an ihnen Wurzeln und Sprosse (Abb. 15). Die nähere Untersuchung zeigt, daß diese Entwicklung von präformierten Gewebekomplexen ausgeht, die embryonal geblieben sind, aber jene Organe noch nicht angelegt hatten.

Werden von Wurzeln die Spitzen abgeschnitten, so pflegen sich sehr bald neue Seitenwurzeln zu entwickeln. Diese bilden sich entweder aus schon vorhandenen Anlagen (die aber normalerweise im Innern der Wurzel bleiben, also makroskopisch gar nicht erkennbar sind) oder auch aus ganz undifferenziert gebliebenem Gewebe des sog. Perizykels (der unmittelbar nach innen an die Wurzelrinde angrenzt) (Abb. 16).

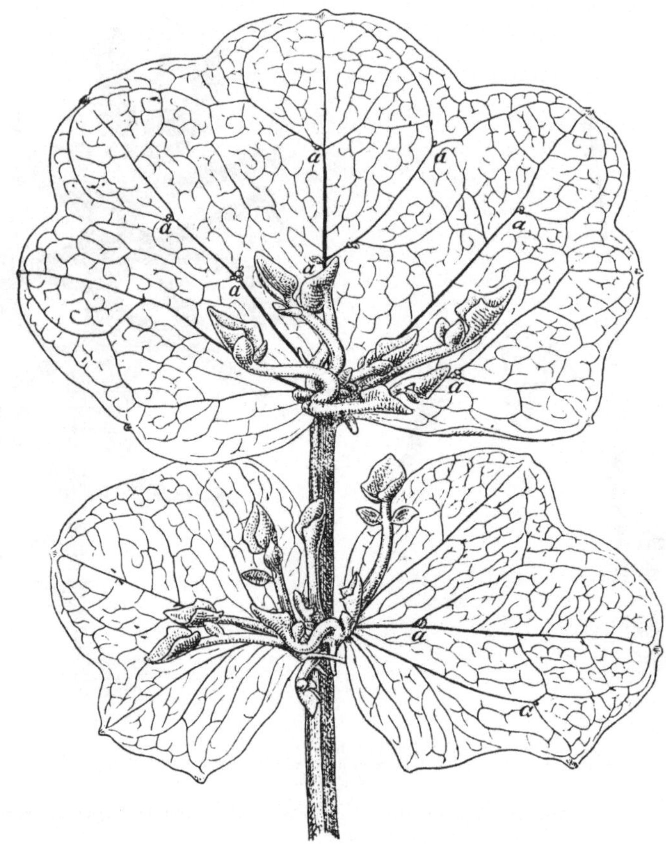

Abb. 15. Cardamine pratensis. Auf den Blättern befinden sich präformierte embryonal gebliebene Gewebekomplexe (*a*), aus denen nach der Abtrennung des Blattes neue Pflanzen hervorgehen können. (Nach Goebel.)

In allen Fällen solchen regenerativen Austreibens von ruhenden Anlagen hat sich gezeigt, daß die Ausschaltung korrelativer Hemmungen entscheidend ist. Und immer dürften dabei Wuchshormone bzw. mit ihnen verwandte Hemmstoffe die ausschlaggebende Rolle spielen. Die ältere Auffassung, daß für die Regenerationen mehr Stoffstauungen oder Stimulationen durch Verwundungen verantwortlich sind, hat sich in zahlreichen Versuchen als abwegig erwiesen.

3. Regeneration durch physiologische und morphologische Umstimmung von Organen.

Physiologisch eng verwandt mit den eben besprochenen Regenerationserscheinungen sind Fälle, in denen beim Verlust eines Organs ein anderes die Funktion und oft auch den morphologischen Charakter des verlorenen übernimmt.

Ein bekanntes Beispiel ist der Ersatz von Gipfeltrieben (etwa bei Fichten und anderen Nadelbäumen) durch einen Seitenzweig (Abb. 17). Bei diesem Ersatz richtet sich einer (oder mehrere) der Seitenzweige auf; sie zeigen also durch ihre Neuorientierung im Raum die beginnende Umstimmung. Schließlich pflegt einer die Herrschaft zu übernehmen, also zu einem neuen Haupttrieb zu werden. Dieser verhält sich dann künftig so, wie es ursprünglich der Haupttrieb tat: er wächst nicht mehr schräg (nicht „plagiotrop“) sondern negativ geotropisch nach oben, er zeigt eine radiäre Blattanordnung, wie sie für den Haupttrieb charakteristisch ist, und endlich verzweigt er sich weiterhin auch nach dem Typ der Haupttriebe, nicht nach dem der Seitentriebe.

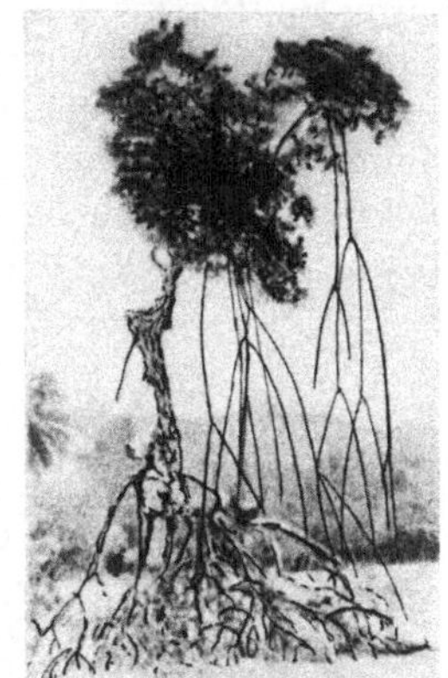

Abb. 16. Rhizophora (Mangrovepflanze) mit Luftwurzeln, die durch Verletzung des Vegetationspunktes (infolge der Tätigkeit eines Borkenkäfers) wiederholt Seitenwurzeln gebildet haben. Ohne diese Verletzung würden sie ganz ungeteilt nach unten wachsen.

Diese Regeneration ist etwa so zu verstehen: Die normale Schrägstellung der Seitenzweige, also der plagiotrope Wuchs, ist eine Resultante der negativ geotropischen Tendenz und einer sog. Epinastie. Wäre nur die negativ geotropische Komponente vorhanden, so würde der Zweig senkrecht nach oben wachsen; bei alleiniger Wirkung der Epinastie, d. h. des stärkeren Wachstums der Oberseite, würde der Zweig nach unten wachsen oder sich sogar einrollen. Die Dorsiventralität im morphologischen Bau ist Folge der Schrägstellung des Zweiges im Schwerefeld, also geisch induziert. Nun ist die epinastische Tendenz von den Wuchsstoffen abhängig, die der Sproßgipfel liefert. Entfernen wir den Sproßgipfel, so fällt die Epinastie fort, es bleibt nur die negativ geotropische Komponente. Somit muß sich der Seitenzweig jetzt aufrichten, und zudem kann jetzt die Schwerkraft in ihm keine morphologische Dorsiventralität mehr induzieren.

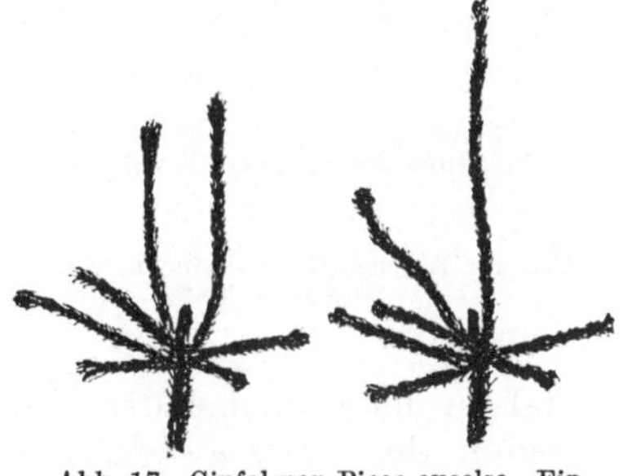

Abb. 17. Gipfel von Picea excelsa. Ein Seitentrieb ersetzt den zerstörten Gipfeltrieb. Zunächst hatten sich 2 Seitentriebe gehoben, bis einer von ihnen die Herrschaft übernahm.

4. Regeneration durch Rückgang von Dauergewebe in den embryonalen Zustand.

Vom entwicklungsphysiologischen Standpunkt aus am interessantesten sind pflanzliche Regenerationsleistungen, die zustande kommen, indem bereits völlig ausdifferenzierte Zellen sekundär wieder embryonal werden und dadurch die Entstehung eines Regenerates ermöglichen. Dieser Regenerationsmodus ist im Pflanzenreich überaus weit verbreitet. Nur willkürlich seien einige Beispiele herausgegriffen, um den Verlauf solcher Vorgänge zu charakterisieren.

Auf den Blättern vieler Pflanzen bilden sich Regenerate, wenn sie von der Mutterpflanze losgelöst werden. Sehr bekannt ist das z. B. von vielen *Begonia*arten (Abb. 18 und 19). Der Prozeß beginnt damit, daß in einer der Blattzellen, meist in einer Epidermiszelle, das für embryonale Gewebe charakteristische lebhafte Plasmawachstum wieder einsetzt (Abb. 18). In manchen Fällen ist es für die Auslösung dieser Regeneration gar nicht erforderlich, das Blatt von der Pflanze abzutrennen. Es kann genügen, es mit Einschnitten zu versehen. So können die Blätter der Liliacee *Drimiopsis kirkii* nach Verletzungen zahlreiche Adventivsprosse bilden (DRAWERT). Die ausdifferenzierten Epidermiszellen des normalen Blattes bestehen zunächst ebenso wie andere ausgewachsene pflanzliche Zellen zur Hauptsache aus einer großen Vacuole (Zellsaftraum) und einem nur dünnen Protoplasmaschlauch. Die Zellwände, namentlich die Außenwände, können schon recht stark verdickt sein. Mit dem Beginn der Regeneration wird nun die Cytoplasmamenge wieder größer, und die Vacuolen verschwinden allmählich. Gleichzeitig nehmen die Kerne die ebenfalls für embryonale Zellen typischen großen Dimensionen an; dasselbe trifft für die Nucleolen zu. Große Nucleolen sind ja allgemein charakteristisch für Zellen mit lebhaftem Plasmawachstum,

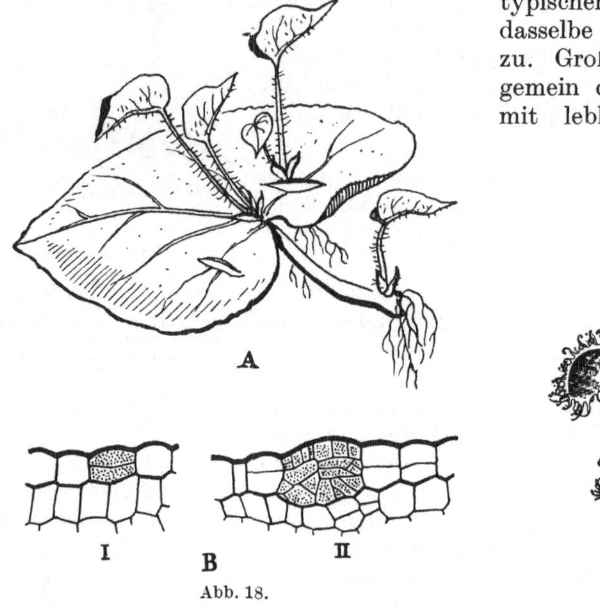

Abb. 18.

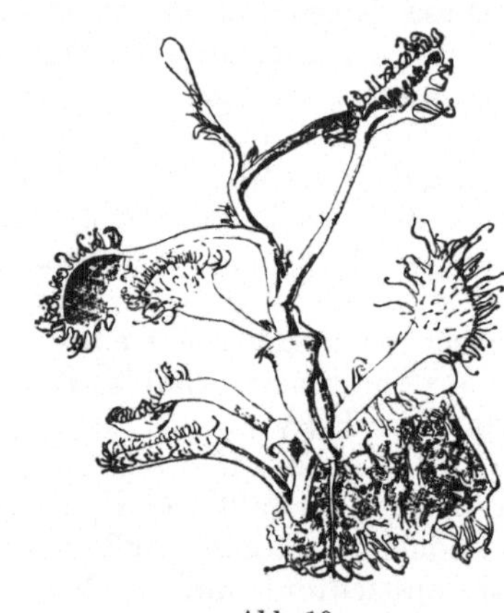
Abb. 19.

Abb. 18 A u. B. Blattsteckling von Begonia. A Begonienblatt mit Regeneration neuer Pflanzen an Schnittstellen. B Einleitung der Regeneration durch Teilung von Epidermiszellen (punktiert). (Nach STOPPEL, HANSEN und STOCKER.)

Abb. 19. Regeneration aus einem Blattstück von Drosera capensis. Man sieht unten das etwa rechteckige Stück des alten Blattes, auf diesem das Regenerat mit mehreren neuen kleinen Blättern.

und an der zunehmenden Nucleolengröße erkennt man oft zuerst den Wiederbeginn des Plasmawachstums. Bald treten auch neue Zellteilungen auf, die zuerst nur zu einer „Furchung“, d. h. zu einer nicht mit Volumenzunahme verbundenen Aufteilung der alten Zelle führen. Später aber erfolgt auch eine Volumenzunahme und es bildet sich eine Gewebevorwölbung, in der schließlich Wurzelanlagen und ein neuer Sproßvegetationspunkt entstehen können.

Bemerkenswert ist nun, daß es im Pflanzenreich kaum einen Typ von Zellen gibt, der auf solche oder ähnliche Weise nicht wieder embryonal werden könnte (Abb. 20—25). Zum Beispiel können Zellen, die zu Geschlechtsorganen oder Geschlechtszellen geworden sind, bzw. Teile von Geschlechtsorganen darstellen, wieder zu vegetativem Wachstum übergehen und vollständige neue Pflanzen aus sich hervorgehen lassen; auch eine unmittelbare Umstimmung von Bildungen eines Geschlechts zu den für das andere typische sind dabei möglich. Das gilt für Algen, Moose und Farne ebenso wie für Blütenpflanzen. Selbst Zellen, die im Zuge ihrer normalen Differenzierung schon starke Verdickungen ihrer Cellulosewände angelegt hatten, können wieder embryonal werden und dabei dann zunächst eine Auflösung der überschüssig gewordenen Wandlamellen zeigen. Auch Zellen, die sich schon in einem subletalen Zustand befinden, können zur

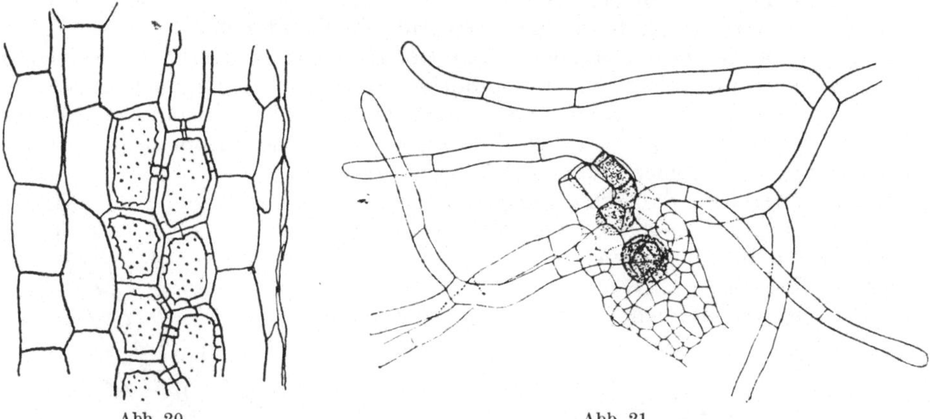

Abb. 20. Abb. 21.

Abb. 20. Monstera deliciosa. Umwandlung von Rindenzellen in sklerenchymatische Zellen nach Zerstörung der Epidermis. (Nach SINNOTT und BLOCH.)

Abb. 21. Aus der Wandung des Archegons (weibliches Organ) und der Bauchkanalzelle dieses Archegons von Funaria hygrometrica bildet sich Protonema, also ein fadenförmiges Gewebe, das vollkommen dem normalerweise aus der Spore entstehenden entspricht und auch ebenso wie dieses vollständige neue Pflanzen entstehen lassen kann. (Nach V. WETTSTEIN.)

Wiederbelebung des Plasmawachstums und damit zur Einleitung einer Regeneration gezwungen werden. Das gilt etwa für Zellen, die im normalen Entwicklungsgang zu toten Wasserleitungsbahnen oder toten Wasserspeichern werden. Löst

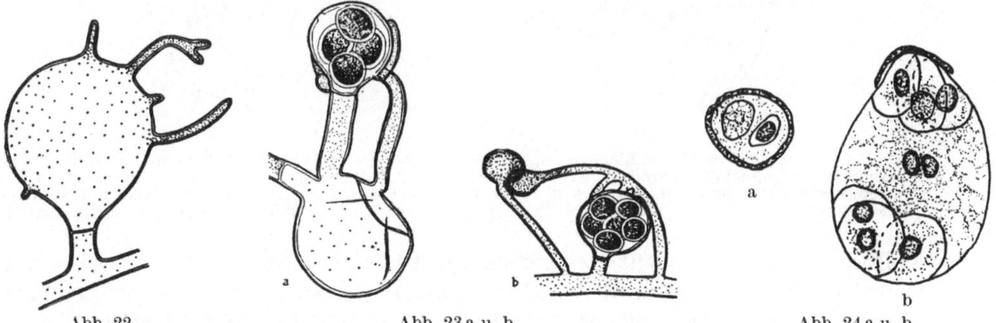

Abb. 22. Abb. 23 a u. b. Abb. 24 a u. b.

Abb. 22. Bildung vegetativer Hyphen aus einem Oogon des Pilzes Saprolegnia.

Abb. 23a u. b. Achlya americana, ein primitiver Pilz. a Aus einem Oogonium sprossen ein weiteres Oogonium und ein Antheridialschlauch; b ein Antheridialschlauch ist an der Spitze fortgewachsen und zu einem Oogonium angeschwollen. (Nach HUMPHRY, aus KNIEP.)

Abb. 24 a u. b. Hyacinthus orientalis. a Normales Pollenkorn; b aus einem Pollenkorn entstandener Embryosack. (Nach STOW aus HARTMANN.)

man z. B. von *Sphagnum* (Torfmoos) Blätter ab, so lassen sich Regenerationen erzielen, bei denen die schon in der Differenzierung weit vorangeschrittenen, d. h. kurz vor dem Tode stehenden Wasserspeicherzellen Fäden neuer Zellen entstehen lassen (Abb. 25). Hierbei ist dann also nicht nur der Absterbevorgang unterbrochen, sondern auch durch ein neues lebhaftes Wachstum des Cytoplasmas, der Kerne und der Chromatophoren abgelöst worden. Die Regeneratfäden können dann ebenso wie in anderen Fällen wieder vollständige neue Pflanzen entstehen lassen.

Diese Tatsachen sind natürlich auch für das Verständnis der normalen Entwicklung wichtig, zeigen sie uns doch, daß die Differenzierung nicht auf einer Aussonderung von Anlagen beruht, vielmehr alle Zellen, einerlei welche Art von Differenzierung sie erfahren, sämtliche Anlagen latent behalten. Das gilt z. B. auch für die Geschlechtsanlagen, denn bei Regenerationsvorgängen lassen sich weibliche zu männlichen oder männliche zu weiblichen Organen umwandeln.

Bei diesem durch Rückgang in den embryonalen Zustand eingeleiteten Regenerationen taucht natürlich die Frage auf, welche Faktoren die Natur des Regenerats bestimmen. Dabei läßt sich zunächst feststellen, daß diese Eigenschaften des Regenerats ganz unabhängig von dem Charakter sind, zu dem die Zellen vorher determiniert waren. Das heißt, der Rückgang in den embryonalen Zustand ist nicht etwa partiell, sondern vollständig, es wird nicht wenigstens ein Teil der vollzogenen Differenzierung beibehalten. Die Qualität des Regenerats ist also nur von den Bedingungen abhängig, denen die regenerierenden Zellen ausgesetzt sind. Hierzu gehören natürlich sowohl die Umweltbedingungen als auch die Einflüsse des dem Regenerationsort benachbarten Gewebes.

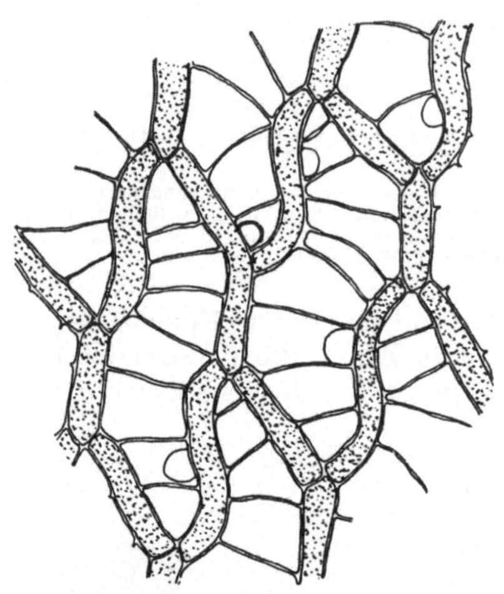

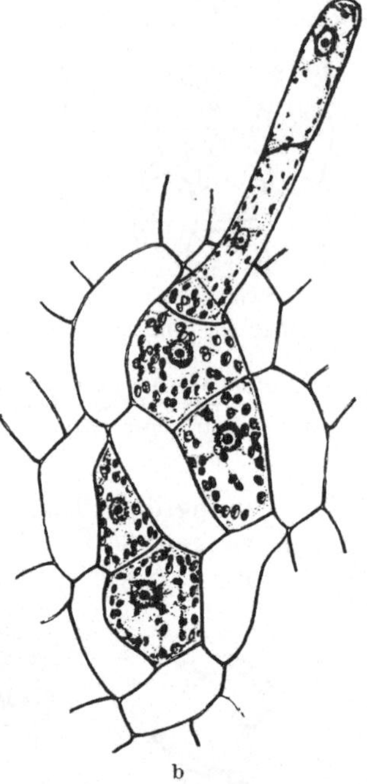

Abb. 25a u. b. Ausdifferenziertes Blatt von Sphagnum (Torfmoos). Man sieht die Differenzierung in die (toten) wasserspeichernden und die (lebenden) chlorophyllhaltigen Assimilationszellen. In b ist zu erkennen, wie in den Wasserspeicherzellen, die im noch jungen Blatt schon kurz vor dem Absterben standen, wieder Chloroplasten gebildet worden sind und die Zellen durch Teilung und Auswachsen zur Bildung von Regeneraten schreiten.

Die wieder embryonal gewordenen Zellen pflegen zunächst unregelmäßige Teilungen zu zeigen. In manchen Fällen kann dieses undifferenzierte Wachstum solange fortgesetzt werden, daß sich ein mächtiger Callus bildet (Abb. 26—28). Erst nach längerer Zeit treten dann in dem Callus Differenzierungen in verschiedenartige Gewebe und schließlich auch in Sproß- und Wurzelanlagen auf. Unter bestimmten Bedingungen kann man diese Differenzierungen völlig verhindern, also den Embryonalzustand für dauernd aufrechterhalten. Das gelingt beispielsweise, wenn wir den Callus von der Pflanze ablösen und unter reichlicher Wuchsstoffdarbietung auf Agar mit Nährsalzen kultivieren. Das dann wachsende Gewebe läßt sich beliebig oft auf ein neues Substrat übertragen; erst unter dem Einfluß geänderter Bedingungen treten Differenzierungen zu Wurzel- und Sproßanlagen auf (Abb. 29 und 30).

Sehr entscheidend ist für dieses ungeregelte Wachstum das Fehlen der Polarität. Bei solchen Regenerationsversuchen hat sich immer wieder bestätigt, daß die schließlich auftretenden neuen Regenerate eine andere Polaritätsachse besitzen als die vorhandenen Organe. Offensichtlich besteht also ein erster Schritt der Regenerationsleistungen in der Aufhebung der sonst so stabil in der Pflanze verankerten

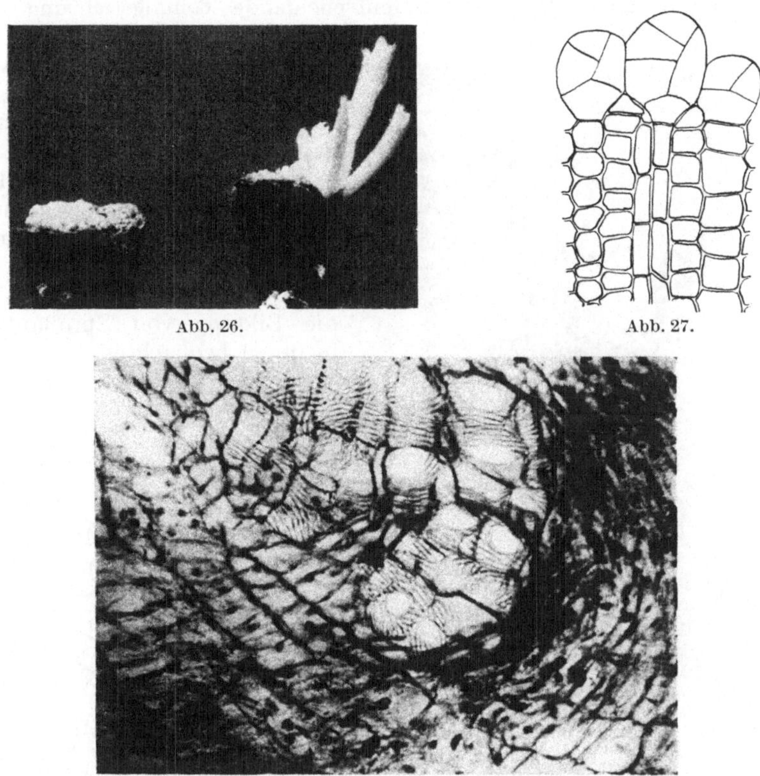

Abb. 26. Abb. 27.

Abb. 28.

Abb. 26. Auf einem herausgeschnittenen Zweigstück der Pappel hat sich ein Callus gebildet (links), an dem neue Sproßanlagen (rechts) entstanden sind.

Abb. 27. Erstes Stadium der Wundcallusbildung bei Hevea brasiliensis. Entstehung der Calluszellen aus jungen Zellen des Holzes und der Markstrahlen. Der Callus besteht zunächst aus gleichartigen Zellen, erst später differenziert er sich.

Abb. 28. Callusgewebe von Daucus carota, Auftreten von Zelldifferenzierungen. Speziell ist die Bildung von tracheidalen Elementen (mit Wandversteifungen) zu erkennen.

Polarität. Ja, wir können diese Brechung der Polarität sogar als den entscheidenden Faktor für die Stimulation zu dem callusartigen Auswachsen der Gewebe ansehen. Besonders klar geht das noch aus neueren Versuchen v. WETTSTEINs hervor. Die Polarität selber besteht in einer polaren Plasmastruktur, d. h. in einer polaren Ausrichtung von Eiweißketten in den Oberflächenschichten des Protoplasten. Nun wissen wir aus den Erfahrungen über die Hemmung der Spindelbildung durch Colchicin, daß wir die Ausrichtung von Polypeptidketten durch dieses Alkaloid verhindern können. Diese Tatsache veranlaßte den Versuch, zu prüfen, ob nicht auch jene polare Struktur in den peripheren Plasmagrenzschichten gestört werden kann. Das gelang bei keimenden Sporen des Mooses *Funaria hygrometrica*, und zwar nicht nur durch Behandlung mit Colchicin, sondern besonders unter dem Einfluß von Chloralhydrat, das ja auch auf die Mitose ähnliche Wirkungen zu entfalten vermag wie jene Substanz. Wenn auf diese Weise die Polarität gebrochen wird, kann nicht mehr der normale Entwicklungsvorgang erfolgen, weil eben der Faktor fehlt, der normalerweise die stofflichen Gradienten und damit die Sonderung in Zellen verschiedenen Charakters sowie die für die normale Morphogenese entscheidende Teilungsrichtung bestimmt. Die Teilungen müssen jetzt vielmehr ganz regellos verlaufen, so daß ein undifferenzierter Zellhaufen entsteht, der durchaus mit den oben erwähnten Callusgeweben bei höheren Pflanzen zu vergleichen ist (Abb. 31). Erst wenn sich in derartigen Callusgeweben wieder die polare Plasmastruktur herausstellt, können jene Differenzierungen eintreten, also dann erst können wir die Bildung von Sproßanlagen usw. in ihnen beobachten.

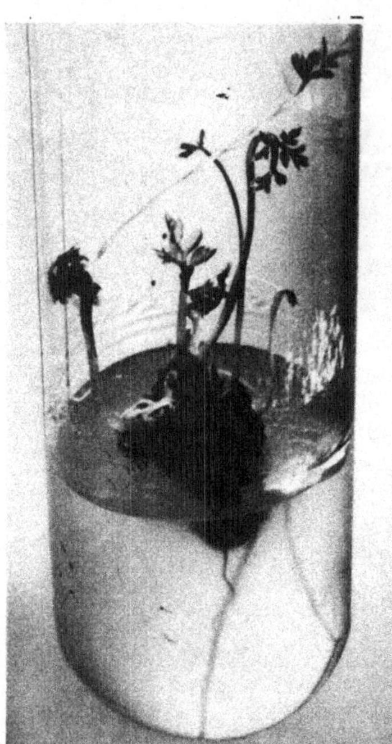

Abb. 29. Im Reagensglas kultiviertes Gewebe der Möhre (Daucus carota), das zunächst undifferenziert gewachsen ist, aber schließlich bei geänderten Bedingungen neue Blätter entstehen ließ.

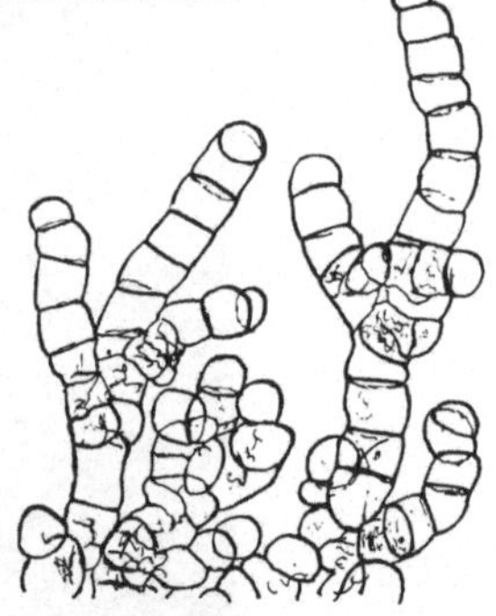

Abb. 30. Callusartiges Wachstum an der Oberfläche eines isolierten Cambiumgewebes von Salix capraea nach einer Kulturdauer von 1 Monat. (Nach GAUTHERET.)

Bei allen Regenerationen sind für den Charakter der Differenzierungen die verschiedenartigsten Faktoren verantwortlich. Ein besonders wichtiger Faktor ist die Polarität. Wir sahen z. B. schon, daß an einem Sproßstück der apikale Callus Sprosse, der basale Wurzelanlagen entstehen lassen kann. Die Polarität ihrerseits übt diesen Einfluß, wie wir jetzt wissen, dadurch aus, daß von ihr die Verteilung von Hormonen, speziell von Wuchshormonen im Organ abhängig ist (Abb. 33).

Weiterhin hat das angrenzende alte Gewebe einen starken Einfluß auf die Natur des Regeneratgewebes. Verschiedene Gewebe üben auf das neugebildete Regeneratgewebe einen modifizierenden Einfluß aus, der dazu führt, daß das neue Gewebe den gleichen Charakter wie das angrenzende alte annimmt. Beispielsweise üben so Gefäßbündel einen induzierenden Einfluß aus, so daß sie sich in das Regeneratgewebe hinein fortsetzen. Auch Teilungsgewebe (Kambien) vergrößern sich auf diese Weise. So werden übrigens auch bei Einschnitten in Blättern usw. Gefäßbündelreparationen möglich (Abb. 32 und 34).

Endlich ist es auch von Bedeutung, wie tief eine Zelle im Callus sitzt. Wir finden, daß die neuauftretenden Differenzierungen deutlich von dieser Oberflächenentfernung abhängig sind. Gewebe, die an die Oberfläche grenzen, können etwa zu Kork werden, tiefer liegende zu stark verdickten Sklerenchymzellen usw. Das Studium dieser Beziehungen ist natürlich auch zum Verständnis der normalen Differenzierungsvorgänge wichtig; denn im normalen Aufbau etwa eines Pflanzensprosses zeigt sich ja auch deutlich eine Abhängigkeit der Differenzierung vom Abstand des embryonalen Gewebes zur Oberfläche.

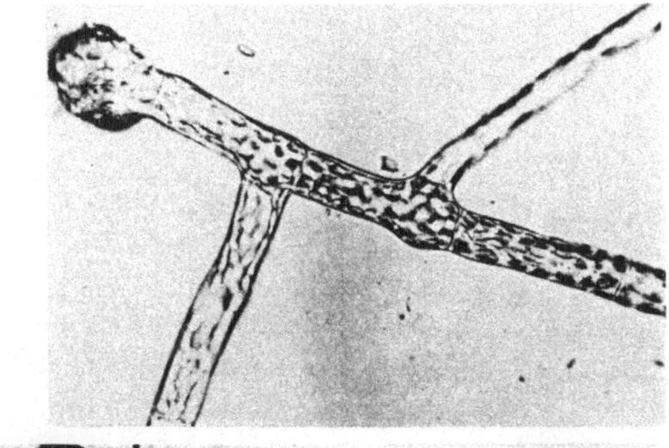

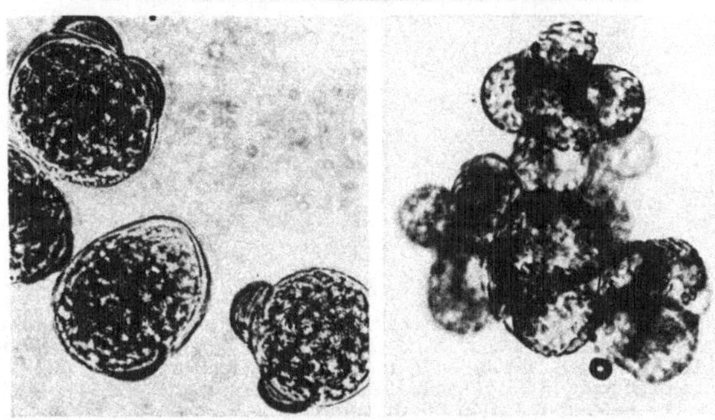

Abb. 31. Funaria hygrometrica. Oben normalkeimende Spore, links unter dem Einfluß von Colchicin, rechts unter dem Einfluß von Chloralhydrat gekeimt. Infolge der Unterdrückung der Polarität tritt ein apolares Wachstum auf, das zur Bildung von Riesenkugeln, bzw. wenn die Teilung nicht auch unterdrückt wird, zur Bildung eines undifferenzierten Zellhaufens führt (v. WETTSTEIN).

Dazu kann noch erwähnt werden, daß sich diese Beziehung der Differenzierung zur Teilungsfolge im Gewebe nicht nur bei der Differenzierung im Callusgewebe zeigt, sondern auch dann, wenn die räumlichen Dimensionen bereits im normalen Entwicklungsgang entstandener Gewebe durch Schnitte verändert werden. Die neuen Differenzierungen treten in demselben Abstand von der Oberfläche auf, in dem sie auch sonst in der Pflanze liegen. Als ein Beispiel hierfür können wir die Ergebnisse der Versuche WARDLAWs am Sproßscheitel des Farns *Dryopteris aristata* (sowie ähnlicher Versuche BALLs an *Lupinus*) nennen: Wird der zentrale Teil des Scheitels durch vier Längsschnitte vom seitlichen Gewebe getrennt (Abbildung 35), so bildet dieses isolierte, jetzt im Querschnitt ungefähr quadratische Gewebe, ein Gefäßbündel aus, das sich von oben nach unten differenziert und dessen Lage eine klare Beziehung zur experimentell geschaffenen neuen Oberfläche hat. Offensichtlich ist also (neben determinierenden Einflüssen, die von der Spitze ausgehen) in erster Linie ein in radialer Richtung verlaufender Gradient für die Bestimmung des Ortes der Gefäßbündelbildung verantwortlich.

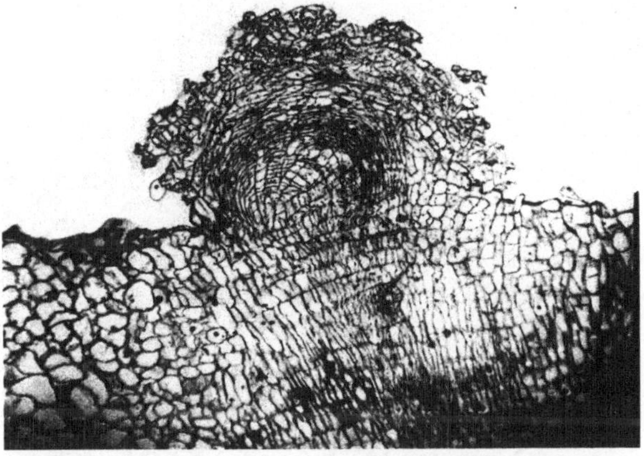

Abb. 32. Auf der Schnittfläche eines auf Agaragar gehaltenen Stückes der Möhre (Daucus carota) ist ein Callus entstanden, in den hinein sich das Leitgewebe aus dem ursprünglichen Stück fortsetzt.

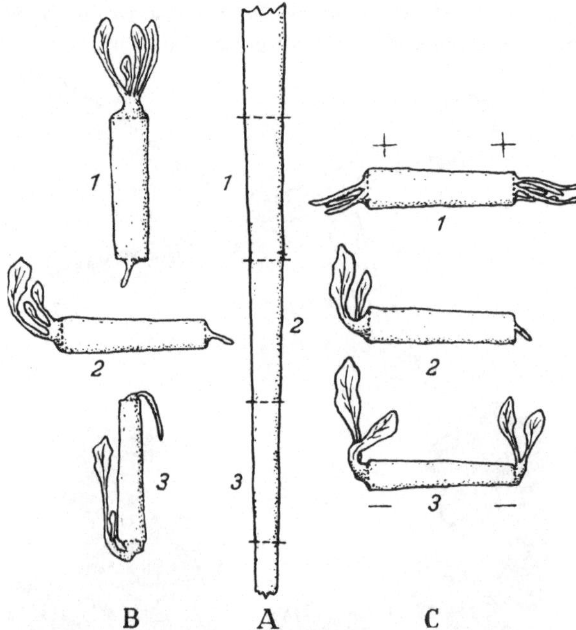

Abb. 33A—C. Polarität regenerierender Wurzelstücke des Löwenzahns (Taraxacum officinale). A (*1—3*) ausgeschnittene Wurzelabschnitte. B Regeneration derselben in aufrechter (*1*), horizontaler (*2*) und verkehrter Lage (*3*). C Regeneration bei Vermehrung des Wuchsstoffes (+). An beiden Enden durch Zufuhr von Heteroauxin (*1*) und bei Verminderung (—) desselben durch Auswaschen und Einwirkung hemmender Substanzen (Äthylenchlorhydrin) (*3*); zum Vergleich unbehandelte Kontrolle (*2*). (Nach WARMKE verändert, aus STOCKER.)

Welche Faktoren sind nun für den Rückgang in den embryonalen Zustand verantwortlich? Auch hierbei hat man wieder ähnlich wie bei der Frage nach den Ursachen einer Regeneration durch Aktivierung ruhender Organanlagen zunächst an die fördernde Wirkung einer Nährstoffstauung gedacht. Eine solche Nährstoffstauung muß ja bei der Isolierung von Blättern zwangsläufig eintreten. Aber genau so wie in jenen Fällen hat sich diese Annahme als irrig erwiesen. Der Rückgang in den embryonalen Zustand ist ganz unabhängig von der Menge vorhandener Nährstoffe, von Hunger, Überernährung usw.

Auch die Bedeutung der Wundwirkung ist überschätzt worden. Freilich ist es richtig, daß durch die

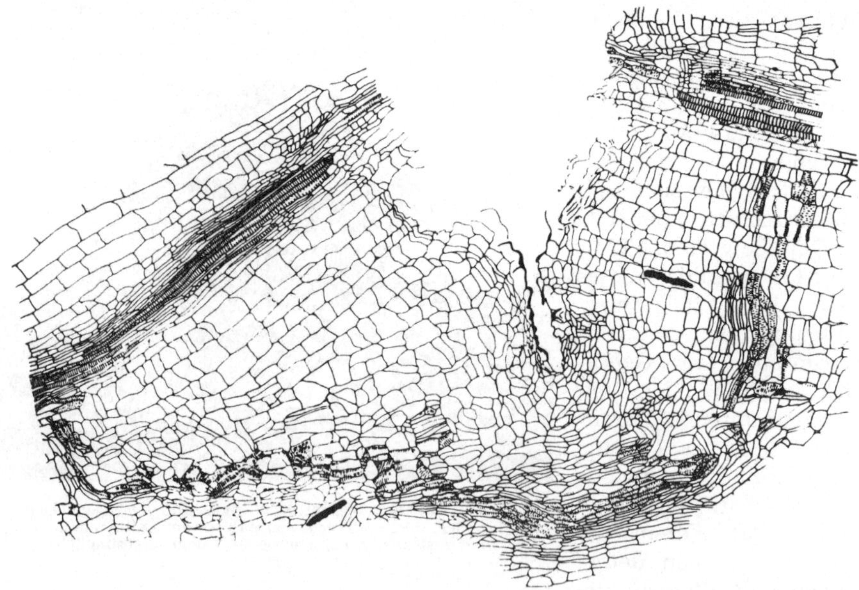

Abb. 34. Bildung einer Gefäßbrücke in einem Blatt von Fittonia argyroneura nach dem Durchschneiden der Nerven. Man sieht zahlreiche neugebildete Zellwände unterhalb der Schnittränder der Wunde und die Umwandlung einzelner der neugebildeten Zellen zu Tracheiden, die sich zu einer die Wunde umspannenden Brücke vereinigen.

Wunde das Auftreten neuer Teilungen stimuliert wird, weil sich Wundhormone bilden. Aber das ist nur ein Teilfaktor, dessen Vorhandensein sogar nicht einmal unbedingt notwendig ist. Das Regenerat kann ja auch weit von der Wunde auftreten, und es kann sich sogar bilden, wenn gar keine Isolierung durch Verwundung vorgenommen wird, sondern der korrelative Zusammenhang mit den übrigen Teilen der Pflanze auf andere Weise gelöst wird. Auch hier genügt z. B. in mehreren Fällen wieder das Eingipsen des Vegetationspunktes. Bei Algenfäden genügt zur Ermöglichung der Regeneration oft

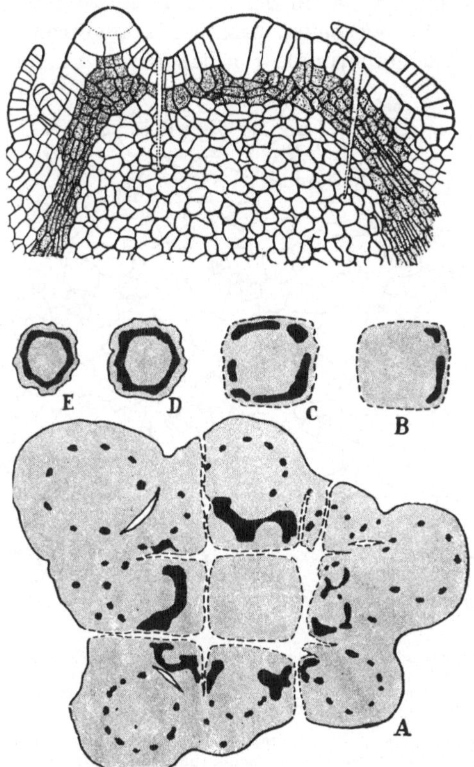

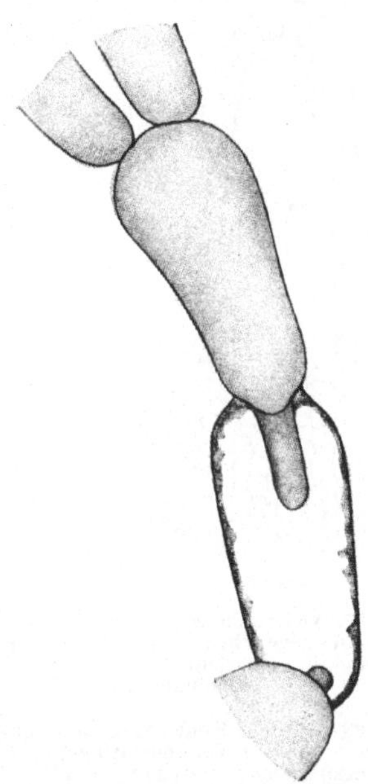

Abb. 35 A—E. Oben: Medianer Längsschnitt durch einen Sproßscheitel von Dryopteris aristata. Man sieht oben in der Mitte die Scheitelzelle, links eine schon stark vorgewölbte, mit Scheitelzelle wachsende Blattanlage, im Inneren des Gewebes das dunkler gehaltene gefäßbündelbildende Gewebe. Außerdem ist die Isolierung des jüngsten Gewebes durch Längsschnitte angedeutet. Unten: Ein ebenso behandelter Vegetationspunkt in einem späteren Stadium im Querschnitt. A ist der unterste, E der oberste unter den berücksichtigten Querschnitten. In A ist noch die Führung der 4 Längsschnitte sichtbar, durch die ein im Querschnitt quadratisches Gewebestück isoliert wird. Man erkennt, daß von der Spitze ausgehend ein neues Gefäßbündelsystem angelegt wird, das dem Verlauf der neuen Gewebeoberfläche folgt. (Nach WARDLAW.)

Abb. 36. Griffithsia Schousboei. Die Seewasseralge wurde wenige Minuten in Süßwasser gebracht. Dadurch platzten einige Zellen. Die Aufhebung der Korrelation zwischen den Zellen führte dazu, daß nach der Rückübertragung in Seewasser Regenerationsschläuche getrieben wurden. (Nach HÖFLER.)

die physiologische Isolierung der Einzelzellen durch Plasmolyse (Abb. 36). Trotzdem wäre es wohl voreilig, die Schlußfolgerung zu ziehen, daß beim Rückgang in den embryonalen Zustand dieselben Korrelationsstörungen verantwortlich sind wie bei der Aktivierung ruhender Organanlagen. Das heißt für die Tatsache, daß eine schon herausdifferenzierte Organanlage ruhen bleibt, sind offenbar andere korrelative Hemmfaktoren wichtig als für die Tatsache, daß eine differenzierte Zelle normalerweise nicht wieder embryonal wird.

Wenngleich wir gerade in dem zweitgenannten Fall noch in völliger Ungewißheit bleiben, ist es doch interessant, daß sich eine auffällige Parallele zu normalen Entwicklungsstörungen auffinden läßt. Diese Parallele gestattet sogar eine Begründung der Behauptung, daß die normale pflanzliche Differenzierung nichts anderes ist als eine lange Kette fortgesetzter Regenerationen, die nach dem Prinzip der Regeneration durch Rückgang in den embryonalen Zustand verlaufen.

Embryonale Gewebe finden sich normalerweise in der Pflanze an den Vegetationspunkten. Die von den hier befindlichen Zellen basalwärts abgetrennten Tochterzellen sind nur noch sehr begrenzt embryonal, d. h. sie zeigen nur noch

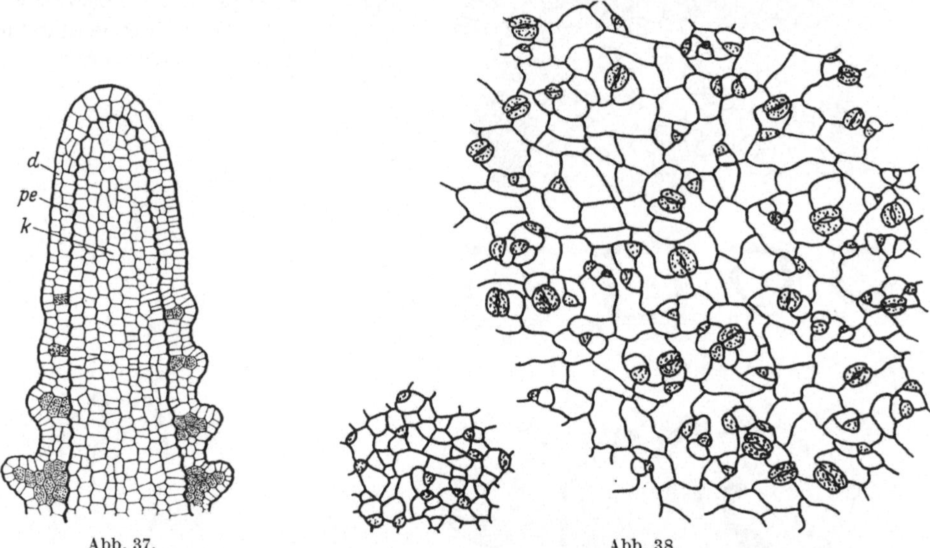

Abb. 37. Abb. 38.

Abb. 37. Vegetationskegel eines Sprosses (Elodea) mit Blattanlagen im Längsschnitt. Die Blattanlagen entstehen, indem in einiger Entfernung vom embryonalen Gewebe der äußersten Spitze Herde neuer Zellteilungen auftreten, die punktiert bezeichnet sind. Diese Herde neuer embryonaler Tätigkeit halten einen gewissen Mindestabstand voneinander ein; *d*, *pe* und *k*: verschiedene Gewebeschichten. (Aus STOCKER.)

Abb. 38. In dem Epidermisgewebe des sehr jungen Blattes von Alliaria officinalis entstehen beim Erlöschen der embryonalen Teilungstätigkeit kleine Herde neuen embryonalen Wachstums (punktiert), die die Spaltöffnungsinitialen darstellen (links). Nachdem das ursprüngliche Initialenmuster sich infolge des Flächenwachstums ausgeweitet hat, also die um die Initialen bestehenden Hemmbereiche sich nicht mehr berühren, können in den Lücken neue Initialen gebildet werden. Die alten haben sich bereits zu Spaltöffnungen entwickelt. (BÜNNING und SAGROMSKY.)

einige Zellteilungen, und werden dann meist zu ausdifferenzierten Dauerzellen. Aber in einer gewissen Entfernung von den vollembryonalen Zellen des Vegetationspunktes werden viele Zellen doch wieder embryonal. So entstehen neue Herde lebhafter Teilungsfähigkeit; diese lassen die Blattanlagen am Vegetationskegel hervortreten (Abb. 37). Für dieses Zurückgehen in den embryonalen Zustand ist offenbar das Erreichen einer gewissen Entfernung von der eigentlich embryonalen Spitze des Vegetationspunktes notwendig, denn wenn dieser abgetrennt wird, können sich Blattanlagen auch weiter apikalwärts bis zur äußersten Spitze bilden. Der Vegetationspunkt verhindert also, daß in seiner Nähe weitere embryonale Gewebe entstehen. Und jedes in einer gewissen Mindestentfernung von ihm gebildete neue embryonale Gewebe hat in seinem Umkreis offenbar eine gleiche Hemmzone, so daß z. B. die einzelnen Blattanlagen nur in einer gewissen Entfernung voneinander entstehen können und so die bekannte gesetzmäßige Anordnung der Blätter resultiert.

Dieser Prozeß des fortgesetzten Rückgangs in den embryonalen Zustand bei genügender Entfernung von embryonalem Gewebe wiederholt sich immer wieder.

In den jungen Blattanlagen sehen wir z. B., wenn die meristematische Tätigkeit in ihnen erlischt, ebenfalls neue embryonale Herde auftreten, die etwa zur Bildung von Spaltöffnungen oder von Haaren führen. Dieser Prozeß verläuft so, daß von den vor der Ausdifferenzierung stehenden Epidermiszellen einige plötzlich wieder in der für Regeneratbildungen typischen Weise embryonal werden: Das Wachstum des Kerns, des Cytoplasmas (und auch der Plastiden) setzt in ihnen wieder ein. Auch die Teilungstätigkeit lebt wieder auf, führt allerdings normalerweise nur zu einer weiteren Teilung (so daß die beiden für einen Spaltöffnungsapparat typischen Schließzellen entstehen). Bei der Bildung von Haaren verläuft der Prozeß ganz ähnlich, nur daß die durch Rückgang in den embryonalen Zustand entstandenen Initialen, die man also als „Regeneratzellen" bezeichnen könnte, oft mehrere Teilungen durchführen können. Im letztgenannten Fall entstehen dann mehrzellige Haare. Man kann diese neuauftretenden Herde embryonaler, oder besser gesagt halbembryonaler Tätigkeit als Meristemoide bezeichnen. Besonders bemerkenswert ist nun, daß auch diese Meristemoide sich wieder wechselseitig hemmen, so daß derartige Anlagen von Spaltöffnungen, Haaren usw. ebenso wie die Blattanlagen das typische Muster von relativ weit auseinanderliegenden Bildungen entstehen lassen. Weitet sich das ursprünglich angelegte Muster durch das Flächenwachstum der Blätter aus, so daß sich die Hemmzonen nicht mehr berühren, so können in den Lücken neue Spaltöffnungs- oder Haaranlagen entstehen (Abb. 38).

Die Gültigkeit dieses Prinzips der pflanzlichen Differenzierung läßt sich für die verschiedensten Organe und Gewebe nachweisen. Wenngleich sein Wesen uns noch nicht bekannt ist, erkennen wir doch, daß es auch die Grundlage für die pathologische Regeneration durch Rückgang in den embryonalen Zustand darstellen muß. Entscheidend ist also sowohl bei der normalen als auch bei der pathologischen Entwicklung, daß ein Ort embryonaler Tätigkeit in seiner Nähe keinen zweiten solchen Ort duldet. Die Hemmzonen sind dabei um so größer, je ausgedehnter das betreffende embryonale Gebiet ist. Bei Vegetationspunkten sind die Hemmbereiche sehr groß, bei Blattanlagen kleiner, bei vielzelligen Haaren noch kleiner und bei Spaltöffnungsinitialen wieder kleiner. Ist irgendein Gewebe von einem solchen embryonalen Gebiet so weit entfernt, daß es nicht mehr in seine Hemmzone fällt, so geht es in den embryonalen Zustand zurück. Es ist dabei einerlei, ob dieses Herausrücken aus der embryonalen Zone durch das normale Wachstum bedingt ist, oder etwa durch experimentelle Isolierung bzw. durch Zerstörung jenes embryonalen Gebietes.

Eine schöne Bestätigung dieser Überlegungen bringen auch die Regenerationsversuche von Meyer an Farnprothallien. Solche Prothallien besitzen eine Scheitelzelle, also eine apikale embryonale Zelle, die durch ihre Teilung den Vorkeim aufbaut. Wird nun das Prothallium in drei Teile geschnitten, von denen der mittlere die Scheitelzelle behält, so bilden sich an den Rändern der beiden anderen Teile Scheitelzellen, die Adventivprothallien entstehen lassen. Das Mittelstück wächst normalerweise weiter. Daraus folgt, daß die Scheitelzelle im normalen Gewebezusammenhang die Randzellen des Prothalliums daran hindert, Scheitelzellen zu bilden.

Literatur.

Ball, E.: Morphogenesis of shoots after isolation of the shoot apex of Lupinus albus. Amer. J. Bot. **39**, 167—191 (1952). — Bloch, R.: Developmental potency, differentiation and pattern in meristems of Monstera deliciosa. Amer. J. Bot. **31**, 71 (1944). — Bünning, E.: Entwicklungs- und Bewegungsphysiologie der Pflanze. Berlin u. Heidelberg 1953. ~ Über die Differenzierungsvorgänge in der Cruciferenwurzel. Planta (Berl.) **39**, 126 (1951). — Bünning, E., u. H. Sagromsky: Die Bildung des Spaltöffnungsmusters in der Blattepidermis. Z. Naturforsch. **3b**, 203 (1948).

DRAWERT, H.: Über das Auftreten blattbürtiger Adventivsprosse bei Drimiopsis kirkii Bak. nach Verwundung. Ber. dtsch. bot. Ges. **65**, 401—403 (1952).

GOEBEL, K.: Einleitung in die experimentelle Morphologie der Pflanzen. Leipzig 1908.

HÄMMERLING, J.: Studien zum Polaritätsproblem. Zool. Jb. **56**, 441 (1936). ~ Entwicklung und Regeneration von Acetabularia crenulata. Z. Abstammungslehre **81**, 84 (1943). ~ Ein- und zweikernige Transplantate zwischen Acetabularia mediterranea und A. crenulata. Z. Abstammungslehre **81**, 114 (1943). — HARIG, A.: Untersuchungen über die experimentelle Beeinflußbarkeit von Wachstumsvorgängen bei vegetativer Fortpflanzung und Regeneration. Planta (Berl.) **15**, 43 (1931). — HÖFLER, K.: Regenerationsvorgänge bei Griffithsia Schousboei. Flora (Jena) **27**, 331 (1934).

JOST, L.: Zur Physiologie der Gefäßbildung. Z. Bot. **35**, 114 (1940). ~ Über Gefäßbrücken. Z. Bot. **38**, 161 (1942).

KAAN ALBEST, A. v.: Anatomische und physiologische Untersuchungen über die Entstehung von Siebröhrenverbindungen. Z. Bot. **27**, 1 (1934). — KERL, I.: Über Regenerationsversuche an Fruchtkörpern und andere entwicklungsphysiologische Untersuchungen bei Pyronema confluens. Diss. Göttingen 1937. — KÜSTER, E.: Die Pflanzenzelle, 2. Aufl. Jena 1951. ~ Zytomorphologische Betrachtungen über Regeneration. Ber. oberhess. Ges. Naturwiss. u. Heilk., Naturwiss. Abt. **25**, 25 (1953).

MEYER, D. E.: Über das Verhalten einzelner isolierter Prothalliumzellen und dessen Bedeutung für Korrelation und Regeneration. Planta (Berl.) **41**, 642—645 (1953).

PFÜTZNER-ECKERT, R.: Entwicklungsphysiologische Untersuchungen an Dictyostelium mucoroides Brefeld. Roux' Arch. **144**, 381 (1950). — PRINGSHEIM, E. G.: Lageveränderungen an Blättern nach Symmetriestörungen. Flora (Jena) **26**, 61 (1931).

SUSSEX, J. M.: Regeneration of the potato shoot apex. Nature (Lond.) **170**, 755 (1952). — SWINGLE, C. F.: Regeneration and vegetative propagation. Botan. Review **6**, 301 (1940); **18**, 1 (1952).

WARDLAW, C. W.: Phylogeny and morphogenesis. London: Macmillan & Co. 1952. — WARIS, H.: Cytophysiological studies on Micrasterias II. The cytoplasmic framework and its mutation. Physiologia Plantarum **3**, 236 (1950). — WETTSTEIN, D. v.: Beeinflussung der Polarität und undifferenzierte Gewebebildung aus Moossporen. Z. Bot. **41**, 199 (1953). — WINKLER, H.: Entwicklungsmechanik oder Entwicklungsphysiologie der Pflanzen. In Handwörterbuch der Naturwissenschaften, 2. Aufl., Bd. 2, S. 620. 1933.

Die Regeneration in der Zoologie.

Von

MARTIN LÜSCHER-Bern[1].

Mit 11 Abbildungen.

1. Einleitung.

Unter Regeneration versteht man den natürlichen Ersatz von verlorengegangenen Teilen eines Organismus. Die Regenerationsfähigkeit ist eine Grundeigenschaft der lebenden Substanz und kommt bis zu einem gewissen Grade jeder Zelle und jedem Organismus zu. Die Entdeckung der Regeneration wird A. TREMBLEY zugeschrieben, obschon gewisse Regenerationserscheinungen schon vor ihm bekannt waren. TREMBLEY entdeckte 1741 den Süßwasserpolypen *Hydra*. Um zu ermitteln, ob es sich dabei um ein Tier oder eine Pflanze handle, schnitt er eine *Hydra* entzwei; denn nach der damaligen Auffassung konnte sich eine Pflanze nach dieser Operation zum Ganzen ergänzen, ein Tier aber nicht. Es zeigte sich, daß aus den zwei Teilen zwei ganze Polypen regenerierten. Inzwischen hatte TREMBLEY auch die Fortbewegung und die Nahrungsaufnahme beobachtet, so daß er aus dem Experiment schließen konnte, daß auch tierische Organismen Regenerationsfähigkeit besitzen. Die Entdeckung TREMBLEYs hat zu seiner Zeit großes Aufsehen erregt und zahlreiche Regenerationsexperimente an den verschiedensten Tieren veranlaßt. Im 19. Jahrhundert wurde dann die Regenerationsforschung wieder vernachlässigt und erst in den letzten 40 bis 50 Jahren in mehr physiologischer Richtung wieder aufgenommen. So kommt es, daß unser heutiges Wissen über das Vorkommen von Regenerationserscheinungen im Tierreich nicht weit über das hinausgeht, was schon Ende des 18. Jahrhunderts bekannt war.

Man kann zwischen einer *physiologischen Regeneration*, einer akzidentellen oder *Organregeneration* und einer *embryologischen Regeneration* unterscheiden. Die physiologische Regeneration betrifft Organe oder Organteile, die normalerweise periodisch oder allmählich durch Abnützung immer wieder verlorengehen. Die Organregeneration betrifft Körper- oder Organteile, die durch Unfall oder Experiment verlorengehen. Die embryologische Regeneration ist die Regeneration von undeterminierten Organteilen und wird allgemein als Regulation bezeichnet. *Im folgenden soll ausschließlich die Organregeneration behandelt werden.*

Jeder Regenerationsvorgang ist durch drei Phasen charakterisiert: Blastembildung, Wachstum und Differenzierung.

Die Blastembildung. Nach vollzogener Wundheilung entsteht ein Blastem, d. h. eine Anhäufung von undifferenzierten Zellen (bzw. von undifferenziertem Plasma bei den Protozoen) unter Bildung eines sog. Regenerationskegels. Das Blastem entsteht entweder durch Zuwanderung von undifferenzierten Ersatzzellen (Regenerationszellen oder Neoblasten) oder durch lokale Entdifferenzierung der Gewebe.

[1] Zoologisches Institut der Universität Bern.

Die Wachstumsphase. Im Regenerationsblastem erfolgt eine sehr lebhafte Zellproliferation, die zu einem raschen Auswachsen des Regenerates führt.

Die Differenzierungsphase. Aus den undifferenzierten Blastemzellen entstehen die differenzierten Zellen des Regenerates. Mit dem Eintreten der Differenzierung wird das Wachstum abgebrochen.

Wachstum und Differenzierung verlaufen bei jedem Entwicklungsvorgang prinzipiell gleich. Die Blastembildung aber kommt nur bei der Regeneration vor und ist für sie charakteristisch. Mit der Fähigkeit, ein Blastem zu bilden, besitzt ein Organ auch Regenerationsfähigkeit.

Die Regenerationserscheinungen werden ausführlicher behandelt in den allerdings etwas veralteten Werken von MORGAN (1901), PRZIBRAM (1909) und KORSCHELT (1927). Es soll deshalb besonderer Nachdruck auf die Ergebnisse der modernen physiologischen Regenerationsforschung gelegt werden. Infolgedessen werden wir die Regeneration der Mollusken, Echinodermen, Tunicaten, Fische und Reptilien nur sehr summarisch behandeln, da die Physiologie der Regeneration dieser Formen noch kaum erforscht ist. Neuere, wenn auch knapp gehaltene Darstellungen der Physiologie der Regeneration finden sich in den Werken von WEISS (1939), J. NEEDHAM (1942) und BRACHET (1947).

2. Das Vorkommen von Regenerationserscheinungen im Tierreich.

Die Regenerationsfähigkeit eines Organismus ist im allgemeinen in frühesten Jugendstadien am höchsten und wird im Laufe der Ontogenese allmählich eingeschränkt. Die Abnahme der Regenerationsfähigkeit einzelner Organe verläuft dabei unabhängig, und vor allem besteht eine weitgehende Unabhängigkeit zwischen Larven- und Adultorganen. So sind z. B. die Pluteuslarven der Seesterne zu keiner Regeneration befähigt, während die Adultformen dieser Tiere aus einzelnen Armen ganze Individuen wiederherstellen können. Dies mag damit zusammenhängen, daß die Organisation des Pluteus gänzlich verschieden ist von derjenigen des Seesternes. Diejenigen Organe, welche beim adulten Seestern regenerationsfähig sind, bestehen bei der Pluteuslarve in Form kleinster Anlagen, deren Regenerationsfähigkeit noch nicht untersucht werden kann.

Auch zwischen der phylogenetischen Ranghöhe eines Tieres und seiner Regenerationsfähigkeit scheint eine Beziehung zu bestehen, indem primitivere Tiere im allgemeinen bessere Regenerationsfähigkeit besitzen. Diese Regel einer allmählichen Einschränkung der Regenerationspotenzen im Laufe der Phylogenese hat jedoch nur globalen Wert, und aus der Kenntnis der systematischen Stellung eines Organismus läßt sich seine Regenerationsfähigkeit auch nicht annähernd voraussagen. Oft findet man bei nahe verwandten Tieren eine sehr verschiedene Regenerationsfähigkeit. Die Regenerationsfähigkeit fehlt z. B. vollkommen bei den Sporozoen unter den Protozoen, bei den Nematoden unter den niederen Würmern, bei den Hirudineen unter den Anneliden, bei den Echinoiden unter den Echinodermen, bei den Ctenophoren unter den Coelenteraten. Erhebliche Unterschiede kommen auch innerhalb derselben Gattung oder sogar derselben Art vor. So kennt man bei der Nemertine *Lineus ruber* zwei morphologisch kaum unterscheidbare Rassen, von denen die eine gut, die andere fast gar nicht regeneriert.

Der Besitz von Regenerationsfähigkeit ist also nicht ein genereller Charakter bestimmter zoologischer Gruppen, sondern ein Artmerkmal, manchmal sogar ein Rassenmerkmal. Es ist in diesem Zusammenhang bemerkenswert, daß die ungeschlechtliche Vermehrung, eine der Regeneration verwandte Erscheinung, eine ebenso kapriziöse Verteilung im Tierreich aufweist.

Die folgende Zusammenstellung soll zeigen, bei welchen Tieren Regenerationserscheinungen festgestellt sind:

A. Protozoa	
a) Ciliata	++
b) Rhizopoda	+
c) Sporozoa	0
e) Flagellata	+
B. Parazoa	++
C. Coelenterata	
a) Hydrozoa	++
b) Anthozoa	+
D. Vermes	
a) Plathelminthes	++
b) Annelida	
1. Oligochaeta	++
2. Polychaeta	++
3. Hirudinea	0
c) Nemathelminthes	0
d) Bryozoa	++
e) Rotifera	0
E. Arthropoda	
a) Crustacea	+
b) Arachnoidea	+
c) Myriapoda	+
d) Insecta	+ 0
F. Mollusca	+
G. Echinoderma	+ 0
H. Tunicata	++
I. Vertebrata	
a) Pisces	(+)
b) Amphibia	+
c) Reptilia	+ 0
d) Aves	0
e) Mammalia	0

++ Weitgehende Regenerationsfähigkeit. Aus Fragmenten können Ganzbildungen regenerieren.

\+ Gute Regenerationsfähigkeit. Regeneration von verlorenen Körperteilen, Extremitäten usw.

0 Keine Organregeneration festgestellt.

3. Die Regeneration bei wirbellosen Tieren.

a) Protozoen.

Rhizopoden, Ciliaten und Flagellaten regenerieren recht gut, während eine Regeneration bei den parasitischen Sporozoen nie beobachtet wurde. Es ist möglich, daß dies mit der Schwierigkeit, Sporozoen in künstlichem Milieu zu halten, zusammenhängt. Vielleicht ist aber ihre Regenerationsunfähigkeit auch durch die weitgehende Spezialisierung als Parasiten bedingt.

Wird eine Amoebe, z. B. *Amoeba proteus*[1], entzwei geschnitten, so verhalten sich die beiden Teilstücke verschieden (Abb. 1). Das kernlose Fragment bildet keine Pseudopodien mehr und rundet sich ab. Es kann unter Umständen noch eine neue pulsierende Vacuole bilden, stirbt aber nach einiger Zeit unfehlbar. Das kernhaltige Fragment dagegen übt alle Funktionen normal aus, wächst wieder zu normaler Größe heran und pflanzt sich fort. Wir haben es hier nicht mit einer eigentlichen Regeneration, sondern nur mit einer Wundheilung zu tun. Es erfolgt nur die Neubildung von Ektoplasma an der Wundstelle. Die Lebensfähigkeit des Fragments ist vom Vorhandensein des Kernes abhängig.

Anders verhalten sich Protozoen mit konstanter Eigenform, von denen besonders die Ciliaten eine hohe Regenerationsfähigkeit besitzen. Auch bei ihnen ist die Regeneration abhängig vom Vorhandensein von Kernmaterial. Kernhaltige Fragmente verheilen rasch ihre Wunden und regenerieren die fehlenden Teile. Solche regenerierenden Bruchstücke sind besonders leicht bei Ciliaten mit perlschnurartigem Makronucleus wie *Stentor*[2] erzielbar. Kernlose Fragmente degenerieren rasch, während solche, die einen Teil des Makronucleus enthalten, schon nach 24 Std die fehlenden Teile regeneriert haben (vgl. Abb. 2).

Die Regenerationsgeschwindigkeit ist abhängig von der Kernplasmarelation[3]. Wenn die normale Kernplasmarelation erhalten ist, ist die Regenerationsgeschwindigkeit am größten. Ist sie aber in einem Fragment nicht erhalten,

[1] Hofer 1890. [2] Gruber 1885/86. [3] Sokoloff 1924.

so wird sie zuerst wieder hergestellt, und erst dann beginnt die Regeneration. Bei *Stentor* scheint allerdings die Kernplasmarelation keine Rolle zu spielen, und die Regeneration ist hier ein Alles-oder-Nichts-Vorgang: sofern eine bestimmte, minimale Plasmamasse und eine bestimmte minimale Kernmasse vorhanden sind, erfolgt Regeneration, und zwar in der gleichen Zeit, wenn das Fragment groß oder klein ist und relativ viel oder wenig Kernmasse enthält[1].

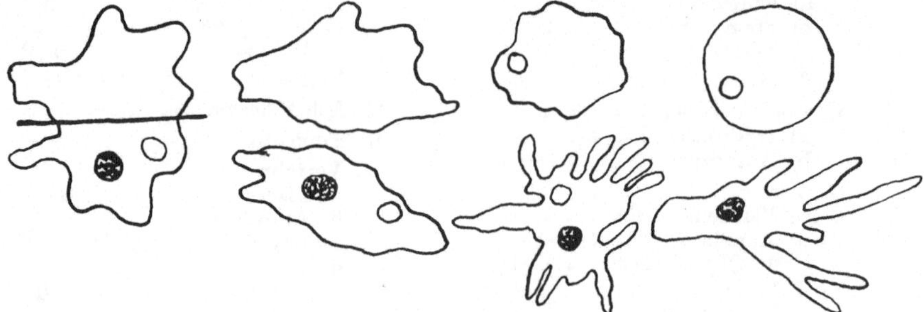

Abb. 1. Die Regeneration von *Amoeba proteus*. Das kernlose Fragment rundet sich ab und degeneriert später. (Nach HOFER 1890.)

Damit eine Regeneration überhaupt zustande kommen kann, muß das Fragment eine bestimmte, minimale Größe haben (LILLIE 1896: „minimal organization mass“). Diese minimale Größe beträgt für *Stentor* $^1/_{27}$ des Körpervolumens[2], für *Spirostomum* $^1/_{57}$—$^1/_{69}$ und für *Dileptus* $^1/_{70}$—$^1/_{75}$ des Körpervolumens[3].

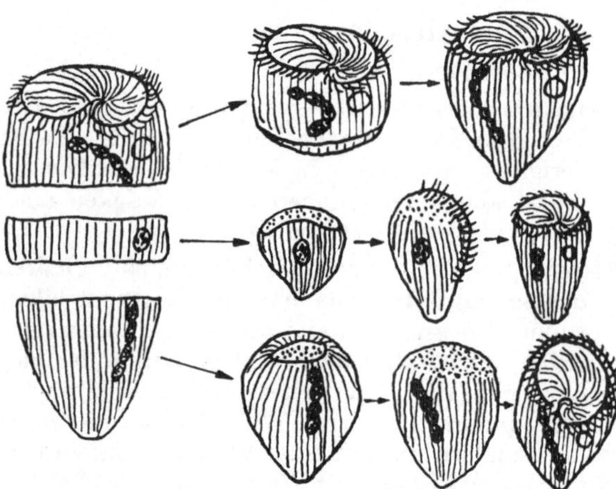

Abb. 2. Regeneration bei *Stentor*. (Nach GRUBER 1885/86.)

Auch die Zellteilungsphase beeinflußt die Regeneration der Protozoen. *Stilonychia*[4] regeneriert in der Ruhephase sofort, während in Teilung befindliche Individuen verschieden reagieren. Ist das Teilungswachstum noch nicht eingetreten, so erfolgt sofortige Regeneration. Ist das Teilungswachstum aber schon abgeschlossen, so erfolgt zuerst die Teilung, und erst dann tritt Regeneration ein. Bei *Uronychia*[5] ist die Regenerationsfähigkeit kurz vor der Zellteilung am höchsten, kurz nachher am niedrigsten. Während der Ruhephase nimmt sie allmählich zu. Nach CALKINS werden in der Ruhephase gewisse Stoffe im Plasma angereichert, die ebenso wichtig für die Teilung wie für die Regeneration sind. Die Resultate von CALKINS wurden durch YOUNG (1922) und DEMBROWSKA (1926) bestätigt. Ähnliche Verhältnisse bestehen auch bei *Oxytricha*[6]. Dagegen konnte bei *Spathidium*[7] und *Paramaecium caudatum*[8] keine Abhängigkeit der Regeneration von der Zellteilungsphase gefunden werden.

---

[1] WEISZ 1948. [2] LILLIE 1896. [3] SOKOLOFF 1924. [4] POPOFF 1902.
[5] CALKINS 1911. [6] REYNOLDS 1932. [7] MOORE 1924. [8] PEEBLES 1912, TARTAR 1939.

Nicht alle Teilstücke eines Ciliaten regenerierten gleich gut. Bei *Stilonychia* konnte ein axialer Gradient der Regenerationsfähigkeit festgestellt werden[1]: gleich große Teilstücke regenerieren desto rascher, je weiter vorne ihre ursprüngliche Lage war. Für *Stentor* konnte ein solcher Gradient nicht nachgewiesen werden[2], dagegen bildet sich im Laufe der Ruhephase im Makronucleus ein Gradient der Regenerationspotenz aus. WEISZ (1951) hat die Organisationspotenz der einzelnen Knoten des perlschnurartigen Makronucleus und ihre Veränderungen im Laufe des vegetativen Cyclus systematisch untersucht. Kurz nach der Teilung haben alle Knoten die gleiche Regenerationspotenz, und jedes Fragment, das irgendeinen Knoten enthält, kann ein ganzes Tier ergänzen. Im Laufe der Ruhephase nimmt die Organisationspotenz der hinteren Knoten allmählich ab, und kurz vor einer Teilung haben nur noch die vorderen Knoten die Fähigkeit, eine vollständige Regeneration zu ermöglichen. Fragmente mit mittleren Knoten können Schlund und Mundfeld nur unvollständig ergänzen, und Fragmente mit hinteren Knoten regenerieren überhaupt nicht. Nach der nächsten Teilung ist aber die Isopotenz der Knoten wieder hergestellt. Die Verteilung der Organisationspotenz und ihre Veränderung im Laufe der Ruhephase soll der Verteilung der Desoxyribonucleinsäure im Makronucleus entsprechen. Diese Veränderungen des Makronucleus sollen unter dem Einfluß der Kinetosomen (selbst reproduzierende Teilchen des Ektoplasmas) stehen, die ihrerseits aber bei der Morphogenese durch den Makronucleus beeinflußt werden und als lokale „Organisatoren" an der Ausbildung der einzelnen Organellen beteiligt sein sollen.

Bei der Regeneration der Ciliaten aus Teilstücken werden nach anfänglicher Proportionsverschiebung die normalen Proportionen wiedererlangt. Dies bedingt einen weitgehenden Umbau sämtlicher Organellen, die entsprechend verkleinert werden. Abbau und Aufbau müssen hier gleichzeitig erfolgen. Das gleiche Phänomen zeigt sich auch nach der normalen vegetativen Vermehrung, der Zellteilung. Auch auf die Zellteilung folgt nichts anderes als eine Regeneration, verbunden mit einem Umbau aller Organellen, der zur Erhaltung der normalen Körperproportionen führt. Es ist deshalb die Regeneration der Protozoen etwas grundsätzlich Verschiedenes von der Regeneration aller vielzelligen Tiere.

b) Parazoen und Cölenteraten.

Die Regenerationsfähigkeit der Schwämme (Parazoa) ist außerordentlich hoch, und es scheint, daß jedes Fragment, das undifferenzierte Zellen enthält, einen ganzen Schwamm regenerieren kann. Die hohe Regenerationsfähigkeit wird auch zur Zucht von Badeschwämmen praktisch ausgenützt[3]. Im ganzen Schwamm verteilt finden sich Inseln von undifferenzierten Zellen (Wander- oder Regenerationszellen, Archaeocyten), die teilungsfähig sind, und die das Regenerationsmaterial liefern.

Viele Schwämme besitzen auch die Fähigkeit zur *Rekonstitution* nach Dissoziation[4]. Die Fragmente eines Schwammes können durch ein feinmaschiges Gewebe gepreßt werden, so daß alle Zellen voneinander isoliert werden. Die isolierten Zellen sind fähig, sich spontan wieder zu vereinigen und einen neuen Schwamm zu rekonstituieren[5].

Bei den Schwämmen sind keine eigentlichen Organe vorhanden, die verlorengehen könnten. Die kleinsten Fragmente sind lebensfähig, sofern sie alle verschiedenen Zellelemente enthalten. Es handelt sich daher bei der Regeneration

[1] BISHOP 1943. [2] WEISZ 1948. [3] MARENZELLER 1878. [4] WILSON 1907.
[5] Vgl. auch GALTSOFF 1923 und 1925.

aus Fragmenten nicht um echte Regeneration, sondern um einen „normalen" Wachstumsprozeß, bei dem sich die Wanderzellen (Archaeocyten) in die verschiedenen differenzierten Zellelemente umwandeln.

Unter den Cölenteraten besitzen vor allem die Hydrozoen weitgehende Regenerationspotenzen. Schon TREMBLEY hat 1741 (publiziert 1744) die weitgehende Regenerationsfähigkeit von *Hydra* festgestellt. Jedes Fragment des Stieles einer *Hydra* ist fähig, einen neuen Polypen zu regenerieren, und zwar bildet sich stets am oralen Ende ein Mundfeld, am aboralen Ende ein Fuß. Die Polarität wird also stets gewahrt. Bei der Regeneration der Hydrozoen liefern die interstitiellen Zellen, die sich hauptsächlich im Ektoderm finden, das Regenerationsmaterial[1]. Die interstitiellen Zellen sind teilungsfähig und omnipotent[2] und vermögen aus entfernt liegenden Teilen der *Hydra* gegen die Wundzone zu wandern und das Regenerationsblastem aufzubauen[3].

Die einzelnen Fragmente des Stieles von *Pelmatohydra* besitzen verschiedene Regenerationspotenz[4]. Das unterste Fußende, bis zur aboralen Grenze des Magens reichend, ist unipotent und kann nur Fuß bilden. Die Region des Tentakelkranzes, bis einschließlich des oberen Teiles der Knospungszone, ist unipotent in bezug auf Kopfbildung. Alle Fragmente der dazwischenliegenden Region bilden am oralen Ende Kopf, am aboralen Ende Fuß.

Die Wahrung der Polarität scheint durch das Vorhandensein einer elektrischen Potentialdifferenz zwischen Vorder- und Hinterende oder eines stofflichen, axialen Gradienten bedingt zu sein[5]. Durch Erhöhung des Sauerstoffdruckes am aboralen Ende eines Stammfragmentes von *Tubularia* kann die Polarität umgekehrt werden[5].

Die Regenerationspotenz ist nicht überall im Stamm von *Tubularia* gleich groß: es besteht ein Gradient der Regenerationsfähigkeit. Die Regenerationsrate ist um so höher, je distaler ein Stammfragment ist, d. h. je näher es dem ursprünglichen Hydranten lag[6]. Dieser Gradient beruht wahrscheinlich auf einer ungleichen Verteilung der interstitiellen Zellen, deren Dichte im Stamm sowohl von *Hydra* als auch von *Tubularia* in distaler Richtung zunimmt[7].

Zwei Regenerate am gleichen Stammstück können sich einseitig oder gegenseitig in ihrer Entwicklung hemmen[6]. Es scheint, daß die Blasteme in ein gegenseitiges Konkurrensverhältnis (physiological competition) treten[8]. Vielleicht konkurrieren die Blasteme um das vorhandene Regenerationsmaterial, um die interstitiellen Zellen[7]. Es scheinen aber dabei auch chemische Faktoren eine Rolle zu spielen: die Regeneration der Hydranten von *Tubularia* wird durch in der gleichen Zuchtschale lebende, differenzierte Hydranten gehemmt[9]; und isolierte Organe vermögen sogar die Entwicklung der gleichen Organe im Regenerat zu hemmen: wird eine regenerierende *Tubularia* in der gleichen Zuchtschale mit einer Anzahl abgeschnittener proximaler Tentakel gehalten, so bildet sie einen Hydranten, dessen proximale Tentakel äußerst klein sind, der aber sonst normal ausgebildet ist[9]. Die differenzierten Zellen scheinen also die Differenzierung in gleichem Sinne bei anderen Zellen zu hemmen, und zwar durch stoffliche Wirkung.

Die Regeneration von *Tubularia* wird durch erhöhte Sauerstoffkonzentration beschleunigt, durch erhöhte Wasserstoffkonzentration verlangsamt[10]. Wenn dabei das Stammfragment in einem Glasrohr gehalten wird, kann die Wirkung des Sauerstoffs durch die Ansammlung von sauren Stoffwechselprodukten gehemmt

---

[1] KANAJEW 1926, MATTES 1925. [2] KIRCHNER 1934. [3] GOETSCH 1929. [4] BURT 1925. [5] BARTH 1940. [6] BARTH 1938. [7] TARDENT 1952. [8] SPIEGELMAN 1945. [9] S. M. ROSE, unveröffentlicht, persönliche Mitteilung. [10] GOLDIN 1942a.

werden[1]. Die Regenerationsgeschwindigkeit ist bei *Tubularia* temperaturabhängig[2], und zwar verläuft die Regeneration rascher bei niedriger Temperatur. Das Primordium ist nach Regeneration bei 7° C um 35% länger als nach Regeneration bei 21° C. Die Länge des Regenerates wird jedoch durch die Temperatur unabhängig von der Regenerationszeit beeinflußt[3]. Die Regeneration kann auch durch verschiedene chemische Substanzen (Narkotica, Cyanid usw.) beeinflußt werden[3]. Durch Röntgenbestrahlung kann die Regeneration bei *Pennaria* völlig unterdrückt werden[4]. Dabei ist die Wirkung streng lokal und scheint eher in einer Störung der Differenzierungsprozesse als in einer Beeinflussung der Zellproliferation zu bestehen. Bei *Hydra* scheinen die Röntgenstrahlen selektiv die interstitiellen Zellen abzutöten. Danach erlischt die Regenerationsfähigkeit vollständig, und das Tier geht mit der Zeit zugrunde[5].

Wie schon TREMBLEY zeigen konnte, können sich Hydren nach Eversion, d. h. nach Umstülpung in dem Sinne, daß das Entoderm nach außen, das Ektoderm nach innen zu liegen kommt, vollständig reorganisieren. TREMBLEY glaubte, daß die Zellschichten ohne weiteres ihre Funktionen vertauschen könnten. Es hat sich aber gezeigt, daß in diesem Falle sowohl die Entodermzellen als auch die Ektodermzellen auswandern und ihre Stellung vertauschen. Es scheint, daß hier die differenzierten Zellen noch zu amoeboider Bewegung fähig sind. Einzeln oder in kleinen Gruppen lösen sie sich von ihrem Zellverband los und wandern durch die Mesogloea in die andere Zellschicht ein[6].

Bei einigen Hydrozoen ist wie bei den Schwämmen eine Rekonstitution nach Dissoziation möglich. FÖYN (1927) preßte Stiele von *Clava squamata* durch Seidengaze und erhielt eine breiartige Masse, die sich nach dem Einsammeln zu Kugeln restituierte. Einige dieser Kugeln vermochten sich zu geschlechtsreifen Kolonien weiterzuentwickeln. Auch bei *Hydra* konnte eine Rekonstitution vollständiger Polypen nach Durchpressen durch ein feines Sieb beobachtet werden[7]. Zum Zustandekommen vollständiger Regenerate ist dabei vor allem die Anwesenheit von Ektodermmaterial wichtig. Dies mag damit zusammenhängen, daß die omnipotenten, interstitiellen Zellen vor allem im Ektoderm zu finden sind.

c) Plathelminthen.

Unter den Plathelminthen sind es vor allem die Süßwasserplanarien, deren Regeneration untersucht wurde. Auch bei den Planarien ist fast jedes Körperfragment fähig, ein ganzes Tier zu regenerieren. STEINMANN (1926, 1927) hat die histologischen Verhältnisse bei der Regeneration untersucht und festgestellt, daß zunächst ein Wundverschluß durch eine Schleimschicht zustande kommt. Dann erfolgt eine Mobilisation der Wanderzellen im Mesenchym. Von diesen setzen sich diejenigen, die der Wunde am nächsten liegen, zuerst in Bewegung. Diese Wanderung bestimmter Mesenchymzellen, der sog. *Neoblasten*, Wander- oder Regenerationszellen konnte neuerdings in eleganter Weise nachgewiesen werden[8]. Durch Röntgenbestrahlung können die Neoblasten selektiv ausgeschaltet werden. Wird eine Planarie total bestrahlt, so erlischt ihre Regenerationsfähigkeit. Sie kann noch weiterleben, doch bilden sich nach einiger Zeit Nekroseherde, die sich ausbreiten und zum Zerfall des ganzen Tieres führen. Wird nur ein Teil der Planarie bestrahlt, so bilden sich in der bestrahlten Zone ebenfalls Nekroseherde. Wird aber innerhalb der bestrahlten Zone amputiert, so beginnt nach einiger Zeit eine normale Regeneration, und die Nekroseherde in der bestrahlten Zone werden allmählich verheilt. Die Zeit zwischen Amputation und

[1] GOLDIN 1942b. [2] MOOG 1942. [3] SPIEGELMAN und MOOG 1944. [4] PUCKETT 1936.
[5] ZAWARZIN 1929, STRELIN 1929. [6] ROUDABUSH 1933. [7] MEYER 1950.
[8] DUBOIS und WOLFF 1947, WOLFF und DUBOIS 1947, 1948, DUBOIS 1949.

Regenerationsbeginn ist proportional der Distanz zwischen der Amputationswunde und der Grenze der unbestrahlten Region. Dies bedeutet, daß die Neoblasten sogleich nach der Amputation aktiviert werden und mit konstanter Geschwindigkeit durch die bestrahlte Region wandern. Ist einmal die bestrahlte Region wieder mit Neoblasten besiedelt, so erfolgt nach jeder Amputation eine normale Regeneration. Die bestrahlte Region wird aber nicht besiedelt, wenn keine Amputation erfolgt. Es ist also die Amputation oder irgendeine Verletzung notwendig, um die Wanderung der Neoblasten auszulösen (vgl. hierzu Abb. 3).

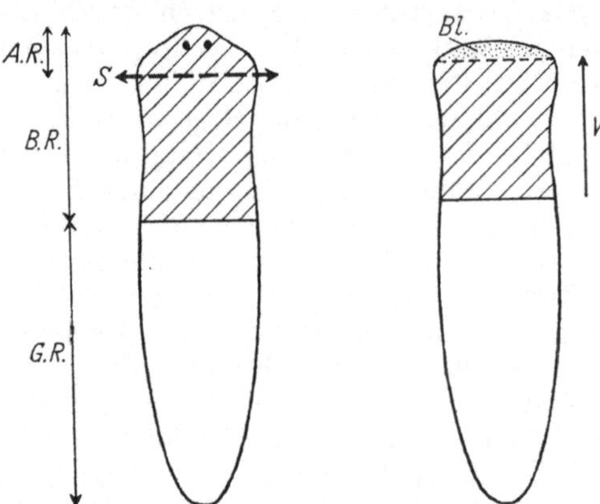

Abb. 3. Regeneration einer Planarie nach partieller Röntgenbestrahlung. *A.R.* Amputierte Region; *B.R.* Bestrahlte Region; *G.R.* Abgeschirmte Region; *Bl.* Regenerationsblastem; *W.* Richtung der Wanderung der Neoblasten. (Nach DUBOIS 1949.)

Die Bedeutung der Neoblasten für den Aufbau des Regenerates wird durch folgendes Experiment von WOLFF und DUBOIS (1948) sehr schön demonstriert (Abb. 4): Eine Planarie wird total bestrahlt und in ihre Körpermitte wird ein Fragment eines gesunden Tieres einer stärker pigmentierten Rasse transplantiert. Wird nun der Kopf dieser Planarie amputiert, so wird ein neuer Kopf regeneriert, dessen Pigmentierung derjenigen des Transplantates entspricht. Die Regenerationszellen stammen also vom Transplantat und bauen das ganze Regenerat auf.

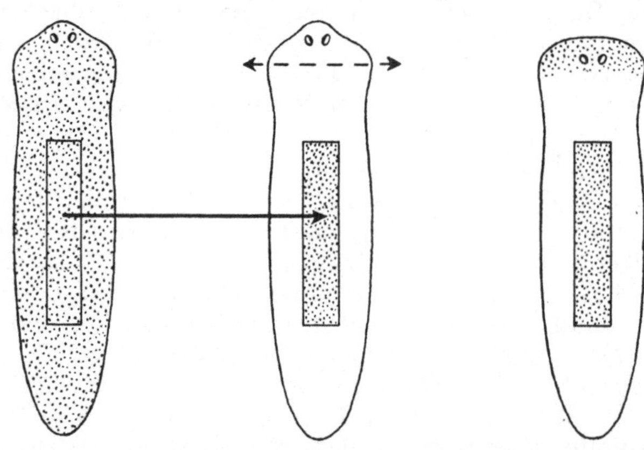

Abb. 4. Transplantation von gesundem Gewebe in eine röntgenbestrahlte Planarie. Das Transplantat stammt von einem Tier einer stärker pigmentierten Rasse. Das Regenerat ist pigmentiert, ist also durch Neoblasten aufgebaut worden, die aus dem gesunden Transplantat zugewandert sind. (Nach DUBOIS 1949.)

Weitere Experimente von WOLFF und DUBOIS (1948) haben gezeigt, daß ein ganz kleiner Einschnitt genügt, um die Wanderung der Neoblasten auszulösen. Es ist anzunehmen, daß von der Wunde eine stoffliche Wirkung ausgeht, durch die die Neoblasten aktiviert werden. Nach den Untersuchungen von WIGGLESWORTH 1937 an Insekten (s. S. 417) dürfte es sich dabei vielleicht um Eiweißabbauprodukte handeln. Jedenfalls ist für die Aktivierung nicht die Verdünnung der Körpersäfte an der Wunde verantwortlich, denn die Regeneration erfolgt ebenso gut in isotonischer Lösung[1]. Nach der Amputation werden die Neoblasten des gesamten Körpers der Planarie aktiviert, obschon dies für eine normale Regeneration nicht notwendig zu sein scheint, da auch ein sehr schmaler Streifen unbestrahlten Gewebes genügt, um die Regeneration zu sichern[2].

[1] WILSON 1941. [2] WOLFF und DUBOIS 1948.

Die Polarität wird bei der Regeneration von Planarienfragmenten stets gewahrt. Wenn die Fragmente sehr kurz sind, kommt es oft, besonders in mittleren Körperregionen, nicht zur Bildung von normalen Köpfen. CHILD und WATANABE (1935) fanden bei *Euplanaria* einen sog. Gradienten der Kopffrequenz. Wenn sie Planarien in 8 gleich lange Teilstücke zerschnitten, so fanden sie für die einzelnen, hintereinander liegenden Fragmente folgende Kopffrequenzen (Prozentsatz der Kopfbildungen):

$^1/_8$—1	86,4%	$^1/_8$—5	59,2%
$^1/_8$—2	41,6%	$^1/_8$—6	63,6%
$^1/_8$—3	29,6%	$^1/_8$—7	77,6%
$^1/_8$—4	26,0%	$^1/_8$—8	99,6%

Es scheint, daß die normale Polarität auf dem Vorhandensein von axialen, chemischen Gradienten beruht, und daß in mittleren, kurzen Fragmenten dieser

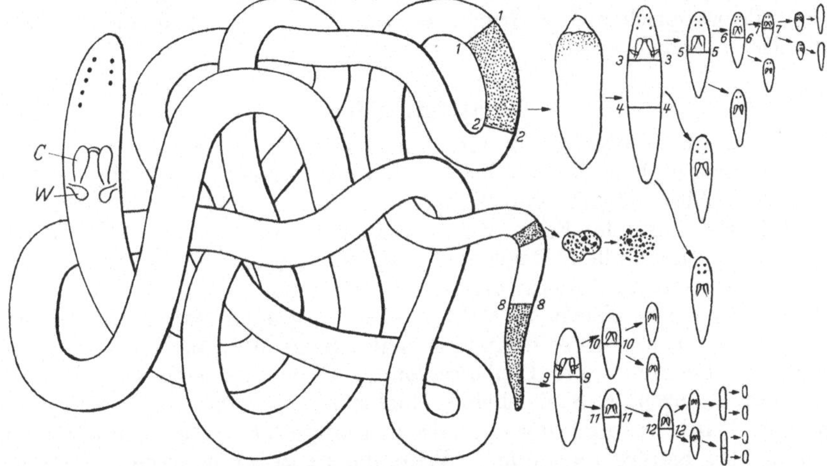

Abb. 5. Regenerationsmöglichkeiten bei der Nemertine *Lineus socialis*. Durch wiederholtes Zerschneiden der regenerierten Würmer können mikroskopisch kleine Individuen entstehen. *C* Cerebralganglion oder Gehirn. *W* Wimpergrube. (Nach COE 1929.)

Gradient, vielleicht durch Diffusionsvorgänge, gestört wird, so daß normale Kopfbildungen nicht mehr möglich sind.

Die mitotische Aktivität, die während der Regeneration erhöht ist, wurde durch VERHOEF (1946) untersucht.

Atmungshemmende Stoffe wie Kaliumcyanid hemmen die Regeneration der Planarien, während Oxydationsmittel wie Methylenblau sie fördern[1]. Lithiumionen bewirken häufig die Entstehung überzähliger Augen, haben jedoch keinen Einfluß auf die Kopffrequenz[2]. Gewisse Aminosäuren wie Arginin und Histidin scheinen die Regeneration der Planarien zu fördern[3]. Das junge Regenerationsblastem weist einen hohen Gehalt an Ribonucleinsäure auf[4], was auf eine lebhafte Proteinsynthese schließen läßt[5].

Die Nemertinen der Gattung *Lineus* besitzen ein außerordentlich hohes Regenerationsvermögen[6]. Alle Fragmente des Wurms, mit Ausnahme vorderer Kopfstücke, können einen ganzen Wurm regenerieren, sofern sie groß genug sind, um eine normale Wundheilung zu ermöglichen. Der Kopf von *Lineus* enthält neben dem Cerebralganglion (Gehirn) zwei laterale Sinnesorgane, die Wimpergruben. Ein Kopffragment regeneriert nur dann, wenn es mindestens einen Teil

[1] RULON 1938. [2] BRØNDSTED 1942. [3] LECAMP 1942. [4] CLÉMENT-NOËL 1944.
[5] CASPERSSON 1947. [6] DAWYDOFF 1909, 1910; OXNER 1909, NUSBAUM und OXNER 1910, 1912; COE 1929.

eines lateralen Sinnesorgans enthält. Ein solches Fragment enthält keinen Teil des Darms, vermag aber einen neuen Darm aus Mesodermzellen zu bilden, was für DAWYDOFF (1942) einen Beweis für das Wirken einer schöpferischen Lebenskraft („Régénération créatrice") darstellt. Man darf aber wohl annehmen, daß bei den Nemertinen wie bei den Planarien völlig undifferenzierte, omnipotente Wanderzellen oder Neoblasten vorhanden sind, die das Regenerat aufbauen, die aber möglicherweise in der vorderen, regenerationsunfähigen Kopfregion fehlen.

COE (1929) ist es gelungen, einen etwa 10 cm langen Wurm der Art *Lineus socialis* in 100 Fragmente zu zerlegen, von denen jedes einen ganzen Wurm regenerierte. Die so entstandenen kleinen Würmer konnten ihrerseits wieder in regenerierende Teilstücke zerlegt werden, die dann wieder und wieder zerschnitten wurden, bis die Operation infolge der mikroskopischen Kleinheit der Würmchen unmöglich wurde (Abb. 5). Es konnten auf diese Weise völlig normal proportionierte, mikroskopisch kleine Würmchen von $^1/_{200000}$ des Volumens des ursprünglichen Tieres erzielt werden.

d) Anneliden.

Während die Polychäten und Oligochäten gut regenerieren, fehlt die Regenerationsfähigkeit vollständig bei den Hirudineen. Bei vielen Polychäten kommt eine Abschnürung von Körperteilen mit anschließender Regeneration periodisch als normale Form vegetativer Vermehrung vor. Die Oligochäten sind der experimentellen Regenerationsforschung am leichtesten zugänglich. Ihre Regeneration ist deshalb am besten erforscht.

Jeder oligochäte Wurm besteht aus einer großen Zahl von gleichartigen Körpersegmenten und einer Gruppe cephaler Segmente, die die Kopfregion darstellen. Die Segmente der Cephalregion unterscheiden sich von den anderen Segmenten dadurch, daß sie keine Nephridien und kein Chloragogengewebe enthalten. Wird innerhalb der Cephalregion amputiert, so werden alle fehlenden Segmente des Kopfes regeneriert. Wird die ganze Cephalregion entfernt oder weiter hinten amputiert, so wird nur die Cephalregion regeneriert; die zwischen Cephalregion und Amputationsniveau liegenden Segmente werden jedoch nicht ersetzt. Je weiter hinten der Schnitt liegt, desto geringer wird die Fähigkeit zur Kopfregeneration. Liegt der Schnitt hinter einem bestimmten, für jede Art verschiedenen, kritischen Niveau, so kann keine Kopfregeneration mehr zustande kommen. Die Regeneration bleibt dann ganz aus, oder es kommt zur atypischen Regeneration eines Hinterendes mit umgekehrter Polarität (Heteromorphose)[1].

Vorderenden von Oligochäten können, sofern sie noch eine bestimmte, minimale, für jede Art verschiedene Zahl von Segmenten enthalten, vollkommene Hinterenden regenerieren[2].

Das Zustandekommen einer normalen Kopfregeneration ist abhängig vom Vorhandensein der Nervenkette (Bauchmark) im Amputationsniveau[3]. Ohne Nervensystem kann zwar auch eine Regeneration erfolgen, doch verläuft sie dann bedeutend langsamer. Auch die Nervenkette des Hinterendes kann, wenn sie transplantiert wird, normale Kopfregeneration bewirken. Das Nervensystem spielt also die Rolle eines unspezifischen Aktivators. Maßgebend für die Organisierung der Kopfregeneration ist nach PAINTER (1940) die Epidermis der vorderen Region. Transplantationsexperimente von AVEL (1947) haben gezeigt, daß besonders die ventralen Teile des Hautmuskelschlauches an der Organisation der Kopfregeneration beteiligt sind, und daß zwei Gradienten der Kopfregeneration bestehen, nämlich ein Dorsoventralgradient mit einem Maximum an Regene-

[1] Vgl. GATES 1949. [2] Vgl. GATES 1950. [3] AVEL 1947.

rationspotenz in der ventralen Partie und ein axialer Gradient als Ausdruck der graduellen Abnahme der Regenerationspotenz von vorne nach hinten.

Nach LIEBMANN (1942, 1943) ist die Regeneration bei *Eisenia* von sog. Eleocytenkörpern abhängig.

Eleocyten sind freischwimmende Elemente des Chloragogensystems. In der Kopfgegend von *Eisenia* findet sich ein ähnlich dem Fettkörper der Insekten aufgebautes Agglomerat von Eleocyten, ein Eleocytenkörper, von dem die Einleitung der Kopfregeneration und die Determination des Regenerates abhängig sein soll. Ein zweiter Eleocytenkörper, der erst während der Regeneration in hinteren Körperpartien gebildet wird, soll die gleiche Rolle bei der Schwanzregeneration spielen. Zur Zeit der Reproduktion, die einen starken Verbrauch an Eleocyten mit sich bringt, bleibt die Schwanzregeneration aus, da sich der Eleocytenkörper nicht bilden kann. Nachdem PAINTER (1940) und AVEL (1947) auf die organisierenden Eigenschaften der Haut hingewiesen haben (s. oben), erscheint die Ansicht LIEBMANNS, daß der Eleocytenkörper ein Organ mit formativem und organisierendem Einfluß sei, etwas zweifelhaft, könnte es sich doch beim Eleocytenkörper auch um eine Ansammlung von Nährzellen handeln.

Der Stoffwechsel ist während der Regeneration von *Tubifex* intensiver, was daraus hervorgeht, daß der Sauerstoffverbrauch während der 2. Woche der Regeneration erhöht ist[1]. Die Regeneration kann durch Röntgenbestrahlung verhindert werden. Beim bestrahlten Wurm bewirkt die Amputation keine Erhöhung des Sauerstoffverbrauchs[1].

Die Frage, weshalb bei der Schwanzregeneration das Anlegen neuer Segmente stets dann aufhört, wenn die normale Segmentzahl erreicht ist, ist noch nicht gelöst. Nach MOMENT (1949) hört das Anlegen neuer Segmente dann auf, wenn zwischen Vorder- und Hinterende die normale elektrische Potentialdifferenz von durchschnittlich 15,1 mV erreicht ist. Diese Potentialdifferenz ist proportional der Anzahl von Segmenten. Ob aber die Segmentbildung von der Potentialdifferenz abhängig ist, oder ob die Potentialdifferenz nur eine Begleiterscheinung ist, ist noch nicht abgeklärt.

e) Arthropoden.

Die meisten Arthropoden haben die Fähigkeit, die paarigen Gliedmaßen, Beine und Antennen, zu regenerieren. Die Regeneration ist bei den Arthropoden eng an die Häutung gebunden, da sich der Hautpanzer zwischen den Häutungen nicht verändern kann. Die eigentliche Regeneration erfolgt zwischen den Häutungen im Verborgenen, und das Regenerat wird erst bei der Häutung sichtbar. Infolgedessen sind Insekten im Adultstadium, wenn keine Häutungen mehr erfolgen, nicht mehr regenerationsfähig, während Crustaceen, die sich zeitlebens periodisch häuten, ihre Regenerationsfähigkeit beibehalten.

Viele Crustaceen und gewisse Insekten vermögen ihre Beine durch Autotomie abzubrechen. Beim Bein der Phasmiden sind Femur und Trochanter verwachsen, doch befindet sich dazwischen eine vorgebildete Bruchstelle, durch die keine Muskeln laufen[2]. Ein besonderer Brechmuskel bewirkt den Bruch des Beins, und eine proximal der Bruchstelle liegende hämostatische Membran verhindert eine starke Blutung (vgl. Abb. 6).

Bei den Insekten scheint die Epidermis (bei Insekten meist Hypodermis genannt) das Regenerationsmaterial zu liefern. Die Epidermis ist auch für die Organisation des Regenerates verantwortlich[3].

Der Verlauf der Regeneration kann histologisch verfolgt werden[4]. Er kann aber auch äußerlich an Hand der neu entstandenen Cuticula in allen Stadien studiert werden, wenn das Zeitintervall zwischen Amputation und darauffolgender Häutung variiert wird[5] (Abb. 7). Wenn die Cuticula eines Beins durch ein Glasrohr entsprechender Dicke ersetzt wird, kann die Regeneration auch direkt im Mikroskop verfolgt werden[6].

[1] COLLIER 1947. [2] BORDAGE 1905.
[3] HELDMANN 1929, FRIEDRICH 1930, LÜSCHER 1947, 1948a.
[4] HELDMANN 1929, FRIEDRICH 1930. [5] LÜSCHER 1948b. [6] LÜSCHER 1947, 1948a.

Nach der Amputation wird die Wunde zunächst durch koaguliertes Blut verschlossen. Hypodermiszellen lösen sich dann aus ihrem Verbande und wandern amöboid unter diesen primären Wundverschluß, indem sie mit der Hypodermis des Beins und unter sich durch Plasmastränge verbunden bleiben. Diese Zellen bilden dann unter dem Blutcoagulum eine kompakte Kappe, eine Art Blastem. Darauf erfolgt das regenerative Wachstum durch Zellteilungen in der ganzen Hypodermis des amputierten Beinabschnittes. Es resultiert daraus in dem Beinabschnitt eine besonders hohe Zelldichte, die eine besonders starke Streckung des regenerierten Beines nach der Häutung ermöglicht. Durch Einschnürungen in der Hypodermis erfolgt dann die Differenzierung in die verschiedenen Beinabschnitte.

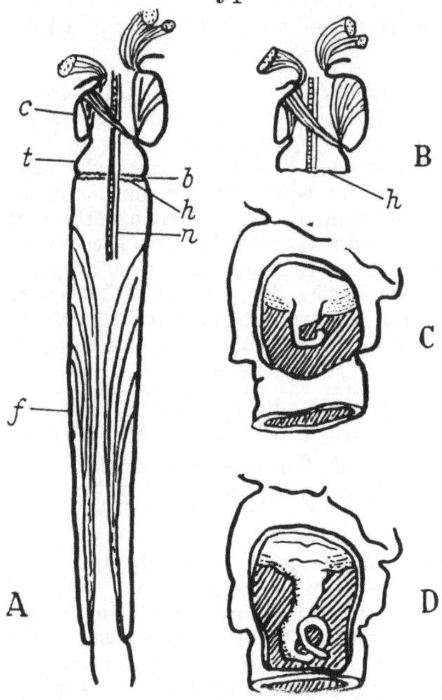

Abb. 6. Autotomie und Regeneration bei Phasmiden. A oberer Teil des Beins mit der vorgebildeten Bruchstelle; B Beinstumpf nach Autotomie, durch den oberen Teil der hämostatischen Membran verschlossen. C, D Regenerationsstadien innerhalb des alten Beinstumpfes; b vorgebildete Bruchstelle, c Coxa, f Femur, h hämostatische Membran, n Nerv und Trachee, t Trochanter. (Nach BORDAGE 1905.)

Besondere Verhältnisse bestehen bei der Regeneration nach Autotomie bei gewissen Phasmiden[1]. Bei ihnen wächst die Hypodermis zunächst normal unter den provisorischen Wundverschluß. Sie zieht sich dann aber in die Coxa zurück und bildet dort einen kleinen Regenerationskegel, der zu einem ganzen, innerhalb der alten Cuticula aufgerollten Miniaturbein auswächst (Abb. 6). Nach der nächsten Häutung ist dann ein vollkommenes, etwas verkleinertes Bein vorhanden.

Dadurch, daß die Hypodermis des Regenerationsstumpfes direkt — ohne sichtbare Entdifferenzierung — am Aufbau des Regenerates teilnimmt, unterscheidet sich die Regeneration der Arthropodenextremität grundsätzlich von der Regeneration bei anderen Tieren, bei denen sich in der Regel zuerst ein Blastem aus indifferenten

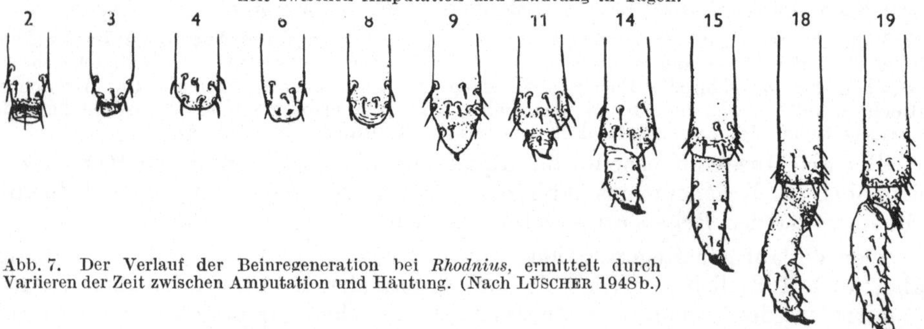

Abb. 7. Der Verlauf der Beinregeneration bei *Rhodnius*, ermittelt durch Variieren der Zeit zwischen Amputation und Häutung. (Nach LÜSCHER 1948b.)

Zellen bildet, aus denen sich das ganze Regenerat aufbaut. Die Hypodermiszellen der Insekten scheinen ihre embryonalen Potenzen weitgehend beizubehalten.

Die Auslösung der Zuwanderung von Hypodermiszellen gegen die Wundstelle beruht auf einer chemischen Wirkung, die von der Wunde ausgeht. Durch

[1] BORDAGE 1905.

Autolyse der verletzten Zellen scheinen gewisse Stoffe frei zu werden, welche die Zuwanderung und Ansammlung der Hypodermiszellen an der verletzten Stelle bewirken[1]. WIGGLESWORTH (1937) hat die Wirkung verschiedener Extrakte, Eiweißabbauprodukte, Fermente usw. geprüft, indem er sie durch ein feines Loch in der Cuticula der Wanze *Rhodnius* auf die Hypodermis einwirken ließ. Geeignete Stoffe vermochten auf diese Weise die Zuwanderung von Hypodermiszellen und damit eine Zellverdichtung an der Einwirkungsstelle zu verursachen. Wirksam waren die verschiedensten Gewebeaufschwemmungen und Proteine. Starke Wirkung zeigten Peptone, aber auch Trypsin und Aminosäuren zeigten eine schwache Wirkung. Die Wanderung scheint also durch die verschiedensten Eiweißabbauprodukte ausgelöst zu werden.

Über die Faktoren, welche die Mitosen auslösen, ist noch sehr wenig bekannt. WIGGLESWORTH (1937) vermutet, daß bei der Wundheilung die Verdünnung der Zellen infolge der Abwanderung zur Wunde ein Faktor ist, der zur Auslösung von Mitosen führt. Wahrscheinlich spielen aber auch stoffliche Faktoren eine Rolle (s. auch S. 427).

Bei holometabolen Insekten können wir zwischen larvaler und imaginaler Regeneration unterscheiden. Bei gewissen Käfern, z. B. bei *Tenebrio*, können die Beine, wenn sie in frühen Larvenstadien amputiert werden, im Laufe des Larvenlebens regeneriert werden. Bei anderen Käfern, z. B. bei *Hydrophilus*, erfolgt im Larvenstadium nur Wundheilung, aber keine Regeneration. Bei der Imaginalhäutung erscheint aber ein normal proportioniertes Imaginalbein. Das imaginale Bein, dessen Anlage mit dem Larvenbein entfernt worden ist, wurde also vollkommen regeneriert[2].

Auch die Imaginalanlagen von Schmetterlingsflügeln sind regenerationsfähig[3]. Wird einer Raupe vor der letzten Häutung die ganze Flügelanlage exstirpiert, so wird ein Flügel regeneriert. Wird aber die Flügelanlage mitsamt der Hypodermis ihrer Umgebung herausgeschnitten, so kann ein Flügel nur dann regeneriert werden, wenn das entfernte „Territorium" eine bestimmte Größe nicht überschreitet[4]. Wie bei der Amphibienextremität (vgl. S. 425) besteht hier ein abgegrenztes Territorium in der Hypodermis. Dieses Regenerationsterritorium vermag eine Flügelregeneration zu organisieren, und seine Zellen bauen das Regenerat auf. Wird aber an Stelle des explantierten Flügels ein anderes Stück Hypodermis eingepflanzt, so ist dieses nicht fähig, einen Flügel zu bilden. Das Flügelterritorium hingegen verliert die Fähigkeit zur Flügelregeneration nicht, auch nach Transplantation in fremde Umgebung[4].

Innere und äußere Faktoren können die Regeneration der Arthropoden beeinflussen. Bei *Asellus* wird die Regeneration durch das periphere Nervensystem stimuliert[5]. Die Fühler- und Beinregeneration von *Sphodromantis* wird jedoch durch die Exstirpierung der entsprechenden Ganglien nicht beeinflußt[6]. Das Corpus allatum-Hormon wirkt stimulierend auf die Regeneration bei *Dixippus*[7]. Werden die Corpora allata einer Stabheuschrecke exstirpiert, so unterbleibt die Beinregeneration. Andererseits kann durch Implantation mehrerer Corpora allata eine Imago zu überzähligen Häutungen veranlaßt werden, bei denen auch die Imago noch Beine regenerieren kann.

Die Regeneration der Insekten ist stark temperaturabhängig. Sie erfolgt bei niedriger Temperatur nicht nur langsamer, sondern auch unvollkommener. Bei der Wanze *Rhodnius* konnte bei 25° C nach 14 Tagen ein Regenerat erzielt werden, das doppelt so lang war wie ein entsprechendes Regenerat, das bei

[1] WIGGLESWORTH 1937. [2] MEGUSAR 1907, BOURDON 1932. [3] v. UBISCH 1911. [4] PAUL 1937. [5] A. E. NEEDHAM 1945/46. [6] SUSTER 1933. [7] PFLUGFELDER 1939.

17^0 C nach 42 Tagen entstanden ist[1]. Bei im Wasser lebenden Crustaceen ist die Regeneration auch von der Wasserstoff- und Phosphationenkonzentration des Wassers abhängig. Bei *Asellus* ist ein p_H von 7,4 am günstigsten für die Regeneration; das Phosphation beschleunigt die Regeneration in bestimmter Konzentration[2]. Bei *Asellus* wurden auch saisonbedingte Unterschiede in der Regenerationsfähigkeit festgestellt[2].

Bei Insekten kommt es bei der Regeneration häufig zu Doppel- und Dreifachbildungen von Beinen und Antennen. Auch werden viele Naturfunde von Mehrfachbildungen auf Fehlleistungen bei der Regeneration zurückgeführt[3].

Eine der interessantesten Anomalien, die bei der Regeneration der Insekten relativ häufig auftritt, ist die Heteromorphose, bei der ein verlorener Körperanhang durch einen anderen, einer anderen Körperregion angehörigen Anhang ersetzt wird. So kann bei der Stabheuschrecke *Dixippus* an Stelle einer Antenne ein Bein regeneriert werden. Dieses Phänomen hat bis heute keine befriedigende Erklärung gefunden.

f) Mollusken, Echinodermen und Tunicaten.

Alle Mollusken besitzen eine gewisse Regenerationsfähigkeit. Muscheln und Schnecken vermögen Teile des Mantels und der Schale zu ergänzen. Bei den Schnecken kann sowohl der Fuß als auch der Kopf, oder wenigstens ein Teil desselben, regeneriert werden. Die Kopfregeneration ist nur dann möglich, wenn weder das Cerebralganglion noch der Schlundring verletzt worden sind. Bei den Cephalopoden können die Arme regeneriert werden. Bei *Argonauta* löst sich der Hectocotylus (als Spermatophorenträger ausgebildeter Arm) zur Fortpflanzungszeit durch Autotomie vom männlichen Tiere los und sucht selbständig die Mantelhöhle des weiblichen Tieres auf. Daraufhin wird ein neuer Hectocotylus regeneriert.

Für die Pluteuslarven der Echinodermen ist eine Regenerationsfähigkeit nicht nachgewiesen. Dagegen weisen die Adultformen der Crinoiden (Haarsterne) und Asteroiden (Seesterne) weitgehende Regenerationsfähigkeit auf. Jedes Fragment eines Haarsterns ist fähig, ein vollständiges Tier zu regenerieren, sofern es einen Teil des zentralen Körpers enthält und mindestens zwei Arme besitzt. Bei den Seesternen sind einzelne Arme, oder sogar Fragmente von Armen fähig, ganze Tiere zu regenerieren. Wird ein Arm in der Symmetrieebene halbiert, so ergänzen sich beide Teile, und es entsteht eine Doppelbildung. Wird ein Arm dagegen horizontal gespalten, so vermag nur der ventrale Teil einen ganzen Arm zu bilden.

Bei den Holothurien (Seewalzen) findet man die merkwürdige Erscheinung der Evisceration: bei starker Reizung stößt das Tier den größten Teil seines visceralen Apparates (Verdauungsorgane, Wasserlungen, CUVIERsche Organe, Geschlechtsdrüsen) durch die Kloake aus. Alle diese Organe können dann wieder regeneriert werden.

Bei den Echinoiden (Seeigeln) kommt eine Regeneration von Körperteilen nicht vor. Einzig Stacheln und Teile des Ambulakralsystems können ersetzt werden.

Unter den Tunicaten wurde eine weitgehende Regenerationsfähigkeit vor allem für die Ascidie *Clavellina* nachgewiesen[4]. Dieses Tier kann in vier oder mehr Teile zerlegt werden, und jeder Teil kann eine ganze Ascidie regenerieren. Bei der erwachsenen *Clavellina* entsteht an der Wundstelle ein Blastem, das auswächst, und aus dem sich die Organe des Regenerates herausdifferenzieren.

[1] LÜSCHER 1948b. [2] A. E. NEEDHAM 1947. [3] BALAZUC 1948. [4] DRIESCH 1902.

Ganz anders verläuft die Regeneration bei der jungen *Clavellina*. Nach der Operation verliert das Fragment zunächst jede Organisation und besteht nach 9 Tagen in einer abgerundeten Masse, in deren Innerem keinerlei Struktur erkennbar sein soll. Nach und nach streckt sich dann die Masse in die Länge und die Organe differenzieren sich. Am 17. Tag ist ein kleines aber vollständiges Tier entstanden. Diese Art der Regeneration, die mit einem vollkommenen Umbau des Körpers verbunden ist, bezeichnet man als *Morphallaxis*.

4. Die Regeneration bei Wirbeltieren mit Ausnahme der Amphibien.

Unter den Wirbeltieren findet man eine besonders hohe Regenerationsfähigkeit bei den Amphibien, die deshalb in einem besonderen Kapitel behandelt werden sollen.

Bei Fischen können Schuppen, einzelne Flossenstrahlen oder ganze Flossen und Teile des Operkels regeneriert werden. Naturfunde weisen darauf hin, daß auch eine unvollkommene Regeneration des Schwanzes möglich ist.

Allgemein bekannt ist die Autotomie und Regeneration des Eidechsenschwanzes. In jedem Wirbel des Schwanzes findet sich eine vorgebildete Bruchstelle. Der Bruch des Schwanzes erfolgt deshalb nie zwischen den Wirbeln. Der regenerierte Schwanz unterscheidet sich wesentlich vom ursprünglichen. Das Achsenskelet wird durch eine knorpelige Röhre ersetzt, die sich nur sehr spät und unregelmäßig verknöchert. Der regenerierte Schwanz ist aber erneut zur Autotomie und Regeneration fähig.

Die Beine der Eidechsen sind nicht regenerationsfähig, doch kann unter Umständen an Stelle eines amputierten Hinterbeins ein schwanzartiges Regenerat entstehen.

Bei Vögeln und Säugetieren beschränkt sich die Regeneration auf den Ersatz von Federn und Haaren und auf innere Organe. Diese Regeneration wird in diesem Handbuch an anderer Stelle behandelt (S. 441 ff.). Bei gewissen Nagetieren kann es unter Umständen zu einer Regeneration der terminalen Region des Schwanzes kommen.

5. Die Regeneration bei den Amphibien.

Unter den Wirbeltieren weisen die Amphibien bei weitem die größte Regenerationsfähigkeit auf. Die Urodelen vermögen sowohl im Larven- als auch im Adultstadium die Beine, den Schwanz und sogar Teile der Kiefer zu regenerieren. Die Anuren besitzen diese Fähigkeiten im Larvenstadium auch, doch gehen sie bei ihnen während der Metamorphose verloren. Die Urodelen sind auch fähig, Teile der Augenblase und die Linse zu regenerieren.

Die ersten Reaktionen, die auf die Amputation eines Beines oder des Schwanzes folgen, sind Wundheilungsprozesse. Gewöhnlich werden die Wundränder einander durch Muskelkontraktion genähert. Dann wird die Kontinuität der Epidermis durch Wanderung von Epidermiszellen über die darunterliegenden Gewebe wieder hergestellt[1]. Die Wundheilung ist Voraussetzung für das Zustandekommen der Regeneration. Es besteht allerdings ein gewisser Antagonismus zwischen Wundheilung und Regeneration, indem eine verfrühte Wundheilung die anschließende Regeneration verhindern[2], und indem eine Verzögerung der Wundheilung in nicht mehr regenerationsfähigen Fröschen noch eine Regeneration herbeiführen kann[3].

Der eigentliche Regenerationsprozeß beginnt nach erfolgtem epithelialem Wundverschluß mit der Blastembildung. Durch Degeneration der angeschnittenen

[1] Korschelt 1927. [2] Godlewski 1928. [3] Polezhayew 1946.

Gewebe und Ansammlung von undifferenzierten Zellen entsteht das Regenerationsblastem[1]. Auf die Blastembildung folgt die Wachstumsphase. Lebhafte Zellteilungen führen zu einem raschen Auswachsen des Blastems. Das Wachstum wird dann durch Differenzierungsprozesse abgelöst. Meist beginnt die Differenzierung in der stumpfnahen Zone des Regenerates, doch kann sie auch im ganzen Regenerat simultan erfolgen. Die Regeneration verläuft bei den Amphibien im allgemeinen sehr rasch. Das fehlende Organ kann in $^1/_4$—$^1/_5$ der Zeit,

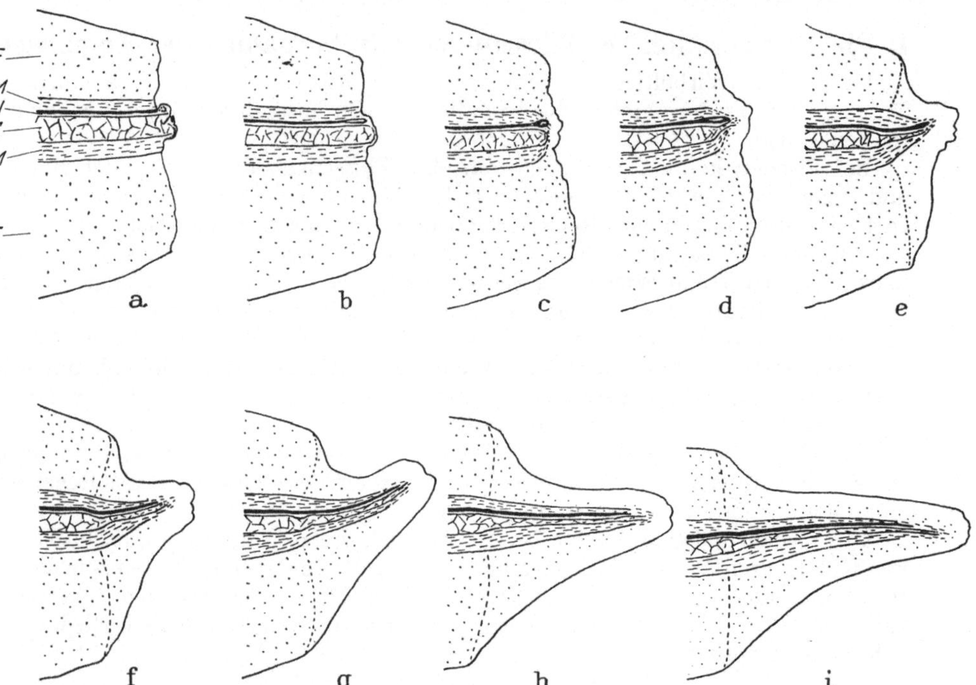

Abb. 8 a—i. Der normale Verlauf der Schwanzregeneration bei der Larve des Krallenfrosches *Xenopus laevis* a unmittelbar nach der Amputation, b—i nach 1—8 Tagen. *C* Chorda, *F* Flossensaum, *M* Muskulatur, *N* Neuralrohr. Gestrichelte Linie = Grenze zwischen Stumpf und Regenerat. (Nach LÜSCHER 1946 b.)

die zu seiner normalen Entwicklung benötigt wird, ersetzt werden[2]. Die Regeneration des Schwanzes der Larve des Krallenfrosches *(Xenopus)* ist nach 10 bis 12 Tagen abgeschlossen (Abb. 8).

a) Die Auslösung der Regeneration und die Herkunft des Regenerationsmaterials.

Voraussetzung für das Zustandekommen einer Regeneration ist das Vorhandensein einer Wunde. Wenn die Amputationswunde sogleich mit Epidermis überdeckt wird[3], so bleibt die Regeneration aus. Wird aber die gleiche Operation erst einen Tag nach der Amputation durchgeführt, so tritt die Regeneration ungehindert ein. Die Regeneration kann auch durch kurze Behandlung in Colchicinlösung verhindert werden, dadurch, daß die Zellteilungen blockiert werden[4]. Die Wundheilung wird durch das Colchicin nicht beeinflußt. Nach dem Nachlassen der Colchicinwirkung wäre das Organ an sich wieder regenerationsfähig, doch bleibt die Regeneration aus, weil die Wunde schon verschlossen ist.

[1] KORSCHELT 1927. [2] BRUNST 1950b. [3] GODLEWSKI 1928. [4] LÜSCHER 1946b, c.

Damit in dieser Situation eine Regeneration eintritt, muß eine neue Wunde beigebracht werden. Für die Bedeutung der offenen Wunde zur Auslösung der Regeneration sprechen auch Versuche, die Regeneration durch Beryllium zu beeinflussen[1]. Durch Behandlung mit Berylliumnitrat kann die Regeneration vollkommen unterdrückt werden, sofern die Behandlung sogleich nach der Amputation erfolgt. Wird erst 6 Std nach der Amputation behandelt, so setzt die Regeneration normal ein. Die histologische Untersuchung ergab, daß die Wunde nach Berylliumbehandlung sehr schnell von einer dicken, mehrschichtigen Haut bedeckt ist, während Kontrollen zur gleichen Zeit ein zartes Wundepithel zeigen. Durch die rasche Wundheilung wird die gleiche Wirkung erreicht wie durch das experimentelle Überdecken der Wunde mit Epidermis. Bei Behandlung nach 6 Std ist die Wunde lange genug offen geblieben, um eine Regeneration zu ermöglichen. Auch die Versuche, adulte Frösche, die normalerweise nicht mehr zur Beinregeneration fähig sind, noch zur Beinregeneration zu veranlassen, weisen auf die Bedeutung der offenen Wunde hin. Durch Entfernung der Haut des Regenerationsstumpfes und starke Verletzung der darunterliegenden Gewebe[2] durch Behandlung der Wunde mit Salzlösungen[3] oder lediglich durch Entfernung der Haut des Regenerationsstumpfes[4] können Frösche zur Beinregeneration veranlaßt werden. Alle diese Methoden bewirken ein längeres Offenbleiben der Wunde, die normalerweise bei adulten Fröschen sehr rasch verheilt. Auf die Bedeutung der Wunde bei Planarien[5] und bei der Wundheilung der Insekten[6] wurde schon hingewiesen. Für die Auslösung der Regeneration ist also die offene Wunde von eminenter Bedeutung. Das Offenbleiben der Wunde kann verschiedene Effekte haben: Autolyse der Wundzellen, Quellung der Gewebe, Erleichterung der Sauerstoffaufnahme, Diffusion regenerationshemmender Stoffe ins Wasser. Die letztgenannten Effekte kommen natürlich nur für Wassertiere in Frage. Bei Amphibien ist es noch unklar, welche durch die offene Wunde bewirkten Effekte die Auslösung der ersten Regenerationsvorgänge bewirken. Wesentlich ist wohl, daß nach längerem Offenbleiben der Wunde eine weitgehende Entdifferenzierung der Stumpfgewebe eintreten kann. Diese Entdifferenzierung tritt nach zu rasch erfolgtem Wundverschluß, sei es infolge Berylliumbehandlung oder Hypophysektomie (S. 429) nicht ein. Auch das Nervensystem kann unter Umständen eine solche Entdifferenzierung herbeiführen und bei adulten Fröschen die offene Wunde bis zu einem gewissen Grade ersetzen (S. 431).

Die Frage der Herkunft des Regenerationsmaterials ist heute ebenfalls noch nicht ganz abgeklärt. Wir haben oben dargestellt, daß bei den Planarien Regenerationszellen oder Neoblasten im ganzen Körper verteilt sind, und daß diese auch aus entfernt liegenden Regionen zuwandern, um das Regenerationsblastem aufzubauen, während die differenzierten Zellen hierzu unfähig sind[7]. Im Gegensatz hierzu ist die Regeneration bei den Amphibien eine lokale Angelegenheit. Weiss (1924) hat Vorder- und Hinterextremitäten bei *Salamandra* vertauscht und das Transplantat amputiert. Die Regeneration erfolgte stets in der Qualität, die durch das Transplantat gegeben war. Hertwig (1927) konnte durch ein elegantes Experiment zeigen, daß das gesamte Material, das am Aufbau des Regenerates bei Molchlarven beteiligt ist, aus der nächsten Umgebung der Wunde stammt. Hertwig hat Beine haploider Molchlarven auf Beinstümpfe diploider Larven transplantiert. Nach dem Verheilen des Transplantates hat er dieses so amputiert, daß nur ein dünnes Scheibchen haploiden Materials am diploiden Stumpf blieb. Mit Ausnahme der Blutgefäßzellen, die aus dem Wirtskörper eingewandert

[1] Thornton 1949, 1950. [2] Polezhayew 1935, 1946. [3] Rose 1944, 1945.
[4] Rose 1944. [5] Wolff und Dubois 1948. [6] Wigglesworth 1937.
[7] Wolff und Dubois 1948.

waren, war das ganze Regenerat haploid. Die Regenerationszellen stammen also aus der unmittelbaren Nähe der Wunde.

Trotzdem spielen auch bei der Regeneration der Amphibien Wanderungen von Zellen, die das Blastem aufbauen und organisieren, eine wichtige Rolle. Diese Zellwanderungen können beim Schwanz der *Xenopus*-Larve durch Behandlung mit Aminoketonen gehemmt oder unterdrückt werden (histostatische Wirkung)[1]. Die Regeneration kann dann nur sehr unvollständig erfolgen, obschon die Zellen ihre Teilungsfähigkeit nicht verlieren. Es kommt dann nur zur Bildung von sehr kleinen Blastemen, die die für die Auslösung des Wachstums erforderliche Minimalgröße nicht erreichen.

Es stellt sich nun die Frage, welche Zellen der Wundregion am Aufbau des Blastems beteiligt sind, ob in den differenzierten Geweben undifferenzierte, omnipotente Zellen oder Neoblasten vorhanden sind, oder ob sich differenzierte Gewebezellen entdifferenzieren und am Aufbau des Blastems teilnehmen können. Die Frage ist deshalb von großer Bedeutung, weil sie das generelle Problem einer funktionellen Entdifferenzierung und Umdifferenzierung von Zellen berührt.

Genaue histologische Untersuchungen am regenerierenden Urodelenbein[2] ergaben, daß die differenzierten Zellen der Wundregion, namentlich Muskelzellen, tatsächlich entdifferenziert werden und sich an der Bildung des Blastems beteiligen. Eine morphologische Entdifferenzierung, die eine Wiedererlangung der Teilungsfähigkeit mit sich bringt, ist damit nachgewiesen. Ob diese entdifferenzierten Gewebezellen sich später im Sinne ihrer ursprünglichen Gestalt wieder differenzieren, oder ob sie sich auch zu anderen Gewebezellen umdifferenzieren können, ist eine Frage, die heute noch nicht entschieden werden kann. Auch in Gewebekulturen können sich differenzierte Zellen morphologisch entdifferenzieren, doch behalten sie dabei über sehr lange Zeiten ihre funktionelle Bedeutung bei, und unter geeigneten Bedingungen differenzieren sie sich stets wieder im Sinne ihrer ursprünglichen Form[3]. Danach scheint die funktionelle Umdifferenzierung unwahrscheinlich, und es ist wahrscheinlich, daß auch bei der Regeneration die entdifferenzierten Gewebezellen lediglich zur Bildung der ihrer Herkunft entsprechenden Gewebe herangezogen werden. Da aber ein skeletloser Beinstumpf ein skelethaltiges Regenerat zu bilden vermag[4], muß man annehmen, daß das Blastem auch omnipotente Neoblasten enthält, die wahrscheinlich aus dem Bindegewebe stammen. THORNTON (1942) glaubt, daß entdifferenzierte Muskelzellen wieder omnipotent werden, da Schwanzmuskulatur eines Axolotls, wenn sie auf einen durch Röntgenbestrahlung regenerationsunfähig gemachten Beinstumpf verpflanzt wurde, ein vollständiges, wenn auch skeletloses, Schwanzregenerat ergab. Auch in diesem Falle können sich jedoch omnipotente Zellen aus dem Bindegewebe am Aufbau des Blastems beteiligt haben, denn eine Transplantation von völlig bindegewebsfreier Muskulatur scheint uns kaum möglich zu sein.

Während bei der Regeneration des Urodelenbeins durch Entdifferenzierung von Gewebezellen der Wundregion unter Beteiligung undifferenzierter Bindegewebselemente ein einheitliches, omnipotentes Regenerationsblastem entsteht, erfolgt die Regeneration des Anurenschwanzes durch Gewebesprossung, indem jedes Gewebe des Stumpfes mehr oder weniger selbständig in das Regenerat auswächst. Dies wurde erstmals durch MORGAN und DAVIS (1902) nachgewiesen: Wenn beim Kaulquappenschwanz Neuralrohr und Chorda im Amputationsquerschnitt fehlen (infolge Resektion), so wird nur Muskulatur und Flossensaum

[1] LEHMANN und BRETSCHER 1952, LEHMANN und DETTELBACH 1952.
[2] THORNTON 1938a, b. [3] FISCHER 1929, TÖRÖ 1934. [4] WEISS 1925a.

regeneriert, also nur diejenigen Gewebe, die im Amputationsquerschnitt vorhanden sind. Zu den gleichen Ergebnissen führte auch der Versuch, Schwänze

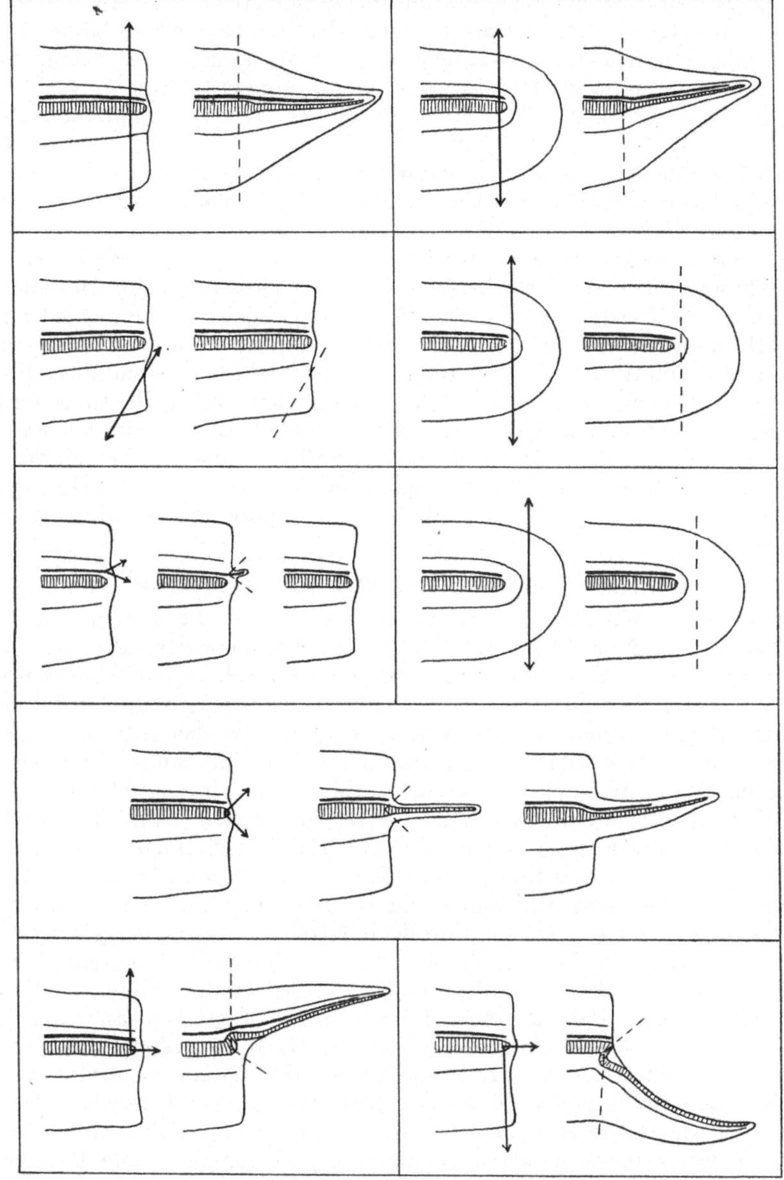

Abb. 9. Gewebesprossung bei der Regeneration des Schwanzes der *Xenopus*-Larve. Wird eine Larve, deren Regeneration durch Colchicinbehandlung verhindert wurde, nach einiger Zeit erneut amputiert, so kann eine normale Regeneration nur dann erfolgen, wenn sämtliche Gewebe des normalen Schwanzquerschnittes angeschnitten werden. (Nach LÜSCHER 1946b.)

von *Xenopus*-Larven, deren Regeneration durch kurze Colchicinwirkung unterdrückt worden war, in verschiedener Weise zu reamputieren[1]. Bei Tieren, die lediglich einen abgerundeten Flossensaum hatten, wurde dieser nach der

[1] LÜSCHER 1946b.

Amputation ergänzt. Eine normale Regeneration konnte aber nur dann erzielt werden, wenn bei der Amputation sämtliche Gewebe angeschnitten wurden (Abb. 9). Es gibt also im Flossensaum und in der Muskulatur keine undifferenzierten omnipotenten Zellen, die die fehlende Chorda ersetzen könnten. Muskulatur hingegen scheint, unabhängig von der Muskulatur des Stumpfes, auch aus Flossensaummaterial gebildet werden zu können[1]. Histologische Untersuchungen von NAVILLE (1922, 1924) bestätigen die experimentellen Befunde. NAVILLE zeigte, daß in jedem Gewebe die distalen Teile entdifferenziert werden, und daß gewissermaßen jedes Gewebe sein eigenes Blastem bildet, das selbständig durch mitotische Aktivität auswächst und sich allmählich wieder in der typischen Weise differenziert.

Die Regeneration des Anurenschwanzes ist somit grundsätzlich verschieden von der Regeneration des Urodelenbeins: Gewebesprossung beim Anurenschwanz und einheitliche Blastembildung beim Urodelenbein. Der Unterschied ist wahrscheinlich dadurch bedingt, daß beim Urodelenbein die Rolle omnipotenter Zellelemente beim Aufbau des Blastems entscheidend ist, während diese Elemente beim Anurenschwanz nur noch in Ausnahmefällen von Bedeutung sind. Die Schwanzregeneration der Urodelen scheint ähnlich ihrer Beinregeneration zu verlaufen, denn die Versuche von LIOSNER (1937), der auf einen skeletlosen Beinstumpf Schwanzmuskulatur transplantierte und damit die Bildung typischer Schwanzwirbel erzielte, beweisen, daß ein omnipotentes Schwanzblastem gebildet wird.

b) Die Potenzen des Regenerationsblastems.

Die Potenzen des Regenerationsblastems können durch Transplantationsexperimente geprüft werden. MILOJEVIĆ (1924) transplantierte junges Blastem des Vorderbeins von *Triton* auf den Stumpf eines frisch amputierten Hinterbeins und umgekehrt. Die Blasteme heilten am neuen Ort ein und differenzierten sich aus. Für die Qualität ihrer Differenzierung war das Alter von 12 Tagen entscheidend. Ältere Blasteme entwickelten sich im Sinne ihrer Herkunft, jüngere im Sinne ihres neuen Standortes. Man kann daraus schließen, daß das junge Vorderbeinblastem die Potenz besitzt, unter dem Einfluß eines Hinterbeinstumpfes Hinterbein zu bilden. WEISS (1927b) konnte junges Schwanzblastem von *Triton* auf einen Beinstumpf transplantieren. Junges, bis zu 10 Tage altes Blastem war fähig, eine Extremität zu regenerieren, während ältere Blasteme schwanzartige Gebilde ergaben. Ähnliche Experimente im umgekehrten Sinne durchgeführt, ergaben das gleiche Resultat: das junge Blastem entwickelt sich ortsgemäß[2] und im Alter von 10—12 Tagen wird es determiniert. Wenn nun aber mehrere junge Beinblasteme zusammen auf einen Schwanzstumpf transplantiert werden[3], so wird ein Bein regeneriert. Nach POLEZHAYEW (1936) werden einzelne junge Blasteme am fremden Ort resorbiert, und es erfolgt dann eine normale Regeneration, obwohl auch schon das jüngste Blastem determiniert ist, was aus seinem Experiment der Verpflanzung mehrerer Blasteme hervorgeht. Da aber mehrere Blasteme als Einheitsleistung ein einziges Bein bildeten, muß das Blastem als ein pluripotentes System betrachtet werden, dessen Potenzen sich jedoch auf die Bildung eines bestimmten, durch den ursprünglichen Standort gegebenen Organs beschränken.

Versuche von EFIMOV (1938) scheinen darauf hinzuweisen, daß die Determination in Qualität Vorder-Hinterbein im jungen Blastem noch nicht vollzogen ist. Hinterbeinblastem eines schwarzen Axolotls wurde auf Vorderbeinstumpf eines weißen Tieres transplantiert. Eine schwarze Vorderextremität wurde

[1] MARCUCCI 1926. [2] GUYÉNOT 1927b. [3] POLEZHAYEW 1936.

regeneriert. Auch in diesem Falle kann jedoch die Möglichkeit einer Resorption des Blastems nicht ausgeschlossen werden. Da die Ausfärbung der Pigmentzellen durch die Epidermis bestimmt wird[1], könnte bei diesem Experiment auch nur die Epidermis des Transplantats erhalten geblieben sein. Es ist deshalb heute noch unklar, wie weit die Potenzen des Regenerationsblastems in bezug auf die Regeneration anderer Organe gehen.

EMERSON (1940) hat ge eigt, daß das Regenerationsblastem von Kaulquappen fähig ist, auf embryonale Induktoren anzusprechen. Medullarwulst aus der Ohrregion kann im Blastem die Bildung von Ohrbläschen induzieren. Außerdem kann Regenerationsblastem, wenn es in entlinste Augenbecher verpflanzt wird, Linse regenerieren[2]. Diese Experimente weisen nun wiederum auf außerordentlich, weitgehende Potenzen hin, und sie lassen sich deshalb weder mit den Ergebnissen von POLEZHAYEW (1936) noch mit denjenigen der sorgfältigen Arbeit von METTETAL (1939), der bei *Salamandra* immer herkunftsgemäße Regeneration festgestellt hat, in Einklang bringen. Das Problem der Potenzen des Regenerationsblastems verlangt deshalb, erneut untersucht zu werden.

c) Das Regenerationsterritorium und das Organisationsfeld.

Die Tatsache, daß das Regenerat durch seine Basis, also durch den Regenerationsstumpf determiniert wird, daß ein Schwanzstumpf Schwanzbildung induziert, während die Region des Rückens keinen Einfluß auf das Regenerat hat[3], führte GUYÉNOT (1927a, b) zu der Vorstellung, daß die Regeneration der Amphibien nicht eine globale Eigenschaft, sondern eine spezifische Eigenschaft bestimmter Regionen, der Regenerations-Territorien ist.

Der Organismus eines *Triton* ist ein Mosaik von Regenerations-Territorien, die beliebig transplantiert und ausgewechselt werden können, ohne dabei ihre spezifischen organisierenden Eigenschaften zu verlieren. Sie sind scharf voneinander abgegrenzt. So fand SCHOTTÉ (1926a), daß nach Amputation des Schwanzes von *Triton* vor dem letzten Sacralwirbel keine Regeneration mehr eintritt, während hinter diesem Niveau amputierte Schwänze immer normal regenerieren. Das Regenerationsterritorium ist als ein qualitativ isodynames System aufzufassen. Ein Bein-Territorium hat den Charakter eines Organisationsfeldes, dessen maximale Aktivität am Punkt der Insertion des Beins liegt, und dessen minimale Organisationspotenz den Regionen in der Nähe seiner dorsalen und ventralen Grenzen zukommt[4].

In gewisser Beziehung ist die Regenerationsfähigkeit eines Beins beschränkt: ein exstirpierter Knochen kann nicht regeneriert werden, und die entstandene Lücke wird durch Bindegewebe ausgefüllt[5]. Wird nun aber die knochenlose Extremität amputiert, so regeneriert aus dem knochenlosen Stumpf eine knochenhaltige Extremität[6]. Wird an Stelle des Humerus ein Femur eingesetzt und distal davon amputiert, so entsteht ein normaler Unterarm[7]. Die Knochen des Stumpfes haben also keinen Einfluß auf die Organisation des Regenerates. Auch die Haut des Stumpfes hat keine Organisationspotenz und kann im Regenerat auch dann gebildet werden, wenn sie vom Stumpf abgeschält und durch Lungengewebe ersetzt wird[8]. Wir wissen, daß die Innervation für die Qualität des regenerierenden Organs ohne Bedeutung ist und keine organisierenden Eigenschaften hat (s. S. 430). Muskulatur kann im Regenerat ebenfalls unabhängig

[1] BALTZER 1942, veröffentlicht in ROSIN 1943, S. 553. [2] SCHOTTÉ und HUMMEL 1939.
[3] DE GIORGI 1924. [4] GUYÉNOT, DINICHERT-FAVARGER und GALLAND 1948.
[5] SCHAXEL und BÖHMEL 1928. [6] WEISS 1925a. [7] BISCHLER und GUYÉNOT 1925, 1926.
[8] WEISS 1927a.

von ihrer Anwesenheit im Stumpf gebildet werden[1]. Es kommt deshalb als Organisator im Regenerationsstumpf nur noch das Bindegewebe in Frage, da alle anderen Gewebe entfernt werden können, ohne daß die Qualität des Regenerates darunter leidet. Ein direkter Beweis für die Organisationspotenz des Bindegewebes läßt sich nicht beibringen, da die Entfernung sämtlichen Bindegewebes aus dem Regenerationsstumpf nicht möglich ist.

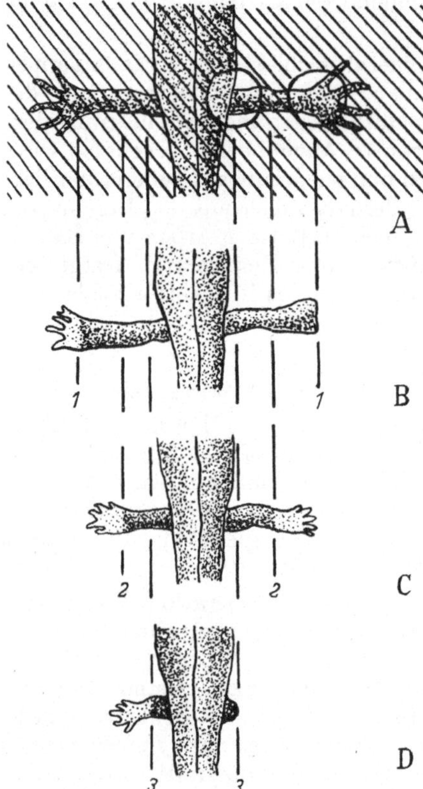

Abb. 10 A—D. Die lokale Herkunft des Regenerationsmaterials bei der Extremitätenregeneration des Molchs, ermittelt durch Röntgenbestrahlung. A Methode der Bestrahlung; nur die Basis des Beins und der Fuß werden bestrahlt. B 100 Tage nach beidseitiger Amputation im distalen Teil des Beins. C 109 Tage nach beidseitiger Amputation im mittleren Teil des Beins. D 70 Tage nach beidseitiger Amputation im proximalen Beinbereich. Die gestrichelten Linien (*1*, *2*, *3*) zeigen die Lage der sukzessive durchgeführten Amputationen. (Nach SCHEREMETJEWA und BRUNST 1938.)

Die Regeneration kann nur in distaler Richtung erfolgen. Wird ein Bein der Länge nach halbiert, so ist eine Wundheilung und ein gewisses Wachstum zu beobachten, doch wird die halbierte Extremität nicht vervollständigt[2]. Wird nun aber eine solche Extremität mit halbem Querschnitt amputiert, so wird distalwärts ein harmonisches Beinende mit vollständigem Querschnitt regeneriert[3]. Die Längsspaltung des Beins läßt also jede Hälfte im Besitz eines ganzen Organisationsfeldes. Dieses ist deshalb als ein harmonisch-äquipotentielles System aufzufassen.

d) Die Wachstumsphase.

Wenn das Regenerationsblastem gebildet ist, beginnt es durch aktive Zellproliferation auszuwachsen. In dieser Phase kann die Regeneration durch Behandlung mit Colchicin[4] aufgehalten werden, da das Colchicin die Mitosen arretiert, worauf die betroffenen Zellen zugrunde gehen[5]. Ein bereits angelegtes Regenerat kann unter der Wirkung des Colchicins wieder völlig abgebaut werden[6]. Die gleiche Wirkung kann durch Röntgenbestrahlung herbeigeführt werden, über deren Wirkungsweise man sich heute noch nicht einig ist[7]. Die Wirkung der Röntgenstrahlen ist im Gegensatz zur Colchicinwirkung irreversibel. Sie ist streng lokal: wird bei einer Vorderextremität nur die Basis und die Hand bestrahlt (Abb. 10), so erfolgt eine normale Regeneration, wenn am Ellbogen amputiert wird, doch unterbleibt die Regeneration, wenn innerhalb der bestrahlten Gebiete amputiert wird. Nach BRUNST (1943, 1950b) ist erwiesen, daß die Regenerationsfähigkeit innerhalb des bestrahlten Gebiets auch nach Jahren nicht wiedererlangt wird. Nach BUTLER (1935) bewirken die Röntgenstrahlen eine sehr weitgehende Entdifferenzierung des Regenerationsstumpfes,

[1] MARCUCCI 1926. [2] WEISS 1925b. [3] WEISS 1926.
[4] THORNTON 1943, LÜSCHER 1946b, c, BERNHARD 1947. [5] LÜSCHER 1946c.
[6] LÜSCHER 1946b.
[7] BUTLER 1933, 1935, BRUNST 1943, 1950a, b, BRUNST und SCHEREMETJEWA 1933, 1936, SCHEREMETJEWA und BRUNST 1933, 1938.

die nicht mehr, wie dies normalerweise der Fall sein soll, durch das gebildete Blastem abgebremst werden kann. Ist ein Blastem bei der Bestrahlung schon vorhanden, so wird es nach BUTLER nicht abgebaut, doch kann es sich auch nicht differenzieren. BUTLER glaubt deshalb, daß die Wirkung der Röntgenstrahlen auf einer Verhinderung der Differenzierung des Regenerates beruht. BRUNST fand im Gegensatz zu BUTLER bei Bestrahlung nach begonnener Regeneration eine völlige Reduktion des Regenerates. BRUNST ist der Ansicht, daß die Wirkung der Röntgenstrahlen vor allem in einer starken Herabsetzung der Zellteilungsrate besteht. Die Zellen verlieren die Fähigkeit zur Teilung, und Mitosen werden nur noch in der Epidermis festgestellt. Experimente von LUTHER (1939a, b) bestätigen diese Wirkung der Röntgenstrahlen auf Amphibienzellen. Es scheint also auch durch die Röntgenbestrahlung die Wachstumsphase beeinflußt zu werden. Colchicin und Röntgenstrahlen bewirken auf verschiedene Weise die Verhinderung des Wachstums. Während die Röntgenstrahlen die Zellteilung verhindern, treten bei Colchicinbehandlung Zellteilungen auf, doch gehen die sich teilenden Zellen zugrunde.

Man kann sich nun fragen, welche Faktoren für die Auslösung der Mitosen im Regenerationsblastem verantwortlich sein können. Die Bedeutung der Mitosen bei der Schwanzregeneration wurde bei der *Xenopus*-Larve untersucht[1]. Vom 5. Tag nach der Amputation an traten sowohl im Regenerationsstumpf als auch im Regenerat vermehrte Mitosen auf. Mit Hilfe des Colchicins konnte nun die Mitosebereitschaft der Zellen geprüft werden[2]. Es zeigte sich, daß bei gut ernährten Tieren normalerweise eine große Zahl mitosebereiter Zellen vorhanden ist. Diese Zellen treten aber bei der Regeneration erst um den 5. Tag in Mitose ein. Es ist also um diese Zeit ein Faktor vorhanden, der bei mitosebereiten Zellen die Teilung herbeiführt. Bei Hungertieren sind im Schwanz zunächt keine mitosebereiten Zellen vorhanden. Um den 5. Tag nach der Amputation sind aber auch bei ihnen sehr viele Zellen mitosebereit, jedoch nur in nächster Nähe der Amputationswunde. Hier treten auch bei Hungertieren einige Mitosen auf[3]. Diese Ergebnisse scheinen darauf hinzuweisen, daß der gleiche Faktor, der für die Mitosebereitschaft der Zellen verantwortlich ist, in höherer Konzentration auch die Auslösung der Mitosen bewirkt. Auf das Vorhandensein eines mitosestimulierenden Faktors etwa 5 Tage nach der Amputation weist auch der Umstand, daß die Regeneration erheblich beschleunigt wird, wenn 2—4 Tage nach einer Amputation ganz nahe der ursprünglichen Wunde erneut amputiert wird[3].

Mit basischen Farbstoffen wird das Zellplasma von Hungertieren sehr schwach, dasjenige von gut ernährten Tieren stärker angefärbt. Besonders stark basophil ist das Plasma im jungen Regenerat und in der Amputationszone im Regenerationsstumpf[4], was auf einen erhöhten Gehalt an Ribonucleinsäure schließen läßt, die ja beim Eiweißaufbau eine wichtige Rolle spielt[5]. Die Ribonucleinsäure soll auch der wirksame Bestandteil des Embryonalextraktes sein, durch den Wachstum und Teilung der Zellen in der Gewebekultur angeregt werden[6]. Es ist deshalb wahrscheinlich, daß der Faktor, der für die Auslösung der Mitosen im Regenerationsblastem verantwortlich ist, entweder Ribonucleinsäure ist oder ein Stoff, der deren Synthese begünstigt. Die Entstehung dieser Wachstumsfaktoren dürfte mit der Autolyse der verletzten Zellen in Zusammenhang stehen[7]. Es ist in diesem Zusammenhang bemerkenswert, daß die Röntgenstrahlen den Nucleinsäurestoffwechsel der Zellen hemmen[8]. Hierauf beruht wahrscheinlich die Teilungsunfähigkeit bestrahlter Zellen.

[1] LÜSCHER 1946a, b, c. [2] DUSTIN 1934, 1938, LÜSCHER 1946a. [3] LÜSCHER 1946b.
[4] IDE-ROZAS 1936. [5] CASPERSSON 1947. [6] FISCHER 1946. [7] LÜSCHER 1952.
[8] MITCHELL 1943, STOWELL 1945 GREENSTEIN und HOLLANDER 1947.

e) Die Differenzierungsphase.

Nach dem Auswachsen des Blastems beginnt die Differenzierung meist an der Basis des Regenerates und allmählich in distaler Richtung fortschreitend. Mit dem Eintreten der Differenzierung hört die mitotische Aktivität auf. Die Differenzierung setzt somit der Zellproliferation und damit dem Regenerationswachstum ein Ende. Die Differenzierung der einzelnen Gewebe erfolgt wohl unter der organisierenden Wirkung des Stumpfes. Welche Faktoren im einzelnen die Differenzierung herbeiführen, ist noch unklar. Es ist möglich, daß die Differenzierung wie in der Gewebekultur[1] dann eintritt, wenn die Wirkung der Wachstumsfaktoren aufhört. Damit ist aber das Differenzierungsproblem nicht gelöst, da ja die Differenzierung in den meisten Fällen nicht im ganzen Regenerat simultan erfolgt.

Die Untersuchung der Hemmung der Regeneration bei der *Xenopus*-Larve durch Chinoxalin [1,2-Dihydro-3-methyl-7 (oder 6)-äthoxychinoxalon(2)] scheint darauf hinzuweisen, daß die Zellen einen besonderen Zustand der Differenzierungsbereitschaft erreichen, in dem sie gegenüber dieser Substanz besonders empfindlich sind[2]. Unter der Einwirkung von Chinoxalin gehen differenzierungsbereite Zellen zugrunde (Cytoklasie), während gleichzeitig in Teilung befindliche Zellen ungehindert ihre Mitose vollenden können.

Wenn bei der Beinregeneration das Regenerationsmaterial quantitativ ungenügend ist, so werden nicht etwa harmonisch verkleinerte Regenerate gebildet. Es entstehen Füße mit annähernd normaler Zehengröße, doch wird die Zahl der Zehen reduziert. Bei mangelhafter Innervation[3], nach schwacher Röntgenbestrahlung[4], und nach Thyreoidektomie[5] entstehen Füße mit nur 4, 3 oder 2 Zehen, manchmal sogar nur mit einer Zehe. Diese Erscheinung wurde an Hand von mit Colchicin behandelten Beinknospen bei *Xenopus*-Larven genauer analysiert[6]. Nach kurzer Behandlung mit Colchicin werden die Blasteme in den Beinknospen infolge der antimitotischen Wirkung des Colchicins reduziert, und aus den verkleinerten Anlagen entstehen Beine mit reduzierter Zehenzahl. Bei der Reduktion fällt die 1. Zehe zuerst aus. Es folgen der Reihe nach die 2., 5., 3. und 4. Zehe, und zuletzt werden auch die Teile des Beinstammes erfaßt. Eine Zehe wird entweder normal oder ganz leicht verkürzt ausgebildet, oder dann fällt sie ganz aus. Ist eine Zehenanlage zu klein, so wird sie durch die benachbarten, größeren Anlagen auskonkurrenziert und wird ganz zurückgebildet. Diese Konkurrenz (physiological competition, Spiegelman 1945) ist so zu verstehen, daß sich die verschiedenen Anlagen um das verfügbare Material reißen, wobei die stärkeren Anlagen die Oberhand gewinnen. Es kommt daher bei ungenügender Materialmenge zur Ausbildung typischer „Realisationsstufen" (Lehmann 1948). Auch innerhalb der einzelnen Zehe kommt es zu Realisationsstufen, indem die Anlagen der Phalangen sich gegenseitig auskonkurrenzieren[7]. Es ist möglich, daß diese Konkurrenz darauf beruht, daß stärker differenzierte Teile durch stoffliche Einwirkung die gleichsinnige Differenzierung anderer Anlagen hemmen oder unterdrücken, wie dies neuerdings für embryonale Anlagen festgestellt werden konnte[8].

f) Der Verlust der Regenerationsfähigkeit bei den Anuren.

Bei den Froschlurchen geht die Regenerationsfähigkeit während der Metamorphose allmählich verloren. Dieser Verlust hängt nicht mit Veränderungen

[1] Fischer 1946. [2] Lehmann und Bretscher 1952. [3] Schotté 1926c.
[4] Brunst 1943. [5] Walter 1910. [6] Bretscher 1947, 1949.
[7] Bretscher und Tschumi 1951. [8] Rose 1952.

des inneren Milieus zusammen. GUYÉNOT (1927a) hat gezeigt, daß die Veränderungen das Organ selbst betreffen müssen. Extremitäten von Anuren und Urodelen wurden übers Kreuz transplantiert (ausgetauscht). Während der kritischen Zeit der Metamorphose wurden Teile der Transplantate amputiert, um ihre Regenerationsfähigkeit zu prüfen. Eine Krötenextremität verliert ihre Regenerationsfähigkeit in der Beingegend eines Salamanders während der Metamorphose desselben. Dagegen behält die Salamanderextremität auch am adulten Frosch ihre Regenerationsfähigkeit bei. Es sind also lokale Faktoren, die für den Verlust der Regenerationsfähigkeit verantwortlich sind. Aber diese lokalen Veränderungen sind ihrerseits durch hormonale Einflüsse bedingt; denn wenn Beine von Froschlarven in junge Frösche transplantiert werden, so verlieren sie ihre Regenerationsfähigkeit simultan mit dem Wirt[1]. Der Verlust der Regenerationsfähigkeit scheint darauf zu beruhen, daß die Haut sich während der Metamorphose unter dem Einfluß von Hormonen derart verändert, daß sie bei Verletzung viel rascher einen Wundverschluß zu bilden vermag, so daß die Wunde nicht mehr lange genug offenbleibt, um das Einsetzen der ersten Regenerationsvorgänge bewirken zu können (vgl. hierzu S. 421).

g) Innere Sekretion und Regeneration.

Hormone können für die Regeneration eine wichtige Rolle spielen. So sind hypophysektomierte Molche und Salamander regenerationsunfähig[2]. Die Hypophyse hat jedoch nur im Adultstadium diese Bedeutung für die Regeneration; hypophysektomierte *Triton*larven regenerieren normal. Auch die Regeneration der Linse ist beim adulten Molch *Triton* vom Vorhandensein der Hypophyse abhängig[3]. Die Augen von *Triton* können im Explantat zur Linsenregeneration gebracht werden, doch gelingt dies nur, wenn in die Nähe des Irisrandes eine Hypophyse gebracht wird.

Durch Injektion von Hypophysenvorderlappenextrakt oder von Antuitrin G, einem Präparat, das besonders reich an Wachstumshormon ist, kann die Regenerationsfähigkeit hypophysektomierter Molche wiederhergestellt werden. Wird das Wachstumshormon Tieren mit intakter Hypophyse verabreicht, so werden die regenerierten Beine größer als bei Kontrolltieren, und die Ausdifferenzierung der Zehen erfolgt rascher[4]. Bei Kaulquappen hat die Verabreichung von Hypophysenextrakten nur schwach stimulierende Wirkung auf die Regeneration spezifischer Organe, z. B. des Flossensaums[5]. Bei hypophysektomierten Molchen wird nach der Amputation sehr frühzeitig eine übermäßig dicke Epidermis über der Wunde ausgebildet; und unter dieser Haut finden sich nur wenige entdifferenzierte Zellen[6]. Die Hypophyse scheint deshalb vor allem für die Auslösung der Entdifferenzierungsprozesse, die zur Blastembildung führen, wichtig zu sein. Möglicherweise ist auch der allzu rasch erfolgende Wundverschluß bei hypophysektomierten Tieren für die Verhinderung der Regeneration verantwortlich.

Auch die Schilddrüse ist beim adulten Molch für das Zustandekommen einer normalen Regeneration notwendig. Thyreoidektomierte Molche bilden kleinere Regenerate, die oft Mißbildungen, insbesondere eine Reduktion der Zehenzahl, aufweisen[7]. Gegenteilige Resultate[8] sind vielleicht auf eine unvollständige Exstirpation zurückzuführen. Das verantwortliche Hormon ist Thyroxin, denn die Injektion von Thyroxin in thyreoidektomierte Molche führt zu völlig normaler

[1] BORSSUK 1935. [2] SCHOTTÉ 1926b. [3] ZALOKAR 1944. [4] RICHARDSON 1940. [5] PUCKETT 1938. [6] HALL und SCHOTTÉ 1951. [7] WALTER 1910. [8] SCHOTTÉ 1926b.

Regeneration[6]. Molche, deren Schilddrüse und Hypophyse exstirpiert werden, regenerieren nicht besser nach Injektion von Thyroxin allein. Nach Verabreichung von Antuitrin G allein regenerieren sie besser, und nach Injektion von Thyroxin und Antuitrin G ist die Regeneration fast normal[1]. Dies läßt darauf schließen, daß das Thyroxin in erster Linie infolge seiner anregenden Wirkung auf den Hypophysenvorderlappen erforderlich ist, daß es aber daneben auch einen direkten, fördernden Einfluß auf die Regeneration hat.

Die Bedeutung anderer innersekretorischer Drüsen für die Regeneration wurde nicht untersucht.

h) Nervensystem und Regeneration.

Für die Schwanzregeneration von Anurenlarven ist die Anwesenheit des Rückenmarks in der Amputationszone nicht notwendig[2]. Beim Axolotl dagegen erfolgt keine Schwanzregeneration, wenn das Rückenmark vom Amputationsschnitt her mit einer heißen Nadel zerstört wird[3]. Wird das Rückenmark nur durchschnitten oder wird weiter vorne ein Stück desselben herausoperiert, so hat dies keinen Einfluß auf die Regeneration. Für das Zustandekommen derselben genügt es, wenn in der Amputationszone ein Stückchen Rückenmark vorhanden ist.

Auch die Regeneration der Extremitäten von Urodelen ist abhängig von der Nervenversorgung[4]. SCHOTTÉ (1926c) konnte zeigen, daß nach Durchschneidung der Nervenversorgung die Regeneration verhindert wird. Das Bein ist so lange regenerationsunfähig, bis die Nerven regeneriert sind. Nach Resektion der Nerven verheilt die Amputationswunde normal, doch bildet sich kein Blastem. Wird die Operation nach begonnener Regeneration durchgeführt, so wird das Wachstum abgebrochen, doch geht die Differenzierung weiter, und es resultiert aus der zu kleinen Materialmenge eine Extremität, deren Finger- bzw. Zehenzahl reduziert ist. SCHOTTÉ konnte durch Entfernung der motorischen und sensiblen Nerven allein keine Verhinderung der Regeneration erzielen und schloß daraus, daß die sympathische Nervenversorgung für das Zustandekommen der Regeneration ausschlaggebend sei. Die Bedeutung der verschiedenen Nerven wurde durch SINGER (1942—1947) eingehend untersucht. Er fand, daß alle Nervenfasern, sowohl motorische als auch sensible und sympathische Fasern, die Fähigkeit haben, die Regeneration zu ermöglichen, sofern sie in genügender Zahl vorhanden sind. Für das Zustandekommen der Regeneration ist ein quantitatives Minimum von $^1/_2$—$^1/_3$ der normalerweise vorhandenen Nervenfasern notwendig, gleichgültig welcher Art diese Fasern sind. Die Wirksamkeit eines Nervs steht in direkter Beziehung zu der Anzahl der Fasern, die er enthält. Die quantitativen Erfordernisse an Nerven nehmen im Arm in distaler Richtung ab, d. h. für die Regeneration des Unterarmes werden weniger Fasern benötigt als für die Regeneration des ganzen Armes. Für das Zustandekommen der Regeneration ist das Vorhandensein einer bestimmten, konstanten, minimalen Zahl von Nervenfasern je Flächeneinheit des Amputationsquerschnitts notwendig.

Wenn Nerven von ihrer normalen Bahn abgeleitet und in die Nähe einer Beinbasis geführt werden, so können sie dort die Bildung eines neuen Beines induzieren[5]. Der Nerv hat aber keine spezifische morphogenetische Potenz, denn die Struktur des regenerierenden Organs wird immer durch das Territorium und nie durch den Nerv bestimmt[6].

Die Frage nach der Wirkungsweise des Nervensystems in der Regeneration ist noch nicht völlig geklärt. Bei nervenlosen Extremitäten junger Salamander-

[1] RICHARDSON 1945. [2] MORGAN und DAVIS 1902, LÜSCHER 1946b.
[3] GODLEWSKI 1904. [4] WOLFF 1910. [5] LOCATELLI 1925.
[6] GUYÉNOT und SCHOTTÉ 1926, BOVET 1930.

larven tritt nach der Amputation die Entdifferenzierung der Stumpfgewebe normal ein, doch kommt es nicht zur Bildung eines Blastems, da die Entdifferenzierung unaufhaltsam weitergeht, bis das ganze Bein abgebaut ist[1]. Nicht amputierte, nervenlose Beine zeigen keine Regression. Diese erfolgt immer erst nach der Amputation. Wird nach begonnener Regeneration denerviert, so wird in jungen Stadien das Blastem wieder abgebaut, in älteren Stadien dagegen geht die Regeneration ungehindert weiter. Um den 7.—9. Tag liegt eine kritische Periode, in der das Blastem sich allmählich vom Einfluß des Nervensystems unabhängig macht. Das Nervensystem ist demnach unerläßlich zur Auslösung der morphogenetischen Prozesse, die zur Bildung eines Blastems führen und die die Entdifferenzierungsprozesse aufhalten. Für die Auslösung der Entdifferenzierung sowie für Wachstum und Differenzierung des Regenerates soll das Nervensystem nicht notwendig sein[2].

Auch beim adulten Molch kommt es im nervenlosen amputierten Bein nicht zur Blastembildung, doch scheint dies durch andere Ursachen bedingt zu sein[3]. Hier kommt es gar nicht zur Entdifferenzierung und infolgedessen auch nicht zur Blastembildung. Unter dem Einfluß von Kochsalzlösung kann jedoch auch im nervenlosen Bein eine Entdifferenzierung herbeigeführt werden, doch erfolgt dann ohne vorheriges Wachstum sehr rasch wieder Differenzierung. Demnach besteht die Wirkung des Nervensystems beim adulten Molch darin, daß gleichzeitig das Wachstum gefördert und die Differenzierung gehemmt wird; oder anders ausgedrückt, daß das Gleichgewicht zwischen Wachstum und Differenzierung durch die Nerven zugunsten des Wachstums verschoben wird[4].

Sehr merkwürdig ist die Tatsache, daß transplantierte Beine auch ohne Beteiligung des Nervensystems zu regenerieren vermögen[5]. Die Transplantation kann also die Wirkung des Nervensystems ersetzen. Im transplantierten Bein erfolgt eine sehr weitgehende Entdifferenzierung[6]. Die Feststellung, daß die Wirkung der Nerven in einer Förderung der Entdifferenzierungsprozesse besteht, wird dadurch gestützt.

Bemerkenswert ist ferner, daß die normalerweise regenerationsunfähigen Beine adulter Frösche durch experimentelle Vermehrung der versorgenden Nerven zur Regeneration gebracht werden können[7]. In diesem Falle hat also die Nervenversorgung den gleichen Effekt wie Traumatisierung[8] oder Behandlung mit Kochsalzlösung[9]. Auch diese Behandlungen bewirken, vielleicht dadurch, daß sie die Wundheilung erschweren, eine weitgehende Entdifferenzierung der Stumpfgewebe.

Da die Wirkung des Nervensystems durch andere Mechanismen ersetzt werden kann, da für das Zustandekommen der Regeneration nur die Quantität, nicht aber die Qualität der Nervenfasern entscheidend ist, und da nicht alle Amphibien für die Regeneration auf das Vorhandensein von Nerven angewiesen sind, ist es wahrscheinlich, daß die Nerven eine ganz unspezifische, rein trophische Wirkung ausüben.

i) Biochemie und Regeneration.

Wir haben in den vorhergehenden Kapiteln gesehen, daß wohl alle wichtigen Teilprozesse, durch die das Zustandekommen einer Regeneration bedingt wird, durch chemische Wirkungen hervorgebracht werden, insbesondere die Auslösung der Entdifferenzierungsprozesse, die Auslösung der Wanderung von Zellen, die

---

[1] Schotté und Butler 1941, 1944, Butler und Schotté 1941, 1949.
[2] Butler und Schotté 1949. [3] Oliver und Rose 1946, Rose 1948.
[4] Rose 1948. [5] Polezhayew 1939, Schneider 1940.
[6] Polezhayew und Ginzburg 1939. [7] Singer 1951, 1952.
[8] Polezhayew 1935, 1946. [9] Rose 1944, 1945.

Auslösung der Mitosen, die zum Auswachsen des Regenerates führen, und schließlich wohl auch die Differenzierung des Regenerates. Die Regeneration ist also letzten Endes ein biochemisches Problem. Trotzdem ist über die chemischen Vorgänge bei der Regeneration noch sehr wenig bekannt, und die vorliegenden Untersuchungen beschränken sich meist auf die Verhältnisse im Blastem als Ganzem, während es für das Verständnis der Regeneration von eminenter Bedeutung wäre, einzelne Regionen des Regenerationsblastems, des Regenerates und des Regenerationsstumpfes miteinander vergleichen zu können. Die Biochemie der Regeneration wird eingehend in den Werken von J. NEEDHAM (1942) und BRACHET (1947) behandelt. Wir beschränken uns deshalb hier auf die wichtigsten Ergebnisse.

Die Gewebeatmung ist bei der Regeneration erhöht[1]. Der Sauerstoffverbrauch beträgt im Schwanz des Axolotls 11,1 mm^3/100 mg Frischgewicht, in der Wachstumszone des normalen Schwanzes 18,3 mm^3/100 mg und im jungen Regenerat 32,0 mm^3/100 mg. Im Zusammenhang mit der erhöhten Atmung steht die Tatsache, daß die Regeneration durch atmungshemmende Stoffe gehemmt, durch atmungsbeschleunigende Stoffe gefördert wird[2].

Der Milchsäuregehalt steigt im Regenerat von 18 auf 39 mg-% an, woraus ein Sinken des p_H von 6,95 auf 6,71 resultiert[3]. Dies läßt auf eine hohe anaerobe Glykolyse schließen.

Im Regenerationsblastem geht ein intensiver Eiweißabbau vor sich. Der Gehalt an freien Aminosäuren steigt im Regenerationsblastem von 16,8 auf 35,1 mg-% und der Gehalt an nicht proteingebundenem Stickstoff von 21,6 auf 36,2 mg-%[4]. Der Kathepsingehalt steigt im Regenerat und in den benachbarten Stumpfgeweben von 100 auf 216%[5]. Außerdem lassen sich die Proteine des Regenerationsblastems leichter durch Kathepsin verdauen als diejenigen des normalen Tieres[6]. Zwischen der Regenerationsfähigkeit adulter Gewebe und deren Kathepsingehalt scheint eine direkte Beziehung zu bestehen[7]. Der Proteinstoffwechsel ist also während der Regeneration vollkommen verändert. Neben dem Eiweißabbau vollzieht sich aber auch ein aktiver Eiweißaufbau, was durch den erhöhten Gehalt an Ribonucleinsäure im Regenerationsblastem nahegelegt wird[8].

Aminosäuren haben bei Amphibien nicht die günstige Wirkung, die sie auf die Regeneration der Planarien haben[9]. Dagegen kann die Regeneration durch Embryonalextrakt beschleunigt werden[10]. Vielleicht hat in diesem Falle die im Embryonalextrakt enthaltene Ribonucleinsäure die günstige Wirkung.

k) Teratologie und Regeneration.

Bei der Regeneration können die mannigfaltigsten Mißbildungen entstehen. Grundsätzlich kann man Minderleistungen, Mehrleistungen und Heteromorphosen unterscheiden.

Unvollständige Regeneration, die zu Minderleistungen führt, kommt sehr häufig vor. Das regenerierte Organ ist sogar in den meisten Fällen dem ursprünglichen nicht gleichwertig. Bei der Amphibienextremität führt mangelhafte Regeneration, bedingt durch verschiedene Ursachen wie Schädigung der Innervation[11] oder schwache Röntgenbestrahlung[12] zu einer Reduktion der Zehenzahl, wie auch in der Entwicklung eine Verminderung des Materials zu Zehenzahlreduktionen führt[13] (s. auch S. 428).

---

[1] WOLSKY 1941. [2] RULON 1938. [3] OKUNEFF 1933. [4] VLADIMIROVA 1934.
[5] BROMLEY und ORECHOWITCH 1937. [6] ORECHOWITCH und SOKOLOVA 1940.
[7] SOKOLOVA 1942. [8] CLÉMENT-NOËL 1944. [9] LECAMP 1942. [10] MOROSOW 1935.
[11] SCHOTTÉ 1926c. [12] BRUNST 1943. [13] BRETSCHER 1947, BRUNST 1950c.

Doppel- und Mehrfachbildungen der Beine im Anschluß an eine Amputation sind sehr häufig beobachtet worden. Doppelbildungen mit harmonisch proportionierten Teilen können nur dann entstehen, wenn sie aus einem undeterminierten Blastem hervorgehen. Wird ein solches Blastem durch irgendeinen Eingriff gespalten, so entstehen zwei Organisationsfelder und damit zwei harmonisch ausgebildete Organe.

Beim Anurenschwanz, bei dem die Regeneration gewebsspezifisch erfolgt, führt ein Einschnitt in der Chordagegend nur zu einer Verdopplung der Chorda, während die anderen Gewebe normal auswachsen (Abb. 11).

Heteromorphosen sind Fehlleistungen. Statt des entfernten Organs regeneriert ein anderes. Bei Amphibien sind Heteromorphosen kaum beobachtet, doch sind sie bei wirbellosen Tieren relativ oft festgestellt worden. So kann bei der Stabheuschrecke statt einer Antenne ein Bein regenerieren, und bei Planarien und Anneliden kann an Stelle des Kopfes ein Hinterende oder an Stelle des Hinterendes ein Kopf regenerieren. Eine befriedigende Erklärung für dieses Phänomen ist heute noch nicht möglich.

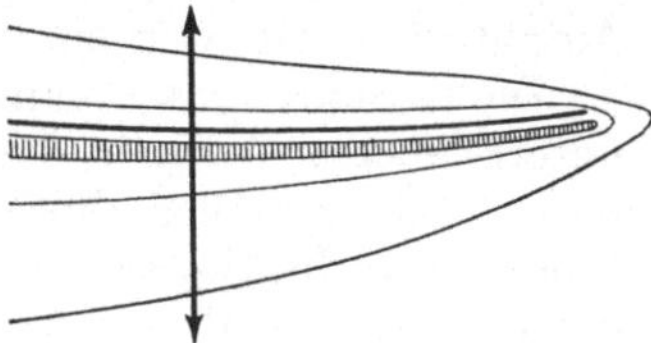

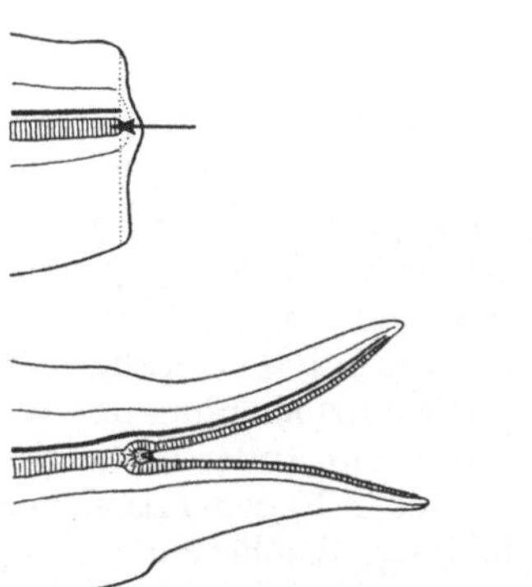

Abb. 11. Verdoppelung der Chorda nach Spaltung des Regenerationsblastems beim Schwanz der Larve von *Xenopus*. Orig.

l) Die Regeneration der Linse bei den Urodelen, ein Sonderfall.

Die Regeneration der Linse[1], die bei manchen Urodelen möglich ist, stellt insofern einen Sonderfall dar, als sie nicht von einer Wunde ausgeht, sondern meist von einem Organ, das selbst völlig intakt ist, und das zudem normalerweise niemals eine Linse bilden würde, der Iris. Die Regeneration der Linse beruht deshalb auf anderen Prinzipien, die wir im folgenden, soweit dies heute möglich ist, skizzieren wollen[2].

Für das Zustandekommen einer Linsenregeneration müssen drei Bedingungen erfüllt sein: die Iris muß Regenerationsfähigkeit besitzen, die Retina muß vorhanden sein, und die ursprüngliche Linse muß entfernt sein.

Die Regenerationsfähigkeit der Iris ist bei jeder Art verschieden. Sie wurde nur bei einigen wenigen Urodelenarten im Adultstadium festgestellt. Im Embryonalstadium ist sie auch für Anuren und Hühnchen nachgewiesen, doch geht sie bei den meisten Tieren im Laufe der Entwicklung verloren.

Die Wirkung der Retina ist eine Induktionswirkung. Wird die Retina in situ exstirpiert, so beginnt die Linsenregeneration erst dann, wenn die Retina regeneriert. Wird die Retina sofort nach der Exstirpation wieder eingepflanzt, so wird die Retardierung der Linsenregeneration aufgehoben. Die Retinawirkung ist eine stoffliche, sehr spezifische Wirkung. Die Retinasubstanz muß in bestimmter Konzentration vorhanden sein, damit eine Linsenregeneration ausgelöst wird. Ein zweiter Schwellenwert muß erreicht sein, damit die Differenzierung der Linsenstruktur zustande kommt. Die Retinasubstanz löst nicht nur die Linsenbildung aus, sie unterhält sie auch. Wird die Retina während der Linsenregeneration exstirpiert, so bleibt das Regenerat stationär.

[1] Wolff 1895. [2] Zalokar 1944.

Eine vorhandene Linse verhindert die Linsenregeneration. Nach Reimplantation einer Linse wird die Regeneration abgebrochen, und das Regenerat degeneriert, auch wenn die implantierte Linse keinen mechanischen Druck auf die Iris ausübt. Das gleiche Resultat wird erreicht, wenn statt der Linse Kaolinpulver in den Augenbecher gebracht wird. Dagegen haben Talkpulver, Glaspulver und mechanische Faktoren wie Glaskugeln keine Wirkung. Die vorhandene Linse hemmt also die Linsenregeneration vermutlich dadurch, daß sie den Retinastoff absorbiert und wahrscheinlich in ihrem normalen Stoffwechsel aufbraucht.

Diese Befunde einer Untersuchung von ZALOKAR (1944) unterscheiden die Linsenregeneration grundsätzlich von jeder anderen Regeneration. Es ist jedoch nicht ausgeschlossen, daß auch bei der Extremitätenregeneration Stoffe, die normalerweise im Stoffwechsel des Organs aufgebraucht werden, nach der Amputation frei werden und als Wuchsstoffe dienen können.

Die normale Linsenbildung kann bei *Triton*-Keimen infolge Sauerstoffmangels unterbleiben[1]. Auch in diesem Falle bildet sich oft eine Linse aus Material des Augenbechers. Dies dürfte die Feststellung bestätigen, daß die vorhandene Linse die Induktionsstoffe der Retina absorbiert. Auch ohne mechanische Verletzung wird die Regeneration der Linse vom Augenbecher aus eingeleitet, wenn keine Linse vorhanden ist.

6. Schlußbemerkungen.

Die Bedeutung der modernen Regenerationsforschung liegt nicht so sehr in der Erforschung der Regenerationsvorgänge selbst, als darin, daß die Regeneration als einfacher, leicht zu verfolgender Entwicklungsvorgang ein geeignetes Objekt zur Erforschung allgemeiner Entwicklungsprozesse ist. So sind mit Hilfe der Regenerationsforschung wesentliche Fortschritte in der Aufklärung des Problems der Entdifferenzierung und Umdifferenzierung von Zellen gemacht worden; und für die Erforschung des Wachstums und der Wachstumsfaktoren ist die Regeneration ein äußerst wertvolles Hilfsmittel.

Jeder Regenerationsvorgang kann in drei Phasen zerlegt werden: Blastembildung, Wachstum und Differenzierung. Charakteristisch für die Regeneration ist nur die Blastembildung, während Wachstum und Differenzierung bei jedem Entwicklungsvorgang prinzipiell gleich verlaufen. Bei den verschiedenen Tieren wird das Blastem auf verschiedene Weise gebildet. Entweder sind Wanderzellen vorhanden, die aus dem ganzen Körper zur Wunde wandern können, und die dort das Blastem aufbauen, oder die Gewebezellen in der Wundzone werden entdifferenziert und bilden unter Beteiligung undifferenzierter Elemente des Bindegewebes ein omnipotentes Blastem. Schließlich ist auch eine Gewebesprossung beobachtet worden in dem Sinne, daß jedes Gewebe der Amputationsfläche selbständig auswächst, indem seine Zellen sich entdifferenzieren, sich teilen und wieder in gleichem Sinne differenzieren.

Bei gewissen Tieren kann das Vorhandensein von Nerven in der Amputationszone oder das Vorhandensein gewisser Hormone Voraussetzung für das Zustandekommen der Regeneration sein. Bei allen Tieren ist das Vorhandensein einer offenen Wunde von ausschlaggebender Bedeutung. Die Bedeutung der Wunde liegt wahrscheinlich darin, daß durch sie eine weitgehende Autolyse der Wundzellen ermöglicht wird, wodurch bestimmte Stoffe frei werden, die die Zuwanderung der Wanderzellen oder die lokale Entdifferenzierung der Zellen bewirken. Wahrscheinlich handelt es sich hierbei um Eiweißabbauprodukte wie Peptone und Polypeptide. Möglicherweise liegt auch die Bedeutung des Nerven-

[1] RÜBSAAMEN 1950.

systems und der Hormone in einer Förderung des Eiweißabbaues in den Zellen der Wundzone.

Auch die Mitosen, durch die das Regenerationswachstum bedingt ist, scheinen durch stoffliche Faktoren ausgelöst zu werden, deren Vorhandensein ebenfalls von der Wunde abhängt. Es ist wahrscheinlich, daß hierfür Ribonucleinsäure oder Stoffe, die deren Synthese begünstigen, in Frage kommen[1].

Nachdem es möglich geworden ist, Tiere, die normalerweise nicht regenerieren (adulte Frösche), noch zur Regeneration zu bringen, ist es nicht ausgeschlossen, daß auch andere Tiere prinzipiell regenerationsfähig sind, daß aber die Regeneration bei nicht regenerierenden Tieren sekundär durch andere Faktoren gehemmt wird. Bei den Fröschen liegt der Grund dieser Hemmung in den Eigenschaften der Epidermis, die sich über der Wunde so rasch schließt, daß es nicht zu der notwendigen Entdifferenzierung der Stumpfgewebe kommt. Gelingt es mit künstlichen Mitteln, die Entdifferenzierung herbeizuführen, so kommt es meist auch zur Blastembildung und anschließend zur Regeneration. Die Entdifferenzierung der Stumpfgewebe ist deshalb eine Voraussetzung für das Zustandekommen der Regeneration. Hierin liegt vielleicht das wichtigste Ergebnis der modernen Regenerationsforschung, deren Aufgabe es nun ist, das Wesen dieses Entdifferenzierungsvorganges zu erfassen. Wenn einmal die Faktoren bekannt sind, die normalerweise bei den Amphibien diese Entdifferenzierung herbeiführen und im richtigen Zeitpunkt wieder abbremsen, darf man hoffen, daß es auch gelingen wird, höhere Wirbeltiere zur Regeneration von Gliedmaßen zu veranlassen.

Literatur.

AVEL, M.: Les facteurs de la régénération chez les Annélides. Rev. suisse Zool. **54**, 219 (1947).

BALAZUC, J.: La tératologie des Coléoptères et expériences de transplantation sur *Tenebrio molitor* L. Mém. Mus. Nat. Hist. Nat. Paris, Nouvelle sér. **25**, 1 (1948). — BARTH, L. G.: Quantitative studies of the factors governing the rate of regeneration in *Tubularia*. Biol. Bull. **74**, 155 (1938). ~ The process of regeneration in Hydroids. Biol. Rev. Cambridge Philos. Soc. **15**, 405 (1940). — BERNHARD, W.: Regenerationshemmung und Auslösung epithelialer Wucherungen durch Colchicin am Schwanz von *Rana*-Larven. Rev. suisse Zool. **54**, 713 (1947). — BISCHLER, V., et E. GUYÉNOT: Les potentialités régénératives dans les pattes privées de squelette. C. r. Soc. Biol. Paris **92**, 774 (1925). ~ Les potentialités régénératives différentielles des divers segments du membre sont une expression de la masse du blastème squelettogène. C. r. Soc. Biol. Paris **94**, 968 (1926). — BISHOP, E. L.: Studies on the cytology of the hypotrichous Infusoria. I. The relation of structure to regeneration. J. of Morph. **72**, 441 (1943). — BORDAGE, E.: Autotomie et régénération chez divers Arthropodes. Bull. sci. France et Belg. **39**, 307 (1905). — BORSSUK, R. A.: Untersuchung des Verlustes der Regenerationsfähigkeit bei hinteren Extremitäten von *Rana temporaria*. Roux' Arch. **133**, 349 (1935). — BOURDON, J.: Sur la régénération des ébauches de quelques organes imaginaux chez le Coléoptère *Timarcha goettingensis* L. C. r. Soc. Biol. Paris **124**, 872 (1937). — BOVET, D.: Les territoires de régénération: leurs propriétés étudiées par la méthode de déviation du nerf. Rev. suisse Zool. **37**, 83 (1930). — BRACHET, J.: Embryologie chimique. Paris 1947. — BRETSCHER, A.: Reduktion der Zehenzahl bei *Xenopus*-Larven nach lokaler Colchicinbehandlung. Rev. suisse Zool. **54**, 273 (1947). ~ Die Hinterbeinentwicklung von *Xenopus laevis* Daud. und ihre Beeinflussung durch Colchicin. Rev. suisse Zool. **56**, 33 (1949). — BRETSCHER, A., u. P. TSCHUMI: Gestufte Reduktion von chemisch behandelten *Xenopus*-Beinen. Rev. suisse Zool. **58**, 391 (1951). — BROMLEY, N. W., u. W. N. ORECHOWITCH: Über die Proteolyse in den regenerierenden Geweben. II. Die Aktivität der Gewebeprotease in verschiedenen Gebieten des Regenerates. Biochem. Z. **272**, 324 (1934). — BRØNDSTED, H. V.: Experiments with LiCl on the regeneration of Planarians. Ark. Zool. (Stockh.) A **34** (1942). — BRUNST, V. V.: Untersuchungen des Einflusses von Röntgenstrahlen auf die regenerierenden und erwachsenen Extremitäten bei Urodelen. Roux' Arch. **142**, 668 (1943). ~ The effect of local X-ray irradiation on the tail development of young axolotls. J. of Morph. **86**, 115 (1950a). ~ Influence of X-rays on limb regeneration in Urodele Amphibians. Quart. Rev. Biol. **25**, 1 (1950b). ~ Influence of local X-ray treatment on the development of extremities of the

[1] LÜSCHER 1952.

young axolotl *(Siredon mexicanum)*. J. of Exper. Zool. **114**, 1 (1950c). — BRUNST, V. V., u. E. A. SCHEREMETJEWA: Untersuchung des Einflusses der Röntgenstrahlen auf die Regeneration der Extremitäten beim *Triton*. I. Beobachtungen der Regeneration der Extremitäten beim *Triton* nach Bestrahlung mit verschiedenen Dosen von Röntgenstrahlen. Roux' Arch. **128**, 181 (1933). ~ Sur la perte locale du pouvoir régénérateur chez le triton et l'axolotl, causée par l'irradiation avec les rayons X. Arch. de Zool. **78**, 57 (1936). — BURT, D. R. R.: The head and foot of *Pelmatohydra*. Roux' Arch. **104**, 421 (1925). — BUTLER, E. G.: The effects of X-radiation on the regeneration of the fore limb of *Amblystoma* larvae. J. of Exper. Zool. **65**, 271 (1933). ~ Studies on limb regeneration in X-rayed *Amblystoma* larvae. Anat. Rec. **62**, 295 (1935). — BUTLER, E. G., and O. E. SCHOTTÉ: Histological alterations in denervated non-regenerating limbs of Urodele larvae. J. of Exper. Zool. 88, 307 (1941). ~ Effects of delayed denervation on regenerative activity in limbs of Urodele larvae. J. of Exper. Zool. **112**, 361 (1949).

CALKINS, G. N.: Regeneration and cell division in *Uronychia*. J. of Exper. Zool. **10**, 95 (1911). — CASPERSSON, T.: The relations between nucleic acid and protein synthesis. Symposia Soc. Exper. Biol. **1**, 127 (1947). — CHILD, C. M. and Y. WATANABE: The head frequency gradient in *Euplanaria dorotocephala*. Physiologic. Zool. 8, 1 (1935). — CLÉMENT-NOËL, H.: Les acides pentosenucléiques et la régénération. Ann. Soc. roy. zool. Belg. **75**, 25 (1944). — COE, W. R.: Regeneration in Nemerteans. J. of Exper. Zool. **54**, 411 (1929). — COLLIER, J. G.: Relation between metabolism and morphogenesis during regeneration in *Tubifex tubifex* I. Biol. Bull. **92**, 167 (1947).

DAWYDOFF, C.: Sur la régénération de l'extrémité postérieure chez les Némertiens. Bull. Acad. Imp. Sci., St. Petersbourg **3** (1909). ~ Restitution von Kopfstücken, die vor der Mundöffnung abgeschnitten waren, bei den Nemertinen *(Lineus lacteus)*. Zool. Anz. **36**, 1 (1910). ~ Régénération créatrice chez les Némertes. Bull. biol. France et Belg. **76**, 58 (1942). — DEMBROWSKA, W. S.: Studies on the regeneration of Protozoa. J. of Exper. Zool. **43**, 485 (1926). — DRIESCH, H.: Studien über das Regulationsvermögen der Organismen. 6. Die Restitutionen der *Clavellina lepadiformis*. Roux' Arch. **14**, 247 (1902). — DUBOIS, F.: Contribution à l'étude de la migration des cellules de régénération chez les Planaires dulcicoles. Bull. biol. France et Belg. **83**, 213 (1949). — DUBOIS, F., et E. WOLFF: Sur une méthode d'irradiation localisée permettant de mettre en évidence la migration des cellules de régénération chez les Planaires. C. r. Soc. Biol. Paris **141**, 903 (1947). — DUSTIN, A. P.: Action de la colchicine sur le sarcome greffé, type Crocker de la souris. Bull. Acad. Méd. Belg. **14** (1934). ~ L'action des arsénicaux et de la colchicine sur la mitose. C. r. Assoc. Anat. Bâle **33** (1938).

EFIMOV, M. I.: Kann der Entwicklungsgang junger Blastemzellen durch Übertragung auf die Amputationswundfläche eines anderen Organs verändert werden? Bull. Biol. Méd. expér. URSS **6**, 75 (1938). — EMERSON, H. S.: Embryonic induction in regenerating tissue of *Rana pipiens* and *Rana clamitans* larvae. J. of Exper. Zool. **83**, 191 (1940).

FISCHER, A.: Über Charakter- und Spezifitätskonstanz der Gewebezellen. Pflügers Arch. **223**, 163 (1929). ~ The biology of tissue cells. Copenhagen u. New York 1946. — FÖYN, B.: Studien über Geschlecht und Geschlechtszellen bei Hydroiden. II. Auspressungsversuche an *Clava squamata* (Müller), mit Mischung von Zellen aus Polypen desselben oder verschiedenen Geschlechts. Roux' Arch. **110**, 89 (1927). — FRIEDRICH, H.: Zur Kenntnis der Regeneration der Extremitäten bei *Carausius morosus*. Z. wiss. Zool. **137**, 578 (1930).

GALTSOFF, P. S.: Amoeboid movement and coalescence of dissociated sponge cells. Anat. Rec. **24** (1923). ~ Regeneration after dissociation (an experimental study on sponges). I. Behaviour of dissociated cells of *Microciona prolifera* under normal and altered conditions. J. of Exper. Zool. **42**, 183 (1925). — GATES, G. E.: Regeneration in an earth worm *Eisenia foetida* (Savigny) 1826. I. Anterior regeneration. Biol. Bull. **96**, 129 (1949). ~ Regeneration in an earth worm *Eisenia foetida* (Savigny) 1826. II. Posterior regeneration. Biol. Bull. **98**, 36 (1950). — GIDGE, N. M., and S. M. ROSE: The role of larval skin in promoting limb regeneration in adult Anura. J. of Exper. Zool. **97**, 71 (1944). — GIORGI, P. DE: Les potentialités de régénérats chez *Salamandra*. Croissance et différenciation. Rev. suisse Zool. **31**, 1 (1924). — GODLEWSKI, E.: Versuche über den Einfluß des Nervensystems auf die Regenerationserscheinungen der Molche. Bull. Acad. Sci., Cl. Mat. et Nat. Cracovie **1904**. ~ Untersuchungen über die Auslösung und Hemmung der Regeneration beim Axolotl. Roux' Arch. **114** (1928). — GOETSCH, W.: Das Regenerationsmaterial und seine experimentelle Beeinflussung. (Versuch zur einheitlichen Beurteilung der regenerativen Erscheinungen.) Roux' Arch. **117**, 211 (1929). — GOLDIN, A.: A quantitative study of the interrelationship of oxygen and hydrogen ion concentration in influencing *Tubularia* regeneration. Biol. Bull. **82**, 340 (1942a). ~ Factors influencing regeneration and polarity determination in *Tubularia crocea*. Biol. Bull. 82, 243 (1942b). — GRUBER, A.: Über künstliche Teilung bei Infusorien. Biol. Zbl. **4**, 717 (1885); **5**, 137 (1886). ~ Beiträge zur Kenntnis der Physiologie und Biologie der Protozoen. Ber. naturforsch. Ges. Freiburg i. Br. **1**, 1 (1886). — GUYÉNOT, E.: La perte du pouvoir régénérateur des Anoures, étudiée par les hétérogreffes, et la notion des territoires. Rev. suisse Zool. **34**, 1 (1927a). ~ Le problème morphogénétique dans la régénération des Urodèles: détermination et potentialités des régénérats. Rev. suisse Zool. **34**, 127 (1927b). — GUYÉNOT, E., J. DINICHERT-FAVARGER u. M. GALLAND: L'exploration du territoire de la patte du *Triton*. (Asymétrie, orientation des régénérats.) Rev. suisse Zool. **55**, Suppl. Nr 1 (1948). — GUYÉNOT, E., et O. SCHOTTÉ: Démonstration de l'existence de territoires spécifiques de régénération par la méthode de la déviation des troncs nerveux. C. r. Soc. Biol. Paris **94**, 1050 (1926).

HALL, A. B., and O. E. SCHOTTÉ: Effects of hypophysectomies upon the initiation of regenerative processes in the limb of *Triturus viridescens*. J. of Exper. Zool. **118**, 363 (1951). — HELDMANN, G.: Die Gewebsentwicklung bei der Regeneration der Beine von *Dixippus morosus*. Roux' Arch. **115**, 852 (1929). — HERTWIG, G.: Beiträge zum Determinations- und Regenerationsproblem mittels Transplantation haploidkerniger Zellen. Roux' Arch. **111**, 292 (1927). — HOFER, B.: Experimentelle Untersuchungen über den Einfluß des Kerns auf das Protoplasma. Jena. Z. Naturwiss. **24**, 105 (1890).

IDE-ROZAS, A.: Die cytologischen Verhältnisse bei der Regeneration von Kaulquappenextremitäten. Roux' Arch. **135**, 552 (1936).

KANAJEW, J.: Einige histologische Beobachtungen über das Entoderm der *Pelmatohydra oligactis* Pall. bei der Regeneration. Zool. Anz. **67**, 228 (1926). — KIRCHNER, H. A.: Die Bedeutung der interstitiellen Zellen für den Aufbau von *Cordylophora caspia* Pall. Z. Zellforsch. **22**, 1 (1934). — KORSCHELT, E.: Regeneration und Transplantation. Berlin 1927.

LECAMP, M.: Influence des acides aminés sur la régénération. C. r. Acad. Sci. Paris **214**, 330 (1942). — LEHMANN, F. E.: Realisationsstufen in der Organogenese als entwicklungsphysiologisches und genetisches Problem. Arch. Klaus-Stiftg. **23**, 568 (1948). — LEHMANN, F. E., u. A. BRETSCHER: Wirkungsanalyse regenerationshemmender Stoffe mit Hilfe statistischer Methoden. Helvet. physiol. Acta **10**, 20 (1952). — LEHMANN, F. E., u. H. R. DETTELBACH: Histostatische Wirkungen von Aminoketonen auf die Schwanzregeneration der *Xenopus*-Larve. Rev. suisse Zool. **59**, 254 (1952). — LIEBMANN, E.: The role of chloragogene in regeneration of *Eisenia foetida* (Sav.). J. of Morph. **70**, 151 (1942a). ~ The correlation between sexual reproduction and regeneration in a series of Oligochaeta. J. of Exper. Zool. **91**, 373 (1942b). ~ New light on regeneration of *Eisenia foetida* (Sav.). J. of Morph. **73**, 583 (1943). — LILLIE, F. R.: On the smallest parts of *Stentor* capable of regeneration. J. of Morph. **12**, 239 (1896). — LIOSNER, L. D.: Ist die Regeneration des Schwanzskelets in Abwesenheit des alten Skelets möglich? Bull. Biol. Méd. expér. URSS **4**, 150 (1937). — LOCATELLI, P.: Formation de membres surnuméraires. C. r. Assoc. Anat. Bâle **20**, 279 (1925). — LÜSCHER, M.: Hemmt oder fördert Colchicin die Zellteilung im regenerierenden Schwanz der *Xenopus*-Larve? Rev. suisse Zool. **53**, 481 (1946a). ~ Die Hemmung der Regeneration durch Colchicin beim Schwanz der *Xenopus*-Larve und ihre entwicklungsphysiologische Wirkungsanalyse. Helvet. physiol. Acta **4**, 465 (1946b). ~ Die Wirkung des Colchicins auf die an der Regeneration beteiligten Gewebe im Schwanz der *Xenopus*-Larve. Rev. suisse Zool. **53**, 683 (1946c). ~ A method for observing growing epithelial tissue in *Rhodnius prolixus* (Hemiptera). Nature (Lond.) **160**, 873 (1947). ~ Gewebekultur „in vivo" bei *Rhodnius prolixus* (Hemiptera). Rev. suisse Zool. **55**, 227 (1948a). ~ The regeneration of legs in *Rhodnius prolixus* (Hemiptera). J. of Exper. Biol. **25**, 334 (1948b). ~ Die Ursachen der tierischen Regeneration. Exper. **8**, 80 (1952). — LUTHER, W.: Die Strahlenwirkung auf Amphibienhaut vor und nach der Metamorphose. Naturwiss. **1939**a, 713. ~ Die Wirkung der Röntgenstrahlen auf die Zellteilung. Strahlenther. **66**, 40 (1939b).

MARCUCCI, E.: Innesti eterotopici di corda dorsale in larve di Anfibi Anuri. Ric. Morf. e Biol. anim. **1**, 67 (1926). — MARENZELLER, E. v.: Aufzucht des Badeschwammes aus Teilstücken. Verh. zool.-bot. Ges. Wien **28**, 674 (1878). — MATTES, O.: Die histologischen Vorgänge bei der Wundheilung und Regeneration von *Hydra*. Zool. Anz. **62**, 307 (1925). — MEGUSAR, F.: Die Regeneration der Coleopteren. Roux' Arch. **25**, 148 (1907). — METTETAL, C.: La régénération des membres chez la salamandre et le triton. Histologie et Détermination. Arch. Anat. etc. **28**, 1 (1939). — MEYER, P.: Studien zur Regeneration bei *Hydra attenuata*. Österr. zool. Z. **2**, 343 (1950). — MILOJEVIĆ, B. D.: Beiträge zur Frage der Determination der Regenerate. Roux' Arch. **103**, 80 (1924). — MITCHELL, J. S.: Metabolic effects of therapeutic doses of X and gamma radiations. Brit. J. Radiol. **16**, 339 (1943). — MOMENT, G. R.: On the relation between growth in length, the formation of new segments and the electric potential in an earthworm. J. of Exper. Zool. **112**, 1 (1949). — MOOG, F.: Some effects of temperature on the regeneration of *Tubularia*. Biol. Bull. **83**, 291 (1942). — MOORE, E. L.: Regeneration at various phases in the life history of *Spathidium spathula* and *Blepharisma undulans*. J. of Exper. Zool. **39**, 249 (1924). — MORGAN, T. H.: Regeneration. New York 1901. — MORGAN, T. H., u. S. E. DAVIS: The internal factors in the regeneration of the tadpole.

Roux' Arch. **15**, 314 (1902). — MOROSOW, B. D.: Stimulationseinwirkung des Embryonalextrakts und der Embryonalgewebe bei Regenerationsversuchen an Amphibien. Roux' Arch. **133**, 310 (1935).

NAVILLE, A.: Histogénèse et régénération du muscle chez les Anoures. Archives de Biol. **32**, 37 (1922). ~ Recherches sur l'histogénèse et la régénération chez les Batraciens Anoures. (Corde dorsale et téguments.) Archives de Biol. **34**, 235 (1924). — NEEDHAM, A. E.: Peripheral nerve and regeneration in Crustacea. J. of Exper. Biol. **21**, 144 (1945). ~ Peripheral nerve and regeneration. II. J. of Exper. Biol. **22**, 107 (1946). ~ Sensitivity of regenerating limbs of an aquatic crustacean to variations in the concentration of hydrogen and phosphate ions in the external medium. J. of Exper. Zool. **106**, 181 (1947). — NEEDHAM, J.: Biochemistry and morphogenesis. Cambridge 1942. — NUSBAUM, J., u. M. OXNER: Studien über die Regeneration der Nemertinen. I. Regeneration des *Lineus ruber* (Müll.). Roux' Arch. **30**, 74 (1910). ~ Fortgesetzte Studien über die Regeneration der Nemertinen. II. Regeneration des *Lineus lacteus* Rathke. Roux' Arch. **35**, 236 (1912).

OKUNEFF, N.: Über einige physiko-chemische Erscheinungen während der Regeneration. V. Über den Milchsäuregehalt regenerierender Axolotlextremitäten. Biochem. Z. **257**, 242 (1933). — OLIVER, M. P., and S. M. ROSE: Induced regenerative processes in denervated limbs of *Triturus*. Anat. Rec. **96**, 28 (1946). — ORECHOVITCH, W. N.: Die Lokalisation der Herde erhöhter Kathepsin-Aktivität in den Geweben von regenerierenden Amphibienorganen. Bull. Biol. Méd. expér. URSS **3**, 177 (1937). — ORECHOVITCH, W. N., et T. P. SOKOLOWA: On the variability of tissue proteins in the course of regeneration of organs in Amphibia. C. r. Acad. Sci. URSS **28**, 747 (1940). — OXNER, M.: Sur deux modes différents de régénération chez *Lineus ruber* (Müll.). C. r. Acad. Sci. Paris **1909**.

PAINTER, B. T.: The location of factors of head regeneration in the earthworm. Biol. Bull. **78**, 463 (1940). — PAUL, H.: Transplantation und Regeneration der Flügel zur Untersuchung ihrer Formbildung bei einem Schmetterling mit Geschlechtsdimorphismus, *Orgyia antiqua* L. Roux' Arch. **136**, 64 (1937). — PEEBLES, F.: Regeneration and regulation in *Paramaecium caudatum*. Biol. Bull. **23**, 154 (1912). — PFLUGFELDER, O.: Beeinflussung von Regenerationsvorgängen bei *Dixippus morosus* Br. durch Exstirpation und Transplantation der Corpora allata. Z. wiss. Zool. **152**, 159 (1939). — POLEZHAYEW, L. W.: The restoration of the regenerative power in tailless Amphibians. II. C. r. Acad. Sci. URSS **1**, 673 (1935). ~ La valeur de la structure de l'organe et les capacités du blastème régénératif dans le processus de la détermination du régénérat. Bull. biol. France et Belg. **70**, 54 (1936). ~ Über die Bedeutung des Nervensystems bei der Regeneration der Extremitäten bei den Anuren. C. r. Acad. Sci. URSS **25**, 543 (1939). ~ The loss and restoration of regenerative capacity in the limbs of tailless Amphibia. Biol. Rev. Cambridge Philos. Soc. **21**, 141 (1946). — POLEZHAYEW, L. W., et G. I. GINZBURG: Studies by the method of transplantation on the loss and restoration of the regenerative power in the tailless amphibian limbs. C. r. Acad. Sci. URSS **23**, 733 (1939). — POPOFF, A.: Experimentelle Zellstudien. Arch. Zellforsch. **1**, 245 (1908). — PRZIBRAM, H.: Experimentalzoologie, Bd. 2. Regeneration. Leipzig u. Wien 1909. — PUCKETT, W. O.: The effects of X-radiation on the regeneration of the Hydroid *Pennaria tiarella*. Biol. Bull. **70**, 392 (1936). ~ The effect of intraperitoneal injections of pituitary substances on the rate of tail regeneration in frog tadpoles. Anat. Rec. **71**, 337 (1938).

REYNOLDS, M. E.: Regeneration in an amicronucleate Infusorian. J. of Exper. Zool. **62**, 327 (1932). — RICHARDSON, D.: Thyroid and pituitary hormones in relation to regeneration. I. The effect of anterior pituitary hormone on regeneration of hind leg in normal and thyreoidectomized newts. J. of Exper. Zool. **83**, 407 (1940). ~ Thyroid and pituitary hormones in relation to regeneration. II. Regeneration of the hind limb of the newt, *Triturus viridescens*, with different combinations of thyroid and pituitary. J. of Exper. Zool. **100**, 417 (1945). — ROSE, S. M.: Methods of initiating limb regeneration in adult Anura. J. of Exper. Zool. **95**, 149 (1944). ~ The effect of NaCl in stimulating regeneration of limbs of frogs. J. of Morph. **77**, 119 (1945). ~ The role of nerves in Amphibian limb regeneration. Ann. New York Acad. Sci. **49**, 818 (1948). ~ The specific suppression of embryonic differentiation in *Rana pipiens* by adult tissues. Anat. Rec. **113**, 527 (1952). — ROSIN, S.: Experimente zur Entwicklungsphysiologie der Pigmentierung bei Amphibien. Rev. suisse Zool. **50**, 485 (1943). — ROUDABUSH, R. L.: Phenomenon of regeneration in everted *hydra*. Biol. Bull. **64**, 253 (1933). — RÜBSAAMEN, H.: Die Wirkung des experimentellen Sauerstoffmangels auf die Entwicklung von Tritonkeimen nach beendeter Gastrulation. Roux' Arch. **144**, 301 (1950). — RULON, O.: Single and combined effects of cyanide and methylene blue on reconstitution in *Euplanaria dorotocephala*. Physiologic. Zool. **11**, 202 (1938).

SCHAXEL, J., u. W. BÖHMEL: Regenerations- und Transplantationsstudien. II. Ersatzbildung nach Entnahme von Organteilen. Zool. Anz. **78**, 157 (1928). — SCHEREMETJEWA, E. A., u. V. V. BRUNST: Untersuchung des Einflusses der Röntgenstrahlen auf die Regeneration des Schwanzes bei den Kaulquappen von *Pelobates fuscus.* I. Untersuchung der Regenerate von mit verschiedenen Dosen einmalig bestrahlten Kaulquappen. Roux' Arch. **130**, 771 (1933). ~ Preservation of the regeneration capacity in the middle parts of the limb of the newt and its simultaneous loss in the distal and proximal parts of the same limb. Bull. Biol. Méd. expér. URSS **6**, 723 (1938). — SCHNEIDER, G.: Der Einfluß des Nervensystems auf die Regeneration der Extremitäten der Axolotl. Zool. Jb., Abt. allg. Zool. u. Physiol. **60**, 73 (1940). — SCHOTTÉ, O.: La régénération de la queue d'Urodèles est liée à l'intégrité du territoire caudal. C. r. Soc. Physique Hist. natur. **43**, 126 (1926a). ~ Le rôle du milieu intérieur dans la régénération des Batraciens Urodèles. C. r. Soc. Biol. Paris **94** (1926b). ~ Système nerveux et régénération chez le *Triton.* Rev. suisse Zool. **33**, 1 (1926c). — SCHOTTÉ, O. E., and E. G. BUTLER: Morphological effects of denervation and amputation of limbs in Urodele larvae. J. of Exper. Zool. **87**, 279 (1941). ~ Phases in regeneration of the Urodele limb and their dependence upon the nervous system. J. of Exper. Zool. **97**, 95 (1944). — SCHOTTÉ, O., and K. P. HUMMEL: Lens induction at the expense of regenerating tissues of Amphibians. J. of Exper. Zool. **80**, 131 (1939). — SINGER, M.: The nervous system and regeneration of the fore limb of adult *Triturus.* I. The role of the sympathetics. J. of Exper. Zool. **90**, 377 (1942). ~ The nervous system and regeneration of the fore limb of adult *Triturus.* II. The role of the sensory system. J. of Exper. Zool. **92**, 297 (1943). ~ The nervous system and regeneration of the fore limb of adult *Triturus.* IV. The stimulating action of a regenerated motor supply. J. of Exper. Zool. **101**, 221 (1946a). ~ The nervous system and regeneration of the fore limb of adult *Triturus.* V. The influence of the number of nerve fibers, including a quantitative study of limb innervation. J. of Exper. Zool. **101**, 299 (1946b). ~ The nervous system and regeneration of the fore limb of adult *Triturus.* VI. A further study of the importance of nerve number, including quantitative measurements of limb innervation. J. of Exper. Zool. **104**, 223 (1947a). ~ The nervous system and regeneration of the fore limb of adult *Triturus.* VII. The relation between number of nerve fibers and surface area of amputation. J. of Exper. Zool. **104**, 251 (1947b). ~ Induction of regeneration of fore limb of the frog by augmentation of the nerve supply. Proc. Soc. Exper. Biol. a. Med. **76**, 413 (1951). ~ The influence of the nerve in regeneration of the Amphibian extremity. Quart. Rev. Biol. **27**, 169 (1952). — SOKOLOFF, B.: Das Regenerationsproblem bei Protozoen. Arch. Protistenkde **47**, 143 (1924). — SOKOLOVA, V. A.: Kathepsingehalt und Regenerationsvermögen. C. r. Acad. Sci. URSS **36**, 247 (1942). — SPIEGELMAN, S.: Physiological competition as a regulatory mechanism in morphogenesis. Quart. Rev. Biol. **20**, 121 (1945). — SPIEGELMAN, S., and F. MOOG: On the interpretation of rates of regeneration in *Tubularia*, and the significance of the independence of mass and time. Biol. Bull. **87**, 227 (1944). — STEINMANN, P.: Prospektive Bedeutung von Regenerationsvorgängen. I. Die Vorgänge in den Zellen, Geweben und Organen während der Restitution von Planarienfragmenten. Roux' Arch. **108**, 646 (1926). ~ Die prospektive Bedeutung von Regenerationsvorgängen. II. Über Reindividualisation, d. i. Rückkehr von Mehrfachbildungen zur einheitlichen Organisation. Roux' Arch. **112**, 333 (1927). — STOWELL, R. E.: The effects of Roentgen radiation on the thymonucleic acid content of transplantable mammary carcinomas. Cancer Res. **5**, 169 (1945). — STRELIN, G. S.: Röntgenologische Untersuchungen an Hydren. II. Die histologischen Veränderungen im Körperbau von *Pelmatohydra oligactis* unter der Wirkung der Röntgenstrahlen und ihre Bedeutung für die Regeneration und Vermehrung. Roux' Arch. **115**, 27 (1929). — SUSTER, P. M.: Fühlerregeneration nach Ganglienexstirpation bei *Sphodromantis bioculata* Burm. Zool. Jb., Abt. allg. Zool. u. Physiol. **53**, 41 (1933a). ~ Beinregeneration nach Ganglienexstirpation bei *Sphodromantis bioculata* Burm. Zool. Jb., Abt. allg. Zool. u. Physiol. **53**, 49 (1933b).

TARDENT, P.: Über Anordnung und Eigenschaften der interstitiellen Zellen bei *Hydra* und *Tubularia.* Rev. suisse Zool. **59**, 247 (1952). — TARTAR, V.: The so-called racial variation in the power of regeneration in *Paramaecium.* J. of Exper. Zool. **81**, 181 (1939). — TAYLOR, C., J. P. GREENSTEIN and A. HOLLANDER: Effects of X-radiation on thymus nucleic acid. Science (Lancaster, Pa.) **105**, 263 (1947). — THORNTON, C. S.: The histogenesis of muscle in the regenerating fore limb of larval *Amblystoma punctatum.* J. of Morph. **62**, 17 (1938a). ~ The histogenesis of the regenerating fore limb of larval *Amblystoma* after exarticulation of the humerus. J. of Morph. **62**, 219 (1938b). ~ Studies on the origin of the regeneration blastema in *Triturus viridescens.* J. of Exper. Zool. **89**, 375 (1942). ~ The effect of colchicine on limb regeneration in larval *Amblystoma.* J. of Exper. Zool. **92**, 281 (1943). ~ Beryllium inhibition of regeneration. I. Morphological effects of beryllium on amputated fore limbs of larval *Amblystoma.* J. of Morph. **84**, 459 (1949). ~ Beryllium inhibition of regeneration. II. Localization of the beryllium effect in amputated limbs of larval *Amblystoma.* J. of Exper. Zool. **114**, 305 (1950). — TÖRÖ, E.: Über Einpflanzung von Gewebekulturen. Arch. exper. Zellforsch. **15**, 312 (1934). — TREMBLEY, A.: Mémoires pour servir à l'histoire d'un genre de polypes d'eau douce. Paris 1744.

UBISCH, L. v.: Über Flügelregeneration beim Schwammspinner *Lymantria dispar.* Roux' Arch. **31**, 637 (1911).

VERHOEF, A. M. E.: The mitotic activity during regeneration of *Polycelis nigra*. Proc., Kon. nederl. Akad. Wetensch. **49**, 548 (1946). — VLADIMIROVA, E. A.: Aminosäuregehalt im regenerierenden Bein des Axolotls bei verschiedenen Regenerationsstadien. C. r. Acad. Sci. URSS **3**, 478 (1934).

WALTER, F. K.: Schilddrüse und Regeneration. Roux' Arch. **31**, 91 (1910). — WEISS, P.: Regeneration an transplantierten Extremitäten entwickelter Amphibien. Roux' Arch. **102**, 673 (1924). ~ Unabhängigkeit der Extremitätenregeneration vom Skelet (bei *Triton cristatus*). Roux' Arch. **104**, 359 (1925a). ~ Die seitliche Regeneration der Urodelenextremität. Roux' Arch. **104**, 395 (1925b). ~ Ganzregenerate aus halbem Extremitätenquerschnitt. Roux' Arch. **107**, 1 (1926). ~ Die Herkunft der Haut im Extremitätenregenerat (Versuche mit Hautprothesen aus Lunge bei *Triton cristatus*). Roux' Arch. **109**, 584 (1927a). ~ Potenzprüfung am Regenerationsblastem. I. Extremitätenbildung aus Schwanzblastem im Extremitätenfeld bei *Triton*. Roux' Arch. **111**, 317 (1927b). ~ Principles of development. New York 1939. — WEISZ, P. B.: Time, polarity, size and nuclear content of the regeneration of *Stentor* fragments. J. of Exper. Zool. **107**, 269 (1948). ~ A general mechanism of differentiation based on morphogenetic studies in Ciliates. Amer. Naturalist **85**, 293 (1951). — WIGGLESWORTH, V. B.: Wound healing in an insect (*Rhodnius prolixus*, Hemiptera). J. of Exper. Biol. **14**, 364 (1937). — WILSON, H. V.: On some phenomena of coalescence and regeneration in sponges. J. of Exper. Zool. **5**, 245 (1907). — WILSON, W.: The regeneration of the Planarian head in diluted Ringer's fluid. J. of Exper. Zool. **86**, 225 (1941). — WOLFF, E., et F. DUBOIS: Sur les facteurs qui déclenchent la migration des cellules de régénération chez les Planaires. C. r. Soc. Biol. Paris **141**, 906 (1947). ~ Sur la migration des cellules de régénération chez les Planaires. Rev. suisse Zool. **55**, 218 (1948). — WOLFF, G.: Entwicklungsphysiologische Studien. I. Die Regeneration der Urodelenlinse. Roux' Arch. **1**, 380 (1895). ~ Regeneration und Nervensystem. Festschrift Richard Hertwig, Jena. **3**, 67 (1910). — WOLSKY, S.: Beiträge zur Physiologie der Regeneration. Allat. Közlem **38**, 9 (1941).

YOUNG, D. B.: A contribution to the morphology and physiology of the genus *Uronychia*. J. of Exper. Zool. **36**, 353 (1922).

ZALOKAR, M.: Contribution à l'étude de la régénération du cristallin chez le *Triton*. Rev. suisse Zool. **51**, 443 (1944). — ZAWARZIN, A. A.: Röntgenologische Untersuchungen an Hydren. I. Die Wirkung der Röntgenstrahlen auf die Vermehrung und Regeneration bei *Pelmatohydra oligactis*. Roux' Arch. **115**, 1 (1929).

Die physiologische Regeneration.

Von

W. MASSHOFF-Tübingen.

Mit 12 Abbildungen.

Einleitung.

Die Regeneration im allgemeinen Sinne ist die Fähigkeit der Organismen zum Ersatz verlorengegangener Körpersubstanz und als solche eine im Pflanzen- und Tierreich weit verbreitete Erscheinung, allerdings auch in der unbelebten Natur nicht unbekannt, denn auch Kristalle regenerieren.

Unter der Regeneration im besonderen wird für gewöhnlich derjenige vollkommene oder unvollkommene Ersatz verstanden, der für gelegentlich und zufällig zustande gekommene oder absichtlich gesetzte Verluste oder Beschädigungen von Körperteilen geliefert wird. Dieser akcidentellen oder reparativen, außerhalb der normalen Lebensvorgänge ablaufenden, der Wiederherstellung dienenden Regeneration wird die physiologische oder repetierende Regeneration gegenübergestellt[1]. Als biologisches Phänomen ist sie ebenso geläufig wie die akcidentelle oder reparative, ohne allerdings immer als Regeneration gewertet zu werden, da sie zum Teil mit Wachstums- und Entwicklungsvorgängen in sehr enger Beziehung steht oder sogar damit gekoppelt ist. Die Neubildung von Zellen gehört zum Wesen des Entwicklungsmechanismus, ist andererseits aber nicht darauf beschränkt, sondern geht auch nach Abschluß der Entwicklung an gewissen Geweben und Organen weiter vor sich, um den durch Alterung und Tod oder durch Abnutzung entstandenen Zellverlust zu ersetzen und um damit das normale art- und individualbestimmte Gleichgewicht zu erhalten. Dieser Ersatz von Zellen, die in ihrem normalen Lebensablauf altern und sterben, vollzieht sich kontinuierlich während des ganzen Lebens und stellt die eigentliche repetierende physiologische Regeneration dar. Sie spielt sich ganz überwiegend auf der Zellebene ab. Daneben gibt es im physiologischen Bereich regenerative Vorgänge an Zellen, Geweben und Organen, die periodisch oder einmalig und nur während bestimmter Lebensabschnitte erfolgen.

Die Bedeutung der physiologischen Regeneration beim Menschen läßt sich annähernd ermessen, wenn man sich den der unmittelbaren Beobachtung zugänglichen laufenden großen Zellverlust aus der Oberhaut und ihren Anhangsgebilden vor Augen hält. Im Körperinnern ist allein die andauernde Bluterneuerung umfangmäßig etwa den regenerativen Leistungen des Oberflächenepithels gleichzusetzen, von dem kontinuierlichen oder periodischen Ersatz der übrigen Organe oder Gewebe zunächst einmal ganz abgesehen.

In der Tierreihe verhält sich die physiologische Regeneration charakteristisch; ausgenommen die Sonderfälle der Häutung und verwandter Vorgänge oder des Ersatzes freiwillig abgeworfener Körperteile, geht sie annähernd parallel der Höhe der Differenzierung. Mit ihrer Zunahme gewinnt sie immer mehr an Bedeutung, um beim Menschen und Säugetier ihren höchsten Grad zu erreichen.

---

[1] KORSCHELT 1927.

In dieser Hinsicht ist das Verhalten der pathologischen Regeneration gerade umgekehrt. Der Potenz zur nahezu idealen pathologischen Regeneration bei den einfach organisierten Lebewesen steht eine nur beschränkte und zum Teil sogar aufgehobene der hochentwickelten gegenüber. Während also die zunehmende Differenzierung die Fähigkeit zur pathologischen Regeneration einschränkt, geht sie andererseits, gewissermaßen zwangsläufig, mit einer wachsenden physiologischen Regenerationskapazität einher, da die mit der höheren Differenzierung gegebene Komplexität des Aufbaues der Organismen und ihrer Strukturen mit einem stärkeren Verschleiß von Bauelementen in gewissen Organen bzw. Geweben verbunden ist und ausgeglichen werden muß. Dementsprechend ist von vornherein theoretisch zu erwarten, daß der Möglichkeit zur Ersatzlieferung durch bestimmte Einrichtungen oder Verhaltensweisen im Bauplan Rechnung getragen ist.

Daß der erwachsene Mensch kein festgefügtes, unveränderliches System von Zellen darstellt, sondern während des ganzen Lebens einen andauernden Verlust von Zellen erleidet und dementsprechend ständig neue Zellen bildet, ist schon seit langem bekannt. Von einer wissenschaftlich fundierten Kenntnis der physiologischen Regeneration kann aber erst gesprochen werden, seitdem vor allem durch die Arbeiten von FLEMMING (1885a, b), PODWYSSOZKI (1887), BIZZOZERO (1887, 1893, 1894) und HANSEMANN (1893) Ausdehnung und Vorkommen von Kernteilungsvorgängen im normalen Körper erwiesen wurden. Das Fehlen oder Vorhandensein von Mitosen in einem Gewebe und die Mitosenzahl werden demnach als Maßstab dafür angesehen, ob überhaupt und in welchem Umfange eine physiologische Regeneration statthat bzw. möglich ist.

BIZZOZERO (1894) hat als erster die Gewebe des menschlichen Körpers bezüglich ihrer Regenerationsfähigkeit in 3 Klassen eingeteilt und unterschieden: 1. Gewebe mit labilen, nicht beständigen Zellen, die sich während des ganzen Lebens vermehren und deshalb über eine gute Regeneration verfügen (Zellen der Epidermis, Epithelien der Schleimhäute, Drüsen des Magens, des Darmes, der Gebärmutter, Talgdrüsen, Knochenmark, Milz, Lymphknoten, Ovarien und Hoden), 2. Gewebe mit stabilen Zellen, die sich bis zur Geburt und noch einige Zeit danach, bis sie ihre spezifischen Eigenschaften erlangt haben, durch Teilung vermehren, dann aber teilungsunfähig werden. In diesen Geweben ist keine physiologische Regeneration nachweisbar (Leber, Niere, Pankreas, Tränen- und Speicheldrüsen, Bindegewebe, Knorpel, Knochen und glatte Muskulatur), 3. Gewebe ebenfalls mit stabilen Zellen, deren mitotisches Wachstum in einer relativ frühen Periode des embryonalen Lebens bereits aufhört und die gleichfalls physiologisch nicht regenerieren (Nervengewebe, quergestreifte Muskulatur).

Diese Klassifizierung hat in ihren wesentlichen Punkten auch heute noch Gültigkeit. Die vor allem im Zusammenhang mit der Regeneration viel gebrauchten Begriffe „Wechsel- und Dauergewebe" gehen auf sie zurück. Unsere Vorstellungen über die Wechsel- und Dauergewebe sind durch die von COWDRY (1942, 1953) hervorgehobenen zellphysiologischen Gesichtspunkte, vor allem hinsichtlich des Lebensablaufes der Zellen (Teilung, Differenzierung und Alterung), wesentlich vertieft worden. COWDRY teilt die Zellen in 2 Typen ein, die sich in ihrem Lebensablauf grundsätzlich unterscheiden; jeder Typ ist jeweils in 2 Untergruppen gegliedert. Der eine Haupttyp, die *intermitotischen Zellen*, sind dadurch charakterisiert, daß diese Zellen weder altern noch sterben; ihre Individualität beginnt mit der Teilung der Mutterzelle und endet mit der eigenen Teilung. Die eine Untergruppe bilden die *vegetativen intermitotischen Zellen*, die durch ständige Teilung zu Zellen gleicher Art für den Organismus Zellreservoire darstellen. Die andere Untergruppe umfaßt die sich *differenzierenden intermito-*

tischen Zellen, die in der Interphase wachsen und sich differenzieren, durch Teilung gleiche und sich weiter differenzierende Zellen bilden. Den anderen Haupttyp verkörpern die *postmitotischen Zellen*, die sich in der Regel nicht mehr teilen und eine hohe Differenzierung besitzen; sie altern und gehen zugrunde. Ein Teil von ihnen kann notfalls jedoch die Teilungsfähigkeit wiedererlangen; diese Untergruppe stellt die *reversibel postmitotischen Zellen* dar. Anderen postmitotischen Zellen geht diese Fähigkeit dagegen völlig ab, sie bilden als *fixierte postmitotische Zellen* die zweite Untergruppe, ihre Lebensdauer ist von Gewebe zu Gewebe verschieden.

Diese Zellqualifizierung von COWDRY geht über die ältere, im wesentlichen histologisch begründete Anschauung, nach der nur zwei Phasen im Leben der Zellen, die Periode der undifferenzierten embryonalen Zelle und die der differenzierten arbeitsfähigen Gewebezelle, unterschieden wurden, weit hinaus. In ihr ist der Versuch gemacht, die Individualität der Zellen als entscheidendes biologisches Kriterium in den Mittelpunkt zu stellen. Über die Frage der Zellindividualität besitzen wir nur zum Teil fundierte Vorstellungen. Das Problem ist insgesamt noch keineswegs befriedigend gelöst, vor allem insoweit, als es die Eigenschaften des Alterns und Sterbens betrifft, denen für die physiologische Regeneration eine entscheidende Bedeutung zukommt. In dieser Hinsicht hat die COWDRYsche Einteilung auch ihre Schwächen, wie sich besonders bei der Gruppe der reversibel postmitotischen Zellen für die Belange der physiologischen Regeneration zeigt.

Nur von der Zellphysiologie ist in dieser Richtung eine Erweiterung unserer Kenntnisse zu erwarten. Für einige Zell- und Gewebetypen ist durch entsprechende Untersuchungen bereits der Lebenscyclus, d. h. der periodische rhythmische Ablauf des Lebens von Zellen analysiert und als weitgehend eigengesetzlich erkannt[1]. Die in der Anlage der Zelle begründete Autonomie schließt auch die Alterserscheinungen und den Tod ein, was im Hinblick auf Fragen, inwieweit auch extracelluläre Faktoren physiologisch für Alterung und Tod verantwortlich sind, ein besonderes Interesse gewinnt.

Die physiologische Regeneration kann als ein en miniature ablaufender ständiger der Erhaltung dienender Wachstumsprozeß angesehen werden, insoweit als sie wie das Entwicklungswachstum an die Neubildung von Zellen geknüpft ist, ohne daß sie allerdings wie dieses zur Substanzvermehrung führt. Die dauerhaften, stationären oder perennen Gewebe, deren Zellen dem postmitotischen Typ angehören, regenerieren physiologisch in diesem Sinne nicht. Zu einer gewissen Erneuerung sind indessen auch sie fähig. Diese vollzieht sich bei ihnen aber auf einer ganz anderen Ebene. Mit dem normalen Stoffwechsel erneuern sich diese Zellen im molekularen Bereich, indem ständig Stoffe an den vorhandenen Strukturen ausgetauscht werden. Durch die Stoffmarkierung mit Isotopen sind heute genügend Unterlagen geschaffen[2], die der schon alten Vermutung eine konkrete Stütze geben. Die am besten untersuchte Regeneration der Bluteiweißkörper[3] vermittelt ein gutes Bild von Bedeutung und Größe der molekularen Stofferneuerung. Die ständige Veränderung von Stoff und Struktur berührt die Individualität der Zellen offenbar ebensowenig wie diejenige des Gesamtorganismus, der dem gleichen Austausch von Stoffen unterliegt[4]. Die organische Form ist letztlich das Bleibende und Unveränderliche.

Wenn der normale Stoffwechsel die Zellen der Dauergewebe molekular regeneriert, so ist dies folgerichtig auch für die teilungsfähigen Zellen, mindestens

[1] RIES und GERSCH 1953. [2] HEVESY 1948, *Wisconsin-Symposium* 1948, NEEDHAM 1952.
[3] WHIPPLE 1948, LANG 1952.
[4] SCHRÖDINGER 1946, SCHOENHEIMER 1946, v. BERTALANFFY 1951.

für solche mit längerer Interphase, zu erwarten. Das ihnen außerdem eigene Teilungsvermögen kennzeichnet die besondere regenerative Potenz und läßt auf bestimmte, der Zelle inhärente Eigenschaften schließen, die ihr Lebensschicksal bestimmen. Die damit berührte Frage, wodurch die eigentümlichen Unterschiede zwischen mitosefähigen und stationären Zellen letzten Endes bedingt sind, läßt sich heute noch nicht beantworten. Die vielfach angenommene strenge Beziehung zwischen Verlust der Teilungsfähigkeit und Höhe der Differenzierung von Zellen scheint keinen Anspruch auf generelle Gültigkeit erheben zu können. Gerade für dieses Problem ist offenbar der in der Zelle festgelegte Lebenscyclus entscheidend wichtig.

Die Identifizierung der physiologischen Regeneration mit einem Wachstumsvorgang erfordert die Prüfung der Frage, inwieweit etwa das bloße Volumenwachstum einschließlich der Zwei- und Mehrkernigkeit als Äquivalent einer Regeneration in Betracht kommt. Über diesen Punkt sei hier soviel vorweggenommen, daß sowohl vom Standpunkt der allgemeinen Cytologie als auch nach der Analyse der regenerativen Erscheinungen diese Möglichkeit verneint werden muß.

Die bisherigen, zum Teil systematischen Darstellungen über die Regeneration haben fast ausnahmslos die reparative zum Gegenstand; einzig KORSCHELT hat 1927 der physiologischen Regeneration einen größeren Abschnitt gewidmet, allerdings nur die der Tiere berücksichtigt. Die physiologische Regeneration beim Menschen ist bisher noch nicht zusammengefaßt bearbeitet worden. Diese Lücke zu füllen, schien deshalb geboten. Die spezielle Betrachtung der Regenerationserscheinungen dabei in den Vordergrund zu stellen, wurde für notwendig erachtet, um dieses Phänomen zunächst zu erfassen und daraus seine allgemeine Bedeutung zu würdigen. Definitionsgemäß bleibt die molekulare Regeneration als Gegenstand des Zellstoffwechsels unberücksichtigt. Die Darstellung erstreckt sich vielmehr nur auf jene Vorgänge, die durch eine Wiedererzeugung von Zellen, Zelleinheiten oder Zellverbänden gekennzeichnet sind. Die beiden ersten Abschnitte behandeln die kontinuierliche Regeneration im epithelialen und mesenchymalen Gewebe mit intermitotischen Zellen (Haut und ihre Anhangsgebilde, Blut und Hoden) und in Geweben mit postmitotischen Zellen (apokrine und ekkrine Drüsen der Haut, übrige drüsige Organe, Auskleidung der inneren Oberflächen), im 3. Abschnitt ist die cyclische Regeneration (weibliches Genitale und Brustdrüse) dargestellt und der 4. Abschnitt befaßt sich mit der einmaligen Regeneration (Zahnwechsel). Es wird zu zeigen sein, daß die der physiologischen Regeneration zugerechneten Vorgänge sehr vielgestaltig sind und sich deshalb schwer in ein Schema einordnen lassen. Mit der hier gewählten Gliederung des Stoffes wurde versucht, speziellen und allgemeinen Gesichtspunkten in gleicher Weise Rechnung zu tragen.

Die kontinuierliche Regeneration in Geweben mit intermitotischen Zellen.

Die größte Regenerationskapazität müssen diejenigen Gewebe besitzen, die über Zellen mit besonderer Teilungsfähigkeit verfügen. Es ist bezeichnend, daß Zellen dieser Art, die als intermitotische Zellen cytopoetische Reservoire darstellen, auf bestimmte Gewebe beschränkt sind. Im epithelialen Gewebe kommen sie nur im geschichteten Plattenepithel und im mesenchymalen nur in den Blutbildungsstätten vor und gewährleisten als zellige Sonderformationen zeitlebens den adäquaten Ersatz für die in ihrem Lebenscyclus sich rasch verbrauchenden verschieden differenzierten bzw. spezialisierten Plattenepithelien und Blutzellen einschließlich der aus dem Plattenepithel hervorgehenden zusammengesetzten Bildungen. Die gleiche Art der einem großen Bedarf gerecht werdenden Zellbildung findet sich außerdem, allerdings zu ganz anderen Zwecken, während der Geschlechtsreife im Hoden.

Im folgenden sollen die regenerativen Erscheinungen dieser Kategorie im einzelnen besprochen werden.

Epidermis.

Die als älteste Schicht vom ursprünglichen Ektoderm abstammende Epidermis, welche die Frucht und ihre bei der Geburt hinfällig werdenden Schutz- und Ernährungsanhänge überzieht, besteht zunächst aus einer einfachen bis doppelten Zellage. Im Laufe der Entwicklung wird aus diesem Periderm ein Gewebe mit der Eigentümlichkeit, daß es unbeschadet der besonderen, aus ihm hervorgehenden Strukturen stets nur aus Elementen zusammengesetzt ist, deren Natur jederzeit ohne weiteres erkennbar bleibt. Zelle liegt dicht neben Zelle, jede mit der benachbarten durch Protoplasmabrücken und sie durchziehende Fasern zu einem festen und nach allen Richtungen biegsamen und faltbaren Ganzen verbunden ohne Differenzierung einer gewebebildenden Zwischensubstanz. Aus diesem Zellgefüge gehen im Laufe der embryonalen und späteren Entwicklung die verschiedensten Organe, die sog. Anhangsgebilde der Haut, hervor.

Der epitheliale Anteil der Cutis, die als Ganzes für die Beziehungen zwischen den höheren Organismen und ihrer Umgebung eine wichtige vermittelnde Rolle besitzt, steht mit der Umwelt in unmittelbarer Verbindung und ist deshalb in besonderem Maße deren verschiedenartigsten Einwirkungen ausgesetzt. Den daraus sich ergebenden Notwendigkeiten entspricht die Epidermis nach ihrer Anlage und gesamten Ausgestaltung und wird dabei mit ihren Einrichtungen der insbesondere auch im Vergleich zu anderen Geweben verhältnismäßig großen Beanspruchung gerecht, die durch den ständigen Umweltkontakt hervorgerufen wird.

Die Oberfläche der Epidermis eines erwachsenen Menschen beträgt nach Berechnungen von MEEH[1] 17000—22000 cm[2]. Der tägliche Verlust an Zellen aus der Epidermis ist durchschnittlich auf etwa 15 g (!) zu veranschlagen[2]. Der Zellverlust erfolgt, abgesehen von der gelegentlich auch normalerweise auftretenden schuppenförmigen Abschilferung in der behaarten Kopfhaut, ständig, gleichmäßig und unmerklich aus dem Stratum disjunctum[3], und die deshalb von dermatologischer Seite gewählte Bezeichnung „Desquamatio insensibilis" ist durchaus zutreffend. Die Abstoßung zusammenhängender Membranen, vergleichbar der Häutung von Reptilien und Amphibien, kommt außer beim embryonalen Epitrichium (Schwein, Stachelschwein, Halbaffen, Pferd und vor allem beim Faultier[4]) nur bei den im Meere lebenden Säugetieren wie Walfischen und Robben vor[5], beim Menschen dagegen nur unter pathologischen Bedingungen. Ein dem Epitrichium vergleichbares Verhalten wird beim Menschen beim Durchbruch der Haare beobachtet. Von dem Umfang des sonst unmerklichen Zellverlustes der normalen Haut läßt sich annähernd eine Vorstellung gewinnen an einer einige Zeit im Gipsverband fixierten Extremität. Dieses Beispiel zeigt im übrigen, daß nicht allein Umwelteinflüsse für die Desquamatio ursächlich eine Rolle spielen, sondern daß auch in der Haut selbst gelegene Faktoren dabei von Bedeutung sind.

Die Verhornung und der Materialverlust in der Epidermis.

Das von der Epidermis abschilfernde Material gehört zu den verhornten Gebilden, die sich vom Saurier bis zum Menschen in ununterbrochener Reihe finden und die als charakteristisches Produkt eines Verhornungsprozesses einen Bestandteil enthalten, der in die Gruppe der Skleroproteine gehört und Keratin genannt wird. Dieses Protein enthält bis zu 17% Cystin und außerdem in einem anscheinend konstanten Verhältnis die drei Aminosäuren Histidin, Lysin und Arginin; es ist unlöslich in Wasser, verdünnten Säuren und Alkalien und äußerst

[1] Zit. nach PERNKOPF und PATZELT 1934.
[2] PERNKOPF und PATZELT 1934, LUTZ 1951, SIEMENS 1952.
[3] SCHAFFER 1920. [4] PINKUS, F. 1927. [5] PATZELT 1929.

resistent gegen Fermente[1]. Der hohe Cystingehalt des Keratins und der damit in Verbindung stehende Reichtum an Schwefel zeichnet dieses Protein gegenüber allen anderen Eiweißkörpern besonders aus. In diese Stoffklasse gehören außer dem Horn der Epidermis Haare, Federn, Nägel, Klauen, Krallen, Hörner, Schildpatt und Fischbein, also ausschließlich Produkte epithelialer Formationen.

Der Verhornungsprozeß ist chemisch auch heute noch nicht völlig geklärt[2].

Die älteste Theorie[3], nach der die Anreicherung von Schwefel, der an die Stelle von Sauerstoff treten soll, das Wesen der Verhornung bildet, ist ebenso verlassen wie die Anschauung, daß die Anhäufung gewisser Aminosäuren in der Hornsubstanz scheinbar und nur hervorgerufen ist durch die Aufspaltung anderer Aminosäuren[4]. Nach der Theorie von P. G. UNNA (1921, 1928) sollen in den Epithelzellen beim Übergang in das Stratum corneum durch ein tryptisches Ferment Tyrosin, Cystin und Tryptophan abgespalten werden. Diese Aminosäuren sollen in die Membran der Zellen eingelagert werden, und dort soll das Keratin A mit hohem Gehalt an den genannten Aminosäuren entstehen. Durch diese Umwandlung der Zellmembran soll auch die intracelluläre Verhornung beschleunigt und das spongioplastische Zellgerüst in ähnlicher, aber etwas schwächerer Weise als die Zellmembran in das sich vom erstgenannten durch eine verschiedene Resistenz gegenüber Säuren unterscheidende Keratin B umgewandelt werden. Die UNNAsche Theorie, die sich auf sehr eingehende histologische und auf heute allerdings zurückhaltend zu bewertende histochemische Analysen stützt, ist zum Teil uneingeschränkt anerkannt worden[5], zum Teil sind, vor allem in chemischer Hinsicht, schwerwiegende Einwände gegen sie erhoben worden[6].

Ebenso unklar wie der Mechanismus der Keratinbildung ist auch die Frage nach ihren Ursachen. Auch in diesem Punkt gehen die Ansichten weit auseinander und keine kann vollauf befriedigen. Als primäre Ursache der Verhornung hat schon UNNA den Sauerstoffmangel für wichtig gehalten. Die hohe Wasserstoffionenkonzentration des Horns[7] ist damit in Verbindung gebracht worden in der Vorstellung, daß eine unvollständige Verbrennung die Säuerung bewirke. ROTHMAN und SCHAAF (1929) wollen der Säuerung eine Bedeutung für die bei der Verhornung eintretende chemische Umwandlung der von UNNA festgestellten sauren und basischen Zelleiweißkörper beimessen, da die einen auf die Erhöhung der Wasserstoffionenkonzentration mit partieller Hydrolyse, die anderen mit Dehydratation und Polymerisation reagieren könnten. Die Säuerung ist nun aber, wenn überhaupt, sicher nicht ausschließlich Folge einer unvollkommenen, durch Sauerstoffmangel bedingten Verbrennung, sondern erwiesenermaßen auch abhängig von der Schweißproduktion, zum Teil infolge der im Schweiß enthaltenen Aminosäuren[8]. Der Aciditätsgrad ist an der Hautoberfläche nicht überall gleich, er steigt mit der Menge und Verdunstung des Schweißes an[9]. Die durch den Schweiß hervorgerufene Säuerung ist indessen auch nicht der entscheidende Faktor für die Auslösung der Verhornung, wenn auch ein gewisser Einfluß nicht geleugnet werden kann, wie die verhältnismäßig tief und ziemlich unvermittelt beginnende Verhornung in der Umgebung von Schweißdrüsengängen in dicker Epidermis zeigt[10]. Ein geläufiges klinisches Beispiel für die Verknüpfung von vermehrter Schweißabgabe und stärkerer Hornbildung ist die diffuse Hyperhidrosis bei gewissen Palmo-Plantar-Keratosen. Wie hohe Wasserstoffionenkonzentration und O_2-Mangel sind auch Ernährungsstörungen anderer Art oder die Eintrocknung als für die Verhornung wesentliche kausale Momente unwahrscheinlich.

Die umstrittene Frage der Keratinisation hat durch moderne Untersuchungsverfahren neue Aspekte erhalten. Die im Stratum granulosum auftretenden Keratohyalinkörper und die Elaidintropfen des Stratum lucidum wurden bislang als Nebenprodukte der Verhornung angesehen[11] und als für die Hornbildung unwesentlich gehalten, da auch Horn an solchen Stellen entsteht, an denen diese Gebilde nicht auftreten. Bezüglich ihres chemischen Charakters war man auf bloße Vermutungen angewiesen, wobei die Annahme vorherrschte, daß die Keratohyalinkörperchen Beziehungen zu Fettkörpern hätten, ohne daß hierfür jedoch irgendwelche Beweise erbracht werden konnten, während das Elaidin

[1] ROTHMAN und SCHAAF 1929, EDLBACHER und LEUTHARDT 1952. [2] LUTZ 1951.
[3] DRECHSLER, zit. nach ROTHMAN und SCHAAF 1929. [4] SAMMARTINO 1922.
[5] STRAUSS und COLLIER 1924.
[6] ROTHMAN und SCHAAF 1929, PERNKOPF und PATZELT 1934.
[7] SHARLIT und SCHEER 1923, SCHMIDTMANN 1925. [8] KORTING und NITZ-LITZOW 1952.
[9] SCHADE und MARCHIONINI 1928. [10] MARTINOTTI 1924.
[11] BIZZOZERO 1909, UNNA und SCHUMACHER 1925, PINKUS 1927, ROTHMAN und SCHAAF 1929, PERNKOPF und PATZELT 1934.

aus einer Verflüssigung des Keratohyalins entstehen sollte[1]. Das Stratum granulosum mit seinen charakteristischen cytoplasmatischen Einschlüssen, jene als Intermediärzone zwischen Leben und Tod[2] bezeichnete Zellschicht, sollte den Beginn des schließlich in die Verhornung einmündenden Degenerationsprozesses darstellen.

Von regressiven Vorgängen in dieser Zellschicht kann nach histochemischen Untersuchungen indessen nicht die Rede sein. Die Keratohyalinkörperchen enthalten Ribonucleinsäuren[3] und die Kerne dieser Zellschicht Desoxyribonucleinsäuren in annähernd derselben Menge wie diejenigen der MALPIGHIschen Schicht. Die Granula sind also keine Degenerationsprodukte, die nach STAM (1951) aus ausgetretenen Nucleolen entstehen; im Gegenteil, ihr Gehalt an Ribonucleinsäuren spricht für eine cytoplasmatische Eiweißsynthese, die mit der Verhornung in Verbindung stehen muß[4]. Die starke Basophilie der Keratohyalinkörper kann allerdings nicht allein auf die Ribonucleinsäuren bezogen werden; welche Stoffe sonst noch vorliegen, ist unklar, saure Mucopolysaccharide jedenfalls nicht[5]. Im übrigen enthält in der normalen Epidermis nur das Stratum granulosum alkalische Phosphatase[6], über deren Bedeutung bis jetzt aber keine Aussagen zu machen sind.

Ultraviolettmikrospektrographische Untersuchungen ergeben eine hohe Konzentration von Eiweißkörpern des gleichen Absorptionstypus in den obersten Schichten des verhornten Plattenepithels und in den Keratohyalingranula[5] und führen ebenfalls zu dem Schluß, daß das Keratin unter Mitwirkung von Ribonucleinsäuren gebildet wird. Wie bei jeder Eiweißsynthese haben die Nucleinsäuren auch bei der Bildung der paraplastischen Eiweißsubstanzen im verhornten Plattenepithel eine hervorragende Bedeutung[7]. Die Wichtigkeit der Nucleinsäure bei der Keratinproduktion wird besonders veranschaulicht durch die im Gegensatz zum verhornten viel geringere Konzentration der Nucleinsäuren in den mittleren und oberen Schichten des nicht verhornenden Plattenepithels[5]. Diese Befunde vermögen den Verhornungsprozeß als solchen zwar auch noch nicht in allen Einzelheiten zu erklären, sie erhalten aber dadurch ein besonderes Gewicht, daß sie durch den Nachweis einer für die lebende Substanz charakteristischen Fähigkeit, nämlich der Eiweißsynthese, die Verhornung als einen der Anabiose vergleichbaren Vorgang kennzeichnen. Nach morphologischen und histochemischen Charakteristika kann die Verhornung mit der Bildung eines spezifisch geformten sekretartigen Produktes als eine synthetische Zelleistung angesehen werden. Dieses Produkt, das weiche Horn im Gegensatz zum harten des Nagels, der Haarrinde und der Haarcuticula[8], wird nicht von der Zelle nach außen abgegeben, sondern verbleibt innerhalb der Zelle, wird wahrscheinlich nach und nach an präformierte Strukturen (Tonofibrillen, Spongioplasma) angelagert und reichert sich allmählich an, wobei die Zelle schließlich zugrunde geht. Damit läßt sich der Verhornungsprozeß zwanglos mit der Sekretion holokriner Drüsen vergleichen. Im Lebenscyclus der Zelle kommt es also nach anfänglicher lebhafter Zellteilung und intensivem Wachstum allmählich zur Abnahme dieser Vorgänge und statt dessen zu einer Spezialisierung im Sinne einer synthetischen Zelleistung, nämlich der Keratinbildung, wobei sich die Zelle schließlich selbst aufbraucht.

Für die Betrachtung und Analyse der in der Epidermis sich abspielenden Vorgänge, besonders bei der Keratinisation und der damit zusammenhängenden Desquamation, muß die Gestaltung der äußeren Hautschicht als Ganzes die Grundlage bilden. In dieser Hinsicht ist nicht nur die Tatsache bedeutsam, daß die Dicke der normalen Epidermis des

[1] UNNA 1921, 1928, PERNKOPF und PATZELT 1934. [2] HUECK 1937.
[3] LEUCHTENBERGER und LUND 1951. GÖSSNER und ZANDER 1952.
[4] GÖSSNER und ZANDER 1952. [5] SANDRITTER 1953. [6] FISHER und GLICK 1947.
[7] CASPERSSON 1950. [8] GIROUD, BULLIARD und LEBLOND 1934.

Erwachsenen an den verschiedenen Körperstellen um das 10—20fache schwankt[1], sondern auch bemerkenswert, daß ihr feinerer örtlicher Bau beträchtlich differiert. Überall enthält die Epidermis als integrierende Bestandteile die beiden Hauptschichten, nämlich das tiefere, aus vegetativ intermitotischen und sich rege vermehrenden Zellen bestehende Stratum germinativum, und die oberflächliche, aus teilungsunfähigen und ständig abschilfernden Zellen sich zusammensetzende Schicht des Stratum disjunctum. Zwischen diesen beiden, wenn auch unterschiedlich breiten Schichten ist eine Übergangszone eingeschaltet, die besondere vorübergehend auftretende Stoffe enthält und je nach dem Stoffgehalt in das Stratum granulosum und lucidum unterteilt wird. Die gestaltliche Variationsbreite gerade dieser Übergangszone ist beträchtlich. Das Stratum granulosum kann aus nur einer und zudem unterbrochenen Zellage bestehen, andererseits ein zusammenhängendes, mehrschichtiges Band bilden. Die örtlich sehr verschiedene quantitative Ausgestaltung der Keratohyalinschicht und der ebenfalls sehr wechselnde Gehalt an den für sie charakteristischen Zelleinschlüssen sollen von der Ausbildung der Cutispapillen oder der Größe der interpapillären Retezapfen[2], also von einem extraepidermalen Faktor abhängig sein. Im allgemeinen besteht andererseits zwischen der Dicke der Keratohyalin- und Hornschicht eine bestimmte Beziehung. Das Stratum lucidum soll nach Unna die komplizierteste Schicht der Epidermis mit sehr wesentlichen stofflichen Umsetzungen darstellen und wird neuerdings als physiologische Barriere zwischen Außenwelt und Körperinnerem angesprochen. Diese ist durch ihren Reichtum an stark reduzierenden, in den höheren Lagen nicht mehr nachweisbaren Substanzen (Sulfhydrilgruppen) ausgezeichnet[3]; sie ist nur in der dickeren Epidermis vorhanden und wird in der dünnen ganz vermißt[4].

Auch in der in diesem Zusammenhang besonders interessierenden Hornschicht bestehen örtliche Verschiedenheiten als Ausdruck der wechselnden Beschaffenheit der tieferen Epidermisschichten und der mesenchymalen Grundlage. Das Stratum corneum ist kernlos, jedenfalls sind Kerne nicht zu erkennen, allerdings können sie in ihrer Form mehr oder weniger erhalten bleiben und unter Umständen durch besondere Maßnahmen wieder sichtbar gemacht werden[5]. Der langsam und nicht an bestimmter Stelle vor sich gehende Kernschwund entspricht einem allmählichen Absterben. Während dieses der Nekrobiose vergleichbaren Vorganges entsteht, schrittweise deutlicher werdend und das Strukturbild beherrschend, das Keratin, dessen Bildung nach den Untersuchungen über den Nucleinsäurestoffwechsel die letzte selbständige Lebenserscheinung der Zellen in der Epidermis zu sein scheint. Die Zellen sind dicht aneinandergelagert und bleiben bis zur Oberfläche durch Fasern und Knötchen miteinander verbunden. An Stelle der in den tieferen Schichten darstellbaren Saftlücken erscheint eine mit Silbernitrat schwärzbare Kittsubstanz. Die Oberfläche der Zellen wird verdichtet und verwandelt sich in Horn, und zwar in das Keratin A nach Unna. Die Hornzellen erscheinen in dünner Epidermis mehr oder weniger rundlich und hohl wie Blasen; die abgeplatteten Zellen der dicken Epidermis enthalten reichlich Fasern, die nach und nach deutlicher und angeblich auch in größerer Zahl hervortreten[6], anscheinend, weil auch der Zellinhalt der Verhornung anheimfällt (Verhornung des Spongioplasma, Keratin B nach Unna).

Das die ganze Epidermis kennzeichnende Fasersystem, das von den protoplasmatischen und in den Intercellularbrücken die Zellen miteinander verbindenden Tonofibrillen gebildet wird, besitzt in der Hornschicht eine bestimmte Struktur, die mechanischen Erfordernissen und zwar der vorherrschenden Zugspannung angepaßt zu sein scheint. Nur so sind die Unterschiede hinsichtlich Dichte und Faserreichtum der Hornzellen in denFurchen und Leisten der Epidermis verständlich[6, 7].

Die in ihrer Existenz und Bedeutung lange umstrittenen faserigen Strukturen der Epidermis[7] sind neuerdings auch mit modernen Verfahren untersucht worden. In normalen Zellen haben verschiedene Untersucher intracelluläre Fibrillen elektronenoptisch nicht gesehen[8], dagegen sind sie phasenoptisch leicht darzustellen[9]. Zwischenzellbrücken werden übereinstimmend beschrieben[10], allerdings ist die Frage noch offen, ob durch die cytoplasmatischen Brücken Fibrillen verlaufen[11]. v. Albertini bejaht diese Frage.

Die Oberfläche der obersten Zellagen verhornten und nichtverhornenden Epithels besitzt ein eigenartiges Relief, das der Anordnung der Fingerlinien ähnlich ist[12]. Wolf (1951) vermutet, daß es den Resten von Tonofibrillen entspricht.

---

[1] Drosdoff, zit. nach Pernkopf und Patzelt 1934. [2] Pinkus 1927.
[3] Lapière 1949, Szakall 1952. [4] Pernkopf und Patzelt 1934, Hoepke 1924.
[5] Hoepke 1924. [6] Pernkopf und Patzelt 1934. [7] Pinkus 1927, Hoepke 1927, Petersen 1935. [8] Pease 1951, 1952, Adolphe und Mitarbeiter 1951.
[9] v. Albertini 1946, Nelemans und Mitarbeiter 1952, Nieuwmeijer 1952.
[10] Gray 1952, Laden 1952, 1953. [11] Pease 1951, 1952, Adolphe und Mitarbeiter 1951, Laden 1952, 1953, Gray 1952. [12] Ralph 1947, v. Albertini 1946.

Verhornte Zellen sind unregelmäßig zerknittert[1] und werden durch einen Verschränkungsmechanismus zusammengehalten, in dem Haken, Leisten, Stacheln und Vorsprünge der Zelloberfläche ineinandergreifen[2].

Die Vorstellungen über die Abschilferungen des Epithels sind entscheidend bestimmt worden von den in der Epidermis selbst gegebenen Verhältnissen. Die Annahme liegt in der Tat sehr nahe, daß das Stratum corneum als die nach geltender Auffassung langsam devitalisierte Schicht des Epithelverbandes gewissermaßen allmählich sequestriert wird, was bezeichnenderweise nicht schichtweise, wie bei manchen Säugern, sondern unmerklich in Form der Abstoßung einzelner Hornschüppchen erfolgt. Ohne so weit zu gehen, die Hornzellen nicht für tote Gebilde, sondern für die am höchsten entwickelten Zellen der Epidermis zu halten[2], kann der Vergleich der Hornschicht mit dem Schicksal sonstigen abgestorbenen Zellmaterials nicht befriedigen, schon allein mit Rücksicht darauf, daß in der „absterbenden" Schicht als neues Zellprodukt das Keratin entsteht. Die Keratinisierung als solche kann übrigens nicht als die entscheidende Voraussetzung für den physiologischen Zellverlust angesehen werden, denn auch das nichtverhornende geschichtete Plattenepithel verliert dauernd Zellen, ein weiterer Hinweis für die dem mehrschichtigen Epithel innewohnende Eigengesetzlichkeit.

Die Plattenepitheldecke mit ihrer an den jeweiligen Standort angepaßten besonderen gröberen und feineren Ausgestaltung ist ein Teil der durch die Gesamtorganisation der höheren Lebewesen begründeten Ordnung, und die Abschilferung der oberflächlichen Zellen des geschichteten Epithels ist in erster Linie wohl von den im Epithel selbst gelegenen Faktoren abhängig, weniger von jenen der Umwelt. Die Keratinisation ist keine einfache Degeneration, keine Folge einer schlechten Ernährung oder einer Eintrocknung; sie beginnt bereits während der Entwicklung und vollzieht sich an Nägeln und Haaren unabhängig von der Tätigkeit gewisser Hautanhangsgebilde, vor allem unbeeinflußt von der ursächlich lange Zeit diskutierten Schweißabsonderung, sie beruht auf anlagemäßigen Entwicklungspotenzen der Zellen, was um so berechtigter anzunehmen ist, als sogar entodermale Epithelien an Schleimhäuten, beispielsweise im Oesophagus verschiedener Säugetiere, verhornen können[3].

Bis heute wissen wir nicht, ob die Abschilferungsrate überall gleich groß ist, oder ob Unterschiede zwischen dünner und dicker Epidermis und dicker und dünner Hornschicht bestehen. Fest steht lediglich die Tatsache, daß das geschichtete, von Lymph- und Blutgefäßen freie Epithel aller Oberflächen unbeschadet seiner Dicke und einer etwaigen Verhornung einen ständigen Zellverlust erleidet, der, soweit er nicht das verhornende Epithel betrifft, mit der Abstoßung teilweise noch kernhaltiger, also morphologisch noch nicht als abgestorben zu betrachtender Zellen einhergeht. Mit diesem physiologischen Verlust muß zur Aufrechterhaltung des strukturellen und funktionellen Gleichgewichtes eine Zellneubildung zwangsläufig gekoppelt sein. Hierfür ist die Schichtung des Epithels der gestaltliche Ausdruck des dauernden Nachschubes von unten nach oben[4].

Der Ersatz des verhornten Epithels.

Das Stratum germinativum ist, wie schon die Bezeichnung zum Ausdruck bringt, für den Zellersatz verantwortlich. Den größten Teil dieser Schicht bildet das Stratum spinosum, den viel kleineren das Stratum basale oder cylindricum, das gleichzeitig die Verbindung mit der mesenchymalen Cutis herstellt. Die hochprismatischen Zellen des Stratum basale sind durch Intercellularbrücken miteinander verbunden, damit also schon in gewissem Sinne differenziert. Deutlich

[1] Wolf 1951. [2] Meirowsky und Behr 1948.
[3] Patzelt 1929, Pernkopf und Patzelt 1934. [4] Petersen 1935.

ausgebildete Brückenknötchen besitzen sie allerdings nicht. An der Basis dieser Zellen befinden sich ebenfalls Fortsätze, die sog. Wurzelfüßchen, die den mesenchymalen Fasern aufsitzen, aber nicht mit ihnen zusammenhängen und auch sonst keine Beziehungen zu ihnen haben[1]. In den Wurzelfüßchen beginnen die HERXHEIMERschen Spiralen, die einen Teil des über die ganze Oberhaut sich erstreckenden und nach einem bestimmten Plan angeordneten Fasersystems darstellen[2]. Die oberste Schicht des Corium stellt mit ihrem dichten Netz von Fibrillen eine Art Basalmembran dar, die Grenze des Epithels gegen die Fibrillenlage ist aber überall scharf[3]. Mit der Leukofuchsinreaktion stellt sich diese Membran als ein intensiv rot gefärbtes Band dar[4]. Da diese Reaktion auch nach Behandlung mit β-Amylase und Hyaluronidase bestehen bleibt, sind die dargestellten Polysaccharide weder Glykogen noch Hyaluronsäure[5]. Dagegen enthalten die Basal- und Stachelzellen der normalen Oberhaut reichlich Glykogen[6].

In den basalen Zellen mit ihren vom höher gelegenen Epithel deutlich abweichenden Strukturen könnte man ungenügend differenzierte und deshalb besonders entwicklungsfähige Elemente erblicken und sie deshalb mit der Indifferenzzone von SCHAPER und COHEN (1905) identifizieren, zu der Zellen mit embryonalen Potenzen gerechnet werden. STUDNICKA (1929) ist aber zuzustimmen, wenn er sagt, daß die Beurteilung primitiver, d. h. nicht deutlich differenzierter Zellen gar nicht so einfach ist, wie man es sich vorgestellt hat, und daß außerdem die basalen Zellen des geschichteten Plattenepithels keineswegs so primitiv sind, daß man sie als undifferenziert bezeichnen darf. Die Ausbildung besonderer intracellulärer Strukturen bezeugt dies ja auch zur Genüge.

Gegen die Annahme, daß das Stratum basale als exquisite Keimschicht fungiere und allein für den Zellnachschub verantwortlich sei[7], werden Vorkommen, Häufigkeit und Verteilung der Mitosen in der Epidermis ins Feld geführt. THURINGER (1924, 1928) hat in gründlichen Untersuchungen an der menschlichen Kopfhaut gezeigt, daß die Mehrzahl der Mitosen im Stratum spinosum auftritt. Von 100 Mitosen enthalten 12 die basale, 88 die spinale Zellschicht, auf deren einzelne Drittel von unten nach oben 30, 46 und 12 Mitosen entfallen[8]. An anderen Hautstellen liegen allerdings die entsprechenden Zahlen viel niedriger. Das Vorkommen von Mitosen jenseits der Basalschicht ist heute allgemein anerkannt. Nur HANSON (1947) vertritt nach Analysen an der Epidermis von Mäusen und Ratten vor und nach der Geburt den Standpunkt, daß nur undifferenzierte Zellen sich teilen und kritisiert die vorherrschende Meinung. Über die Bedeutung der Mitosen gehen die Ansichten zum Teil auseinander; der basalen Zellage wird von manchen Untersuchern die Funktion einer Mutterschicht für alle Epithelzellen abgesprochen und angenommen, daß die Vermehrung nur der Erhaltung dieser Zellschicht diene, und daß die Epithelerneuerung allein aus den Zellteilungen des Stratum spinosum resultiere[9]. Die Untersucher sprechen in diesem Zusammenhang von einer Dualität des Epithels und wollen damit die Existenz der beiden morphologisch und prognostisch ganz verschiedenen Hautcarcinome zu begründen versuchen. Nach COWDRY und THOMPSON (1944) dagegen ist die Tatsache der Zellteilung im Stratum spinosum mit der Vorstellung von der Basalzellschicht als Generationsstätte des Epithels überhaupt ohne weiteres zu vereinbaren.

Die Annahme zweier verschiedener Epithelarten entbehrt unter dem Aspekt der Histogenese der Oberhaut jeder Grundlage. Das hinsichtlich seiner Herkunft einheitliche und in den frühesten Stadien nur in einer Schicht angelegte Epithel wächst in die Fläche wie in die Dicke[10]. Was das Dickenwachstum betrifft,

[1] HOEPKE 1924a, b, PATZELT 1926, 1929.
[2] PINKUS 1927, HOEPKE 1927, PERNKOPF und PATZELT 1934.
[3] PINKUS 1927. [4] STOUGHTON und WELLS 1950.
[5] WELLS 1950. [6] MANCINI 1948. [7] KYRLE 1925, PINKUS 1927. [8] HOFFMAN 1949.
[9] EICHENLAUB und OSBOURN 1951, THURINGER und COOPER 1950.
[10] HOEPKE 1924, PINKUS 1927 (Literatur), LUTZ 1951, KATZBERG 1953.

müssen die geteilten Zellen die neue Zellage bilden oder in eine bereits gebildete eintreten. Es ist nicht recht einzusehen, warum in der endgültigen Epidermis, deren mitotisches Wachstum in der Granularschicht beendet ist[1], zur Erhaltung der vorbestimmten Dicke nicht nach der Teilung Zellen aus dem Stratum basale in das Stratum spinosum einrücken, wie ja aus jenen sich auch die Zellen des Stratum granulosum ergänzen müssen. Die Annahme, daß es sich um eine Wiederholung der frühembryonalen Verhältnisse handelt, dürfte ja das Nächstliegende sein. Von der irrigen Vorstellung ausgehend, daß nur im Stratum basale eine Zellteilung erfolgt, glaubt PINKUS (1927), es sei wahrscheinlicher, daß nur eine der beiden neuen Zellen in die Stachelschicht emporrücke, als daß beide Tochterzellen in die höhere Schicht gehoben würden.

Die in der normalen Epidermis nachgewiesenen Mitosen sind nach übereinstimmenden Ansichten zahlenmäßig gering, weshalb immer wieder die Frage aufgeworfen worden ist, ob die mitotisch erfolgende Zellvermehrung überhaupt für den Zellersatz ausreicht. Diese Frage wird allgemein verneint[2]. Das hat dazu geführt, neben der mitotischen auch noch eine amitotische Zellteilung anzunehmen. Die amitotische Zellvermehrung ist bisher aber in ihrem Ablauf noch nicht sicher beobachtet worden und wird nur aus dem Vorkommen zweikerniger Zellen einerseits und aus der Beobachtung reichlichen neuen Zellauftretens in relativ kurzer Zeit ohne Nachweis einer entsprechenden Zahl von Mitosen andererseits erschlossen. Das wirkliche Vorkommen von amitotischer Zellvermehrung in der Epidermis hält F. PINKUS (1927) noch nicht für sicher erwiesen. Er sieht daher die ausschließliche mitotische Teilung der Basalzellen als Mechanismus der Zellneubildung in der Epidermis für das Wahrscheinlichste an. H. PINKUS (1952) sieht auch heute noch in der Mitose, von der ungefähr die Hälfte in der basalen, die Mehrzahl des Restes in der unmittelbar daran sich anschließenden Stachelzellschicht ablaufen, den einzigen Mechanismus für die Zellneubildung. PATZELT (1926, 1929) glaubt dagegen, daß das Vorkommen von zweikernigen Zellen, vor allem in den höheren Lagen des Stratum spinosum, zu der Annahme berechtige, daß sich unterhalb des Stratum granulosum eine amitotische Vermehrung von Zellen vollzieht, womit sich auf einfache Weise der Ersatz erklären ließe. Bei der mitotischen Zellteilung bleiben die intraplasmatischen Fibrillen (Tonofibrillen) erhalten, was auch für die amitotische Zellvermehrung zutreffen soll[3].

Unter pathologischen Bedingungen kann die Mitoserate in der Epidermis recht groß sein. Dabei wird auch nicht selten das Auftreten von mehrkernigen Zellen besonders in den oberen Lagen des Stratum spinosum beobachtet. Aber es ist auch hierbei nicht sicher erwiesen, ob auf amitotischem Wege eine Zellvermehrung zustande kommt. Dagegen scheinen amitotische Zellteilungen in explantierter Epidermis und in anderen epithelialen Zellverbänden (Cornea) vorzukommen. Ob daraus Schlüsse auf die Möglichkeit einer direkten Zellteilung auch bei der physiologischen Regeneration gezogen werden können, muß dahingestellt bleiben.

Im Gegensatz zum embryonalen Epithelgewebe scheint die Züchtung von normaler Erwachsenenepidermis schwierig zu sein. Über entsprechende Erfolge haben außer KREIBICH (1915) BÖRNSTEIN (1930) und H. PINKUS (1932a, b) berichtet. Epithel von Kondylomen und Warzen läßt sich offenbar leichter züchten[4]. Damit lassen sich die Untersuchungen von GLATTHAAR (1950) über das Verhalten explantierten Plattenepithels der Portio in Einklang bringen; normales Epithel und das „abnorme“ Epithel wachsen im Kulturmedium nicht, dagegen ist beim „unruhigen“ Epithel eine gewisse, beim „atypischen“ Epithel eine deutliche Wachstumstendenz mitotischer und amitotischer Art vorhanden.

Es muß zugegeben werden, daß die Frage des physiologischen Zellnachschubs in der Oberhaut in quantitativer Hinsicht nicht ganz befriedigend geklärt ist.

[1] THURINGER 1924, 1928.
[2] PERNKOPF und PATZELT 1934, ANDREW und ANDREW 1949, LEVANDER 1950, PINKUS 1927 (Literatur), HOEPKE 1924, LUTZ 1951.
[3] HOEPKE 1924. [4] BÖRNSTEIN 1930.

Das Mißverhältnis zwischen der Zahl der Mitosen und Amitosen einerseits und dem Umfang des Zellverlustes in der Epidermis andererseits haben ANDREW und ANDREW (1949) zu einer alle herkömmlichen Vorstellungen umstoßenden These veranlaßt.

In der normalen Epidermis von Ratten und Menschen sollen im Stratum germinativum, und zwar hauptsächlich in der Basalschicht, nie dagegen in den oberen Epithellagen, regelmäßig Lymphocyten zu finden sein. Die nie degenerativ veränderten Lymphocyten sollen Formen annehmen, die als Übergänge zu MASSONs cellules claires angesehen werden könnten. Daraus wird gefolgert, daß Lymphocyten sich auf diesem Wege in Epithelzellen verwandeln und daß derart im wesentlichen die Neubildung von Epidermiszellen bewerkstelligt wird. Diese These beruht auf der vor allem in Amerika herrschenden Vorstellung, daß Lymphocyten außerordentlich potente Zellen sind, die sich nicht nur in andere Blutzelltypen, sondern sogar in Fibroblasten umwandeln könnten. Von der Spezifität der Epithelzellen distanziert sich auch LEVANDER (1950), nach dessen Meinung in Oberflächenwunden Epithelzellen aus dem mesenchymalen Blastem entstehen, da angeblich weder Zellwanderung noch Mitosen für die Epidermisneubildung ausreichen.

Demgegenüber ist besonders auf die Arbeiten von EVERETT und Mitarbeitern (1951, 1952) hinzuweisen; in den Ergebnissen von Kulturversuchen an verschiedenartig behandelter menschlicher Haut sehen sie einen wesentlichen Beweis für die Existenz einer spezifischen und selbst reproduzierenden Epidermiszelle.

Für das nichtverhornende Pflasterepithel der Schleimhäute, das in seinem Aufbau dem Stratum germinativum der Oberhaut ähnlich ist und im Gegensatz zu letzterer weniger deutlich die Epithelfasern hervortreten läßt und in den oberflächlichen Lagen viel Glykogen enthält[1], vollzieht sich der Zellnachschub auf die gleiche Weise.

Die von THURINGER (1924, 1928) veröffentlichten Daten über die Mitosen in der Epidermis der menschlichen Kopfhaut hat HOFFMAN (1949) benutzt, um Lebensdauer und Wachstum der Zellen der Epidermis zu berechnen. THURINGER (1928) hat für die Gesamtepidermis einen Mitoseindex von $4{,}15 \times 10^{-4}$ (d. h. 4,15 Mitosen auf 10000 teilungsfähige Zellen) ermittelt und die Mitosendauer auf 15—30 min geschätzt. Unter Zugrundelegung einer Mitosendauer von 30 min verdoppeln sich 10 Basalzellen in 3100 Std, in der gleichen Zeit bilden 17,5 Zellen der darüberliegenden Stachelzellschicht (unteres Drittel 8,1, mittleres Drittel 5,2, äußeres Drittel 4,2 Zellen) insgesamt 71 neue Zellen (unteres Drittel 24, mittleres Drittel 37 und äußeres Drittel 10 Zellen). Die Teilungsrate der Stachelzellen ist also dreimal größer als die der Basalzellen. In der Basalzellschicht verbleibt nach den Berechnungen von HOFFMAN eine Zelle 3100, in der Stachelzellschicht 2900 und in der Keratohyalinschicht nur 190 Std. Die HOFFMANschen Analysen gehen von der Annahme aus, daß die Basalzellen wirklich die Mutterzellen der Epidermis sind, daß also aus der Basalis sich die Zellen in die höheren Schichten allmählich verschieben. KNOWLTON und WIDNER (1950) arretierten mit Röntgenstrahlen Mitosen in der Prophase, um die Mitosendauer und das Ruhestadium in verschiedenen Geweben bei der Maus zu ermitteln. Die Dauer der Zellteilung erwies sich für Zellen verschiedener Gewebe als recht konstant (26—36 min). Für die Epidermis des Ohres wurde eine Mitosendauer von $30{,}2 \pm 12$ min errechnet. Die den HOFFMANschen Berechnungen zugrunde gelegten Werte sind danach also zutreffend veranschlagt. Die intermitotische Ruhezeit ist dagegen stark von der Gewebeart abhängig; sie beträgt im Jejunum beispielsweise 43, im Ovar 123 und in der Nebenniere 1090 Std. Für die Epidermis des Mäuseohres wurden 670 ± 300 Std als Ruhezeit und ein mitotischer Index von $7{,}5 \times 10^{-4}$ ermittelt.

Es ist in höchstem Maße unwahrscheinlich, daß die genannten Zahlen den wirklichen Verhältnissen entsprechen oder generelle Gültigkeit beanspruchen können, zumal die immerhin mögliche amitotische Zellteilung ganz unberücksichtigt geblieben ist. Der HOFFMANschen Berechnung liegt die Mitoserate in der Epidermis der Kopfhaut zugrunde, in anderen Gebieten ist sie jedoch viel geringer. Abgesehen von den regionalen Verschiedenheiten des Baues der Epidermis und dem davon wahrscheinlich auch abhängigen verschiedenen Grad der Abschilferung ist auch keineswegs erwiesen, daß Verbrauch und Erneuerung überall stets gleichmäßig und überall kontinuierlich vor sich gehen. Die Vorstellung von THURINGER (1928) vom wellenförmigen Ablauf des Wachstums des

[1] PERNKOPF und PATZELT 1934.

Hautepithels ist nicht ohne weiteres von der Hand zu weisen. Durch Einimpfen von Silbernitrat und Kontrolle der dadurch verursachten Schwärzung hat man die Dauer der Erneuerung des Epithels auf 7—11 Tage geschätzt[1]; diese Methode dürfte jedoch für verbindliche Aussagen kaum zuverlässig genug sein.

Wie andere Organe erleidet auch die Haut im Laufe des Lebens Veränderungen, deren scharfe Trennung in physiologische und nichtphysiologische allerdings nicht ganz einfach ist, was sich aus der besonderen Stellung der Haut als einer Grenzschicht zwischen Organismus und Umwelt ohne weiteres versteht. Diejenigen Alterserscheinungen, die auf einem endogen ausgelösten Mißverhältnis zwischen Dissimilation und Assimilation beruhen und als physiologisch angesprochen werden können, sollen nur an bedeckten Körperabschnitten vorkommen[2]; die unbedeckten Partien sollen sich dagegen davon abweichend verhalten, da exogene Faktoren, wie Witterungseinflüsse, berufliche Einwirkungen u. a. den natürlichen Ablauf modifizieren können.

In den Ergebnissen der Untersuchungen, die die hier nur interessierende Epidermis im Laufe des Lebens betreffen, besteht nur insofern eine Übereinstimmung, als festgestellt ist, daß mit höherem Alter eine zunehmende Atrophie einsetzt[3], der die Epidermis nicht allein, sondern nur in Verbindung mit den bindegewebigen Hautanteilen unterliegt. Über die Details der bezeichnenderweise nicht synchron verlaufenden Atrophie[4], sowie über Menge des gebildeten Horns und seine Beschaffenheit, Verhalten der einzelnen Schichten, Papillen- und Zapfenbildung, Pigmentgehalt usw. gehen die Ansichten allerdings zum Teil weit auseinander[5]. Dies erklärt sich leicht einmal aus der Außerachtlassung der standortgebundenen Verschiedenheit der Haut und zum anderen auch aus dem kaum zutreffend zu berücksichtigenden Einfluß von exogenen Momenten. Die senile Haut beispielsweise bietet an bedeckten Körperstellen das Bild einer einfachen Atrophie, an den unbedeckten dagegen außer der Atrophie auch Zeichen einer Degeneration[6]. Diese für die Haut besonders ungünstig gelagerten Verhältnisse erschweren deshalb auch allgemeingültige Aussagen über die Regenerationsrate während des Alterns.

Untersuchungen an einem sorgfältig ausgesuchten großen Material haben für bedeckte Körpergebiete Befunde ergeben[7], die auf ein gewisses gesetzmäßiges Verhalten der Oberhaut während des Lebens hinweisen, auch wenn, wie nicht anders zu erwarten, eine große individuelle Schwankungsbreite besteht.

Die Altersveränderungen an der menschlichen Haut müssen danach als reine Atrophien gedeutet werden. Sie beginnen in den ersten Jahren des 4. Lebensjahrzehntes und bestehen in einer Verdichtung der Hornschicht, in einer Verringerung der Zellen der Körnerschicht, in einer Größenabnahme der Zellen des Stratum spinosum mit entsprechender Verschmälerung dieser Schicht und einer Verkleinerung der Zellen der Basalis. Zwischen dem 40. und 50. Lebensjahr verändert sich das Stratum corneum und granulosum nicht merklich, dagegen nimmt die Spinalzellenschicht an Breite weiter ab, die Kerne ihrer Zellen zeigen wie die des Stratum basale Formanomalien und Pyknosen. In späteren Lebensabschnitten nimmt die Epidermis die Form eines dünnen, gestreckt verlaufenden Bandes an, die Hornschicht ist nicht vermehrt, die Körnerschicht nicht mehr oder nur angedeutet vorhanden, die vorher schon klein und dünn gewordenen Epidermiszapfen sind geschwunden. Der Ablauf der Atrophie differiert sogar für die bedeckte Haut beträchtlich, die atrophischen Veränderungen an Bauch-

---

[1] Sutton 1938. [2] Gans 1925, Hill und Montgomery, zit. nach Ströbel 1948.
[3] Kyrle 1925, Gans 1925, Gottron 1950. [4] Gottron 1950.
[5] Ströbel 1948, (Literatur).
[6] Gans 1925, Hill und Montgomery, zit. nach Ströbel 1948. [7] Ströbel 1948.

und Oberschenkelhaut eilen jenen am Arm um etwa ein Jahrzehnt voraus. Mit der Atrophie der Epidermis gehen Veränderungen der Cutis einher, sie spielen sich hauptsächlich am Kollagen ab und tragen degenerativen Charakter[1].

Der mitotische Index steigt nach Berechnungen von KATZBERG (1952) von $2{,}1 \times 10^{-4}$ im ersten auf $4{,}5 \times 10^{-4}$ im 8. Lebensjahrzehnt an. Da sich die Gesamtzahl aller Zellen je Flächeneinheit vermindert, nimmt die Lebensdauer der Epidermiszelle um über die Hälfte der Zeit ab. Die Mitosen schwinden mehr und mehr aus der Stachelzellschicht und werden fast nur noch im Stratum basale angetroffen. Die Desquamation scheint also auf die Dauer die Regenerationsfähigkeit der Epidermis zu überflügeln.

Über die Regeneration der zelligen Sondereinrichtungen der Epidermis, der LANGERHANS-Zellen, die neuerdings als Empfänger des hellen Schmerzes gedeutet und von den SCHWANNschen Zellen abgeleitet werden[2], der hormonal tätigen parakrinen Zellen von FEYRTER (1953) und der Stalagmocyten[3], die ebenfalls eine hormonale Aktivität besitzen sollen, ist nichts Sicheres bekannt.

In der Oberhaut ist die physiologische Regeneration ein höchst eindrucksvolles, ständig und unmittelbar zu beobachtendes Phänomen. Wenn sich trotz geradezu ideal erscheinender Beobachtungs- und Untersuchungsmöglichkeiten und eines großen Aufwandes an Arbeit dieses Phänomen noch in manchen wesentlichen Punkten einer exakten Analyse entzogen hat, so liegt dies im wesentlichen daran, daß die Oberhaut ein viel komplizierteres Gebilde ist, als man bei ihrem relativ einfachen Bau zunächst erwartet. In ihren strukturellen und funktionellen Äußerungen ist sie in erster Linie unter dem Gesichtspunkt des Bauplanes und der Organisation der höher entwickelten tierischen Lebewesen zu betrachten; nur so ist beispielsweise ihre standortgebundene Mannigfaltigkeit zu verstehen. Diese endogen geprägte Epidermis wird durch exogene Faktoren mehr oder weniger stark modifiziert, wie es bei der Oberhaut des zivilisierten Menschen an den Unterschieden zwischen bedeckter und unbedeckter Haut besonders zum Ausdruck kommt.

Mannigfach ineinandergreifende endogene und exogene Faktoren beeinflussen die Epidermis, ihre Gestalt und ihre Funktion, sie sind verantwortlich für deren Wandlungen im Rhythmus des Lebens wie für den Lebenscyclus der einzelnen Zellen. Die Desquamation der verhornten Zellen ist das anlagemäßige Schicksal der Epithelzelle in der Epidermis und im einzelnen gradmäßig je nach Bau und Standort der Oberhaut verschieden; verschieden ist somit auch die Größe der Regeneration, die als Phänomen des Erhaltungswachstums integrierend mit der Desquamation gekoppelt ist.

Die bis in die jüngste Zeit immer wieder erhobene Frage, ob die Desquamation primär sei und der Regeneration vorausgehe oder umgekehrt[4], ist deshalb falsch gestellt. Desquamation und Regeneration sind nicht voneinander abhängig, sondern gehören wesensmäßig zusammen. Sie sind in der Natur der Epidermis und ihrer Zellen begründet. Wohl in keinem anderen zelligen Verband ist der Lebenscyclus der Zellen klarer zu verfolgen als in der Epidermis. Dem Vermehrungswachstum in den basalen Zellen folgt ein Volumenwachstum mit zunehmender Spezialisierung und schließlich der Zelltod. Der so gegliederte Zellverband dient der Erhaltung eines strukturellen und funktionellen Gleichgewichtes. Dieses Gleichgewicht unterliegt örtlich und während des Lebens Wandlungen, die auf dem Bauplan einerseits und auf den Beziehungen zum Gesamtorganismus andererseits beruhen.

Die Art der Regeneration ist unabhängig von örtlichen oder zeitlichen Differenzen gleich. Die mitotische Zellvermehrung herrscht vor oder ist viel-

[1] STRÖBEL 1948. [2] FERREIRA-MARQUES 1951a, b. [3] JOHN 1951.
[4] PINKUS, H. 1952, BULLOUGH und EBLING 1952.

leicht sogar die ausschließliche Art der Zellerneuerung. Inwieweit eine amitotische Zellvermehrung *physiologisch* zu berücksichtigen ist, läßt sich nicht sicher entscheiden. Als Wachstumszonen haben generell das Stratum basilare und spinocellulare zu gelten, wobei die zellbildende Funktion im höheren Alter sich mehr und mehr auf die basale Schicht beschränkt und diese damit zur eigentlichen Generationszone stempelt.

Talgdrüsen.

Bei den meisten Gruppen der Wirbeltiere ist die Epidermis der Sitz ausgedehnter Absonderungsvorgänge, die sehr verschiedenen Aufgaben dienen. Beim Menschen und bei Säugetieren übernehmen diese Funktion nicht einzelne, in die Epidermis eingestreute sezernierende Zellen, sondern größere, mehr oder weniger tief in die an die Epidermis angrenzenden Schichten eingesenkte, mehrzellige drüsige Organe, die Hautdrüsen.

In ihrem Bau und in der Differenzierung ihrer vom Oberflächenepithel sich ableitenden Zellen weichen die drüsigen Hautorgane beträchtlich voneinander ab und unterscheiden sich auch in der Art der physiologischen Zellerneuerung. Die Regeneration der Talgdrüsen, die überhaupt strukturell und bis zu einem gewissen Grade auch funktionell die engsten Beziehungen zur Oberhaut aufweisen, steht derjenigen der Epidermis am nächsten und soll deshalb an dieser Stelle gesondert von den übrigen Hautdrüsen, deren Zellerneuerung in einer anderen Art bewerkstelligt wird, besprochen werden.

Die als Talgdrüsen bezeichneten polyptychen Hautdrüsen erscheinen bei den Säugern in drei Formen, die SCHAFFER (1924) nach der holokrinen, merokrinen und holomerokrinen Absonderung unterschieden hat. Am weitesten verbreitet sind die fettabsondernden, holokrinen polyptychen Drüsen, die Talgdrüsen im eigentlichen Sinne. In der Regel stehen sie mit den Haarbälgen in Verbindung und bleiben erhalten, auch wenn das Haar verlorengegangen ist. Außerdem gibt es „freie“ Talgdrüsen, die keinen Zusammenhang mit einem Haarbalg besitzen und hauptsächlich an solchen Stellen vorkommen, an denen Schleimhaut und äußere Haut (Anus, Genitalöffnung, Mund) ineinander übergehen[1]. Die Talgdrüsen der Mamille und des Warzenhofes sowie die MEIBOMschen Drüsen der Augenlider gehören ebenfalls in diese Kategorie. Der Annahme, daß freie Talgdrüsen onto- oder wenigstens phylogenetisch mit Haarbälgen in Beziehung gestanden haben[2], schließt sich SCHAFFER nicht an mit dem Hinweis, daß auch ontogenetisch Talgdrüsenanlagen vor den Haaren entstehen oder selbständig von der Epidermis ausgehen. Eine Trennung dieser beiden Formen hält HOEPKE (1927) nicht für gerechtfertigt.

Die anfänglich eine einheitliche Rundung darstellende Talgdrüse vergrößert sich exzentrisch und läßt ein läppchenförmiges, je nach den örtlichen Verhältnissen rundlich oder sackartig gestaltetes oder lang ausgezogenes Gebilde entstehen, dessen Zentrum, sofern es sich um eine Haartalgdrüse handelt, am Follikel festhaftet. Das Epithel der Drüsensäcke ist in jedem Falle eine unmittelbare Fortsetzung des Stratum Malpighi der Epidermis. Einzelheiten über Anordnung, Größe, Form und feineren Bau der Talgdrüsen finden sich bei PINKUS (1927) und SCHAFFER (1927).

Die Drüsenkolben sind massiv und lumenlos, die äußerste Zellschicht wird von einer geschlossenen Lage kleiner kubischer Zellen eingenommen, alle übrigen Zellen sind weit größer, polyedrisch und besitzen ein grobwabiges Protoplasma, in dessen Waben das fettartige Sekret liegt. Allerdings machen nicht alle Zellen den Vertalgungsprozeß durch; Einzelzellen und Zellgruppen gelangen unverändert in das Innere des Talgkolbens, gefolgt von verfetteten Zellen[3]. Unter allmählichem Verlust der nach und nach schrumpfenden Kerne und der protoplasmatischen Trennungswände fließen die Fetttropfen zusammen und bilden das aus der völligen Auflösung der Zellen entstandene Sekret, das in scheinbar präformierten Lichtungen liegt und wahrscheinlich in flüssigem Zustand zum Ausführungsgang transportiert wird[3]. Wenn die holokrine Sekretion auch unter dem Bilde einer Nekrobiose verläuft, so ist sie ihrem Wesen nach doch keine eigentliche Degeneration, vielmehr Ausdruck einer in besonderer Art sich manifestierenden Funktion der schließlich im Sekretionsprodukt aufgehenden Epithelzelle und in dieser Hinsicht durchaus vergleichbar den Verhornungserscheinungen in der Oberhaut, worauf auch schon v. EGGELING (1931) hingewiesen hat.

[1] STIEDA 1902. [2] SCHAFFER 1927 (Literatur), v. EGGELING 1931. [3] NEUBERT 1930.

Verschleiß und Bedarf an Zellen sind bei einer holokrin funktionierenden Drüse selbstverständlich groß. Es liegt schon aus histogenetischen Gründen nahe, die äußersten abgeplatteten oder kubischen Zellen, die sich von den übrigen Zellen des Drüsenkolbens deutlich unterscheiden, mit den Zellen der Basalschicht der Epidermis auf die gleiche Stufe zu stellen und für die Matrix der Zellneubildung zu halten. Während hier manche Untersucher[1] zahlreiche Mitosen fanden,

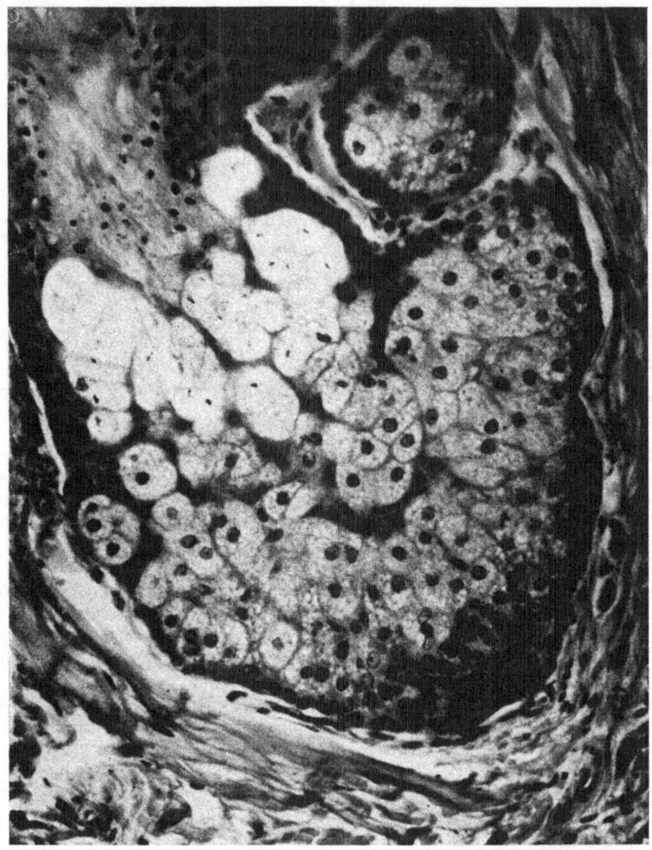

Abb. 1. Normale Talgdrüse. Keimzellenschicht im äußeren Rand des Drüsenkolbens.

haben andere[2] solche nur sehr spärlich gesehen und den Zellbedarf des Drüsenkolbens damit nicht erklären zu können geglaubt. Das gehäufte Auftreten von Mitosen in der entsprechenden Schicht des Talgdrüsenganges[3] hat zu der Vorstellung geführt, daß die hier neu entstandenen Zellen in den Kolben abgleiten.

Wenn man das Verhalten einer mitotisch sich vermehrenden Zelle und das sehr wahrscheinlich rhythmisch erfolgende Wachstum eines Verbandes gleicher Zellen berücksichtigt, so sind die festgestellten Differenzen der Häufigkeit und des Vorkommens von Mitosen nur scheinbare. Aus den Befunden geht eines sicher hervor, nämlich daß die Neubildung von Zellen nicht ausschließlich im Drüsenkolben oder im Drüsengang erfolgt, sondern daß beide Teile am Zell-

[1] BIZZOZERO und VASSALE 1887, STAMM 1914, KYRLE 1925, SCHAFFER 1927.
[2] BRINKMANN 1912, HOEPKE 1927.
[3] BAB 1904, BRINKMANN 1912, CLARA 1929, COWDRY 1944.

nachschub beteiligt sind. Dies haben experimentelle Untersuchungen auch eindeutig ergeben[1]. Außerdem hat sich gezeigt, daß auch bereits fetthaltige Zellen noch zur Zellteilung fähig sind[2].

Die schon von SCHAFFER (1926) angenommene Beeinflussung der Talgdrüsen durch die cyclischen Sexualvorgänge ist bei Tieren durch Behandlung mit Sexualhormonen bestätigt; außerdem ist gezeigt worden[3], daß sich vor allem auf hormonalem Wege die Mitoseaktivität steigern läßt. Darüber hinaus ist den Talgdrüsen eine große Plastizität eigen. Der Talgkolben ist nach NEUBERT (1930) eine teilungsfähige Organeinheit, ein Histiosystem im Sinne von HEIDENHAIN, dessen Vermehrung zur Entstehung vielkolbiger Talgdrüsen führt. Die Fortpflanzung der Kolben erfolgt durch Teilung im Vorwachsen oder durch Knospung aus Zellgruppen der Keimschicht. Ähnliche Verhältnisse sind auch beim Kaninchen nachgewiesen worden[4]; seine Talgdrüsen ändern ständig Größe und Form und lassen außerdem sowohl in den Gängen wie in den Drüsenkolben eine von den proliferationsfähigen Epithelien ausgehende Bildung von Knospen und Polstern entstehen, die mit den funktionierenden Drüsenläppchen verschmelzen und zusammengesetzte Sekretionseinheiten bilden.

Die Tatsache, daß beim Menschen die Oberhaut von einer in ihrer Dicke konstant bleibenden Talgschicht bedeckt ist[5], läßt auch auf eine gleichmäßige Abscheidung des Sekretes schließen. Daß die Produktion ebenfalls kontinuierlich abläuft, ist damit nicht gesagt; es ist wahrscheinlich, daß sie ebenso wie der Zellersatz rhythmisch erfolgt. Ob es richtig ist, daß als Folge äußerer Reize an haarfreien Stellen (Mundschleimhaut, Vorhaut) auch noch in späteren Lebensjahren Talgdrüsen neu entstehen können[6], erscheint nicht genügend sicher.

Haare.

In der Tierreihe besitzen nur die Säuger Haare. Weder die in der Haut von Reptilien vorkommenden Borsten noch die gelegentlichen haarartigen Gebilde in der Haut der Vögel sind mit den Haaren des Säugers vergleichbar. Beim Tier dienen die Haare wichtigen physiologischen Aufgaben, wie dem mechanischen Schutz, der Wärmeregulation und in besonderer Ausgestaltung als Schnurrhaare oder Sinushaare der Wahrnehmung. Beim Menschen ist das Haarkleid weitgehend rückgebildet und spielt für die genannten Leistungen nur noch eine untergeordnete Rolle. Die individuell sehr variable und während des Lebens verschieden ausgebildete Behaarung steht beim Menschen unter dem Einfluß der Sexualhormone und erscheint deshalb als ein Geschlechtsmerkmal individuellster Prägung[7]. Nur für die Augenbrauen, Wimpern und für die Vibrissen des Naseneingangs sind bestimmte Leistungen anzunehmen, für das übrige menschliche Haarkleid als Bestandteil der Geschlechtsdifferenzierung läßt sich die biologische Bedeutung nur schwer ersehen.

Das Verhalten des Haarkleides während des Lebens ist, von der individuellen Ausgestaltung abgesehen, in mancher Hinsicht bemerkenswert und gerade für die regenerativen Vorgänge durch Besonderheiten ausgezeichnet. Für die in diesem Zusammenhang in erster Linie interessierenden Erscheinungen des Haarwechsels müssen einige allgemeine Bemerkungen vorausgeschickt werden; für Details wird auf die entsprechende Fachliteratur verwiesen[8].

---

[1] MONTAGNA und KENYON 1949, PARNELL 1949. [2] MONTAGNA und KENYON 1949.
[3] BULLOUGH 1946, EBLING 1948, MONTAGNA und KENYON 1949.
[4] MONTAGNA und KENYON 1949. [5] EMANUEL 1938.
[6] PASINI 1906, v. EGGELING 1936. [7] PETERSEN 1935.
[8] GANS 1925, KYRLE 1925, PINKUS 1927, HOEPKE 1927, TROTTER 1932, PERNKOPF und PATZELT 1934, DANFORTH 1939, LOCHTE 1940, 1951.

Arten der Haare.

Schon im fetalen Haarkleid sind verschiedene Haararten zu unterscheiden, beim Erwachsenen nimmt ihre Zahl noch erheblich zu. Während des ganzen Lebens ändert sich das Haarkleid fortdauernd, zuerst nach der Richtung der Verstärkung, später zum Teil nach der Richtung der Enthaarung[1].

Unter Berücksichtigung von Verteilung, Farbe, Dichte, Länge, Form und anderen Eigenschaften der Haare werden verschiedene Haararten unterschieden. Dieser im wesentlichen auf morphologischen Merkmalen basierenden Klassifizierung der Haartypen ist eine hormonale Klassifikation gegenübergestellt worden[2], ausgehend von der Vorstellung, daß qualitative und quantitative Unterschiede von Hormonwirkungen nötig sind, um Haare entstehen zu lassen oder ihr Wachstum aufrechtzuerhalten. Danach ist es möglich, 3 Typen von Haaren zu trennen. Bei den noch nicht ganz aufgeklärten Beziehungen zwischen Behaarung und Hormoneinflüssen hat die vorwiegend morphologisch orientierte Klassifizierung vor allem für eine vergleichende Betrachtung mit dem Tierhaar aber unbedingt den Vorzug.

Bei den Tieren liegen die Verhältnisse etwas einfacher; niedere Säuger besitzen ein ziemlich einheitliches Terminalhaar mit Ausnahme der Sinushaare, bei den Primaten ist bereits eine Verschiedenheit des Haartypus und eine hormonal vermittelte Geschlechtsdifferenz festzustellen, die bei den Anthropoiden mit ihren spezifisch gebauten Follikeln noch ausgesprochener ist[2].

In Anlehnung an die Einteilung von PINKUS (1927) und PERNKOPF und PATZELT (1934) sind beim Menschen folgende Haararten zu unterscheiden:

a) Das Flaumhaar (Lanugo). Bis etwa zum 13. Jahre sind Gesicht, Hals, Rumpf, Arm und Bein mit einem feinen, wenig gefärbten kurzen Haarkleid bedeckt. Die Lanugohaare wechseln entsprechend ihrer Länge, vermutlich alle paar Monate einmal. Ein Teil von ihnen lebt nur so kurze Zeit, daß er überhaupt nicht bis zum Durchbruch zur Oberfläche kommt; neben derartigen abgestorbenen Haaren schießen neue auf. An vielen Stellen des Körpers bleibt das Lanugohaar als solches dauernd bestehen, was besonders für die Frau zutrifft, andererseits kann es sich zum stärkeren, verschiedene Formen annehmenden Terminalhaar entwickeln.

b) Zwischenhaarkleid [das mittlere Haarkleid (PINKUS)]. Im Beginn der Pubertät setzt eine Bildung von gefärbtem, etwas stärkerem, weichem, etwa 1 cm langem Haar ein, das gleichmäßig über große Flächen verbreitet ist und noch kein terminales Körperhaar, aber auch nicht mehr Lanugo ist.

c) Das Terminalhaar. Das Zwischenhaarkleid kann das Endstadium der Lanugo-Entwicklung für das ganze Leben sein, andererseits sich aber regional weiter zum richtigen Körper- oder Terminalhaar umbilden. Das Einzelhaar wird dicker und länger, das Haarkleid insgesamt dichter. Die Ausgestaltung des Terminalhaares ist bei beiden Geschlechtern und außerdem individuell sehr verschieden. Die im allgemeinen stärkere männliche Behaarung hat offensichtlich Beziehungen zur Keimdrüsentätigkeit. Schon lange vor der Ausbildung des übrigen Terminalhaares entwickelt sich an einigen Körperstellen die Sexualbehaarung.

d) Sexualbehaarung. Regionär an den äußeren Genitalien und in den Axillen beider Geschlechter, an Wangen, Kinn, Lippen und Brustgegend beim Mann und um die Brustwarzen bei der Frau erreicht das Terminalhaar eine größere Länge und Stärke. Dieses Langhaar erhält seinen terminalen Typus erst unter dem Einfluß bestimmter Inkrete und unterscheidet sich dadurch vom

e) Kopfhaar. Es entsteht nach dem Ausfall der fetalen Lanugo des Kopfes und beginnt sich oft schon intrauterin zu entwickeln, in welchem Falle die Kinder kahl oder mit einer ganz kurzen Kopfbehaarung zur Welt kommen. Das fetale Haar wird durch das bleibende Kopfhaar ersetzt.

f) Kurz- oder Borstenhaar. Es sind festere, weniger biegsame, zum Teil stärkere und leicht gekrümmte Haare mit einer Länge von 0,5—1,3 cm. Hierzu gehören die sichelförmig gebogenen Augenbrauen (Superciliarhaare), die mit den Ober- und Unterlippenhaaren die zuerst entstehenden Haare sind, die kommaförmigen, meist stärker pigmentierten Wimpern (Cilien), die marklosen Haare in der Wand des Nasenvorhofes (Vibrissae) und die Haare des äußeren Gehörganges (Tragi). Letztere werden meist erst im Alter beim Manne zum Borstenhaar.

Wachstum und Lebensdauer der Haare.

Durch die vorstehend gegebene Charakterisierung der Haararten sind in großen Zügen bereits Entwicklung und Wachstum der Haare beim Menschen umrissen. Das zuerst entstehende primitive Wollhaarkleid, die Lanugo, das als

[1] PINKUS 1927. [2] GARN 1951.

rudimentäres Organ aufgefaßt werden kann[1], wird nach der Geburt durch das sekundäre Haarkleid ersetzt, das mit seiner regional sehr unterschiedlichen Längenentwicklung und der partiellen Ausbildung eines ausgesprochenen Langhaares, ferner durch die ebenfalls lokal auftretende Hemmung seiner Entfaltung eine Eigentümlichkeit der Gattung Mensch ist. Trotz der artgebundenen Entfaltung ist das Erscheinungsbild des sekundären Haarkleides und sein Verhalten während des Lebens von einer außerordentlichen Vielfalt, da ebenso wie Form, Farbe und andere Eigenschaften auch das Wachstum der Haare durch die Erbmasse wesentlich bestimmt und dadurch individuell geprägt wird. Demgegenüber treten Umweltfaktoren fast ganz an Bedeutung zurück, und etwaige in der Haut selbst gelegene Faktoren wirken sich offensichtlich nur für krankhafte Erscheinungen der Behaarung aus[2].

Für die einzelnen Haararten des sekundären Haarkleides besteht während des Lebens ein eigener, in seinen Ursachen aber noch in vielem ungeklärter Rhythmus, in dem das regional sehr verschieden starke Wachstum und die damit korrespondierende Erneuerung der Haare zum Ausdruck kommen.

Nach Längen- und Dickenmessungen an Haaren von Menschen glaubt LOCHTE (1951) 3 Perioden unterscheiden zu können, in denen Wachstumsimpulse deutlich zu erkennen sind. Die erste Periode erstreckt sich vom 5. Fetalmonat bis zum 10. Lebensjahr. In dieser Zeit entwickelt sich das Kopfhaar aus dem Lanugohaar zum fertigen Haar. Die zweite Periode beginnt mit dem Pubertätsalter und mit der Entwicklung der Sexualbehaarung, die dritte setzt mit dem Absinken der Sexualfunktionen ein und führt bei der Frau zwischen dem 40. und 50. Lebensjahr zum Auftreten stärkerer Haare an Kinn und Oberlippe, beim Mann zum zunehmenden Längen- und Dickenwachstum der Augenbrauen und der Nasen- und Ohrenhaare sowie insbesondere der Brusthaare. In diesen Ergebnissen scheint sich der Einfluß des inkretorischen Systems und darüber hinaus wohl auch des Vegetativums[3] widerzuspiegeln, wenn auch das gegensätzliche Verhalten, wie es zwischen dem länger und dicker werdenden Borstenhaar und dem dem frühkindlichen Typus sich nähernden Kopfhaar im Alter[4] hervortritt, nicht recht zu erklären ist.

Die Wachstumsgeschwindigkeit der Haare eines Haarkreises (schärfer gegeneinander abgegrenzte Gruppen von 2—5 Haaren eines Haarfeldes) ist nicht überall dieselbe. Bei den einzelnen Haaren erfolgt das Wachstum schubweise und der Reihe nach. Die dickeren Haare wachsen im allgemeinen schneller als die dünneren und wechseln deshalb auch häufiger[5]. Am Tage ist die Wachstumsgeschwindigkeit größer als in der Nacht; aber selbst während des Tages verhält sie sich verschieden[6]. Wenn durch mechanische oder andere Reize das Wachstum beschleunigt wird, so gleicht sich der jeweilige Effekt in der Folgezeit wieder aus, so daß das Gesamtwachstum, bezogen auf eine größere Zeiteinheit, sich nicht verändert.

Die Angaben über das Wachstum der Haare beim Menschen differieren aus begreiflichen Gründen beträchtlich, sie haben nur die Bedeutung von Annäherungswerten. Im allgemeinen wird der Zuwachs der Haare mit 6,8—13,2 mm im Monat veranschlagt. Nach TROTTER (1923) wächst je Woche das Haar der Achsel 2,4—3,6 mm, des Unterschenkels 0,7—2,4 mm, des Vorderarmes 0,8—2,5 mm und des Kopfes 2,5—3,5 mm.

Für das Kopfhaar haben sich aus zahlreichen Messungen übereinstimmende und verwertbare Zahlen ergeben. Das bleibende Kopfhaar wächst mit allmählich zunehmender Schnelligkeit anfänglich etwa 0,2 mm, dann 0,3—0,5 mm täglich[7]. Im allgemeinen kann mit einem täglichen Zuwachs von 0,4 mm, im Monat rund mit 1 cm gerechnet werden[8]. Allerdings bestehen in Abhängigkeit von der verschiedenen Länge Unterschiede zwischen den Haaren der Stirn- und Schläfenregion einerseits und denen des Scheitels andererseits[9]. Im Alter nimmt die Wachstumsgeschwindigkeit ab[10].

Die bekannte Abhängigkeit des menschlichen Haarkleides von Alter und Geschlecht haben MYERS und HAMILTON (1951) für die Regenerationszeit und

[1] RAUBER-KOPSCH 1923. [2] PINKUS 1927. [3] HOFF 1950. [4] LOCHTE 1951.
[5] LOCHTE 1941. [6] FUCHS 1937. [7] PINKUS 1927, BECKER 1938.
[8] PINKUS 1928, DANFORTH 1925. [9] FUSS 1920, PINKUS 1927.
[10] FUSS 1920, FUCHS 1937, TÖNNESSEN 1938, MYERS und HAMILTON 1951.

Wachstumsgeschwindigkeit des Haares durch große Untersuchungsreihen verschiedener Haarbezirke (Kopf-, Achsel-, Schamhaar usw.) genau belegt. Die beiden genannten Größen verhalten sich bei Mann und Frau verschieden auch während des Alters, wenn die Regenerationskapazität bei beiden Geschlechtern abnimmt. Das Verhalten der Sexualbehaarung läßt, verglichen mit der Ausscheidung von Ketosteroiden und Androgen, auf eine hormonelle Beeinflussung auch nach der Pubertätszeit schließen.

Die Lebensdauer der Haare ist verschieden lang, sie richtet sich im allgemeinen nach der Haarlänge. Die exakte Bestimmung der Lebensdauer ist nicht einfach aus Länge und Wachstumsgeschwindigkeit zu berechnen, da ja nur Messungen an dem aus dem Follikel herausgetretenen Haar möglich sind. Der Wachstumsbeginn und das im Follikel vor sich gehende Wachstum sind dagegen nicht der direkten Beobachtung zugänglich zu machen, außerdem bleibt das ausgewachsene Haar noch längere Zeit als Kolbenhaar unverändert im Follikel stehen. Diese Umstände wirken sich besonders ungünstig für die Ermittlung der Lebensdauer der kurzen Haare aus, beim langlebigen Kopfhaar fallen sie dagegen nicht so sehr ins Gewicht.

Für das Terminalhaar des Stammes und der Extremitäten wird die Lebensdauer auf etwa 120—170 Tage geschätzt[1]. Unter Berücksichtigung der jahreszeitlichen Abhängigkeit schwanken die genannten Zahlen noch mehr. Im übrigen ist darauf hinzuweisen, daß die Lebensdauer eines Haares nicht absolut zu bestimmen ist; denn ein eigentliches Leben besteht nur für die Zeit von der Anlage des Haares bis zur Haarkolbenbildung. Für die Wimpern wird die Wachstumsdauer mit 30, die Haarkolbenbildung mit 15 Tagen, die Standdauer der abgestorbenen Kolbenwimper mit 105 Tagen angegeben[2]. Für einige andere Haararten sind analoge Werte ermittelt[3]. Das Kopfhaar wächst im Jahre etwa 12 cm; bei gleichbleibendem Wachstum könnte es mehrere Meter Länge erreichen, was tatsächlich auch in ganz seltenen Fällen beobachtet worden ist[4]. Es wächst in der Regel jedoch, ebenso wie das übrige Haar, aber nur bis zu einer Länge, die für jedes Individuum in seiner Anlage bestimmt ist. Wenn man als durchschnittliches Maß der Kopfhaarlänge 60—70 cm annimmt, würde sich also die Lebensdauer des Haares bei einem jährlichen Zuwachs von 12 cm auf 5—6 Jahre belaufen.

Als Lebensdauer der Cilien und Supercilien werden 100—150 Tage[5], der Barthaare 10—12 Jahre[6] und für das Achsel- und Schamhaar 6—10 Jahre[7] angenommen.

Der Haarwechsel.

Der erste Haarwechsel des Menschen erfolgt gewöhnlich bereits intrauterin und geht mauserungsartig vor sich. Ein der Mauserung ähnlicher Wechsel kann gelegentlich auch postnatal bei Neugeborenen vorkommen, die mit dem fetalen, im Kolbenhaarstadium befindlichen Kopfhaar geboren werden und alle Haare innerhalb kurzer Zeit, vielfach unter Bildung einer Kruste oder zusammenhängenden Schuppenschicht abstoßen. Diese Art des Haarwechsels ist dieselbe wie die des fetalen zum bleibenden Haarkleid der Tiere und ferner vergleichbar der Mauserung der Tiere, die ihre Haare mit Ausnahme der Bart-, Leit-, Mähnen- und Schweifhaare jährlich ein- oder zweimal abwerfen und erneuern. Vom mauserungsartigen Wechsel werden im allgemeinen solche Haare betroffen, die

[1] BULLIARD 1921, PINKUS 1927, HOEPKE 1927, LOCHTE 1951. [2] PETERSEN 1935.
[3] DANFORTH 1925, BULLIARD 1921, MYERS und HAMILTON 1951.
[4] PINKUS 1927 (Literatur).
[5] DONDERS, zit. nach PINKUS 1927, MOLL, zit. nach MAEHLY 1879, RAUBER-KOPSCH 1923.
[6] FRIEDENTHAL 1908. [7] LOCHTE 1951.

eine kurze Wachstumszeit besitzen und durch ein verhältnismäßig langes Stehenbleiben des von der Papille abgelösten Kolbenhaares sich auszeichnen[1].

Einen mit der Mauserung vergleichbaren Haarwechsel gibt es im späteren Leben des Menschen nicht mehr. Es findet vielmehr ein ständiger Wechsel einzelner Haare in den verschiedenen Haargruppen statt, und deshalb sind in einem Haarkreis auch stets verschiedene Vegetationsformen zu finden[2]. Die Häufigkeit des Haarwechsels ist abhängig vom Wachstum, das dann zum Stillstand kommt, wenn ein Haar die für seinen Standort vorgesehene Länge erreicht hat.

Vom Umfang des Haarwechsels läßt sich nach Berechnungen für das Kopfhaar ein ungefähres Bild gewinnen. Die Zahl der Kopfhaare einer erwachsenen Person wird auf 100000—120000 geschätzt (beim dickeren Rothaar auf 80000). Wenn man den durchschnittlichen Haarverlust mit 70 täglich ansetzt, gehen im Laufe eines Jahres 25550 Haare verloren. Es würden demnach im Durchschnitt in 4 Jahren 100000 Haare gewechselt haben, d. h. in 4 Jahren würde ein völlig neues Kopfhaar entstanden sein. Bei dieser Berechnung wird vorausgesetzt, daß das Haar nach Erreichung einer vorbestimmten Länge von 48 cm ausfällt. Beim längeren und langlebigeren Haar verschieben sich die Zahlen entsprechend[3].

Beim Menschen und bei den domestizierten Tieren erfolgt der Haarwechsel ganz allmählich und geht ähnlich wie die Abschilferung aus der Epidermis unmerklich vor sich, wobei immer nur das eine oder andere Haar eines Haarkreises betroffen ist[4].

Die wild lebenden Tiere wechseln dagegen das Haar in einer bestimmten Zeit; zwischen den einzelnen Tierarten bestehen aber Unterschiede. Wiesel, Nerz, Hermelin, Hase und Frettchen haben jährlich 2 Cyclen, im Frühjahr und Herbst wird das alte Haar durch ein neues ersetzt[5], die Mehrzahl aller kleinen Wildtiere verhält sich wahrscheinlich ebenso. Bei den großen Pelztieren folgt auf den dünnen Sommer- der dichtere und längere Winterpelz. Gewöhnlich löst sich gegen das Frühjahr das im Herbst gebildete Winterhaar von der Papille, verbleibt als Kolbenhaar oft noch monatelang im Haarbalg bis das inzwischen ausgebildete Haar das alte verdrängt[6]. Welche Zeit des Cyclus auf das reine Wachstum entfällt, ist unbekannt. Die Herbsthärung liefert die weißen Haare des Hermelin und anderer winterweißer Tiere. Die Weißfärbung kommt aber auch bei sitzenbleibenden Sommerhaaren vor (Lepus variabilis)[6]. Der angenommene Einfluß des Lichtes auf Haarcyclus und Haarfarbe ist experimentell erwiesen[7]. Der Fuchs wechselt nur einmal im Jahr sein Haar[8], für das Pferd trifft entgegen der landläufigen Meinung dasselbe zu[9]. Wegen weiterer Einzelheiten über Tierhaare wird auf DE MEIJERE (1931), TOLDT (1935) und LOCHTE (1940) verwiesen.

Beim Meerschweinchen[10], bei der Katze[11], bei Ratte und Maus[9] ist der Haarwechsel eingehend untersucht; die einzelnen Cyclen sind von verschieden langer Dauer. Beim Meerschweinchen beträgt die Wachstumsdauer 5 Wochen, das Ruhestadium 12 Wochen, bei trächtigen Tieren wird es auf 15 Wochen verlängert[12].

Die Morphologie des Haarwechsels.

In der Frage der Haarbildung und des Haarwechsels sind viele Irrwege beschritten worden, die im einzelnen hier aufzuzeigen nicht notwendig ist. Eine über den älteren Stand der Frage gut orientierende Bibliographie findet sich in der Entwicklungsgeschichte von O. HERTWIG (1910). Die Grundlagen unserer heutigen Kenntnisse gehen auf GARCIA (1892), der den fetalen, und auf AUBURTIN (1896) zurück, der den Haarwechsel beim Erwachsenen untersuchte. Im allgemeinen wird heute zwischen den Verhältnissen beim Feten bzw. Neugeborenen und denen beim Erwachsenen nicht mehr grundsätzlich unterschieden. Besonders groß sind die Unstimmigkeiten und Unklarheiten, die die Morphologie der Ausstoßung und des Wiederersatzes des Haares betreffen. Darauf im

[1] PINKUS 1927. [2] PERNKOPF und PATZELT 1934. [3] PINKUS 1928, LOCHTE 1951.
[4] SCHAFFER 1920. [5] BISSONETTE und BAILEY 1944, ROTHSCHILD 1942, LYMAN 1942.
[6] WEBER, M. 1927. [7] BISSONETTE und BAILEY 1944.
[8] BOSSET, PEARSON und WILKE 1944. [9] BUTCHER 1951. [10] SEGALL 1918.
[11] HOFER 1914. [12] DAWSON 1930.

einzelnen einzugehen ist nicht der Zweck dieser Abhandlung und würde ihren Rahmen sprengen; dieser Gegenstand müßte einer speziellen Darstellung vorbehalten bleiben.

Der Besprechung der Ablösung und des Wiederersatzes des Haares sei ein kurzer Überblick über den unteren Teil des Haarfollikels vorausgeschickt, der für den Haarwechsel eine wesentliche Bedeutung hat und deshalb in diesem Zusammenhang nur interessiert, ohne daß strittige und unklare Details näher erörtert werden müssen[1].

Abb. 2. Normale Haarwurzel. Der für den Haarwechsel wichtige Abschnitt.

a) Die Orthologie der Haarwurzel. Die in der Haut steckende, bei manchen Haaren bis in die Unterhaut reichende Haarwurzel besteht aus der bindegewebigen Hülle (bindegewebiger Haarbalg), aus der epithelialen Wurzelscheide (epithelialer Haarbalg) und dem eigentlichen Haar (Abb. 2). In den unteren aufgetriebenen Teil der Wurzelscheide, Haarzwiebel oder Haarbulbus genannt, ragt die bindegewebige Papille. Diese besteht aus dem außerhalb der epithelialen Scheide gelegenen Papillenpolster und dem rundlichen, zapfenförmigen Papillenknopf. Der Ring des unteren Randes des Haarbulbus schnürt die Papille zum Papillenhals ein und trennt so Knopf und Papillenpolster, wobei letzteres Halbmondform annimmt. Die oberen Zellen des Papillenknopfes sind groß, kugelig oder polygonal, tiefer liegen quergestellt flache bis linsenförmige Zellen. Dazwischen erscheinen einige gewöhnliche Bindegewebszellen und Capillarschlingen.

Auf der Papille sitzt als unterste Epithelschicht des Follikels die Matrixplatte, untermischt mit pigmenttragenden Zellen. Die Matrixplatte, aus der Haarscheide und Haar entstehen, beginnt in der Höhe der größten Breite des Papillenknopfes, von ihren Zellen gehören 24—30 zum Haar, auf jeder Seite 4—6 zu den beiden Oberhäutchen, ferner je 4—6 Zellen zur Huxleyschen und Henleschen Scheide[2]. Die in der Haarzwiebel in eigentümlicher Form vereinigte mesenchymale Papille und epitheliale Matrixplatte bilden die eigentliche „lebendige Wurzel" des Haares, aus der das Haar langsam unter Ausbildung von Mark (bei dünnen Haaren fehlend), Rinde und Oberhäutchen (Epidermicula) herauswächst.

Der bindegewebige Haarbalg wird von den epithelialen Wurzelscheiden ausgekleidet, die das Haar in Form von Röhren dicht umschließen. Die äußere Wurzelscheide, die nur oberhalb der Einmündung der Talgdrüse Horn besitzt, besteht aus geschichteten Zellen des Stratum Malpighi, deren äußerste (basale) Lage aus hohen zylindrischen Zellen gebildet wird, die der Glashaut aufsitzen. Dort, wo nach der Tiefe zu die Haarwurzel dicker wird, nimmt die Zahl ihrer Schichten rasch ab, so daß schließlich eine einzige Zellage übrigbleibt, die in der Haarzwiebel von der Matrix der Haare nicht mehr deutlich zu unterscheiden ist. Diese äußere Wurzelscheide verhält sich wie die Epidermis, sie wächst durch Zellvermehrung in der äußeren Schicht, die der basalen Zellage der Epidermis ja entspricht, von außen nach innen. Diese Zellen besitzen keine Fibrillen; letztere treten erst, in der Längsachse des Haares ausgerichtet, im oberen Teil der Wurzelscheide auf[3]. Am unteren Teil der äußeren Wurzelscheide, der bis an den unterhalb der Talgdrüsenmündung gelegenen, dem Musculus arrector pili als Ansatz dienenden Wulst reicht, gehen beim Haarwechsel wichtige Veränderungen vor sich.

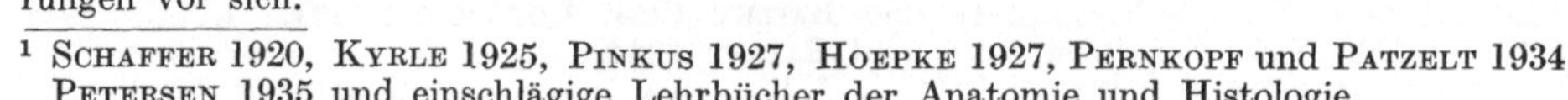

[1] Schaffer 1920, Kyrle 1925, Pinkus 1927, Hoepke 1927, Pernkopf und Patzelt 1934, Petersen 1935 und einschlägige Lehrbücher der Anatomie und Histologie.

[2] Garcia 1892, Pinkus 1927. [3] Leblond 1951.

Die innere Wurzelscheide umgibt das Haar unmittelbar bis zur Einmündung der Talgdrüse, sie ist unabhängig von der Epidermis, wächst vom Grunde mit dem Haar nach oben und besitzt in den verschiedenen Höhen jeweils ein anderes Bild. Die Zellen dieser Scheide sind in 3 Schichten gegliedert; die äußerste (HENLEsche) Schicht ist die am frühesten ausgebildete und zuerst verhornende, an sie schließt sich nach innen die HUXLEYsche Schicht an, die erst viel weiter oben völlig verhornt und viel länger aus voluminösen, reichlich basophile Tropfen (Trichohyalin) enthaltenden Zellen besteht. Die innerste Schicht, die der Epidermicula des Haares anliegt, ist die Cuticula der inneren Wurzelscheide. Die Zellen der Cuticula und der Epidermicula sind mit ihren freien Rändern gegeneinander gerichtet, wodurch zwischen beiden eine Art Verzahnung besteht.

Der bindegewebige Haarbalg tritt in besonderer Differenzierung erst unterhalb der Insertion des Musculus arrector pili auf und besteht aus einer äußeren, mit elastischen Fasern untermischten Längsfaserschicht, aus einer mittleren Schicht von querverlaufenden Bindegewebsbündeln mit elastischen Fasern und zelligen, angeblich contractilen Elementen und aus der inneren homogenen Glashaut. Alle diese Schichten lassen sich bis an die Haarzwiebel verfolgen. Am Umschlagsrand in die Höhlung der Haarzwiebel verlieren sie ihre Unterscheidbarkeit und gehen teilweise auf die Haarpapille über. Eine Basalmembran läßt sich in diesem Bereich nicht mehr darstellen. Sie würde wahrscheinlich auch dem Stoffaustausch zwischen der haarbildenden Matrix und dem darunterliegenden zellreichen und gut vascularisierten Papillenmesenchym im Wege stehen. Die Papille ist bei der Bildung des Haares durch einen Reichtum an alkalischer Phosphatase und metachromatischen Substanzen ausgezeichnet[1].

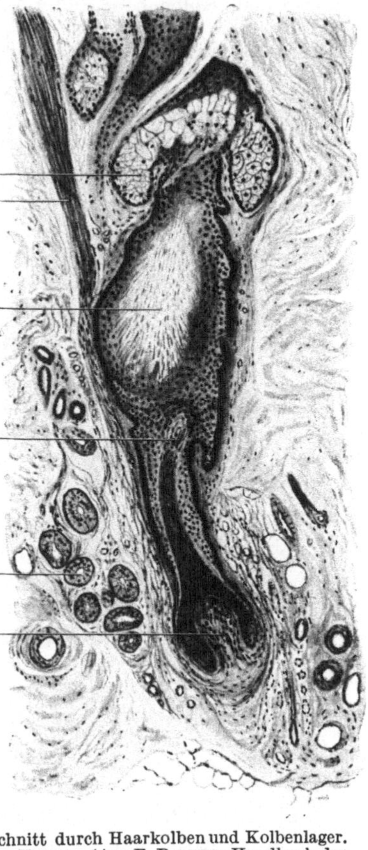

Abb. 3. Längsschnitt durch Haarkolben und Kolbenlager. Anlage des neuen Haares. (Aus F. PINKUS: Handbuch der Haut- und Geschlechtskrankheiten, Bd. 1, Teil 1. Berlin: J. Springer 1927.)

b) Die Bildung des Kolbenhaares. Das Wachstum des Haares kommt zum Stillstand, wenn das Haar die für seinen Standort typische Länge erreicht hat. Darauf folgt früher oder später seine Ausstoßung und die Bildung des Ersatzhaares. Die damit zusammenhängenden Erscheinungen spielen sich ausschließlich in dem wechselnden Teil des Haarfollikels ab, in jenem Abschnitt, der sich an den mit Horn ausgekleideten Haartrichter nach unten anschließt und jenseits der Talgdrüsenmündung, etwa in der Höhe des besonders während der Haarentwicklung hervortretenden Haarwulstes beginnt.

Mit der Einstellung des Zellnachschubes aus der Matrix stirbt das Haar bzw. seine Wurzel ab, und es beginnt die Entwicklung des Kolbenhaares. Der Wachstumsstillstand betrifft zuerst die Schichten der inneren Wurzelscheide in der Reihenfolge von außen nach innen und zuletzt den innersten Teil der Rindensubstanz, nachdem die Bildung der Markzellen schon früher aufgehört hat. Dies hat zur Folge, daß sich von außen nach innen zuerst die innere Wurzelscheide und zuletzt der zentrale Teil des Haarschaftes von der Papille loslösen. Die Abhebung der Haarzwiebel von der Papille ist wahrscheinlich durch den Wegfall des Wachstumsdruckes im Bulbus bedingt, wodurch das vorher bestehende Gleichgewicht gestört ist[2]. Die abgehobene Haarwurzel verhornt bald, verschmilzt mit der ebenfalls verhornenden inneren Wurzelscheide und nimmt die Form eines nach unten abgerundeten Kolbens an, dessen äußerste, nicht mehr pigmenthaltige Zellen nach außen divergieren, so daß das Ganze besenartig aufgefasert erscheint. Die Papille wandelt sich unterdessen

[1] JOHNSON, BUTCHER und BEVELANDER 1945, LEBLOND 1951. [2] SCHAFFER 1920.

durch fortschreitende Atrophie zu einer kleinen Zellgruppe um und erhält ein gallertiges Aussehen, verschwindet aber nicht vollständig, was auch in neueren Untersuchungen im Gegensatz zu gelegentlichen entgegengesetzten Behauptungen hervorgehoben wird[1].

Das von der Matrix abgelöste Kolbenhaar rückt mit den Haarscheidenresten aufwärts bis an das untere Ende des nicht wechselnden Teiles des Haarfollikels in den Bereich des Haarwulstes, in das sog. Kolbenlager[2], an jene oben bereits genannte Stelle unter der Talgdrüse. Zwischen der zunächst liegenbleibenden Papille und dem heraufrückenden Kolbenhaar fällt die äußere Wurzelscheide zusammen und ihre verhornten abgeschilferten Zellmassen folgen dem Kolbenhaar und versintern mit seinem Ende. Das übrigbleibende Epithel der äußeren Wurzelscheide zieht sich von der Papille zurück und wird zu einem dünnen zelligen Strang. Dieser steht mit dem Kolbenlager oder dem Haarbeet[3] in Verbindung, einer umfangreichen ungegliederten Epithelmasse, die am oberen Ende des wechselnden Follikelteiles das steckenbleibende Kolbenhaar umgibt (Abb. 3).

Der bindegewebige Haarbalg erfährt während des Wechsels ebenfalls Veränderungen. Die Glashaut ist davon zuerst und am eindrucksvollsten betroffen, sie wird zu einer dicken

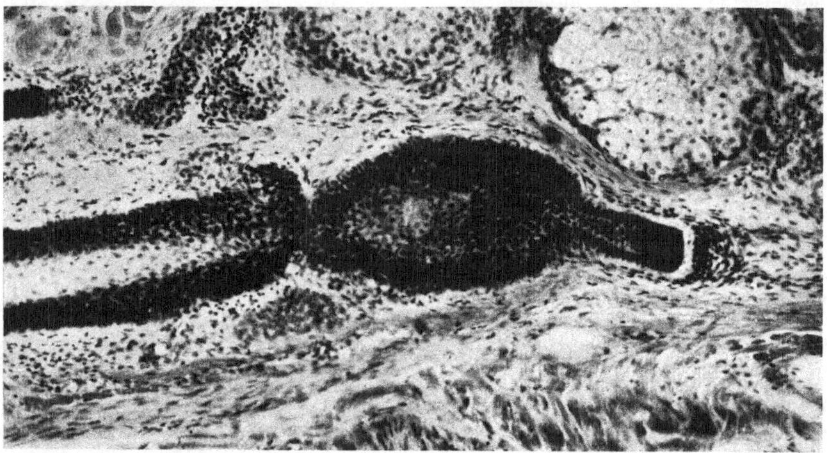

Abb. 4. Vom Haarbeet ausgehende Epithelzapfenbildung zu Wiederherstellung des Haarfollikels.

hyalinen Membran, folgt den Bewegungen des Epithels der äußeren Wurzelscheide und kann bei entsprechender Kürze des Epithelstreifens wie gestaucht aussehen. Unterhalb der langsam hochrückenden Papille fallen die jenseits der Glashaut gelegenen Anteile des bindegewebigen Haarbalges zusammen und bilden den sog. Haarstengel, in dem die Papille gewissermaßen nach oben gleitet, und der später wieder als Balg für das neue Haar Verwendung findet.

c) Die Bildung des Ersatzhaares. Mit der im Kolbenlager einsetzenden, von der MALPIGHIschen Schicht der äußeren Scheide ausgehenden Zellwucherung kann die Entfernung des abgestorbenen Haares aus dem wechselnden Teil des Follikels als abgeschlossen betrachtet werden. Andererseits ist diese Zellproliferation aber bereits ein Zeichen der sich anbahnenden Umformung des Follikels zur Bildung des neuen Haares. Die Entstehung des Kolbenlagers oder Haarbeetes ist nach einer Reihe von regressiven Abläufen das erste Symptom der Follikelrestauration. Die Zellneubildung setzt auch an dem mit dem Haarbeet in Verbindung stehenden Epithelzapfen ein, wenn sie nicht vom Haarbeet überhaupt ihren Ausgang nimmt. Der Epithelzapfen gewinnt dadurch an Länge und wohl auch an Dicke (Abb. 4).

Der Anstoß für die Entstehung des neuen Haares ist erst dann gegeben, wenn Papille und basaler Teil des Epithelzapfens zusammentreffen und eine Haarzwiebel mit der Matrixplatte formiert ist. Über die Vorgänge, die mit diesem für den Haarersatz entscheidend wichtigen Punkt zusammenhängen, sind die Ansichten sehr verschieden. Die Schwierigkeiten liegen bei der Papille,

[1] BUTCHER 1951. [2] AUBURTIN 1896. [3] UNNA zit. nach PINKUS 1927.

deren Verhalten sich morphologisch offensichtlich nur schwer verfolgen läßt. Daß die Papille nicht vergeht, ist heute zwar vorherrschende Meinung, aber was sie selbst an Veränderungen nach der Ablösung des Haares erfährt, wie sie sich zur äußeren Wurzelscheide und zur Glashaut verhält, wie weit sie nach oben und wieder zurück wandert, warum und wie sie wieder aktive Eigenschaften annimmt, ist unklar. Diese Fragen berühren Probleme des Wachstums, das im Falle des Haarersatzes mit einer eigentümlichen Bewegung von verschieden organisierter lebendiger Substanz verbunden ist, und der endogenen Rhythmik; auf sie eine eindeutige Antwort zu geben, ist kaum möglich. Der formale Vergleich mit der ersten embryonalen Haaranlage kann allerdings einige der bei der Erklärung des Haarwechsels auftauchenden Schwierigkeiten beseitigen helfen, da sich erfahrungsgemäß die Mechanismen, die Entwicklung und Wachstum während des Embryonallebens betreffen, postnatal im Prinzip mit höchstens unwesentlichen Abwandlungen wiederholen.

Die histogenetisch aus der Cutis stammende Papille ist ein Bestandteil des bindegewebigen Haarbalges, mit dem sie auch ihren Zusammenhang stets behält; sie ist ein besonderes Differenzierungsprodukt der Cutis und kann als ein keimfähiges, mesenchymales Zellager angesehen werden. Ihre Bedeutung besteht darin, die Matrixplatte, das epitheliale Keimlager, welches sich morphologisch vom Stratum basale der Epidermis nur durch den verschiedenen Standort unterscheidet, zu bestimmten Differenzierungsleistungen zu induzieren. Solange die Papille ihren Differenzierungseinfluß noch nicht geltend machen kann, wächst der Epithelzapfen nach Ausbildung eines regelrechten Stratum basale durch Vermehrung seiner Zellen ohne besondere Differenzierung im Sinne einer Haarbildung auf der ihm durch den Haarstengel vorgezeichneten Bahn, unter Umständen die inaktive Papille vor sich herschiebend oder, falls sie entfernt liegt, ihr zustrebend. Wenn die Papille sich voll entfaltet, d. h. ihre oben beschriebene celluläre Gliederung wieder erreicht hat, formiert sich der Bulbus des neuen Haares, bei dessen Bildung wahrscheinlich Papille und Epithelstrang gleichermaßen beteiligt sind. Schon vorher haben sich die Zellen des distalen Epithelstranges axial gestreckt zum Haarkegel und die Zellen, die nunmehr von der basalen zur Matrix gewordenen Zellage gebildet werden, liefern unter dem Einfluß der wirksamen Papille das für das Haar und die innere Wurzelscheide notwendige Material. Das Haar, ein rein epitheliales Produkt, entsteht also nur durch eine gleichzeitige epitheliale und mesenchymale Leistung, wenn das vermehrungsfähige basale Epithel eine bestimmte räumliche und funktionelle Beziehung mit der mesenchymalen Formation der Papille hergestellt hat. Die Papille ist damit für die Haarbildung ein entscheidendes Element. Wie sich der für den Haarersatz wichtige Wechsel der Papille vom Ruhezustand zur Aktivität vollzieht, ist das eigentliche Geheimnis. Von diesem Wechsel scheint übrigens auch die verschiedene Länge der neuen Haarwurzel abzuhängen, die, in der gleichen Haarregion häufiger vorkommend, eine auffällige Erscheinung ist.

Die weitere Entwicklung gleicht völlig derjenigen des fetalen Haares. Der vorhin genannte Kegel ist die Anlage des Haares und der inneren Wurzelscheide. In ihm differenziert sich ein weiterer innerer, pigmenthaltiger Zellenkegel zur eigentlichen Haaranlage, während die äußeren Zellen hell, pigmentlos bleiben und über der Haaranlage einen zunächst vollkommen geschlossenen, spitzen Kegel, die Anlage der inneren Wurzelscheide, bilden. Das weiterwachsende Haar, das mit seinem Follikel gegen die Richtung des ursprünglichen Follikels leicht geneigt verläuft, schiebt sich gegen das Kolbenlager vor und bewirkt in der Regel die endgültige Ausstoßung des Kolbenhaares, kann allerdings auch an ihm vorbeiwachsen, so daß zwei Haare in dem gleichen Haartrichter stecken.

Das Wachstum des Ersatz- wie auch des Primitivhaares erfolgt offensichtlich ausschließlich mitotisch. Die Möglichkeit der Zellvermehrung durch Amitose ist im Gegensatz zur Epidermis nie in Betracht gezogen worden. Tatsächlich ist nach Untersuchungen des Haarcyclus bei Maus und Ratte[1] die Mitoseaktivität während der Wachstumsphase auch recht erheblich. Zellteilungen gehen in der Matrixplatte und dem darüberliegenden Kegel vor sich, werden aber nach oben entsprechend der zunehmenden Differenzierung an Zahl allmählich geringer. Innerhalb von 3—4 Tagen nach erreichtem Längenwachstum wird die mitotische Tätigkeit eingestellt und es folgt ein bei der Ratte etwa 10 Tage anhaltendes Ruhestadium[2]. Über etwaige Zellteilungen in der Papille ist nichts Sicheres bekannt. Wenn die Papille sich bildet oder entfaltet, enthält sie sehr reichlich alkalische Phosphatase[3], die dann aber allmählich abnimmt, um im Ruhestadium völlig zu fehlen[2]. Der Phosphatasegehalt im Bulbus ist während des Haarwachstums gering[4]. Glykogen tritt nicht in der Papille auf, dagegen reichlich in den haarbildenden Epithelien[5].

Die unter den Matrixzellen liegenden Melanoblasten, die mit ihren langen Fortsätzen weit in den Haarkegel hineinreichen, stellen zu Beginn des Haarwechsels ihre Tätigkeit ein. Ihre Ausläufer bleiben in der Haarwurzel zurück und zerfallen dort. Die dann nur noch aus Zellkörper bestehenden Melanoblasten wandern in die Papille ein und verteilen sich in ihr. Die Papille ist also gleichsam ein Reservoir für die Melanoblasten, die hier den Haarwechsel überdauern. Mit dieser Vorstellung glauben DANNEEL und WEISSENFELS (1953) die bisherigen Unstimmigkeiten über das Schicksal der pigmentbildenden Zellen während des Haarwechsels überbrückt zu haben.

Die Annahme, daß es postnatal eine Neubildung von Haarfollikeln gebe, wird allgemein abgelehnt. Unter bestimmten Voraussetzungen soll dies aber nach experimentellen Befunden möglich sein[6]. Es erscheint jedoch im ganzen recht fraglich, ob die in der Anlage der Haut gegebene besondere „mesenchymale und epitheliale Konstellation", die beim Haarwechsel in rätselhafter Weise wiederkehrt und für die Bildung eines Haares in jedem Falle unbedingt vorauszusetzen ist, bei anderen Anlässen noch einmal erreicht wird. Die Entstehung eines Follikels aus dem Keimepithel der Epidermis ist für möglich zu halten, wie aber ein Mesenchym mit der Funktion der Papille entstehen soll, ist bei den jetzigen Kenntnissen nur schwer vorstellbar.

Ob es beim Menschen ebenso wie bei den kleinen Nagetieren zwei Arten von Follikeln gibt, von denen die eine grobe, die andere feine Haare produziert[7], ist nicht bekannt. Die Bildung des vom Primitivhaar deutlich unterschiedenen Terminal- oder Ersatzhaares erfolgt aus dem gleichen Follikel, ohne daß dessen Bau sich in irgendeiner Form verändert. Die Gründe sind nicht bekannt, warum einzelne Haare in bestimmten Haargebieten den Charakter des Lanugohaares behalten.

Für den Menschen hat das Haarkleid nicht mehr die biologische Bedeutung wie für die Säugetiere, es ist gewissermaßen ein entwicklungsgeschichtliches Relikt. Dieses biologisch anscheinend bedeutungslose Attribut der Haut besitzt eine sehr ausgeprägte Rhythmik und ist ein instruktives Beispiel für die dem Gesamtorganismus eigene und artgemäße gestaltende und regulierende Fähigkeit. Dies kommt sowohl in der Entfaltung des Haarkleides insgesamt, wie vor allem auch beim Haarwechsel bzw. beim Haarersatz zum Ausdruck. Abnutzung und Verbrauch als etwaige Wachstum und Ersatz beeinflussende Faktoren sind für das Haar völlig belanglos.

---

[1] DRY 1926, FRASER 1928, BUTCHER 1934 und 1951. [2] BUTCHER 1951.
[3] JOHNSON, BUTCHER und BEVELANDER 1945. [4] GIROUD und LEBLOND 1951.
[5] JOHNSON und BEVELANDER 1946. [6] TAYLOR 1949, BUTCHER 1951.
[7] BUTCHER 1951.

Nägel und entsprechende Horngebilde beim Säugetier.

Die Nägel sind ebenso wie Haare und Horn der Oberhaut epitheliale Produkte, unterscheiden sich aber von ihnen in einem sehr wesentlichen Punkt. Einen Wechsel wie beim Haar gibt es bei ihnen nicht, desgleichen keine zwangsläufige Desquamation, wie sie im Stratum corneum vorkommt und im Aufbau der Haut begründet ist. Die Nägel wachsen vielmehr von ihrer ersten Anlage im 4.—5. Embryonalmonat[1] ununterbrochen bis ans Lebensende[2].

Durch die mit Nägeln bzw. ihnen entsprechenden Krallen, Hufen und Klauen versehenen Körperteile stehen alle auf dem Lande lebenden Wirbeltiere in ständiger Berührung mit der Umwelt. Ihre je nach der Art gegliederten Extremitätenenden dienen außer der Wahrnehmung vermittels besonderer Einrichtungen der Fortbewegung, dem Greifen und als Waffen, werden also im wesentlichen Maße mechanisch beansprucht. Die von der Epidermis gelieferten Hornprodukte werden diesen Erfordernissen durch ihre besondere anatomische Anordnung, ihre physikalischen Eigenschaften und durch eine hohe Regenerationskapazität ihrer Bildungsstätten gerecht. Das ständige der Erneuerung dienende Wachstum korrespondiert, wie es vor allem bei den Tieren deutlich ist, mit der Art der Inanspruchnahme und dem Grad der Abnutzung, ohne daß es deshalb durch die genannten Faktoren beeinflußt wird. Bei normaler Lebensweise halten sich Verbrauch und Nachschub von Hornsubstanz die Waage. Beim Menschen dagegen besteht ein solches Verhältnis nicht, sein Nagel hat nicht mehr die Bedeutung der Tierkralle. Die natürliche Abnutzung am freien Ende des Nagels ist gering und tritt gegenüber dem kontinuierlichen Wachstum ganz in den Hintergrund.

Nach den Horngebilden, die dem Nagel des Menschen entsprechen, werden die Säugetiere in die zwei großen Gruppen der Unguiculaten und Ungulaten, die Krallen- und Huftiere, unterteilt. Trotz großer Formverschiedenheiten bei den einzelnen Tierarten läßt sich die Hornbekleidung an den Gliedmaßen von einer Grundform ableiten, wie sie etwa bei der einfachen Kralle der Schildkröten, Krokodile und Vögel gegeben ist[3]. Sie besteht aus einer dorsalen Nagel- oder Krallenplatte, die aus fest ineinandergefügten, noch kernhaltigen Hornzellen zusammengesetzt die Phalanx dorsal und seitlich umscheidet, und dem Sohlenhorn (Horn- oder Krallensohle), das ausschließlich ventral gelagert ist und eine Ansammlung gewöhnlich verhornter, in den obersten Lagen kernloser Epidermiszellen darstellt[4].

Ursprünglich sind Nagelplatte und Sohlenhorn Teile eines Ganzen, und im ganzen Umfange der Krallenmatrix findet eine Neubildung statt. Bei den Säugern ist dagegen in der Hauptsache der distale Teil der Matrix, das Nagelbett, steril; über ihn schiebt sich die proximal gebildete Krallenplatte hinweg. Im allgemeinen überwiegt beim Säuger die dorsale Krallenplatte und faßt mit ihren seitlichen Rändern das weichere Sohlenhorn scheidenartig ein. Form und Ausbildung der Krallen der Unguiculaten richtet sich nach der Planti- oder Digitigradie, steht außerdem in innigem Zusammenhang mit der Verwendung. Die an der Innenseite der Krallenplatte gelegene Matrixfläche ist von dem sterilen Abschnitt deutlich abgegrenzt; sie ist derart gestaltet, daß sie in der Mitte am längsten ist und seitlich allmählich kürzer wird. Dementsprechend ist die mittlere Partie der Krallenplatte am dicksten, die seitlichen sind viel dünner und nützen sich auch stärker ab. Für die Erhaltung der Krallenspitze ist ersteres von Wichtigkeit[3]. Der ventrale Krallenwall ist bei den Säugetieren nur wenig entwickelt und fehlt vielfach, so daß Krallensohle und Zehenballen, die elastische Polster beherbergen und als Hautsinnesorgane hohe Bedeutung besitzen[4], ineinander übergehen. Dagegen ist der dorsale Krallenwall gut ausgebildet, stellt aber nicht mehr wie bei den Vögeln und Reptilien eine offene Spalte dar. Das Horn, das an der Unterseite des dorsalen Krallenwalles erzeugt wird, ist mit der Oberseite der Krallenplatte verbunden und schiebt sich, als Glasur bezeichnet, mit derselben weiter und geht meistens durch Abnützung verloren, kann aber auch, wie vor allem bei Hydrochoerus, eine dicke, feste, der Krallenplatte aufgelagerte Schicht bilden.

Den Klauen und Hufen der Ungulaten ist gemeinsam eine sehr kurze und gerade oder nur wenig gebogene Krallenplatte und eine feste Krallensohle, der Krallenwall ist meist

[1] v. Koelliker 1880, Petersen 1935. [2] Pinkus 1927. [3] Boas 1931.
[4] Weber, M. 1925.

sehr niedrig und nur noch angedeutet. Die Funktion des Krallenwalles, die darin gesehen wird, der Krallenspitze einen Halt zu geben, fällt bei den Ungulaten weg. Die genannten Eigenschaften hängen damit zusammen, daß Klauen und Hufe an der dorsoventral abgeflachten Nagelphalanx bei den unguligraden Säugetieren (zusammen mit den Zehenballen) das Körpergewicht zu tragen haben. Das Tier ruht auf dem distalen Rand der Krallenplatte und zum Teil auf der sich daran anschließenden Krallensohle. Die meist recht stark quergebogene Krallenplatte ist seitlich ebenso dick wie in der Mitte; sie besitzt eine Matrix, die nirgends auffällig verlängert ist, ihr steriler Teil ist mit stark hervortretenden parallelen Längskämmen versehen. Die Krallensohle besitzt auf ihrer inneren Fläche entsprechend den langen Papillen der Sohlenmatrix ein besonderes Relief.

Die Hornbedeckung an der Endphalanx des Pferdes gilt als Prototyp des Hufes, diejenige des Schweines als Prototyp einer Klaue[1]. Beim Pferdehuf ist die Horn- oder Krallenplatte um die Nagelphalanx herumgebogen und umgibt das dem Boden zugekehrte Sohlenhorn, biegt sich hinten jederseits mit scharfen Winkeln ein, um den mit seiner Spitze gegen die Sohlenplatte vordringenden Strahl zwischen sich zu fassen. Bei der Klaue des Schweines ist das Sohlenhorn proximal sehr tief eingebuchtet, die seitlichen Partien sind recht schmal. In dieser Bucht, die bis zu zwei Drittel der Sohlenlänge einnehmen kann, wodurch das Sohlenhorn entsprechend reduziert ist, liegt der große weiche Zehenballen, der fast ganz von ihr aufgenommen ist. Die Matrixfläche der Krallenplatte erstreckt sich in der Mitte etwas weiter nach distal als seitlich. Bei den Wiederkäuern ist die Bucht, die sich in das Sohlenhorn einsenkt, noch viel tiefer, das Sohlenhorn ist bis auf einen schmalen Streifen an der Innenseite der Krallenplatte zurückgedrängt.

Von den echten Krallen der Säugetiere leiten sich die Nägel der Primaten ab. Sie zeichnen sich durch eine viel geringere seitliche Wölbung und eine geringere Längsbiegung aus, ferner dadurch, daß die Seitenränder weit voneinander getrennt sind. Das Sohlenhorn ist bereits stark reduziert und fast bedeutungslos. Die fertile Fläche verläuft distal in einer einfach gebogenen Linie, eine zungenförmige distale Vorwölbung mit einer entsprechenden medianen Verdickung des Nagels gibt es nicht[1].

Das an den Endgliedern der Säugetiere auftretende Horn wird von zwei verschiedenen Matrices erzeugt; beide Hornarten unterscheiden sich physikalisch voneinander: die Krallen- oder Nagelplatte besteht aus festen, dichten, kompakten und zusammenhängenden Hornmassen, die aus einer je nach ihrer Form verschieden großen und verschieden angelegten Matrix stammen und über ein steriles Nagel- bzw. Krallenbett hinweggeschoben werden; das Sohlenhorn oder die Krallensohle mit einem weicheren Horn entsteht unabhängig davon. Die gegenseitigen Beziehungen zwischen Krallenplatte und Sohlenhorn sind von Gattung zu Gattung verschieden, bei den Primaten tritt die Bedeutung des letztgenannten schon deutlich zurück. Beide Anteile sind einer dauernden Beanspruchung unterworfen, erleiden einen ständigen Substanzverlust und werden kontinuierlich aus den epithelialen Matrices erneuert.

Die Art der Erneuerung soll im folgenden für den menschlichen Nagel im einzelnen besprochen werden.

Der menschliche Nagel wird im 4. Embryonalmonat als Vornagel angelegt und nimmt zunächst durch eine basale Zellvermehrung an Dicke zu, vergrößert sich auch in der Fläche und senkt sich schließlich proximal mit seinem umgebenden Epithel in die Cutis ein und bildet auf diese Weise die Nageltasche[2]. Nach beendigter Entwicklung erfolgt das Wachstum des Nagels nur von der Matrix aus. Etwa im 7. Embryonalmonat entsteht diese Matrix aus dem proximalen Teil der epithelialen Unterlage des Nagels, während der Rest zum sterilen Hyponychium wird. Aus der etwa ein Drittel der Nagelunterlage einnehmenden Matrix, die am Boden der Nageltasche liegt und eine nach vorn rundlich begrenzte, bis an den vorderen Rand der Lunula reichende, nach hinten quer endende Zylinderfläche darstellt, wird der laufende Nachschub für die Nagelplatte geliefert[3].

Das Stratum germinativum des Matrixepithels ist viel dicker als das des mittleren (sterilen) Teiles des Nagelbettes; es ist im hinteren Anteil in Zapfen und Längsleisten nach unten ausgezogen und mit stark vascularisierter und innervierter Cutis unterlegt. Seine von unten hinten nach oben und vorn abgeschobenen Zellen wandeln sich in die schüppchenartigen, fest miteinander verbundenen Hornzellen der Nagelplatte um, die durch fortwährende Neubildung nach vorne zur Fingerspitze geschoben wird. Dabei liefert der hinterste Teil der Matrix das Material für die Nageloberseite, der vordere dasjenige für die Nagelunterseite[4].

Die Nagelsubstanz besteht aus polarisationsoptisch klar abgrenzbaren Schichten[5] von positiv einachsig doppelbrechenden Fibrillenbündeln, die in der oberen dicken und unteren

---

1 WEBER, M. 1925, BOAS 1931. 2 BIESADECKI 1871, v. KOELLIKER 1888, RABL 1901.

3 RAUBER-KOPSCH 1923, SCHAFFER 1922, PINKUS 1927, PETERSEN 1935, COWDRY 1941.

4 SCHAFFER 1922, KYRLE 1925, PINKUS 1927, HOEPKE 1927, PETERSEN 1935, SILVER und CHIEGO 1940, COWDRY 1941.

5 SCHMIDT W. J., 1924, 1946, BIEDERMANN 1926, PORT 1933.

dünnen längs, in der mittleren, ebenfalls dicken quer verlaufen. Diese Dreiteilung ist nach PORT (1933) auf das Matrixepithel zu übertragen, dessen längliche Zellkerne in der hintersten und vordersten Region der Bildungsstätte für die oberste bzw. unterste Schicht der Nagelplatte mit der Fingerlängsachse einen nach vorne offenen Winkel bilden, während die Zellkerne der mittleren Region nahezu senkrecht dazu stehen.

Die Nagelplatte entsteht aus einer Verhornung der Matrixzellen, ohne daß es dabei zur Bildung von Keratohyalin kommt. Die Ansicht, daß die Nagelplatte nur aus Elaidin besteht und überhaupt kein Keratin enthält[1], hat sich als irrig erwiesen, auch Elaidin wird nicht bei der Verhornung des Nagels gebildet[2].

Die deutlichen Unterschiede, die zwischen dem Horn der Oberhaut und jenem des Nagels bestehen und die morphologisch allein nicht befriedigend gedeutet werden können, sind chemisch eher zu erklären[3]. Das harte Horn des Nagels, der Hörner, Hufe und Klauen sowie das der Rinde und der Cuticula der Haare enthält viel mehr Schwefel als das weiche Horn und die darunterliegende Epithelschicht im Gegensatz zum weichen Horn reichlicher Cystein. Bei der Oxydation von Cystein zu Cystin werden wahrscheinlich deshalb viel mehr S—S-Brücken zwischen den einzelnen Polypeptidketten hergestellt und das Tonofibrillengerüst wird auf diese Art zu einer dichteren und festeren Masse verwoben. Außerdem enthält das harte Horn nicht wie das weiche Lipoide. Diese Unterschiede dürften für die physikalischen und histologischen Eigentümlichkeiten des harten und weichen Keratins eine recht große Rolle spielen[4]. Der Versuch, die Nagelbildung kolloidchemisch zu erklären[5], hat im Hinblick auf die neuen chemischen und histochemischen Ergebnisse an Interesse verloren.

Das Hyponychium sollte nach älteren Anschauungen ebenfalls, wenn auch nur in geringerem Maße, als Matrix fungieren, und zwar im besonderen zum Dickenwachstum beitragen[6]. Ein Bildungsverhältnis zwischen Hyponychium und Nagelplatte besteht aber nicht[7]. Der in der Matrix gebildete und wachsende Nagel bewegt sich über dem Hyponychium ähnlich wie sich das Haar mit seiner inneren Wurzelscheide in der äußeren erhebt, d. h. das Epithel des Hyponychiums verhält sich beim Nagelwachstum nicht passiv, sondern die von seiner MALPIGHIschen Schicht gebildeten Zellen verschieben sich mit dem Nagel nach vorn, wie durch Farbmarkierungen als sicher erwiesen gelten kann[8]. Die Unfruchtbarkeit des Hyponychium bezieht sich nur auf die Nagelbildung. Im übrigen führt sein Wachstum zur Bildung des beim Menschen nur angedeutet ausgebildeten Sohlenhorns, einer dicken Hornschicht, die sich dem freien Saum der Nagelplatte von unten anlegt, ohne aber etwa dadurch zum Dickenwachstum des Nagels beizutragen[9]. Wenn das Wachstum eines Nagels nicht in den seitlichen Nagelfalzen erfolgt, was an kleinen Zehen häufiger zu beobachten ist, zeigt der Nagel vornehmlich eine Dickenzunahme, die ebenfalls ausschließlich von der Matrix bewerkstelligt wird[10].

Das Längen- und Dickenwachstum des Nagels ist ebenso wie die Form der Nagelplatte den verschiedensten Einflüssen unterworfen, die zum größten Teil nicht näher bekannt sind. Die Wachstumsgeschwindigkeit ist an den Fingernägeln des Erwachsenen auffallend verschieden, am schnellsten wächst der Nagel des 3. Fingers, am langsamsten der des Kleinfingers, von den übrigen wächst der Nagel des 2. Fingers schneller als der des 4. und 1.[11]. Unterschiede zwischen den Geschlechtern bestehen nicht; die Nägel der linken Hand wachsen im allgemeinen etwas langsamer als die der rechten[12]. Im Sommer geht das Wachstum der Nägel etwas schneller vor sich als im Winter[12]. Die nach dem 3. Lebensjahr rasch zunehmende Wachstumsgeschwindigkeit beträgt zu Beginn des 2. Lebensjahrzehntes 0,1 mm je Tag, vom 6. Lebensjahrzehnt an wird sie geringer.

---

[1] MARTINOTTI 1914. [2] HOEPKE 1927.

[3] GIROUD, BULLIARD und LEBLOND 1934, GIROUD und LEBLOND 1951, LEBLOND 1951.

[4] GIROUD und LEBLOND 1951.

[5] SILVER und CHIEGO 1940. [6] MARTINOTTI 1914, SCHAFFER 1922.

[7] v. EBNER 1915/16, PINKUS 1927, HOEPKE 1927, PETERSEN 1935.

[8] KRANTZ 1932, MÖRIKE 1954. [9] RAUBER-KOPSCH 1923, PINKUS 1927, PETERSEN 1935.

[10] HELLER 1927. [11] LE GROS CLARK und BUXTON 1938. [12] KNOBLOCH 1953.

Bittner (1942) untersuchte das Wachstum stündlich mit einem mikroskopartigen Meßgerät und registrierte das schnellste Wachstum zwischen 10 und 11 Uhr, das langsamste in der Nacht; durch aktive Hyperämie wird es beschleunigt und kann dabei in der Nacht schneller vor sich gehen als am Tage. Das durch passive Hyperämie verlangsamte Wachstum wird nach Normalisierung der Durchblutung wieder ausgeglichen. Im Kleinkindesalter und während des Seniums ist das Wachstum gegenüber den übrigen Altersgruppen verlangsamt[1].

In einer Einstülpung der zum hinteren Nagelfalz werdenden Haut entwickelt sich ein begrenzter Bereich der Epidermis zur Matrix des Nagels, aus deren basaler vermehrungsfähiger Zellschicht ebenso wie in der übrigen Epidermis während des ganzen Lebens Keratin gebildet wird. Dieses Keratin wird in der Oberhaut fortlaufend desquamiert, im Nagel aber sehr wahrscheinlich auf Grund andersartiger chemischer Beschaffenheit in eine feste und zusammenhängende Masse, die Nagelplatte, umgewandelt. Die gestaltlich nicht von denjenigen der übrigen Haut abweichenden Bildungszellen der Matrix sind also hinsichtlich ihrer Leistung spezialisiert, eine Eigentümlichkeit, die alle Säugetiere auszeichnet. Die in der Malpighischen Schicht der Matrix vor sich gehende, für das Wachstum des Nagels verantwortliche Zellvermehrung ist im großen gesehen zwar kontinuierlich, im kleinen jedoch diskontinuierlich und einer Periodizität unterworfen, die für die rhythmischen Abläufe der Lebenserscheinungen sehr charakteristisch ist. Der für den Nagel[2] und für das Haar[3] erwiesene und für die Epidermis in gleicher Weise anzunehmende Rhythmus des Wachstums ist Ausdruck des Wechsels zwischen Energieentfaltung und Energieansammlung und beruht auf dem Antagonismus und der Polarität innerhalb der vegetativen Steuerungseinrichtungen[4]; die Beeinträchtigung des Nagelwachstums durch verschiedene Allgemeinerkrankungen ist aus dieser Perspektive ohne weiteres zu verstehen.

Wenn als Kriterium des Wesens der physiologischen Regeneration die Erhaltung einer im Bauplan festgelegten Norm zu gelten hat, so trifft dies im strengen Sinne nur für die Horngebilde der Tiere, nicht aber für den Nagel des Menschen zu. Die biologische Bedeutung des Nagels ist, verglichen mit jener von Krallen, Hufen und Klauen, sehr stark eingeschränkt, die Wachstumsintensität aber die gleiche wie bei den genannten Gebilden der Säugetiere. Als regeneratorisches Phänomen ist das Verhalten des Nagels nur stammesgeschichtlich zu verstehen.

Anhang: Hörner und Geweihe.

Die sich verschieden verhaltende Regeneration dieser Bildungen soll vergleichsweise hier kurz berührt werden. Verschiedene Säugerfamilien, besonders die Ungulaten, besitzen auf der dorsalen Fläche des Kopfes Hautauswüchse in Gestalt von Hörnern und Geweihen. An ihrer Bildung ist außer dem Schädelknochen das Integument, allerdings in sehr verschiedener Weise, beteiligt[5].

Eine rein epidermale Hornbildung ist das Horn der Rhinocerotiden. In der Einzahl, bei einigen Arten auch doppelt und unpaar vorkommend, stellt das Horn eine mächtige kegelförmige Hornmasse dar mit langen haarförmigen Hornfasern, in deren Basis sich zahlreiche feine Hautpapillen in entsprechende Röhren hineinsenken. Letztere werden nach distal zunehmend enger und schließlich mit Horn vollständig ausgefüllt. Das beständig von der Basis aus wachsende Horn wird nicht gewechselt.

Das Geweih der Cerviden besitzt als wichtigsten Bestandteil einen von der benachbarten Kopfhaut überzogenen soliden, von der Tabula externa des Os frontale ausgehenden Knochenfortsatz, den Stirnzapfen oder Rosenstock. Von ihm wird das Erstlingsgehörn und nach dessen Abwurf auch das jährlich sich erneuernde Ersatzgeweih gebildet. Der Rosenstock ist also der beständige, das Gehörn der dem Wechsel unterworfene Teil des Geweihes. Abwurf und Neubildung des Geweihes hat G. B. Gruber (1952) im einzelnen dargestellt und unklare und strittige Punkte dieser Vorgänge unter allgemeinem Aspekt beleuchtet.

Mit zunehmender Verdichtung des Knochens oberhalb des Rosenstockes verschlechtert sich der venöse Blutrückfluß; die dadurch eingeleitete Kreislaufstörung erreicht ihren Höhe-

---

[1] Knobloch 1951, 1953. [2] Knobloch 1951, 1953, Bittner 1942. [3] Fuchs 1937. [4] Hoff 1952. [5] Weber 1925, Boas 1931, Stadtmüller 1936.

punkt, wenn durch das Abfegen des Bastes die Blutzufuhr zur Stange ausbleibt. Der bloßliegende absterbende Geweihknochen wird nach Art einer abakteriellen Sequestration durch Osteoclasten unter Mitwirkung von Leukocyten von der lebendigen knöchernen Unterlage entfernt. Die Abwurfstelle ist eine gewöhnliche mit Schorf bedeckte Wunde, die rasch von der Decke des Rosenstockes überhäutet wird. Die schließlich dicht behaarte neugebildete Haut beginnt zusammen mit neuem Knochen kolbenartig emporzuwachsen. Es entsteht zunächst über der Abwurfzone des Stirnzapfens durch Osteoblasten neuer Knochen, der zur Rose des Ersatzgeweihes wird. An das seitlich ausladende Balkenwerk des neuen Knochens schließt sich eine aus dem subcutanen und periostalen Gewebe gebildete knorpelähnliche Matrix an, die sich distal verjüngt und deren axiale Wachstumsrichtung von den von der Spitze eindringenden arteriellen Gefäßen bestimmt wird. Aus dieser Matrix bildet sich ein in seiner Natur umstrittenes, als „präossär" bezeichnetes Gewebe[1], das nicht unmittelbar in Knochen übergeht, sondern nach Art der enchondralen Verknöcherung durch Markknospen chondroklastisch abgebaut wird und einer endgültigen osteoplastischen Knochenbildung Platz macht.

Bei einigen Gattungen unter den Cerviden (Cervulus, Elaphodus) ist das Längenverhältnis zwischen Rosenstock zur Stange zugunsten des erstgenannten verschoben und beim Okapi besteht das Gehörn aus einem langen hautbekleideten Rosenstock und einer nur kurzen rudimentären Stange. Soweit es zur Stangenbildung kommt, erfolgt auch ein Wechsel. Bei den Giraffen fehlt die Stange ganz, das Gehörn ist nur vom behaarten Rosenstock gebildet, einen Wechsel gibt es demzufolge auch nicht[2].

Das Gehörn der Antilopen ist ähnlich dem der Giraffen, weicht nur insofern davon ab, als die den Knochenzapfen überziehende behaarte Haut von einer Hornscheide umgeben ist, die jährlich nach der Brunst abgeworfen wird. Die behaarte Haut ist von einer dünnen, distal etwas dickeren Hornschicht bedeckt, die sich im Laufe der Zeit von der Spitze ausgehend verdickt und eine an Länge und Umfang allmählich größer werdende Hornscheide entstehen läßt. In dieser Hornscheide verlaufen die Haare. Die Hornscheiden fallen ab, wenn die Kolbenhaare aus dem Follikel gelöst und neue Haare entwickelt sind, und wenn eine neue Hornschicht entstanden ist[3].

Die Hörner der Cavicornien sind jenen der Antilopen äußerlich ähnlich, unterscheiden sich von ihnen aber dadurch, daß die Hornscheide nicht der Haut eines entsprechend großen Hornzapfens aufliegt, sondern sich hohl auf der Haut erhebt, die über einen kurzen, vom Os frontale ausgehenden Knochenhöcker hinwegzieht. Sie enthält deshalb auch nur an der Basis in einer aus weicherer Hornmasse bestehenden Grenzzone Haare, im übrigen ist sie haarlos und wird nicht gewechselt. Das Kalb wirft die erste Hornscheide gewöhnlich ab[4]. Das Wachstum der Hornscheide erfolgt durch Bildung neuer Hornlagen innerhalb des zuerst abgelagerten Horns, das nach Lösung von seiner Verbindung mit den benachbarten Hautpartien emporgehoben wird. Durch das periodisch sich wiederholende Wachstum entstehen die mehr oder weniger deutlichen Zuwachslinien; das Horn selbst entspricht zahlreichen ineinandergesteckten Tüten, sein distales Ende bildet eine kompakte Hornmasse, während die Wanddicke proximal immer geringer wird.

Die Regeneration bei den Hautauswüchsen des Kopfes richtet sich nach den für diese Auswüchse charakteristischen, das eigentliche Gehörn bildenden Formationen und deren Schicksal. Handelt es sich um Abkömmlinge der Haut und des Schädelknochens und werden sie periodisch gewechselt wie beim Cervidengeweih, werden beachtliche regenerative Leistungen aller an der Geweihbildung beteiligten Gewebe vollbracht, die in qualitativer Hinsicht in Parallele gesetzt werden können zu der cyclischen Regeneration im Endometrium der Frau. Bei den nur vom Integument gebildeten Auswüchsen sind die Hörner der Cavicornien und Rhinocerotiden miteinander insofern zu vergleichen, als es sich um reine Hornprodukte handelt, die nicht gewechselt werden und kontinuierlich bzw. rhythmisch aus der epidermalen Matrix wachsen und sich etwa wie die Nägel des Menschen verhalten. Die Hornscheide des Gehörns der Antilopen, ein aus Horn und Haaren bestehendes epidermales Produkt, wird wahrscheinlich im Gegensatz zu derjenigen der Cavicornien und Rhinocerotiden nur deshalb gewechselt, weil die Haare an ihrer Bildung beteiligt sind, und ihr Wechsel das Schicksal der Hornscheide bestimmt. Die Regeneration des von gewöhnlicher

[1] Literatur s. GRUBER 1952. [2] BOAS 1931. [3] WEBER 1925, BOAS 1931.
[4] WEBER 1925.

Haut überzogenen, nicht mit charakteristischen Formationen versehenen Hautauswuchses der Giraffen vollzieht sich nach den für die Haut gültigen Regeln.

Die Samenbildung.

Die in einem bestimmten Lebensabschnitt einsetzende Bildung der Samenzellen kann zu den regeneratorischen Erscheinungen gerechnet werden, wenn man in der Zellneubildung allein das entscheidende Kriterium der physiologischen Regeneration sieht und den Zweck der Zellproduktion unberücksichtigt läßt. Daß sich in dieser Hinsicht die Samenzellen von den somatischen Zellen ganz wesentlich unterscheiden, braucht nicht eigens hervorgehoben zu werden.

Während der rund 50 Jahre dauernden Geschlechtsperiode werden im Epithel des Hodens Spermien gebildet, deren Zahl in die Billionen geht. Für ihre Bildung stehen als Matrix die in der Außenschicht der Kanälchen gelegenen Spermatogonien als ständig sich teilende Zellen zur Verfügung. Die Spermatocytogenese, die Entstehung der Samenzellen, zeichnet sich durch einen besonderen, für das Keimepithel charakteristischen Ablauf aus. Die zwischen den nicht vermehrungsfähigen, aus den unentwickelten (indifferenten) Hodenzellen entstandenen Stützzellen[1] gelegenen Spermatogonien teilen sich wie gewöhnliche Körperzellen. Die aus dieser Teilung hervorgehenden Spermatocyten I. Ordnung machen eine Wachstumsperiode durch, in der der Kern eine Reihe von Umwandlungen erfährt und währenddessen wahrscheinlich die Chromosomenkonjugation und der Faktorenaustausch stattfinden. Nach Abschluß des Wachstums der Spermatocyten folgen ziemlich rasch aufeinander 2 Teilungen, aus denen 2 Spermatocyten II. Ordnung (Präspermatiden) und aus ihnen wiederum je 2 Spermatiden entstehen. Die Mitosen der Spermatocyten sind heterotypische oder Reifungsteilungen (Meiosen) und gekennzeichnet durch die Herabsetzung der Chromosomen auf die Hälfte; wahrscheinlich führt bereits die erste Reifungsteilung zur Reduktion des Chromosomensatzes (Reduktionsteilung), während die zweite dem Mechanismus einer somatischen Mitose entspricht (Äquationsteilung).

Die aus jedem Spermatocyten I. Ordnung hervorgegangenen 4 Spermatiden erfahren unter Mitwirkung der Stützzellen eine Umbildung zu Spermien (Spermatohistogenese)[2].

Das Keimepithel des Hodens verfügt über vegetative intermitotische wie differenzierende intermitotische Zellen und sichert auf diese Weise den außerordentlich großen Zellbedarf. In dieser Hinsicht ist die Fähigkeit des Keimepithels vergleichbar mit derjenigen der Hämatoblasten und der Zellen der basalen Epidermis. Daß die Funktion der Samenbildung der Kontrolle des inkretorischen und Nervensystems unterliegt, bedarf keines besonderen Hinweises, zeigt im übrigen auch die auf die Brunstzeit beschränkte Tätigkeit der Hoden bei vielen frei lebenden Tieren. Das samenbildende Epithel verfügt andererseits auch über eine gewisse eigene Regulation, wie das Nebeneinander von funktionierenden und ruhenden Abschnitten in jedem Hoden des geschlechtsreifen Menschen zeigt[3]. Dieses die Polarität alles Lebendigen kennzeichnende Verhalten[4] ist am funktionstüchtigen Hoden unter den Wechselgeweben wohl am deutlichsten morphologisch ausgeprägt. Bei der besonderen biologischen Stellung des Keimepithels ist es verständlich, daß in der Samenzelle und ihrem Lebenscyclus gelegene Faktoren nicht wie bei den somatischen Zellen für den Zellnachschub bedeutsam sind. Die formal mit der Bildung der Blut- und Epidermiszellen vergleichbare Samenbildung muß kausal davon grundsätzlich unterschieden werden.

Blut.

Die physiologische Bluterneuerung kann hinsichtlich Quantität und Qualität zu den hervorragendsten regenerativen Leistungen gerechnet werden. Die dauernde Produktion der gestaltlich und funktionell so außerordentlich verschiedenen Zellen ist an eine mesenchymale Matrix gebunden, deren zellbildende Potenzen gern

[1] STIEVE 1930.
[2] ROMEIS 1926, STIEVE 1930, PETERSEN 1935, BARGMANN 1951, JOEL 1952.
[3] STIEVE 1930. [4] HOFF 1952.

mit den Leistungen von Zellen frühembryonaler Entwicklungsstufen verglichen werden. Die entwicklungsgeschichtliche Betrachtung der Hämatopoese berechtigt indessen zu solchen Vergleichen nur mit gewisser Einschränkung. Bei der pathologischen Regeneration des Blutes und den krankhaften Veränderungen des hämatopoetischen Systems schlechthin ist in der Tat die Annäherung oder gar die Rückkehr zu embryonalen Stufen der Blutzellbildung in vielen Fällen vorhanden; für die normale postfetale Blutbildung trifft dieser Vergleich dagegen nicht zu, da im Laufe der Entwicklung mit der topischen Spezialisierung auch eine solche der blutbildenden Zellen selbst einhergegangen ist. Dieser Gesichtspunkt scheint nicht immer genügend beachtet worden zu sein, und darin mag auch ein wesentlicher Grund für manche der zahlreichen Unstimmigkeiten in der Hämatologie liegen.

Es ist hier nicht der Ort, die normale Blutbildung insgesamt erschöpfend abzuhandeln und in die Diskussion der zahlreichen strittigen und ungeklärten Probleme einzutreten. Zur speziellen Orientierung wird auf die hämatologischen Standardwerke verwiesen[1].

Ob man mit der Mehrzahl der Autoren die Existenz einer gemeinsamen pluripotenten Stammzelle des Blutes annimmt oder sie für den normalen Zustand leugnet, eine Stammzelle I. Ordnung nur für die fetale Blutbildung gelten läßt, die postfetale Blutbildung stattdessen auf bereits für die einzelnen Zellreihen differenzierte Stammzellen (II. Ordnung) zurückführt, wie es ROHR mit durchaus einleuchtender Begründung tut, sicher ist jedenfalls, daß die als Matrix für die Erythro-, Granulo- und Megakaryocyten dienenden Hämatoblasten, ebenso die lymphocytopoetischen Zellen vegetative intermitotische Zellen sind, die durch dauernde Teilung gleiche und sich weiter differenzierende Zellen bilden. Diese Zellen durchlaufen im Mark durch besondere strukturelle und färberische Eigenschaften faßbare Reifungsstadien und werden als teilungsunfähige, ausgereifte Zellen in die Peripherie eingeschwemmt.

1. Die Erythrocyten.

Die Erythrocyten nehmen unter den Blutzellen und im System der Zellen überhaupt eine Sonderstellung ein, die sich in erster Linie auf die Kernlosigkeit der funktionstüchtigen peripheren Zellen bezieht. Nach mikrospektrographischen Messungen besteht zwischen Wachstum und Differenzierung, vor allem hinsichtlich der cytoplasmatischen Entstehung des Hämoglobin, ein enger Zusammenhang[2]. Der in den unreifen Vorstufen sehr hohe Ribonucleinsäuregehalt ist ein Maß für die Wachstumsgröße, der Gehalt an Hämoglobin ein Maß für die Differenzierung. Nach Abschluß des Zellwachstums steigt die Hämoglobinsynthese an, die Ribonucleinsäure schwindet in dem gleichen Maße und ist schließlich nicht mehr nachweisbar. Beim Normoblasten beträgt die Konzentration des Hämoglobin 25%, der weitere nach der Entkernung feststellbare Anstieg beruht auf einer bloßen Volumenverminderung der Zelle. Die Hämoglobinbildung ist also als spezifische Leistung der Erythroblasten zu betrachten[3]. Wachstum und Differenzierung der Zellen der erythrocytären Reihe weichen nicht von den aus der allgemeinen Cytologie bekannten Regeln ab, die Kernvolumina verhalten sich rhythmisch[4]. Erst durch den Eintritt der Kernlosigkeit entstehen Zellen besonderer Prägung. Ob der Kernschwund rhektisch oder klastisch, lytisch oder per extrusionem vor sich geht, ist nicht sicher[5]; die Verwendung ausgestoßener Kerne zu Plättchen[6] wird mit Recht abgelehnt. Allem Anschein nach erfolgt die Entkernung sehr schnell[7], dennoch ist als das Wahrscheinlichste anzunehmen, daß die intracelluläre fermentative Auflösung, die sowohl das Bild der Karyorrhexis, -klasie wie -lysis hervor-

---

[1] NAEGELI 1931, HIRSCHFELD und HITTMAIR 1932—1934, DOWNEY 1938, KLIMA 1938, ALDER 1939, HADEN 1940, SCHILLING 1943, THADDEA 1943, v. BOROS 1944, ARNETH 1945, SCHULTEN 1948, ROHR 1949, SCHOEN und TISCHENDORF 1950, WHITBY und BRITTON 1950, PINEY 1951, HEILMEYER und BEGEMANN 1951, SCHLECHT 1952, WINTROBE 1952.
[2] THORELL 1947, 1948. [3] CARVALHO 1953. [4] LEIBETSEDER 1948. [5] ROHR 1949.
[6] SCHILLING 1949. [7] PATRASSI 1952.

rufen kann, die Regel ist[1]. Von verschiedenen Seiten wird die Ansicht vertreten, daß die reifen kernlosen Erythrocyten nicht durch Teilung, sondern durch Abschnürung aus kernhaltigen Zellen entstehen[2]. Diese Annahme stützt sich im wesentlichen auf das Mißverhältnis zwischen Mitosenhäufigkeit im Mark und der Zahl der in der Peripherie auftretenden Zellen. Sie übersieht aber die Tatsache, daß die reifen Erythrocyten eine Membran besitzen, deren Struktur und Natur durch elektronenoptische und chemische Untersuchungen weitgehend definiert ist[3]. Diese Membran beginnt sich bereits in frühen Entwicklungsstadien mit dem ersten Auftreten des Hämoglobin zu bilden, sie formt sich durch Dehydrierung der äußeren Protoplasmaschicht und erweist sich damit als ein spezifisches Differenzierungsprodukt.

Wie sich der Übertritt der im Mark gebildeten Zellen ins Blut vollzieht, ist nicht klar. Die Erklärung, nach der die Erythrocyten intra-, die Granulocyten extravasculär gebildet werden[4], hat sich nicht beweisen lassen. Wie bereits GOHS (1934) tritt neuerdings PATRASSI (1952) für die Existenz eines doppelten Capillarsystems im Knochenmark ein. Neben dem der Trophik dienenden geschlossenen Kreislauf soll ein System von umbildungsfähigen Sammelsinusoiden mit offenen Verbindungen gegen das Markgewebe bestehen und nur auf diese Weise der schnelle Übertritt gewährleistet sein.

a) Lebensdauer der Erythrocyten. Die aus Proteinkomplexen und Lipoidmolekülen nach einem bestimmten Muster aufgebaute Erythrocytenmembran ist permeabel und befähigt die Zelle zu funktionellen Äußerungen. Die Permeabilität, die nicht etwa wie bei leblosen Gebilden, beispielsweise für den Mineralbestand, einem Verteilungsgleichgewicht entspricht, wird durch Energieaufwand aus dem intracellulären Stoffwechsel geregelt[5], wobei der Zucker eine besondere Rolle zu spielen scheint. Von der Stoffwechselaktivität der Erythrocyten zeugt im übrigen auch die Zahl der bisher nachgewiesenen Fermente in Erythrocyten (Phosphatase, Lipase, Esterase, Urease, kohlensaure Anhydrase und kohlenhydratspaltende Fermente)[6]. Die Membran selbst tauscht ihr Cholesterin mit dem des Blutplasmas dauernd aus[7].

Nach welcher Zeit der Erythrocyt zugrunde geht und warum dies geschieht, ist nicht sicher bekannt. Die Angaben über die Lebensdauer der Erythrocyten weichen infolge des sehr verschiedenen Vorgehens bei den Bestimmungen oder Schätzungen stark voneinander ab. Nach älteren Berechnungen schwanken die Zahlen über die Lebenszeit zwischen 12 Std und 120 Tagen[8]. Nach neueren Untersuchungen wird die durchschnittliche Lebenszeit mit etwa 100—150 Tagen angegeben[9]. Diese Zahlen stützen sich in der Hauptsache auf quantitative Bestimmungen des Urobilins und auf die Differentialagglutination transfundierter Erythrocyten auf Empfänger mit unterschiedlicher Faktorenkonstellation MN[10]. Die gegen beide Verfahren vorzubringenden Einwände werden dadurch entkräftet, daß direkte Bestimmungen nach der „Reticulocytenmethode“ oder nach Verwendung von Isotopen (C_{14}-Lysin, N_{15}-Glycin und Fe 55) zu annähernd gleichen Resultaten geführt haben. RUHENSTROTH-BAUER (1950) hält das Problem der Erythrocytenlebensdauer noch nicht für gelöst, nach seinen mathematischen Berechnungen, denen das Reifungsgesetz der Reticulocyten zugrunde liegt, leben die Erythrocyten nur 45—60 Tage.

Wie dem auch sei, im Vergleich zu den Granulocyten ist die Lebenszeit der Erythrocyten recht lang und hierfür wahrscheinlich die besonders strukturierte Membran verantwortlich. Gegenüber der alten und auch heute noch herrschenden Anschauung, daß die Erythrocyten in Leber und Milz von Endothelzellen aufgenommen und zerstört werden, wurde wegen des auch bei verstärktem Blutabbau nicht zu erbringenden Nachweises von Erythrocytophagen in eigenen Untersuchungen zu beweisen versucht, daß Erythrocyten ohne celluläre Ein-

[1] UNDRITZ und ROTHLIN 1946, HEILMEYER und BEGEMANN 1951.
[2] MUNK-PLUM 1948, BOSTRÖM 1948, DURAN-JORDA 1948, MEINECKE 1954.
[3] WOLPERS 1941, WOLPERS und ZWICKAU 1942, JUNG 1947, LINDEMANN 1949, BRAUNSTEINER 1950, BERNHARD 1952, HUG, LIPPERT und MOSER 1952, MOSKOWITZ-CALVIN 1952.
[4] SABIN 1928. [5] NETTER 1951, DAWSON und DANIELLI 1952.
[6] Literatur MASSHOFF, GRANER und HELLMANN 1949, MASSHOFF und GEROK 1952.
[7] RUHENSTROTH-BAUER 1953. [8] Literatur s. CAMERON 1952.
[9] ASHBY 1948, HEILMEYER 1951, CALLENDER, POWELL und WITTS 1947, SCHLEGEL und BÖTTNER (Literaturübersicht) 1951.
[10] ASBHY 1948.

wirkung ausschließlich auf humoralem Wege aufgelöst werden können[1]. Weiter wurde gezeigt, daß eine funktionelle und wahrscheinlich damit in Verbindung stehende strukturelle Beeinträchtigung der Membran den Auflösungsvorgang auslöst. Die Membranstörung kann sowohl vom Erythrocyten selbst wie von seiner Umgebung ausgehen[2]. Auch das Hämoglobin ist nach der Hämolyse humoral fermentativ zerlegbar[3]. Der Annahme eines acellulären Erythrocytenabbaues als eines normal und pathologisch vorherrschenden Vorganges ist an Hand besonderer hämatologischer Krankheitsfälle zugestimmt worden[4]. Dieser Abbaumodus berührt selbstverständlich das weitere Schicksal des Blutfarbstoffes einschließlich des Eisens nicht.

b) Umsatz des roten Blutes. Abgesehen von physiologischen Tagesschwankungen ist die zellige quantitative und qualitative Zusammensetzung des Blutes konstant. Da kontinuierlich Blutzellen zugrunde gehen und aus dem Blute verschwinden, muß zur Aufrechterhaltung der Konstanz aus den Bildungsstätten eine äquivalente Menge von Zellen nachgeliefert werden.

Da über den Umfang des funktionierenden zellbildenden Markes und über den Verbrauch von Zellen in der Peripherie überhaupt keine sicher verwertbaren Unterlagen bestehen, und die Lebensdauer der Erythrocyten nur angenähert bekannt ist, lassen sich für die quantitativen Leistungen des Markes höchstens grobe überschlägige Werte angeben. Die Gesamtmenge des Knochenmarkes schwankt beträchtlich, im Mittel soll sie 2600 g oder 4,6% des Körpergewichtes betragen[5] und je zur Hälfte aus rotem und gelbem Mark bestehen. Dabei ist zu berücksichtigen, daß sich nicht alle Teile des Markes in gleichem Funktionszustand befinden; Bildungs- und Reifungszonen wechseln miteinander ab[6]. Bei einer angenommenen Blutmenge von 6 Litern und 5 Millionen Erythrocyten im Kubikmillimeter und bei einem Volumen des roten Markes von 1300 cm^3 und 50000—100000 Erythroblasten je Kubikmillimeter errechnet sich ein Verhältnis von einem Erythroblasten auf 230—460 Erythrocyten. Bei einer Lebensdauer der Erythrocyten von 100—150 Tagen müßte sich demnach ein Erythroblast täglich 2—5mal teilen, das Teilungsintervall würde 12—5 Std betragen[7]. Die Zeit, die zwischen der letzten Teilung, der Ausschwemmung und der Beendigung des Reticulocytenstadiums liegt, wird mit 2—4 Tagen angenommen[8]. HEILMEYER (1933) hat den Blutumsatz aus der Ausscheidung des Urobilins zu ermitteln versucht und die Menge, die für je 100 g des zirkulierenden Hämoglobin im Stuhl und Urin erscheint, in einem Urobilinmauserungsindex ausgedrückt. Die Größe dieses Index liegt beim Gesunden zwischen 10,3 und 22,8. Einer durchschnittlichen Urobilinausscheidung von 150 mg entspricht ein täglicher Hämoglobinabbau von rund 4,3 g, was bei einem Gesamtbestand von 900 g einen völligen Blutabbau in etwa 200 Tagen bedeuten würde[9]. Der daraus sich ergebende größere Wert für die Lebensdauer der Erythrocyten würde damit in Zusammenhang zu bringen sein, daß die Urobilinausscheidung nur einen Minimalwert der Hämoglobinzerstörung anzeigt, außerdem die Reifungszeit der Reticulocyten keine einheitliche ist.

Für die routinemäßige klinische Bewertung der Regenerationsgröße hat sich die Beurteilung der Reticulocytose als brauchbar erwiesen. Die vitalfärbbare Substantia granulofilamentosa ist plasmogenen Ursprungs und stellt Ribonucleotide dar[10], ihre granuläre Struktur ist elektronenoptisch nachgewiesen[11], phasenoptisch scheint sie allerdings nicht präformiert

---

[1] MASSHOFF 1946, 1948, 1950. [2] MASSHOFF und GEROK 1952.
[3] MASSHOFF, GRANER und HELLMANN 1949.
[4] SCHUBOTHE und ALTMANN 1950, HEILMEYER und BEGEMANN 1950.
[5] MECHANIK, zit. nach ROHR.
[6] WIENBECK 1942. [7] ROHR 1949. [8] FIESCHI und ASTALDI 1946.
[9] HEILMEYER und OETZEL 1931. [10] LAVES und THOMA 1949, KINKEL und KINKEL-DIERCKS 1940, 1941. [11] JUNG und ASEN 1944.

vorzuliegen[1]. Heilmeyer hat auf Grund bestimmter morphologischer Unterschiede die Reticulocyten in verschiedene Stadien eingeteilt, denen bestimmte Reifungszeiten zukommen[2]. Bei einer Reifungszeit von einem Tag und einer Reticulocytenzahl von 10‰ würde die vollständige Bluterneuerung einen Zeitraum von 100 Tagen beanspruchen, täglich würden 200 Milliarden Erythrocyten in Form von Reticulocyten in die Peripherie abgegeben.

2. Die Granulocyten.

Die Natur des Myeloblasten als Stammzelle der Granulocyten wird seit Naegeli (1931) nicht mehr bestritten, unbeschadet nomenklatorischer Unstimmigkeiten. Diese Stammzelle zeigt einen charakteristischen Entwicklungs- und Differenzierungsablauf, dessen Analyse für die Beurteilung der Funktion der granulocytenbildenden Zellreihe hämatologisch herangezogen wird. Im Myelocytenstadium werden im Protoplasma die verschiedenen (neutro-, eosino- und basophilen) Granula differenziert. Nach Rohr bestehen für die granulocytäre ebenso wie für die erythrocytäre Reihe Zellbildung und Zellreifung auf verschiedenen Entwicklungsstufen als zwei unabhängige Funktionen nebeneinander. Danach unterscheiden sich je nachdem, auf welcher Entwicklungsstufe die Zellreifung einsetzt, die reifen neutrophilen Zellen im Blut. Aus Myelocyten entsteht der normalsegmentierte (3—4 Segmente), aus Promyelocyten der übersegmentierte und aus Metamyelocyten der wenig oder ansegmentierte Leukocyt. Diese Ansicht steht der von Arneth und Schilling entgegen. Schilling hatte zwar vermutet, daß die Segmente einen Entwicklungsgrad bedeuten, aber die Stabkernigkeit auf eine Hyper- und die Übersegmentierung auf eine Hypoplasie der Granulopoese bezogen. Arneth hat die neutrophilen Leukocyten nach Zahl und Art der Kernteile aufgegliedert in der Annahme, daß die allmähliche Segmentierung einem Alterungsprozeß entspräche. Falls die Ansicht von Rohr zutrifft, würde die Bedeutung der auf den Anschauungen von Arneth und Schilling basierenden Begriffe „Links- und Rechtsverschiebung" zwar nicht völlig aufgehoben, aber doch eingeschränkt. Der Übertritt der reifen Granulocyten aus dem Mark ins Blut soll aktiv erfolgen; der schon oben erwähnte doppelte Kreislauf im Markgewebe würde den Vorgang leichter verständlich machen.

Für den täglichen Leukocytenumsatz bestehen keine brauchbaren Unterlagen. Die Lebensdauer der Granulocyten beträgt höchstwahrscheinlich nur wenige Tage, im Durchschnitt ist nach Untersuchungen in Gewebekulturen[3], Beobachtungen bei Agranulocytoserezidiven[4], nach Benzolvergiftung am Kaninchen[5] mit 2—4 Tagen zu rechnen. Dieser Zeitraum stimmt mit Beobachtungen an Blutkonserven überein; der völlige Zerfall geht in der Konserve sehr schnell vor sich. Nur ein kleiner Teil der Granulocyten soll im Organismus selbst abgebaut werden, der größere Teil durch Schleimhautdiapedese zugrunde gehen. Die dafür angegebene Zahl mit 35 Milliarden täglich[6] erscheint allerdings reichlich hoch. Über den Abbau der gealterten und funktionsuntüchtig gewordenen Granulocyten im Blutgefäßsystem ist nichts Sicheres bekannt. Man wird aber annehmen dürfen, daß im wesentlichen zelleigene Fermente die Auflösung besorgen. Besondere Abbauformen von Granulocyten[7] kommen normal nicht vor.

3. Thrombocyten.

Die Megakaryocyten werden von der Mehrzahl der Hämatologen für die Bildungszellen der Thrombocyten gehalten und als deren Stammzellen die undifferenzierten pluripotenten Reticulumzellen angesprochen; andere nehmen dagegen für sie eine bereits differenzierte Stammform an, den Megakaryoblasten[8]. In Knochenmarkspunktaten ist zwar die stufenweise Entwicklung von unreifen, ungranulierten in ausgereifte Zellen zu verfolgen, aber der Vorgang der Bildung von Plättchen selbst ist nicht unmittelbar zu beobachten, was Rohr zur Annahme eines explosionsartigen Ablaufes der Thrombocytenentstehung veranlaßt. Undritz und Rothlin (1946) kommen dagegen zu dem viel wahrscheinlicheren Schluß, daß der Megakaryocyt am Ende seines Entwicklungsganges einen Abbau erleidet und das Cytoplasma zerfällt. Dabei fragmentiert das Cytoplasma und nimmt Schlieren- und Plättchenform an, der nackte Kern löst sich auf. Im strömenden Blut sollen die Cytoplasmabestandteile erst ihre endgültige runde oder ovale Form erhalten; diese Gebilde werden folgerichtig auch

---

[1] Kosenow 1952. [2] Nizet 1942. [3] Osgood 1937. [4] Kracke 1941.
[5] Weiskotten 1930. [6] Pitzurra und Frascarelli 1943. [7] Undritz 1941.
[8] Rohr 1949, Undritz 1948.

nicht Thrombocyten, sondern Gerinnungselemente genannt. Der Nachweis von Purinkörpern in den Thrombocyten[1] und der deshalb naheliegende Schluß, daß der Megakaryocytenkern an der Bildung der Thrombocyten beteiligt ist[2], spricht nicht gegen die Ausschließlichkeit der cytoplasmatischen Natur, da das Cytoplasma selbst nucleinsäurehaltig ist und außerdem Kernbestandteile beim Abbau in die Zelle diffundieren können. Wie lange die Thrombocyten im Blute verweilen, ist völlig unbekannt.

4. Lymphocyten.

Die Blutlymphocyten besitzen eine Matrix, die sich im Laufe des embryonalen Lebens aus dem zunächst ubiquitären blutzellbildenden Mesenchym mehr und mehr abgesondert und auf spezielle, von dem übrigen hämatopoetischen System getrennte Organe beschränkt hat. Die mit der Lymphknotenpunktion in die Wege geleitete Ära der systematischen cytologischen Untersuchung hat das Bild über die Cytogenese im lymphoreticulären Gewebe, besonders für seine krankhaften Äußerungen, wesentlich erweitert[3]. Der reife Lymphocyt entwickelt sich aus dem Lymphoblasten, der seinerseits von den Reticulumzellen des lymphatischen Gewebes gebildet wird. Darüber hinaus werden die letztgenannten Zellen der Bildung von weiteren, bestimmte Stadien durchlaufenden definierten Zellen, nämlich von Monocyten und Plasmazellen für fähig gehalten[4]. Daß es sich dabei um einen normalen Vorgang handelt, ist unwahrscheinlich, unter abnormen Bedingungen können selbstverständlich die Reticulumzellen des lymphatischen Gewebes ohne weiteres auch darüber hinausgehende zellbildende Potenzen entfalten. Im übrigen scheint es noch nicht entschieden, ob die neben der typischen Lymphocytopoese auftretenden Zellen nichts anderes sind als das Produkt bestimmter reaktiver Äußerungen, zumal die funktionelle Plastizität der Mutterzellen des lymphoreticulären Gewebes erstaunlich groß ist. Als Element besonderer funktioneller und struktureller Anpassung hat sich nach eigenen Untersuchungen die kleine basophile Reticulumzelle erwiesen[5]. Das Auftreten von größeren, offenbar noch nicht völlig ausgereiften Lymphocyten auch im normalen Blut scheint dafür zu sprechen, daß der Ausschwemmungsmechanismus im lymphatischen Gewebe einfacher ist.

Neuerdings wird eine ganz andere Genese der Lymphocyten diskutiert. Danach sollen sich die kleinen Lymphocyten durch Karyonomie[6] in der Weise vermehren, daß sich die Kerne in zwei oder mehrere Tochtergebilde zerteilen und im cytoplasmatischen Netz heranwachsen; Mitosen sollen nur an bestimmten Zellen des Reticulums auftreten. Die nicht frei in den Maschen des Reticulums gelegenen, sondern einen Bestandteil desselben bildenden Lymphocyten sollen erst bei der Ausschwemmung zu freien Zellen werden[7]. Auch die Zellen im netzförmigen Syncytium des Knochenmarkes sollen zur Karyonomie fähig sein[8].

Die Lebensdauer der Lymphocyten ist nach der geringen Teilungsintensität der lymphocytären Vorstufen wahrscheinlich ziemlich lang. Daß die Lymphocyten schneller als die Granulocyten, im Durchschnitt schon nach einem Tag zugrunde gehen, wie amerikanische Autoren[9] annehmen, ist sehr unwahrscheinlich. Vom Gegenteil kann man sich leicht bei der Untersuchung entzündlicher Punktate aus serösen Höhlen überzeugen.

---

[1] Rohr und Koller 1936.
[2] Downey 1938, Chaves 1936, Kienle 1943, Fleischhacker 1948.
[3] Fleischhacker und Klima 1937, Stahel 1939, Tischendorf 1942, 1951, Moeschlin 1947, Robb-Smith 1947.
[4] Moeschlin 1947. [5] Masshoff und Rieckert 1954. [6] Feyrter 1951.
[7] Pischinger 1951. [8] Piringer-Kuchinka 1952. [9] Wintrobe 1952.

5. Monocyten und Plasmazellen.

Über die Herkunft dieser nur zu einem geringen Prozentsatz im normalen Blut vorkommenden Zellen waren die Ansichten lange geteilt. Abgesehen von NAEGELI (1931) und ROHR (1949), die die Monocyten von den Granuloblasten ableiten, wird heute von Hämatologen und Pathologen übereinstimmend die Ansicht vertreten, daß Monocyten und Plasmazellen Abkömmlinge des reticuloendothelialen Systems sind. Indessen ist die Frage strittig, ob das reticuloendotheliale System in seiner Gesamtheit oder nur Teile desselben, etwa dasjenige des Knochenmarkes, daran beteiligt ist. Der Begriff reticuloendotheliales System wird allerdings von den Hämatologen nicht einheitlich interpretiert; während HEILMEYER und BEGEMANN darunter die Zellen des reticulär-syncytialen Verbandes und die Uferzellen der Sinusoide verstehen, die sich nach FRESEN (1947) weder funktionell noch morphologisch von den Reticulumzellen unterscheiden, erweitert ROHR den Begriff, indem er mit ASCHOFF und KIYONO (1913) sowie KIYONO (1914) den Reticulumzellen die Histiocyten als funktionell und morphologisch gleichbedeutende Strukturelemente an die Seite stellt und deshalb vom reticulo-histiocytären System spricht. Die Zellen des Knochenmarkstroma hat ROHR genauer analysiert, und die von ihm gegebene Charakterisierung ist anerkannt worden[1]. Danach enthält das Mesenchym neben den blutzellbildenden Stammzellen undifferenzierte, vermehrungsfähige Zellen, aus denen sowohl histiocytäre als auch reticulocytäre Zellformen entstehen. Die kleine und große lymphoide Reticulumzelle sowie die reticuläre Plasmazelle müssen als diejenigen Zelltypen angesehen werden, die eine blutzellbildende Funktion besitzen und sicher für die Entstehung von Plasmazellen, wahrscheinlich aber auch von Monocyten in Betracht kommen. Die große lymphoide Reticulumzelle soll mit dem Hämohistioblasten, der FERRATA-Zelle, identisch sein. Neben den eigentümlichen Stammzellen des Blutes ist damit ein zweites wichtiges Zellsystem im Mesenchym des Knochenmarkes erkannt worden, das in gleicher Weise auch dem Grundgewebe des lymphatischen Gewebes eigen sein dürfte. Die Frage nach dem Ort der Entstehung von Plasmazellen und Monocyten hätte sich damit erledigt. Dieser Befund ist für die pathologischen Äußerungen des hämatopoetischen Systems sehr bedeutsam, inwieweit er für die normale Blutbildung eine Rolle spielt, scheint aber noch der Klärung zu bedürfen. Die normal, wenn auch nicht regelmäßig und nur spärlich im Knochenmark auftretende Lymphocytopoese läßt sich ebenfalls als eine Funktion der Reticulumzellen des Knochenmarksgerüstes deuten.

Die Regulation der Bluterneuerung.

Die Blutbildung ist schon in der embryonalen Phase mit dem Phänomen der Regeneration auf das engste gekoppelt. Außer für die Samenzellen gibt es in keinem anderen biologischen System eine so scharfe Trennung nach Entstehungs- und Funktionsort von Zellen wie im Blute. Nach der Bildung und Reifung in einem mesenchymalen Verband treten teilungsunfähige Zellen frei in das flüssige Medium des Blutes über, verrichten ihre herkunfts- und differenzierungsgemäßen Funktionen, altern und gehen zugrunde. In dieser Hinsicht unterscheidet sich das Schicksal der Blutzellen nicht von demjenigen der von den basalen Zellen der Epidermis gelieferten Zellen. Das Besondere bei der Blutregeneration ist ihre exakte Abstimmung, die die dauernde quantitative und qualitative Konstanz des peripheren Blutes mit seinen nach Herkunft, Entstehung und Lebensdauer verschiedenen Zellen gewährleistet.

[1] SCHULTEN 1937, NORDENSON 1938, HENNING und KEILHACK 1939, ALDER 1939, HEILMEYER und BEGEMANN 1951.

Das Problem der ständigen Erneuerung und Gleichgewichtserhaltung des peripheren Blutes ist letztlich die Frage nach dem Wesen der Blutbildung überhaupt. Wie im Vorhergehenden gezeigt werden sollte, war die blutzellbildende Matrix ursprünglich zwar einheitlich, hat sich aber im Laufe der Entwicklung nicht nur topisch, sondern auch selbst durch die Differenzierung bestimmter Stammzellen spezialisiert. Die von den einzelnen Stammzellen gebildeten Zellen sind jeweils durch ihren eigenen biologischen Rhythmus ausgezeichnet, der sowohl Zellteilung, Reifung und Ausschwemmung, als auch Funktion und die jeweils zwar verschieden lange, aber auf jeden Fall beschränkte Lebensdauer bestimmt.

Die Gegenüberstellung der Zellbildung und vor allem ihres Umfanges in der erythro- und granulopoetischen Reihe zeigt Unterschiede, die nur aus der besonderen Natur der Stammzelle, d. h. ihrer Differenzierungseigenschaft zu erklären sind. Im peripheren Blut kommen auf einen Granulocyten 1000 Erythrocyten, im Knochenmark entfallen von den kernhaltigen Zellen etwa zwei Drittel auf die weiße, ein Drittel auf die rote Reihe[1]. Die Erythrocyten müssen demnach viel rascher gebildet werden und reifen als die weißen Zellen. Über die Mitoseindices gehen die einzelnen Angaben, wahrscheinlich wegen des wellenförmigen Verlaufes der Mitosen[2], weit auseinander; immerhin zeigen sie übereinstimmend, daß die Mitosen in der erythropoetischen Reihe durchweg doppelt so hoch liegen wie in der weißen. Die gefundenen höchsten Indices liegen in der weißen Reihe bei 21‰, in der roten bei 42‰[3]. Bei der Granulopoese ist die Teilungsgeschwindigkeit bei unreifen und halbreifen Myelocyten, bei der Erythropoese hauptsächlich beim halbreifen Erythroblasten am größten; bei den unreifen und reiferen Erythroblasten ist sie etwas geringer[4].

Die von ROHR für die postfetale Blutbildung angenommene homoplastische Kernteilung aus den verschiedenen Entwicklungsstufen der Granulocyten- und Erythrocytenbildung ermöglicht die schnelle und differenzierte Neubildung und eine Verkürzung der Reifungszeit. Häufigkeit der Teilung und Dauer der Reifungszeit werden im wesentlichen Maße von der Stammzelle selbst beeinflußt.

Die Art der Thrombocytenentstehung kennzeichnet einen ganz anders gearteten Typ der Matrixzelle, deren Nachkommen überhaupt nicht in die Peripherie eingeschwemmt werden, sondern im Mark bereits nach Art einer holokrinen Sekretion geformte Cytoplasmaelemente bilden, die in das Blut übertreten. Dieses Verhalten kann nur in einer besonderen, in der Stammzelle bereits festgelegten Natur seine Erklärung finden.

Bei der Lymphocytopoese und der Bildung von Monocyten und Plasmazellen, die mit der erstgenannten in etwa vergleichbar ist, ist die Eigenständigkeit der Matrixzellen noch ausgesprochener. Während dem lymphatischen Gewebe eine seiner Entwicklung gemäße differenzierte Stammzelle eigen ist, besitzen Monocyten und Plasmazellen eine solche im eigentlichen Sinne nicht. Die zahlenmäßige Inkonstanz oder gar das Fehlen von Monocyten und Plasmazellen im normalen peripheren Blut werden unter diesem Aspekt verständlich und werfen darüber hinaus die Frage auf, ob diese Zellen überhaupt einen integrierenden Bestandteil des normalen peripheren Blutes darstellen oder ob sie nicht bereits ein besonderes Reaktionsprodukt bedeuten.

Aus dem Gesagten ergibt sich, daß bereits im Charakter der blutbildenden Zellen selbst ein regulatorisches Prinzip für die Zellneubildung und damit für die Regeneration verankert ist.

Diese Selbststeuerung unterliegt natürlich dem Einfluß der übergeordneten regulatorischen Systeme, dem Nervensystem und dem Endokrinium. Die zentral-

[1] PATRASSI 1952. [2] BEGEMANN und HEMMERLE 1949.
[3] SEGERDAHL 1935, FIESCHI 1940, KIENLE 1949, BEGEMANN und HEMMERLE 1949. [4] ROHR 1949.

nervöse Regulation[1] erfolgt durch direkte nervöse Verbindung und auf nervöshumoralem Wege, wobei über Sympathicus und Parasympathicus und über die von ihnen versorgten Organe das Knochenmark als Erfolgsorgan beeinflußt werden soll. Sympathicus und Parasympathicus wirken antagonistisch, dieser im Sinne der Funktionsherabsetzung, jener der Funktionsförderung[2]. Demzufolge gibt es auch für die Blutbildung einen Tagesrhythmus[3]. Ob die aus der Pathologie des Blutes abgeleiteten regulatorischen Faktoren, die aus dem Untergang von Blutzellen (Hämoglobin, Bilirubin, Nucleinsäuren usw.) stammen sollen, oder überhaupt bestimmte Substrate für die physiologische Regeneration eine Bedeutung haben, scheint noch nicht erwiesen. Ein beim physiologischen Erythrocytenuntergang eintretender Sauerstoffmangel kommt wohl kaum als Stimulans für die Regulation in Betracht.

Vom besonderen Blutstatus des Neugeborenen abgesehen, bleibt mit unwesentlichen und physiologisch erklärbaren Schwankungen die Zahl der Erythrocyten und weißen Zellen konstant, was in Anbetracht der sonst allenthalben feststellbaren Einbuße der Wachstumsintensität im Alter die Sonderstellung des blutbildenden Systems unterstreicht. Eine auffällige Verschiebung der weißen Blutzellen zeigt das Kind mit einer stärkeren Lymphocytose im Vergleich zum Erwachsenen. Im Greisenalter kann eine geringe Leukopenie mit leichter Lymphocytose auftreten[4]. In letztgenanntem Verhalten ergibt sich eine interessante Parallele zu anderen, aus der Altersphysiologie bekannten Erscheinungen, z. B. für den vergleichbar höheren Gehalt bestimmter Organe an Schwermetallen im Senium und im frühen Kindesalter[5].

Die kontinuierliche Regeneration in Geweben mit postmitotischen Zellen.

Die vegetativen intermitotischen Zellen in der Oberhaut, im Knochenmark und im lymphatischen Gewebe sind der natürliche Ausdruck für den besonderen Lebenscyclus, der den Zellen dieser Gewebe eigen ist und vor allem für ihre beschränkte Lebensfähigkeit und ihren darin begründeten großen Verschleiß. Die Existenz der zeitlebens bestehenden cytopoetischen Formationen sichert nicht nur den kontinuierlichen, sondern auch einen umfangreichen und schnellen Zellnachschub. Gewebe ohne derartige, dem numerischen Wachstum dienende Einrichtungen müssen demnach aus biologisch sich anders verhaltenden Zellen aufgebaut sein, ihre Regeneration muß quantitativ geringer sein und außerdem träger vor sich gehen, wenn die regenerative Fähigkeit nicht überhaupt wie bei den stationären Geweben bzw. Organen erloschen ist. Tatsächlich ist die Potenz zur kontinuierlichen Regeneration außerhalb des Plattenepithels und blutbildenden Gewebes sowohl an Umfang als auch an Schnelligkeit erheblich geringer. Die übrigen Gewebe des Körpers sind zum überwiegenden Teil stationär und regenerationsuntüchtig; nur ein kleinerer, auf das Gewebe epithelialer Herkunft beschränkter Teil besitzt die Möglichkeit zur Regeneration, deren Ausmaß allerdings entscheidend abhängig ist vom Charakter, d. h. dem Lebenscyclus der jeweiligen Zellen. Für viele Zellen der hier in Betracht kommenden Organe wissen wir heute noch nicht, ob sie postmitotisch fixiert sind oder der reversibel postmitotischen Zellkategorie angehören und damit wenigstens unter Umständen als teilungsfähig und als regenerationstüchtig zu gelten haben. Dies betrifft vor allem die Leber und Niere sowie die drüsigen Organe. Bezeichnenderweise ist dagegen die Regenerationsfähigkeit derjenigen Zellen, die die inneren Ober-

---

[1] ROSENOW 1931, HOFF 1936, 1938, BEER 1942. [2] MORIKAWA 1938.
[3] GOLDECK 1948. [4] ÅBERG und TÖTTERMAN 1949. [5] MASSHOFF 1950.

flächen auskleiden, verhältnismäßig gut, wobei sich jedoch je nach der anatomischen Anordnung dieser Zellverbände im einzelnen deutliche Unterschiede ergeben, vor allem wenn differenzierende intermitotische Zellen als sog. Reservezellen in den sich durchweg aus hochdifferenzierten Zellen zusammensetzenden Oberflächenbedeckungen vorhanden sind.

Unter Zugrundelegung strenger cytologischer Maßstäbe sind gegen die in diesem Abschnitt vorgenommene Aufgliederung Einwände zu erheben. Dessenungeachtet wurde die zusammengefaßte Betrachtung vorgezogen, um die Schematisierung auf einem ohnehin nicht genügend erforschten Gebiet nicht zu übertreiben und um die für grundsätzlich wichtig erachtete Verschiedenheit im Modus der Regeneration gegenüber den im vorausgegangenen Abschnitt geschilderten Verhältnissen zu unterstreichen.

Schweiß- und Duftdrüsen der Haut.

Während die schon besprochene physiologische Regeneration der Talgdrüse entsprechend ihrem epidermalen Charakter nach dem gleichen Prinzip wie in der Oberhaut vor sich geht, d. h. aus einer basalen Schicht Zellen in den mehrschichtigen Zellverband der polyptychen Talgdrüse nachschiebt, liegen die Verhältnisse bei den ekkrinen und apokrinen Drüsen, den Schweiß- und Duftdrüsen, ganz anders. Sie sind zwar auch Abkömmlinge des Ektoderms, aber in ihren funktionierenden Abschnitten so hoch differenziert, daß sie ihre histogenetischen Beziehungen zur Epidermis nicht mehr ohne weiteres erkennen lassen. Mit der Differenzierung hat sich auch das Verhalten der Zellen völlig geändert. Gebaut nach dem Muster echter Drüsen ist diesen monoptychen drüsigen Organen sehr wahrscheinlich der gleiche Regenerationsmodus eigen wie ähnlichen Formationen im Körperinnern.

Im einzelnen ist über Lebensdauer und Verschleiß der Zellen, über Art und Weise sowie Umfang der physiologischen Zellerneuerung der Schweiß- und Duftdrüsen nichts Zuverlässiges bekannt. Die Frage nach der Regeneration dieser Organe läuft darauf hinaus, ob die bereits spezialisierten Zellen der geknäuelten sezernierenden Anteile dauerhaft oder noch vermehrungsfähig sind, ferner ob der Nachschub für etwaige zugrunde gegangene sezernierende Zellen aus dem Anfangsstück des Ausführungsganges geliefert wird. Letzteres wäre deshalb zu erwägen, weil die Zellen der Ausführungsgänge der ekkrinen und apokrinen Drüsen sich hinsichtlich ihrer Differenzierung noch nicht allzu weit von den Zellen des Stratum germinativum der Epidermis entfernt haben. Sie könnten deshalb eher als vermehrungsfähig angesehen werden trotz der formalen Unterschiede, die die Ausführungsgänge der von den Epidermiszapfen sich entwickelnden ekkrinen Drüsen gegenüber denjenigen der apokrinen aufweisen, die von einem Haarbalg ihren Ausgang nehmen bzw. embryonal genommen haben[1]. Die strukturelle und funktionelle Differenzierung ist aber, wie schon bei der Regeneration der Oberhaut und der Talgdrüse gezeigt, kein absoluter Hinderungsgrund für ein mitotisches Wachstum (s. Beitrag LINZBACH in diesem Band) und aus diesem Grunde eine Vermehrung auch von sezernierenden Zellen nicht ohne weiteres abzulehnen.

Die *ekkrinen Schweißdrüsen*, die als eine späte Erwerbung der Säugetiere angesehen werden, erstmals bei den Primaten auftreten und beim Menschen am stärksten entwickelt sind[2], haben offenbar nur einen geringen Zellverschleiß. Die Schweißbildung ist nicht mit nennenswerten morphologischen Zellveränderungen verbunden, Zellteile gehen dabei nicht zugrunde[3]. Mitosen sind nur sehr selten zu finden, sie treten sowohl in den sekretorischen Abschnitten[4] als auch

[1] SCHIEFFERDECKER 1922, HOEPKE 1927.
[2] SCHIEFFERDECKER 1922, SCHAFFER 1927, v. EGGELING 1931, BARGMANN 1951.
[3] SCHAFFER 1927, PINKUS 1927, HOEPKE 1927, PERNKOPF und PATZELT 1934.
[4] v. KOELLIKER 1889, RABL 1901.

in den Ausführungsgängen auf[1] und sind damit ein sicherer Beweis für eine regenerative Fähigkeit aller am Drüsenaufbau beteiligten Zellen und insbesondere dafür, daß auch eine hohe Spezialisierung einer Zellteilung nicht im Wege steht. Offenbar sind Mitosen in postmitotischen Zellen, um solche handelt es sich bei den ekkrinen und apokrinen Hautdrüsen, nicht nur bei besonderen Anlässen möglich, wobei COWDRY (1942, 1953) in erster Linie an krankhafte Vorkommnisse dachte. Dagegen scheint Doppelkernigkeit häufiger zu sein[2]; inwieweit diese Ausdruck einer Zellvermehrung ist, läßt sich allerdings nicht sagen. SCHAPER und COHEN (1905) halten die Schaltstücke aller zusammengesetzten Drüsen für indifferent und deshalb für die Wachstums- und Regenerationszonen.

Ob das von v. KOELLIKER (1889) entdeckte Myoepithel, das bei den ekkrinen Drüsen im Gegensatz zu den apokrinen in geringerem Maße vorhanden ist und in unterbrochener Schicht zwischen Basalmembran und sezernierendem Epithel liegt, auch erneuert wird, ist unbekannt, aber für wahrscheinlich zu halten. Denn am ziemlich plötzlich erfolgenden Übergang des Drüsenknäuels in das Anfangsstück des Ausführungsganges steht diese eigentümliche Zelle mit dem gewöhnlichen Epithel, aus dem sie hervorgegangen ist, in Verbindung[3]. Auf Grund seiner morphologischen[4] und histochemischen Eigenschaften[5] ist das mit protoplasmatischen Ausläufern sich basal zwischen die sezernierenden Epithelien schiebende Myoepithel ein besonderes Differenzierungsprodukt und kommt als etwaige Quelle für den Ersatz des sezernierenden Epithels nicht in Betracht.

Die beim Menschen nur an bestimmten behaarten Körperstellen vorkommenden, bei vielen tiefer stehenden Säugetieren und selbst bei den anthropoiden Affen in viel größerer Ausdehnung auftretenden *apokrinen (Duft-) Drüsen*[6] sind durch ihren besonderen Sekretionstypus charakterisiert. Das Epithel sammelt das zu sezernierende Material im lumennahen Teil an und stößt es zusammen mit einem Teil der sich beim Sekretionsvorgang verformenden Zelle in die Lichtung ab. Diese Art der Sekretion, die mit einer nicht unerheblichen Desintegration der Zelle verbunden ist, sollte einen beträchtlichen Verschleiß der Zelle annehmen lassen, um so mehr, als mit den abgeschnürten Zellteilen auch Kernsubstanzen abgesondert werden sollen[7]. Es verhält sich aber nicht so. Die apokrine Drüse scheint in ihrem Zellbestand ebenso dauerhaft zu sein wie die ekkrine, denn Mitosen werden nur selten gefunden[8] und sind nicht häufiger als bei den ekkrinen. Dagegen sind als Eigentümlichkeit der apokrinen Drüse[2] Doppel- oder gar Vielkernigkeit öfters zu finden, besonders bei Tieren[9]; mit einer Zellvermehrung steht diese Erscheinung aber allem Anschein nach nicht in Zusammenhang.

Vom Standpunkt der physiologischen Regeneration verdient das Verhalten der apokrin tätigen Zelle ein besonderes Interesse, da es sich um eine Art Selbstregeneration einer Zelle handelt. Die nach der Sekretion niedrig und fast platt werdende Zelle[10] nimmt im Laufe der Zeit wieder zylindrische Form an und tritt erneut in die Sekretion ein. Sie reproduziert also die bei der Sekretion verlorengegangenen Zellteile, wächst und spezialisiert sich gleichzeitig, um von neuem in die Sekretbildung einzutreten. Histochemisch ist eine Steigerung der cytoplasmatischen Eiweißbildung in der sich restaurierenden Zelle nicht nachweisbar. Zwischen der sezernierenden Zelle der ekkrinen und apokrinen Drüse bestehen hinsichtlich der cytoplasmatischen Basophilie keine Unterschiede. Im übrigen

[1] BUNTING, WISLOCKI und DEMPSEY 1948. [2] v. EGGELING 1931. [3] HOEPKE 1927.
[4] PINKUS 1927, SCHAFFER 1927. [5] BUNTING, WISLOCKI und DEMPSEY 1948.
[6] SCHAFFER 1927. [7] SCHIEFFERDECKER 1922, HOEPKE 1927.
[8] BIZZOZERO und VASSALE 1887, JOSEPH 1891, TALKE 1903, BRINKMANN 1912.
[9] SCHIEFFERDECKER 1922. [10] SCHAFFER 1927, HOEPKE 1927.

sind jedoch beide durch Verschiedenheit ihres Glykogen- und Lipoidgehaltes ausgezeichnet. Alkalische Phosphatase enthalten ekkrine und apokrine Drüsen[1]. Die Art der Sekretbildung wird dafür verantwortlich gemacht, daß in der apokrinen Drüse immer nur ein Teil der Zellen sekretorisch tätig ist[2]; auf diese Weise soll eine gleichbleibende sekretorische Leistung erzielt werden.

Das Oberflächenepithel der inneren Organe.

Wie sich am Beispiel der Haut und an ihren Anhangsgebilden zeigen läßt, sind die regenerativen Vorgänge räumlich in zwei Typen zu unterscheiden, in einen vertikal und einen horizontal erfolgenden. Der mehrschichtige Zellverband wie in der Epidermis selbst oder in der Talgdrüse regeneriert vertikal, was sich aus der Art seiner Gliederung und der ihr entsprechenden Wachstums- und Differenzierungszonen von selbst ergibt. Das einschichtige Epithel dagegen, etwa in den monoptychen Hautdrüsen, regeneriert in der Horizontalen. Mit dieser Unterscheidung sollen gleichzeitig die dem letztgenannten Regenerationstyp zugeordneten Probleme angedeutet werden. Der Modus des flächenhaften, von der Zellkultur bekannten oder bei der Histo- bzw. Organogenese vorkommenden Wachstums von Zellen ist nämlich auf die Verhältnisse der physiologischen Regeneration nicht ohne weiteres zu übertragen. Der Verschleiß von Zellen geht wahrscheinlich räumlich diskontinuierlich vor sich und erfordert deshalb auch einen diskontinuierlichen Ersatz. Ob die Zelle, die unmittelbar neben einer abgestoßenen liegt, gerade imstande ist, durch eine Tochterzelle die entstandene Lücke zu schließen, erscheint doch mindestens für viele Fälle sehr fraglich. Wenn dennoch, was angenommen werden muß, eine durch das Ausscheiden einer Zelle entstandene Lücke unverzüglich wieder gefüllt wird, so könnte dies auf zwei Wegen geschehen; entweder wird der Ersatz von einer weiter entfernt gebildeten Tochterzelle geliefert, in welchem Falle eine Zellverschiebung zur Füllung der Lücke stattfinden müßte, oder die ausgeschiedene Zelle wird nicht durch eine neue, sondern temporär durch die plastisch sich verformende Nachbarzelle ersetzt. Es ist damit zu rechnen, daß beide in Betracht gezogenen Möglichkeiten in Wirklichkeit auch realisiert werden.

Die Berechtigung, eine horizontale und vertikale Regeneration zu unterscheiden, wird deutlich unterstrichen durch die Art und Weise des Zellersatzes in den unterschiedlich gebauten epithelialen Auskleidungen der inneren Organe. Für die hier interessierenden Wachstumsvorgänge haben SCHAPER und COHEN (1905) wertvolle Beiträge geliefert.

Schleimhautepithel.

Das mehrschichtige, nicht verhornende Plattenepithel, das als Schutzepithel den Kopfdarm (Mundhöhle, Pars oralis und laryngica pharyngis), Oesophagus, Anus, Vagina und Teile der männlichen und weiblichen Harnröhre auskleidet und die Hornhaut sowie die Plica vocalis bedeckt, verhält sich bezüglich der Regeneration ebenso wie das Epithel der Oberhaut. Aus der basalen, intermitotische Zellen enthaltenden Schicht erfolgt nach mitotischer Teilung und nach einem Volumenwachstum in vertikaler Richtung der ständige Zellnachschub, der in der Vagina infolge hormonaler Einwirkung rhythmisch stimuliert ist. In gleicher Weise regeneriert das geschichtete, im Bereich der Harnwege vorkommende Übergangsepithel. Die häufige Mehrkernigkeit der oberflächlich verdichteten Deckzellen der Blasenschleimhaut hat mit regenerativen Vorgängen nichts zu tun, sie weist in Verbindung mit einem großen Glykogen- und Phosphatasegehalt[3] in die Richtung besonderer, bisher nicht bekannter Leistungen.

Die Zellregeneration der prismatisches Epithel tragenden Schleimhäute ist je nach der Anordnung des Epithelverbandes verschieden. Das beim Menschen

[1] BUNTING, WISLOCKI und DEMPSEY 1948. [2] HOEPKE 1927, SCHAFFER 1927, PINKUS 1927, PERNKOPF und PATZELT 1934.
[3] BARGMANN 1951.

nur selten vorkommende mehrschichtige hochprismatische Epithel[1] ist in seinem Regenerationsmodus weitgehend vergleichbar mit dem des geschichteten Plattenepithels, die basal entstandenen Tochterzellen rücken schichtweise unter zunehmender Differenzierung höher. Beim zwei- und mehrreihigen hochprismatischen Epithel der Ausführungsgänge verschiedener Drüsen, des Nebenhodenganges und des Samenleiters sowie vor allem der Luftwege erfolgt zwar auch eine vertikale Zellerneuerung, aber in einer im Aufbau des Epithelverbandes begründeten modifizierten Art. In den mehrreihigen hochprismatischen Epithelverbänden, in denen alle Zellen der Unterlage aufsitzen, liegen zwischen den bis an die Oberfläche reichenden, mit bestimmten Einrichtungen versehenen

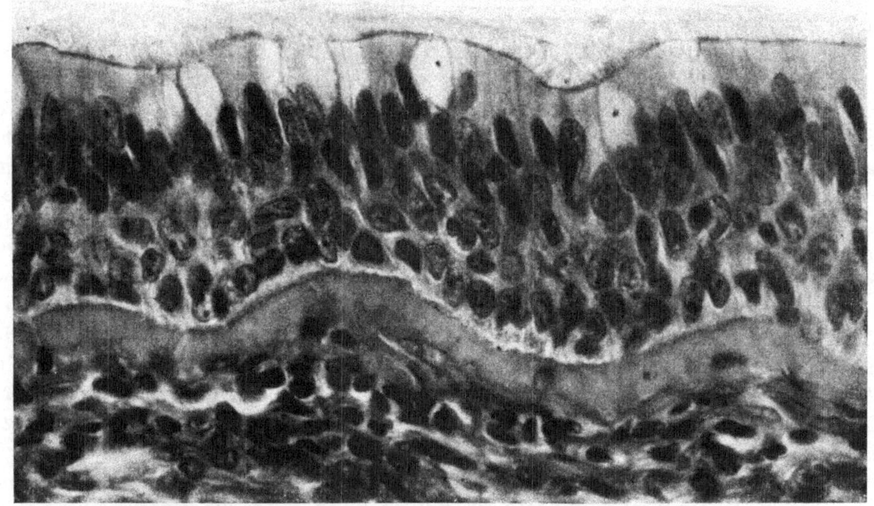

Abb. 5. Mehrreihiges Flimmerepithel der Trachea. Reservezellen in der Basalschicht.

funktionierenden Zellen undifferenzierte Zellelemente eingestreut, die als Reserven für die kurzlebigen hochspezialisierten Funktionszellen dienen[2] (Abb. 5). Die Zahl solcher Zellen, die im allgemeinen der Zahl der Reihen entspricht, erscheint in jedem Falle ausreichend, um einen geregelten vollwertigen Ersatz zu garantieren. Im Prinzip sind also für den Ersatz durch das Vorhandensein von Zellen intermitotischen Charakters ähnliche Voraussetzungen gegeben wie im geschichteten Plattenepithelverband.

Ganz anders liegen die Verhältnisse im Magen und Darm, deren Schleimhäute ein einreihiges hochprismatisches Epithel tragen. HANSEMANN (1885) und BIZZOZERO (1892) hatten bereits festgestellt, daß im Dünndarm vorwiegend im Epithel der Krypten Mitosen auftreten, und vermutet, daß aus den Krypten allmählich Zellen an die Oberfläche rücken. Der die Mitosen betreffende Befund wurde bestätigt[3]. Das mitosenhaltige Kryptenepithel wurde als Indifferenzzone bezeichnet[4]. Die Art und Weise des Ersatzes der Zellen, von denen angenommen wird, daß sie wahrscheinlich in den Zottenspitzen der stärksten Beanspruchung ausgesetzt sind und hier zugrunde gehen, schien aber nicht recht erklärbar. LEBLOND und STEVENS (1948) haben in sorgfältig durchgeführten Untersuchungen im Duodenum und Ileum der ausgewachsenen Ratte zeigen können, daß der

[1] BUCHER 1948, BARGMANN 1951. [2] PETERSEN 1935, BUCHER 1948, BARGMANN 1951.
[3] VOSSELER 1900, PATZELT 1936. [4] SCHAPER und COHEN 1905.

lebhaften Zellneubildung in den Krypten ein Verlust von Zellen auf den Zottenspitzen parallel geht. Auf der Zottenspitze werden gleichsam Zellen extrudiert und durch die an den Seitenflächen der Zotten nachrückenden Zellen ersetzt. Die Zottenspitze als Erneuerungsort ist früher schon diskutiert worden[1], was sich histologisch aber nicht entsprechend untermauern ließ. Aus diesen Befunden, die an anderen Tieren und auch beim Menschen bestätigt wurden, ergibt sich eine horizontale Zellbewegung; sie geht wohl nicht in Form einer Verschiebung mehr oder weniger großer Epithelverbände vor sich, sondern ist schrittweise zu denken, zumal auch an den Seiten der Zotten immer noch Mitosen auftreten, wenn auch in viel geringerer Zahl. Die Mitosenzahl bleibt übrigens während des ganzen Tages überraschend konstant. Als Lebensdauer wurden für die Epithelien des Duodenum 1,35 und für die des Jejunum 1,57 Tage errechnet. Danach muß die Regenerationsrate ziemlich groß sein.

Das Besondere des wahrscheinlich für den Magen und den gesamten Darm zutreffenden Regenerationsmodus liegt darin, daß es an Stelle eines diskontinuierlichen Zellverschleißes einen umschriebenen Verschleißbezirk gibt, der die horizontale Bewegung der Ersatzzellen in ausgesprochenem Maße erforderlich macht. Das für die Zellerneuerung verantwortliche Epithel der Krypten hat trotz seiner hohen Differenzierung die Bedeutung von Zellbildnern, es gehört demnach offenbar zur Kategorie der intermitotischen Zellen. Das Wachstum von Zellen entlang den Kryptenflächen könnte, auch wenn eine morphologisch sich ausprägende Gliederung von Volumenwachstum oder Differenzierung nicht zu erkennen ist, in Parallele gesetzt werden zu den Vorgängen im geschichteten Epithelverband.

Zu den hellen Zellen[2], insbesondere zu der Frage, ob sie mit einer etwaigen Zellneubildung in Verbindung stehen, wie es für das insuläre Gangorgan[3] und für andere Standorte (Endometrium[4], Schilddrüse[5]) neuerdings diskutiert wird, braucht hier nicht Stellung genommen werden, diesbezüglich kann auf die Stellungnahme FEYRTERs (1953) verwiesen werden.

„Übriges Epithel".

Unter „übriges Epithel" soll hier im Sinne der normalen Histologie, unbeschadet der Genese und Funktion der Oberflächenzellen[6], die Gruppe der Deckepithelien verstanden und zusammengefaßt berücksichtigt werden, die unter verschiedenster Benennung Gefäße, seröse Höhlen, Lungenalveolen, das Innere der Gelenke usw. auskleiden. Die Pathologen haben den von HIS (1865) betonten Gegensatz zwischen echtem Oberflächenepithel und den Epithelien der Binnenflächen oder Endothelien beibehalten. Dies nicht ohne Grund; denn den flach ausgebreiteten epithelartigen Zellen ist eine bei den sonstigen Epithelien unbekannte funktionelle und gestaltliche Reaktionsbreite eigen, die unter abnormen Bedingungen am ausgeprägtesten zur Geltung kommt, aber auch schon normalerweise vorhanden ist[7].

In welchem Umfange eine physiologische Regeneration an diesen Epithelien statthat und wie sie im einzelnen bewerkstelligt wird, ist nicht bekannt. Von besonderer Wichtigkeit für diese Frage ist jedoch die Feststellung von LINZBACH (1950, 1952), daß die Endothelien der Blutgefäße und die Deckepithelien des Peritoneums sich in ihrem Wachstum wie reversibel postmitotische Zellen verhalten und in dieser Hinsicht den hochspezialisierten Zellen der Leber entsprechen. Damit würden die genannten Epithelien ausdifferenzierte Zellen darstellen, die sich nach Wachstumsabschluß normalerweise nicht mehr mitotisch vermehren, ohne allerdings die Fähigkeit zu mitotischem Wachstum einzubüßen, wie die unter Umständen erheblichen Zellproliferationen bei pathologischen Anlässen und auch die allerdings nur ganz selten für das normale Gefäßendothel nach-

[1] VOSSELER 1900, PATZELT 1936. [2] FEYRTER 1938, 1953. [3] FERNER 1952.
[4] HAMPERL 1950. [5] GERTEIS 1952. [6] PETERSEN 1935, BARGMANN 1948.
[7] LINZBACH 1950, 1952, SINAPIUS 1950, 1953, BOLCK 1952, BRANDENBURG 1953.

gewiesenen Mitosen beim ausgewachsenen Menschen zeigen. Das offensichtlich beschränkte Teilungswachstum bedeutet auf jeden Fall Langlebigkeit der Zellen, aber noch keine Dauerhaftigkeit. Daraus könnte geschlossen werden, daß eine physiologische Zellmauserung in den Deckzellenverbänden eine untergeordnete oder überhaupt keine Rolle spielt. Das ist im Vergleich zu anderen topisch ähnlich exponierten Zellen aber kaum anzunehmen; man denke hierbei vor allem an die physiologisch bereits großen Beanspruchungen ausgesetzten Deckzellen der Lungenalveolen.

Aus Untersuchungen an isolierten Deckzellenverbänden und Einzelzellen haben sich als bemerkenswerte Befunde eine auffallende Vielgestaltigkeit und eine häufige, im Alter zunehmende Vielkernigkeit ergeben[1]. Die amitotischen Kernteilungen sind mit Regenerationsvorgängen in Verbindung gebracht worden[2]. Wahrscheinlich hat die Mehrkernigkeit des Endothels die gleiche Bedeutung wie die der Parenchymepithelien und ist Ausdruck einer Anpassung an eine erhöhte Stoffwechselleistung der Zelle und nicht der Zellvermehrung. Immerhin könnte eine durch Amitose größer gewordene, ebensogut aber auch eine einkernige Zelle infolge ihrer strukturellen Plastizität an die Stelle einer aus dem Verband eliminierten treten. Ein echter und vollwertiger Ersatz wird indessen auch hier nur gewährleistet durch eine mitotische Neubildung von Zellen.

Die epithelialen Organe.

Nach den Erfahrungen der pathologischen Anatomie ist beim Menschen der identische, d. h. der vollwertige Ersatz (akzidentelle Regeneration) von Teilen der Leber, Nieren und Drüsen mit innerer und äußerer Sekretion (s. Abschnitt „Pathologische Regeneration") nur in beschränktem und in einem praktisch nicht erheblich ins Gewicht fallenden Ausmaß möglich, die Fähigkeit zum Wachstum im Sinne der Hypertrophie und Hyperplasie dagegen mehr oder weniger deutlich ausgeprägt. Dieses Verhalten spiegelt einen besonderen biologischen Rhythmus der Parenchymepithelien wider.

Für die Betrachtung der physiologischen Regeneration der genannten Organe können die Verhältnisse an der Leber, die hinsichtlich ihres Wachstums durch meßtechnische Untersuchungen am meisten erforscht ist[3], als Modell dienen. Es hat sich gezeigt, daß die zunächst mitotisch wachsende Leber der Maus bald nach der Geburt eine Zellkonstanz erreicht und dann nur noch ein Volumenwachstum besitzt. Das Funktions- oder Leistungswachstum[4] ist eine Eigenschaft der postmitotischen Zellen[5], jener Zellen, die nach der Mitose bestimmte hohe Differenzierungen erreichen, und in deren Lebensablauf gewöhnlich keine Mitosen mehr eingeschaltet sind. Daß die Leberzellen aber keine perennen Zellen sind, zeigen die normal allerdings nur ganz selten vorkommenden Mitosen, deren Bildung aber offenbar unter pathologischen Bedingungen, beispielsweise bei der Hyperplasie und Regeneration, in größerem Umfange möglich ist. Zellen dieser Art werden nach COWDRYs Vorschlag als reversibel postmitotisch im Gegensatz zu den in jedem Falle teilungsunfähigen fixierten postmitotischen Zellen bezeichnet. SIESS und STEGMANN (1950) fanden in der normalen Mäuseleber, daß die aus den Mitosen hervorgehenden Zellen die Zellkonstanz des Organs nicht beeinträchtigen, die Mitose muß somit also ausschließlich dem Ersatz zugrunde gegangener und ausgeschiedener Zellen dienen (Abb. 6a und b). Die Zellmauserung ist entsprechend der jeweilig nachweisbaren Mitosenzahl sehr gering, was

[1] LINZBACH 1952, SINAPIUS 1952, BRANDENBURG 1953. [2] SINAPIUS 1950.
[3] JACOBJ 1925, 1942, SIESS und STEGMANN 1950, GÖSSNER und Mitarbeiter 1951.
[4] JACOBJ 1942. [5] COWDRY 1942, 1953.

mit der Lebensdauer postmitotischer Zellen gut in Einklang zu bringen ist. Eine ganz andere, allerdings nicht zu beantwortende Frage ist es, ob etwa die zur Teilung fähigen Zellen als Ersatzzellen von vornherein determiniert sind, oder ob die spezialisierten und funktionierenden wieder teilungsfähig werden. In Anbetracht gewisser pathologischer Vorgänge sollte letzteres für möglich gehalten werden können, wobei daran zu denken wäre, daß die Reversibilität zur Mitose durch ein stoffliches Substrat der zugrunde gegangenen Zellen [milde Cytolyse im Sinne HOLTFRETERs (1948)] ausgelöst würde, auf welche Weise auch die physiologische Zellneubildung reguliert sein könnte.

In den epithelialen Organen und besonders in der Leber sind Amitosen und daraus resultierende Mehrkernigkeit nicht selten (Abb. 7). Auch hierbei handelt

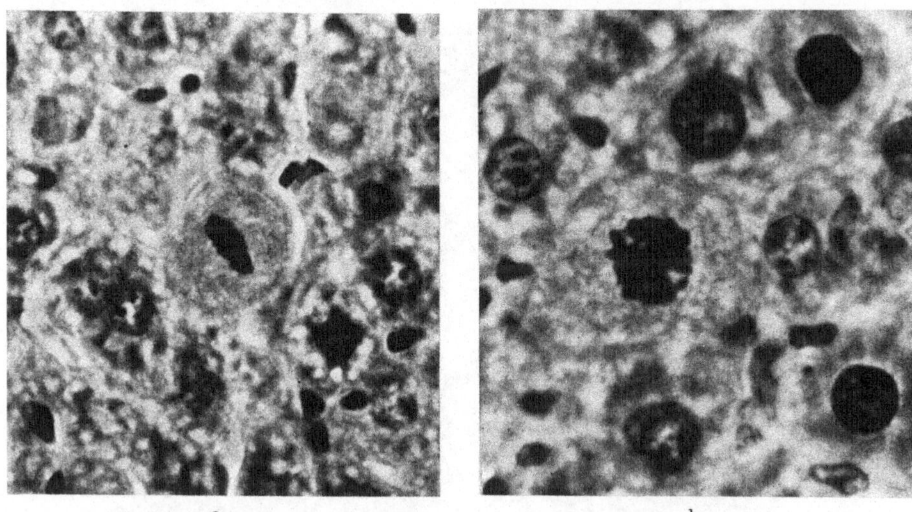

a b

Abb. 6a u. b. Normale Leber der Maus. Leberzellen in Mitose (Metaphase; Seiten- und Flächenansicht).

es sich um eine Eigentümlichkeit im Verhalten postmitotischer Zellen (s. Abschnitt „Wachstum", LINZBACH). Das Auftreten von doppelkernigen Leberzellen variiert ohne Gesetzmäßigkeit in normalen, hypertrophischen und hyperplastischen Lebern. Die ohne Beeinträchtigung des Funktionsstoffwechsels ablaufenden Kernteilungen[1] deuten darauf hin, daß mit der Vergrößerung der Grenzflächen zwischen Kern und Plasma überwiegend der Steigerung der intracellulären Stoffwechselvorgänge gedient wird[2]. Nirgends lassen die in der systematisch untersuchten normalen und hyperplastischen Mäuseleber reichlich auftretenden Amitosen Beziehungen zur Zellneubildung erkennen. Es ist damit natürlich nicht ganz ausgeschlossen, daß mehrkernige Epithelien auch einmal die Rolle eines vielleicht nur temporären Ersatzes übernehmen. Die in der Mehrkernigkeit sich ausdrückende celluläre Funktionserhöhung könnte unter Umständen eine unmittelbare Folge der langsamen Auflösung, Verflüssigung und Resorption der Zellen sein. Grundsätzlich wird man aber daran festhalten müssen, daß der Verschleiß von Zellen nur durch mitotische Neubildung gedeckt wird.

Für die in dieser Hinsicht noch nicht genauer untersuchte Niere dürfte sich die physiologische Regeneration ähnlich verhalten. In der Niere des Menschen wachsen die Glomerula postembryonal nur noch cellulär; ob es an den im Quer- und Längsdurchmesser sich

[1] PETER 1929.

[2] JACOBJ 1942, SIESS und STEGMANN 1950, GÖSSNER und Mitarbeiter 1951.

bedeutend vergrößernden Tubuli[1] ein Volumen- oder mitotisches Wachstum gibt, ist bisher noch nicht entschieden. Nach Untersuchungen an der Urodelenniere ist das Längenwachstum der Tubuli mitotisch bedingt[2]. Unter der Voraussetzung, daß dieser Befund auf die menschliche Niere zu übertragen ist, würde sich die Niere von der Leber unterscheiden. Daß sich dadurch auch die Art des Zellersatzes ändern würde, ist aber kaum anzunehmen.

Für die hier angeschnittene Frage liegen interessante Untersuchungen über das Pankreas des Tieres vor. Beim Hühnchen[3] und bei der Maus[4] wächst das Pankreas bis zu einer bestimmten Zeit nach dem Ausschlüpfen bzw. nach der Geburt mitotisch, und während dieser Zeit sind die Pankreaszellen auch züchtbar. Danach treten die Mitosen immer mehr zurück, die Züchtbarkeit hört auf, und es stellen sich die ersten, infolge von Amitose zweikernig werdenden Zellen bzw. Kerne mit doppeltem Volumen ein. Dieser Wendepunkt fällt nicht etwa mit einer besonderen Differenzierung oder Funktionsausbildung zusammen, sondern bedeutet einen neuen Abschnitt im Lebenscyclus der Zellen[5]. Mit dem Sistieren des mitotischen Wachstums werden die Zellen des Pankreas stationär, das Organ wird zellkonstant

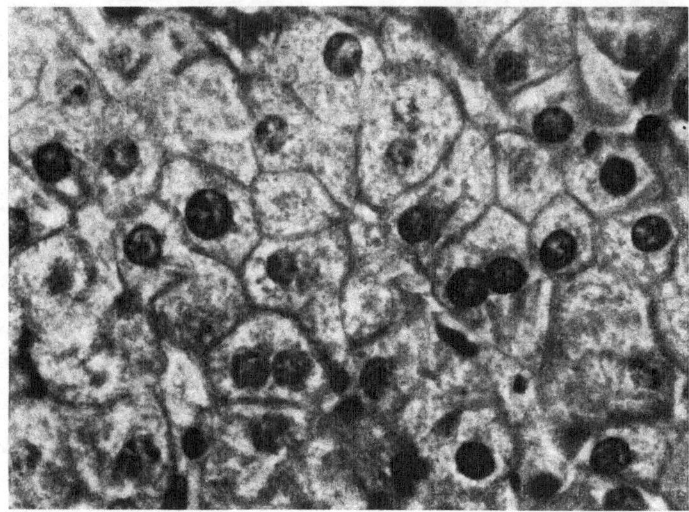

Abb. 7. Normale Leber des Menschen (Punktionsmaterial). Doppelkernige Leberzellen (Amitose).

und das weitere Wachstum erfolgt nur noch durch Volumenzunahme. Nicht bei allen Wirbeltiergruppen sind die Pankreaszellen stationär oder im Sinne COWDRYS fixierte postmitotische Zellen, sondern wie bei den höheren Säugern zum mitotischen Wachstum fähig und entsprechen somit dem bei der Leber gekennzeichneten Verhalten.

An dieser Stelle sei kurz hingewiesen auf ein intracellulär sich abspielendes Regenerationsphänomen, das die Restitution des Sekretionscyclus betrifft. Die entsprechenden Vorgänge sind vor allem an den exkretorischen Epithelien des Pankreas näher untersucht worden[6]. Neue Sekretgranula entstehen, wenn bestimmte von den Mitochondrien gebildete Stoffe und wahrscheinlich aus den Nucleolen stammende Ribonucleinsäuren in das osmiophile Feld eingetreten und von den osmiophilen Körpern verarbeitet worden sind (Näheres s. Beitrag von G. C. HIRSCH, Band II dieses Handbuches: Dynamische Morphologie des Stoffwechsels im Zellplasma).

Die cyclische Regeneration.

Von der bisher besprochenen kontinuierlichen Regeneration, die während des ganzen Lebens in bestimmten Geweben und Organen den Ersatz von Zellen besorgt, ist die cyclische Regeneration grundsätzlich zu unterscheiden. Als eine geschlechtsgebundene Erscheinung und mit der Fortpflanzung in Verbindung stehend, ist sie auf eine bestimmte Lebensperiode beschränkt und von der Wirkung bestimmter Hormone abhängig. Auch in ihrem formalen Ablauf zeigt

[1] ECKARDT 1888. [2] HEINZEL 1954. [3] FISCHER und E. RIES 1937.
[4] E. RIES 1938. [5] RIES und GERSCH 1953. [6] G. C. HIRSCH 1931, 1939, 1948.

die cyclische Regeneration gegenüber der kontinuierlichen Besonderheiten, indem sie nicht nur Zellen und Zellverbände, sondern auch Gewebe neu bildet, wobei die in den Zellen und ihrem Lebensablauf gelegenen Faktoren, die für die kontinuierliche Regeneration als maßgeblich zu gelten haben, ohne Einfluß auf die cyclischen regenerativen Vorgänge sind. Während die kontinuierliche Regeneration durch die Erhaltung von Geweben und Organen dem Individuum dient, zielt die cyclische mit ihren besonderen Erneuerungsprozessen auf die Erhaltung der Art. Sie ist ein physiologisches Beispiel dafür, daß außergewebliche Faktoren regenerative Potenzen entfachen und beeinflussen können, was im Hinblick auf die pathologische Regeneration von gewisser Bedeutung ist.

Weibliche Brustdrüse.

Die Brustdrüse der Frau ist dasjenige Organ, das sich im Gegensatz zu allen übrigen Drüsen der Haut erst mit dem Beginn der Geschlechtsreife entfaltet und danach periodischen Wachstumsimpulsen unterworfen ist, die in engster Beziehung zum Sexualleben stehen. Die Proliferationsenergie und die Umbildung der periodisch entstehenden prospektiven Milchdrüse in ein lactierendes Organ steht unter hormonalem Einfluß. Der periodische Wechsel zwischen Ruhezustand und proliferativer Entfaltung ist ein regenerativer Prozeß und für ihn bezeichnend, daß Inkrete das Verhalten und das Schicksal der daran beteiligten Zellen bestimmen. Für die lactierende Mamma kommen weitere regenerative Leistungen in Betracht, sie unterscheiden sich aber nicht grundsätzlich von denjenigen der übrigen monoptychen Drüsen der Haut. Wie sich in der lactierenden Brustdrüse bezüglich der Regeneration die Eigengesetzlichkeit der differenzierten und hochfunktionierenden Zellen zur Geltung bringt, ist dies auch für die Brustdrüse vor und nach der Geschlechtsreife der Fall.

Die cyclischen Veränderungen in der Brustdrüse, die erstmals von Rosenburg (1922, 1923) genauer beschrieben und danach im wesentlichen von anderen Untersuchern bestätigt wurden[1], sind in diesem Zusammenhang von Interesse, weil sie das Schicksal von Zellen und geweblichen Formationen beleuchten, die unter bestimmten Voraussetzungen entstanden sind. Die hormonal bewirkten Umgestaltungen betreffen den von Berka (1911) Drüsenfeld genannten Bezirk, d. h. das drüsige Parenchym und das zugehörige Mantelbindegewebe[2]; letzteres erfährt den gleichen proliferativen Impuls wie der epitheliale Bestandteil[3]. Prämenstruell gewinnen die Drüsenläppchen durch Sprossung und Längenwachstum der Milchgänge an Umfang, das Mantelgewebe ist aufgelockert, kernreich, besitzt äußerst feine Fasern und vermehrt Capillaren; die reichliche Zwischensubstanz ist von freien Zellen (Lymphocyten, Mastzellen) durchsetzt (Abb. 8). Die zunächst kleinen und undifferenzierten Epithelien der bereits myoepithelhaltigen Acinusknospen gestalten sich zu sekretionsähnlichen Zellen um, es entstehen Lichtungen in den zunächst soliden Knospen[4]. Mit dem Einsetzen der Menstruation bricht diese für die Lactation bestimmte Mamma zusammen, und es tritt eine Rückbildung ein, die an exprimierten Epithelien cytologisch verfolgbar ist[5]. Die Epithelien degenerieren und zerfallen, Detritus wird in den Lichtungen angehäuft. Gleichzeitig ändert das Mantelgewebe seinen Charakter, es wird kernärmer und verdichtet sich zusehends. Gegen den 10. Tag post menstruationem ist für gewöhnlich die Rückbildung abgeschlossen. Der überflüssig gewordene Aufbau der Brustdrüse endet also für das Epithel der Läppchen

---

[1] Polano 1924, Sebening 1925, Moszkowicz 1926, Scaglione 1928, Kückens 1929, Ingleby 1932, Schultz 1933, v. Jaschke 1953.
[2] Moraller 1912. [3] Rosenburg 1922, Dabelow 1934, 1941, Knibbe 1946, Letterer 1948.
[4] Rosenburg 1922. [5] Danesino 1951.

mit Untergang und Auflösung, gegebenenfalls mit menstrueller Absonderung, für das Läppchenbindegewebe dagegen mit einem der Alterungserscheinung vergleichbaren Vorgang. Der verhältnismäßig schnelle Untergang des nicht seiner

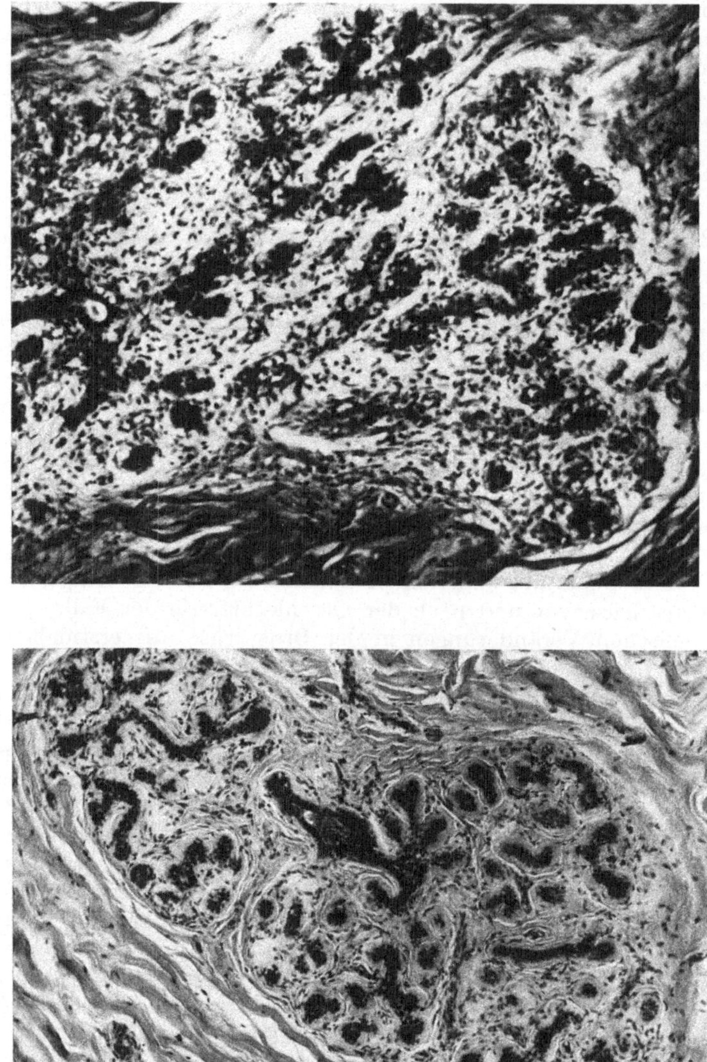

Abb. 9. Ruhende Brustdrüse. 18jährige Frau.

Bestimmung zugeführten Epithels ist wahrscheinlich als Folge der mangelnden Ausreifung zu deuten, die ihrerseits durch den Wegfall der hormonalen Wirkung bedingt ist (Abb. 9). Damit vergleichbare Verhältnisse gibt es nur noch am Endometrium.

Bei der Schwangerschaft vergrößern sich die Drüsenfelder unter Vermehrung ihrer sämtlichen Bestandteile. Das kernreiche Mantelgewebe tritt aber gegenüber der immer stärker werdenden Epithelsprossung in den Milchgängen und in der Bildung seiten- und endständiger Knospen in der zweiten Hälfte der Schwangerschaft allmählich zurück[1]. In der Mitte der Gravidität erhalten die soliden Epithelsprossen Lichtungen, und es bilden sich schließlich die Endkammern des Drüsenbaumes aus. In den 7.—8. Schwangerschaftsmonat fällt der Beginn der Sekretbildung. Die in der Lactation ihren Abschluß findende Umgestaltung, die übrigens bei allen Säugern in gleicher Weise erfolgt, wie auch bei ihnen unter dem Einfluß der Brunst cyclische Veränderungen in der Brustdrüse auftreten[2], wird anscheinend durch das placentare Follikelhormon in die Wege geleitet und durch das Gelbkörperhormon fortgeführt. Ein Hypophysenvorderlappenhormon, das Prolactin, bewirkt erst die Milchabsonderung[3].

Daß die Milchbildung auf einer aktiven Zelleistung beruht, wird heute nicht mehr bestritten, hierfür sind neuerdings auch histo- und biochemische Belege beigebracht worden[4]. Dagegen bestehen bezüglich der Frage, ob die Sekretion nach dem apo- oder holokrinen Typ erfolgt, noch Differenzen. Überwiegend wird jedoch, von der Tatsache ausgehend, daß sich die Milchdrüsen aus apokrinen Drüsen entwickeln, die Ansicht von der apokrinen Sekretionsweise vertreten[5]. Wie der Sekretionsvorgang selbst, stimmt auch das Verhalten der Zellen nach der Sekretion mit demjenigen bei den apokrinen Drüsen weitgehend überein. Die milchliefernde Drüsenzelle hat die Fähigkeit zur Selbstregeneration. Die Ruhephase nach beendigter Sekretion mit dem Wiederaufbau einer sekretionsbereiten Zelle schließt ein alternierendes Funktionieren der sekretorischen Zellen in sich.

Die Beobachtungen über Kernteilungen widersprechen sich in auffallender Weise. Manche Autoren wollen zahlreiche, andere nur wenige, wieder andere überhaupt keine Mitosen gesehen haben. Auch Amitosen wurden gefunden und amitotische Zellteilungen angenommen[6]. Limon (1902) hält die Amitosen aber nicht für ein Zeichen eines Zellteilungsvorganges, sondern rechnet sie zur Sekretionsarbeit gehörig. In gleichem Sinne ist wohl auch die häufiger beobachtete Mehrkernigkeit[7] in den Epithelien der Milchgänge und Bläschen zu deuten. Mitosen und Mehrkernigkeit sollen bei Tieren häufiger sein[8]. Die Mitosen sind bei den älteren Untersuchungen zum Teil nicht unter dem Aspekt der Neubildung von Zellen, sondern nur der Erneuerung der angeblich ganz oder teilweise bei der Sekretion abgestoßenen Kerne gewürdigt worden. Alles in allem scheint der Verschleiß der milchliefernden Epithelien nicht sehr erheblich zu sein, was in Anbetracht ihrer Leistung überraschen mag, aber vielleicht zu verstehen ist, wenn die nach jeder Sekretion notwendige Selbstregeneration der Zelle als eine für die Lebensfähigkeit besonders förderliche Eigenschaft berücksichtigt wird. Die regenerativen Leistungen in der funktionierenden Brustdrüse sind offensichtlich dieselben wie in den ekkrinen und apokrinen Drüsen der Haut.

Weibliches Genitale.

Endometrium.

Die Wirkung von Hormonen auf ein Gewebe äußert sich nirgends eindrucksvoller als bei den cyclischen Veränderungen des Endometriums. Der in morpho-

[1] Benda 1893, Berka 1911, v. Eggeling 1927, v. Jaschke 1931, 1953.
[2] Ancel und Bouin 1911, Frank und Unger 1911. [3] W. E. Petersen 1944.
[4] Folley 1949, Turchini 1950. [5] Schaffer 1922, v. Eggeling 1927, 1931, Bucher 1948, Bargmann 1951, Danesino 1951.
[6] Literatur v. Eggeling 1927.
[7] Heidenhain 1880, Bizzozero und Vassale 1880, Duclert 1893, Limon 1902, Hoven 1912.
[8] Ottolenghi 1899.

logischer Hinsicht klar gekennzeichnete Cyclus gliedert sich in die vor der Ovulation unter dem Einfluß des Oestrogen stehende Proliferationsphase und in die nach der Ovulation durch das Progesteron des Corpus luteum zustande kommende Sekretionsphase, während der die Sekretion des Oestrogen anhält. Den Abschluß dieser beiden etwa gleich langen, durch Wachstum und Reifung gekennzeichneten Phasen bildet die Blutung, in deren Verlauf die während des Cyclus aufgebaute Schleimhaut zerfällt und abgestoßen wird. Der menstruelle Zerfall und die ihm unmittelbar folgende Wiederherstellung der Schleimhaut sind als Regeneration im engeren Sinne die hier in erster Linie interessierenden Vorgänge des Cyclus. Die Regeneration des Endometriums im weiteren Sinne, d. h. der cyclische Aufbau einer funktionierenden Schleimhaut, kann in diesem Zusammenhang nur kurz berührt werden. Der menstruelle Zerfall mit einer Wundsetzung im Sinne der klassischen Definition ist ein außergewöhnliches Ereignis und die anschließende Regeneration ein physiologisches Beispiel einer Wundheilung.

Seit R. SCHRÖDER (1915) wird die Tatsache nicht mehr bestritten, daß bei der Menstruation die Schleimhautoberfläche desquamiert wird. Mit der Rückbildung des Corpus luteum und dem Nachlassen der Progesteronwirkung setzen regressive Veränderungen in der Schleimhaut ein, die ihren morphologischen Niederschlag zuerst an den Gefäßen finden, wie überhaupt das Gefäßsystem für das Einsetzen des menstruellen Zerfalls eine maßgebliche Rolle spielt. Sein Verhalten ist für den Cyclus im allgemeinen und für die Menstruation im besonderen sowohl in morphologischer als auch in physiologischer Hinsicht genauer untersucht[1]. Schon in der späten Sekretionsphase, in der das Oberflächenstroma stärker ödemisiert ist, machen sich zunächst verschiedenartige und offenbar in bestimmter Reihenfolge ablaufende Regressionen an den Schichten der Spiralarterien geltend, von denen dann auch die arteriellen und besonders die venösen Capillaren betroffen werden, deren erhöhte Durchlässigkeit sich an der Exsudation von Fibrin und dem Austritt von hämatogenen Zellen deutlich zu erkennen gibt[2]. Aber schon vorher sind an den Epithelien und Stromazellen der oberflächlichen Schicht degenerative Zeichen vorhanden[3]. Die Beeinflussung des endometriellen Gefäßsystems durch Oestrogen und Progesteron hat MARKEE (1940, 1950) an intraocularen Transplantaten beim Rhesusaffen gezeigt und daraus auch eine Erklärung für das Zustandekommen der Menstruation abzuleiten versucht.

Durch fortschreitende Diapedese aus den extrem erweiterten Capillaren der Compacta und Spongiosa wird das Stroma blutig durchsetzt, das Epithel sowohl an der Oberfläche als auch an den Drüsen durchbrochen und teilweise abgehoben. Die zusammenfließenden Blutungen führen zu weiterer Störung des Zusammenhanges und zur mechanischen Schädigung der Gefäße, so daß sich Effekte der Diapedese und Rhexis miteinander verbinden[4]. Wird auf diese Weise die Desquamation im wesentlichen mechanisch vollzogen, so gesellt sich eine fermentative, in der Hauptsache wohl durch die Leukocyten vermittelte Auflösung hinzu, so daß neben der Ausstoßung größerer und zum Teil gut erhaltener Schleimhautteile auch mehr oder weniger stark im Sinne der Nekrobiose oder der Nekrose veränderte Zellen oder Gewebsteile eliminiert werden. Mit großen individuellen Unterschieden ist gewöhnlich in 3 Tagen die Compacta und in wechselnder Dicke die Spongiosa abgestoßen[5].

Die während der Blutung entstehende Wundfläche ist rauh und zerfetzt und mit Blutzellen und Fibrin bedeckt. Schon vor der Reinigung der Wunde setzt die Regeneration ein (Abb. 10). Es verschwindet das Ödem aus dem Stroma, gleichzeitig die kongestive Hyperämie, rupturierte Gefäße werden unter lebhafter Wucherung des Capillarendothels verschlossen[2]. Die im Wundgebiet gelegenen, mit Gerinnseln bedeckten desintegrierten Spiralarterien erholen sich und nehmen wieder ein normales Aussehen an, die Wundfläche wird von Blutresten und Überbleibseln der untergegangenen Schleimhaut befreit, was zum Teil nach dem Modus der sterilen Sequestration erfolgt, zum Teil aber auch rein mechanisch vor sich geht. Daß Zerfallsreste nicht entfernt, sondern in die regenerierende Schleimhaut eingeschlossen und später erst resorbiert werden[6], ist nicht die Regel. Die Heilung der Wunde, d. h. die Wiederherstellung der geweblichen Integrität,

[1] MARKEE 1940, 1944, 1946, 1950, HASNER 1946, OBER 1949, OKKELS 1950, MEINRENKEN 1950.
[2] OKKELS 1950. [3] NOVAK 1952. [4] OKKELS 1950, NOVAK 1952.
[5] SCHRÖDER 1915, 1928, R. MEYER 1930, NOVAK 1952. [6] R. MEYER 1930.

die Regeneration des Endometriums im engeren Sinne, besteht in der einfachen Erneuerung einer epithelialen Auskleidung. Diese regenerative Phase verläuft erstaunlich schnell. Die Epithelneubildung kann bereits von den verbleibenden Stümpfen der nicht sekretorisch umgewandelten Drüsenschläuche ausgehen, während die Abstoßung noch imgange ist; sie kann schon mit dem Ende der Menses abgeschlossen sein[1]. Mitosen sind dabei in den proliferierenden Epithelien nur selten zu finden[2], weshalb wie an anderen Orten auch hier die Möglichkeit einer hauptsächlich direkt erfolgenden Zellvermehrung in Betracht gezogen wird. Der durch die Spärlichkeit der Mitosen nicht befriedigend zu erklärende schnelle Ersatz des Epithels hat sogar zu der Annahme einer „metaplastischen Transformation des Stroma in epitheliale Zellen“[1] Anlaß gegeben. NOVAK hält diesen

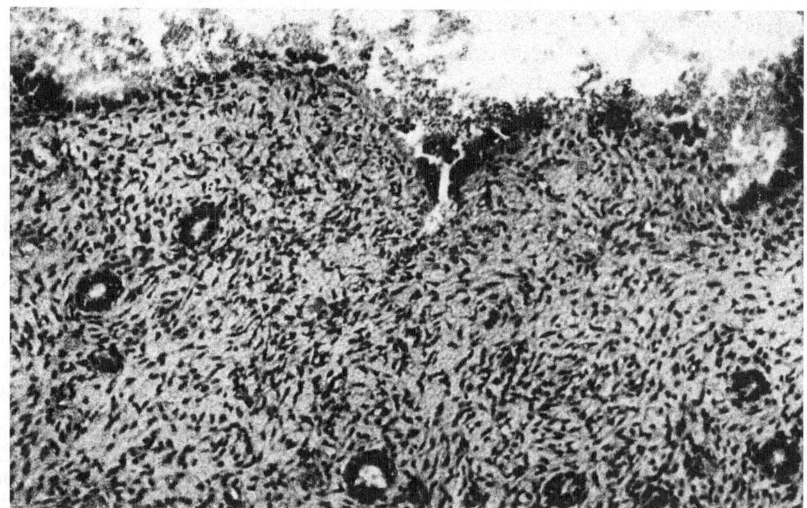

Abb. 10. Endometrium nach menstrueller Abstoßung. Epithelisierung der Oberfläche.

Gesichtspunkt für plausibel unter Zugrundelegung des gemeinsamen Ursprunges des Epithels und des Stroma vom Mesoderm. Diese Vermutung ist, von anderen Einwänden abgesehen, um so weniger berechtigt, als nicht nur im Endometrium, sondern auch an anderen Orten zwischen Häufigkeit bzw. Zahl der Mitosen und Schnelligkeit bzw. Umfang der Zellerneuerung vielfach ein großes Mißverhältnis besteht, woraus sich aber nicht die Notwendigkeit zu ergeben braucht, allgemein anerkannte und gültige zellgenetische Prinzipien in Zweifel zu ziehen.

Die Zellneubildung geht von den erhaltenen Epithelien der klaffenden Drüsenenden aus und breitet sich auf der Oberfläche aus[3]. Nicht ganz klar sind die Verhältnisse bei der Regeneration der Schleimhaut nach einer Curette, wenn die gesamte Schleimhaut einschließlich der das Regenerationsmaterial liefernden Basalis entfernt worden ist. Auch in solchen Fällen wird nämlich eine typische Schleimhaut mit regelrecht verteilten und angeordneten Drüsenschläuchen aufgebaut; über die Art und Weise ihrer Entstehung ist aber nichts bekannt.

Die Wiederherstellung der durch die Abstoßung beschädigten Schleimhaut bedarf offenbar nicht eines besonderen hormonalen Anstoßes. Sie erfolgt gemäß einem allgemeingültigen Prinzip, die Störung einer geweblichen Integrität so schnell wie möglich zu beseitigen. Das Endometrium erlangt zunächst durch

[1] NOVAK 1952. [2] CORNIL 1888. [3] CAMERON 1952.

eine einfache Epithelisierung seiner Wundfläche wieder das gewebliche Gleichgewicht.

In der weiteren Entwicklung ist dagegen der hormonale Einfluß unverkennbar, und seine Effekte sind morphologisch ziemlich gut charakterisiert[1]. Der Beginn des Wachstums kündigt sich nach erfolgter Aufsaugung des Ödems in der Zunahme einer teilweise Metachromasie gebenden[2] Grundsubstanz des Stroma an: die Kerne seiner spindeligen Zellen werden groß, ebenso die der kubischen Epithelien, ihr Chromatingerüst tritt deutlich hervor. Bald setzt auch eine lebhafte mitotische Zellvermehrung ein. Die Spiralarterien verändern sich anfänglich nicht auffällig, in der Oberflächenschicht entsteht aber ein Netz neuer Capillaren[3] nach der Differenzierung neuer Fibrillen, die in größerem Ausmaß jedoch erst verhältnismäßig spät erscheinen und ihr Maximum im Intervall erreichen[4]. Mit fortschreitender Proliferation und entsprechender Dickenzunahme der nicht in Schichten unterteilten Schleimhaut tritt das Längenwachstum der senkrecht zur Oberfläche verlaufenden engen Drüsen immer mehr hervor; gleichzeitig verlängern sich die Spiralarterien, die bis an das Epithel der Oberfläche reichen und hier ein Stück parallel zu ihr verlaufen. Die oberflächennahe gelegenen kleinen venösen Gefäße lassen sich in die dünnwandigen weiten Gefäßräume und ihre etwas dickeren Stämme trennen[5]. Dem Drüsenbild entspricht jeweils ein bestimmter Zustand des Stroma und seiner Zellen. Beide Anteile der Schleimhaut unterliegen während des ganzen Cyclus einer gesetzmäßigen hormonabhängigen Umgestaltung, die für jeden Phasenabschnitt als typisch zu gelten hat (Konkordanz von Drüsen und Stroma[6]).

Das Verhalten der Ribonucleinsäure, vor allem in den Epithelien, ist während der Proliferation bezeichnend und spiegelt die Wachstumsaktivität während der Proliferationsphase und die damit in Verbindung stehende Proteinsynthese wider. Die Ribonucleinsäure nimmt gleichzeitig im Cytoplasma und in den Nucleoli der Drüsenepithelien zu und erreicht kurz vor der Ovulation ihren Höhepunkt. In den Stromazellen ist die Ribonucleinsäure während der Proliferation verhältnismäßig gering und verändert sich mengenmäßig nicht[7]. Die histochemischen Ergebnisse sind durch quantitative Analysen an Gewebsextrakten von Endometrien bestätigt[8]. Die alkalische Phosphatase, von der angenommen wird[9], daß sie Phosphationen für die Eiweißsynthese durch Spaltung phosphorylierter Energieträger liefert und vielleicht auch für die Glykogenbildung in Betracht kommt, ist hinsichtlich ihres Auftretens ebenfalls hormonabhängig. Der Höhepunkt der Fermentaktivität zur Zeit der Ovulation[10] weist auf eine Wirkung des Oestrogens hin; nach weiteren Untersuchungen[11] scheint die Phosphataseaktivität auf das Progesteron zurückgeführt werden zu müssen. Eine Übereinstimmung zwischen zeitlichem Auftreten und Lokalisation der Ribonucleinsäure und der alkalischen Phosphatase besteht aber nicht[12].

Am 14., 15. Tag des Cyclus ist die Proliferation im wesentlichen abgeschlossen, Mitosen sind nur noch vereinzelt vorhanden. Die neugebildeten Drüsen verlaufen oberflächenwärts leicht geschlängelt, ihre Epithelien sind zylindrisch, lumenwärts glatt, die Kerne ziemlich groß und basal gelagert. Die im Anfang der Proliferation mehr spindelige Form der Stromazellen ist der runden gewichen, die Zellen selbst liegen etwas dichter.

Ohne scharfe Grenze tritt die Intervallschleimhaut in die Sekretionsphase ein mit einem Volumenwachstum von Epithel und Stromazellen an Stelle des vorangegangenen numerischen Wachstums, die proliferierte Schleimhaut differenziert sich zur funktionierenden.

---

[1] Literatur: HITSCHMANN und ADLER 1908, SCHRÖDER 1924, 1928, R. MEYER 1930, DEELMANN 1933, BANIEKI 1937, LETTERER und MASSHOFF 1941, MASSHOFF 1948, NOVAK 1952.

[2] BENSLEY 1934, SYLVÉN 1945. [3] HASNER 1946, OKKELS 1950.

[4] SEKIBA 1923, WERMBTER 1924. [5] OKKELS 1950.

[6] MASSHOFF 1939, LETTERER und MASSHOFF 1941.

[7] ATKINSON, ENGLE, GUSBERG und BUXTON 1949, BREMER, OBER und ZANDER 1951.

[8] STEIN und STUERMER 1951. [9] ATKINSON und ENGLE 1947, ATKINSON 1950.

[10] ATKINSON und ENGLE 1947, OBER 1950. [11] OBER und WEBER 1951.

[12] BREMER, OBER und ZANDER 1951.

Erste Zeichen der sich anbahnenden funktionellen Umwandlung sind das Höherrücken der Kerne und das Auftreten kleiner subnucleärer Vacuolen, die als frühe Stadien der Sekretion aufgefaßt werden, von denen aber noch nicht entschieden ist, ob sie durch den Einfluß des Follikelhormons oder bereits durch das Progesteron zustandegekommen sind[1]. Die Drüsen nehmen unter Vergrößerung ihrer Epithelien eine stärkere Schlängelung an und zeigen schließlich als Ausdruck der maximalen Oberflächenvergrößerung ein gezähneltes Aussehen (Sägeblattform). In diesem Zustand besitzt die Schleimhaut bereits die typische Dreischichtung. In den Zellen der sich derart umgestaltenden Drüsen wird als sicheres Zeichen der eingetretenen Sekretion zunächst nur spärliches Glykogen nachweisbar. Mit zunehmender Glykogenbildung werden die Kerne kleiner, rücken basalwärts, die Zellen werden groß und hell und besitzen unscharfe lumenwärtige Grenzen. An ihrer Oberfläche und im Lumen liegt reichlich Glykogen. Die Sekretionsumwandlung der Drüsen ist mit einer charakteristischen Umformung des Stroma verbunden. Die Stromazellen vergrößern ihren Cytoplasmaleib, rücken dichter zusammen und bilden schließlich eine kompakte Schicht. Die größer werdenden Kerne sind blaß und nur schwach färbbar, das Cytoplasma enthält reichlich Glykogen. In der frühen Sekretionsphase werden die Spiralarterien länger, ihre Endverzweigungen sind schwach gewunden. Die oberflächlichen Capillaren sind weit, die venösen Capillargeflechte nehmen ein sinusartiges Bild an[2]. Diese Gefäßverhältnisse begünstigen augenscheinlich die Entstehung des Stromaödems in der prämenstruellen Phase.

Die cytoplasmatische Ribonucleinsäure nimmt in der Sekretionsphase laufend ab, die noch nachweisbare verlagert sich in die apikalen Teile der Drüsenepithelien und scheint mit einer Eiweißproduktion zusammenzuhängen, die sich auf die Sekretionsleistung der Zelle beschränkt; in den späteren Stadien fehlt sie auch hier[3]. Der hohe Ribonucleinsäuregehalt der Oberflächenepithelien im Gegensatz zu den Drüsenepithelien während der Sekretionsphase scheint für eine ganz andere Funktion dieser Zellart zu sprechen[4]. In den Stromazellen verhält sich die Ribonucleinsäure ebenso wie in der Proliferation. Die alkalische Phosphatase ist in der frühen Sekretion noch schwach an Oberflächen- und Drüsenepithel vorhanden, schwindet dann aber vollständig; im Stroma wird sie nie gefunden[5].

Die cyclischen Umwandlungen ergreifen nicht die basale Schicht des Endometriums; weder morphologisch noch histochemisch sind Anhaltspunkte dafür gegeben, daß die Basalis einem bestimmten Hormoneinfluß unterliegt. Die Eiweißsynthese bleibt in ihren Zellen nach den Untersuchungen über den Ribonucleinsäuregehalt in allen Stadien praktisch gleich[4]. Die intra menstruationem eintretende proliferative Aktivierung der Epithelien zum Zweck der Wundheilung kann, wie schon betont, als unspezifischer Effekt aufgefaßt werden. Das besondere Verhalten der Basalis erscheint deshalb wichtig, weil es eine gewisse Indifferenz zum Ausdruck bringt, die es dieser Schicht offenbar gestattet, die wichtige Rolle einer Matrix für den Aufbau der gesamten Schleimhaut zu übernehmen.

Tuben.

Mit den cyclischen Veränderungen des Endometriums gehen ebensolche der Tubenschleimhaut einher, sie sind jedoch ganz anders geartet, betreffen außerdem nur das Epithel[6]. Ihr Wesen besteht in einer Verschiebung des Verhältnisses der Flimmerzellen zu den Drüsenzellen während des Cyclus und in einer qualitativen Abwandlung der Zellen. Der dritten in der Tube vorkommenden Zellart, den Stiftchen- oder Stäbchenzellen, wird der Charakter einer eigenen Zellart abgesprochen und allgemein angenommen, daß sie nichts anderes als veränderte, erschöpfte Drüsenzellen darstellen[7].

In der ersten Hälfte des Cyclus nehmen die postmenstruell fast gleichmäßig kleinen und niedrigen Epithelien rasch an Höhe zu; die Flimmerzellen treten zahlenmäßig in den Vordergrund, sie werden hoch und breit und besitzen große, runde, apikal gelegene Kerne, während die schmalen Drüsenzellen einen basalen dunklen Kern aufweisen. Unter dem Einfluß des Progesteron werden die sekretorischen Zellen zur vorherrschenden Zellart. Wahrscheinlich entstehen sie, zum Teil wenigstens, durch Umbildung der Flimmerzellen[8], die, soweit sie daran nicht beteiligt sind, nach der Ovulation zur Rückbildung neigen. Mit

---

[1] Novak 1952. [2] Okkels 1950.
[3] Bremer und Mitarbeiter 1951, Atkinson und Mitarbeiter 1949.
[4] Bremer und Mitarbeiter 1951. [5] Atkinson 1950.
[6] Snyder 1924, Novak und Everett 1928, Schröder 1930, Papanicolaou, Traut und Marchetti 1948, Novak 1952.
[7] Bargmann 1951, Novak 1952. [8] Bargmann 1951.

abklingender Progesteronwirkung und mit Zunahme degenerativer Zeichen an den Drüsenepithelien, die oft ihre Kerne ausgestoßen haben[1], häufen sich als besondere Regressionsform auch die sog. Stiftchenzellen (Abb. 11). Letztere werden ebenso wie die anderen geschädigten Drüsenzellen abgestoßen und durch kleine, basal gelegene undifferenzierte Zellen ersetzt. Zellteilungsvorgänge werden kaum beobachtet. Inwieweit die hellen Zellen der Tube[2] am Cyclus beteiligt sind, ist nicht bekannt. Wenn es zutrifft, daß sie zum Teil aus dem Flimmerepithel hervorgehen, müßte dies schon angenommen werden.

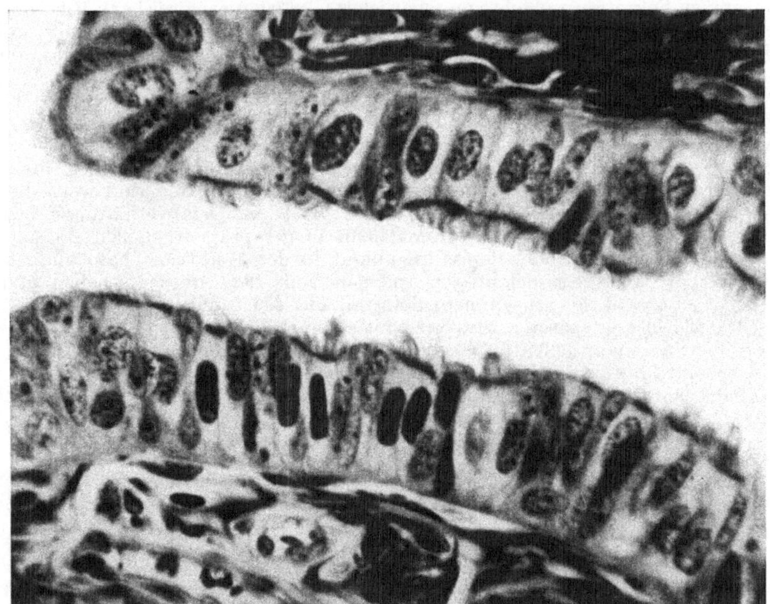

Abb. 11. Tubenschleimhaut. Zweite Hälfte des Cyclus. Auftreten von Stiftchenzellen.

Cervix.

Die Cervixschleimhaut bei der geschlechtsreifen Frau unterliegt ebenfalls dem ovariellen Cyclus, durch den im wesentlichen die sekretorische Funktion der Schleimhautepithelien beeinflußt wird. Nach WOLLNER (1937, 1942) soll das Epithel unmittelbar vor der Menstruation den Höhepunkt seiner Entwicklung und seiner Sekretion erreichen und während der Menstruation abgestoßen werden; das in den Drüsenschläuchen verbleibende Epithel soll ähnlich wie im Endometrium eine schnelle Epithelisierung besorgen. Viel wahrscheinlicher ist es aber, daß die Drüsensekretion unter dem Einfluß des Follikelhormons steht. Der Höhepunkt der manchmal an eine apokrine Sekretion erinnernden Tätigkeit der Zellen fällt nämlich in die Zeit der Ovulation. Dem abgeschiedenen Sekret sind oft mehr oder weniger reichlich desquamierte Epithelien beigemengt, die unverzüglich ersetzt werden. Nach der Ovulation wird die Drüsentätigkeit eingeschränkt, ohne allerdings zu erlöschen[3]. Histochemische Untersuchungen stehen mit diesen Feststellungen in Einklang[4].

Vagina.

Die schon lange bekannte Tatsache, daß es bei den Wirbeltieren einen Vaginalcyclus gibt, erhielt erst eine sichere Grundlage, als es STOCKARD und PAPANICOLAOU (1917) gelang, mit Hilfe der Abstrichmethode periodische Veränderungen des Scheidenepithels beim Meerschweinchen exakt nachzuweisen. Dieser auch für Ratte und Maus als zutreffend erwiesene Befund hat im ALLEN-DOISY-Test praktisch eine große Bedeutung erlangt dadurch, daß es möglich ist, am Scheidenausstrich des Tieres den Einfluß der Sexualhormone nachzuweisen und diese nach ihrer Wirkung zu unterscheiden.

---

[1] NOVAK und EVERETT 1928. [2] FEYRTER 1938, SCHLEMMINGER 1943.
[3] SJÖVALL 1938, PAPANICOLAOU, TRAUT und MARCHETTI 1948.
[4] WISLOCKI, BUNTING und DEMPSEY 1950.

Während der Follikelbildung im Prooestrus verhält sich das vielschichtige, wachsende und nur wenig Mitosen aufweisende vaginale Schleimhautepithel nicht weiter auffällig, im Ausstrich erscheinen lediglich kernhaltige Zellen. Im Oestrus, dem die Ovulation folgt, verhornt die oberflächliche Schicht und schilfert ab, dementsprechend sind im Ausstrich nur kernlose Zellen anzutreffen (Schollenstadium). Die Hornschicht verschwindet im Metoestrus, das Horn wird unter Bildung zahlreicher Mitosen regeneriert. Im Ausstrich erscheinen nunmehr neben Schollen kernhaltige Epithelien und Leukocyten. Im Ruhestadium, im Dioestrus, fehlt die Verhornung, der Ausstrich enthält wenig kernhaltige Zellen und zahlreiche Leukocyten[1].

Die cyclischen Veränderungen in der Scheide der Frau sind zuerst von DIERCKS (1927) auf Grund von histologischen Untersuchungen systematisch beschrieben worden. Danach besteht das Vaginalepithel aus 3 Schichten, aus der Basalis, der Functionalis und einer zwischen ihnen liegenden verhornenden Schicht. Die beiden letztgenannten sollen sich während der Menstruation abstoßen und postmenstruell soll die Basalschicht proliferieren, und eine neue oberflächliche Functionalis bilden; zur Zeit der Ovulation soll die intraepitheliale verhornende Schicht entstehen. Von diesen Befunden und ihrer Deutung ist eine Reihe abweichender Darstellungen gegeben worden[2].

Die Verschiedenartigkeit der histologischen Bilder, die jeweils gesehen und zur Grundlage der verschiedenen Auffassungen gemacht wurden, ist sehr wahrscheinlich damit zu erklären, daß die epitheliale Auskleidung der Vagina nicht in allen Teilen dieselbe ist[3], großen individuellen Schwankungen unterliegt, und daß aus eben diesen Gründen auch die hormonale Ansprechbarkeit eine verschiedene ist. Der Einwand, daß die Vagina als Abkömmling des Urogenitalsinus und nicht des MÜLLERschen Ganges eine hormonale Beeinflussung überhaupt vermissen lasse, ist durch den Nachweis von cyclischen Umwandlungen an der Epidermis von Haut, die in die Vagina transplantiert wurde, widerlegt[4]. Diese Befunde sind außerdem ein schöner Beweis für die Plastizität der Haut, die nur in dem Sinne zu deuten ist, daß das aus der Basalschicht gebildete Epithel sich dem neuen Standort anzupassen in der Lage ist.

An Hand von cytologischen Untersuchungen hat PAPANICOLAOU (1933, 1936) die periodischen Veränderungen der Zellen der Scheide eingehend beschrieben und damit die heute in der Klinik geübte Cyclusdiagnostik aus dem Vaginalabstrich in die Wege geleitet.

Die hinsichtlich ihrer Prägnanz und Zuverlässigkeit nicht mit den Verhältnissen bei den kleinen Nagern vergleichbare Bestimmung des Hormonstatus aus dem Vaginalsekret bei der Frau geht davon aus, daß die Zellen des Vaginalinhaltes aus der Schleimhaut abgeschilfert sind, und daß eine kontinuierliche, in ihrer Intensität während des Cyclus allerdings schwankende Zelldesquamation statthat. Jede Änderung im Aufbau des Vaginalepithels muß sich demnach auch qualitativ und quantitativ im Zellbild ausprägen. Die Unterschiede im Aufbau der Vaginalschleimhaut (verhornender und keratinisierter Typ)[5] sollen dabei keine Rolle spielen.

Das Follikelhormon fördert das Wachstum und die Reifung der Epithelien. Aus der oberflächlichen Schicht werden große, in Verhornung befindliche und reichlich Glykogen enthaltende Zellen mit pyknotischen Kernen anscheinend dem Grad ihrer Ausreifung entsprechend desquamiert. Das Gelbkörperhormon bewirkt eine stärkere Desquamation, von der nicht nur das weniger ausgereifte glykogenarme Oberflächenepithel, sondern auch Zellen der Intermediärschicht betroffen sind. Einzelheiten über diese Frage und ausführliche Literaturhinweise sind aus den Monographien von K. H. ZINSER (1951), STREICHER und SANDKÜHLER (1953) zu ersehen.

Die Regeneration des Plattenepithels der Scheide, die nach dem Modus der Zellerneuerung in einem geschichteten Zellverband erfolgt und sich in dieser

[1] BARGMANN 1951, RIES und GERSCH 1953.

[2] STEMSHORN 1928, GEIST 1930, KELLER 1930, STIEVE 1931, TRAUT und Mitarbeiter 1936, ZONDEK und FRIEDMANN 1936.

[3] NOVAK 1952. [4] AYRE 1944, WHITACRE und WANG 1944.

[5] PAPANICOLAOU, TRAUT und MARCHETTI 1948.

Hinsicht nicht von der Epidermis unterscheidet, ist aus topischen und deshalb wahrscheinlich auch aus funktionellen Gründen während der Fertilitätsperiode einem hormonalen Einfluß unterworfen. Wie am Endometrium erweist sich auch hier das Follikelhormon als proliferatives Stimulans. Die Hormonwirkung tritt beim vaginalen Plattenepithel besonders deutlich als regulierender Faktor hervor, der bei der Regeneration der in den Zellen bzw. im Zellverband begründeten Rhythmik übergeordnet ist. Was die Keimschicht des Vaginalepithels von jener anderer Örtlichkeit unterscheidet und sie in den Stand setzt, auf einen bestimmten periodischen hormonalen Impuls in der geschilderten Art zu reagieren, ist nur aus der Sicht der Gesamtorganisation der höheren Lebewesen zu verstehen.

Zu den Erscheinungen der cyclischen Regeneration gehört auch der periodisch erfolgende Wechsel des Cervidengeweihes. Über ihn wurde schon auf S. 470 berichtet.

Die einmalige Regeneration.

Als einziges Beispiel dieser Kategorie ist nur der Zahnwechsel anzuführen. Man könnte hierbei allerdings die Frage erheben, ob der Zahnwechsel überhaupt ein echtes regeneratives Phänomen darstellt. Von einer Wiedererzeugung im eigentlichen Sinne kann nämlich nicht die Rede sein. Der Milchzahn ist ein Provisorium des kindlichen Gebisses, er ist weder materiell verbraucht noch abgenutzt, er wird im Laufe des Entwicklungswachstums durch den in der Gebißanlage bereits vorgesehenen, langsam wachsenden und nachrückenden bleibenden Zahn verdrängt, abgetötet und ersetzt, weil er überflüssig geworden ist. Die daraus sich ergebende Tatsache, daß die Funktion des Milchzahnes sich im allmählich wachsenden Kiefer erschöpft und erledigt hat, und daß deshalb ein Ersatzzahn, der dem größeren Kiefer entspricht, notwendig ist, gibt den Ausschlag und berechtigt dazu, den Zahnwechsel wesensmäßig zu den regenerativen Erscheinungen zu rechnen. Die Art der Durchführung des Zahnwechsels, vor allem der Mechanismus der Eliminierung des zunächst lebenden Milchzahnes, stellt unter den physiologischen Vorgängen etwas Besonderes dar.

Der Zahnwechsel.

Bei den Säugetieren hat das Gebiß mit der Ausbildung von verschiedenen Zahnformen (Heterodontie) die höchste Entwicklung erreicht. Nur ausnahmsweise ist, wie bei den Zahnwalen, als Ausdruck besonderer Anpassung sekundär wieder Homodontie erworben worden. Im Zuge einer weitgehenden Anpassung und mit der Vervollkommnung des Gebisses ist bei den Säugern eine Verminderung der Zahngenerationen auf zwei eingetreten. Die den Säugern in ausgeprägter Form eigene Diphyodontie gibt es bei den niederen Wirbeltieren nicht. Bei ihnen findet ein unbeschränkter Zahnersatz statt, und die Zahl der Dentitionen kann bis auf 100 steigen. Selbst bei stärkerer Beanspruchung und Abnutzung einzelner Zähne wie bei den Nagern ist der diphyodonte Typ gewahrt und als neue Anpassung das permanente Wachstum von Zähnen erworben worden. Als weitere, allerdings regressive Entwicklung kann die Zahl der Dentitionen bis zur Monophyodontie (Zahnwale) reduziert werden oder sogar ganz verschwinden und dadurch Zahnlosigkeit (Anodontie) auftreten (Echidna, Manis, Myrmecophagidae)[1]. Permanent wachsende Zähne unterscheiden sich von denen mit beschränktem Wachstum dadurch, daß bei ihnen nach dem Durchbruch die Entstehung von Hartsubstanzen während des ganzen Lebens anhält. Ihnen geht die Trennung in Krone und Wurzel ab und sie stellen einheitliche Gebilde mit dauernd weit offener Pulpa dar, weshalb sie auch als wurzellose Zähne bezeichnet werden. Sie kommen bei zahlreichen Säugern [Beuteltiere, Edentaten, Ungulaten, Elefanten (Stoßzähne), Nager, Robben, Wale und Lemuren] vor und betreffen die verschiedensten Zähne des Gebisses[2].

Das menschliche Gebiß ist hinsichtlich der Dentition nicht einheitlich; bezogen auf die 20 Milchzähne und ihre 20 Ersatzzähne ist es diphyodont. Die übrigen Zähne, die 12 Molaren, müssen morphologisch und funktionell zur zweiten Dentition gerechnet werden, entwicklungsgeschichtlich dagegen gehören sie zur ersten Dentition, zum Milchgebiß. Die Mahlzähne des bleibenden Gebisses nehmen also als persistierende oder Zuwachszähne gegenüber dem

---

[1] Rauber-Kopsch 1922, Eidmann 1923. [2] Eidmann 1923.

Wechselgebiß eine Sonderstellung ein. Sie gehören in die Reihe der Milchzähne, von deren Entstehung sie sich nicht unterscheiden, und sind nur durch ihren späten Durchbruch (1. Molar im 6., 2. Molar im 12., 3. Molar durchschnittlich im 18. Lebensjahr) charakterisiert, der seinerseits im langsamen Längenwachstum des Kiefers seine einfache Erklärung findet. Sie entstehen in derselben Zahnleiste wie die Milchmolaren, die entsprechende Ersatzzahnleiste ist nur rudimentär und wird zurückgebildet[1]. Im Gegensatz dazu ist Bolk (1915) der Meinung, daß nur der 1. Molar ein Milchzahn ist, während die beiden anderen Molaren der Ersatzzahnreihe entstammen sollen.

Der Zahnwechsel umfaßt die Vorgänge, die sich beim Ersatz der Milchzähne durch das bleibende Gebiß abspielen. Bezüglich der Entwicklung der Ersatzzähne, die nicht von derjenigen der Milchzähne abweicht, muß auf die einschlägige Literatur verwiesen werden[2]. Besondere Beachtung verdient hier aber die Tatsache, daß die Bildung von Milch- und bleibenden Zähnen in gesetzmäßig festgelegten Etappen erfolgt, und daß das Schmelzepithel seine Zahnhartsubstanzen bildenden Potenzen bis zum Abschluß des Wachstumsalters behält.

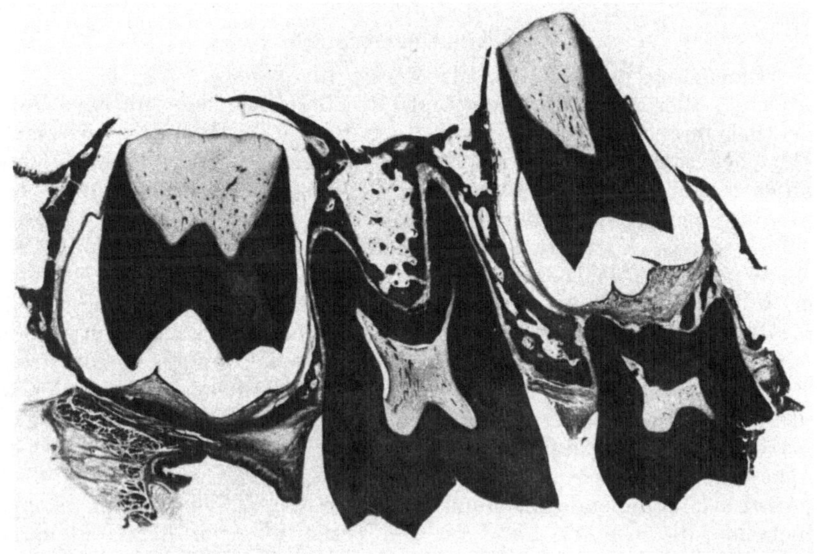

Abb. 12. Achtjähriger Knabe. Unfalltod. Zahnwechsel: 2. Milchmolar — 2. Prämolar.

Der sich entwickelnde Ersatzzahn liegt ebenso wie sein Vorgänger in einer knöchernen Kapsel. Während die Milchzähne sich unmittelbar an der Stelle entwickeln, an der sie zum Durchbruch kommen, entstehen die Ersatzzähne mundwärts von ihrem späteren Standort, müssen also bei ihrem weiteren Wachstum lippenwärts und nach oben vordringen und Bewegungen durchführen, die für die Schneide- und Eckzähne viel komplizierter sind als für ihre Vorgänger. Die Prämolaren liegen nun in der Bifurkation der Milchmolaren, sie schieben sich einfach okklusalwärts vor. Mit Beginn der Durchbruchsbewegung der Ersatzzähne setzen resorptive Vorgänge ein, für deren Verlauf die Richtung des wachsenden Zahnkeimes maßgebend ist. Funktionell-mechanische Einwirkungen sollen eine Rolle spielen[3] (Abb.12). Stets werden die der Kronenspitze am nächsten liegenden Gewebsteile am intensivsten und schnellsten resorbiert[4]. Nach Aufsaugung der in der Durchbruchsrichtung über der Krone des Ersatzzahnes gelegenen knöchernen Kapsel und der Alveole des Milchzahnes durch ein eigens für diesen Zweck gebildetes zell- und gefäßreiches Resorptionsgewebe tritt der durchbrechende Zahn mit dem Milchzahn in Berührung. Die Resorption ergreift dann die Wurzel des Milchzahnes, und zwar immer an den Stellen, die dem vorrückenden Zahn im Wege stehen, also bei den Milchmolaren meist die Bifurkation. Vom Periodontium und von der Pulpa geht unter Ausbildung eines capillar- und zellreichen mesenchymalen Gewebes und unter Beteiligung von vielkernigen Riesenzellen die Resorption aus. Die Aufsaugung läuft nicht immer kontinuierlich ab, sondern wird häufig unterbrochen, so daß es zur Anlagerung neuen

[1] W. Meyer 1932, 1954, Adloff 1934, 1941.

[2] Rauber-Kopsch 1922, W. Meyer 1932, 1954, Günther 1934, Petersen 1935, Bargmann 1951.

[3] Reichborn-Kjennerud 1934. [4] Eidmann 1923.

Zementes an die schon resorbierten Teile und dabei sogar zur festen Verbindung zwischen Milchzahn und Alveole kommen kann; die Resorption wird in ihrem weiteren Ablauf dadurch aber nicht gestört[1]. Nach der Wurzel fällt auch die Krone der Resorption anheim, deren Inneres mehr oder weniger stark ausgehöhlt werden kann. Nach Lockerung bzw. Zerstörung des Halteapparates löst sie sich spontan oder durch unvorsichtigen Biß schließlich von ihrer Unterlage, dem Resorptionsgewebe, ab, das den Charakter gewöhnlichen Granulationsgewebes besitzt. Die Granulationen bilden sich nach der ziemlich schnell erfolgenden Epithelisierung zurück und für den Ersatzzahn ist nunmehr der weitere Weg frei. Der Durchtritt vollzieht sich in der üblichen Weise. Das die Krone bedeckende Schmelzepithel nähert sich dem Epithel der Mundhöhle und vereinigt sich mit ihm. Über der vordrängenden Kronenspitze wird der Epithelbelag immer dünner, geht zugrunde und verschwindet. Beim weiteren Emporsteigen des Zahnes bleibt die Verbindung zwischen dem Mundhöhlenepithel und dem Schmelzepithel bzw. dem Schmelzoberhäutchen, einer vom Schmelzepithel gebildeten Cuticularmembran, bestehen. Dieser Ansatz des Epithels geht auch dann nicht verloren, wenn der Zahn die Okklusionsebene erreicht hat[2].

Schlußbemerkungen.

Die Erzeugung neuer Zellen als Ersatz für verlorene ist das gemeinsame Kennzeichen aller physiologischen und pathologischen regenerativen Vorgänge. Hinsichtlich ihrer Verursachung und ihrer Bedeutung bestehen aber nicht nur zwischen der pathologischen und der physiologischen, sondern auch innerhalb der physiologischen Regeneration — wie die Analyse der regenerativen Erscheinungen im physiologischen Bereich zeigen sollte — so wesentliche Unterschiede, daß man von zwei Kategorien der physiologischen Regeneration sprechen kann. Das Schwergewicht der physiologischen Regeneration liegt bei der kontinuierlichen, während des ganzen Lebens anhaltenden Wiedererzeugung von Zellen. Davon ist die diskontinuierlich verlaufende Regeneration, die cyclisch oder nur einmalig auftretende, als selbständiger Erscheinungskomplex abzugrenzen.

Die Anschauungen über das Wesen der kontinuierlichen Regeneration werden von der Vorstellung beherrscht, daß die Wiedererzeugung den im natürlichen Lebensablauf durch Verbrauch und Abnutzung entstandenen Zellverlust ersetzt. Diese kausale Verknüpfung von Zellverlust und Regeneration und die darin zum Ausdruck kommende mechanistische Vorstellung von der physiologischen Regeneration, die in erster Linie aus den Verhältnissen in der Haut hergeleitet sein dürfte, wird dem regenerativen Geschehen aber nicht voll gerecht. Gerade für die Epidermis wird mit der Vertiefung der Kenntnisse von den Vorgängen, die sich in ihr abspielen, immer deutlicher, daß die Abschuppung, d. h. der ständige physiologische Verlust von Zellen, im Zuge bestimmter Leistungen und Umwandlungen des Epithels geschieht und damit aus innerer Notwendigkeit und im einzelnen nicht aus Gründen des ständigen Umweltkontaktes erfolgt. Die Tätigkeit der aus der basalen Schicht entstehenden Zellen erstreckt sich auf die Bildung einer toten Substanz und das Absterben dieser Zellen ist gewissermaßen ein Teil ihrer Funktion. Die Zelle bzw. ihr Produkt muß damit zwangsläufig aus dem lebenden Verband ausscheiden. Entwicklungsgeschichtlich mögen Aufbau und Struktur der Epidermis aus der Funktion der Haut als Körperbegrenzung gegen die Umwelt mitbedingt sein.

Die Zelle der Epidermis hat ebenso wie andere Zellen einen ihr immanenten gesetzmäßigen Lebensrhythmus, nach dem ihre Entwicklung und ihre Lebensdauer bestimmt werden und der für die Zellerneuerung von maßgebender Bedeutung ist. Verbrauch und Abnutzung sind also als endogen bedingte Ereignisse zu verstehen und bedeuten, daß die Zelle gealtert ist, ihre Funktion sich erschöpft und ihr Lebensschicksal sich erfüllt hat. Die einzelne Zelle ist als Teil einer

[1] W. MEYER 1932.

[2] W. MEYER 1932, 1954; weitere Literatur: EIDMANN 1923, REICHBORN-KJENNERUD 1934, LEHNER und BLENK 1935, WESTIN 1942.

Gemeinschaft selbstverständlich in das Struktur- und Funktionsgefüge höherer Ordnung, des Zellverbandes, Gewebes, Organes oder des ganzen Organismus, eingefügt und in ihrem eigenen Rhythmus jenem der übergeordneten Einheit unterworfen.

Die Gesetzmäßigkeit des Lebensrhythmus ist bei den freien Zellen des Blutes noch viel ausgesprochener. Die Blutzellen sind in ihren Lebensetappen, d. h. hinsichtlich Entstehung, Reifung, Funktion, Altern und Tod zum großen Teil gut definiert. Die ständige Erneuerung ist ein Teil des je nach Zellart verschiedenen Lebensrhythmus, und nur aus dem Charakter der blutbildenden Zellen ist es erklärbar, daß trotz der Unterschiede, die die Zellen selbst und die Art ihrer Entstehung aufweisen, im peripheren Blut ein zahlenmäßig konstantes Verhältnis differenter Zellelemente gewahrt bleibt.

Mit der größten physiologisch überhaupt vorkommenden Regenerationskapazität ausgestattet sind die basalen Zellen des geschichteten Plattenepithels und die Stammzellen des Blutes, die physiologisch ausschließlich der Vermehrung dienen und die über die Fetalzeit hinaus während des ganzen Lebens als unentwickelte Elemente, aber mit bestimmter Determinierung ihren dem Standort gemäßen Charakter bewahren. Als vegetative intermitotische Zellen sind sie die nach Anlage und Bauplan bestimmten, zeitlebens funktionierenden cytopoetischen Formationen.

Die Regenerationsfähigkit der Zellen der inneren Oberflächen, soweit sie als epitheliale Verbände in den schleimhäutigen Bedeckungen Grenzen gegen die „innere Umwelt" bilden, ist ebenfalls groß. Je nach dem Bau der Schleimhaut und der Zahl ihrer Zellagen wird in der Horizontalen oder Vertikalen durch teilungsfähige, zum größten Teil bereits intermitotisch differenzierende Zellen regeneriert. Die Menge derartiger Zellen und das Ausmaß der Regeneration sind in den verschiedenen Schleimhautarealen verschieden und abhängig von der Struktur der Schleimhaut und von den Eigenschaften, besonders von der Lebensdauer ihrer Zellen. Die regenerativen Leistungen des Schleimhautepithels übertreffen bezeichnenderweise die der übrigen epithelialen Organe und stehen jenen der Epidermis nur wenig nach. In der besonderen Regenerationspotenz derjenigen Zellverbände, die als innere oder äußere Oberflächen mit der Umwelt in Verbindung stehen, scheint das Prinzip verkörpert, die Integrität der den Einflüssen der Umwelt ausgesetzten Körpergebiete durch Zellen mit entsprechenden biologischen Eigenschaften zu erhalten und zu sichern. Das ganz andere Verhalten der übrigen Oberflächenzellen, der Gefäßendothelien und der Körperhöhlendeckzellen, stützt diese Vermutung.

Die Fähigkeit zur physiologischen Regeneration ist bei den epithelialen Organen (Drüsen, Leber, Niere) mit ihren hochdifferenzierten und spezialisierten Zellen, die zum postmitotischen Typ gerechnet werden, gering und sehr unterschiedlich. Da den Zellen dieser Organe die Teilungsfähigkeit nicht generell abgeht, wie das normale, von Organ zu Organ allerdings wechselnde Vorkommen von Mitosen und außerdem die Häufigkeit von Mitosen bei pathologischen Zuständen zeigen, können sie nicht postmitotisch fixiert sein. Postmitotische Zellen sollen nur bei abnormen Anlässen Teilungsfähigkeit wiedererlangen (reversibel-postmitotisch)[1]. In Anbetracht der physiologischen regenerativen Erscheinungen in den epithelialen Organen können die Epithelien keine postmitotischen Zellen im Sinne von Cowdry sein. Die „Reversibilität" zur Mitose muß eine bestimmten Epithelzellen von Natur aus innewohnende Eigenschaft sein. Es wäre denkbar, daß die Unterschiede im Teilungswachstum der verschiedenen hochdifferenzierten

[1] Cowdry 1942, 1953.

Zellen etwa in den Epithelien der apo- und ekkrinen Drüsen der Haut und des Pankreas einerseits und der Leber andererseits mit der jeweiligen organgebundenen Eigengesetzlichkeit zusammenhängen. Dieses zellphysiologische Problem bedarf noch der Aufklärung. Ebenso ungeklärt ist noch die für die Regenerationsfähigkeit wichtige Frage der Zellzahlkonstanz der epithelialen Organe. Die Konstanz der Zellzahl eines Organes bedeutet im übrigen keinen stationären Zustand und damit Regenerationsunfähigkeit. Die Leber der Maus bleibt bei anhaltender, wenn auch träger Regeneration zellkonstant[1], sie besitzt also eine dynamische Zellzahlkonstanz im Gegensatz zur statischen der eigentlichen Dauergewebe.

Von der abgeschwächten Regenerationspotenz in den epithelialen Organen scheint ein fließender Übergang zu den stationären Geweben und Organen zu bestehen, denen jede Fähigkeit zur physiologischen Regeneration fehlt und deren Erneuerung sich lediglich im Wege des molekularen Austausches vollzieht. Der teilweise Neuaufbau der im Dienst der apokrinen Sekretion stehenden Epithelien ist eine Eigentümlichkeit besonders spezialisierter Zellen und der molekularen Erneuerung vergleichbar. Zu dieser Kategorie der Regeneration unter der Ebene des Cellulären ist auch das Phänomen der Restitution anderer sezernierender Epithelien zu rechnen.

Der kontinuierlichen, allerdings mit unterschiedlicher Intensität vor sich gehenden Regeneration im epithelialen Gewebe, nämlich bei den Zellen der äußeren und inneren Deckschichten sowie der epithelialen Organe, steht im mesenchymalen Gewebe anscheinend nur die ständige Blutbildung gegenüber. Dies mag vielleicht überraschen, da vor allem aus der Pathologie bekannt ist, daß Teile des Mesenchyms, und zwar in erster Linie das aktive Mesenchym, über große zellbildende Potenzen verfügen. Inwieweit das aktive Mesenchym, abgesehen von der im Knochenmark und im lymphatischen Gewebe zum Zweck der Blutzellerneuerung erfolgten Spezialisierung, für die von ihm physiologisch außerdem zu übernehmenden Stoffwechselfunktionen der Zellerneuerung bedarf, ist nicht bekannt; ein laufender physiologischer Zellersatz dürfte aber bei der funktionellen, strukturellen und auch cytopoetischen Plastizität des reticulohistiocytären Systems ziemlich wahrscheinlich sein.

Die kontinuierliche physiologische Regeneration ist ihrem Wesen nach als ein ständiger, im Aufbau und in der Organisation der höheren Lebewesen begründeter kompensatorischer Wachstumsprozeß zur funktionellen und strukturellen Erhaltung des Gewebs-, Organ- und Systemgleichgewichtes aufzufassen. Sie unterliegt den nach der Anlage determinierten örtlichen und geweblichen Gesetzmäßigkeiten, gleichzeitig aber auch den Gesetzmäßigkeiten des Gesamtorganismus, und sie ist als Teilerscheinung der gesamten organismischen Struktur und Funktion mit dem Lebensschicksal gekoppelt. Die durch das Verhalten des Vegetativum oder Inkretorium gegebene Lebensrhythmik spiegelt sich in ihr ebenso wider wie Erbfaktoren, wofür die Erscheinungen des Haarkleides ein treffendes Beispiel geben. Das Altern des Gesamtorganismus beeinflußt auch seine physiologische Regenerationsfähigkeit; sie nimmt im höheren Alter ab, wodurch die Entstehung der senilen Atrophie mitbedingt ist, sofern diese dem numerischen Typ entspricht, d. h. wie etwa bei der Haut mit einer Verminderung der Zellzahl einhergeht. Mit dem Altern verändert sich auch die Rhythmik der sich teilenden Zellen und ihrer Nachkommen, wie aus der abnehmenden Mitosenrate sowohl der basalen Zellen als auch der Hämatoblasten geschlossen werden kann; die Lebenszeit der einzelnen Zellen wird dabei größer.

Aus der freilich nicht immer scharf zu fassenden biologischen Stellung der kontinuierlichen Regeneration als einer in den Gesamtplan des Organismus

[1] SIESS und STEGMANN 1949.

funktionell und strukturell eingeordneten, gleichzeitig jedoch auch durch eine gewisse celluläre und gewebliche Eigengesetzlichkeit charakterisierten Erscheinung ergibt sich das große und sehr mannigfaltige Spektrum ihrer Störungen, die allgemeiner oder lokaler Art sein können. Innere und äußere auf den Körper und seine regulierenden Systeme wirkende Faktoren beeinflussen auch die physiologische Regeneration; sie können ihre Rhythmik und ihre Leistungen in quantitativer oder qualitativer Hinsicht verändern und charakteristische Erscheinungsbilder etwa in der Oberhaut und ihren Anhängen wie bei der hormonalen Dysregulation, Intoxikation usw. oder im Blut, beispielsweise bei Infektionen, hervorrufen. Von den lokalen, örtlich oder allgemein ausgelösten Störungen des regenerierenden Wachstums mit verminderter oder vermehrter Zellneubildung ist die letztgenannte von einem besonderen Interesse, da sich, theoretisch wenigstens, aus den hyperregenerativen Vorgängen Beziehungen zur Hyperplasie und zum Tumor ergeben. Im einzelnen muß hierzu auf die entsprechenden Abschnitte dieses Handbuches verwiesen werden.

Von dem zeitlebens vor sich gehenden kontinuierlichen, regenerativen Zellwachstum sind die diskontinuierlich verlaufenden, regenerativen Wachstumserscheinungen nach Ursachen und Bedeutung grundsätzlich verschieden. Bei diesen handelt es sich um entwicklungs- oder geschlechtsgebundene Vorgänge, die sich nur in bestimmten Lebensabschnitten äußern. Die für die kontinuierliche Zellerneuerung wesentliche Eigengesetzlichkeit der Zellrhythmik tritt hier zurück oder wird ganz bedeutungslos gegenüber der Rhythmik im Lebensablauf des Gesamtorganismus. Die Regeneration erfolgt nicht deshalb, weil sich die Zelle in Erfüllung ihrer physiologischen Funktion erschöpft hat und abstirbt, sondern weil die Zellen, Zellverbände und Gewebe ihre im Dienst der höheren Ordnung des Gesamtorganismus zu leistenden Funktionen erfüllt haben und für ihn nicht mehr brauchbar oder nicht mehr notwendig sind. Das Erlöschen der Funktion wird damit zum kausalen und gleichzeitig regulierenden Prinzip dieser Kategorie von Regenerationserscheinungen, die sich überwiegend auch formal von denjenigen beim kontinuierlichen Zellersatz unterscheiden.

Unter dem Aspekt des Erlöschens der Funktion ist der Zahnwechsel, ein in der Anlage vorbestimmtes Ereignis im Entwicklungswachstum, als ein echtes regeneratives Phänomen zu verstehen, durch das der lebende, aber im wachsenden Kiefer funktionsuntüchtig werdende Milchzahn durch den zu einem feststehenden Zeitpunkt sich bildenden und nachrückenden bleibenden Zahn verdrängt, abgetötet und ersetzt wird.

Als regenerative Vorgänge besonderer Prägung gehören hierher auch die hormonal ausgelösten cyclischen Umwandlungen im Genitalapparat und in der Brustdrüse der geschlechtsreifen Frau. Es sind periodisch wiederkehrende Wachstumsvorgänge, die mit Rückbildungen alternieren und jeweils mit der Abstoßung und darauffolgenden Neubildung von Zellen und Geweben verbunden sind, wenn das Wachstumsprodukt die ihm bestimmte Funktion, der Fortpflanzung und Arterhaltung zu dienen, nicht erfüllt, wobei im Endometrium durch Abstoßung der Schleimhaut Wunden entstehen. Eine damit vergleichbare, ebenfalls mit einer Wundbildung einhergehende Abstoßung und Erneuerung eines Organes gibt es beim gleichfalls hormonal ausgelösten Wechsel des Cervidengeweihes.

Der hormonale Einfluß beherrscht während der Fertilitätsperiode die Dynamik der weiblichen Fortpflanzungsorgane und ihren Eigenrhythmus und bestimmt alle in ihnen sich abspielenden Vorgänge. Die hormonale Stimulation des Wachstums, die bei der cyclischen Regeneration in physiologisch dazu bestimmten Organen zutage tritt, läßt annehmen, daß Hormone auch bei der pathologischen

Regeneration mitspielen und Wachstum fördern oder hemmen oder sogar Wachstumspotenzen entfalten lassen können. Darüber wird im folgenden Abschnitt noch zu sprechen sein. Die Häufigkeit von Wachstumsstörungen, besonders in Brustdrüse und Endometrium, geht wahrscheinlich zu einem großen Teil auf Störungen des hormonalen Synergismus zurück.

Als Sonderfall ist hier schließlich noch die mit der Geschlechtsreife einsetzende inkretorisch regulierte Samenbildung im Hoden zu werten, die während der ganzen Fortpflanzungsperiode beständig anhält. Die Neubildung erfolgt hier unabhängig vom Funktionszustand der bereits gebildeten und gegebenenfalls zu ersetzenden Zellen aus einem übergeordneten Prinzip, wonach der männliche Organismus zur Sicherung der Arterhaltung während einer bestimmten Periode dauernd fortpflanzungsfähig bleiben soll. Entsprechend dem darin begründeten großen Bedarf an Samenzellen erfolgt ihre Bildung aus vegetativen intermitotischen Zellen und kann deshalb formal der Bildung von Blut- und Epidermiszellen an die Seite gestellt werden.

Es wird ganz überwiegend angenommen, daß das regenerative Wachstum von der mitotischen Zellvermehrung beherrscht wird. Wenn Zweifel über diese Art des Wachstums aufgetaucht sind und auch jetzt noch gelegentlich geäußert werden, dann nur deshalb, weil die Zahl der feststellbaren Mitosen mit dem Umfang der neugebildeten Zellen nicht recht in Einklang steht. Dieses Mißverhältnis spricht aus verschiedenen, hauptsächlich zellphysiologischen Gründen nicht zwingend gegen die Ausschließlichkeit des mitotischen Zellwachstums bei der physiologischen Regeneration. Es ist deshalb nicht angängig, zu folgern, daß etwa Lymphocyten in der Epidermis sich in Plattenepithelien umwandeln[1]. Die aus den gleichen Überlegungen angenommene Abknospung von Hämoglobin zum Zweck der Erythrocytenvermehrung ist unwahrscheinlich (s. S. 474). Ob die Karyonomie[2] bei der Vermehrung von Lymphocyten wirklich eine Rolle spielt, scheint noch der Bestätigung zu bedürfen. Im Zusammenhang mit dem häufigen Nachweis von doppelkernigen Zellen in regenerierenden Zellverbänden wird immer wieder die Frage aufgeworfen, ob Amitosen eine zellbildende Bedeutung zukommt. Bereits von FLEMMING (1885) wurde festgestellt, daß der regenerative Charakter der Amitose weder bei den Protozoen noch bei den Metazoen wirklich nachgewiesen sei. Es ist auch heute noch in Übereinstimmung mit den meisten Zellphysiologen daran festzuhalten, daß nur die mitotische Zellvermehrung dem Aufbau dient[3].

Das amitotische Zellwachstum, das in sehr enger Beziehung zur rhythmischen Kernvergrößerung steht, erfolgt dagegen zum Zweck der Funktionssteigerung der Zelle und hat als Vorgang in differenzierten Zellen mit einer Zellvermehrung nichts zu tun[4]. Bei der physiologischen Regeneration sind Amitosen in undifferenzierten Zellen nur selten; inwieweit sie hier zur Zellneubildung führen können, ist nicht erwiesen. Nach den heutigen Kenntnissen über die Physiologie der Zelle muß die Frage, ob die in den verschiedensten Organen und Geweben zu beobachtenden amitotischen Kernteilungen den Sinn einer physiologischen Regeneration haben und durch regelmäßige Erneuerung des Kernapparates zu einer Verjüngung der Gewebe führen[5], entschieden verneint werden.

Über die Beziehungen der physiologischen zur pathologischen Regeneration wird im zweiten Teil dieses Bandes zu noch sprechen sein. In diesem Zusammenhang mögen abschließend einige allgemeine Hinweise genügen. Die zur kontinuierlichen physiologischen Regeneration fähigen Gewebe behalten unter patho-

---

[1] ANDREW und ANDREW 1949. [2] FEYRTER 1951, PISCHINGER 1951.
[3] STEIN 1948, RIES und GERSCH 1953.
[4] JACOBJ 1942, STEIN 1948, RIES und GERSCH 1953. [5] STAEMMLER 1928.

logischen Bedingungen nicht nur die ihrem Zellcharakter entsprechende regenerative Potenz, sondern können sie sogar verstärkt zur Geltung bringen. Dennoch wäre das pathologische Regenerationsvermögen höchst unzureichend, wenn die höheren Organismen nicht über zusätzliche Wachstumsenergien verfügten, die unter physiologischen Verhältnissen, d. h. ohne den besonderen Regenerationsreiz, nicht entwickelt werden. Unter pathologischen Verhältnissen können auch bereits differenzierte Gewebe Wachstumspotenzen entfalten. Außerdem besitzen die höheren Lebewesen im Mesenchym Zellen, die auch im erwachsenen Organismus jederzeit als weitgehend plastische Elemente eingesetzt werden können und damit gleichsam stets verfügbare cytopoetische Reserven darstellen. Die Möglichkeit zur Stimulierung der Zellneubildung ist bereits bei den normalen regenerativen Vorgängen im Falle der hormonal regulierten cyclischen Regeneration festzustellen.

Literatur.

ÅBERG, M. L., u. G. TÖTTERMAN: Über das weiße Blutbild bei älteren Menschen. Nord. Med. (Stockh.) **39** (1942). — ADLOFF, P.: Welcher Dentition gehören die Molaren an? Z. Stomat. **32**, 262 (1934). ~ Die Dentitionszugehörigkeit der Molaren. Z. Stomat. **39**, 674 (1941). ADOLPHE, W. E., R. F. BAKER and G. M. LEIBY: Electron microscope study of epidermal fibers. Science (Lancaster, Pa.) **113**, No 2946, 685 (1951). — ALBERTINI, A. v.: Pflasterepithelzellen im Phasenkontrastbild. Acta anat. (Basel) **1**, 463 (1946). — ALDER, A.: Atlas des normalen und pathologischen Knochenmarks. Berlin u. Wien: Urban & Schwarzenberg 1939. — ANCEL, P., et P. BOUIN: Recherches sur les fonctions du corps jaune gestatif. II. Sur le déterminisme du developpement de la glande mammaire au cours de la gestation. J. Physiol. et Path. gén. **13**, 31 (1911). — ANDREW, W., and N. V. ANDREW: Lymphocytes in the normal epidermis of the rat and of man. Anat. Rec. **104**, 217 (1949). — ARNETH, J.: Qualitative Blutlehre, 2. Aufl. Leipzig: Johann Ambrosius Barth 1945. — ASCHOFF, L., u. K. KIYONO: Zur Frage der großen Mononukleären. Fol. haemat. (Lpz.) **15**, 383 (1913). — ASHBY, W.: The span of life of the red blood cell. Blood **3**, 486 (1948). — ATKINSON, W. B.: Studies on the effects of steroid sex hormones on alkaline phosphatase in the endometrium. In: Menstruation and its disorders, S. 3. Springfield, Ill.: Ch. C. Thomas 1950. — ATKINSON, W. B., and E. T. ENGLE: Studies on endometrial alkaline phosphatase during the human menstrual cycle and in the hormone treated monkey. Endocrinology **40**, 327 (1947). — ATKINSON, W. B., E. T. ENGLE, S. B. GUSBERG and C. L. BUXTON: Histochemical studies on abnormal growth of human endometrium. II. Cytoplasmic ribonucleid acids in normal and pathological glandular epithelium. Cancer **2**, 132 (1949). — AUBURTIN, G.: Das Vorkommen von Kolbenhaaren und die Veränderungen derselben beim Haarwiederersatz. Arch. mikrosk. Anat. **57**, 472—500 (1896). — AYRE, J. E.: Cyclic ovarian changes in artificial vagina. Amer. J. Obstetr. **48**, 690 (1944).

BAB, H.: Die Talgdrüsen und ihre Sekretion. Beitr. klin. Med., Festschr. f. SENATOR, S. 1—37. 1904. — BANIEKI, H.: Die Frage der Funktion im Schleimhautbild des Uterus. Virchows Arch. **299**, 376 (1937). — BARGMANN, W.: Histologie und mikroskopische Anatomie des Menschen, Bd. 1. Stuttgart: Georg Thieme 1948. ~ Histologie und mikroskopische Anatomie des Menschen, Bd. 2. Stuttgart: Georg Thieme 1951. — BASSET, C. F., O. P. PEARSON and F. WILKE: The effect of artificially increased length of day of molt, fur growth, and priming of silver fox pelts. J. of Exper. Zool. **96**, 77 (1944). — BECKER, J.: Handbuch der Anatomie des Kindesalters von PETER, WETZEL, HEIDERICH, Bd. II, S. 251. 1938. — BEER, A. S.: Über die nervös-humorale Regulation des Blutes. Fol. haemat. (Lpz.) **66**, 222 (1942). — BEGEMANN, H., u. W. HEMMERLE: Die Mitosetätigkeit des menschlichen Knochenmarks und ihre Beeinflussung durch cytostatische Substanzen. Klin. Wschr. **1949**, 530. — BENDA, C.: Das Verhältnis der Milchdrüsen zu den Hautdrüsen. Dermat. Z. **1**, 34 (1893). — BENSLEY, S. H.: On the presence, properties and distribution of the intercellular ground substance of loose connective tissue. Anat. Rec. **60**, 93 (1934). — BERKA, F.: Die Brustdrüse verschiedener Altersstufen und während der Schwangerschaft. Frankf. Z. Path. **8**, 203 (1911). — BERNHARD, W.: Electron microscope studies on thin sections of human erythrocytes. Nature (Lond.) **170**, 359 (1952). — BERTALANFFY, L. v.: Theoretische Biologie, Bd. II, Stoffwechsel, Wachstum. Bern: A. Francke A.-G. 1951. — BIEDERMANN: Vergleichende Physiologie des Integumentes der Wirbeltiere. Erg. Biol. **1** (1926). — BIESADECKI, A.: Haut, Haare und Nägel. In: H. STRICKER, Handbuch der Lehre von den Geweben, Bd. 1, S. 614. Leipzig: Engelmann 1871. — BISSONNETTE, T. H., and E. E. BAILEY: Experimental modification and control of molts and changes of coat in weasels by controlled lighting. Ann. New York Acad. Sci. **45**, 221 (1944). — BITTNER, G. S.: Über das Wachstum der

Fingernägel bei Einwirken verschiedener Reize. Inaug.-Diss. Breslau 1942. — BIZZOZERO, G.: Über die schlauchförmigen Drüsen des Magen-Darmkanals und die Beziehungen ihres Epithels zu dem Oberflächenepithel der Schleimhaut. Arch. mikrosk. Anat. **42**, 82 (1893). ~ Wachstum und Regeneration im Organismus. Wien. med. Wschr. **1894**, 696, 744. ~ Experimentelle Studien über Keratohyalin, Eleidin und Parakeratose. Arch. f. Dermat. **97**, 55 (1909). — BIZZOZERO, G, u. G. VASSALE: Über die Erzeugung und die physiologische Regeneration der Drüsenzellen bei den Säugetieren. Virchows Arch. **110**, 155—214 (1887). — BOAS, J. E. V.: Handbuch der vergleichenden Anatomie der Wirbeltiere von BOLK, GÖPPERT, KALLIUS, LUBOSCH, Bd. 1, Horngebilde des Integumentes, S. 521. Wien u. Berlin: Urban & Schwarzenberg 1931. — BÖRNSTEIN, KÄTHE: Über Gewebezüchtung menschlicher Haut. Klin. Wschr. **1930**, 1119. — BOLCK, F.: Die Endotheliome. Morphologie und Onkologie. Leipzig: Georg Thieme 1952. — BOLK, L.: Welcher Gebißreihe gehören die Molaren an? Z. Morph. u. Anthrop. **83** (1915). — BORÓS, J. v.: Klinische Hämatologie. Stuttgart: Ferdinand Enke 1944. — BOSTRÖM, LISA: Are non-nucleated erythrocytes formed by budding-off of cytoplasma from normoblasts? Acta med. scand. (Stockh.) **131**, 303 (1948). — BRANDENBURG, W.: Die Multipotenz des Mesothels. Veröffentl. aus der morphol. Path., H. 58. Jena: Gustav Fischer 1953. — BRAUNSTEINER, H.: Zum Aufbau der Erythrocyten. Wien. klin. Wschr. **1950**, 585. — BRAUS, H.: Anatomie des Menschen, Bd. 2, Eingeweide. 2. Aufl. bearbeitet von C. ELZE. Berlin: Springer 1934. — BREMER, E., K. G. OBER u. J. ZANDER: Histochemische Untersuchungen über das Verhalten der Nucleinsäuren im Endometrium. Arch. Gynäk. **181**, 96 (1951). — BRINKMANN, A.: Die Hautdrüsen der Säugetiere (Bau und Sekretionsverhältnisse). Erg. Anat. **20**, 1173—1231 (1912). — BUCHER, O.: Histologie und mikroskopische Anatomie des Menschen mit Berücksichtigung der Histophysiologie und der mikroskopischen Diagnostik. Bern: Hans Huber 1948. — BULLIARD, H.: Recherches sur la croissance des poils chez l'homme. Bull. et mém. de la Soc. d'anthropologie de Paris, 7. Juli 1921. — BULLOUGH, H. F.: Mitotic activity in the adult female mouse, Mus musculus L. A study of its relation to the oestrous cycle in normal and abnormal conditions. Philosophic. Trans. Roy. Soc. Lond., Ser. B **231**, 453—516 (1946). — BULLOUGH, W. S., and F. J. EBLING: Cell replacement in the epidermis and sebaceous glands of the mouse. J. of Anat. **86**, 29 (1952). — BUNTING, H., G. B. WISLOCKI and E. W. DEMPSEY: The chemical histology of human eccrine and apocrine sweat glands. Anat. Rec. **100**, 61 (1948). — BUTCHER, E. O.: The hairs cycles in the albino rat. Anat. Rec. **61**, 5 (1934). ~ Pigmentation of hair on transplanted skin in hooded rats. Arch. of Dermat. **52**, 347 (1945). ~ Development of the pilary system and the replacement of hair in mammals. Ann. New York Acad. Sci. **53**, 508 (1951).

CALLENDER, S., E. O. POWELL and L. J. WITTS: Normal red cells survival in men and women. J. of Path. **59**, 519 (1947). — CAMERON, G. R.: Pathology of the cell. Edinburgh: Oliver & Boyd 1952. — CARVALHO, SERGIO DE: Recherches cytochimiques et expérimentales sur les rélations de l'hémoglobinogénèse avec la synthèse des proteines dans l'érythroblaste. Acta haematol. (Basel) **9**, 220 (1953). — CASPERSSON, T.: Cell growth and cell function. New York: W. W. Norton 1950. — CHAVES, P. R.: Les cellules géantes de la moelle osseuse. Arch. portug. Sci. biol. **1**, 5 (1936). — CLARA, M.: Morfologia e sviluppo delle ghiandole sebacee nell'uomo. Ric. Morf. **9**, 121—182 (1929). — CORNIL: (1888). Zit. nach R. MEYER (1930). — COWDRY, E. V.: The skin and its derivates. Special cytology, 2. Aufl., Bd. I. 1932. ~ Problems of aging. Baltimore: Williams & Wilkins 1942. ~ A textbook of histology, 3. Aufl. Philadelphia: Lea a. Febiger 1944. ~ Cells and their behavior in: ANDERSON „Pathology". St. Louis: C. V. Mosby Comp. 1953. — COWDRY, E. V., and H. C. THOMPSON jr.: The localisation of maximum cell division in epidermis. Anat. Rec. 88, 403 (1944).

DABELOW, A.: Der Entfaltungsmechanismus der Mamma. I. u. II. Gegenbaurs Jb. **73** (1934); **85** (1941). — DANESINO, V.: Morfologia delle cellule esfoliate della mamella umana. Arch. Ostetr. **56**, 366 (1951). — DANFORTH, C. H.: Physiology of human hair. Physiologic. Rev. **19**, 94 (1939). — DANNEEL, R., u. N. WEISSENFELS: Die Herkunft der Melanoblasten in den Haaren des Menschen und ihr Verbleib während des Haarwechsels. Biol. Zbl. **72**, 630 (1953). — DAWSON, H. L.: A study of hair growth in the guinea pig (Cavia cobaya). Amer. J. Anat. **45**, 461 (1930). — DAWSON, H., and J. F. DANIELLI: The permeability of natural membranes. Cambridge: University Press 1952. — DEELMANN, H. T.: Die Histopathologie der Uterusmukosa. Leipzig: Georg Thieme 1933. — DIERCKS, K.: Der normale mensuelle Zyklus der menschlichen Vaginalschleimhaut. Arch. Gynäk. **130**, 46 (1927). — DOWNEY, H.: Handbook of hematology. New York: P. B. Hoeber, Inc. 1938. — DRECHSLER: Zit. nach ROTHMAN und SCHAAF. — DRY, F. W.: The coat of mouse. J. Genet. **16**, 288 (1926). — DUCLERT: Etude histologique de la sécrétion lactée. Thèse Montpellier 1893. — DURAN-JORDA, F.: The eosinophil cell. Studies in horse and camel. Lancet **1948 II**, 451.

EBLING, F. J.: Sebaceous glands. I. The effect of sex hormones on the sebaceous glands of the female albino rat. J. of Endocrin. **5**, 297—302 (1948). — EBNER, V. v.: Über ein Blutextravasat im Nagelkörper. Anat. Anz. **48**, 128—133 (1915/16). — ECKARDT, TH.:

Über die kompensatorische Hypertrophie und das physiologische Wachstum der Niere. Virchows Arch. **114**, 217 (1888). — EGGELING, H. v.: Die Milchdrüse. In Handbuch der mikroskopischen Anatomie des Menschen, Bd. 3, Teil 1, S. 117. Berlin: Springer 1927. ~ Hautdrüsen. In Handbuch der vergleichenden Anatomie der Wirbeltiere. Bd. 1, S. 633. Berlin u. Wien: Urban & Schwarzenberg 1931. — EICHENLAUB, F. J., and R. A. OSBOURN: Studies in the histogenesis of the epidermis. Arch. of Dermat. **64**, 700 (1951). — EIDMANN, H.: Entwicklungsgeschichte der Zähne des Menschen. Berlin: H. Meusser 1923. — EMANUEL, S.: Mechanism of the sebum secretion. Acta dermato-vener. (Stockh.) **19**, 1—18 (1938). — EVERETT, E. T., C. M. POMERAT, F. N. HU and C. S. LIVINGOOD: Tissue culture studies on human skin. Texas Rep. Biol. a. Med. **9**, 281 (1951). — EVERETT, EVA T., CL. S. LIVINGOOD, CH. M. POMERAT and FUNAN HU: Tissue culture studies on human skin. II. Comparative effects of certain specific contactallergens on sensitized and non-sensitized human skin. J. Invest. Dermat. **18**, 193 (1952).

FERNER, H.: Das Inselsystem des Pankreas. Stuttgart: Georg Thieme 1952. — FERRATA, A.: Über die Klassifizierung der Leukocyten des Blutes. Fol. haemat. (Lpz.) **5**, 655 (1908). ~ Einige neue Feststellungen über die Vorstufen der Granulocyten. Fol. haemat. (Lpz.) **9**, 549 (1910). — FERREIRA-MARQUES: Systema sensitivum intraepidermicum. Die LANGERHANSschen Zellen als Dolorireceptores. Acta neurovegetativa (Wien) **3**, 346 (1951). ~ Systema sensitivum intra-epidermicum. Die LANGERHANSschen Zellen als Receptoren des hellen Schmerzes. Arch. f. Dermat. **193**, 191 (1951). — FEYRTER, F.: Über diffuse endokrine epitheliale Organe. Leipzig: Johann Ambrosius Barth 1938. ~ Über die Pathologie der vegetativen nervösen Peripherie und ihre ganglionären Regulationsstätten. Wien: Wilhelm Maudrich 1951. ~ Über die peripheren endokrinen (parakrinen) Drüsen des Menschen. Wien u. Düsseldorf: Wilhelm Maudrich 1953. — FIESCHI, A.: Semiologie des Knochenmarks. Erg. inn. Med. **59**, 382 (1940). — FIESCHI, A., e G. ASTALDI: La cultura in vitro del midollo osseo. Pavia 1946. — FISCHER, I., u. E. RIES: Das Verhalten der Pankreaszelle des Hühnchens in der Gewebekultur. Arch. exper. Zellforsch. **18** (1936). — FISHER, J., and D. GLICK: Localization of alkaline phosphatase in normal and pathological human skin. Proc. Soc. Exper. Biol. a. Med. **66**, 14 (1947). — FLEISCHHACKER, H.: Klinische Hämatologie, Bd. VIII. Wien: Wilhelm Maudrich 1948. — FLEISCHHACKER, H., u. R. KLIMA: Zellbilder von Lymphknotenpunktaten und ihre diagnostische Verwertbarkeit. Münch. med. Wschr. **1937**, 661. — FLEMMING: Studien über Regeneration der Gewebe. Arch. mikrosk. Anat. **24**, 50 (1885). ~ Über die Regeneration verschiedener Epithelien durch mitotische Zellteilung. Arch. mikrosk. Anat. **24**, 371 (1885). — FOLLEY, S. J.: Biochemical aspects of mammary gland function. Biol. Rev. Cambridge Philos. Soc. **24**, 316 (1949). — FRANK, R. T. and A. UNGER: An experimental study of the causes which produce the growth of the mammary gland. Arch. Int. Med. **7**, 812 (1911). — FRASER, D. A.: The development of the skin of the back of the albino rat until the eruption of the first hairs. Anat. Rec. **38**, 203 (1928). — FRESEN, O.: Zur Histomorphologie des retikuloendothelialen Systems. Klin. Wschr. **1947**, 100. — FRIEDENTHAL, H.: Beiträge zur Naturgeschichte des Menschen. 1908. — FUCHS, H.: Über die Wachstumsgeschwindigkeit des Haares. Z. Biol. **98**, 215 (1937). — FUHS, H.: Studien über die Wachstumsgeschwindigkeit der Kopfhaare unter normalen Bedingungen und bei Anwendung hyperämisierender Mittel. Med. Klin. **1920**, 1316.

GANS, O.: Histologie der Hautkrankheiten, Bd. 1. Berlin: Springer 1925. — GARCIA, S. A.: Beiträge zur Kenntnis des Haarwechsels bei menschlichen Embryonen und Neugeborenen. Schwalbes morph. Arb. **1** (1892). — GARN, S. M.: Types and distribution of the hair in man. Ann. New York Acad. Sci. **53**, 498 (1951). — GEIST, S. H.: Cyclical changes in vaginal mucous membrane. Surg. etc. **51**, 848 (1930). — GERTEIS, W.: Über den Bau- und Wachstumsplan der menschlichen Schilddrüse nach Thiouracil-Behandlung. Beitr. path. Anat. **112**, 421 (1952). — GIROUD, A., H. BULLIARD et C. P. LEBLOND: Les deux types fondamentaux de kératinisation. Bull. Histol. appl. **11**, 129 (1934). — GIROUD, A., and C. P. LEBLOND: The keratinization of epidermis and its derivates, especially the hair, as shown byX-ray diffraction and histochemical studies. Ann. New York Acad. Sci. **53**, 613 (1951). — GLATTHAAR, E.: Studien über die Morphogenese des Plattenepithelkarzinoms der Portio vaginalis uteri. Schweiz. Z. Path. u. Bakter. Suppl. zu Bd. **13** (1950). — GÖSSNER, W., W. SCHNEIDER, M. SIESS u. H. STEGMANN: Morphologisches und humorales Stoffwechselgeschehen in Leber, Milz und Blut im Verlauf der experimentellen Amyloidose. Virchows Arch. **320**, 326—373 (1951). — GÖSSNER, W., u. J. ZANDER: Histochemische Untersuchungen über das Verhalten der Ribonukleinsäuren in der Epidermis des Mäuseohres nach einmaliger Methylcholanthren-Behandlung. Z. Naturforsch. **7b**, 398 (1952). — GOHS, W.: Zur Frage der Blut- und Gefäßbildung im Knochenmark. Virchows Arch. **294**, 103 (1934). — GOLDECK, H.: Der 24-Stundenrhythmus der Erythropoese. Ärztl. Forsch. **2**, 22 (1948). — GOTTRON, H. A.: Veränderungen der Haut im Alter. Neue med. Welt **1**, 13, 54 (1950). — GRAY, M., H. BLANK, G. EKE and J. OKAY: Electron microscopy of normal human skin. J. Invest. Dermat. **21**, 449 (1952). — GRUBER, G. B.: Studienergebnisse am Geweih des

Cervus capreolus. Zbl. Path. **88**, 336 (1952). — GÜNTHER, H: Die konstitutionelle Morphologie des menschlichen Gebisses. Erg. Path. **29**, 144 (1934).

HADEN, L.: Principles of hematology, 2. Aufl. Philadelphia: Lea & Febiger 1940. — HAMPERL, H.: Über die „hellen" Flimmerepithelzellen der menschlichen Uterusschleimhaut. Virchows Arch. **319**, 265 (1950). — HANSEMANN, D.: Über die Regeneration verschiedener Epithelien durch mitotische Teilung. Arch. mikrosk. Anat. **24**, 371 (1885). ~ Über Zellteilung in der menschlichen Epidermis. Festschr. für R. VIRCHOW (1891). ~ Studien über die Spezifität, den Altruismus und die Anaplasie der Zellen. Berlin 1893. — HANSON, J.: The histogenesis of the epidermis in the rat and mouse. J. of Anat. **81**, 174 (1947). — HASNER, E.: The vascular cycle of the human endometrium. Copenhagen 1946. — HEIDENHAIN, R.: Die Milchabsonderung. In HERMANNS Handbuch der Physiologie, Bd. 5, Teil 1, S. 374. 1880. — HEILMEYER, L.: Medizinische Spektrophotometrie. Jena 1933. — HEILMEYER, L., u. H. BEGEMANN: Die regeneratorischen Anämien. Klin. Wschr. **1950**, 521. ~ Blut und Blutkrankheiten. In Handbuch der inneren Medizin von BERGMANN, FREY u. SCHWIEGK, 2. Aufl. Berlin: Springer 1951. — HEILMEYER, L., u. W. OETZEL: Blutfarbstoffstudien. II. Mitt. Ergebnisse bei Gesunden. Diätversuche. Der Blutfarbstoffwechsel im Hunger. Dtsch. Arch. klin. Med. **171**, 365 (1931). — HEINZEL, W.: Untersuchungen über die formale Genese der gestaltlichen Änderungen des Harnkanälchens. Virchows Arch. **325**, 285 (1954). — HELLER, J.: Die Krankheiten der Nägel. In Handbuch der Haut- und Geschlechtskrankheiten, Bd. VIII/2. Berlin: Springer 1927. ~ Kann die Lehre von der Thixotropie für die Erklärung rätselhafter Vorgänge beim Nagelwachstum verwertet werden? Klin. Wschr. **1931**, 2042. — HENNING, N., u. H. KEILHACK: Die Ergebnisse der Sternalpunktion. Erg. inn. Med. **56**, 372 (1939). — HERTWIG, O.: Lehrbuch der Entwicklungsgeschichte des Menschen und der Wirbeltiere, 9. Aufl. Jena: Gustav Fischer 1910. — HEVESY, G.: Radioactive indicators. New York 1948. — HIRSCH, G. C.: Lebendbeobachtung des Pancreas. 1. Restitution. Z. Zellforsch. **15**, 37 (1931). ~ Restitution von Produkten in tierischen Zellen. Verh. dtsch. Zool. 8, 255 (1939). ~ Dynamik der Sekretions-Systeme. Verh. dtsch. Zool. **1948**, 226. — HIRSCHFELD, H. u. A. HITTMAIR: Handbuch der allgemeinen Hämatologie. Berlin u. Wien: Urban & Schwarzenberg 1932—1934. — HIS, W.: Die Häute und Höhlen des Körpers. Rede 1865, Neudruck Arch. f. Anat. **1903**. — HITSCHMANN, J., u. L. ADLER: Der Bau der Uterusschleimhaut des geschlechtsreifen Weibes mit besonderer Berücksichtigung der Menstruation. Mschr. Geburtsh. **27**, 1 (1908). — HOEPKE, H.: Die Haut. In Handbuch der mikroskopischen Anatomie des Menschen, Bd. 3, Teil 1. Berlin: Springer 1927. ~ Epithelfasern und Basalmembran. Anat. Ges. Halle, S. 147. 1924. ~ Die Epithelfasern der Haut und ihre Verbindung mit dem Corium. Erg. Anat. **25** (1924). — HOFER, A.: Das Haar der Katze, seine Gruppenstellung und die Entwicklung der Beihaare. Arch. mikrosk. Anat. **85**, 220 (1914). — HOFF, F.: Über die zentral-nervöse Regulation. Fortschr. Neur. 8, 299 (1936). ~ Japanische Beiträge zum Problem der zentral-nervösen Blutregulation. Klin. Wschr. **1938**, 638. ~ Haarkleid und vegetatives System. Dtsch. med. Wschr. **1950**, 478. ~ Klinische und physiologische Pathologie, 2. Aufl. Stuttgart: Georg Thieme 1952. — HOFFMAN, J. G. H.: Quantitative analysis of the growth of epidermis. Arch. of Path. **47**, 37 (1949). — HOLTFRETER, J.: Concept on the mechanism of embryonic induction. Symposia Soc. Exper. Biol. **1948**, No 2, 17. — HOVEN, H.: Contribution à l'étude du fonctionnement des cellules glandulaires. Du rôle du chondriome dans la sécrétion. Arch. Zellforsch. 8, 555 (1912). — HUECK, W.: Morphologische Pathologie. Leipzig: Georg Thieme 1937. — HUG, C., W. LIPPERT u. P. MOSER: Morphologische Veränderungen der Erythrocyten bei der Hypotoniehämolyse. Arch. exper. Path. u. Pharmakol. **214**, 308 (1952).

INGLEBY: Influence of the sexual cycle on breast lesions. Lancet **1932**, 835.

JACOBJ, W.: Über das rhythmische Wachstum der Zellen durch Verdoppelung ihres Volumens. Arch. Entw.mechan. **106**, 124 (1925). ~ Die verschiedenen Arten des gesetzmäßigen Zellwachstums und ihre Beziehungen zu Zellfunktion, Umwelt, Krankheit, maligner G.eschwulstbildung und innerem Bauplan. Arch. Entw.mechan. **141**, 584 (1942). — JASCHKE, R TH. v.: Die weibliche Brust. In: PFAUNDLER-SCHLOSSMANN, Handbuch der Kinderheilkunde, 4. Aufl., Bd. 1, S. 294. Berlin: F. C. W. Vogel 1931. ~ Die weibliche Brust. In: SEITZ-AMREICH, Biologie und Pathologie des Weibes. Handbuch der Frauenheilkunde und Geburtshilfe, Bd. 5, Teil 2, S. 773. — JOEL, CH. A.: Studien am menschlichen Sperma, 2. Aufl. Basel: Benno Schwabe 1953. — JOHN, F. : Die Stalagmocyten der menschlichen Epidermis. Z. Zellforsch. **36**, 79 (1951). — JOHNSON, P. L., and G. BEVELANDER: Glycogen and phosphatase in the developing hair. Anat. Rec. **95**, 193 (1946). — JOHNSON, P. L., E. O. BUTCHER and G. BEVELANDER: The distribution of alkaline phosphatase in the cyclic growth of the rat hair follicle. Anat. Rec. **93**, 355 (1945). — JOSEPH, M.: Über Schweiß- und Talgdrüsensekretion. Arch. f. Physiol. **1891**, 81—87. — JUNG, FR.: Über toxische Schädigungen an Erythrocyten. Klin. Wschr. **1947**, Nr 24/25, 459. — JUNG, FR., u. H. ASEN: Über Retikulocyten. Klin. Wschr. **1944**, 115.

KATZBERG, A. A.: The influence of age on the rate of desquamation of the human epidermis. Anat. Rec. **112**, 118 (1952). ~ Regional differences in the developing epidermis of early human embryos. Anat. Rec. **115**, 397 (1953). — KELLER, F.: Über den Menstruationszyklus der menschlichen Scheide. Zbl. Gynäk. **54**, 641 (1930). — KIENLE, F.: Die Sternalpunktion in der Diagnostik. Leipzig: Georg Thieme 1943. — KINKEL, H., u. W. HOFER: Zur Frage des erythrocytären Entkernungsvorganges und seines Zusammenhanges mit dem Auftreten und Wiederverschwinden der retikulo-filamentären Substanz. Virchows Arch. **306**, 228 (1940). — KINKEL, H., u. G. KINKEL-DIERCKS: Zur Frage der karyogenen oder plasmogenen Natur der Vitalgranulation der Erythrocyten. Virchows Arch. **307**, 213 (1941). — KIYONO, K.: Die vitale Karminspeicherung. Jena: Gustav Fischer 1914. — KLIMA, R.: Sternalpunktion und Knochenmarksbild bei Blutkrankheiten. Wien u. Berlin: Urban & Schwarzenberg 1938. — KNIBBE, H. J.: Betrachtung der alters- und funktionsmäßig bedingten Veränderungen der weiblichen Brustdrüse als Grundlage für eine pathogenetische Untersuchung der Mastopathia cystica. Inaug.-Diss. Tübingen 1946. — KNOBLOCH, H.: Fingernagelwachstum und Alter. Z. Altersforsch. **5**, 357 (1951). ~ Das normale Wachstum der Fingernägel. Dtsch. med. Wschr. **1953**, 743. — KNOWLTON, N. P., and W. R. WIDNER: The use of X-rays to determine the mitotic and intermitotic time of various mouse tissues. Cancer Res. **10**, 59 (1950). — KOELLIKER, A. v.: Über die Entwicklung der Nägel. Sitzgsber. physik.-med. Ges. Würzburg **1888**, 1. ~ Handbuch der Gewebelehre, 6. Aufl. 1889. — KORSCHELT, E.: Regeneration und Transplantation. Berlin: Gebrüder Bornträger 1927. — KORTING, G. W., u. D. NITZ-LITZOW: Zur Kenntnis der Aminosäurenabscheidung der Hautoberfläche. Arch. f. Dermat. **194**, 405 (1952). — KOSENOW, W.: Über den Strukturwandel der basophilen Substanz junger Erythrocyten im Fluoreszenzmikroskop. Acta haemat. (Basel) **7**, 360 (1952). — KRACKE, R. R.: Disease of the blood, 2. Aufl. New York 1941. — KRANTZ, W.: Beitrag zur Anatomie des Nagels. Dermat. Z. **64**, 239—242 (1932). — KREIBICH, C.: Kultur erwachsener Haut auf festem Nährboden. Arch. f. Dermat. **120**, 169 (1915). ~ Zellteilung in kultivierter Haut und Cornea. Arch. f. Dermat. **120**, 929 (1915). — KÜCKENS, H.: Zur Frage der zyklischen Veränderungen der Mamma und des menschlichen Scheidenepithels. Z. Geburtsh. **96**, 55 (1929). — KYRLE, J.: Vorlesungen über Histo-Biologie der menschlichen Haut und ihrer Erkrankungen, Bd. 1. Wien u. Berlin: Springer 1925.

LADEN, E. L.: Electron microscopic study of epidermal basal cells and epidermal dermal junction. J. Invest. Dermat. **21**, 37 (1953). — LADEN, E. L., J. O. ERICKSON and D. ARMEN: Electron microscopic study of epidermal prickle cells. J. Invest. Dermat. **19**, 211 (1952). — LANG, K.: Der intermediäre Stoffwechsel. Berlin: Springer 1952. — LAPIÈRE, S.: Les substances à fonction sulphydrile dans la peau normale et dans divers états pathologiques cutanés. Arch. belg. Dermat. **3**, 176 (1947). — LAVES, W, u. K. THOMA: Histoenzymatische Untersuchungen an den Formelementen des Blutes und Knochenmarks. Vortrag auf der 3. Tagg der Ges. Dtsch. Hämatol. in Pyrmont 1949. — LEBLOND, C. P.: Histological structure of hair, with a brief comparison to other epidermal appendages and epidermis itself. Ann. New York Acad. Sci. **53**, 464 (1951). — LEBLOND, C. P., and C. E. STEVENS: The constant renewal of the intestinal epithelium in the albino rat. Anat. Rec. **100**, 357 (1948). — LE GROS CLARK, W. E., and L. H. DUDLEY BUXTON: Studies of nail growth. Brit. J. Dermat. **50**, 221—235 (1938). — LEHNER, J., u. H. BLENK: Die Zähne. In Handbuch der mikroskopischen Anatomie von v. MÖLLENDORFF, Bd. V/3. 1935. — LEIBETSEDER, F.: Erythropoese und Zellkerngröße. Wien. Z. inn. Med. **29**, 397 (1948). — LETTERER, E.: Die Morphologie der hormonbedingten Veränderungen des Endometriums und der weiblichen Brustdrüse. Ärztl. Wschr. **1948**, 230. — LETTERER, E., u. W. MASSHOFF: Funktionelle Diagnostik der Uterusschleimhaut. Dtsch. med. Wschr. **1941**, 859. — LEUCHTENBERGER, C., and H. Z. LUND: The chemical nature of the so-called keratohyaline granules of the stratum granulosum of the skin. Exper. Cell Res. **2**, 150 (1951). — LEVANDER, G.: Epithelial regeneration in the healing of wounds. Acta chir. scand. (Stockh.) **106**, 637 (1950). — LIMON, M.: Phénomènes histologiques de la sécrétion lactée. J. de Anat. et Physiol. **38**, 14 (1902). — LINDEMANN, B.: Zur Morphologie einer mechanischen Hämolyse. Arch. exper. Path. u. Pharmakol. **206**, 220 (1949). ~ Zur Feinstruktur der Erythrocytenmembran. Arch. exper. Path. u. Pharmakol. **206**, 439 (1949). ~ Alles-oder-Nichts-Gesetz oder partielle Hämolyse. Arch. exper. Path. u. Pharmakol. **206**, 615 (1949). — LINZBACH, A. J.: Untersuchungen über die Grenzschicht zwischen Blut und Gefäßwand. Verh. dtsch. Ges. Path. (34. Tagg) **1950**, 252. ~ Vergleichende phasenmikroskopische Untersuchungen am Kapselepithel der Leber und am Aortenendothel. Z. Zellforsch. **37**, 554 (1952). — LOCHTE, TH.: Handwörterbuch der gerichtlichen Medizin und naturwissenschaftlichen Kriminalistik. Artikel Haare, S. 327. Berlin: Springer 1940. ~ Grundriß der Entwicklung des menschlichen Haares. Frankfurt a. M.: Paul Schöps 1951. — LUTZ, W.: Lehrbuch der Haut- und Geschlechtskrankheiten. Basel: S. Karger 1951. — LYMAN, C. P.: Control of coat color in the varying hare by daily illumination. Proc. New England Zool. Club **19**, 75 (1942).

Maehly, E.: Beiträge zur Anatomie der Cilien. Med. Inaug.-Diss. Basel 1879. — Mancini, R. E.: Histochemical study of glycogen in tissues. Anat. Rec. **101**, 149 (1948). — Markee, J. E.: Rhythmic vascular uterine changes. Amer. J. Physiol. **100**, 32 (1932). ~ Menstruation in intraocular endometrial transplants in the Rhesus Monkey. Contrib. to Embryol. **177**, 219 (1940). ~ The morphological and endocrine basis for menstrual bleeding. Progress in Gynekology. New York: Grune & Stratton, Inc. 1946. ~ The relation of blood flow to endometrial growth and the inception of menstruation. In: Menstruation and its disorders, S. 165. Springfield, Ill.: Ch. C. Thomas 1950. — Markee, J. E, and B. Berg: Cyclic fluctuations in blood estrogen as a possible cause of menstruation. Stanford Med. Bull. **2**, 55 (1944). – Martinotti, J.: Tecnica per lo studio del processo della corneificazioni della cute. Z. wiss. Mikrosk. **41**, 202 (1924). — Martinotti, L.: Della corneificazione dell'unghia. Internat. Mschr. Anat. u. Phys. **31**, 359—378 (1914). — Masshoff, W.: Kritische pathologisch-anatomische Betrachtungen an Hand eines großen Materials von Uterusschleimhäuten. Zbl. Path. **72**, 308 (1939). ~ Der Blutabbau im Lichte der allgemeinen Pathologie. Dtsch. med. Wschr. **1946**, 92. ~ Die Pathologie des weiblichen Genitale. Fiat Reviews, Spezielle Pathologie, Bd. 73, Teil 2, S. 133. Wiesbaden: Dieterichsche Verlagsbuchhandlung 1948. ~ Die pathologische Physiologie und Anatomie des Blutersatzes. Fiat Review, Bd. 73, Teil 2, S. 1. 1948. ~ Untersuchungen über den Erythrocytenabbau. Schweiz. med. Wschr. **1950**, 1093. ~ Über die Beziehungen zwischen Eisen und Kupfer in der menschlichen Leber. Verh. dtsch. Ges. Path. (35. Tagg) **1951**, 229. — Masshoff, W., u. W. Gerok: Das Verhalten des Erythrocytencholesterins bei der Hämolyse. Z. exper. Med. **119**, 286 (1952). — Masshoff, W., W. Graner u. H. Hellmann: Experimentelle Untersuchungen über Transsudat und Exsudat. Virchows Arch. **317**, 114 (1949). — Masshoff, W., u. P. Rieckert: Vergleichende Cyto- und Histologie am leistungsgesteigerten Lymphknoten. Frankf. Z. Path. **65**, 43 (1954). — Maximow, A. A.: Textbook of Histology, 5. Aufl. Philadelphia u. London: W. B. Saunders Company 1950. — Meinecke, G.: Über einige neuere Erythrocytenbildungshypothesen. Med. Mschr. **8**, 73 (1954). — Meinrenken, H.: Über die Bedeutung der zyklischen Veränderungen der Endometriumgefäße in der funktionellen Diagnostik des Endometrium. Zbl. Gynäk. **72**, 1505 (1950). — Meijere, J. C. H. de: Handbuch der vergleichenden Anatomie der Wirbeltiere (Bolk, Göppert, Kallius, Lubosch), Bd. 1, S. 585. Berlin u. Wien: Urban & Schwarzenberg 1931. — Meirowsky, E., and G. Behr: Some aspects of the physiology and pathology of cornification. J. Invest. Dermat. **10**, 343 (1949). — Meirowsky, E., G. Behr and S. Keys: Some observations on keratohyalin in warts. Brit. J. Dermat. **60**, 275 (1948). — Meyer, R.: Die pathologische Anatomie der Gebärmutter. In Handbuch der speziellen pathologischen Anatomie und Histologie, Bd. 7, Teil 1, S. 1. Berlin: Springer 1930. — Meyer, W.: Lehrbuch der normalen Histologie und Entwicklungsgeschichte der Zähne des Menschen. München: J. F. Lehmann 1932. ~ Die Zahn-, Mund- und Kieferheilkunde. Ein Handbuch für die zahnärztliche Praxis, Bd. 1, Entwicklung der Zähne und des Gebisses, S. 307. München-Berlin: Urban & Schwarzenberg 1954. — Mörike, K.: Bau und Wachstum des Nagels. Habilitationsvortrag in der Med. Fakultät Tübingen, 7. März 1953. — Moeschlin, S.: Die Milzpunktion. Basel: Benno Schwabe 1947. — Moll: Zit. nach Rauber-Kopsch. — Montagna, W., and P. Kenyon: Growth potentials and mitotic division in the sebaceous glands of the rabbit. Anat. Rec. **103**, 365 (1949). — Moraller, F., E. Hoehl u. R. Meyer: Atlas der normalen Histologie der weiblichen Geschlechtsorgane. Leipzig: Johann Ambrosius Barth 1912. — Morikawa, K.: Die autonome Innervation des Knochenmarks. Klin. Wschr. **1938**, 57. — Moskowitz, M., and M. Calvin: On the components and structure of the human red cell membrane. Exper. Cell Res. **3**, 33 (1952). — Moszkowicz, L.: Über den monatlichen Zyklus der Brustdrüse. Arch. klin. Chir. **142** (1926). — Munk-Plum, C.: Knochenmarksstudien in vitro. IV. Untersuchungen der Erythropoese in der Knochenmarkskultur. Schweiz. med. Wschr. **1948**, 988. — Myers, R. J., and J. B. Hamilton: Regeneration and rate of growth of hairs in man. Ann. New York Acad. Sci. **53**, 562 (1951).

Naegeli, O.: Blutkrankheiten und Blutdiagnostik. Berlin: Springer 1931. — Needham, A. E.: Regeneration and wound-healing. London: Methuen & Co. 1952. — Nelemans, Th. G., F. J. Keuning, Th. G. van Rijssel and M. Ruiter: Histological changes in the tonofibrils in vesicular and bullous diseases of the skin. Brit. J. Dermat. **64**, 177 (1952). — Netter, H.: Biologische Physikochemie. Potsdam: Akademische Verlagsgesellschaft 1951. — Neubert, K.: Der Aufbau und die Entwicklung des menschlichen Talgorgans. Z. Anat. **1930**, 92. — Nieuwmeijer, A. H.: Tonofibrils in several bullous dermatoses. A histological and cytopathological study. Excerpta med., Sect. XIII **1952**, 1429. — Nizet, A.: Vitesse de maturation des réticulocytes chez l'homme normal in vitro et in vivo. Acta biol. Belge **2**, 170 (1942). — Nordenson, N. G.: Intravitale Studie der Knochenmarkreticulumzellen unter normalen und pathologischen Verhältnissen mit besonderer Berücksichtigung ihrer Stellung in der Genese der Blutzellen. Acta path. scand. (Københ.) **15**, 362 (1938). — Novak, E.: Gynecologic and obstetric pathology, 3. Aufl. Philadelphia u. London: W. B. Saunders Company 1952. —

NOVAK, E., and H. S. EVERETT: Cyclical and other variations in the tubal epithelium. Amer. J. Obstetr. **16**, 499 (1928).

OBER, K. G.: Die zyklischen Veränderungen der Endometriumgefäße. Geburtsh. u. Frauenheilk. **9**, 736 (1949). ~ Die wechselnde Aktivität der alkalischen Phosphatase im Endometrium und Ovar während des mensuellen Cyclus sowie im Myometrium unter der Geburt. Eine histochemische Darstellung. Klin. Wschr. **1950**, 9. — OBER, K. G., u. M. WEBER: Beitrag zur Progesteronwirkung. Klin. Wschr. **1951**, 53. — OKKELS, H.: The histophysiology of the human endometrium. In: Menstruation and its disorders, S. 139. Springfield Ill.: Ch. C. Thomas 1950. — OSGOOD, E.: Culture of human marrow. J. Amer. Med. Assoc. **109**, 933 (1937). — OTTOLENGHI, DONATO: Contribution à l'histologie de la glande mammaire fonctionnante. Arch. ital. Biol. **32**, 270 (1899).

PAPANICOLAOU, G. N.: The sexual cycle in the human femals as revealed by vaginal smears. Amer. J. Anat. (Suppl.) **52**, 519 (1933). — PAPANICOLAOU, G. N., and E. SHORR: The action of ovarian follicular hormones in the menopause, as indicated by vaginal smears. Amer. J. Obstetr. **31**, 806 (1936). — PAPANICOLAOU, G. N., H. F. TRAUT and A. A. MARCHETTI: The epithelia of womans reproductive organs. New York: Commonwealth Fund. 1948. — PARNELL: Postnatal development and functional histology of the sebaceous glands in the rat. Amer. J. Anat. **85**, 41 (1949). — PASINI, A.: Unter der Hornschicht gelegene intraepidermale Talgdrüsen. Mschr. Dermat. **42**, 67—76 (1906). — PATRASSI, G.: Über den Mechanismus des Eintrittes der neugebildeten normalen Blutzellen aus dem Knochenmark in den Blutkreislauf. Virchows Arch. **321**, 572 (1952). — PATZELT, V.: Zum Bau der menschlichen Epidermis. Jb. Morph. usw., Z. mikrosk.-anat. Forsch. **5**, 371 (1926). ~ Histologische und biologische Probleme der menschlichen Haut. Z. mikrosk.-anat. Forsch. **17** (1929). ~ Der Darm. In Handbuch der mikroskopischen Anatomie des Menschen, Bd. 5, S. 1—448. 1936. — PEASE, D. C.: Electron microscopy of human skin. Amer. J. Anat. **89**, 469 (1951). ~ The electron microscopy of human skin. Anat. Rec. **112**, 373 (1952). — PERNKOPF, E., u. V. PATZELT: Anatomie und Histologie der Haut. In: Die Haut- und Geschlechtskrankheiten, Bd. 1, 1. Berlin u. Wien: Urban & Schwarzenberg 1934. — PETER, K.: Zellteilung und Zelltätigkeit. 6. Mitt. Z. Zellforsch. **9**, 129 (1929). ~ Zellteilung und Zelltätigkeit. 7. Mitt. Z. Zellforsch. **9**, 561 (1929). — PETERSEN, H.: Histologie und mikroskopische Anatomie des Menschen. München: J. F. Bergmann 1935. — PETERSEN, W. E.: Lactation. Physiologic. Rev. **24** (1944). — PINEY, A.: Handbook of diseases of the blood. London 1951. — PINCUS, H.: Examination of the epidermis by the strip method. II. Biometric data on regeneration of the human epidermis. J. Invest. Dermat. **19**, 431 (1952). — PINKUS, F.: Die normale Anatomie der Haut. In Handbuch der Haut- und Geschlechtskrankheiten, Bd. I, Teil 1 1927. ~ Die Einwirkung Krankheiten auf das Kopfhaar, 2. Aufl. Berlin 1928. — PINKUS, H.: Notes on structure von and biological properties of human epidermis and sweatgland cells in tissue culture and in organism. Arch. exper. Zellforsch. **22**, 47 (1932). ~ Über Gewebekulturen menschlicher Epidermis. Arch. f. Dermat. **165**, 54 (1932). — PIRINGER-KUCHINKA, A.: Zum Bauplan des Knochenmarkgewebes. Verh. dtsch. Ges. Path. (35. Tagg) **1951**, 193. — PISCHINGER, A.: Bau des Lymphsystems und Genese der Lymphocyten. Zbl. Path. **87**, 372 (1951). — PITZURA, M., e R. FRASCARELLI: Ea diapedesi leucocytaria attraverso le mucose: Intensita e significato del fenomeno nel normale. Haematologica (Pavia) **25**, 389 (1943). — PODWYSSOZKI: Die Gesetze der Regeneration der Drüsenepithelien unter physiologischen und pathologischen Bedingungen. Fortschr. Med. **5**, 433 (1887). — POLANO: Untersuchungen über die cyclischen Veränderungen der weiblichen Brust während der Geschlechtsreife. Z. Geburtsh. **87**, 363 (1924). — PORT, E.: Das Auftreten von drei Schichten in der Hornsubstanz des Nagels bei der Betrachtung im polarisierten Lichte und ihre Beziehung zur Nagelmatrix. Z. Zellforsch. **19**, 110—118 (1933).

RABL, H.: Histologie der normalen Haut des Menschen. In: MRACEK, Handbuch der Hautkrankheiten, Bd. 1. Wien 1901. — RALPH, P. H.: Observations on the surface of epithelial cells. Anat. Rec. **98**, 219 (1947). — RAUBER-KOPSCH: Lehrbuch und Atlas der Anatomie des Menschen. Abt. 4: Eingeweide. Leipzig: Georg Thieme 1922. ~ Lehrbuch und Atlas der Anatomie des Menschen. Abt. 1. Leipzig: Georg Thieme 1923. — REICHBORN-KJENNERUD, I.: Über die Mechanik des Durchbruches der bleibenden Zähne beim Menschen. Berlin: H. Meusser 1934. — RIES, E.: Untersuchungen über Differenzierung, Arbeitsrhythmus und Züchtbarkeit der Pankreaszelle. Arch. exper. Zellforsch. **19** (1937). — RIES, E., u. M. GERSCH: Biologie der Zelle. Leipzig: B. G. Teubner 1953. — ROBB-SMITH, A. H. T.: The lymph-node biopsy. Recent advances in clinical pathology. London: S. C. Dyke Churchill 1947. — ROHR, K.: Das menschliche Knochenmark, 2. Aufl. Stuttgart: Georg Thieme 1949. — ROHR, K., u. F. KOLLER: Über die Abstammung der Thrombocyten. Klin. Wschr. **1936 II**, 1549. — ROMEIS, B.: Hoden. In Handbuch der Physiologie, Bd. 1, S. 693. Berlin: Springer 1926. — ROSENBURG, A.: Über menstruelle, durch das Corpus luteum bedingte Mammaveränderungen. Frankf. Z. Path. **27**, 466 (1922). ~ Die menstruellen Mammaveränderungen. Zbl. Gynäk. 3, 111 (1923). — ROSENOW, G.: Über zentralnervöse Beeinflussung der Reaktionsfähigkeit des Knochenmarks. Verh. dtsch. Ges. inn. Med. 75 (1931). — ROTHMAN, ST., u. F. SCHAAF: Chemie der Haut. In Handbuch der Haut- und Geschlechtskrankheiten, Bd. I, Teil 2, S. 161. 1929. — ROTHSCHILD, M.: Changes of pilage in the stoat (Mustela erminea L.). Nature (Lond.) **149**, 78 (1942). — RUHENSTROTH-BAUER, G.: Über die Lebensdauer der Reticulocyten und Erythrocyten. Klin. Wschr. **1950**, 780. ~ Über den Austausch zwischen dem Cholesterin der Erythrocytenoberfläche und dem Cholesterin des Blutplasmas. Z. exper. Med. **121**, 475 (1953).

SABIN, F. R.: Bone marrow. Physiologic. Rev. 8, 19 (1928). — SAMMARTINO, O.: Zur Kenntnis der Keratinisation. Biochem. Z. **133**, 476 (1922). — SANDRITTER, W.: Ultraviolettmikroskopische Untersuchungen am Plattenepithel. Frankf. Z. Path. **64**, 520 (1953). — SCAGLIONE: Recherche sul ritmo estmo della mammella. Riv. ital. Ginec. 8 (1928). — SCHADE, H., u. A. MARCHIONINI: Der Säuremantel der Haut. Klin. Wschr. **1928**, 12. — SCHAFFER, J.: Vorlesungen über Histologie und Histogenese. Leipzig: Engelmann 1920. ~ Histologie und Histogenese, 2. Aufl. Leipzig 1922. ~ Zur Einteilung der Hautdrüsen. Anat. Anz. **57**, 353 (1923/24). ~ Über die Hautdrüsen. Wien. klin. Wschr. **1926**, 1. ~ Das Epithelgewebe. In: MÖLLENDORFFS Handbuch der mikroskopischen Anatomie des Menschen, Bd. 2. Berlin: Springer 1927. — SCHAPER, A., u. C. COHEN: Beiträge zur Analyse des tierischen Wachstums, Teil II: Über zellproliferatorische Wachstumszentren und deren Beziehungen zur Regeneration und Geschwulstbildung. Arch. Entw.mechan. **19**, 348—445 (1905). — SCHIEFFERDECKER, P.: Die Hautdrüsen des Menschen und der Säugetiere, ihre biologische und rasse-anatomische Bedeutung, sowie die Muscularis sexualis. Zoologica **27**, (1922). — SCHILLING, V.: Das Blutbild und seine klinische Verwertung, 11. u. 12. Aufl. Jena: Gustav Fischer 1943. ~ Zur erythrokaryogenen Plättchengenese. Fol. haemat. (Lpz.) **69**, 86 (1949). — SCHLECHT, H.: Blutkrankheiten, 2. Aufl. Darmstadt: Dr. Dietrich Steinkopff 1952. — SCHLEGEL, B., u. H. BÖTTNER: Untersuchungen zur Lebensdauer transfundierter Erythrocyten bei kranken Menschen. Klin. Wschr. **1951**, 525. — SCHLEMMINGER, W.: Über die helle Zelle in der Tube. Beitr. path. Anat. **108**, 131 (1943). — SCHMIDT, W. J.: Die Bausteine des Tierkörpers im polarisierten Licht. Bonn 1924. ~ Über die Tonofibrillen in der Wirbeltierepidermis, insbesondere bei Hyla. Z. Naturforsch. **1**, 468 (1946). — SCHMIDTMANN, M.: Über die intracelluläre Wasserstoffionenkonzentration. Klin. Wschr. **1925**, 759. — SCHOEN, R., u. W. TISCHENDORF: Klinische Pathologie der Blutkrankheiten. Stuttgart: Georg Thieme 1950. — SCHOENHEIMER, R.: The dynamic state of body constituents. Cambridge (Mass.) 1946. — SCHRÖDER, R.: Anatomische Studien zur normalen und pathologischen Physiologie des Menstruationscyclus. Arch. Gynäk. **104**, 27 (1915). ~ Die Pathologie der Menstruation. In Handbuch der Biologie und Pathologie des Weibes von HALBAN-SEITZ, Bd. 3. 1924. ~ Der mensuelle Genitalzyklus des Weibes und seine Störungen. In Handbuch der Gynäkologie von VEIT-STÖCKEL, 3. Aufl., Bd. 1/2. 1928. ~ Die weiblichen Genitalorgane. In Handbuch der mikroskopischen Anatomie des Menschen, Bd. VII/1. 1930. — SCHRÖDINGER, E.: Was ist Leben? Bern 1946. — SCHUBOTHE, H., u. H. W. ALTMANN: Kältehämagglutinine als Ursache chronischer hämolytischer Anämien. Z. klin. Med. **146**, 428 (1950). — SCHULTEN, H.: Die Sternalpunktion als diagnostische Methode. Leipzig: Georg Thieme 1937. ~ Lehrbuch der klinischen Hämatologie, 4. Aufl. Stuttgart: Georg Thieme 1948. — SCHULTZ, A.: Die pathologische Anatomie der weiblichen Brustdrüse. In Handbuch der speziellen pathologischen Anatomie von HENKE-LUBARSCH, Bd. VII/2. 1933. — SEBENING: Das Krankheitsbild der schmerzhaften Knotenbildung. Mastitis chronica cystica. Arch. klin. Chir. **134** (1925). — SEGALL, A.: Über die Entwicklung und den Wechsel der Haare beim Meerschweinchen (Cavia Cobaya Schreb). Arch. mikrosk. Anat. **91**, 218 (1918). — SEGERDAHL, E.: Über Sternalpunktion. Acta med. scand. (Stockh.) Suppl. **64** (1935). — SEKIBA, D.: Zur Morphologie und Histologie des Menstruationszyklus. Arch. Gynäk. **120**, 37 (1923). — SHARLIT, H., and M. SCHEER: The hydrogenionization of the surface on the healthy intakt skin. Arch. of Dermat. **7**, 592 (1923). — SIEMENS, H. W.: Allgemeine Diagnostik und Therapie der Hautkrankheiten. Berlin-Göttingen-Heidelberg: Springer 1952. — SIESS, M., u. H. STEGMANN: Meßtechnische Untersuchungen über das Wachstum der Leber der weißen Maus als Grundlage für morphologisch-funktionelle Studien. Virchows Arch. **318**, 534—574 (1950). — SILVER, H., and B. CHIEGO: Nails and nail changes. II. Modern concepts of anatomy and biochemistry of the nails. J. Invest. Dermat. **3**, 133—142 (1940). — SINAPIUS, D.: Über die Endothelverhältnisse der Aorta. Verh. dtsch. Ges. Path. (34. Tagg) **1950**, 254. ~ Über das Aortenendothel. Virchows Arch. **322**, 662 (1952). — SJÖVALL, A.: Studies of cervical mucosa during menstrual cycle, childhood, senility and some hormonal disorders. Acta obstetr. scand. (Stockh.) (Suppl. 4), 18, 3 (1938). — SNYDER, F. F.: Changes in the human oviduct during the menstrual cycle and pregnancy. Bull. Hopkins Hosp. **35**, 141 (1924). — STADTMÜLLER, F.: Kranium und Visceralskelett der Säugetiere. Handbuch der vergleichenden Anatomie der Wirbeltiere von BOLK, GÖPPERT, KALLIUS, LUBOSCH, Bd. 4, S. 839. Berlin u. Wien: Urban & Schwarzenberg 1936. — STAEMMLER, M.: Über physiologische Regeneration und Gewebsverjüngung. Beitr. path. Anat. 80, 512 (1928). — STAHEL, R.: Diagnostische Drüsenpunktion. Leipzig: Georg Thieme 1939. — STAM, F. C.: Study of the morphology and diagnostic value of the nucleoli in skin diseases. Acta dermato-vener. (Stockh.) 31, 407 (1951). — STAMM: Über den Bau und die Entwicklung der Seitendrüse der Waldspitzmaus. 1914. Zit. nach SCHAFFER 1927. — STEIN, EMMY: Über Fragen des Zellkernwachstums und der Chromosomenvermehrung. Klin. Wschr. 1948, 673. — STEIN, R. J., and V. M. STUERMER: Cytodynamic properties of the human endometrium. III. Variations in the nucleoprotein content of the endometrium during the menstrual cycle. Amer. J. Obstetr. 61, 414 (1951). — STEMSHORN, F.: Zur Frage des menstruellen Zyklus der menschlichen Vaginalschleimhaut. Zbl. Gynäk. 52, 2387 (1928). — STIEDA, L.: Das Vorkommen freier Talgdrüsen am menschlichen Körper. Z. Morph. u. Anthrop. 4, 443 (1902). — STIEVE, H.: Handbuch der mikroskopischen Anatomie des Menschen, Bd. 7, Teil 2: Harn- und Geschlechtsapparat. Der Hoden, S. 4. Berlin: Springer 1930. ~ Über angebliche zyklische Veränderungen des Scheidenepithels. Zbl. Gynäk. 55, 194 (1931). — STOCKARD, C. R., and G. N. PAPANICOLAOU: A rhythmical "heat period" in guinea pigs. Science (Lancaster, Pa.) 46, 42 (1917). — STRAUSS, E., u. W. A. COLLIER: Spezielle Chemie der Proteine. In Handbuch der Biochemie, Bd. 1. 1924. — STREICHER, H. J., u. ST. SANDKÜHLER: Klinische Zytologie. Stuttgart: Georg Thieme 1953. — STRÖBEL, H.: Die Gewebsveränderungen der Haut im Verlaufe des Lebens. Arch. f. Dermat. 186, 636 (1948). — STUDNICKA, F. K.: Die Organisation der lebendigen Masse. In Handbuch der mikroskopischen Anatomie des Menschen, Bd. I, Teil 1, S. 440. Berlin: Springer 1929. — SUTTON, R. L.: Early epidermal neoplasia: Description and interpretation. The theory of mutation in the origin of cancer. Arch. of Dermat. 37, 737 (1938). — SYLVÉN, B.: The occurence of ester sulphuric acids of high molecular weight and of mast cells in the stroma of the normal uterine corpus mucosa. Acta obstetr. scand. (Stockh.) 25, 189 (1945). — SZAKALL, A.: Über den Stand der hautphysiologischen Forschung als Beitrag zu einem zielbewußten Arbeitsschutz. Arch. f. Dermat. 194, 376 (1952).

TALKE, L.: Über die großen Drüsen der Achselhöhlenhaut des Menschen. Arch. mikrosk. Anat. u. Entw.mechan. 61, 537—555 (1903). — TAYLOR, A. C.: Survival of rat skin and changes in hair pigmentation following freezing. J. of Exper. Zool. 110, 77 (1949). — THADDEA, S.: Die Sternalpunktion und ihre klinische Verwertung. Stuttgart: Ferdinand Enke 1943. — THORELL, B.: Studies on the formation of cellular substances during blood cell production. London: Henry Kimpton 1947. ~ The relation of the synthesis of hemoglobin to the cellular growth during normal and certain pathological conditions. Acta path. scand. (Københ.) 25, 54 (1948). — THURINGER, J. M.: Regeneration of stratified squamous epithelium. Anat. Rec. 28, 31 (1924). ~ Studies on cell division in the human epidermis. Anat. Rec. 40, 1 (1928). ~ The mitotic index of the palmar and plantar epidermis in response to stimulation. J. Invest. Dermat. 2, 313 (1939). — THURINGER, J., and Z. K. COOPER: The mitotic index of the human epidermis, the site of maximum cell proliferation, and the development of the epidermal pattern. Anat. Rec. 106, 255 (1950). — TISCHENDORF, W.: Morphologisch-klinische Beobachtungen bei Erkrankungen des lymphatischen Gewebes (Ergebnisse der diagnostischen Lymphknotenpunktion). Leipzig: Georg Thieme 1942. ~ Cytodiagnostik des Lymphknotenpunktates. Erg. inn. Med., N. F. 2, 183 (1951). — TÖNNESSEN, H.: Wachstumsgeschwindigkeit der Haare und Nägel. Inaug.-Diss. Köln 1938. — TOLDT, K.: Aufbau und natürliche Färbung des Haarkleides der Wildsäugetiere. Dtsch. Ges. f. Kleintier- u. Pelztierzucht, Leipzig 1935. — TRAUT, H. F., P. W. BLOCH and A. KUDER: Cyclical changes in the human vaginal mucosa. Surg. etc. 63, 7 (1936). — TROTTER, MILDRED: The resistance of hair to certain supported growth stimulants. Arch. of Dermat. 7, 93 (1923). ~ The life cycles of hair in selected regions of the body. Amer. J. Physic. Anthrop. 7, 427 (1924). ~ The hair. In: COWDRY's Special cytology, 2. Aufl., Bd. 1, S. 41. New York 1932. — TURCHINI, J.: Alcuni aspetti dell'istofisiologia della ghiandola mammaria. Monit. zool. ital. 57, Suppl. 91 (1950).

UNNA, P. G.: Zur feineren Anatomie der Haut. IV. Von der Stachelzellschicht zur Hornschicht. Berl. klin. Wschr. 1921, 447. ~ Histochemie der Haut. Leipzig u. Wien 1928. — UNNA, P. G., u. L. GOLODETZ: Biochemie der Haut. In: OPPENHEIMERS Handbuch der Biochemie, 1. Aufl., Erg.-Bd., S. 327. Jena: Gustav Fischer 1913. — UNNA, P. G., u. J. SCHUMACHER: Lebensvorgänge in der Haut der Menschen und Tiere. Leipzig u. Wien 1925. — UNDRITZ, E.: Über das Vorkommen von Abbauformen der Leukocyten im Blut. Fol. haemat. (Lpz.) 65, 195 (1941). ~ Die Stammzellen der Blutkörperchen, ihre Unterschiede und Nomenklatur. Schweiz. med. Wschr. 1948, 993. — UNDRITZ, E., u. E. ROTHLIN: Zur Frage der Entstehung der geformten Gerinnungselemente und der Entkernung der Erythroblasten. Helvet. med. Acta 13, H. 6 (1946).

VOSSELER, J.: Über den Bau der Dünndarmzotten. Verh. dtsch. zool. Ges. 1900, 203—215.

WAUGH, D. F.: The ultrastructure of the envelope of mammalian erythrocytes. Ann. New York Acad. Sci. **50**, 835 (1950). — WEBER, M.: Die Säugetiere, 2. Aufl., Bd. 1. Jena: Gustav Fischer 1927. — WEISKOTTEN, H. G.: The normal life span of the neutrophil (amphophile) leucocyte (rabbit). The action of benzol. IX. Amer. J. Path. **6**, 183 (1930). — WELLS, G., and R. STOUGHTON: A histochemical study on polysaccharides in normal and diseased skin. J. Invest. Dermat. **14**, 37 (1950). — WERMBTER, F.: Über die Bindegewebsfibrillen der Uterusschleimhaut mit besonderer Berücksichtigung der Hyperplasia glandularis. Virchows Arch. **253**, 735 (1924). — WESTIN, G.: Über Zahndurchbruch und Zahnwechsel. Z. mikrosk.-anat. Forsch. **51** (1942). — WHIPPLE, G. H.: Hemoglobin, plasma protein and cell protein. Springfield 1948. — WHITACRE, F. F., and Y. Y. WANG: Biological changes in squamous epithelium transplanted to pelvic connective tissue. Surg. etc. **79**, 192 (1944). — WHITBY, E. H., and C. J. C. BRITTON: Disorders of the blood, 6. Aufl. Philadelphia: The Blakiston Co. 1950. — WIENBECK, J.: Die menschliche Leukämie (Leukose) und die leukämischen Veränderungen. Veröff. Konstit.- u. Wehrpath. **1942**, H. 48. — WINTROBE, M. M.: Clinical hematology, 3. Aufl. Philadelphia: Lea a. Febiger 1952. — *Wisconsin Symposium:* The use of isotopes in biology and medicine. Wisconsin 1948. — WISLOCKI, G. B., H. BUNTING and E. W. DEMPSEY: The chemical histology of the human uterine cervix with supplementary notes on the endometrium. In: Menstruation and its disorders, S. 23. Springfield, Ill.: Ch. C. Thomas 1950. — WOLF, J.: Povrch kuze iloveka v elektronovem abraze. Biol. Listy Suppl. 2, S. 191. 1951. — WOLLNER, A.: Physiology of human cervical mucosa. Surg. etc. **64**, 758 (1937). ~ Menstrual cycle in human cervical mucosa and the clinical significance. Amer. J. Surg. **57**, 331 (1942). — WOLPERS, C.: Zur Feinstruktur der Erythrocytenmembran. Naturwiss. **29**, 416 (1941). — WOLPERS, C., u. H. RUSKA: Strukturuntersuchungen zur Blutgerinnung. Klin. Wschr. **1939 II**, 1077, 1111. — WOLPERS, C., u. K. ZWICKAU: Zur Frage der Erythrocytenmembran. Fol. haemat. (Lpz.) **66**, 211 (1942).

ZINSER, H. K.: Zytodiagnostik in der Gynäkologie. Jena: Gustav Fischer 1951. — ZONDEK, B., and M. FRIEDMANN: Are there cyclical changes in the human vaginal mucosa? J. Amer. Med. Assoc. **106**, 1051 (1936).

Namenverzeichnis.

Die *kursiv* gedruckten Seitenzahlen beziehen sich auf die Literatur.

Abbott, M. E. 131, *133*.
Abercrombie, M. 21, *53*.
Åberg, M. L., u. G. Tötterman 480, *505*.
Abrikossoff, A. 257, *291*.
Abt, K. 229.
— s. Solth, K. *304*.
Adelmann 28, 29, 30.
Adler, L. 494.
— s. Hitschmann, J. *508*.
Adloff, P. 499, *505*.
Adolph 146.
Adolphe, W. E. 448.
— R. F. Baker u. G. M. Leiby *505*.
Aegerter, E. A. 269, *291*.
Ahlfeld 111.
Alagna, G. 261, *291*.
v. Albertini, A. 448, *505*.
— E. Gasser u. F. Wuhrmann 252, *291*.
Albough, C. H. 79, *133*.
Albrecht, M. s. Lettré, H. *379*.
Albright, F. 85.
— Ch. Burnett, P. Smith u. W. Parson *133*.
— u. E. Reifenstein *133*.
— s. Elrick, H. *134*.
Alden, R. H. 255, 275, *291*.
Alder, A. 473, 478, *505*.
Alderman 29, 30.
Alfert, M. 193, *291*.
Allen 259.
— A. *291*.
— R. B., u. F. C. Mann 250, *291*.
Altmann, H. W. 199, 253, 475.
— u. R. Gönnert 253, 254, *291*.
— s. Schubothe, H. *512*.
Amidon, B. F. 228, 229.
— s. Wylie, B. *306*.
Amsterdam, N. Y. 263.
— s. Semsroth, K. H. *303*.
Ancel, P. 33, 36, 37, 51, *53*, 123, 126, *133*.
— u. P. Bouin 491, *505*.
d'Ancona, V. 220, *291*.
Anderson, J. 366.
— R. M. 248.
— s. Higgins, G. M. *296*.
Andres, G. 39, 40, 42, 49, 51, *53*.
Andrew, N. V. s. Andrew, W. *505*.
— W., u. N. V. Andrew 451, 452, 504, *505*.
Anselmino, K. J. 78, *133*.
v. Apathy, St. 223, *291*.
Apitz, Gerda 208.
— K. 237, *291*.
Aquilonius, L. 323.
— s. Caspersson, T. *376*.
Arcieri 65.
Armen, D. s. Laden, E. L. *509*.
Arneth, J. 473, 476, *505*.
Arnold, J. 270, *291*.
Asai, T. 203, *291*.
Aschenheim, E. 85, *133*.
Aschner, B., u. G. Engelmann 64, *133*.
— s. Bauer, J. *133*.
Aschoff, L. 244, *291*, 318.
— u. A. Bacmeister 282, *291*.
— u. K. Kiyono 478, *505*.
— s. Schmidt, W. J. *381*.
Asen, H. 475.
— s. Jung, Fr. *508*.
Ashbury, E. C. s. Bauer, F. *133*.
Ashby, W. 474, *505*.
Ashley, L. M. 214, 222, 224, *291*.
Ashman, R. 222.
— s. Harrison, T. R. *296*.
Askanazy 283.
— M. 90, *133*.
Asling, C. W. 287.
— D. G. Walker, M. E. Simpson u. H. M. Evans *291*.
— s. Ray, R. D. *302*.
— s. Scow, R. O *303*.
— s. Walker, D. G. *305*.
Asselineau, J., u. E. Lederer 258, *291*.
Astaldi, G. 475.
— s. Fieschi, A. *507*.
Atkinson, W. B. 364, 494, 495, *505*.
— u. H. Elftmann *374*.
— u. E. T. Engle 494, *505*.
— — S. B. Gusberg u. C. L. Buxton 494, *505*.
Aubertin, G. 461, 464, *505*.
Augustinsson, K. B., u. T. Gustafson 344, *374*.
Avel, M. 414, 415, *435*.
Ayre, J. E. 497, *505*.
Ayres, W. X., W. B. Ober u. P. K. Hamilton 279, *291*.

Bab, H. 456, *505*.
Babák 173.
Babes, V. 268, 270, *291*.
Backman, G. 365, 366, 369, *374*.
Backmann, G. 231, *291*.
Bacmeister, A. 282.
— s. Aschoff, L. *291*.
Bacon, R. L. 214, 224, *291*.
v. Baehr 7.
Baensch 96.
Bailey, E. E. 461.
— s. Bissonnette, T. H. *505*.
Baker, R. D. 261, *291*.
— R. F. s. Adolphe, W. E. *505*.
Balazuc, J. 418, *435*.
Balbiani, E. G. 206, *291*.
Baldus, I. 335.
— s. Lang, K. *379*.
Balinsky, B. I. 26, 43, *53*.
Ball, E. 389, 399, *403*.
Ballentine, R. 333, *374*.
Baltzer, F. 7, 12, 33, 41, 50, 51, *53*, 98, *133*, 348, *374*, 425.
Bamann, E., u. W. Salzer 310, *374*.
Bamatter, F. 58, 79, 81, 82, *133*.
— s. Franceschetti, A. *134*.
Bane, Allan s. Häggqvist, G. *178*.
Banieki, H. 494, *505*.
Barcroft, J. 190, 211, 212, 215, 218, 219, 225, 229, 238, 287, *291*.
Bardeen, C. R. 86, *133*.
Bargmann, W. 232, 255, 472, 481, 483, 484, 485, 491, 495, 497, 499, *505*.
Bargoni, N. 335.
— s. Heller, L. *377*.
Barlett, M. N. 364.
— s. Kochakian, C. D. *379*.
Barnes, M. R. 352, *374*.
Barnett, S. E. 335.
— Dounce, A. L. *376*.
Barnum, C. P. s. Omachi, A. *380*.
Barta, E. 274, *291*.
Barten, M. 80.
— s. Fox, M. J. *134*.
Barth, L. G. 335, 347, 349, 350, 351, 353, *374*, 410, *435*.
— u. L. Jaeger 342, 348, *374*.
— s. Frank, S. *377*.
— s. Graff, S. *377*.
Barthels, C., u. K. Voit 253, *291*.
Bartter, F. s. Elrick, H. *134*.

Basset, C. F., O. P. Pearson u. F. Wilke *505.*
Baud, C. A. 225, *291.*
Bauer 145.
— D. J. 356, *374.*
— F., u. E. C. Ashbury *133.*
— H. 206.
— s. Heitz, E. *296.*
— J., u. B. Aschner *133.*
— K. H., u. W. Bode 290, *291.*
v. Baumgarten, P. 272, 273, *291.*
Baumgartner, L. 59, *133.*
Baur, E., E. Fischer u. F. Lenz *133.*
Bautzmann, H. 353, *374.*
Bayer, R. *133.*
Beams, H. W., u. R. L. King 205, 207, *291.*
Beatty, R. A. 13.
— u. M. Fischberg *53.*
— s. Fischberg, M. *54.*
Becker, J. 459, *505.*
— V. 257, 259, 278, *291.*
Becks, H. 363.
— M. E. Simpson, C. H. Li u. H. M. Evans *374.*
Beer, A. S. 480, *505.*
de Beer, G. R. 194.
— s. Huxley, J. S. *297.*
Begemann, H. 201, 255, 473, 474, 475, 478.
— u. W. Hemmerle 479, *505.*
— s. Heilmeyer, L. *296*, *508.*
Behr, G. 449.
— s. Meirowsky, E. *510.*
Behrens, M. 327, 335, *374.*
Belogolowy 38, 39, 40, 154.
Benda, C. 491, *505.*
— Ch. E. 132, *133.*
van Beneden 174.
Benedict, F. G. 367, *374.*
Benewolenskaja, S.V. 271, *291.*
Bennholdt-Thomsen, C. 229, 291.
Benninghoff, A. 204, 246, *291.*
Bensley, R. R., u. N. L. Hoerr 327, *374.*
— S. H. 494, *505.*
Berblinger, W. 244, *291.*
Berg, B. s. Markee, J. E. *510.*
Berger 149, *178.*
Bergmann 204.
— M. 342.
— s. Fruton, J. S. *377.*
Bergstrand, A. 288, *291.*
Berill, N. J. 221, *291.*
Berka, F. 489, 491, *505.*
Bernhard, W. 426, *435*, 474, *505.*
v. Bertalanffy, L. 146, 172, 174, 175, 176, *178*, 180, 187, 188, 208, 230, 233, *291*, *292*, 316, 363, 366, 367, 368, 369, 370, *374*, 443, *505.*
Bessel-Hagen 64, *133.*
Bessey, O. A. s. Wolbach, S. B. *306.*
Best, E., u. G. B. Gruber 113, *133.*
Beurlen, K. 178, *178.*
Bevelander, G. 463, 466.
— s. Johnson, P. L. *508.*
Beyersdorfer, K. 225, *292.*
v. Beznak, M. 244.
— s. Hajdu, I. *296.*
Bianchi, F. 284, *292.*
Biddulph, C. s. Meyer, R. K. *380.*
Biedermann 468, *505.*
Bielig, H. J., G. A. Kausche u. H. Haardick 320, 357, *374.*
Biesadecki, A. 468, *505.*
Biesele, J. J. *292.*
Billingham, R. E., u. P. B. Medawar 252, *292.*
Birch-Jensen, A. 42, *53.*
Bischler, V., u. E. Guyénot 425, *435.*
Bishop, E. L. 409, *435.*
Biss, R. 308, 345, 355.
— s. Lehmann, F. E. *379.*
Bissonnette, T. H., u. E. E. Bailey 461, *505.*
Bittner, G. S. 470, *505.*
Bizzozero, G. 442, 446, 484, *506.*
— u. G. Vassale 456, 482, 491, *506.*
Black-Schaffer, B. 75, *133.*
Blalock 74.
Blank, H. 373, *374.*
— s. Gray, M. *507.*
Blenk, H. 500.
— s. Lehner, J. *509.*
Bloch, P. W. s. Traut, H. F. *513.*
— R. 395, *403.*
Blount, I. H. 46, 51, *53.*
— u. Westcott Harper *53.*
Boas 159.
— J. E. V. 467, 468, 470, 471, *506.*
Bode, W. 290.
— s. Bauer, K. H. *291.*
Bodenstein, D. 51, *53.*
— u. A. A. Kondritzer *53.*
Bodine, J. H. 369.
Böhm, F. 272, 273, *292.*
Böhmel, W. 425.
— s. Schaxel, J. *438.*
Boell, E. J. 349, 351, 352, 359, 360, 361, *374.*
— H. Koch u. J. Needham 351, 352, *374.*
— u. J. Needham 351, *374.*
— — u. V. Rogers 353, *374.*
— u. J. S. Nicholas 349, *374.*
— u. S. C. Shen 349, *374.*
Boellaard, J. W. 214, *292.*
Böning, H. 229.
— s. Rössle, R. *302.*
Börnstein, Käthe 451, *506.*
Böttner, H. 474.
— s. Schlegel, B. *512.*
Bohnenkamp, H. *292.*
Boisselot 52.
Bolck, F. *506.*
Bolk, L. 485, 499, *506.*
Bollman, J. L., u. F. C. Mann 250, *292.*
Bonner, J. T. 338, *374.*
Bonnevie, K. 72, *133.*
Bordage, E. 415, 416, *435.*
Bordzilowskaja 146.
Born, W. s. Hamburger, V. *54.*
Bornebusch, C. H. 369, *374.*
v. Börös, J. 473, *506.*
Borsock, H., C. L. Deasy, A. J. Haagen-Smit, G. Keighley u. P. H. Lowy 328, *375.*
Borssuk, R. A. 429, *435.*
Borst, M. 283, *292.*
Bosaeus, Wilhelm 14, 38, 39, 51, *53.*
Bosset, Pearson u. Wilke 461.
Boström, Lisa 474, *506.*
Botszteijn, A. 83.
— s. Fanconi, G. *134.*
Bouin, P. 491.
— s. Ancel, P. *505.*
Bourdon, J. 417, *435.*
Bourne, E. J. 313.
— A. Macey u. S. Peat 313, *375.*
— u. S. Peat 313, *375.*
— s. Harworth, W. N. *377.*
Bourquin, J. B. 79, 82, 83, *133.*
— s. Franceschetti, A. *134.*
Bouterwek, H. *53.*
Boveri, Th. 206, *292*, 339, *375.*
Bovet, D. 430, *435.*
Boyd, J. D. 2, 8, 9, 10, 100, 106.
— s. Hamilton, W. J. *54*, *135.*
Boyer 341.
Brachet, J. 6, 29, *53*, 81, *133*, 192, 194, 197, 200, 228, 252, 286, *292*, 308, 309, 323, 324, 325, 326, 328, 330, 333, 336, 337, 344, 345, 346, 347, 348, 349, 351, 352, 353, 354, 357, *375*, 406, 432, *435.*
— u. R. Jeener 326, 332, 355, *375.*
— u. J. Needham 345, *375.*
— u. L. Rapkine 354, *375.*
— u. H. Shapiro 351, *375.*
— u. J. R. Shaver 355, *375.*
— s. Jeener, R. *378.*
— s. Shaver, J. R. *381.*
— s. Waddington, C. H. *382.*
Brack, E. 283, *292.*
Bradfield, J. R. G. 343, *375.*
Bragg 193.
— A. N. 349, *375.*

Brahe, Tycho 205.
Brand, K. 324.
— s. Caspersson, T. *376.*
Brandenburg, W. 485, 486, *506.*
Brandt, F. A. 261, 275, *292.*
Braunsteiner, H. 474, *506.*
Braus, H. *506.*
Bredt, H. 130, *133.*
Brefeld 197, 387.
Bremer, E. 495.
— K. G. Ober u. J. Zander 494, *506.*
Brent, R. L. 86.
— s. Wilson, J. G. *138.*
Bretscher, A. 44, 45, 47, 49, *53,* 422, 428, 432, *435.*
— u. P. Tschumi 42, *53,* 428, *435.*
— s. Lehmann, F. E. *437.*
Breus, C. 61, *133.*
Bridgman, C. S. 216.
— s. Jasper, H. H. *297.*
Briggs 38, 40.
Brinkmann, A. 456, 482, *506.*
Britton, C. J. C. 473.
— s. Whitby, E. H. *514.*
Brocher, J. E. W. s. Franceschetti, A. *134.*
Brock, N. 193.
— H. Druckrey u. H. Herken 274, *292.*
Brodowski, W. 270, *292.*
Brody, Samuel *178.*
— S. *292.*
— u. Frankenbach 166.
Broh-Kahn, R. M., u. J. A. Mirsky 315, *375.*
Bromley, N. W., u. W. N. Orechowitch 432, *435.*
Brøndstedt, H. V. 413, *435.*
Brosch, A. 270, *292.*
Brügger, W. *292.*
Bruel, D. 350.
— H. Holter, K. Linderstrøm-Lang u. K. Rosits *375.*
Brues, A. M., D. R. Drury u. M. C. Brues 248, *292.*
— M. M. Tracy u. W. E. Cohn 325, *375.*
— M. C. 248, *292.*
— s. Brues, A. M. *292.*
Brummelkamp, R. 222, *292.*
Brunner, H. 284, *292.*
Brunst, V. V. *133,* 420, 426, 427, 428, 432, *435.*
— u. F. H. J. Figge *133.*
— u. E. A. Scheremetjewa 426, *436.*
— E. A. Scheremetjewa-Brunst u. F. H. J. Figge *133.*
— s. Scheremetjewa, E. A. *438, 439.*
Bucher, N. L. R., u. A. D. Glinos 248, *292.*
Bucher, O. 484, 491, *506.*
v. Buddenbrock, W. 166, 167, 169, 170, *178.* 367, *375,*
Büchi, E. C. 3, *53,* 68, *134.*
Büchner, F. 33, 51, *53,* 70, 71. 72, 132, *134,* 187, 197, 221, 240, 241, 244, *292.*
— J. Maurath u. J. Rehn 33, *134.*
— H. Rübsaamen u. H. Naujoks 197, *292.*
— — u. G. Rothweiler 33, *53, 134.*
Büngeler, W. 236, 254, 261, *292.*
Bünning, E. 151, 187, 197, *292,* 382, *403.*
— u. H. Sagromsky 402, *403.*
Bürger, M. 226, *292.*
Buffon, G. L. 231, *292.*
Bulliard, H. 447, 460, 469, *506.*
— s. Giroud, A. *507.*
Bullough, H. F. 457, *506.*
— W. S. 200, 201, *292.*
— u. F. J. Ebling 454, *506.*
— u. G. J. van Oordt 140, *178.*
Bunding, J. M. 335, *375.*
Bunn, C. W. 311, *375.*
Bunting, H. 255, 496.
— G. B. Wislocki u. E. W. Dempsey 482, 483, *506.*
— s. Wislocki, G. B. *306, 514.*
Burkhardt, L. 235, *292.*
Burnett, Ch. s. Albright, F. *133.*
Burt, D. R. R. 410, *436.*
Buschke, W. 199, *292.*
Butcher, E. O. 461, 463, 464, 466, *506.*
— s. Johnson, P. L. *508.*
Butenandt, A. 183, 221, *292.*
— u. P. Karlson 164, *178.*
Butler, E. G. 426, 427, 431, *436.*
— u. O. E. Schotté 431, *436.*
— s. Schotté, O. E. *439.*
Buxton, C. L. 494.
— s. Atkinson, W. B. *505.*
— u. L. H. Dudley 469.
— L. H. Dudley s. Le Gros Clark, W. E. *509.*

Cagianut, B. 364.
— s. Töndury, G. *138, 382.*
Calkins, A. 228.
— s. Scammon, L. *303.*
— G. N. 408, *436.*
Callender, S., E. O. Powell u. L. J. Witts 474, *506.*
Calvin, M. 474.
— s. Moskowitz, M. *510.*
Cameron, G. R. 474, 493, *506.*
Cappel, D. F., u. M. N. McFarlane 262, 265, *292.*
Carey, E. J. 282, *292.*
Carlson, T. 220, *292.*
Carmichael, L. 216.
— s. Jasper, H. H. *297.*
Carrel, A. 366.
— u. A. M. Ebeling 366, *375.*
— u. A. Hartmann 231, *292.*
Carruthers, D. G. 79, *134.*
de Carvalho, Sergio 473, *506.*
Caspersson, T. 183, 200, 320, 321, 322, 323, 324, 325, 328, 335, 357, *375, 376,* 413, 427, *436,* 447, *506.*
— u. K. Brand 324, *376.*
— u. L. Santesson 322, 323, *376.*
— u. J. Schultz, 322, 323, *376.*
— — u. L. Aquilonius 323, *376.*
— u. B. Thorell 322, 323, *376.*
— u. K. G. Thorsson *292.*
— T. O. *292.*
Chantrenne, H. 314, 355, *376.*
Chanutin, A. 335.
— s. Ludewig, S. *379.*
Catchpole, H. R. 226.
— s. Gersh, I. *295.*
Chalkley, H. W. 208, *292.*
Chapple, C. 92, *134.*
Chaussier 65.
Chaves, P. R. 477, *506.*
Chemin, D., u. D. Rittenberg *376.*
Chesin, R. V. 335, *376.*
Chiego, B. 468, 469.
— s. Silver, H. *512.*
Child, C. M. 340, 344, 352, *376.*
— u. Y. Watanabe 413, *436.*
Cho Hao Li 287.
— s. Scow, R. O. *303.*
Christensen, B. G., u. E. Jacobsen 248, *292.*
Christie, B. 79.
— s. Conte, W. R. *134.*
Chuang, Hsiao-Hui 29, *53,* 354, *376.*
Clara, M. 204, 247, *292,* 456, *506.*
Clark, A. M. 320, 336, *376.*
— M. 278.
— s. Ricker, W. *302.*
Claude, A. 183, *292,* 308, 326, 327, 335, 355, *376.*
— s. Hogeboom, G. H. *378.*
— s. Schneider, W. C. *381.*
Clausen, R. 113, *134.*
Clément-Noël, H. 413, 432, *436.*
Clowes, G. M. A., u. M. E. Krahl 341, *376.*
Cocchi, U. 96, 98.
— H. Gloor u. H. R. Schinz *134.*
Coe, W. R. 413, 414, *436.*
Coenen 12.
Cohen, A. s. Waddington, C. H. *382.*
— C. 450, 482, 483, 484.

Cohen s. Schaper, A. *512.*
— M. 271, 275, *293.*
Cohn, W. E. 325.
— s. Brues, A. M. *375.*
Cohrs, P., u. F. Schulte 259, *293.*
Collier, J. G. 415, *436.*
— W. A. 446.
— s. Strauss, E. *513.*
Colowick, S. P. 315, 332.
— G. T. Cori u. M. W. Slein 315, *376.*
— s. Price, W. H. *380.*
Conklin, E. G. 201, *293,* 346, *376.*
Conrad, K. 231, 233, *293.*
Conte, W. R. 79.
— C. S. McCammon u. B. Christie *134.*
Cooper, E. J., M. L. Trautmann u. M. Laskowski 336, *376.*
— Z. K. 450.
— s. Thuringer, J. *513.*
Corbet, A. 335.
— s. Lang, K. *379.*
Corell, J. T. 259, 275.
— s. Weinmann, J. P. *306.*
Cori, C. F. 312, 313, 315.
— u. G. T. Cori 312, *376.*
— s. Price, W. H. *380.*
— G. T. 315.
— u. C. F. Cori *376.*
— M. A. Swanson u. C. F. Cori 313, *376.*
— s. Colowick, S. P. *376.*
— Gerty 312.
Cornil 493, 506.
Coulthard, C. E. s. Ungar, J. *305.*
Courvoisier, B. 85.
— s. Schüpbach, A. *137.*
Cowdry, E. V. 202, 208, 273, *293,* 442, 443, 456, 468, 482, 486, 488, 501, *506.*
— u. H. C. Thompson jr. 450, *506.*
Cramer, H. 280, 284, *293.*
Crew, F. A. E. 95, *134.*
Crome, L. 284, *293.*
Cronkite, E. P. s. Dunham, Ch. L. *134.*
Crooke, A. C. 286, 288, 289, *293.*
Cruickshank, A. H. 266, *293.*
Cunningham, J. A. 276, 278, *293.*
Curley, F. J. 73.
— s. Ingalls, T. H. *135.*
Curtius, F. 101, 102.
— u. O. v. Verschuer *134.*
Custer, E. M. 89, 91, *134.*

Dabbs, G. H. 285.
— s. Heinen, J. H. *296.*
Dabelow, A. 252, 253, *293,* 489, *506.*
Dalcq 7, 8, 18, 26, 49.
— u. S. Halter *53.*
— A. M. *53.*
— u. A. Seaton-Jones *53.*
Dalldorf, G. 280, 283.
— s. McCullough, K. *300.*
le Damany, P. *134.*
Danesino, V. 489, 491, *506.*
Danforth, C. H. 457, 459, 460, *506.*
Daniel, J. F., u. E. A. Yarwood 349, *376.*
Danielli, J. F. 328, *376,* 474.
— s. Dawson, H. *506.*
Danneel, R. 203.
— u. E. Güttes *293.*
— u. N. Weissenfels 466, *506.*
Darlington, C. D. 183, 191, 195, 200, *293.*
Davenport, C. B. *134.*
Davidson, J. N. 325, *376.*
Davis, S. E. 422, 430.
— s. Morgan, T. H. *437.*
Dawson 249.
— H., u. J. F. Danielli 474, *506.*
— H. L. 461, *506.*
Dawydoff, C. 413, 414, *436.*
Deasy, C. L. 328.
— s. Borsock, H. *375.*
Debrunner, H. 64, 90, *134.*
— s. Bessel-Hagen *133.*
Deelmann, H. T. 494, *506.*
Dehlinger, U., u. E. Wertz 188, 227, *293.*
Delarue, J., u. R. Depierre *293.*
Delius, L. 239.
— u. H. Reindell *293.*
— s. Reindell, H. *302.*
Dembrowska, W. S. 408, *436.*
Dempsey, E. W. 255, 482, 483, 496.
— s. Bunting, H. *506.*
— s. Wislocki, G. B. *306,* 514.
Depierre, R. 282.
— s. Delarue, J. *293.*
Dettelbach, R. 422.
— s. Lehmann, F. E. *437.*
Detwiler, S. R. 44, *53,* 361, *376.*
Dianzani, M. U. 335, *376.*
Dible, J. H. 83, *134.*
Dickinson, L. s. Ungar, J. *305.*
Didion, H. 267, *293.*
Diercks, K. 497, *506.*
Dieterle, Th. 287, *293.*
Dietlen, H. 221, 239, *293.*
Dinichert-Favarger, J. 425.
— s. Guyénot, E. *437.*
Dock, W. 245, *293.*
Doerr, R. 183, 184, *293.*
— W. 130, *134.*
Dogramaci, J. 79.
— u. H. Green *134.*
Dolff, C. 74, *134.*
Doljanski, L. 200, *293.*
— u. F. Roulet 225, *293.*
Domagk, G. 41.
Donders 460.
Doniach, I., u. E. A. Wright 265, 279, *293.*
Dontenwill, W. 236.
— s. Rotter, W. *302.*
Dounce, A. L. 327, 333, 335, *376.*
— u. G. Thannhauser-Beyer 335, *376.*
— G. A. Tishkoff, S. E. Barnett u. R. M. Freer *376.*
Dous, R. 65, 67, *134.*
Downey, H. 473, 477, *506.*
Drabkin, D. L. 373.
— s. Rosenthal, O. *381.*
Drawert, H. 394, *404.*
Drechsler 446, *506.*
Driesch, H. 195, 285, *293,* 339, *376, 436.*
Drosdoff 448.
Druckrey, H. 193, 274, *293.*
— K. Küpfmüller u. W. Trappe 221, *293.*
— u. E. Schreiber 274, *293.*
— s. Brock, N. *292.*
Drury, D. R. 248.
— s. Brues, A. M. *292.*
Dry, F. W. 466, *506.*
Dubois, E. 213, 222, *293.*
— F. 411, 412, 421, *436.*
— u. E. Wolff 411, *436.*
— s. Wolff, E, *440.*
Duclert 491, *506.*
Dürken 38, 40.
— B. 195, *293.*
Dunham, Ch. L. 86.
— E. P. Cronkite, G. V. Le Roy u. Sh. Warren *134.*
Dunn, L. C. 12, 31, 51, *53,* 95.
— u. S. Gluecksohn-Schoenheimer *54,* 111, 115, *134.*
— s. Gluecksohn-Schoenheimer, S. *54.*
Du Noiiy 231.
Duran-Jorda, F. 474, *506.*
Duspiva 5, 25, 48, 50, 183, 191, 193, 307, 328, 349, 362, *376.*
Dustin, A. P. 427, *436.*
Dutra, F. R. 279, *293.*

Ebeling, A. M. 366.
— s. Carrel, A. *375.*
Ebling, F. J. 454, 457, *506.*
— s. Bullough, W. S. *506.*
v. Ebner, V. 469, *506.*
Eckardt, Th. 488, *506.*
Edlbacher 446.
Efimov, M. I. 424, *436.*
Efskind, L. 255, *293.*
v. Eggeling, H. 455, 457, 481, 482, 491, *507.*
Ehrat, R. 65, 66, 67, 68, *134.*
Ehrich, W. 269, *293.*

Eichenlaub, F. J., u. R. A. Osbourn 450, *507*.
Eidmann, H. 498, 499, 500, *507*.
Eiseman, B. 259.
— M. G. Seelig u. N. A. Womack 259, *293*.
Eke, G. s. Gray, M. *507*.
Elftmann, H. s. Atkinson, W. B *374*.
Elrick, H., F. Bartter, A. Sutphin u. F. Albright *134*.
Elster, S. K., u. E. L. Lowry 224, *293*.
Emanuel, S. 457, *507*.
Emerson, H. S. 425, *436*.
Emshoff, E. 275.
— s. Joest, E. *297*.
Engelhardt, E. 87.
— u. H. Pischinger *134*.
Engelmann, G. s. Aschner, B. 64, *133*.
Engle, E. T. 494.
— s. Atkinson, W. B. *505*.
— jr., R. L. 278, 279, *293*.
Enriques, P. 197, 198, *293*.
Ephrussi, B. 183, 191, 195, *293*.
Erdheim, J. 287, 288, 289, *293*.
Erickson, C. A. 79, *134*.
— J. O. s. Laden, E. L. *509*.
Ernst, M. 195, *293*.
— P. 257, 272, 273, 278, 280, 281, *293*.
Erway, W. F. 364.
— s. MacShan, W. H. *380*.
Ettori, J. s. Giroud, A. *54*.
v. Euler, H. 183, *294*.
— u. L. Heller 335, *377*.
Evans 169.
— u. Long 170.
— C. L. 234, *294*.
— H. M. 287.
— M. E. Simpson u. C. H. Li *377*.
— s. Asling, C. W. *291*.
— s. Becks, H. *374*.
— s. Li, C. H. *379*.
— s. Ray, R. D. *302*.
— s. Scow, R. O. *303*.
— s. Walker, D. G. *305*.
— M. V. 82, *134*.
Everett, E. T. 452.
— C. M. Pomerat, F. N. Hu u. C. S. Livingood *507*.
— C. S. Livingood, Ch. M. Pomerat u. Funan Hu *507*.
— H. S. 495, 496.
— s. Novak, E. *511*.

Falin, L. T. 154, *178*.
Falkenheim, M. 340.
— s. Ranzi, S. *380*.
Fanconi, G. 78, *134*.
— u. A. Prader 287, 288, *294*.
— H. Zellweger u. A. Botszteijn 83, *134*.
Fawcett, D. W., G. B. Wislocki u. Ch. M. Waldo 255, *294*.
Fehr 81.
Feitelberg, S. 215, 253.
— s. Gordon, A. J. *295*.
Felix, K. 183, *294*.
Fell, H. B. 196, 197, 200, 201, 282, *294*.
— u. A. F. Hughes 207, *294*.
Feller, A., u. H. Sternberg 112, *134*.
Feneis, H. 223, 225, *294*.
Fernandez 21.
Ferner, H. 485, *507*.
Ferrata, A. *507*.
Ferreira-Marques 454, *507*.
Feyrter, F. 454, 477, 485, 496, 504, *507*.
Fienberg, R. 259, *294*.
Fieschi, A. 479, *507*.
— u. G. Astaldi 475, *507*.
Figge, F. H. J. s. Brunst, V. V. *133*.
Filatow, D. 43, *54*.
Finestone, A. J., u. C. F. Geschickter 284, 294.
Finkeldey, W. 261, 262, 275, *294*.
Firket, Ch. 276, 278, *294*.
Firor 41.
Fischberg, M., u. R. A. Beatty 13, *54*.
— s. Beatty, R. A. *53*.
Fischer, A. 196, 200, 274, 285, *294*, 319, *377*, 422, 427, 428, *436*.
— E. 313.
— s. Baur, E. *133*.
— F. G. 353, 354, *377*.
— u. H. Hartwig 34, *54*, 345, 346, 349, 351, 352, *377*.
— E. Wehmeier, H. Lehmann, L. Jühling u. K. Hultsch *377*.
— I. 196, 204, 208, *294*.
— u. E. Ries 208, *294*, 488, *507*.
— W. 253, 261, 262, 265, 275, *294*.
Fischer-Wasels, B. 280, 281, 282, 283, 285, 286, *294*.
Fishback, F. C. 248, 249, *294*.
— s. Mann, F. C. *299*.
Fisher, J., u. D. Glick 447, *507*.
Fitzmaurice, H. A. 86.
— s. Job, T. T. *136*.
Fleischhacker, H. 477, *507*.
— u. R. Klima 477, *507*.
Flemming 442, 504, *507*.
Flexner 210, 215, 216.
— J. B., u. L. B. Flexner 210, 216, *294*.
— L. B. 77.
— u. A. Gellhorn *134*.
— s. Peters, V. B. *301*.
Föyn, B. 411, *436*.
Folley, S. J. 491, *507*.
Fox, M. J. 80.
Frädrich, G. 114, *134*.
Franceschetti, A. 79, 110.
— F. Bamatter u. J. B. Bourquin *134*.
— J. E. W. Brocher u. D. Klein *134*.
Francillon, M. R. 64, *134*.
Frangenheim, H. 261, *294*.
Frank, A. 222, 239, *294*.
— u. E. A. Schotte 222, 239, *294*.
— R. T., u. A. Unger 491, *507*.
— S., R. Lipschitz u. L. G. Barth 335, *377*.
Frankenbach 166.
Frankhauser, G. 206, 289, *294*.
— u. R. R. Humphrey 206, *294*.
Frascarelli, R. 476.
— s. Pitzura, M. *511*.
Fraser, D. A. 466, *507*.
Frattin, G. 284.
— s. Sacerdotti, C. *303*.
Freer, R. M. 335.
— s. Dounce, A. L. *376*.
Fresen, O. 259, 261, 270, 271, 272, 273, *294*, *507*.
Freudenberg, E. 58.
Frey-Wyssling 6, 150, 203, 318, *377*.
— A., u. H. Strecker 318, *377*.
Friedenthal, H. 197, 198, *294*, 460, *507*.
Friedl 96.
Friedman, M. 276, 278, *294*.
Friedmann, M. 497.
— s. Zondek, B. *514*.
Friedrich, H. 415, *436*.
Friedrich-Freksa, H. 183, 191, 234, *294*, 325, *377*.
— u. F. G. Zaki *294*.
Froboese, C. 238, *294*.
Fruton, J. S., G. W. Irving jr. u. M. Bergmann 342, *377*.
Fuchs, H. 459, 470, *507*.
Fuhs, H. 459, 507.

Gaillard, P. J. 196, *294*.
Gale, J. C. 225, *294*.
Galland, M. 425.
— s. Guyénot, E. *437*.
Gallera, J. 33, 34, 35, *54*, 73, *135*.
Galtsoff, P. S. 409, *436*.
Gans, O. 253, *294*, 453, 457, *507*.
Garcia, S. A. 461, 462, *507*.
Garn, S. M. 458, *507*.
Gasser, C. *135*.
— E. 252.
— s. v. Albertini, A. *291*.
Gates, G. E. 414, *436*.

Gauer, J. P. *294.*
Gaunt, R. T. *294.*
Gause, G. F. 220, *294.*
Gautheret 398.
Gay, J. G. 248, 249.
— s. Mann, F. C. *299.*
Gedigk, P. 280, *294.*
Geisel 200.
— H. s. Klein, H. *298.*
Geist, S. H. 497, *507.*
Geitler, L. 149, *178*, 183, 205, 254, *294*, *295.*
Gelbke, H., u. W. Herzog 284, *295.*
Gellhorn, A. 77.
— s. Flexner, L. B. *134.*
Gerok, W. 474, 475.
— s. Masshoff, W. *510.*
Gersch, M. 151, 443, 488, 497, 504.
— u. E. Ries 340, *377.*
— s. Ries, E. *179*, *511.*
Gersh, I., u. H. R. Catchpole 226, *295.*
Gerteis, W. 485, *507.*
Geschickter, C. F. 284.
— s. Finestone, A. J. *294.*
Gey 41.
Gherardi, G. L. 278, *295.*
Gidge, N. M., u. S. M. Rose *436.*
Giese 288.
Gilbert, Ch. 83.
— s. Gillman, J. *135.*
Gillman 83.
— J., Ch. Gilbert u. Th. Gillman *135.*
v. Gilse, P. H. G. 79, *135.*
Ginzburg, G. I. 431.
— s. Polezhayew, L. W. *438.*
de Giorgi, P. 425, *436.*
Girardet, P. 85.
— s. Zellweger, H. *138.*
Giroud 52.
— Lelièvre, Hanet u. Levent *54.*
— A. *54.*
— H. Bulliard u. C. P. Leblond 447, 469, *507.*
— u. C. P. Leblond 466, 469, *507.*
— u. J. Lefebvres *54.*
— G. Levy, J. Lefebvres-Boisselot u. J. Ettori *54.*
Gladstone, R. J. 247, *295.*
Glass, B. 314, 331, 332, *377.*
Glatthaar, E. 451, *507.*
Glaus, A. *295.*
Glick, D. 447.
— s. Fisher, J. *507.*
— s. Omachi, A. *380.*
Glinos, A. D. 248, *295.*
— s. Bucher, N. L. R. *292.*
Gloor, F. 64, 131, *135.*
— H. 96, 98.
Gloor, H. s. Cocchi, U. *134.*
— H. U. 268.
— s. Rüttner, J. R. *302.*
Glücksmann, A. 195, 253, *295.*
Gluecksohn-Schoenheimer, S. 12, 22, 31, 33, *54*, 95, 111, 115.
— u. L. C. Dunn *54*, *134.*
— s. Dunn, L. C. *54*, *134.*
Gluecksohn-Waelsch, S. 51, *54.*
Godlewski, E. 419, 420, 430, *436.*
— jr., E. 193, 203, *295.*
Goebel, K. 387, 388, 392, *404.*
Gönnert, R. 253, 254.
— s. Altmann, H. W. *291.*
Görsch, H. 265, *295.*
Goerttler, K. 192, *295.*
Gössner, W. 223, *295*, 486, 487.
— G. Schneider, M. Siess u. H. Stegmann 223, 247, 254, *295*, *507.*
— u. J. Zander 447, *507.*
Goetsch, W. 140, *178*, 410, *436.*
Gohs, W. 474, *507.*
Goldblatt, H. 245, *295.*
Goldeck, H. 200, *295*, 480, *507.*
Goldenberg, B. *295.*
Goldin, A. 410, 411, *436.*
Goldmann, E. E. 276, 278, *295.*
Goldmeier 65.
Goldschmidt 94, *135.*
— R. 223, *295*, 326.
Goldstein, L. 87.
— u. D. Murphy *135.*
Golodetz, L. s. Unna, P. G. *513.*
Gompertz, B. 231, *295.*
Goodpasture, E. W. 77, 78, *135.*
Gordon, A. J., E. C. Holder u. S. Feitelberg 215, 253, *295.*
Gottron, H. A. 453, *507.*
Graff, S., u. L. G. Barth 347, *377.*
Graffi, A. 364.
— u. K. Junkmann 335, *377.*
Grafflin, A. L. 250, *295.*
Grauer, W. 474, 475.
— s. Masshoff, W. *510.*
Granowskaja 145.
Grassmann, W., U. Hofmann u. Th. Nemetschek *295.*
— u. J. Trupke 183, 185, 186, *295.*
Gray 448.
— M., H. Blank, G. Eke u. J. Okay *507.*
Green, D. E. 310, *377.*
— G. F. 248, 249.
— s. Mann, F. C. *299.*
— H. 79.
— s. Dogramaci, J. *134.*
Greenfield 263.
Greenhill, J. P. 65, *135.*
Greenstein, J. P. 358, *377*, 427.
— s. Taylor, C. *439.*
Gregg, J. R., u. S. Løvtrup 350, 352, *377.*
— N. M. 78, 79, 80, 82, *135.*
Gregory 199.
Grimm 180.
— J., u. W. Grimm *295.*
— W. s. Grimm, J. *295.*
Grob, M., u. E. Rossi 131, *135.*
Groebbels, F. 373, *377.*
Grönwall, H. 79.
— u. P. Selander 80, *135.*
Gross, J. 225, *295.*
— u. F. O. Schmitt 225, *295.*
Grosser, O. 61, 88, *135*, 193, *295.*
Grossman, M. I. 248.
— s. Newman, E. *300.*
Gruber, A. 407, 408, *436.*
— G. B. 88, 89, 90, 92, 104, 106, 112, 113, 119, *135*, 284, *295*, 470, 471, *507.*
— u. O. E. Kuss 289, *295.*
— u. W. Schmidt 284, *295.*
— s. Best, E. *133.*
— J. *54.*
— K. 320, *377.*
Grüneberg, H. 12, 50, 51, *54*, 227, *295.*
Grünthal, E. 222, *295.*
Gruenwald, P. 51, *54*, 70, 85, 99, 131, *135.*
Grundmann, E. 202, 242, *295.*
Günthart, A. 98, *135.*
Günther, H. 499, *508.*
Güttes, E. 203.
— s. Danneel, R. *293.*
Guieyesse-Pellissier 272, *295.*
Gunn, D. L. 369, *377.*
Gurd, F. N. 248.
— u. H. M. Vars 248, *295.*
— s. Vars, H. M. *305.*
Gurwitsch 162.
Gusberg, S. B. 494.
— s. Atkinson, W. B. *505.*
Gustafson u. Lenicque 19.
— T. 341, 342, 344, *377.*
— u. L. Hasselberg 309, 341, 342, 343, 355, *377.*
— s. Augustinsson, K. B. *374.*
— s. Perlmann, P. *380.*
Guyénot, E. 44, 50, *54*, 94, *135*, 424, 425, 429, *436*, *437.*
— J. Dinichert-Favarger u. M. Galland 425, *437.*
— u. O. Schotté 430, *437.*
— s. Bischler, V. *435.*

Haagen-Smit, A. J. 328
— s. Borsock, H. *375.*
Haardick 159.
— H. 320, 357.
— s. Bielig, H. J. *374.*
Haase 230.
Haberlandt 140, 252, *295*, 388.
Haden, L. 473, *508.*

Hadorn, E. 33, *54*, 94, 95, 96, 97, *135*, 288, *295*, 348, *377*.
Häggqvist, G. 149, 203, 247, 289, *295*.
— u. Allan Bane *178*.
Hämmerling, J. 141, *178*, 384, 385, 386, *404*.
Hajdu, I., u. M. v. Beznak 244, *296*.
Halban-Seitz 77.
Haldane 217.
Hale, F. 84, *135*.
Hall 14.
— A. B., u. O. E. Schotté 429, *437*.
— B. V. s. Nicholas, J. S. *55*.
— C. E. 225.
— s. Schmitt, F. O. *303*.
v. Haller, A. 192, 212, 232, *296*.
Hallervorden, J. 265, *296*.
Halter, S. s. Dal. q 26, *53*.
Hama, T. 25, 26, *54*.
— s. Okada, Y. K. *55*.
Hamberger, C. A., u. H. Hydén 322, *377*.
Hamburger, V., u. W. Born *54*.
— u. H. L. Hamilton *54*.
Hamilton 2, 8, 9, 10.
— H. L. s. Hamburger, V. *54*.
— J. B. 459, 460.
— s. Myers, R. J. *510*.
— P. K. 279.
— s. Ayres, W. X. *291*.
— W. J. 76.
— J. D. Boyd u. H. W. Mossmann 2, 8, 9, 10, *54*, 100, 106, *135*.
Hamlett, G. W. 16, 21, *54*.
Hammarsten, E., u. G. Hevesy *377*.
Hamperl, H. 257, 282, *296*, 485, *508*.
Hancox, N. M. 255, 271, *296*.
Hanes, F. M. 271, 275.
— s. Lambert, R. A. *298*.
Hanet s. Giroud *54*.
Hanhart, E. 98, 101, *135*, 286, 288, 289, 290, *296*.
v. Hansemann 281.
Hansemann, D. 442, 484, *508*.
Hansen 394.
Hanson, J. 450, *508*.
Harde, K. W. 247, *296*.
Harig, A. *404*.
Harmann, J. W., u. J. M. Hogan jr. 268, *296*.
Harms, J. W. 139, 140, 165, 167, 168, 169, 170, *178*, 191, 193, 223.
Harper, Westcott s. Blount, I. *53*.
Harris, H. A. 226, *296*.
Harrison 360.
— R. G. 44, 49, 50, *54*.
— T. R. 222, 261, *296*.
Harrisson, T. R., R. Ashman u. R. M. Larson 222, *296*.
Hartmann 395.
— A. 231.
— s. Carrel, A. *292*.
— M. 142, 143, 144, 145, 146, 147, 149, 151, 153, *178*.
Hartwig 34.
— u. Rotmann 167.
— H. 345, 346, 349, 351 352.
— s. Fischer, F. G. *54*, *377*.
Harvey, E. B. 333, 340, *377*.
— u. G. L. Lavin 333, *377*.
— s. Navez, A. E. *380*.
Harworth, W. N., S. Peat u. E. J. Bourne 313, *377*.
Haslhofer, L. 269, *296*.
Hasner, E. 492, 494, *508*.
Hasselberg, L. 309, 341, 342, 343, 355.
— s. Gustafson, T. *377*.
Hathaway, B. M. 262, *296*.
Haugaard, N. 315.
— s. Stadie, W. C. *381*.
Haythorn, S. R. 257, 259, 261, 270, 271, 272, 275, *296*.
Heatley, N. G. 352, *377*.
— u. P. E. Lindahl 352, *377*.
Hecht, V. 261, *296*.
Hectoen, L. 261, *296*.
Heden, C. G. 323.
— s. Malmgren, B. *379*, *380*.
Hegnauer, H. 65, 67, 69, 84, 87, 98.
— s. Klebanow, D. *136*.
Heiberg, K. A. 205, 269, *296*.
Heidenhain, M. 203, 204, *296*.
— R. 457, 491, *508*.
Heijl 37.
Heilmeyer, L. 201, 474, 475, 476, *508*.
— u. H. Begemann 255, *296*. 473, 474, 475, 478, *508*.
— u. W. Oetzel 475, *508*.
Heinen, J. H., G. H. Dabbs u. H. A. Mason 285, *296*.
Heino, H. E. 244.
— s. Krakower, C. A. *298*.
Heinzel, W. 488, *508*.
Heitz, E., u. H. Bauer 206, *296*.
Heldmann, G. 415, *437*.
Heller, E. L. *296*.
— J. 469, *508*.
— L. 335.
— u. N. Bargoni 335, *377*.
— s. v. Euler, H. *377*.
Hellin *135*.
Hellinghoff 248.
Hellman, T. 215, 252, 253, *296*.
Hellmann, H. 474, 475.
— s. Masshoff, W. *510*.
Helpern, M. M. s. Ingalls, T. H. *135*.
Hemmerle, W. 479.
Hemmerle, W. s. Begemann, H. *505*.
Henkel, H. 253, *296*.
Henning, N., u. H. Keilhack 478, *508*.
Henschel, E. 240, 254, *296*.
Henschen 271.
Herbst, C. 339, 344, *377*, *378*.
Herken, H. 193, 274.
— s. Brock, N. *292*.
v. Herrath, E. 215, *296*.
Herrmann 65, 66.
Hertig, A. T. 76.
— u. J. Rock *135*.
Hertwig, G. 204, 206, 208, *296*, 421, *437*.
— O. 195, 199, *296*, 461, *508*.
— R. 193, 204, *296*.
— Richard 326.
Herxheimer, G. 271, 276, 280, 281, 282, 283, 286, *296*.
— u. W. Roth 278, *296*.
Herzog, E. 113, *135*.
— G. 269, *296*.
— W. 284.
— s. Gelbke, H. *295*.
Hess, W. R. 234, *296*.
Hesse, Rich. 172, 173, 174, *178*.
— u. F. Doflein 159, 162, *178*.
Hevesy, G. 443, *508*.
— s. Hammarsten, E. *377*.
Higgins, A., J. A. Miller, J. M. Price u. F. M. Strong 335, 378.
— G. M., u. R. M. Anderson 248, *296*.
— u. J. T. Priestley 248, *297*.
Hilaire, Geoffroy St. 65.
Hilber, H. 251, *297*.
Hill 453.
Hilleman, H. H. 229.
— s. Purdy, D. M. 229, *301*.
Hiller, J., H. Spielman, E. Strauss u. A. Jacob 220, 297.
Hills, A. G. 315
— s. Stadie, W. C. *381*.
Hinshelwood, C. N. 311, *378*.
Hirsch, G. C. 6, 488, *508*.
Hirschberg, E., u. H. P. Rusch 338, *378*.
Hirschfeld, H., u. A. Hittmair 473, *508*.
Hirschsprung, H. 290, *297*.
Hirshfield, H. J. 336.
— s. Mazia, D. *380*.
His, W. 195, 229, *297*, 485, *508*.
Hitschmann, J., u. L. Adler 494, *508*.
Hittmair, A. 473.
— s. Hirschfeld, H. 508.
Hjiang, S. H. 247, *297*.
Hoede, K. 289, *297*.
Höfler, K. 401, *404*.
Hoehl, E. s. Moraller, F. *510*.

Hoepke, H. 448, 450, 451, 455, 456, 457, 460, 462, 468, 469, 481, 482, 483, *508*.
Hoerr, N. L. 327.
— s. Bensley, R. R. *374*.
Hörstadius, Sven 10, 27, 30, *54*, 339, *378*.
— u. A. Wolsky *378*.
v. Hoesslin 373.
Hofer, A. 461, *508*.
— B. 320, *378*, 407, 408, *437*.
— W. s. Kinkel, H. *509*.
van t'Hoff 142.
Hoff, F. 459, 470, 472, 480, *508*.
Hoffman, J. G. 202, 210, *297*.
— J. G. H. 450, 452, *508*.
Hoffmann, A. 238, *297*.
— u. A. Rottino 264, *297*.
Hofmann, U. s. Grassmann, W. *295*.
Hofmeister 200.
Hogan jr., J. M. 268.
— s. Harman, J. W. *296*.
Hogeboom, G. H. 335, *378*.
— A. Claude u. R. D. Hotchkiss 335, *378*.
— u. W. C. Schneider 335, *378*.
— — u. G. E. Pallade 327, 333, *378*.
— s. Schneider W. C. *381*.
Hogue, M. J., u. G. S. de Renyi 268, *297*.
Hohlweg, W. 280, *297*.
Holder, E. C. 215, 253.
— s. Gordon, A. J. *295*.
Hollander, A. 427.
— s. Taylor, C. *439*.
Holmdahl, D. E. 10, 25, 34, *54*.
Holst, G. 62, 63, *135*.
Holter, H. 340, 341, 344, 352, *378*.
— H. Lanz jr. u. K. Linderstrøm-Lang 340, *378*.
— u. P. E. Lindahl 340, *378*.
— u. E. Zeuthen 336, *378*.
— s. Brüel, D. *375*.
— s. Lindahl, P. E. *379*.
— s. Linderstrøm-Lang, K. *379*.
Holtfreter, J. 5, 16, 23, 26, 38, *54*, 153, 154, *178*, 194, 195, 197, 228, 252, 286, *297*, 353, *378*, 487, *508*.
Horlacher, B. 119, *135*.
Hort, W. 207, 221, 222, 223, 238, 239, 243, 244, *297*.
Hotchkiss, R. D. 335.
— s. Hogeboom, G. H. *378*.
Houdard 282.
Houet, H. 288, *297*.
Hoven, H. 491, *508*.
Howe, P. R. 280.
— s. Wolbach, S. B. *306*.
Hoyle, F. 180, *297*.
Hu, F. N. s. Everett, E. T. *507*.
Hu, Funan s. Everett, Eva T. *507*.
Huber 13.
— W. s. Lehmann, F. E. *55*, 136.
Hueck, W. 106, *135*, 289, 447, *508*.
Huennekens, F. M. 310, *378*.
Huerkamp, B., u. E. Opitz 241, *297*.
Hug, C., W. Lippert u. P. Moser 474, *508*.
Hugget, A. St. G., u. W. F. Widdas 229, 230, *297*.
Hughes, A. 199, 200, 201, 205, 206, *297*.
— A. F. 207.
— s. Fell, H. B. *294*.
Hullin, R. P. 335.
— s. Richter, D. *380*.
Hultqvist, G. 289, *297*.
Hultsch, K. s. Fischer, F. G. *377*.
Human 357.
Humbert, Ch. D. 286, 287, *297*.
Hummel, E. 278, *297*.
— K. P. 425.
— s. Schotté, O. *439*.
Humphrey, R.R. 206.
— s. Frankhauser, G. *294*.
Humphry 395.
Hurwitz, D., u. F. C. Irving 85, *135*.
Huxley, J. S. 11, *54*, 194, 212, 213, *297*, 362, *378*.
— u. G. R. de Beer *297*.
— u. G. Teissier 363, *378*.
— s. Reeve, E. C. R. *302*.
— Julian 212.
Huzella, Th. 225, *297*.
Hydén, H. 322, 323, *378*.
— s. Hamberger, C. A. *377*.

Ide-Rozas, A. 427, *437*.
Idelberger, K. 64, *135*.
Ignatjewa, Z. P. 204.
— s. Wermel, E. M. *306*.
Iklé, A. 74, 75.
— u. M. Reiniger *135*.
Ingalls, T. H. 59, 73, 74, *135*.
— F. J. Curley u. R. A. Prindle *135*.
— C. G. Tedeschi u. M. M. Helpern *135*.
Ingleby 489, *508*.
Inglis, A. 280, 282, *297*.
Irvin, G. E., u. J. E. Kraus 290, *297*.
Irving, F. C. 85.
— s. Hurwitz, D. *135*.
— jr., G. W. 342.
— s. Fruton, J. S. *377*.
Isigkeit, E. 64, *135*.
Iwanzoff, P. 278, *297*.
Jacob, A. 220.
— s. Hiller, J. *297*.
Jacobj, W. 203, 204, 205, 207, 254, *297*, 486, 487, 504, *508*.
Jacobsen, E. 248.
— s. Christensen, B. G. *292*.
Jäger, E. 253, *297*.
Jaeger, L. 342, 353, *378*.
— s. Barth, L. G. *374*.
Jakob, M. 250.
— s. Mandel, L. *299*.
Jakus, M. A. 225.
— s. Schmitt, F. O. *303*.
v. Jaschke, R. Th. 489, 491, *508*.
Jasper, H. H., C. S. Bridgman u. L. Carmichael 216, *297*.
Jeener, R. 308, 326, 332, 355, *378*.
— u. J. Brachet 324, *378*.
— s. Brachet, J. *375*.
Jerusalem, Ch. s. Feneis, H. *294*.
Job, T. T. 86
— G. J. Seibold u. H. A. Fitzmaurice *136*.
Joel, Ch. A. 472, *508*.
Jörgensen, Barker 373.
Joest, E., u. E. Emshoff 275, *297*.
John, F. 454, *508*.
Johnson, F. P. 247, *297*.
— P. L., u. G. Bevelander 466, *508*.
— E. O. Butcher u. G. Bevelander 463, 466, *508*.
— W. W. 269, *297*.
Jollos, V. 142, *179*.
Jones-Seaton, A. 7, 18, *54*.
Jordan, H. C. 86.
— s. Wilson, J. G. *138*.
Jorpes, E. 325, *378*.
Joseph, M. 482, *508*.
Joslin, E. P. 85
— H. F. Root, P. White u. A. Marble *136*.
Jost, C. 46.
— L. *404*.
Joy, A. C. 248.
— s. Newman, E. *300*.
Jühling, L. s. Fischer, F. G. *377*.
Juge, J. 49, *54*.
Jung, Fr. 474, *508*.
— u. H. Asen 475, *508*.
Junghans, H. 226.
— s. Schmorl, S. *303*.
Junkmann, K. 335.
— s. Graffi, A. *377*.
Justi, K. 270, *297*.

v. Kaan Albest, A. *404*.
Kabat, E. A. 335, *378*.
Kabelitz, H. J. 255, *297*.

Kachmar 341.
Kaeser, O. 59, 60, 61, 74, 94, *136*.
Kaindl, K. 364, *378*.
Kaiser 210.
Kalckar, H. M. 314, *378*.
Kalfayan, B. 262, 265, *297*.
Kalman, C. s. Li, C. H. *379*.
Kamerbeek, A. E. H. M. 79, *136*.
Kanajew, J. 410, *437*.
Karlson, P. 164.
— s. Butenandt, A. *178*.
Karr, J. W. s. Wilson, J. G. *138*.
Karsner, J. T., O. Saphir u. T. Todd *297*.
Katsunuma, S. 52, *54*.
Katzberg, A. A. 450, 454, *509*.
Kaufmann 331.
Kaunitz, H. 281, 282, 284.
— s. Stoerk, H. *304*.
Kausche, G. A. 320, 357.
— s. Bielig, H. J. *374*.
Kavanagh, A. J. 180, 230, 233.
— s. Richards, O. W. *302*.
Kaven, A. 86, *136*.
Kawamura, R. 283, *297*.
Kay, S. 276, 278, *298*.
Kehrer, F. A. 289, *298*.
Keighley, G. 328.
— s. Borsock, H. *375*.
Keilhack, H. 478.
— s. Henning, N. *508*.
Keller, F. 497, *509*.
Kennedy, E. P. 331.
— u. A. L. Lehninger 330, 335, *378*.
Kenyon, P. 457.
— s. Montagna, W. *510*.
Kepler 205.
Kerl, I. *404*.
Kermauner, F. 127, *136*.
Kestner, O. 367, 373, *378*.
Keuning, F. J. s. Nelemans, Th. G. *510*.
Keys, S. s. Meirowsky, E. *510*.
Kielley 331.
Kienle, F. 477, 479, *509*.
Kiessling, W. 312, *378*.
King 205, 207.
— R. L. s. Beams H. W. *291*.
Kinkel, H., u. W. Hofer *509*.
— u. G. Kinkel-Diercks 475, *509*.
Kirch, E. 221, 239, *298*.
Kirchner, H. A. 410, *437*.
Kish, J. F. 220.
Kittel, A. 369, *378*.
Kiyono, K. 478, *509*.
— s. Aschoff, L. *505*.
Klatt, B. 170, *179*, 213, *298*, 363, *379*.
— u. H. Vorsteher 173, *179*.
Klebanow, D. 67, 69, 83, *136*.
Klebanow, D., u. H. Hegnauer 65, 84, 87, 98, *136*.
Klein, D. s. Franceschetti, A. *134*.
— H. 200.
— u. H. Geisel *298*.
Klima, R. 473, 477, *509*.
— s. Fleischhacker, H. *507*.
Kloogmann, R. 66, *136*.
Knake, E. 190, 196, 208, 225, 282, *298*.
Knibbe, H. J. 489, *509*.
Kniep 395.
Knobloch, H. 469, 470, *509*.
Knowlton, N. P., u. W. R. Widner 452, *509*.
Kobayashi, S. 253, 289, *298*.
Koch, H. 351, 352.
— s. Boell, E. J. *374*.
— W. 267, *298*.
Kochakian, C. D. u. M. N. Barlett 364, *379*.
Koechlin, B., u. A. v. Muralt 247, *298*.
Kögl 149.
Köhler, H. 249, *298*.
Köhn, G. 275, *298*.
v. Koelliker, A. 467, 468, 481, 482, *509*.
Koller, F. 477.
— s. Rohr, K. *511*.
— S. 89, 101, 106, *136*.
Kondritzer, A. A. s. Bodenstein, D. *53*.
Konschegg, Th. 285, *298*.
Kopper, P. H. 320, *379*.
Kornfeld, W. 200, *298*.
Kornmüller, A. E. 247, *298*.
Korschelt, E. 406, 419, 420. *437*, 441, 444, *509*.
Korting, G. W., u. D. Nitz-Litzow 446, *509*.
Kosenow, W. 476, *509*.
Kostitzin, V. A. 220, *298*.
Kracke, R. R. 476, *509*.
Krahl, M. E. 341.
— s. Clowes, G. M. A. *376*.
Krakower, C. A., u. H. E. Heino 244, *298*.
Krantz, W. 469, *509*.
Kraus, J. E. 290.
— s. Irvin, G. E. *297*.
Krause, G. 253, *298*.
Kreibich, C. 451, *509*.
Kretschmer, E. 231, *298*.
Kretzschmar, S. 247, *298*.
Krichel, W. 158, *179*.
Krieg, A. 147, *179*.
Krogh, A. 238, *298*.
— K. Schmidt-Nielsen u. F. Zeuthen 152, 158, *179*.
Krogman, W. M. 212.
Krompecher, E. 285, *298*.
Krugelis, E. J. 345, 347, 351, *379*.
Krywienczyk, J. 369.
— s. Ludwig, W. *379*.
Kuder, A. s. Traut, H. F. *513*.
Kückens, H. 489, *509*.
Kühn 386.
— A. 197, *298*.
Külbs 238, *298*.
Kupfmüller, K. 221.
— s. Druckrey, H. *293*.
Küster, E. 318, 384, 389, *404*.
— s. Schmidt, W. J. *381*.
Kun, E. 335, *379*.
Kurnick, N. B. 249, *298*.
Kuss, O. E. 289.
— s. Gruber, Gg. B. *295*.
Kuusi, T. 25, 29, *54*.
Kyrle, J. 450, 453, 456, 457, 462, 468, *509*.

Laden, E. L. 448, *509*.
— J. O. Erickson u. D. Armen *509*.
Lagerstedt, Sten *298*.
Lambert, R. A. 271, 275, *298*.
— u. F. M. Hanes 271, 275, *298*.
Lamy, M. 21, *54*.
— u. O. Schweisguth 131, *136*.
Lan, T. H. 335, *379*.
Landau, M. 244, *298*.
Landauer, W. 51, 52, *54*, *55*.
Lang 183, 210.
— H. 335.
— s. Lang, K. *379*.
— K. *298*, 325, 329, 330, 334, 335, 336, *379*, 443, *509*.
— u. G. Siebert 333, 335, *379*.
— — I. Baldus u. A. Corbet 335, *379*.
— — S. Lucius u. H. Lang 335, *379*.
Lange, K. H. 282, *298*.
Langhans, Th. 259, *298*.
Langsteiner, Fr., u. G. Stiefler 289, *298*.
Lannelongue 64, *136*.
de Lanney 50.
Lanz jr., H. 340.
— s. Holter, H. *378*.
Lapière, S. 448, *509*.
Lapique, L. 213, *298*.
Larson, R. M. 222.
— s. Harrison, T. R. *296*.
Laskowski, M. 336.
— s. Cooper, E. J. *376*.
Laszlo, F. 249, *298*.
Lauche, A. 284, *298*.
Laves, W., u. K. Thoma 475, *509*.
Lavin, L. 333.
— G. L. s. Harvey, E. B. *377*.
Leath, M. J. s. Tipton, S. R. *382*.
Lebedinsky, N. G. 167, *179*.
Lebiste 368.

Leblond, C. P. 447, 462, 463, 466, 469, *509.*
— u. C. E. Stevens 484, *509.*
— s. Giroud, A. *507.*
Lecamp, M. 413, 432, *437.*
Lecomte du Noüy 366, *379.*
Le Damany 64.
Lederer, E. 258.
— s. Asselineau, J. *291.*
Leduc, E. H. 207, 248, *298.*
— s. Wilson, J. W. *306.*
Lefèbvres, J. s. Giroud, A. *54.*
Lefèbvres-Boisselot, J. 52, *55.*
— s. Giroud, A. *54.*
Le Gros Clark, W. E. 219, 247, *298.*
— u. L. H. Dudley Buxton 469, *509.*
Lehmann, F. E. 1, 3, 5, 6, 7, 8, 13, 15, 16, 18, 19, 23, 24, 25, 26, 28, 29, 30, 31, 34, 38, 49, 50, 51, *55,* 58, 59, 69, 72, 80, 94, 97, 98, 99, 100, 101, 106, 108, 111, 114, 115, 116, 123, 126, 127, 128, 129, *136,* 183, 191, 193, 194, *298,* 308, 309, 339, 345, 346, 347, *379,* 428, *437.*
— u. R. Biss 308, 345, 355, *379.*
— u. A. Bretscher 422, 428, *437.*
— u. R. Dettelbach 422, *437.*
— u. W. Huber 13, *55, 136.*
— s. Nieuwkoop, P. D. *55.*
— H. 354, *379.*
— s. Fischer, F. G. *377.*
Lehner, J., u. H. Blenk 500, *509.*
Lehninger, A. L. 330, 331, 335, 364, *379.*
— s. Kennedy, E. P. *378.*
Leibetseder, F. 473, *509.*
Leibold 86.
Leiby, G. M. s. Adolphe, W. E. *505.*
Leistner, H. 204, *298.*
Leitner, S. J. 278, *298.*
Lelièvre s. Giroud *54.*
Lelling, E. 92, *136.*
Lemberg, R. s. Waddington, C. H. *382.*
Lenicque 19.
Lennert, K. 261, 264, *298.*
Lenz, F. s. Baur, E. *133.*
Le Page, G. A., u. W. C. Schneider 327, 330, *379.*
Le Roy, G. V. s. Dunham, Ch.L *134.*
Leschke, H. 224, 269, *298.*
Lettré, H. 186, 203, 274, *298, 299.*
Letterer, E. 489, *509.*
— u. W. Masshoff 494, *509.*
Lettré, H. 337, 353, *379.*
Lettré, H., M. Albrecht u. R. Lettré *379.*
— R. s. Lettré, H. *379.*
Leuchtenberger, C. 206.
— u. H. Z. Lund 447, *509.*
— u. F. Schrader *299.*
— s. Schrader, F. 303.
Leuckart 172.
Leuthardt, F. 335, 446.
— u. F. A. Müller 332, 337, 344, *379.*
— s. Müller, A. F. *380.*
Levander, G. 451, 452, *509.*
Levent s. Giroud *54.*
Levi, G. 196, 202, 210, 223, 232, 255, *299.*
Levy, G. s. Giroud, A. *54.*
Lewis 199, 204.
— M. R., u. W. H. Lewis 271, *299.*
— W. H. 201, 271, *299.*
— s. Lewis, M. R. *299.*
— u. L. T. Webster 271, *299.*
Li 169.
— C. H. 363, *379.*
— C. Kalman, H. M. Evans u. M. E. Simpson *379.*
— s. Becks, H. *374.*
— s. Evans, H. M. *377.*
Liang, Ch. M. 373, *379.*
Liebegott, G. 244, *299.*
Liebig 238.
Liebmann, E. 415, *437.*
Liljegren, E. J. 229.
— s. Webster, S. H. *305.*
Lillie, F. R. 408, *437.*
Limon, M. 491, *509.*
Lindahl, P. E. 339, 340, 341, 343, 344, 352, *379.*
— u. H. Holter 341, 352, *379.*
— u. O. Lindberg 341, *379.*
— u. L. O. Öhman 340, *379.*
— s. Heatley, N. G. *377.*
— s. Holter, H. *378.*
Lindberg, K. 262, *299.*
— O. 341.
— s. Lindahl, P. E. *379.*
Lindemann, B. 474, *509.*
Linderstrøm-Lang, K. 340, 341, 370, *379.*
— u. H. Holter *379.*
— s. Brüel, D. *375.*
— s. Holter, H. *378.*
Linzbach, A. J. 11, 50, 180, 203, 207, 209, 214, 219, 221, 223, 224, 226, 227, 234, 238, 240, 241, 242, 243, 244, 252, 254, 255, 271, 273, 278, 279, 283, *299,* 481, 485, 486, 487, 509.
— u. M. Linzbach 225, *299.*
— u. H. W. Wedler 283, *299.*
— M. 223.
— s. Linzbach, A. J. *299.*
Liosner, L. D. 424, *437.*
Lippert, W. 474.
Lippert, W. s. Hug, C. *508.*
Lipschitz, R. 335.
— s. Frank, S. *377.*
Lison, L. 200, 206.
— s. Pasteels, J. *301.*
— u. J. Pasteels *299.*
Little, C. C. 247, *299.*
Livingood, C. S. s. Everett, E. T. *507.*
Locatelli, P. 430, *437.*
Lochte, Th. 457, 459, 460, 461, *509.*
Loeb, Jacques 333.
Loeffler, L. *136.*
Long 170.
Looss, A. 195, *299.*
Lorenz, K. 222.
— s. Versluys, J. *305.*
Lotka 220.
— A. *299.*
— A. J. *299.*
Loustalot, P. 112, 113, 114, 115, 116, *136.*
Løvtrup, S. 350, 352.
— s. Gregg, J. R. *377.*
Lowry, E. L. 224.
— s. Elster, S. K. *293.*
Lowy, P. H. 328.
— s. Borsook, H. *375.*
Lubarsch, O. 249, 250, 281, *299.*
Lucius, S. 335.
— s. Lang, K. *379.*
Ludewig, S., u. A. Chanutin 335, *379.*
Ludwig, W., u. J. Krywienczyk 369, *379.*
Lühe 174.
Lüscher, M. 405, 415, 416, 418, 420, 423, 426, 427, 430, 435, *437.*
Lund, H. Z. 447.
— s. Leuchtenberger, C. *509.*
Luntz 145.
Luria, S. E. 357, *379.*
Luther, W. 14, 15, 16, 21, *55,* 427, *437.*
Lutz, H. 14, 16, 17, 20, 21, *55.*
— W. 445, 446, 450, 451, *509.*
Luxenburger, H. *136.*
Lyman, C. P. 461, *509.*
Lynen, F. 330, 364.
— s. Martius, C. *380.*

MacDowell, E. C. 363.
— s. Smith, P. E. *381.*
Macey, A. 313.
— s. Bourne, E. J. *375.*
MacGregor, A. R. 60, *136.*
Machella, T. E. 248.
— s. Mellinkoff, S. M. *300.*
MacKellar 247.
MacMahon, H. E. 202, *299.*
Maehly, E. 460, *510.*
Magary, F. R. 261, *299.*

Mall, F. P. 60, 65, 74, *136*, 247, *299*.
Malmgren, B., u. C. G. Heden 323, *379*, *380*.
Malpas 65.
Malthus, T. R. 219, *299*.
Mancini, R. E. 450, *510*.
Mandel, L., M. Jakob u. P. Mandel 250, *299*.
— P. 250.
— s. Mandel, L. *299*.
Mangold, O. 27, 28, 29, 42, *55*, 179, 197, 353, *380*.
— u. Schulze 168.
— u. H. Waechter 27, *299*.
— u. C. v. Woellwarth *55*.
Mann, F. C. 250.
— F. C. Fishback, J. G. Gay u. G. F. Green 248, 249, *299*.
— s. Allen, R. B. *291*.
— s. Bollman, J. L. *292*.
— J. 132.
— I. C. *136*.
Marble, A. s. Joslin, E. P. *136*.
Marchand, F. 257, 259, 261, 265, 270, 271, 272, 275, *299*.
Marchetti, A. A. 495, 496, 497.
— s. Papanicolaou, G. N. *511*.
Marchionini, A. 446.
— s. Schade, H. *512*.
Marck, E. v. 200, 204, 208, *299*.
— s. v. Volkmann, R. *305*.
Marcucci, E. 424, 426, *437*.
v. Marenzeller, E. 409, *437*.
Marjanen, P. 13.
— s. Pesonen, S. *55*.
Markee, J. E. 492, *510*.
— u. B. Berg *510*.
Marquardt 199.
Marsh, I. B. 315.
— s. Stadie, W. C. *381*.
Martin, E. 259, *299*.
Martini, E. 223, *299*.
— G. A. 83, *136*.
Martinotti, J. *510*.
— L. 446, 469, *510*.
Martius, C. 330, 364, *380*.
— u. F. Lynen 330, *380*.
— H. 101, *136*.
Mason, H. A. 285.
— s. Heinen, J. H. *296*.
Masshoff, W. 201, 282, 283, 441, 475, 480, 494, *510*.
— u. W. Gerok 474, 475, *510*.
— W. Graner u. H. Hellmann 474, 475, *510*.
— u. P. Rieckert 477, *510*.
— s. Letterer, E. *509*.
Masson 452.
Masugi, M., u. G. Minami 262, *299*.
Mather, K. 183, 191, 195, 285, *299*.
Mattes, O. 410, *437*.
Maurath, J. 33, 70.
— u. J. Rehn *136*, 197, *299*.
— s. Büchner, F. *134*.
Maurer 65, 66.
— F. 203, *300*.
Maximow, A. 255, 261, 271, 274, *300*, *510*.
Mazia, D., u. H. J. Hirshfield 336, *380*.
McCammon, C. S. 79.
— s. Conte, W. R. *134*.
McCullough, K., u. G. Dalldorf 280, 283, *300*.
McFarlane, M. N. 262, 265.
— s. Cappel, D. F. *292*.
McKellar, M. *300*.
McKendrick, A. G. 220.
— u. M. K. Peri *300*.
McMillan, G. C. 262, 265, *300*.
McShan, W. H., R. K. Meyer u. W. F. Erway 364, *380*.
— s. Meyer, R. K. *380*.
Mechanik 475.
Medawar, P. B. 182, 233, 252, *300*.
— s. Billingham, R. E. *292*.
Medlar, E. M. 259, 272, *300*.
Meeh 445.
Megusar, F. 417, *437*.
Meier, A. *136*.
de Meijere, J. C. H. 461, *510*.
Meinecke, G. 474, *510*.
Meinrenken, H. 492, *510*.
Meirowsky, E., u. G. Behr 449, *510*.
— G. Behr u. S. Keys *510*.
v. Meister, V. 248, *300*.
Mellinkoff, S. M., u. T. E. Machella *300*.
Menke 183.
Merke, F. 287, *300*.
Mettetal, Chr. 44, 45, 49, *55*, 425, *437*.
v. Metzler, A. 244, *300*.
v. Meyenburg, H. 267, 284, *300*.
Meyer, A. W. 228, 238, *300*.
— u. N. Spiegel *300*.
— D. E. 403, *404*.
— P. 411, *437*.
— R. 281, *300*, 492, 494, *510*.
— s. Moraller, F. *510*.
— R. K. 364.
— S. K. Soukup, W. H. McShan u. C. Biddulph *380*.
— s. McShan, W. H. *380*.
— W. 499, 500, *510*.
— W. W. 226, 236, *300*.
Miller 261.
— H. C. 85, *136*.
— John 37, *55*.
— J. A. 335.
— s. Higgins, A. *378*.
Milne, E. A. 366, *380*.
— L. S. 248, *300*.
Milojevic, B. D. 424, *437*.
Minami, G. 262.
— s. Masugi, M. *299*.
Minot, C. S. 182, 197, 199, 203, *300*.
Mirsky, E. 191, 195, *300*.
— J. A. 315.
— s. Broh-Kahn, R. M. *375*.
v. Mises, R. 181, *300*.
Mitchell, J. S. 427, *437*.
Moberg, E. 249, 250, *300*.
v. Möllendorff, W. 249, 250, *300*.
Mörike, K. 469, *510*.
Moeschlin, S. 477, *510*.
— E. Schwarz u. H. Wang 264, *300*.
Mohr, O. L. 96, *136*.
— u. Chr. Wriedt *136*.
Moll 460, *510*.
Moment, G. R. 415, *437*.
Mondry, G. 253, *300*.
Monné, L. *300*, 308, 309, 323, 326, 344, 355, *380*.
Monod, J., u. E. Wollmann 357, *380*.
Montagna, W., u. P. Kenyon 457, *510*.
Montgomery 453.
de Montmollin, B. 276, 278, *300*.
Moog, F. 342, 411, *437*.
— s. Spiegelman, S. *439*.
— s. Steinbach, H. B. *381*.
Moore, E. L. 408, *437*.
— L. A. 84, *136*.
— R. A. 250, *300*.
Moraller, F. 489.
— E. Hoehl u. R. Meyer *510*.
Morgan, T. H. 406, *437*.
— u. S. E. Davis 422, 430, *437*.
Morikawa, K. 480, *510*.
Morita 20.
Morosow, B. D. 432, *438*.
Morpurgo, B. 238, *300*.
Moser, P. 474.
— s. Hug, C. *508*.
Moskowitz, M., u. M. Calvin 474, *510*.
Mossman, H. 2, 8, 9, 10, 100, 106.
— s. Hamilton, W. J. *135*.
— H. W. s. Hamilton, W. J. *54*.
Moszkowicz, L. 489, *510*.
Müller 173.
— A. F., u. F. Leuthardt 335, *380*.
— E., u. W. Rotter *300*.
— F. A. 332, 337, 344.
— s. Leuthardt, F. *379*.
— H. G. 204, 205, *300*.
— I. 176, 369, *380*.
— Joh. 254.
— M. W. 64, *136*.
— W. 242, 261, *300*.
Muller, H. J. 98, *136*.

Munk-Plum, C. 474, *510.*
v. Muralt, A. 247.
— s. Koechlin, B. *298.*
Murphy, D. s. Goldstein, L. *135.*
— D. P. 65, 68, 87, *136.*
Mushett, C. W. 72, *136.*
Myers, R. J., u. J. B. Hamilton 459, 460, *510.*
— V. C. 242, *300.*
Myrbaeck, K. 314.
— s. Sumner, J. B. *381.*

Naegeli, O. 473, 476, 478, *510.*
Nakada, H. J., u. S. Weinhouse 335, *380.*
Nanson, E. M. 280, 282, *300.*
Nascimbene, L. 281, 285, *300.*
— s. Scalfi, A. *303.*
Naujoks, H. 65, 66, 71, 72, *136,* 197.
— s. Büchner, F. *292.*
Navez, A. E., u. E. B. Harvey 333, *380.*
Naville, A. 424, *438.*
Needham, A. E. 417, 418, *438,* 443, *510.*
— D. M. s. Needham, J. *380.*
— J. 5, 38, *55,* 154, *179,* 180, 192, 193, 194, 212, 216, 217, 231, 274, *300,* 345, 349, 351, 352, 353, *380,* 406, 432, *438.*
— V. Rogers u. S. C. Shen 351, 352, *380.*
— C. H. Waddington u. D. M. Needham *380.*
— s. Boell, E. J. *374.*
— s. Brachet, J. *375.*
— s. Waddington, C. H. *382.*
Nelemans, Th. G. 448.
— F. J. Keuning, Th. G. van Rijssel u. M. Ruiter *510.*
Nelson, A. A. 268, *300.*
— R. C. 83.
— s. Warkany, J. *138.*
Nemetschek, Th. s. Grassmann, W. *295.*
Netter, H. 474, *510.*
Neubert, K. 455, 457, *510.*
Neuweiler, W. *136.*
Newman, E., M. I. Grossman u. A. C. Joy 248, *0ϱ0.*
Newton 205.
Nicholas, J. C. *300.*
— J. S. 14, *55,* 349.
— u. B. V. Hall 14,
— s. Boell, E. J. *37455*
Nick, J. 82, *136.*
Nieuwkoop, P. D. 7, 24, 25, 49, 51, *55.*
— u. F. E. Lehmann *55.*
Nieuwmeijer, A. H. 448, *510.*
van Niel, C. B. 220, *300.*
Niemann 204.
Niessing, K. 250, *300.*
Nieth, H. 240, 244, *300.*
Nilsonne, H. 64, *136.*
Niskanen, K. O. 280, 284, *300.*
Nitz-Litzow, D. 446.
— s. Korting, G. W. *509.*
Nixon, W. L. s. Tipton, S. R. *382.*
Nizet, A. 476, *510.*
Nöller 144, 145.
Nordenson, N. G. 478, *510.*
Nordmann, M. 283, *301.*
Northrop, J. H. 183, 203, *301.*
Noiiy, Lecomte du 301.
Novak, E. 492, 493, 494, 495, 497, *510.*
— u. H. S. Everett 495, 496, *511.*
Novikoff, A. B., E. Podber u. J. Ryan 335, *380.*
— u. van Potter 248, *301.*
— u. V. Fr. Potter 325, 326, *380.*
Nowinski 205.
— W. W. s. de Robertis, E. D. P. *302.*
— s. Waddington, C. H. *382.*
Nozawa 208.
Nusbaum, J., u. M. Oxner 413, *438.*
Nussbaumer, T. 271, 273, *301.*

Ober, K. G. *301,* 492, 494, *511.*
— u. M. Weber 494, *511.*
— s. Bremer, E. *506.*
— W. B. 279.
— s. Ayres, W. X. *291.*
Oberdalhoff, H. 290, *301.*
Ochoa 331.
Öhman, L. O. 340, 341, *380.*
— s. Lindahl, P. E. *379.*
Ölper 265.
Oetzel, W. 475.
— s. Heilmeyer, L. *508.*
Okada, Y. K. 25, 26.
— u. T. Hama *55.*
Okay, J. s. Gray, M. *507.*
Okkels, H. 273, *301,* 492, 494, 495, *511.*
Okuneff, N. 432, *438.*
Olim, C. B. 74.
— u. H. B. Turner *136.*
Oliver, M. P., u. S. M. Rose 431, *438.*
Olper, L. *301.*
Omachi, A., C. P. Barnum u. D. Glick 335, *380.*
van Oordt, G. J. 140.
— s. Bullough, W. S. *178.*
Opitz, E. 203, 241, *301.*
— u. M. Schneider 187, 189, 190, 232, 255, *301.*
— u. G. Thews 240, *301.*
— s. Huerkamp, B. *297.*
Oppenheimer, Jane, M. *55.*
— R. 271, *301.*
Orechowitch, W. N. 432, *438.*
— u. T. P. Sokolowa 432, *438.*
— s. Bromley, N. W. *435.*
Orsos, F. 276, 278, *301.*
Orth 281.
Ortman, R. 255, *301.*
Osbourn, R. A. 450.
— s. Eichenlaub, F. J. *507.*
Osgood, E. 476, *511.*
Ostwald, Wo. 200, 231, *301.*
Ottolenghi, Donato 491, *511.*
Ottweiler 87, *136.*
Oxner, M. 413, *438.*
— s. Nusbaum, J. *438.*

Pai, Sitsan 161, *179.*
Painter, B. T. 414, 415, *438.*
— T. S. 206, *301.*
Pallade, G. E. 327, 333, 335, *380.*
— s. Hogeboom, G. H. *378.*
Palmer, H. D. 262, *301.*
Papanicolaou, G. N. 495, 496, 497, *511.*
— u. E. Shorr *511.*
— H. F. Traut u. A. A. Marchetti 495, 496, 497, *511.*
— s. Stockard, C. R. *513.*
Parker, St. G. *301.*
Parkes 12.
Parnell *511.*
Parona 174.
Parson, W. s. Albright, F. *133.*
Parsons, L. 80, *136.*
Pasini, A. 457, *511.*
Pasteels, J. 21, 26, 38, *55,* 200, 206, 348, *380.*
— u. L. Lison *301.*
— s. Lison, L. *299.*
Patch, F. S. 282, *301.*
Patellani, S. *136.*
Patrassi, G. 473, 474, 479, *511.*
Patterson 21.
Patzelt, V. 445, 446, 447, 448, 449, 450, 451, 452, 457, 458, 462, 481, 483, 484, 485, *511.*
— s. Pernkopf, E. *511.*
Paul, H. 417, *438.*
Paulmann, F. K. *301.*
Pearl, R. 220, 230, *301.*
Pearson 461.
— O. P. s. Basset, C. F. *505.*
Pease, D. C. 448, *511.*
Peat, S. 313.
— s. Bourne, E. J. *375.*
— s. Harworth, W. N. *377.*
Peebles, F. 408, *438.*
Peri, M. K. s. McKendrick, A. G. *300.*
Perlmann, P., u. T. Gustafson 342, *380.*
Pernkopf, E., u. V. Patzelt 445, 446, 447, 448, 449, 450, 451, 452, 457, 458, 462, 481, 483, *511.*

Perugia 174.
Pesonen, S. 8, 12, 13, *55*.
— u. P. Marjanen *55*.
— s. Vara, P. *56*.
Peter, K. *55*, 203, 206, *301*, 487, *511*.
Peters 204, 250.
— E. *301*.
— K. *301*.
— V. B., u. L. B. Flexner 210, 215, 216, *301*.
Petersen, H. 448, 449, 457, 460, 462, 467, 468, 469, 472, 484, 485, 499, *511*.
— W. E. 491, *511*.
Pette, H. 265, *301*.
v. Pfaundler, M. 60, *136*, 230, *301*.
Pfeffer 200.
Pfiffer, L. 65, 66, *137*.
Pflugfelder, O. 164, 167, 171, *179*, 417, *438*.
Pfützner-Eckert, R. 387, 388, *404*.
Pfuhl, W. 207, 247, *301*.
Pickford, G. E. 349, *380*.
Piekarski, G. 147, 183, *301*, 323, *380*.
Piepho, H. 349, *380*.
Pincus, G. 13, *55*.
— H. *511*.
Piney, A. 473, *511*.
Pinkus, F. 445, 446, 448, 450, 451, 455, 457, 458, 459, 460, 461, 462, 464, 467, 468, 469, 481, 482, 483, *511*.
— H. 451, 454, *511*.
Piringer-Kuchinka, A. 477, *511*.
Pischinger, A. 477, 504, *511*.
— H. 87.
— s. Engelhardt, E. *134*.
Pitzura, M., u. R. Frascarelli 476, *511*.
Plagens, G. M. 72, *137*.
v. Planta, P. 101, 102, *137*.
Podber, E. 335.
— s. Novikoff, A. B. *380*.
Podwyssozki 442, *511*.
Poetzl, O. 222.
— s. Versluys, J. *305*.
Polano 489, *511*.
Polezhayew, L. W. 419, 421, 424, 425, 431, *438*.
— u. G. I. Ginzburg 431, *438*.
Politzer, G. 123.
— u. L. Stockinger 123, *137*.
Pomerat, C. M. s. Everett, E.T. *507*.
Ponfick, E. 248, *301*.
Ponz, F. 364, *380*.
Popoff 146.
— A. 408, *438*.
— M. 200, *301*.
Port, E. 468, 469, *511*.
Porter, K. R., u. P. Vanamee 225, *301*.
Portmann, A. 2, *56*.
Portugalow, W. W. 201.
— s. Wermel, E. M. *306*.
Potter van, 248.
— s. Novikoff, A. B. *301*.
Potter, E. L. 264, *301*.
— V. Fr. 325, 326, 327, 331.
— s. Novikoff, A. B. *380*.
— s. Schneider, W. C. *381*.
Powell, E. O. 474.
— s. Callender, S. *506*.
Prader, A. 287, 288.
— s. Fanconi, G. *294*.
Praeger, E. 65, 66, *137*.
Price, J. M. 335.
— s. Higgins *378*.
— W. H., C. F. Cori u. S. P. Colowick 315, *380*.
Priebe 66.
Priestley, J. T. 248.
— s. Higgins, G. M. *297*.
Prindle, R. A. 73.
— s. Ingalls, T. H. *135*.
Pringshem, E. G. 390, *404*.
Przibram, H. 406, *438*.
Puckett, W. O. 411, 429, *438*.
Puech 65, *137*.
Pütter, A. 187, 230, *301*, 369, 372, *380*.
Purdy, D. M., u. H. H. Hilleman 229, *301*.
Purrmann, R. s. Schmitt, W. *381*.
Putschar, A. 271, *301*.

Quetelet, J. 230, *301*.

Rabl, C. 195, *301*.
— H. 468, 481, *511*.
Racker 332.
Ralph, P. H. 448, *511*.
Randerath, E. 261, *301*.
Ranzi, S. 344, *380*.
— u. M. Falkenheim 340, *380*.
Raper, K. B. 338, *380*.
Rapkine, L. 354.
— u. R. Wurmser 333, *380*.
— s. Brachet, J. *375*.
Rashevsky, N. 189, 193, 272, *301*.
Rather, L. J. 269, *301*.
Ratzenhofer, M. *302*.
Rau, L. 254, 257, 259, 270, 271, *302*.
Rauber-Kopsch 459, 460, 468, 469, 498, 499, *511*.
Rautmann, H. 234, 254, 286, *302*.
Ray, R. D., C. W. Asling, M. E. Simpson u. H. M. Evans 287, *302*.
Rebuck, J. W. 255, *302*.
Recknagel, R. V. 331, 335, *380*.
Reed, J. L. 220.
Reese, A. B. 79, *137*.
Reeve, E. C. R., u. J. S. Huxley 212, 217, *302*.
Rehn, J. 33, 70, 197.
— s. Büchner, F. *134*.
— s. Maurath, J. *136*, 299.
Reichborn-Kjennerud, I. 499, 500, *511*.
Reichert 330.
Reifenstein, E. s. Albright, F. *133*.
Reindell, H. 239, *302*.
— u. L. Delius *302*.
— s. Delius, L. *293*.
Reiniger, M. 72, 73, 74, 75.
— s. Iklé, A. *135*.
— s. Werthemann, A. *56*, *138*.
Rensch, B. 1, 11, *56*, 212, 222, 233, *302*, 372, *380*.
de Renyi, G. S. 268.
— s. Hogue, M. J. *297*.
Reynolds, M. E. 408, *438*.
Rhoads, C. P. *302*.
Rhumbler, L. *179*.
Ribbert, H. 191, 250, *302*.
Richards, O. W. 180, *302*.
— u. A. J. Kavanagh 230, 233, *302*.
Richardson, D. 429, 430, *438*.
Richter, D., u. R. P. Hullin 335, *380*.
— M. N. 263, *302*.
Rickenbacher, U. *137*.
Ricker, W., u. M. Clark 278, *302*.
Rieckert, P. 477.
— s. Masshoff, W. *510*.
Ries u. Willmer 282.
— E. 191, 193, 195, 200, 203, 204, 208, 282, 285, *302*, 340, 346, *380*, 488, *511*.
— u. M. Gersch 151, *179*, 443, 488, 497, 504, *511*.
— s. Fischer, I. *294*, *507*.
— s. Gersch, M. *377*.
van Rijssel, Th. G. s. Nelemans, Th. G. *510*.
Rischpler 125, 127, *137*.
Rittenberg, D. s. Chemin, D. *376*.
Ritterhoff, R. J. 279.
— s. Skarlem, J. H. *304*.
Robb-Smith, A. H. T. 477, *511*.
de Robertis 205.
— E. D. P., W. W. Nowinski u. F. A. Saez *302*.
Roberts, J. T. 224, 246, *302*.
Robertson 152.
— K. 261, *302*.
— T. B. 231, *302*.
da Rocha-Lima, H. 261, *302*.
Roches, Ph. 119, 121, 123, *137*.
Rock, J. 76.
— s. Hertig, A. T. *135*.
Römer, K. 261, *302*.

Rössle, R. 181, 182, 183, 185, 199, 215, 225, 229, 232, 235, 239, 253, 259, 267, 268, 275, 286, 288, *302*.
— u. H. Böning 229, *302*.
— u. F. Roulet 212, 213, 214, 220, 224, 228, 232, *302*.
Roetheli, A. 12, *56*.
Roger, H. 131, *137*.
Rogers, V. 351, 352, 353.
— s. Boell, E. J. *374*.
— s. Needham, J. *380*.
Rohdewald, M. 309.
— s. Willstätter, R. *382*.
Rohr, K. 473, 475, 476, 478, 479, *511*.
— u. F. Koller 477, *511*.
Rollason, H. D. 250, *302*.
Rolshoven, E. 141, *179*.
Romeis, B. 472, *511*.
Root, H. F. s. Joslin, E. P. *136*.
Rose, S. M. 410, 421, 428, 431, *438*.
— s. Gidge, N. M. *436*.
— s. Oliver, M. P. *438*.
Rosenburg, A. 489, *511*.
Rosenow, G. 480, *512*.
Rosenthal, O., u. D. L. Drabkin 373, *381*.
Rosin, S. 13, *56*, 425, *438*.
Rosits, K. s. Brüel, D. *375*.
Ross, H. E. 335.
— s. Schneider, W. C. *381*.
— L. J. 290, *302*.
Rossi, E. 131.
— s. Grob, M. *135*.
Roth 166, 276.
— C. B. s. Wilson, J. G. *138*.
— W. 278.
— s. Herxheimer, G. *296*.
Rothlin, E. 474, 476.
— s. Undritz, E. *513*.
Rothman, St., u. F. Schaaf 446, *512*.
Rothschild, M. 461, *512*.
Rothweiler, G. 33, 71.
— s. Büchner, F. *53*, *134*.
Rotmann 167.
— E. 29, 41, 44, 49, *56*.
Rotter, W. 216, 242, *302*.
— u. W. Dontenwill 236, *302*.
— s. Müller, E. *300*.
Rottino, A. 264.
— s. Hoffmann, G. T. *297*.
Roudabush, R. L. 411, *438*.
Rouiller, C. 250.
— s. Rutishauser, E. *303*.
Roulet, F. 212, 213, 214, 220, 224, 225, 228, 265, 275, *302*.
— s. Doljanski, L. *293*.
— s. Rössle, R. *302*.
Roux, W. 234, *302*.
Rubner, M. 174, 175, 187, 188, *302*, 367, 372, *381*.
Rudin, I. A. 34.
Rudnick, D. *56*.
Rudolph, W. *179*.
Rübsaamen, H. 33, 51, *56*, 70, 71, *137*, 197, *302*, 434, *438*.
— s. Büchner, F. *53*, *134*, *292*.
Ruether 65.
Rüttner, J. R., u. H. U. Gloor 268, *302*.
Ruge 384.
Rugh 38.
— R. 199, *303*.
Ruhenstroth-Bauer, G. 474, *512*.
Ruiter, M. s. Nelemans, Th. G. *510*.
Rulon, O. 413, 432, *438*.
Runnström, J. 339, 341, *381*.
Rusch, H. P. 338.
— s. Hirschberg, E. *378*.
Ruska, H. 203, 225, *303*.
— s. Wolpers, C. *514*.
Russell, Liane, Branch *56*.
Rutishauser, E., u. C. Rouiller 250, *303*.
Ryan, J. 335.
— s. Novikoff, A. B. *380*.

Sabin, F. R. 474, *512*.
Sacerdotti, C., u. G. Frattin 284, *303*.
Sachs, B. 289, *303*.
— J. 365, *381*.
Saez, F. A. 205.
— s. de Robertis, E. D. P. *302*.
Sagromsky, H. 402.
— s. Bünning, E. *403*.
Salvatore, C. A. *303*.
Salzer, W. 310.
— s. Bamann, E. *374*.
Sammartino, O. 446, *512*.
Sandkühler, St. 497.
— s. Streicher, H. J. *513*.
Sandritter, W. 447, *512*.
Santesson, L. 322, 323.
— s. Caspersson, T. *376*.
Saphir, O. 250, *303*.
— s. Karsner, H. T. *297*.
Saunders 42, 43, 44, 47.
— jr., J. W. *56*.
— John W. *56*.
Sawyer, C. H. 360, *381*.
Saxen, A., u. P. J. Tuovinen 259, *303*.
Scaglietti, O. 64, *137*.
Scaglione 489, *512*.
Scalfi, A. 281.
— u. L. Nascimbene 285, *303*.
Scammon 231.
— L., u. A. Calkins 228, *303*.
— R. E. *303*.
Schaaf, F. 446.
— s. Rothman, St. *512*.
Schade, H. 189.
— H., u. A. Marchionini 446, *512*.
Schäfer, P. *303*.
Schaffer, J. 445, 455, 456, 457, 461, 462, 463, 468, 469, 481, 482, 483, 491, *512*.
Schairer, E. 269, *303*.
Schaper, A. 87, *137*.
— u. C. Cohen 450, 482, 483, 484, *512*.
Scharrer, E. 255, *303*.
Schatz, F. 103, *137*.
Schaumann, J. 278, 279, *303*.
Schaxel, J., u. W. Böhmel 425, *438*.
Scheer, M. 446.
— s. Sharlit, H. *512*.
Scheidegger, S. 265, *303*.
Schenk, H. 65, *137*.
Scheremetjewa, E. A. 426.
— u. V. V. Brunst 426, *438*, *439*.
— s. Brunst, V. V. *436*.
Schiefferdecker, D. 223, *303*.
— P. 481, 482, *512*.
Schilling, V. 473, 476, *512*.
Schimert, G. 240, *303*.
Schinz, Baensch, Friedl u. Uehlinger 96.
— H. R. 96, 98, *137*.
— s. Cocchi, U. *134*.
Schlecht, H. 473, *512*.
Schlegel, B., u. H. Böttner 474, *512*.
Schlemminger, W. 496, *512*.
Schlomka, G. *303*.
Schmalhausen, J. 146, 197, 198, 203, 231, *303*.
— u. N. Bordzilowskaja 146, *179*.
— u. E. Syngajewskaja 147, 148, *179*.
Schmidt, F. O. 225.
— J. E. 282, *303*.
— W. 280, 284, *303*.
— s. Gruber, Gg. B. *295*.
— W. J. 468, *512*.
— L. Aschoff u. E. Küster 318, *381*.
Schmidtmann, M. 446, *512*.
Schmidt-Nielsen, K. 152, 158.
— s. Krogh, A. *179*.
Schmiedt, E. 250, *303*.
Schmitt, F. O. 225, *303*.
— C. E. Hall u. M. A. Jakus 225, *303*.
— s. Gross, J. *295*.
— W. 308, *381*.
— u. R. Purrmann *381*.
Schmorl, S., u. H. Junghans 226, *303*.
Schneider, G. 187, 189, 190, 203, 223, 247, 254, 431, *439*.
— s. Gössner, W. *295*.
— M. 232, 255.
— s. Opitz, E. *301*.
— W. s. Gössner, W. *507*.

Schneider, W. C. 325, 327, 330, 333, 335, *381*.
— A. Claude u. G. H. Hogeboom 335, *381*.
— u. G. H. Hogeboom 335, *381*.
— — u. H. E. Ross 335, *381*.
— u. V. R. Potter 327, *381*.
— s. Hogeboom, G. H. *378*.
— s. Le Page, G. A. *379*.
Schnorf, L. 104, *137*.
Schoen, R., u. W. Tischendorf 473, *512*.
Schoenheimer, R. 187, 234, *303*, 315, *381*, 443, *512*.
Schoenmakers, J. 226, 244, 245, *303*.
Schönmann, W. 354, *381*.
Schotte, E. A. 222, 239.
— s. Frank, A. *294*.
Schotté, O. 425, 428, 429, 430, 431, 432, *439*.
— u. K. P. Hummel 425, *439*.
— s. Guyénot, E. *437*.
— O. E., u. E. G. Butler 431, *439*.
— s. Butler, E. G. *436*.
— s. Hall, A. B. *437*.
Schrader, F. 206, *303*.
— u. C. Leuchtenberger *303*.
— s. Leuchtenberger, C. *299*.
Schraffenberger, U. E. s. Warkany, J. *138*.
Schramm 325.
— G. 183, *303*.
Schreiber, E. 274.
— s. Druckrey, H. *293*. —
Schridde, H. 281, 282, 283, *303*.
Schröder, R. 492, 494, 495, *512*.
Schrödinger, E. 186, *303*, 443.
Schubothe, H., u. H. W. Altmann 475, *512*.
Schüpbach, A., u. B. Courvoisier 85, *137*.
v. Schüppel, O. 270, 272, 273, 303.
Schulte, F. 259.
— s. Cohrs, P. *293*.
Schulten, H. 473, 478, *512*.
Schultz, A. 261, *303*, 489, *512*.
— J. 322, 323, 354, *381*.
— s. Caspersson, T. *376*.
Schultze, K. W. 60, 62, *137*.
— W. H. 262, *303*.
Schulz, G. V. 314, 315, 328, *381*.
Schulze 12, 168.
Schumacher, J. 446.
— s. Unna, P. G. *513*.
Schwalbe u. Gruber 119.
— E. 65, 88, 103, 106, *137*.
Schwarz, E. 264.
— s. Moeschlin, S. *300*.
Schweinfurth, E. 290, *303*.
Schweisguth, O. 131.
Schweisguth, O. s. Lamy, M. *136*.
Scott, J. P. 46, 47, *56*.
Scow, R. O., M. E. Simpson, C. W. Asling, Cho Hao Li u. H. M. Evans 287, *303*.
Sears, Th. P. 86, *137*.
Seaton-Jones, A. s. Dalcq, A. M. *53*.
Sebening 489, *512*.
Seelig, M. G. 259.
— s. Eiseman, B. *293*.
Segall, A. 461, *512*.
Segerdahl, E. 479, *512*.
v. Segesser, E. M. *137*.
Seibold, G. J. s. Job, T. T. *136*.
Seidel 48.
Seikel 65, 66.
Sekiba, D. 494, *512*.
Selander, P. 79, 80.
— s. Grönwall, H. *135*.
Selye 85, *137*.
— H. 236, 250, *303*.
Semsroth, H. K., u. N. Y. Amsterdam 262, *303*.
Shapiro, H. 333, 351, *381*.
— s. Beracht, J. *375*.
Sharlit, H., u. M. Scheer 446, *512*.
Shaver, J. R. 355.
— u. J. Brachet 357, *381*.
— s. Brachet, J. *375*.
Shen, S. C. 349, 351, 352.
— s. Boell, E. J. *374*.
— s. Needham, J. *380*.
Sheremetjeva-Brunst, E. A. s. Brunst, V. V. *133*.
Shipley, L. J. 239.
— s. Shipley, R. A. *303*.
— R. A., L. J. Shipley u. J. T. Wearn 239, *303*.
Shorr, E. s. Papanicolaou, G. N. *511*.
Short, R. H. D. 250, *303*.
Siebenthal 65, 66.
Siebert, G. 333, 335.
— s. Lang, K. *379*.
Siemens, H. W. 445. *512*.
Siess, M. 223, 247, 254.
— u. H. Stegmann 208, 223, 224, 236, 247, *304*, 486, 487, 502, *512*.
— s. Gössner, W. *295*, *507*.
Silberberg, M., u. R. Silberberg 226, *304*.
— R., u. M. Silberberg *304*.
Silver, H., u. B. Chiego 468, 469, *512*.
Simmonds, M. 265, *304*.
Simpson, H. R. E. 79, *137*.
— M. E. 287.
— s. Asling, C. W. *291*.
— s. Becks, H. *374*.
— s. Evans, H. M. *377*.
— s. Li, C. H. *379*.
Simpson, M. E. s. Ray, R. D. *302*.
— s. Scow, R. O. *303*.
— s. Walker, D. G. *305*.
Sinapius, D. 208, 255, 256, *304*, 485, 486, *512*.
Singer, M. 430, 431, *439*.
Sinnott 395.
Sjövall, A. 496, *512*.
— u. H. Sjövall 252, *304*.
Skarlem, J. H., u. R. J. Ritterhoff 279, *304*.
Skipper, E. 85, *137*.
Slanetz, Ch. A. 281, 282, 284.
— s. Stoerk, H. *304*.
Slein, M. W. s. Colowick, S. P. *376*.
— W. 315.
van Slyke 341.
Smith, P. s. Albright, F. *133*.
— P. E., u. E. C. MacDowell 363, *381*.
Snell, G. C. 288, *304*.
— G. D. 87, *137*.
— O. 213, *304*.
Snow 389.
Snyder, F. F. 495, *512*.
— L. H. *137*.
Sobel, E. H. 287.
— s. Talbot, N. B. *304*.
Sokoloff, B. 407, 408, *439*.
Sokolova, V. A. 432, *439*.
Sokolowa, T. P. s. Orechowitch, W. N. *438*.
Solth, K., u. K. Abt 229, *304*.
Soukup, S. K. s. Meyer, R. K. *380*.
Spangenberg, K. 185, *304*.
Spemann 153, 154, 155.
— H. 14, 19, 22, 26, 29, 38, 40, *56*, 193, 194, *304*, 339, 353, *381*.
Spiegel, N. s. Meyer, A. W. *300*.
Spiegelman, S. 45, *56*, 183, 191, 195, 203, 220, 285, *304*, 410, 428, *439*.
— u. F. Moog 411, *439*.
Spielman, H. 220.
— s. Hiller, J. *297*.
Spielmeyer, W. 265, *304*.
Spratt, N. T. 34, *56*.
Stadie, W. C., u. N. Haugaard 315, *381*.
— — A. G. Hills u. J. B. Marsh 315, *381*.
— — I. B. Marsh u. A. G. Hills 315, *381*.
Stadtmüller, F. 470, *512*.
Staemmler, M. 504, *512*.
Stahel, R. 477, *513*.
Stam, F. C. 447, *513*.
Stamm 456, *513*.
Starck, D. 28, *56*.
Starling 234, 237.
Staudinger, H. 185.

Staudinger, M. 313, *381*.
Stegmann, H. 208, 223, 224, 236, 247, 254, 486, 487, 502.
— s. Gössner, W. *295*, *507*.
— s. Siess, M. *304*, *512*.
Stein, E. 255, *304*, 504, *513*.
— K. F., u. I. A. Rudin 34.
— R. J., u. V. M. Stuermer 494, *513*.
Steinbach, H. B., u. F. Moog 342, *381*.
Steinebach, R. 249, *304*.
Steiner 43.
Steinmann, P. *56*, 411, 439.
Stemshorn, F. 497, *513*.
Stephenson, G. W. 248, *304*.
Stern, K. G. 326, *381*.
Sternberg, H. 111, 123, *137*.
— s. Feller, A. *134*.
Stevens, C. E. 484.
— s. Leblond, C. P. *509*.
Stieda, L. 455, *513*.
Stiefler, G. 289.
— s. Langsteiner, Fr. *298*.
Stieve 69, *137*.
— H. 250, 274, *304*, 472, 497, *513*.
Stifter, H. 229, *304*.
Stockard, Ch. R. 70, 97, *137*, 170, *179*, 197, *304*, 363, *381*.
— u. G. N. Papanicolaou 496, *513*.
— E. R. *56*.
Stocker 384, 394, 400, 402.
Stockinger, L. 123.
— s. Politzer, G. *137*.
Stoerk, H., H. Kaunitz u. Ch. A. Slanetz 281, 282, 284, *304*.
Stoppel 394.
Stoughton, R. 450.
— s. Wells, G. *514*.
Stow 395.
Stowell, R. E. 248, *304*, 427, *439*.
Stranski, I. N. 311, *381*.
Stratz, Ch. 233, *304*.
Straub, J. 183, *304*.
Strauss, E. 220.
— u. W. A. Collier 446, *513*.
— s. Hiller, J. *297*.
Strecker, H. 318.
— s. Frey-Wyssling, A. *377*.
Streeter 228.
— G. L. 89, *137*.
Streicher, H. J., u. St. Sandkühler 497, *513*.
Strelin, G. S. 411, *439*.
Ströbel, H. 453, 454, *513*.
Strohhofer, M. 65, 66, *137*.
Strong, F. M. 335.
— s. Higgins, A. *378*.
— L. C. 288, *304*.
Strupler, W. 65, 104, *137*.
Studnicka, F. A. 203, *304*.
Studnicka, F. K. 450, *513*.
Stünzi-Züst, B. 113, 118, *137*.
Stuermer, V. M. 494.
— s. Stein, R. J. *513*.
Sugiyama, M. 274, *304*.
Sulkin, N. M. 249, 250, *304*.
Sumner, J. B., u. K. Myrbaeck 314, *381*.
Sussex, J. M. 389, *404*.
Sussman, N. 248, 252.
— s. Wenneker, A. S. *306*.
Suster, P. M. 417, *439*.
Sutphin, A. s. Elrick, H. *134*.
Sutton, R. L. 453, *513*.
Swan, C. 79, 82, *137*.
Swanson, M. A. 313.
— s. Cori, G. T. *376*.
Swensson, A. 247, *304*.
Swett, F. H. 44, *56*.
Swift, H. H. *304*.
Swingle, C. F. *404*.
Sylvén, B. 494, *513*.
Symmers, D. 253, *304*.
— W. St. C. 278, 279, *304*.
Syndi 66.
Syngajewskaja, E. 147, 148.
— s. Schmalhausen, J. *179*.
Szakall, A. 448, *513*.
Szendi 65.
v. Szöllösy, L. 283, *304*.

Takeuchi, K. 261, *304*.
Talbot, J. E. 75, *137*.
— N. B., u. E. H. Sobel 287, *304*.
Talke, L. 482, *513*.
Tangl, F. *304*.
Tardent, P. 410, *439*.
Tartar, V. 408, *439*.
Taruffi 65.
Taussig, H. B. 130, *137*.
Taylor, A. C. 466, *513*.
— C., J. P. Greenstein u. A. Hollander *439*.
Tedeschi, C. G. s. Ingalls, T. H. *135*.
Teilum, G. 278, 279, *304*.
Teir, H. *179*, 191, 247, 252, *304*, *305*.
Teissier, G. 208, 217, *305*, 363, 369, *381*.
— s. Huxley, J. S. *378*.
Thaddea, S. 473, *513*.
Thannhauser-Beyer, G. 335.
— s. Dounce, A. L. *376*.
Theile 214.
Theiler, K. *56*.
Thews, G. 240.
— s. Opitz, E. *301*.
Thimann 151.
Thoelen, H. 73.
— s. Werthemann, A. *56*, *138*.
Thörner, W. 238, *305*.
Thoma, K. 475.
— s. Laves, W. *509*.
Thomas, J. A. 204, *305*.
Thompson 231, 232, 233.
— D'Arcy Wentworth 175, 177, 178, *179*, 181, 192, 205, *305*.
— jr. H. C. s. Cowdry, E. V. *506*.
Thorell, B. 321, 322, 323, *381*, 473, *513*.
— s. Caspersson, T. *376*.
Thornton, C. S. 421, 422, 426, *439*.
Thorsson, K. G. s. Caspersson, T. *292*.
Thuringer, J. M. 202, *305*, 450, 451, 452, *513*.
— u. Z. K. Cooper 450, *513*.
Tiegel, W. *56*.
Tipton, J. H. s. Tipton, S. R. *382*.
— S. R. 364.
— M. J. Leath, J. H. Tipton u. W. L. Nixon *382*.
Tischendorf, W. 264, *305*, 473, 477, *513*.
— s. Schoen, R. *512*.
Tishkoff, G. H. 335.
— s. Dounce, A. L. *376*.
Tissières, A. 364, *382*.
Todd, T. s. Karsner, H. T. *297*.
Töndury, G. 31, 33, 51, *56*, 58, 59, 60, 61, 69, 80, 81, 82, 85, 94, 110, 111, 112, 113, 114, 122, *137*, *138*, 192, *305*.
— u. B. Cagianut *138*, 364, *382*.
Tönnessen, H. 459, *513*.
Törö, E. *439*.
— J. 252, *305*.
Tötterman, G. 480.
— s. Åberg, M. L. *505*.
Toivonen, S. 25, 29, *56*, 354, *382*.
Toldt, K. 460, *513*.
Tomlinson, jr. T. H. 262, *305*.
Tonutti, E. *305*.
Tracy, M. M. 325.
— s. Brues, A. M. *375*.
Trappe, W. 221.
— s. Druckrey, H. *293*.
Traut, H. F. 495, 496, 497
— P. W. Bloch u. A. Kuder *513*.
— s. Papanicolaou, G. N. *511*.
Trautmann, M. L. 336.
— s. Cooper, E. J. *376*.
Trembley, A. 405, 410, 411, *439*.
Troll 387.
Trotter, Mildred 457, 459, *513*.
Trupke, J. 183, 185, 186.
Grassmann, W. *295*.
Tschumi, P. 42, 44, 45, 51, 428.
— s. Bretscher, A. *53*, *435*.
Tuovinen, P. J. 259
— s. Saxen, A. *303*.
Turchini, J. 491, *513*.

Turley, L. A. 250.
Turner, H. B. 74.
— s. Olim, C. B. *136.*
Twiesselmann, F. 20, *56.*
Twitty, V. C. 50.

v. Ubisch, L. 417, *439.*
Uehlinger 96.
Uhlenhuth 170.
Ullrich, O. 72, *138.*
Undritz, E. 476, *513.*
— u. E. Rothlin 474, 476, *513.*
Ungar, J., C. E. Coulthard u. L. Dickinson *305.*
Unger, A. 491.
— s. Frank, R. T. *507.*
Unna, P. G. 446, 447, 448, 464, *513.*
— u. L. Golodetz *513.*
— u. J. Schumacher 446, *513.*

Vanamee, P. 225.
— s. Porter, K. R. *301.*
Vara, P., u. S. Pesonen 8, *56.*
Vars, H. M. 248.
— u. F. N. Gurd 248, *305.*
— s. Gurd, F. N. *295.*
Vassale, G. 456, 482, 491.
— s. Bizzozero, G. *506.*
Veau, V. *138.*
Verhoef, A. M. E. 413, *440.*
Verhulst, P. F. 220, 230, 305.
v. Verschuer, O. 101, 102, *138.*
— s. Curtius, F. *134.*
Verluys, J. 363, *382.*
— O. Poetzl u. K. Lorenz 222, *305.*
Verworn, M. 139, 186, 201, *305,* 320, *382.*
Vimtrup, B. 249, *305.*
Virchow, R. 259, 282, *305.*
Vivell, O. 245, *305.*
Vladimirova, E. A. 432, *440.*
Vogel, K. 276, 278, *305.*
Vogt, W. 51, *56,* 192, 193, 195, *305.*
Voit, K. 253.
— s. Barthels, C. *291.*
v. Volkmann, R. 200, 204, 208.
— u. E. v. Marck *305.*
Volterra, V. 220, *305.*
Vorbeck, F. 253, *305.*
Vorsteher, H. 173.
— s. Klatt, B. *179.*
Voss 284.
— H. 204, 205, *305.*
— H. E. V. *305.*
Vosseler, J. 484, 485, *513.*
Voy, A. 175, *179.*

Wacholder, K. 234, 254, *305.*
Waddington, C. H. 20, 21, *56, 57,* 191, 195, 285, *305, 353.*
— J. Needham u. J. Brachet 351, *382.*
Waddington, C. H., J. Needham, W. W. Nowinsky u. R. Lemberg *382.*
— — — R. Lemberg u. A. Cohen *382.*
— s. Needham, J. *380.*
Waechter, H. 25, 27, 38, 154, 163, *179,* 197.
— s. Mangold, O. *299.*
Wagner 27, 30, 49, 108.
— H. 262, *305.*
— K. s. Wright, S. *57*
— s. Wright, S. *138.*
Wakabayashi, T. 271, 280, 305.
Walder, P. 51, *56.*
Waldo, Ch. M. 255.
— s. Fawcett, D. W. *294.*
Walker, D. G., M. E. Simpson, C. W. Asling u. H. M. Evans 287, *305.*
— s. Asling, C. W. *291.*
Walter, F. K. 428, 429, *440.*
Walz, K. 262, 265, *305.*
Wang, H. 264.
— s. Moeschlin, S. *300.*
— Y. Y. 497.
— s. Whitacre, F. F. *514.*
Warburg, O. 189, 190, *305,* 309, 329, 333, 340, *382.*
Wardlaw, C. W. 399, 401, *404.*
Waris, H. 385, 386, *404.*
Warkany, J. 59, 70 74, 83, 84, 85, 86, 87, *138,* 280, 282.
— u. R. C. Nelson *138.*
— — u. U. E. Schraffenberger *138.*
— u. E. Schraffenberger *138.*
— s. Wilson, J. G. *138, 306.*
Warmke 400.
Warren, Sh. s. Dunham, Ch. L. *134.*
Warthin, A. S. 261, 262, *305.*
Wassermann, F. 199, 200, 203, *305.*
Watanabe, Y. 413.
— s. Child, C. M. *436.*
Watson, E. M. 364.
— s. Williams, H. L. *382.*
Waugh, D. F. *514.*
Waymouth, C. 180, 201, *305.*
Wearn, J. T. 224, 239, 241, *305.*
— s. Shipley, R. A. *303.*
Weber, M. 461, 467, 468, 470, 471, 494, *514.*
— s. Ober, K. G. *511.*
— W. 3, *56.*
Webster, L. T. 271.
— s. Lewis, W. H. *299.*
— S. H., u. E. J. Liljegren 229, *305.*
Wedler, H. W. 283.
— s. Linzbach, A. J. *299.*
Wehmeier, E. s. Fischer, F. G. *377.*
Weidel, W. 183, *305.*
Weidenreich, F. 255, *305.*
Weigert, K. 259, 272, *306.*
Weinberg, W. 101, *138.*
Weinhouse, S. 335.
— s. Nakada, H. J. *380.*
Weinmann, J. P., u. J. T. Corell 259, 275, *306.*
Weiskotten, H. G. 476, *514.*
Weismann, A. 195, *306.*
Weiss, P. 181, 183, 184, 191, 195, *306,* 309, *382,* 406, 422, 424, 425, 426, *440.*
Weisschedel, E. 287, *306.*
Weissenböck 384.
Weissenfels, N. 466.
— s. Danneel, R. *506.*
Weisz, P. B. 408, 409, *440.*
Weitz, G. 241, *306.*
— W. *306.*
v. Weizäcker, V. *306.*
Welker, E. R. 281, 285, *306.*
Wells, G. 450.
— u. R. Stoughton *514.*
Wendt, G. G. 204, 246, 250, *306.*
Wenneker 252.
— A. S., u. N. Sussman 248, *306.*
Wenner, R. 100, 101, 102, 104, *138.*
Went, F. A. F. C. 149.
Werdervang, T. 60, *138.*
v. Werdt, F. 276, *306.*
Wermbter, F. 494, *514.*
Wermel, E. M. 201, 271, *306.*
— u. Z. P. Ignatjewa 204, *306.*
— u. W. W. Portugalow *306.*
Werthemann, A. 3, 42, 51, *56,* 58, 64, 72, 73, 82, 92, 112, 113, 118, 130, *138,* 289, 290, *306.*
— u. M. Reiniger *56, 138.*
— M. Reiniger u. H. Thoelen *56, 138.*
Wertz, E. 188, 227.
— s. Dehlinger, U. *293.*
Westin, G. 500, *514.*
v. Wettstein, D. 395, 397, 399, *404.*
Wetzel, R. *56.*
Weve, H. J. M. 290, *306.*
Wegeneth, R. 265, *306.*
Whipple, G. H. 443, *514.*
Whitacre, F. F., u. Y. Y. Wang 497, *514.*
Whitby, E. H., u. C. J. C. Britton 473, *514.*
White, E. G. 247, *306.*
— P. *138.*
— s. Joslin, E. P. *136.*
Wiame, J. 324, *382.*
Widdas, W. F. 229, 230.
— s. Hugget, A. St. G. *297.*
Widner, W. R. 452.
— s. Knowlton, N. P. *509.*

Wiederholt, R. 113, *138.*
Wiemer 66.
Wienbeck, J. 475, *514.*
Wigglesworth, V. B. 164, *306,* 412, 417, 421, *440.*
Wilde 43.
— jr., C. E. *56.*
Wilder 105, 106, *138.*
Wilke 225, 265, *306,* 461.
— F. s. Basset, C. F. *505.*
— G. *306.*
Willer, H. *306.*
Williams, H. L., u. E. M. Watson 364, *382.*
Willmer, E. N. 196, 282, 285, *306.*
Willstätter, R., u. M. Rohdewald 309, *382.*
Wilson, H. V. 409, 412, *440.*
— J. G. 83, 86.
— H. C. Jordan u. R. L. Brent *138.*
— u. J. W. Karr *138.*
— C. B. Roth u. J. Warkany *138.*
— u. J. Warkany 280, 282, *306.*
— J. W., u. E. H. Leduc 207, *306.*
— W. *440.*
v. Winckel, F. 65, 74, *138.*
Winckels 74.
Winkler, H. *404.*
Wintrobe, M. M. 473, 477, *514.*
Wirtz, K. 308, *382.*
Wislocki, G. B. 78, *138,* 255, 482, 483.
— H. Bunting u. E. W. Dempsey 255, *306,* 496, *514.*
— s. Bunting, H. *506,*.
— s. Fawcett, D. W. *294.*
Witschi, E. 38, 50, *57.* 159.
Witts, L. J. 474.
— s. Callender, S. *506.*
v. Woellwarth, C. 25.
— s. Mangold, O. *55.*
Woerdemann, M. W. 352, *382.*
Woitkewitsch 166.
Wolbach, S. B. 276, 278, *306.*
— u. O. A. Bessey *306.*
— u. P. R. Howe 280, *306.*
Wolf, J. 185, 282, *306,* 448, 449, *514.*
Wolff, E. 14, 16, 20, 30, 31, 32, 37, *57,* 111, 114, 123, 126, *138.*
— u. F. Dubois 411, 412, 421, *440.*
— s. Dubois, F. *436.*
— G. 430, 433, 434, *440.*
Wollmann, E. 357.
— s. Monod, J. *380.*
Wollner, A. 496, *514.*
Wolpers, C. 225, *306,* 474, *514.*
— u. H. Ruska *514.*
— u. K. Zwickau 474, *514.*
Wolsky, A. s. Hörstadius, S. *378.*
— S. 432, *440.*
Womack, N. A. 259.
— s. Eiseman, B. *293.*
Woodger, J. H. *306.*
Worth, Wiggles 195.
Wriedt, Chr. 96.
— s. Mohr, O. L. *136.*
Wright, E. A. 265, 279.
— s. Doniach, I. *293.*
— S. 27, 30, 49, *57,* 108, 110, 183, *306.*
— u. K. Wagner *57, 138.*
Wuhrmann, F. 252.
— s. v. Albertini, A. *291.*
Wurm, H. 259, 261, 265, 270, 271, 272, 273, 279, 284, *306.*
Wurmbach, H. 152, 155, 156, 157, 158, 159, 160, *179.*
Wurmser, R. 333.
— s. Rapkine, L. *380.*
Wustrow, F. 113, *138.*
Wylie, B., u. B. F. Amidon 228, *229, 306.*

Yamada, T. 347, *382.*
Yarwood, E. A. 349.
— s. Daniel, J. F. *376.*
Young, D. B. 408, *440.*
— J. Z. 247, *306.*
Yung u. Babák 173.

Zaki, F. G. 191.
— s. Friedrich-Freksa, H. *294.*
Zalokar, M. 429, 433, *440.*
Zander, J. 447, 494.
— s. Bremer, E. *506.*
— s. Gössner, W. *507.*
Zappert, J. 87, *138.*
Zawarzin, A. A. 411, *440.*
Zeiger 6.
Zeller, W. 231, *306.*
Zellweger, H. 83.
— u. P. Girardet 85, *138.*
— s. Fanconi, G. *134.*
Zeuthen, E. 172, 179, 336, 369, 371, 372, 373, *382.*
— s. Holter, H. *378.*
— F. 152, 158.
— s. Krogh, A. *179.*
Ziegler, H. E. 280, *306.*
Zimmermann 38.
Zinser, H. K. 497, *514.*
Zischka, W. 257, *306.*
Zollinger, H. U. 268, *306.*
Zondek, B., u. M. Friedmann 497, *514.*
Zuckerman, S. 11, *57.*
Zwickau, K. 474.
— s. Wolpers, C. *514.*
Zwilling, E. 47, *57.*

Sachverzeichnis.

Abnormitäten 3.
Abnorm-normal, entwicklungsphysiologische Bedeutung 3ff.
Abnutzungsquote 187.
Aborte 59ff., 80.
Abortiveier 12, 61.
Abschilferung der Epidermis 449.
Absorptionsspektren von Zellbestandteilen 322.
Acardius 90, 100, 102ff.
— amorphus 22.
Acceleration des kindlichen Längenwachstums 229.
— der phys. Zeit 366.
Acephalie 114.
Acetabularia, Hutbildung 141, 384.
Acetyl-CoA-Verbindungen 330.
Achondroplasie 96.
Acranie 62, 121.
Adenohypophyse 159, 168.
Adenylsäuresystem 315.
Äpfelsäuredehydrase 310, 342.
Agenie 110.
Ageniocephalie 110.
Agnathie 62.
Agnatocephalie 110.
Ähnlichkeitsprüfungen bei Zwillingen 101.
Aktivität, enzymatische normaler Gewebe 358.
—, glykolytische 327.
—, topogenetische 37.
Aktivitätshyperplasie 237.
Aktivitätshypertrophie 237.
Aktivitätsverteilung oxydativer Enzymsysteme 327.
ALLEN-DOISY-Test 496.
Allometrie 176, 212ff., 361ff.
—, Theorie der 217ff.
Altonriese 286.
Alveolarepithelien, Riesenzellen 265.
Amelie 96.
Amid-Bindungen, Synthese 514.
Aminosäureeinbau 328.
Amitosen 206, 504.
Amniogene Entwicklungsstörungen 88ff.
Amputationen, angeborene 89.
Amyelie 116, 121, 122, 127.
Anastomosen bei Zwillingen 100.
Anchipodien 112, 114.
Anencephalie 3, 62, 66, 68ff., 74, 116, 119, 122, 127.
Animalisierung des Keims 339.
Anomalien 3.
Anophthalmie 3.
Anormogenese 3ff., 38.
—, autonome von Organen 41ff., 99, 128ff.
— des caudalen Körperendes 111ff.
— des Herzens und der Gefäße 130.
Anpassung, korrelative 235.
—, pathologische 235, 239.
—, physiologische 235, 239.
—, strukturelle 234, 236ff.
Anpassungsbreite 235ff.
Anpassungswachstum 233ff.
—, chemisch bedingtes 251ff.
Antiauxin 151.
Antigene 342.
— beim Seeigelei 354.
Antuitrin G und Regeneration 430.
Anurie 33.
Aplasie der Extremitäten 66.
— der Nieren 64, 132.
Appositionswachstum 152.
Apyraseaktivität 342.
Arbeitshypertrophie 237, 238ff.
— der Gefäße 238, 244ff.
— der Skeletmuskulatur 238ff.
— des Herzens 238ff.
— des Nervensystems 238, 246.
Archaeocyten 409.
Archencephalon 11, 24.
Arhinencephalie 62, 70, 107ff.
Artbastarde 348.
Arterien, Anpassungswachstum 244ff.
Aster bei Riesenzellen 276.
Atmung des Seeigeleies 333.
— und Aminosäureverteilung 341.
— und Wachstum 349ff.
Atmungsgradiente 349.
Atmungsintensität bei Tieren 371.
— des Seeigelkeims 340.
Atmungsquotient der oberen Urmundlippe 352.
Atombombenexplosionen und Mißbildungen 85.
ATP-Spiegel 337.
Atresia ani 63, 66, 69, 95, 112, 113, 114, 131.
— recti 63, 85, 112.
Augenentwicklung 80.
Augenlinsen 81.
Augenlinsenregeneration 425, 429, 433ff.
Augenmißbildungen 78, 86.
Autonomie der Anormogenesen 41.
Autotomie 415, 416, 418, 419.
Auxin 149.
Bakteriophagen 356.
Bauchbruch s. Ventralbereichstörungen.
Bernsteinsäuredehydrase 342.
Bernsteinsäureoxydasesystem 332, 359.
Beryllium und Regeneration 421.
Bettnässen 121.
Bevölkerungswachstum 220.
BIDDERsche Organe 165.
Bindegewebe und Regeneration 426.
Biosome 6, 309, 310, 317.
Biosstoffe 140.
Biostatica 139ff.
Blasenbildungen im Bindegewebe 72.
Blasenmolen 61.
Blastembildung bei Regeneration 405, 418, 419, 422, 424, 427, 428, 429, 430, 432.
Blasteme 5, 6, 309, 339.
—, stofflicher Aufbau 348.
Blasteminduktion 194.
Blastemreduktion 44ff.
Blastokolin 151.
Blastula 80, 192.
Blut 472ff.
Blutbildung, Tagesrhythmus 480.
Bluterneuerung, Regulation 478ff.
Blutmolen 61.
Blutregeneration 472ff., 478.
Blutstammzellen 473.
Blutstatus des Neugeborenen 480.
— im Greisenalter 480.
Blutzellbildung 479.
Blutzellen, Mitoseindex 479.
Brachygnathie 87, 109.
Brachymesophalangie 96, 97.
Brachymetakarpie 85.

Brachymetapodie 85.
Brachymetatarsie 85.
Brachyrhynchustyp 109.
Brennhaare 383, 384.
BREUSsche Hämatommolen 61.
Brust, Drüsenfeld 489.
Brustdrüse, cyclische Veränderungen 489.
— und Milchbildung 491.
— und Schwangerschaft 491.
—, weibliche, Regeneration 489ff.
Brustdrüsenzelle, Selbstregeneration 491.
Brutknospen 391.
Bulldog-Kälber 95.

Callus 389, 396, 398, 399.
Carotingehalt und Mißbildung 84.
Cartesianisches Koordinatensystem 175.
Cellules claires 452.
Centrosphären 280.
Cervixzellregeneration 496.
Cheilognathopalatoschisis 67, 119, 122.
Chinoxalin und Regeneration 428.
Chloralhydrat 398.
Cholinesterase 344, 359.
Chondrodystrophie 97.
Chordentery 72.
Chromatin 321, 323, 357.
Chromidien 308, 326, 327, 356.
Chromosomenbestrahlung 96.
Citronensäurecyclus 310, 330, 342.
Citrullinsynthese 332, 344.
Co-Enzym A 514.
Colchicin 148, 273, 397, 420, 426, 428, 433.
Coleoptile und Wuchsstoffe 150.
Corpora allata 164, 165.
Cranio(rachi-)schisis 33, 62, 66, 116, 117, 118, 122, 127.
Cutis 445.
Cyclocephalie 108.
Cyclophorasesystem 310.
Cyclopie 4, 23, 27ff., 29, 70, 99, 107ff., 111.
Cyclusstörungen durch Mangelernährung 83.
Cysten 14.
Cytochrom-Cytochromoxydasesystem 342.
Cytochromoxydase 359.
Cytoklasie 428.
Cytolyse, milde, im Organisatorblastem 194.
— und Induktion 353.
Cytomorphose 203.
Cytoplasma 50, 81.
Cytoplasmapartikel 357.
Cytoplasmapartikel in dorsaler Urmundlippe 354.
Cytosteme 309.

Darmepithel, Lebensdauer 485.
—, Mitosenzahl 485.
Darmoberfläche und Größenwachstum 173.
Dauergewebe, Rückgang in den embryonalen Zustand 393ff.
Deckepithelien 485ff.
—, Regeneration 485.
Deckzellen, Vielkernigkeit 486.
Decubitus 121.
Degeneration, morphogenetische 194.
Desoxyribonucleinsäure 81.
Determination 18, 80, 194, 196, 344, 424, 355ff.
Determinationsfeld 155.
Deuterencephalon 11, 25.
Dexterrasse 95.
Diabetes mellitus und Keimschädigung 84.
Dictyostelium 197, 337, 387.
Differenzierung 80, 147, 151, 156, 159, 160, 163, 191ff., 194, 195ff., 307, 406, 420, 427, 430, 432, 434.
—, Biochemie 337ff.
— und Enzyme 359.
— bei Pflanzenzellen 399, 403.
— der Zelle 444.
Differenzierungsgeschwindigkeit 198.
Differenzierungsphase 428ff.
— und Enzymsysteme 343.
Dioestrus 497.
Dominanz der Musterteile 49.
Doppelbildungen bei Forellen 15.
— beim Menschen 99, 100ff.
— des Hühnerkeims 20.
— bei Tieren 20, 418, 433.
—, Entstehung bei Amnioten 19.
—, freie 102ff.
—, genbedingte bei Mäusen 22.
—, zusammenhängende 104ff.
Dorothy Reedcells 263.
Dorsiventralität bei Pflanzen 393.
Dottergradient 351.
Drüsen, apokrine 481.
—, ekkrine 481.
Duftdrüsen 481ff.
Duplicitas anterior, posterior 20.
Dysostosis mandibulo-facialis 110.

Ectoderm 23, 445.
— und Regeneration 411.
Ectopia cordis 66, 127.
— vesicae 66.
— viscerum 127.
Einschlußendothelien, große 255.
Eiorganisation bei Chordaten 18.
Eiweißkörpersynthese 313.
Eiweißumsatz und Ribonucleinsäure 325.
Ekstrophie s. Exstrophie.
Ektoderm s. Ectoderm.
Ektopische Gravidität 88.
Elaidin 446, 469.
Elchkälber 95.
Elektronentransport 330.
Elementarcyclen 316.
Eleocytenkörper 415.
Embryo, Grundplan 10ff.
Embryome 154.
Embryonalachsen 22.
Embryonalentwicklung und Wachstum 192ff.
Embryonalextrakt 427, 432.
Embryonalgewebe, Wiederentstehung bei Pflanzen 393ff.
Embryonalgewebeimplantation 154.
Embryonalknoten 22.
Embryonalmolen 61.
Embryonalrumpf 11.
Embryonalwachstum des Menschen 228ff.
Embryonen, röntgengeschädigte 87.
Embryopathia rubeolosa 58, 70, 78ff., 81, 131.
— toxoplasmatica 58.
Encephalocele 62, 66, 87, 118.
Encephalocystocele 118, 120.
Encephalocystomeningocele 118.
Enchylema 310.
Endometrium, basale Schicht 495.
—, Cyclus 492.
—, Intervallschleimhaut 494.
—, menstrueller Zerfall 492.
—, Proliferation 492, 494.
—, Regeneration 491ff.
—, Sekretionsphase 492.
Endomitose 148, 205.
Endothelien 207, 255, 269.
— der Blutgefäße 485.
— und Wachstum 190, 224.
Energiegewinnung durch oxydativen Abbau 329.
Energieleistung 308.
Energieumsatz in der Zelle 329.
Entdifferenzierung 196, 422, 424, 426, 429, 431, 434.
Entodermbildung 18.
Entodermsystem 26.
Entropie 186.

Entwicklung, Biochemie 337ff.
— in charakteristischen Phasen 2.
—, normale, Strukturen, Gestalten 4ff.
— und Wachstum 191ff.
Entwicklungsfaktoren, Autonomie und Korrelation 23.
Entwicklungsstörungen, amniogene 88ff.
—, fundamentale 115.
Entwicklungsverlangsamung 70.
Enzymaktivität 327, 342.
— während der Entwicklung 360.
Enzymbildung 355.
Enzyme, adaptive, Bildung 357.
— der Mikrosomen 332.
— der Mitochondrien 330.
— des Zellkerns 333.
—, Lokalisation in der Zelle 333ff.
— und Viren 356.
— Wachstumskonstanten 359.
Enzymsysteme, Aktivierung 343.
—, Regulatoren 363.
Epidermis, Desquamation 447.
—, Fasersystem 448.
—, Generationszonen 455.
—, Intermediärzone 447.
—, intermitotische Ruhezeit 452.
Epidermisleiste, apikale 43, 129.
—, mitotischer Index 454.
—, Regeneration 415, 434, 445ff.
—, Regenerationsrate 453.
—, Stratum disjunctum 445, 448.
—, — germinativum 448.
—, — granulosum 448.
—, — lucidum 448.
—, Tonofibrillen 448.
—, Variationsbreite 448.
—, Wachstumszonen 455.
—, Zellnachschub 453.
—, Zellverlust der 445, 449.
Epidermiszellen, pflanzliche, bei Regeneration 394.
Epidermiszellersatz 449ff.
Epidermiszüchtung 451.
Epidermis-Zwischenzellbrücken 448.
Epinastie 393.
Epiphyse und Wachstum 171.
Epithel, Abschilferung 449.
—, prismatisches 483.
Epithelersatz 449ff.
Epitheliale Organe 486ff.
Epithelzellen, Spezifität 452.
Epitrichium, embryonales 445.
Erbanlagen, krankhafte Entstehung 98.
Erbleiden, recessive 98.
Erdkröte, sexuelles Wachstum 165.
Ergastoplasma 326.
Erhaltungswachstum 454.
Ernährung und Wachstum 172.
Ersatzhaare 463.
—, Bildung 464ff.
Ersatzzähne 499.
Erythroblastose 74.
Erythrocyten 473ff.
Erythrocytenabbau 475.
—, Entkernung 473.
—, Lebensdauer 474ff.
Erythrocytenmembran 474.
—, Regeneration 474ff.
Erythrocytenumsatz 475ff.
Erythrocytophagen 474.
Essigsäure, aktive 330.
Euchromatin 321, 323.
Eventration 127.
Eversion 411.
Evisceration 418.
Evokatoren 194.
Exencephalie 62.
Exitatin 140.
Exogastrulation 339.
Exstrophia vesicae urinae 127, 131.
Exstrophie, dorsale 123.
Extrachorialgravidität 88.
Extremitätenanlagen beim Hühnerkeim 43.
Extremitätenblastem 129.
Extremitätenmißbildungen 42ff., 45ff., 64, 66, 68, 69, 74, 85, 87, 89, 93, 96, 116, 119, 121, 125, 127, 129, 131.
Extremitäten, reduzierte Realisationsstufen 44ff.
Extremitätenregeneration 163, 416, 419, 421, 422, 424, 426, 428, 430, 432, 433.

Farnprothallien 403.
Federn 446.
Fehlgeburten, Ursache, Häufigkeit 61.
Feld, morphogenetisches 49.
Fermente und Wachstum 140.
Fermentsystem, wasserstoffübertragendes 357.
Fetale Entzündung 93.
Fetalphase, Wachstum, Differenzierung 11ff.
FEULGENsche Reaktion 322.
Fibrillenwachstum 225.
Fischbein 446.
Fissura sterni 127.
— vesicae urinae 127.
Flaumhaar 458.
Fließgleichgewicht 187, 188, 233, 328.
Flimmerepithel der Trachea 484.
Foetus papyraceus 100, 102.
Folinsäure 319.
Folsäure 140.
Formbildungsfaktoren bei Pflanzen 385, 387.
Formveränderung bei Wachstum 232.
Formwachstum 152.
Fremdkörperriesenzellen 257ff., 270.
—, Entstehung 270ff.
Froscheier, überreife 38.
Froschoocyten 328.
Funktionskomplex, animalvegetativer 339.
Funktionswachstum 203.
Furchung 80, 192.

Gärungsenzyme 310.
Gangorgan, insuläres 485.
Gasstoffwechselstörungen 33, 51.
Gastrulation 10, 23, 80, 193, 344, 354.
— und Lithium 31.
Gebärmutterschleimhaut, Durchblutungsstörungen 74.
Gefäßbündelreparation 398.
Gefäßmißbildungen 130.
Genänderungen 96.
Genaustausch 98.
Gene 50, 308, 326.
Genese der Individualität 14ff.
Genitale, weibliches, Regeneration 491ff.
Genmanifestierung 98.
Genmutationen 52.
Gerinnungselemente des Blutes 477.
Gesichtsspalten, schräge 90.
Gewebe, perennes 443.
—, stationäres 443.
Gewebesprossung 424.
Gewebezüchtung, Wachstum 196.
Gewebsgleichgewicht, kritisches 197.
Geweihe 470ff.
Gewichtswachstum 365.
Gigasformen, Züchtung 140.
Gipfeltriebe, Ersatz 393.
Gleichgewichtszustand bei Reparationen 390.
—, kritischer 235.
—, —, bei Wachstum 188.
Glutaminase 342.
Glykogen 312.
Glykolyse, aerobe 329.
Gonadenhormone 165.
Gradient 339.
—, axialer 410.
—, physiologischer 340.
Gradiente, biochemische 350.

Gradientensystem, doppeltes 339.
Gradiententheorie 352.
Granulocytenregeneration 476.
Gravidität bei Uterus bicornis 88.
—, ektopische 88.
—, extrachoriale 88.
—, tubare 88.
Grenzschnittdicke und Sauerstoffversorgung 189.
Grundstruktur der Eizelle 308.

Haaranlage 465.
—, embryonale 465.
Haararten 458.
Haarbalg 462.
Haarbeet 464.
Haarbildung 461.
— bei Pflanzen 403.
Haarbulbus 462, 465.
Haarcyclus bei Maus und Ratte 466.
Haare 446, 457ff.
—, Arten 459.
—, Cyclen 461.
—, Epithelzapfen 464.
—, Lebensdauer 458, 460.
—, Mauserung 460.
—, Melanoblasten 466.
—, Regeneration 459.
—, Regenerationszeit 459.
—, Vegetationsformen 461.
—, Wachstum und Lebensdauer 458, 459ff.
Haarfollikel 462.
—, Neubildung 466.
Haarfollikelzellen 323.
Haarkleid 457.
—, sekundäres 459.
Haarkolbenbildung 460.
Haarlänge 460.
Haarpapille 462, 465.
Haarstengel 464.
Haarwechsel 457, 460ff.
Haarwurzel, Orthologie 462.
Haarzwiebel 462.
Hämatoblasten 473.
Hämatopoese 473.
Hämatotrophe 76.
Hämoglobinabbau 475.
Hämoglobinsynthese 473.
Hämohistioblasten 478.
Häutungshormon bei Insekten 164.
Haftpunkte bei Gelen 317.
HALLERsche Wachstumsregel 233.
Harnorgane, Fehlbildungen 113.
Hasenscharte s. Cheilognathopalatoschisis.
Haut, Alterserscheinungen 453.
—, Anhangsgebilde 445.
—, Degeneration 453.
Hautatrophie 453.
Hautdrüsen 455.
—, polyptyche 455.
Hautregeneration 453.
Hefe 324.
Hemmung, korrelative, bei Pflanzen 391, 392.
Hemmzonen von embryonalen Gebieten 403.
Hepatitis epidemica 79, 83.
Herpes zoster 79, 83.
Hernia inguinalis 68.
Heterauxesis 212.
—, chemische 217.
Heteroauxin 150.
Heterochromatin 321, 323.
Heteromorphose 414, 418, 432, 433.
Heteroploidie 149.
Herz, Arbeitshypertrophie 238ff.
Herzgewicht, kritisches 221, 338ff.
Herzmißbildungen 64, 66, 68, 69, 74, 78, 82, 85, 119, 127, 130.
Herzmuskelriesenzellen 266.
Hexokinase 315.
Hierarchie in der Ontogenese 5ff.
Hirnhaut und Hirnbrüche 118.
HIRSCHSPRUNGsche Erkrankung 290.
Histiotrophe 76.
Histone 321.
Hodenstützzellen 472.
HODGKIN-Zellen 264.
Hörner 446, 470ff.
Holorhachischisis 121.
Hormon, iuveniles bei Insekten 164.
Hormonalbedingte Entwicklungsstörungen 83, 85.
Hormone und Anpassungswachstum 251ff.
— und Regeneration 429, 434.
— und Wachstum 140, 141, 156, 163ff., 363.
Horn 467.
Horngebilde bei Säugern 467ff.
Hornmatrix 471.
Hornscheide 471.
Hornzuwachslinien 471.
Hüftluxation, angeborene 64, 85.
Hufe 467
Hutbildung bei Acetabularia 141, 385.
Hydrocephalus 66, 68, 74, 86, 93, 120, 126, 127.
Hydrops foetus et placentae 66.
Hyperdaktylie 48.
Hyperplasie 236ff.
—, entzündliche 251ff.
—, kompensatorische 237.
Hyperplasie der Leber 247ff.
— der Lungen 247ff.
— der Lymphknoten 252.
— der Milz 252.
— der Nieren 247ff.
— des reticuloendothelialen Systems 252.
Hypertrichosis 121.
Hypertrophie 236ff.
—, entzündliche 251ff.
—, exzentrische 241.
— des Herzens 239.
—, idiopathische 237.
—, kompensatorische 237.
—, konzentrische 240.
—, parasitäre 251ff.
—, vikariierende 237.
Hyponychium 468.
Hypophyse 191, 363.
— und Regeneration 421, 429.
— und Riesenzellen 265.
— und Wachstum 140, 159, 165, 170, 171.
Hypophysektomie 287.
Hypospadie 66, 68.

Ichthyosis congenita 96.
Idiovariationen 98.
Implantate, differenzierte 155.
—, undifferenzierte 155.
Implantation 76.
— von Embryonalgewebe 154.
Indifferenzzone der Darmkrypten 484.
— des Epithels 450.
Individualität, Genese 14.
—, Organisierung 48.
Indophenolblauoxydase 326.
Induktion 29, 345, 352.
— bei Chordaten 153.
—, Biochemie 353.
—, embryonale 153.
— durch Extrakte 354.
— von Mitosen 139, 140.
— durch Nucleinsäuren 354.
— und Virusbefall 356ff.
— von Zellteilungen bei Pflanzen 388.
Induktionsstoffe 194.
Induktoren, embryonale 425.
—, künstliche 153.
—, spinocaudale, tote 25.
—, tote 29, 153.
Influenza 79, 83.
Iniencephalie 62.
Integration der Organisationsstufen 6.
—, physiologische 49.
— der Strukturen 5.
Interphasenwachstum 199, 200.
Intussuszeptionswachstum 152.
Invagination und Kohlenhydratabbau 352.
Isotopen, Therapie 85.

Janusgrün, elektive Färbung 332.

Kammergewicht, kritisches 221.
Kapazität, glykolytische 329.
Karyonomie 477, 504.
Katalase 320.
Kataraktbildung 78, 86.
Kausalanalytische Experimente 93.
Keimbahntermone 153.
Keimblase, menschliche 8.
Keimblattbildung 193.
Keimheranzüchtung, stufenweise 355.
Keimschäden durch Röntgenstrahlen 86, 87.
Keimscheibe, menschliche 9.
Keimscheibenbildung, Vorbereitung 8ff.
Keimzellwachstum 151.
Kelosomie 36ff., 93, 127.
Keratin 445, 469.
— A 446.
— B 446.
Keratinisation 446, 447.
Keratohyalin 447.
Kernabhängigkeit bei Reparationen 385.
Kerngröße 206.
Kerngrößenzunahme 148.
Kernplasmarelation 142, 193, 201, 204, 208ff., 407.
Kernplasmaspannung 146.
Kernvolumen und Plasmavolumen 145.
Kiemenhyperplasie 70.
Kindersterblichkeit 59, 85.
„kinky tail" 22.
Klauen 446, 467.
Kleinwuchs 85.
Klumpfuß, angeborener 46, 64, 66, 69, 85, 121, 125, 131.
Knochenathrepsie 75.
Knochenbildung, heterotope 284.
Knochenmark 475.
Knospen, ruhende 390.
Körperwachstum nach der Geburt 230ff.
— vor der Geburt 228ff.
Körperwand, Bildung 123.
Kohlenhydrate, polymere 312.
Kolbenhaar 463.
Kolbenhaarbildung 460, 463ff.
Kolbenlager des Haares 464.
Kompetenz, neurale 24.
Kondensationsgleichgewicht 514.
Kondensationsreaktionen 312.
Konkurrenz bei Regeneration 410, 428.
—, physiologische in der Morphogenese 45.
Kontinuität, genetische 308.
Koordinatensystem, Cartesianisches 175.
Kopfbildung 28.
Kopffrequenz, Gradient 413.
Kopfhaar 458.
Kopfhaarlänge 460.
Kopfneuralplatte, Bildung 9.
Kopfregeneration 414, 418, 433.
Kopfregion, Topographie 28.
Korrelationspleiotropie 97.
Korrelationsstörungen bei Pflanzen 401.
Krallen 446, 467.
Kristallisationskeim 311.
Kristallwachstum 186, 310.
Kritische Phase der Entwicklung 354.
— —, Säugetierentwicklung 86.
Kurz- oder Borstenhaar 458.
Kryptorchismus 68.

Längen-Gewichtsverhältnis beim Wachstum 146.
Längenwachstum 365.
— des Menschen, postnatales 231.
— —, pränatales 228.
Lag-Phase 319, 324.
LANGERHANS-Zellen 454.
Langhaar 459.
LANGHANSsche Riesenzellen, Entstehung 270ff.
Lanugo 458.
Lebensalter und Anpassungsfähigkeit 236.
Lebensraumgröße, Einfluß auf Wachstum 172.
Lebergewicht, kritisches der Maus 223.
Leberhypertrophie 247ff.
Leberregeneration 486.
Leberriesenzellen 268.
Lebervolumwachstum 486.
Leberzellkonstanz bei Mäusen 486.
Leistungswachstum 486.
Letal giant larvae lgl. 95.
Letale Chromosomendefekte 97.
Letalfaktoren 94, 114.
Leukocytenregeneration 476.
LIEBERKÜHNsche Krypten 323.
Li-Keime 343.
Lungenhypertrophie 247ff.
Lymphoblasten 477.
Lymphocyten 477ff.
—, Lebensdauer 477.
Lymphocytenregeneration 477.
Lymphocytopoese 477, 478.

Mästung 361.
Mäuse, kurzschwänzig 95, 111.
Magmastränge 88.
Makromoleküle, Stabilität 315.
Makromoleküle, Synthese 309ff.
—, Wachstum komplexer Gefüge 316ff.
Makronucleus 147.
Malaria 77.
Mangelernährung 70, 83ff.
Masern 79, 83.
— und Riesenzellen 261ff.
Massenwachstum 152.
Mauserung der Haare 460.
Megacaryoblasten 476.
Megakaryocyten 255, 476.
Mehrfachbildungen bei Tieren 418.
Mehrkernigkeit der Zelle 444.
Mehrleistungen bei Regeneration 432.
Mehrlinge 14, 19ff., 99, 100ff.
Mehrlingsbildung bei Enten 16.
— bei Gürteltieren 21.
— bei Säugern 21.
Melanoblasten 466.
Membranfunktion der Placenta 78.
Meningocele 66, 74, 86, 96, 118, 121, 123.
Menstruation 492.
Meristemoide 403.
Mesoderm 26.
Metamorphose 152, 156, 159, 166.
—, vorzeitige 168.
Metamorphosehormon 164, 165.
Metaplasie 280ff.
— als Anpassungsvorgang 285.
—, direkte 282.
—, indirekte 283.
—, regeneratorische 283.
Mikrogenie 110.
Mikronucleus 147.
Mikrophthalmie 79, 86.
Mikrosomen 5, 308, 355.
Mikrosomenfraktion 328.
Mikrospektrographie 321.
Milchgebiß 498.
Minderleistungen bei Regeneration 432.
Minimalgröße 45, 172.
Minimal organization mass 408.
Mißbildungen bei Amnioten 3.
—, Definition 58.
—, degenerative 59.
—, disharmonische 59.
— der Einzelorgane 128.
—, familiäres Vorkommen beim Menschen 114.
— und Gebäralter 67ff.
— und Geschlechtsverteilung 67.
—, Häufigkeit 59.
—, harmonische 59.
—, kritische Phase 58.
— und Parität 67ff.
—, phasenspezifische 72.

Mißbildungen durch placentare Beeinträchtigung 88.
— durch Raumbeengung 92.
—, Systematik 99ff.
— und Vererbung 93.
— im Ventralbereich 123.
Mißbildungsgenetik 96.
Mißbildungshäufigkeit, Statistiken 62, 65.
Mißbildungssyndrome 132.
Mißbildungstypen, degenerative 11.
—, harmonische 11.
Mißbildungsursachen 69.
Mitochondrien 5, 310, 317, 327, 331, 332, 342, 344, 355.
Mitochondriengifte 337.
Mitochondrienpopulation 343.
Mitose 269, 323, 347, 504.
— und Differenzierung 198.
—, experimentelle Beeinflussung 145ff.
— und Herzmuskel 202.
— und Regeneration 427, 432, 434.
— und Wachstum 141.
Mitosebeschleunigung 139.
Mitosedauer 202.
— der Epidermiszellen 452.
Mitosefähigkeit 203.
Mitosefaktor 158.
Mitosehemmung 139, 140, 144.
Mitoseindex bei Blutzellen 479.
— der Epidermiszellen 452, 454.
Mitoseinduktion 201.
— durch Thyroxin 166.
Mitosen der Talgdrüsen 456.
— in der Epidermis 450.
Mitosenzahl 442, 502.
—, Darmepithel 485.
Mitoserate 199, 202, 502.
Mitosestörungen durch Sexualhormon 85.
MITSCHERLICHsches Ertragsgesetz 364.
Modifikation 191.
Modulation 191.
Molenaborte 60ff.
Mongoloide Idiotie 66, 74.
Mongolismus 66, 68, 69.
Monocytenregeneration 478.
Morphallaxis 419.
Morphodynamik 48.
Muskelatrophie 96.
Muskulatur und Arbeitshypertrophie 238ff.
— und Riesenzellen 267.
Mutationen 85, 98, 195.
— durch Atombombenexplosionen 85.
Mutationsschritte 98.
Myeloblasten 476.
Myelocyten 476.
Myelocystocele 121.
Myelomeningocele 66, 124, 125.
Myoepithel 482.
Myokardumbau 240ff.
Myotome, Differenzierung 123.
Myxobakterien 387.

Nabelregion, Spaltbildungen 123, 125, 127.
Nabelschnurumschlingung 88, 92.
Nägel 446, 467ff.
Nährstoffstauung bei Pflanzen 400.
Nagelbett 467.
Nagelfalzen 469.
Nagelmatrix 468.
Nageltasche 468.
Neoblasten 411, 412, 422.
Neoplasmen, Genese 37ff.
—, infiltrierende 40.
Neotenie 166.
Nervensystem, Anpassungswachstum 246ff.
— und Regeneration 164, 414, 430, 434.
Nervenzelle, Wachstum und Differenzierung 215, 246.
Neuralkomplex, regionalspezifischer 25.
Neuralrohrbildung, Hemmung 33.
Neuronen 162.
Neurosekretion 164.
Neurula 153.
Neurulation 10, 23, 33, 80, 111.
Neurulationsstörungen 33, 115ff.
Nidationsstörungen 74ff.
Nieren, Riesenzellen 268.
Nierenhypertrophie 247ff.
Nierenmangel 95.
Nierenmißbildungen 66, 68.
Nierenregeneration 487.
NISSL-Schollen 322, 323.
Normal-abnorm, entwicklungsphysiologische Bedeutung 3.
Normoblasten 473.
Normogenese 4, 99ff.
Nucleinsäure 81.
—, Lokalisation in der Zelle 321.
— und Proteinsynthese 323.
— und Wachstumspotenz 320.
Nucleinsäuregehalt der Zelle 325.
Nucleinsäureumsatz der Zelle 325.
Nucleolarapparat 321.
Nucleolarsubstanz 320.
Nucleoiden 323.
Nucleolen 344.

Oberflächenentfernung, Bedeutung bei Regeneration 399.
Oberflächenepithel innerer Organe, Regeneration 483ff.
Oberflächengesetz von RUBNER 175.
Oberflächenregel des Wachstums 188.
Oberflächen-Volumen-Verhältnis beim Wachstum 146.
Oesophagusatresie 63, 66.
Ohrmißbildung 114.
Omphalocephalie 3, 36ff., 126ff.
Ontogenese 100.
— als biologisches Problem 1.
—, frühe 7.
—, teratologisch wichtige Phasen 11.
Organaffinität 81.
Organanlagen, ruhende, Aktivierung 390ff.
Organbildung und Enzyme 358ff.
Organe, epitheliale Regeneration 486.
Organgestalt 41, 49.
Organisationsblastem 16.
Organisationsfeld 100, 425, 433.
Organisationsstufen, Hierarchie 309.
—, biochemische 310.
Organisationszentrum 16.
— bei Wirbeltierkeimen 14.
Organisator 153, 194, 345.
Organisatorbereich 23.
Organisatorfeld-Bildung 16ff.
Organisatorfeld-Lokalisierung 19.
Organisatorleistung 24.
Organisierung der Individualität 48.
Organregeneration 405.
Organsysteme, Bildung 23ff.
Organumstimmung bei Regeneration 392.
Organwachstum 210ff.
—, allometrisches 212.
Osteoclasten 255.
Osteogenesis imperfecta 96.
Otocephalie 27ff., 30, 99, 106, 108ff., 126.
Ovocytenplasma 7.

Palatoschisis s. Cheilognathopalatoschisis.
Pankreas, Wachstum 488.
Parästhesien 121.
Parotitis epidemica 79, 83.
Parthenogenese 13.
Partikel, submikroskopische 326.
Partikelpopulation 345.
Peptidasegradient 351.
Peptidbindungen, Synthese 514.

Periderm 445.
Perikardialdrüsen bei Insekten 165.
Periophthalmus, Wachstum 167.
Permeabilität der Zellmembran 154.
Peromelie 96.
Peroxydase 326.
Persistenz des Dotterganges 127.
Pferdereihe in der Phylogenie 176.
Pflanzenwachstum, biophysikalische Deutung 364.
Phänokopie 52.
Phase, logarithmische des Wachstums 319.
—, stationäre des Wachstums 319.
Phasen, kritische in der Teratogenese 52.
Phasenspezifität bei Mißbildungen 81.
Phenolsulfatase 344.
Phosphatase 344, 345, 347, 351, 363.
Phosphatbindungsenergie 315.
Phosphorylierung, oxydative 310, 331.
—, —, Leistung 332.
Phylogenie der Pferde 176.
— und mathematische Voraussage 175.
Physiodynamik 48.
Pilzfruchtkörper, Reparation 387, 388.
Placenta 75.
— von Zwillingen 100.
Placentation 76.
Placentartypen 77.
Plasma, Wachstumskurve 145.
Plasmagene 183, 195.
Plasmagerüst, fibrilläres 308.
Plasmalogen 326.
Plasmasorten 346.
Plasmastoffwechselinduktion bei Acetabularia 141.
Plasmastrukturen 386.
Plasmavolumen und Kernvolumen 145.
Plasmawachstum, Wiederbelebung 395.
Plasmazellen, reticuläre 478.
Plasmazellregeneration 478.
Platyneurie 35, 73, 99, 115.
Pleiotropie 114.
— der Genwirkung 96ff.
Polarität 147.
— bei Reparationen 385, 397, 398.
— und Regeneration 410, 413.
Poliomyelitis 79, 83.
Polplasmen 345.
Polydaktylie 47, 129.
Polymerisation 311.
Polymorphismus 140.
Polyphänie 117.
— der Genwirkung 96.
Polyploidie 148.
—, somatische 205.
Polytänie 206.
Population 19.
Populationswachstum der Organe 219ff.
— des Herzens 221.
Position of comfort 92.
Potentialdifferenz und Segmentbildung 415.
Primitiventwicklung 152.
Primitivorgane 23.
Primitivstreifen 9, 17.
Proboscis 108, 110.
Prooestrus 497.
Proportionsregel von HALLER 233.
Prosoplasie 282.
Proteinsynthese 321.
Prothorakaldrüsen bei Insekten 165.
Protisten 320.
Protoplasma, Basophilie 323.
Protoplasmabrücken 445.
Protoplasmagerüst s. Protoplasmastrukturen.
Pseudohypoparathyreoidismus 85.
Pseudometaplasie 281.
PÜTTERsche Formel 369.

Q-Enzym 313.

Radioaktive Substanzen und Mißbildungen 85.
Radiumbestrahlung, postkonzeptionelle 87.
Radiumstrahlen und Mißbildungen 85.
Randzone 26.
Raupen, hirnlose 164.
Reaktion, autokatalytische 311, 312.
Realisationsstufen 52ff., 428.
— hypermorphotische 46.
— der Norm 42.
Redoxindicatoren 340.
Regeneration, Auslösung 420ff.
—, akzidentelle 441.
— bei Anneliden 414ff.
— und Antinitrin G 430.
— bei Arthropoden 415ff.
— der Augenlinsen 425, 429, 433ff.
— und Beryllium 421.
— und Bindegewebe 426.
— und Blastembildung 152, 405, 418, 419, 422, 424ff., 427, 428, 429, 430, 432 s. a. Blastem.
— der Bluteiweißkörper 443.
Regeneration des Blutes 472ff.
—, Biochemie der 431.
— der Brustdrüse 489ff.
— und chemische Substanzen 411, 413, 418.
— und Chinoxalin 428.
— der Cervixzellen 496.
— und Colchicin 420, 423, 426, 428.
—, cyclische 488ff., 503.
—, diskontinuierliche 483.
—, einmalige 498.
— bei Extremitäten 416, 419, 421, 422, 424, 426, 428, 430, 432, 433.
— in Geweben mit postmitotischen Zellen 480ff.
—, horizontale 483.
— und Hormone 429, 434.
— und Hypophyse 421, 429.
—, kontinuierliche 480ff., 500, 503.
—, —, in Geweben 444ff.
— des Kopfes 414, 418, 433.
— und Körperproportionen 409.
— der Leber 486.
—, molekulare 443.
— bei Mollusken, Echinodermen, Tunicaten 418ff.
— und Mitose 427, 432, 434.
— und Nervensystem 414, 430, 434.
— der Niere 487.
— des Pankreas 488.
— bei Parazoen und Coelenteraten 409ff.
—, pathologische 442.
—, physiologische 163, 405, 500.
—, — oder repetierende 441ff.
— bei Pflanzen 383ff.
— bei Plathelminthen 411ff.
— bei Protozoen 407ff.
—, reparative 441.
— und Röntgenbestrahlung 411, 415, 422, 426, 427, 428, 432.
— und Sauerstoff 410, 415, 432, 434.
— des Schwanzes 419, 422, 424, 425, 427, 430, 433.
— und Temperatur 411, 417.
— und Teratologie 432ff.
— und Thyroxin 428, 429.
— der Tubenzellen 496.
— der Vaginazellen 496ff.
—, vertikale 483.
— und Wachstum 162.
— und Wasserstoff 410, 418.
— des weiblichen Genitale 491ff.
— bei Wirbellosen 407ff.
— bei Wirbeltieren 419ff.

Regeneration, und Wundheilung 412, 417, 419, 421, 429, 431, 434.
— des Zentralnervensystems 162.
— in der Zoologie 405ff.
Regenerationsfähigkeit s. Regenerationspotenz.
Regenerationsgeschwindigkeit 410.
Regenerationskapazität 442, 444, 501.
Regenerationsknospen 323.
Regenerationsmaterial 421, 428.
Regenerationsphänomen, intracelluläres 488.
Regenerationspotenz 406, 410, 411, 413, 417, 442.
—, Gradient der 409.
—, Verlust der 428ff.
— bei Vegetationspunkten 389.
Regenerationsterritorium 425.
Regulation 405.
Reifungsteilung 8.
—, teratogenetische Bedeutung 12ff.
Rekapitulation 7ff.
Rekonstitution 409.
Reparation bei Pflanzen 383ff.
Reproduktion, identische 183.
Reserven, cytopoetische 505.
Restitution bei Pflanzen 383ff.
Retardierungseffekt 220.
Retardierungskoeffizient 220.
Reticulocytenmethode 474.
Reticulocytose 475.
Reticulum, dreidimensionales 308.
Reticulumzellen, lymphoide 478.
Rhachischisis 3, 33, 68, 114, 120, 121ff.
Rhizoidbildung 385.
Riboflavin 319.
Riboflavinmangel 83.
Ribonucleinsäure 183, 200, 321, 323ff., 346, 347, 354.
— und Hämoglobinsynthese 473.
— und Regeneration 427, 432, 434.
— in der Embryonalentwicklung 81.
Ribonucleinsäuregradient, animal-vegetativ 348.
Richtungskörperbildung bei der Maus 13.
Riesenendothelien 255.
Riesenganglienzellen 255, 265.
Riesenharnblase 290.
Riesenindividuen bei Gonium 142.
— bei Stephanosphaera 142.
Riesenwachstum 144, 148.
— bei Zellkonstanz 162.
Riesenwuchs 170, 289.
— bei Insekten 164, 165.
—, umschriebener 289.
Riesenzell-Aster 276.
Riesenzellen 254ff.
— der Alveolarepithelien 265.
— des Chorionepithels 255.
—, Entstehungszeit 275.
—, formale Genese 271.
— der Herzmuskulatur 266.
— der Hypophyse 265.
—, kausale Entstehung 273ff.
—, LANGHANSsche 259.
—, Lebensdauer 275.
— der Leber 268.
— bei Lymphogranulomatose 263.
— bei Masern und Viruskrankheiten 261.
— der Nieren 268.
—, natürliche 255.
—, pathologische 256ff.
— durch Sauerstoffmangel 274.
— der Skeletmuskulatur 267.
— der Thyreoidea 265.
— durch Zellphagocytose 262.
Riesenzelleneinschlüsse 275ff.
Riesenzellenwachstum 148.
Riesenzellglomerulonephritis 268.
RNS-Verbindungen und Zellkern 336.
Röntgenbestrahlung, postkonzeptionelle 87.
— und Regeneration 411, 415, 422, 426, 427, 428, 432.
Röntgenkastration 85.
Röntgenstrahlen und Mißbildungen 70, 85ff.
RQ. 345.
Rubeolen s. Embryopathia rubeolosa.
RUBNERsche Regel 175.
Rumpfschwanzknospe 111.
—, Störungen 31ff.

Säuglingssterblichkeit 85.
— bei Mangelernährung 83.
Säurereizhypothese 353.
Samenbildung 472, 504.
Samenzellen und Regeneration 472.
Sauerstoff und Regeneration 410, 415, 432, 434.
Sauerstoffmangel bei Amphibien und Fischen 70ff.
—, kurzfristig 71.
— und Säugetierentwicklung 73ff.
— bei Warmblütern 71ff.
Sauerstoffverbrauch des Froscheies 345.
Sauerstoffverbrauch von Amblystoma 346, 359.
— von Eihälften 333.
— von normalen Embryonen 359.
Sauerstoffzufuhr, Herabsetzung 51.
Schädigungsmuster 33.
Scharlach 79, 83.
Schaumann-Körper 278ff.
Scheidenepithel, Veränderungen 496.
Schichtdicke, kritische, der Arteria femoralis 226.
—, —, der Trachealknorpel 226.
—, — und Grundumsatz 190.
Schildpatt 446.
Schizosoma reflexum 113.
Schleimhautepithel, Regeneration 483ff.
—, Reserven 484.
Schleimpilze 387.
Schlundspalten 7.
Schlundspaltenembryo 10ff.
Schlundtaschenbildung 31.
Schwanzbildung beim Menschen 114.
Schwanzknospe, Degeneration 33.
Schwanzregeneration 419, 422, 424, 425, 427, 430, 433.
Schweißbildung 481.
Schweißdrüsen 481ff.
— Wachstum und Regeneration 482.
Schwellenschichtdicke und Grundumsatz 189.
Segregation 45, 49.
Seidendrüse von Bombyx 323.
Seitenwurzeln 392.
Semisterilität 87.
Sexualbehaarung 458.
Sexualhormone und Mitosestörung 85.
— und Wachstum 364.
SH-Proteine 326.
SIMONARTsche Bänder 89.
Sirenen 63, 112.
—, experimentelle Erzeugung 32.
Sirenie, genbedingte bei der Maus 33.
Sirenoide 63, 95, 111ff., 113, 121, 127.
— Fehlbildungen, experimentelle Erzeugung 31.
— Monopodie 63, 117.
Situs inversus 87, 119.
Skleroproteine 445.
Sklerotome, Differenzierung 123.
Sohlenhorn 467.
Somabahntermone 153.

Spaltbildungen 36, 62, 66, 69, 74, 96, 99, 114, 115ff.
—, Gehirn, Rückenmark 33ff.
Spaltfuß 47.
Spalthand 47.
Spaltöffnungen, Bildung 402.
Spaltwirbel 121.
Spannungshypertrophie 238.
Spermatocytogenese 472.
Spermatogenese 472.
Spermatohistogenese 472.
Spermien 472.
Spezifität der Epithelzellen 452.
Sphenocephalie 110.
Spina bifida 66, 86, 95, 119, 120, 121.
— — occulta 118, 121.
Spindelbildung, Hemmung 397.
Sporthypertrophie des Herzens 239.
Sproßvegetationspunkt, Neubildung 394.
Stalagmocyten 454.
Status Bonnevie-Ullrich 72.
Sterin und Induktion 353.
STERNBERGsche Riesenzellen 263.
Störungen der Neurulation 115.
— der Rumpfschwanzknospe 31ff.
— des caudalen Rumpfverschlusses 113.
—, exogene, des implantierten Keims 51.
Störungstypen bei Amnioten 3.
Stoffwechsel der dorsalen Urmundlippe 351.
— des Amphibienkeimes 349.
— der oberen Urmundlippe 352.
— des Zellkerns 336.
Stoffwechselgröße und Körpergröße 372.
Stoffwechselhöhe von Gewebeschnitten 373.
Stoffwechselrate, bezogen auf Stickstoff 371.
— und Körpergewicht 371.
Strangulationsdeformitäten 90, 93.
Streptogenin 140.
Strophosomie 36ff., 113, 127ff.
Strukturbildung 317.
Strukturen, submikroskopische 308.
Subletale Faktoren 94.
Succedanteilungen 143, 144, 152.
Symmelie 31, 112, 114—116.
Symmetrie bei Reparationen 386, 390.
Sympodie 112.
Syndaktylie 117.
Synophthalmie 107.
Synopsie 108.
Synotie, totale 111.
Syntropien von Mißbildungen 118.
System, reticuloendotheliales 478.
—, reticulohistiocytäres 478.

Talgdrüsen 455ff.
—, Mitosen 456.
Taubheit, angeborene 79, 82.
Tauchermethode 341.
Teilungsfähigkeit bei Pflanzenzellen 402.
Teilungsfolge bei Pflanzenzellen 399.
Teilungsperiode der Zelle 141.
Teilungsrate der Epidermiszellen 452.
Teilungsrichtung bei Pflanzenzellen 398.
Teilungswände, Richtung 388.
Temperatur und Wachstum 142, 172.
Teratologie, allgemeine 58ff., 88.
Teratologische Reihen 99.
Teratome 14, 37ff., 163.
— Genese 37ff.
—, infiltrierende 40.
— aus normalen Embryonen 39.
Terminalhaar 458.
Terminationsperiode, teratogenetische 128.
Thioharnstoff und Wachstum 166.
Thymonucleinsäuresynthese 347.
Thyreoidea 287.
—, Riesenzellen 265.
Thyreoideaexstirpation s. Thyreoidektomie.
Thyreoidektomie 165, 166.
— bei Kaulquappen 168.
—, chemische, durch Thioharnstoff 166.
Thyreoidin 363.
Thyroxin 156, 158, 159, 165, 363.
— und Gehörnentwicklung 167.
— und Neotenie 167.
— und Regeneration 428, 429.
Tierhaare 458, 461.
Topogenese 5.
— der Faktoren 49.
Toxoplasmose 77.
Transglucosidase 313.
Transplantation von Organisatorstückchen 15.
—, xenoplastische 41.
Traumatin 141.
Triphenyltetrazoniumchlorid 320.
Triploidie 149.
Thrombocytenregeneration 476.
Trypaflavin 148.
Trypanblau als Noxe 83.
Tubargravidität 88.
Tube, Drüsenzellen 495.
—, Flimmerzellen 495.
—, Stäbchenzellen 495.
Tubenschwangerschaft 74.
Tubenzellregeneration 496.
Tumorriesenzellen 268ff.
Typhuszellen 262.
T 2-Phagen 357.

Umbau des Myokards 242.
— von Organen und Geweben 236.
Umorganisation genetischer Konstitution 357.
Unguiculaten 467.
Ungulaten 467.
UNNAs Methylgrün-Pyroningemisch 323.
Urdarmdach 29.
—, Induktion 80.
Urmundlippe 153.
—, dorsale und Atmung 349.
—, — und NH_3-Bildung 353.
—, —, Stoffwechsel 351.
Urobilinmauserungsindex 475.
Uterus bicornis 88.

Vaginalcyclus 496.
Vaginalepithel 497.
Vaginazellregeneration 496ff.
Varicellen 79, 83.
Variola 79, 83.
Vegetationspunkt, Hemmung vom 391, 402.
Vegetativierung 339.
Ventralbereich, Störungen im 36, 99, 123ff., 131.
Verdoppelungswachstum 204.
Vererbung, geschlechtsgekoppelte 98.
— von Mißbildungen 93ff.
Verhornung, Anabiose 447.
—, Eiweißsynthese 447.
—, Theorie 445, 446.
—, Ursachen 446.
Vernarbungsmembran 383, 384.
Verwandtenehe 96.
Vigantol 158.
Viren und Enzyme 356.
Virusbefall und Induktion 356ff.
Virusinfektion und Riesenzellen 261.
Virusinfektionen 70, 78ff., 81.
Vitalfärbung 340.
Vitamin A-Mangel 83ff.
— D-Mangel 83ff.

Vitamine 158.
— und Wachstum 140.
Vitium cordis s. Herzmißbildungen.
Vogan 158.
Volutinkörner 324.
v. BERTALANFFYS Wachstumstypen 187, 367ff.

Wachstum, allometrisches 11ff., 363.
—, anorganisches 185ff.
— und Atmung 359.
— bei Bacterium coli 146.
—, Biochemie 337ff.
— des Bindegewebes 223ff.
—, Biologie 139ff.
—, biologisches 185ff.
— der bradytrophen Gewebe 223, 226ff.
— der Capillaren 224ff.
—, Definition 180ff., 307.
— und Degeneration 226.
— und Differenzierung 191ff., 197, 307ff.
— der Einzeller 146ff.
— der Endothelien 224ff.
— als Folge gekoppelter Reaktionen 174.
— und Formveränderung 232.
— des Gesamtorganismus 361.
— des Gewichts 365.
— der Keimzellen 151.
— in konstanten Proportionen 204.
— der Krötenlarve 155.
— der Länge 365.
— der Organe 210.
— bei Paramaecium caudatum 147.
—, plasmatisches, regeneratives bei Amoeba proteus 145.
— bei Proteus vulgaris 146.
— und Regeneration 162.
— des Somas 152.
— und Stoffwechsel 187ff.
— und Temperatur 142.
— der Vielzeller 151ff.
— durch Wasseraufnahme 158.
— der Zellen 199ff., 318ff.
— bei Zellkonstanz 161.
— von Zellmembranen 318.
— durch Zellstreckung 149.
Wachstumsbeschleunigung 182.
Wachstumsfaktoren 156, 159, 160, 434.
Wachstumsformel, allometrische 212.
Wachstumsfunktionen 230.
Wachstumsgeschwindigkeit 181, 361, 459.
—, fetale 230.
— und Formbildung 361.
Wachstumsgeschwindigkeit von Nägeln 469.
Wachstumsgleichung von BACKMAN 365.
— von v. BERTALANFFY 187, 367ff.
Wachstumsgrenze im Tierreich 171.
Wachstumshormone 191, 363.
— bei Insekten 163.
Wachstumskonstante 212.
Wachstumskurven 182, 364.
Wachstumsperiode der Zelle 141.
Wachstumsphase bei Regeneration 406, 426ff.
Wachstumsphasen bei Bakterien 320.
Wachstumsrate 181, 182.
— der Organe 212.
— und Organgewicht 211.
Wachstumsstörungen, generalisierte 286ff.
—, partielle 286ff.
Wachstumstypen von v. BERTALANFFY 368.
Wachstumsverlangsamung 182.
WARBURG-KEILINsches System 310.
Wasserstoff und Regeneration 410, 418.
Wechsel- und Dauergewebe 442.
Windmolen 61.
Wollhaarkleid 458.
Wolfsrachen s. Cheilognathopalatoschisis.
Wuchshormone 398.
—, Hemmwirkung 390.
Wuchsstoffe 190.
Wundeinfluß bei Pflanzen 388, 400.
—, Geschwindigkeit 366.
— und Menstruation 492.
— und Regeneration 412, 417, 419, 421, 429, 431, 434.
Wundheilung bei Vegetationspunkten 389.
Wundhormone 140, 388, 401.

Zahnanlagen 82.
Zahnentwicklung 498.
Zahnresorption 500.
Zahnwechsel 498ff.
Zeit, organische 366.
Zelle, biochemische Funktionen 328ff.
—, Differenzierung 444.
—, Lebenscyclus 443.
—, Lebensdauer 500, 501, 502.
—, Lebensrhythmus 500.
—, Teilungsfähigkeit 444.
—, Volumwachstum 444.
—, Wiedererzeugung 444.
Zellen, intermitotische 442, 444, 501.
—, —, sich differenzierende 202, 442, 501.
—, —, vegetative 442, 501.
—, parakrine 454.
—, postmitotische 443, 501.
—, —, fixierte 202, 443.
—, —, reversible 202, 443.
—, Rhythmik der Teilung 502.
—, Selbstregeneration 482.
Zellersatz in der Epidermis 449ff.
Zelletalität 51.
Zellform, Erhaltung 337.
Zellfraktionen und Aminosäureeinbau 328.
Zellgröße, kritische 189.
Zellindividualität 443.
Zellkern und Stabilität der RNS-Verbindungen 336.
— und Stoffwechsel 336.
Zellkernfunktion 320.
Zellkernverlust und Oxydation 337.
— und Phosphorylierung 337.
Zellkonstanz bei Tieren 161, 172, 223.
Zellmodell 317.
Zellphagocytose 262.
Zellreserven 505.
Zellrinde 6.
Zellstreckungswachstum 149.
Zellverkleinerung, experimentelle 143.
Zellvermehrung, amitotische 451.
—, mitotische 451.
Zellverschleiß 481.
Zellwachstum 139ff., 199ff., 318ff.
—, experimentelle Beeinflussung 145ff.
—, postmitotisches 202ff.
Zellwanderung 422, 431.
Zellzahlkonstanz 502.
Zwergwuchs 170, 287.
—, fetal 75.
Zwillinge 15ff., 99, 100ff., 117.
—, eineiige, Kleinstrukturen 21.
—, Mißbildungen 92.
—, ovocytäre 13.
Zwillingsanlage, Vererbung 101.
Zwillingsbildung 14.
— bei Amnioten 19.
— bei Forellen 15.
—, Hühnerkeim 20.
Zwillingsschwangerschaft, Mißbildungen 74.
Zwischenhaarkleid 458.
Zygote, kernplasmatische Konstitution 7ff.

HANDBUCH DER ALLGEMEINEN PATHOLOGIE

HERAUSGEGEBEN VON

F. BÜCHNER E. LETTERER F. ROULET

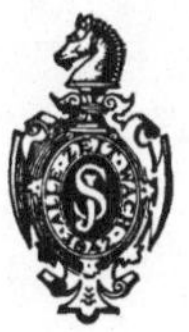

SPRINGER-VERLAG · BERLIN · GÖTTINGEN · HEIDELBERG · 1955

Vorwort der Herausgeber.

Indem wir mit dem vorliegenden Bande die Veröffentlichung eines neuen Handbuches der allgemeinen Pathologie beginnen, dürfen wir kurz die Gedanken darlegen, die uns zu einem so kühnen wissenschaftlichen Unternehmen bestimmt haben und die uns auch in Zukunft dabei leiten werden.

Vor 100 Jahren, im Jahre 1854, hat Rudolf Virchow sein Handbuch der „Speziellen Pathologie und Therapie" begonnen, das unter seinen Händen zu einem Handbuch der Allgemeinen Pathologie wurde. Dieses Virchowsche Handbuch war, besonders durch Virchows eigene Beiträge, für Jahrzehnte Grundlage und Ausgangspunkt der wissenschaftlichen Entwicklungen in der allgemeinen Pathologie. Auch heute gehört es noch zu den klassischen Werken der theoretischen Medizin.

Im Jahre 1908 begannen Krehl und Marchand ihr Handbuch der Allgemeinen Pathologie, das mit dem zuletzt 1924 erschienenen Band unvollendet abbrach. Dennoch ist auch dieses Werk als große Besinnung der Pathologie und der Klinik auf ihre theoretischen Grundlagen aus der Entwicklung der modernen Medizin nicht wegzudenken. Im Vorwort dieses ihres Handbuches haben Krehl und Marchand die folgenden Sätze geschrieben: „Die allgemeine Pathologie, als biologische Wissenschaft und als die Grundlage der Klinik, kann nicht einseitig vom anatomischen Standpunkt aus begriffen werden; auch die anatomischen Veränderungen bedürfen zu ihrem Verständnis der steten Berücksichtigung der zugrundeliegenden chemisch-physikalischen Vorgänge in ihrer Bedeutung als Abweichungen von den normalen Lebensvorgängen. Andererseits ist auch für das Verständnis der krankhaften Störungen der Funktionen die genaue Kenntnis jener materiellen Veränderungen und ihrer Ursachen unerläßlich."

Mit dem Abstand der Jahre und dem Fortschreiten der Medizin und der Naturwissenschaften hat dieses Programm nichts von seiner Gültigkeit und Aktualität verloren. So verlangte es mehr und mehr nach einer neuen Verwirklichung. Gemeinsam mit unserem Verleger haben wir den Mut aufgebracht, diese Verwirklichung zu wagen. Unser Ziel ist dabei das gleiche wie das von Krehl und Marchand, eine subtile morphologische, histologische und cytologische Analyse krankhafter Phänomene zu den biochemischen und physikalischen krankhaften Veränderungen in Beziehung zu setzen und die zugeordneten Funktionsstörungen daraus abzuleiten, soweit es der Stand der Forschung erlaubt. So stimmt unser Anliegen zugleich mit dem von Virchow überein, die Pathologie „zu einer pathologischen Physiologie zu erheben, d. h. zu einer Physiologie, welche den Ablauf der Lebenserscheinungen unter pathologischen Bedingungen lehrt, von der Haller gesagt hat, sie erleuchte die Physiologie" (Virchows Handbuch der Pathologie 1854, 2).

Der Weg zu diesem Ziele erfordert freilich in der Mitte des 20. Jahrhunderts die Mitarbeit vieler Sachverständiger aus den gesamten medizinischen und naturwissenschaftlichen Nachbarbereichen der Pathologie. So überwiegt unter den Mitarbeitern dieses Werkes die Zahl der „Nachbarn" die der Pathologen vom Fach. Sollte jemand mit VIRCHOW dagegen einwenden: „Wie ist es möglich, so viele Köpfe unter einen Hut zu bringen?", so antworten wir mit VIRCHOW, „daß es gar nicht unsere Aufgabe ist, einen Hut über alle Köpfe zu ziehen" (Handbuch 1854, VII). Vielmehr gehört es mit zu den Aufgaben dieses Handbuches, die Besonderheit der wissenschaftlichen Individualitäten in ihren verschiedenen Auffassungen zur Geltung zu bringen, dennoch aber die Einheitlichkeit des Planes in jedem Einzelbeitrag sichtbar werden zu lassen.

Aussagen über den Bios des Menschen bedeuten in unserer Zeit grundsätzlich ein Überschreiten des Bereiches der klassischen Biologie und Medizin. So war es uns eine Selbstverständlichkeit, auch die Probleme der medizinischen Anthropologie kritisch wach, aber offenen Blickes in die Darstellung der allgemeinen Pathologie einzubeziehen.

Wir widmen dieses Werk besonders den jungen Forschern in der klinischen und theoretischen Medizin sowie in den Naturwissenschaften in der Hoffnung, es möge ihnen dazu verhelfen, einen Ausgangspunkt für die eigene Arbeit zu finden, der im einzelnen und im ganzen dem heutigen Stand der Forschung angemessen ist. Möge es darüber hinaus allen unseren Lesern eine zuverlässige Quelle bedeuten und zugleich einen Eindruck von der Differenziertheit, aber auch der Konvergenz der medizinischen und naturwissenschaftlichen Forschung unserer Tage vermitteln.

Die Abstimmung der einzelnen Beiträge aufeinander und ihre Abgrenzung gegeneinander wurde vor allem durch Symposien erstrebt, zu denen sich die Bearbeiter der einzelnen Bände mit den Herausgebern zusammengefunden haben. Für die Ermöglichung dieser Symposien sind wir unserem Verleger, Herrn Dr. FERDINAND SPRINGER, ebenso herzlich dankbar wie für das ungewöhnliche persönliche Interesse und die besondere Förderung, die er unserem Werke angedeihen läßt. Einige Symposien stehen noch aus. Im übrigen ist an den meisten Bänden die Arbeit soweit fortgeschritten, daß wir mit einer laufenden Veröffentlichung der verschiedenen Bände und Bandteile rechnen dürfen. Allen Mitarbeitern, die sich zu diesem Handbuch zusammengefunden haben, gilt unser aufrichtiger Dank.

Januar 1955.

F. BÜCHNER E. LETTERER F. ROULET.

Gesamtdisposition.

Band I.

Prolegomena einer allgemeinen Pathologie

Der Begriff der Krankheit in Vergangenheit und Gegenwart
Prof. Paul Diepgen-Mainz u. Prof. Georg-Benno Gruber-Göttingen

Die pathogenetischen Prinzipien
N. N.

Das Problem von Form und Funktion und seine Bedeutung für die Pathologie
Prof. Franz Büchner-Freiburg i. Br.

Das Problem des Lebendigen
Prof. Adolf Portmann-Basel

Das Problem des Todes
N. N.

Medizinische und philosophische Anthropologie
Prof. Emil Freiherr von Gebsattel-Würzburg

Band II.

Die Zelle

1. Teil: Allgemeines und Cytoplasma

Zur Geschichte der Zellforschung und ihrer Begriffe
Prof. Karl Zeiger-Hamburg

Morphologie des Cytoplasmas
Prof. Karl Zeiger-Hamburg

Submikroskopische Morphologie des Cytoplasmas
Prof. Albert Frey-Wyssling-Zürich

Allgemeine Stoffwechselmorphologie des Cytoplasmas
Prof. Gottwalt Christian Hirsch-Göttingen

Zellen mit spezialen Funktionen
Prof. Max Watzka-Mainz

Allgemeine Physiologie und Pathologie der cellulären Enzyme
Prof. Albert E. Zeller-Chicago

Der Mineralstoffwechsel der Zelle
Prof. Gottwalt Christian Hirsch-Göttingen

Die Pathologie des Mineralstoffwechsels der Zelle
Dozent Alois Goebel-Köln

Die Pathobiose des Cytoplasmas
Prof. Hans-Werner Altmann-Freiburg i. Br.

Der Zelltod
Prof. Erich Müller-Erlangen

2. Teil: Zellkern

Die Morphologie des Zellkerns
Prof. Hans-Werner Altmann u. Prof. Hans Marquardt-Freiburg i. Br.

Die Chemie des Zellkerns
Prof. Hans Friedrich-Freksa-Tübingen

Band III.

Zwischensubstanzen, Gewebe, Organe

1. Teil: Zwischensubstanzen und Gewebe

Die Zwischensubstanzen
Prof. FREDERIC ROULET-Basel u. Prof. MAX RATZENHOFER-Graz

Parenchyme und Mesenchyme
Prof. WERNER SELBERG-Hamburg

Das nervale Gewebe
Prof. HANS JACOB-Hamburg

2. Teil: Die Organe. Die Organstruktur als Grundlage der Organleistung und Organerkrankung

Das zentrale und periphere Nervensystem
Prof. JULIUS HALLERVORDEN u. Prof. GÜNTHER WILKE-Gießen

Das Blut als Organ
Dozent HERBERT BEGEMANN-Freiburg i. Br.

Die Atmungsorgane
Prof. JACQUES DELARUE-Paris

Die Kreislauforgane
Prof. WILHELM DOERR-Berlin

Der Verdauungstrakt und die großen Drüsen
Prof. FRANZ BOLCK-Leipzig

Die Niere
Prof. EDMUND RANDERATH-Heidelberg

Der Genitaltractus
Prof. FRANZ-JOSEPH LANG-Innsbruck

Die Bewegungsorgane
Prof. E. RUTISHAUSER-Genf

Die Haut
Prof. ALFRED MARCHIONINI-München u. Prof. PAUL JORDAN-Münster/Westf.

Band IV.

Der Stoffwechsel

1. Teil: Der Stoffwechsel I

Die Chemie des Eiweißstoffwechsels
CH. WUNDERLY-Zürich

Die Pathologie des Eiweißstoffwechsels
Prof. ERICH LETTERER u. GERHARD SCHNEIDER-Tübingen

Die Chemie des Fett- und Lipoidstoffwechsels
Prof. ERNST KLENK-Köln

Die Pathologie des Fett- und Lipoidstoffwechsels
Prof. ERICH LETTERER-Tübingen u. Dozent WILHELM EGER-Göttingen

Die Chemie des Kohlenhydratstoffwechsels
Prof. ERICH FRANK-Istanbul

Die Pathologie des Kohlenhydratstoffwechsels
Dozent WILHELM EGER-Göttingen
Die Physiologie des Mineralstoffwechsels
Prof. ERNST SCHÜTTE-Berlin
Die Pathologie des Mineralstoffwechsels
Dozent WILHELM EGER-Göttingen
Die Physiologie und Pathologie des Wasserstoffwechsels
Prof. ERNST SCHÜTTE-Berlin

2. Teil: Der Stoffwechsel II

Die Chemie des Stoffwechsels der Schwermetalle
Prof. LUDWIG HEILMEYER u. Prof. LUDWIG WEISSBECKER-Freiburg i. Br.
Die Pathologie des Stoffwechsels der Schwermetalle
Prof. WALTER VOLLAND u. Dozent WALTHER PRIBILLA-Köln
Die Biochemie und Physiologie des Hämoglobins und verwandter Stoffe
Dozent WALTER STICH-München
Die Pathologie des Hämoglobins und verwandter Stoffe
Prof. LUDWIG HEILMEYER, Prof. KURT FRIEDRICH PLOETNER u. Dozent KLAUS BETKE-Freiburg i. Br.
Die Physiologie der Zell- und Gewebsatmung
Prof. ERICH OPITZ†-Göttingen u. DIETRICH LÜBBERS-Kiel
Die Pathologie der Zell- und Gewebsatmung
Prof. FRANZ BÜCHNER-Freiburg i. Br.
Die Elektrobiologie des Stoffwechsels
Prof. HANS SCHAEFER-Heidelberg
Die Biochemie des intermediären Stoffwechsels
Prof. KONRAD LANG-Mainz

Band V.

Hilfsmechanismen des Stoffwechsels

Die Physiologie der Verdauung und Resorption
Prof. J. E. THOMAS u. Prof. H. F. FRIEDMAN-Philadelphia USA
Die Pathologie der Verdauung und Resorption
Prosektor ERNST JECKELN-Lübeck
Die parenterale Verdauung
Prof. HEINRICH HEINLEIN-Koblenz
Die Physiologie der Atmung
Prof. ULRICH-CAMERON LUFT-Albuquerque/New Mexico u. Prof. WOLF SCHOEDEL-Göttingen
Die pathologische Physiologie der Atmung
Prof. HUGO-WILHELM KNIPPING u. Dozent WILHELM BOLT-Köln
Die Pathologie der Atmung
Prof. WILLY GIESE-Münster/Westf.
Die Physiologie des Kreislaufs
Prof. FRANZ GROSSE-BROCKHOFF-Düsseldorf u. Prof. WOLF SCHOEDEL-Göttingen

Die Pathologie des Kreislaufs
Prof. FRANZ BÜCHNER-Freiburg i. Br.

Der Stofftransport
Prof. HANS-HERMANN BENNHOLD-Tübingen

Die Physiologie der Ausscheidung der Niere
Prof. HANS SARRE-Freiburg i. Br.

Die Pathologie der Ausscheidung der Niere
Prof. EDMUND RANDERATH-Heidelberg

Die Physiologie der Ausscheidung der Leber und des Dickdarmes
Prof. HANS STAUB-Basel

Die Pathologie der Ausscheidung der Leber und des Dickdarmes
Dozent HANS-ADOLF KÜHN-Freiburg i. Br.

Die Physiologie und Pathologie der Ausscheidung der Lunge
Dozent ALOIS GOEBEL-Köln

Die Physiologie und Pathologie der Ausscheidung der Haut
Prof. ALFRED MARCHIONINI-München u. Dozent H. W. SPIER

Band VI.

Entwicklung, Wachstum und Geschwülste

1. Teil: Entwicklung und Wachstum I

Die embryonale Entwicklung. Entwicklungsphysiologie und experimentelle Teratologie
Prof. FRITZ ERICH LEHMANN-Bern

Allgemeine Teratologie mit besonderer Berücksichtigung der Verhältnisse beim Menschen
Prof. ANDREAS WERTHEMANN-Basel

Biologie des Wachstums
Prof. JÜRGEN HARMS-Marburg

Quantitative Biologie und Morphologie des Wachstums einschließlich Hypertrophie und Riesenzellen
Prof. JOHANNES LINZBACH-Marburg

Biochemie des Wachstums und der Differenzierung
Prof. FRANZ DUSPIVA-Heidelberg

Regeneration bei Pflanzen
Prof. ERWIN BÜNNING-Tübingen

Die Regeneration in der Zoologie
Prof. MARTIN LÜSCHER-Bern

Die physiologische Regeneration
Prof. WILLY MASSHOFF-Tübingen

2. Teil: Entwicklung und Wachstum II

Pathologische Regeneration, Wundheilung, Organisation
Prof. WILLY MASSHOFF-Tübingen

Blutersatz
Prof. WILLY MASSHOFF-Tübingen

Die Transplantationen
Prof. WERNER SCHULZE-Kaiserslautern

Die allgemeine Morphologie des Alterns
Prof. SIEGFRIED SCHEIDEGGER-Basel
Die physikalische Biochemie und Chemie des Alterns
Prof. ADOLF BUTENANDT-Tübingen

3. Teil: Geschwülste

Allgemeine Systematik der Geschwülste
Prof. AMBROSIUS VON ALBERTINI-Zürich
Die Morphologie der Geschwülste
Prof. HERWIG HAMPERL-Bonn
Die Biologie der Geschwülste
Prof. ADOLF BUTENANDT-Tübingen u. Dozent HEINZ DANNENBERG-Tübingen
Die experimentelle Geschwulstforschung
Prof. GERHARD DOMAGK-Wuppertal-Elberfeld
Die Ätiologie der Geschwülste
Prof. WALTER FISCHER-Jena

Band VII.
Reaktionen

1. Teil: Entzündung und Immunität

Die Entzündung
Prof. WILLIAM EHRICH-Philadelphia
Die spezifischen Entzündungen
Prof. FREDERIC ROULET-Basel
Die allergische Entzündung
Prof. ERICH LETTERER-Tübingen
Die Bedeutung neuraler Faktoren bei der Entzündung
GÜNTHER STRUCK-Köln
Resistenz und Immunität
Prof. RICHARD BIELING-Wien

2. Teil: Allergie

Morphologische Grundlagen der Allergie
Prof. ERICH LETTERER-Tübingen
Serologische Grundlagen der Allergie und Immunität
N. N.
Die Biochemie der Allergene und der Allergie
Prof. OTTO WESTPHAL-Freiburg i. Br.
Die Klinik der allergischen Reaktionen
Prof. KARL HANSEN-Lübeck

Band VIII.
Regulationen

1. Teil: Inkretorische Regulationen

Die Physiologie und Biochemie der inkretorischen Regulationen
Prof. JOACHIM KÜHNAU-Hamburg
Die funktionelle Morphologie der inkretorischen Regulationen
Prof. WOLFGANG BARGMANN-Kiel

Die morphologische Pathologie der inkretorischen Regulationen
Prof. Erwin Uehlinger u. Dozent R. Siebenmann-Zürich

Die klinische Pathologie der inkretorischen Regulationen
Prof. Arthur Jores-Hamburg

2. Teil: Neurovegetative Regulationen

Allgemeine Physiologie der neurovegetativen Regulationen
Prof. Richard Jung-Freiburg i. Br.

Allgemeine Morphologie der neurovegetativen Regulationen
Prof. Rolf Hassler-Freiburg i. Br.

Die spezielle Physiologie der neurovegetativen Regulationen
Prof. Sandro Bürgi-Bern

Die pathologische Morphologie der neurovegetativen Regulationen
Prof. Ernst Herzog-Concepción

Die klinische Pathologie der neurovegetativen Regulationen
N. N.

Band IX.
Erbgefüge

Die Morphologie der Vererbung
Prof. Hans Marquardt-Freiburg i. Br.

Chemie der Gene und der Genwirkung
Prof. Hans Friedrich-Freksa-Tübingen

Allgemeine Biologie und Pathologie der Vererbung
Prof. Hans Nachtsheim-Berlin

Band X.
Umwelt I

Normale und pathologische Physiologie des Luftdrucks
N. N.

Pathologie des Luftdrucks
Prof. Wolfgang Rotter-Gießen

Normale und pathologische Physiologie von Kälte- und Wärmeeinwirkung
Prof. Wolf Schoedel-Göttingen

Pathologie von Kälte- und Wärmeeinwirkung
Prof. Wolfgang Rotter-Gießen

Physik der strahlenden Energie
Prof. Wolfgang Gentner-Freiburg i. Br.

Biologie und Pathologie der strahlenden Energie
Prof. Hans Schinz, Dozentin Hedi Fritz-Niggli-Zürich u. Prof. Hans Zollinger-St. Gallen

Biologie und Pathologie des sichtbaren Lichtes, des Ultravioletts und des Infrarots
Prof. Guido Miescher-Zürich

Physik, Biologie und Pathologie der elektrischen Energie
Prof. Fritz Schwarz-Zürich

Physiologie und Pathologie des Wassers als Umweltfaktor
Prof. Gerhard Liebegott-Wuppertal-Elberfeld

Wetter, Jahreszeit und Klima als pathogenetische Faktoren
Prof. BERNHARD DE RUDDER-Frankfurt a. Main

Allgemeine Biologie der Giftwirkungen
Prof. FRITZ JUNG-Berlin

Allgemeine Morphologie der Giftwirkungen
WOLFGANG GÖSSNER-Tübingen

Band XI.

Umwelt II

1. Teil: Ernährung

Die Grundstoffe der Nahrung
Prof. HANS GLATZEL-Flensburg

Die Pathologie des Nahrungsmangels
Prof. WILLY GIESE-Münster/Westf.

Die Physiologie der Vitamine
Prof. KONRAD LANG-Mainz

Die Pathologie der Avitaminosen
Prof. ERWIN UEHLINGER-Zürich u. Dozent ALFRED STUDER-Basel

2. Teil: Belebte Umweltfaktoren

Symbiose und Parasitismus
Prof. GERHARD PIEKARSKI-Bonn

Morphologie und pathologische Physiologie der Infektionskrankheiten
Prof. HEINRICH HEINLEIN-Koblenz

Einzellige Erreger
Prof. ERNST GEORG NAUCK-Hamburg

Bakterielle Erreger und Spirochäten
Prof. HUGO BRAUN-München

Pathologie der Viruskrankheiten
Prof. SIEGFRIED SCHEIDEGGER-Basel

Metazoen als Krankheitserreger
Prof. JOHANNES VOGEL-Hamburg

Band XII.

Leib und Seele

Die physiologische Seite des Problems der Psychosomatik
Prof. ULRICH EBBECKE-Bonn

Die klinische Seite des Problems der Psychosomatik
Prof. JÜRG ZUTT-Frankfurt a. Main

Die Problematik der Psychogenie vom Standpunkt der Neuropathologie
Prof. KARL KLEIST-Frankfurt a. Main

Die Problematik der Konstitution
Prof. WERNER SELBERG-Hamburg

Somatische Konstitution und Psyche
Prof. ERNST KRETSCHMER-Tübingen